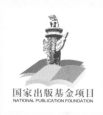

毒理病理学应用研究丛书·第二辑

Boorman's Pathology of the Rat: Reference and Atlas
Second Edition

Boorman

大鼠病理学

（第2版）

主　编　〔美〕安德鲁·W.萨蒂（Andrew W. Suttie）

副主编　〔美〕乔尔·R.莱宁格尔（Joel R. Leininger）

　　　　〔美〕艾莉丝·E.布拉德利（Alys E. Bradley）

主　审　韩海伦　吕建军　王和枚

主　译　盖仁华　陈云祥　吴国峰

副主译　周天胜　张丽丽　郑洪楠　张亚群　侯敏博　马　健

ELSEVIER

北京科学技术出版社

Academic Press is an imprint of Elsevier

125 London Wall, London EC2Y 5AS, United Kingdom

525 B Street, Suite 1800, San Diego, CA 92101-4495, United States

50 Hampshire Street, 5th Floor, Cambridge, MA 02139, United States

The Boulevard, Langford Lane, Kidlington, Oxford OX5 1GB, United Kingdom

This edition of Boorman's Pathology of the Rat by Andrew Suttie is published by arrangement with ELSEVIER INC. of Suite 800, 230 Park Avenue, NEW YORK, NY 10169, USA

该翻译作品是由 Elsevier INC 授权（ISBN：978-0-12-391448-4），并由北京科学技术出版社有限公司出版发行。

Boorman 大鼠病理学（第 2 版），ISBN：978-7-5714-1580-8

The translation has been undertaken by Beijing Science and Technology Publishing Co.,Ltd of China at its sole responsibility. Practitioners and researchers must always rely on their own experience and knowledge in evaluating and using any information, methods, compounds or experiments described herein. Because of rapid advances in the medical sciences, in particular, independent verification of diagnoses and drug dosages should be made. To the fullest extent of the law, no responsibility is assumed by Elsevier, authors, editors or contributors in relation to the translation or for any injury and/or damage to persons or property as a matter of products liability, negligence or otherwise, or from any use or operation of any methods, products, instructions, or ideas contained in the material herein.

著作权合同登记号　图字：01-2018-3227

图书在版编目（CIP）数据

Boorman大鼠病理学：第2版 /（美）安德鲁·W.萨蒂（Andrew W. Suttie）主编；盖仁华，陈云祥，吴国峰主译. — 北京：北京科学技术出版社，2021.12

（毒理病理学应用研究丛书. 第二辑）

书名原文: Boorman's Pathology of the Rat: Reference and Atlas, Second Edition

ISBN 978-7-5714-1580-8

Ⅰ . ①B… Ⅱ . ①安… ②盖… ③陈… ④吴… Ⅲ . ①实验动物 – 鼠科 – 病理学 Ⅳ . ①R36

中国版本图书馆CIP数据核字（2021）第232914号

责任编辑：张真真
责任校对：贾　荣
责任印制：吕　越
图文制作：北京永诚天地艺术设计有限公司
出 版 人：曾庆宇
出版发行：北京科学技术出版社
社　　址：北京西直门南大街16号
邮政编码：100035
电　　话：0086-10-66135495（总编室）
　　　　　0086-10-66113227（发行部）
网　　址：www.bkydw.cn
印　　刷：北京捷迅佳彩印刷有限公司
开　　本：889 mm×1194 mm　1/16
字　　数：1420千字
印　　张：46.25
版　　次：2021年12月第1版
印　　次：2021年12月第1次印刷
ISBN 978-7-5714-1580-8

定　价：680.00元

审译者名单

主　审　韩海伦　吕建军　王和枚
主　译　盖仁华　陈云祥　吴国峰
副主译　周天胜　张丽丽　郑洪楠　张亚群　侯敏博　马　健

审译者名单（以姓氏拼音排序）

边葶苈	杭州医学院安全性评价研究中心
陈　浩	杭州医学院安全性评价研究中心
陈云祥	杭州医学院安全性评价研究中心
陈智勤	杭州医学院安全性评价研究中心
盖仁华	浙江大学药物安全评价研究中心
韩海伦	Safety Sciences and Advanced Technology Consulting, LLC.
贺　亮	浙江省农业科学院
侯敏博	上海益诺思生物技术股份有限公司
霍桂桃	中国食品药品检定研究院
吉贞颖	苏州药明康德新药开发有限公司
姜海娇	沈阳沈化院测试技术有限公司
矫　健	沈阳沈化院测试技术有限公司
景　龙	苏州药明康德新药开发有限公司
李言川	湖北天勤鑫圣生物科技有限公司
李一昊	湖北天勤鑫圣生物科技有限公司
林　志	中国食品药品检定研究院
刘　芳	杭州医学院安全性评价研究中心
刘　伊	徕博科医药研发（上海）有限公司
陆玉良	杭州动物园
吕建军	湖北天勤鑫圣生物科技有限公司
马　健	浙江大学药物安全评价研究中心
毛晶晶	中国人民解放军海军军医大学

孟凡琦	浙江大学药物安全评价研究中心
彭恺悦	沈阳沈化院测试技术有限公司
乔艺然	百济神州（北京）生物科技有限公司
秦　荔	杭州医学院安全性评价研究中心
邱　波	山东省药学科学院新药评价中心
屈　哲	中国食品药品检定研究院
孙　平	沈阳沈化院测试技术有限公司
孙婷婷	沈阳沈化院测试技术有限公司
王　蕾	苏州药明康德新药开发有限公司
王和枚	睿智医药江苏有限公司
王晓梦	浙江大学药物安全评价研究中心
温　磊	杭州医学院安全性评价研究中心
吴　聪	江西农业大学
吴国峰	沈阳沈化院测试技术有限公司
吴昊宇	浙江大学药物安全评价研究中心
项　玉	湖北天勤鑫圣生物科技有限公司
徐祥玉	浙江大学药物安全评价研究中心
姚宝玉	沈阳沈化院测试技术有限公司
英　永	山东省药学科学院新药评价中心
余振琳	浙江大学药物安全评价研究中心
张　超	上海交通大学医学院
张丽丽	杭州医学院安全性评价研究中心
张秀娟	苏州药明康德新药开发有限公司
张亚群	益诺思生物技术南通有限公司
赵　蕾	北京昭衍新药研究中心股份有限公司
郑　琳	浙江大学药物安全评价研究中心
郑洪楠	沈阳沈化院测试技术有限公司
周天胜	苏州药明康德新药开发有限公司
朱　琳	苏州药明康德新药开发有限公司
朱伟伟	浙江大学药物安全评价研究中心

第 2 版编者名单

Roger Alison, Roger Alison Ltd., Pathology Consultancy Services, Caerfyrddin Fach, Cilcennin, Lampeter, UK

Julia F.M. Baker, Charles River Laboratories, Inc., Frederick, MD, USA

Lise Bertrand, Bayer CropScience, Lyon, France

Pamela E. Blackshear, Covance Laboratories, Inc., Greenfield, IN, USA

Brad Blankenship, Charles River Laboratories, Inc, Reno, Nevada, USA

Gary Boorman, Covance Laboratories, Inc., Chantilly, VA, USA

Suzanne Botts, Raleigh, NC, USA

Michael Boyle, Amgen, One Amgen Center Drive, Thousand Oaks, CA, USA

Alys Bradley, Charles River Laboratories, Edinburgh Ltd, Tranent, East Lothian, UK

Danielle L. Brown, Charles River Laboratories, Inc., Durham, NC, USA

Mark F. Cesta, National Institute of Environmental Health Sciences, Research Triangle Park, NC, USA

Vivian Chen, Charles River Laboratories – Pathology Associates, Durham, NC, USA

Phaedra Cole, Zoetis, Kalamazoo, MI, USA

Michelle C. Cora, National Institute of Environmental Health Sciences, Durham, NC, USA

Darlene Dixon, National Institute of Environmental Health Sciences Research Triangle Park, NC, USA

Dale G. Dunn, Covance Laboratories, Inc., Chantilly, VA, USA

Johnnie J. Eighmy, Covance Laboratories, Inc., Madison, WI, USA

Susan A. Elmore, National Institute of Environmental Health Sciences, Research Triangle Park, NC, USA

Michael R. Elwell, Covance Laboratories, Inc., Chantilly, USA

Scot L. Eustis, Las Vegas, NM, USA

Pierluigi Fant, Charles River Research Europe-Lyon, Saint-Germain-Nuelles, France

Stacey L. Fossey, AbbVie, Inc., Worcester, MA, USA

John R. Foster, ToxPath Sciences Ltd, Congleton, Cheshire, United Kingdom

Denzil Frost, Covance Inc., Chantilly, VA, USA

Silvia Guionaud, Pathology, Translational Sciences, MedImmune Cambridge, UK

D. Greg Hall, Eli Lilly and Company, Indianapolis, USA

Gordon C. Hard, Private Consultant, Tairua, New Zealand

Adam Hargreaves, PathCelerate Ltd., The BioHub at Alderley Park, Macclesfield, Cheshire, UK

Ronald A. Herbert, National Institute of Environmental Health Sciences, Research Triangle Park, NC, USA

Kyathanahalli S. Janardhan, Integrated Laboratory Systems Inc., Research Triangle Park, NC, USA

Michael P. Jokinen, Charles River Laboratories-Pathology Associates, Durham, NC, USA

Ken Latimer, Covance Laboratories, Inc., Madison, WI, USA

Joel R. Leininger, JRL Consulting, LLC, Chapel Hill, NC, USA

Re´gis Masson, Covance Inc., Porcheville, France

Jenny McKay, IDEXX Laboratories Ltd. Grange House, West Yorkshire, UK

Mark G. Mense, Covance Laboratories, Chantilly, VA, USA

Rodney A. Miller, Experimental Pathology Laboratories, Inc., Research Triangle Park, NC, USA

Shunji Nakatsuji, Drug Safety Research Labs, Astellas Pharm Inc., Osaka, Japan

Arun R. Pandiri, National Institute of Environmental Health Sciences, Research Triangle Park, NC, USA

Nicola Parry, Midwest Veterinary Pathology LLC, Lafayette, IN, USA

Deepa B. Rao, Center for Drug Evaluation and Research (CDER), US Food and Drug Administration, Silver Spring, MD, USA

Marlon C. Rebelatto, Translational Sciences, MedImmune, Gaithersburg, MD, USA

Amera K. Remick, Charles River Laboratories, Inc., Durham, NC, USA

Thomas J. Rosol, Department of Veterinary Biosciences, Ohio State University, Columbus, OH, USA

Aude Roulois, GSK R&D—SA Pathology, Hertfordshire, UK

Melissa Schutten, Genentech Inc., South San Francisco, CA, United States

John Curtis Seely, Experimental Pathology Laboratories, Inc., Research Triangle Park, NC, USA

Alok K. Sharma, Covance Laboratories, Inc., Madison, WI, USA

Steven D. Sorden, Covance Laboratories, Inc., Madison, WI, USA

Catherine Sutcliffe, Covance Inc., Harrogate, UK

Andrew W. Suttie, Covance Inc., Chantilly, VA, United States

Kathleen A. Szabo, Charles River, Durham, NC, USA

Gregory S. Travlos, National Institute of Environmental Health Sciences, Durham, NC, USA

Takeki Uehara, Shionogi & Co., Ltd., Osaka, Japan

John L. Vahle, Lilly Research Laboratories, Lilly Corporate Center, Indianapolis, IN, USA

Justin D. Vidal, MPI Research, Mattawan, MI, USA; Vet Path Services, Inc. (VPS), Mason, OH, USA

Katharine M. Whitney, AbbVie Inc; North Chicago, IL, USA

Jyoji Yamate, Veterinary Pathology, Graduate School of Life and Environmental Sciences, Osaka Prefecture University, Osaka, Japan

Katsuhiko Yoshitomi, Sandoz Pharmaceuticals Ltd, Tsukuba-shi, Japan

Katsuhiko Yoshizawa, Department of Food Sciences and Nutrition, Mukogawa Women's University, Nishinomiya, Hyogo, Japan

Bevin Zimmerman, Charles River Laboratories, Inc., Ashland, OH, USA

第1版编者名单

第 1 章　Gary A. Boorman, Scot L. Eustis, Michael R. Elwell, Joel R. Leininger

第 2 章　Ghanta N. Rao , Gary A. Boorman

第 3 章　H.Roger Brown , Jerry F. Hardisty

第 4 章　Suzanne B. Neuenschwander ,Michael R. Elwell

第 5 章　Michael R. Elwell ,Ernest E. McConnell

第 6 章　William C. Hall

第 7 章　Scot L. Eustis, Gary A. Boorman,Takanori Harada,James A. Popp

第 8 章　Scot L. Eustis, Gary A. Boorman,Yuzo Hayashi

第 9 章　Michael P. Jokinen

第 10 章　Charles A. Montgomery, Jr.,John Curtis Seely

第 11 章　Henk A. Solleveld ,Gary A.Boorman

第 12 章　Kunitoshi Mitsumori ,Gary A. Boorman

第 13 章　Margarita M. McDonald ,Bradley F. Hamilton

第 14 章　Joel R. Leininger ,M. Gary Riley

第 15 章　Katsuhiko Yoshitomi ,H. Roger Brown

第 16 章　Katsuhiko Yoshitomi ,Gary A. Boorman

第 17 章　Michael R. Elwell, Michael A. Stedham,Robert M. Kovatch

第 18 章　Diana Copeland-Haines ,Scot L. Eustis

第 19 章　Gary A. Boorman, Jeffrey Th.Wilson, Matthew J. van Zwieten,Scot L. Eustis

第 20 章　Gary A. Boorman, Kevin T. Morgan,Linda C. Uriah

第 21 章　Gary A. Boorman Scot L. Eustis

第 22 章　Steven A. Stefanski, Michael R. Elwell, Paul C. Stromberg

第 23 章　William F. Mackenzie ,Scot L. Eustis

第 24 章　Gary A. Boorman, Robert E. Chapin,Kunitoshi Mitsumori

第 25 章　Gary A. Boorman, Michael R. Elwell,Kunitoshi Mitsumori

第 26 章　Roger H. Alison, Kevin T. Morgan,Charles A. Montgomery, Jr.

第 27 章　Joel R. Leininger ,Michael P. Jokinen

第 28 章　William F. MacKenzie ,Roger H. Alison

第 29 章　Kunitoshi Mitsumori

第 30 章　William F. MacKenzie ,Gary A. Boorman

第 31 章　Melvin H. Hamlin, II,Deborah A. Banas

第 32 章　Jerry F. Hardisty ,Gary A. Boorman

第 33 章　John Curtis Seely ,Paul K. Hildebrandt

第 34 章　M. Gary I. Riley, Gary A. Boorman,Yuzo Hayashi

第 35 章　Joseph K. Haseman, Jane Arnold,Scot L. Eustis

第 2 版序言

老龄、微生物、外源性物质、食品或化学品等可导致大鼠发生相关的结构变化，这些结构变化是镜下可见的组织改变的基础，了解这些结构变化发生的过程十分必要。首先，要了解器官的发育、成熟和衰老的正常结构和差异，许多发育相关的差异或年龄相关的变化曾被认为是一种病理过程。诊断人员应该了解基本的病理过程，如炎症，并且清楚这些病理过程中伴随的功能改变，例如，在肿瘤的发生过程中出现的遗传和表观遗传学改变。

本书中，最新的标准化工作为了解病理过程和功能改变提供了方法。每一章的思路都是详尽的、系统性的，并不是让读者关注疾病的变化或差异，而是以系统性的方式对病理过程进行综述。读者应关注样品组织的选择或用于评价这些组织的方法，这些方法近几年也是日新月异，样品的选择和评价的方法可能也会影响结果的解读。多年来，作为组织评价的支柱，特殊染色方法、免疫组织化学和电子显微镜都得到了广泛应用，如今，我们可以通过扫描组织来检测病变，而不用依赖于随机抽样（尽管更为标准化），我们可以通过使用可靠、相对简单的技术看到基因表达或抑制，并且记录抑制的作用方式，帮助我们更好地理解正常结构发生的疾病过程。

大鼠试验是药物、农药和其他化合物法规性研究的核心，这些物质应用于我们生活的方方面面，而这些物质的暴露对人类或动物可能是有害的，对大鼠试验的历史数据的解读，是确定暴露水平的关键点。本书可以保证结果解读的合理性和规范性，是一本无价之宝，书中大量的精美插图，可使从事相关研究的组织病理学家受益匪浅。

Colin Berry, MD, PhD, DSc, FRCP, FRCPath
英国伦敦玛丽女王大学病理学名誉教授

第 2 版前言

Andrew W. Suttie

Covance Inc., Chantilly, VA, United States

《Boorman 大鼠病理学（第 2 版）》的主编是 Andrew W. Suttie，副主编是 Joel R. Leininger 和 Alys E. Bradley。本书是经典病理学参考书《Fischer 大鼠病理学》的第 2 版。第 1 版由 Gary Boorman、Scott Eustis、Michal Elwell、Charles Montgomery 和 William MacKenzie 等人编写。

此版的书名献给 Gary Boorman 博士，他是第 1 版的主编之一，也是许多章节的共同作者。以此书致敬 Gary 在漫长的毒理病理学职业生涯中，特别是啮齿类动物病理学领域里，在服务、领导、学术、指导和教学方面的卓越贡献。多年来，许多病理学工作者将本书第 1 版称为"Boorman 的大鼠书"，故将 Gary 的名字收录在第 2 版的书名中，作为《Fischer 大鼠病理学》的第 2 版。

尽管第 1 版以"Fischer 大鼠"命名，但对经常接触不同品系大鼠的病理学家和科学家来说，该书也是弥足珍贵的资源。不同品系大鼠之间的主要差异在于各种病变的发生率，而非组织病理学表现，因此第 1 版图书适用于所有品系的大鼠。第 2 版图书主要包含 Sprague-Dawley 大鼠（又称 SD 大鼠）、Wistar 大鼠和 Fischer 大鼠，因此并非针对某一品系的大鼠。

市面上已有许多关于毒理病理学的优秀图书，还有更多的书正在撰写中。这些图书有的侧重于诱发性病变，有的则侧重于自发的背景性病变和肿瘤。多数情况下，这类书会包含用于毒性研究的所有种属动物的病变。《Boorman 大鼠病理学（第 2 版）》只涉及目前毒性研究中最主要的动物——大鼠。本书按器官划分各个章节，除了常规解剖、常见老龄性和背景性病变、增生性病变、肿瘤和毒理学改变等方面外，还对胚胎发育、正常显微解剖和生理学进行了概述。《Boorman 大鼠病理学（第 2 版）》可以作为毒理病理学工作者在职业生涯早期的一本非常有价值的参考用书。通过本书，读者可掌握短期毒性研究中正常的解剖学差异和背景性变化，以及致癌性研究中的老龄性变化、增生和肿瘤。经验丰富的病理学家也可借助本书诊断未见过的病变，同时复习大鼠病理学基础知识，达到温故知新之效。

第 2 版对部分章节做了较大改动，其余章节则沿用第 1 版的体例，仅做少量修改。本版采用彩色病变图片，更新了第 1 版使用的黑白原始图片的病变样本。

第 1 版收录了来自美国国家毒理学项目中心（National Toxicology Program，NTP）致癌性研究的 F344 大鼠肿瘤发生率对照表。因为该数据很容易从 NTP 网站、动物供应商网站、合同研究组织的历史数据库及其他一些出版物中获得，同时，背景数据也受动物供应商、给药途径、给药时间的影响，这些信息需要经常更新，所以本版中不包括大鼠肿瘤发生率对照表。

第 1 版前言

Gary A. Boorman[1] , Michael R. Elwell[1], Scot L. Eustis[2] and Joel R. Leininger[3]

[1]Covance Laboratories, Inc., Chantilly, USA, [2]Las Vegas, NM, USA, [3]JRL Consulting, LLC, Chapel Hill, NC, USA

毒性研究的病理学评价不仅包括诊断明确的给药相关病变，还要识别给药组程度加重和（或）发生率增加的自发性病变。病变可能是由受试物直接导致（如肾小管细胞坏死）或是毒性引起的继发性改变。后者可能是另一个组织的主要毒性反应（如继发于红细胞被破坏，脾脏中出现含铁血黄素），或者是一种生理反应（如在皮肤性试验中，与皮肤溃疡相关的骨髓增生）。在某些情况下，毒性反应并非来自新产生的一种特殊病变，而是表现为病变、生理反应或自发性病变（肾病或脾造血）的严重程度和（或）发生率。

开展短期试验通常用以确定重复毒性试验和致癌性试验的剂量。当需要确定无可见反应剂量时，对照组和给药组之间的差异可能非常轻微。因此，建议先检查高剂量组，后检查对照组。当怀疑出现极轻微的改变时，交叉比较给药组和对照组大鼠的靶器官会很有帮助，但更建议在掩盖动物分组信息的情况下重新检查靶器官（"盲法评估"）。间隔一段时间后，重新检查也有助于确认靶器官中是否存在细微变化。

组织病理学在毒性 / 致癌性研究中的评估方法可能会因病理学家接受的训练和教育背景存在不一致性。组织病理评估的主要目的不是简单地确定发生在单个动物的组织形态变化，而是比较一定数量的动物在暴露于受试物时，病变的发生率和（或）严重程度。除非注意诊断标准和术语使用的一致性，逐案诊断的方法可能会导致数据难于解读。

病理学的传统诊断包括大体（器官 / 部位）、形态学、持续时间（如果适用）、分布（局灶性或弥漫性）和严重程度（非肿瘤性病变）。尽管描述性诊断对于准确记录病变是必要的，但使用同义词或过多的定语会造成数据难于解读。例如，病理学家使用急性炎症（acute inflammation）、化脓性炎症［purulent inflammation，suppurative inflammation（个别研究中的特定器官）］等术语，其他病理学家评估时可能会想知道描述诊断的病理学家是要区分这些病变（即病变是不同的），还是只是简单地使用不同的术语来描述相同类型的病变。如使用几个类似的诊断术语，则必须在病理描述中给出恰当的理由。

病理诊断使用前后不一致或过多的定语也会造成不易区分不同发病机制和（或）生物学意义的病变。例如，没有必要过度用定语描述自发性病变，如大鼠的心肌病或肾病，是局灶性、多灶性还是弥漫性，这些只能简单地反映器官受累的范围。因此，当对病变的严重程度分级时，应考虑器官受累程度。病变分布的定语仅应用于描述或识别病变的固有特征，区别源自其发病机制的病变。例如，发生于肝小叶中央的坏死，其发病机制不同于局部性或随机性的坏死，因此，肝小叶中央是一个恰当且必要的定语。同理，局灶性和多灶性常常是同义词，几乎在所有大鼠身上均可见到自发性的和诱发性的损伤，多灶性（或局灶性）只是反映器官受累程度。对每项研究制定术语，并保持形貌和形态学术语的一致性和简洁性，有助于准确和客观地解释病理学数据。

在致癌性研究中，病理学家使用的肿瘤分类术语，在数据的解释和统计分析中起着至关重要的作用。对化学品潜在致癌作用的评估，主要基于相同或相似形态组织生成的肿瘤的位点特异性比较，而非总体比较。因此，病理学家不将形貌或形态学的同义术语引入该数据中是极为重要的。过度的肿瘤细化分级可能会混淆数据的解读，导致错误的结论和影响化学品危害性评估。肿瘤的亚分类在人类医学中有特殊的适用性，因为它对患者的预后有重要意义，但这并不在毒理病理学考虑的范围内。毒理病理学家的目的是记录病理学数据，使其能够准确地应用于生物学和统计学分析。

大量的形态学和生物化学的证据表明，人类和动物体内的肿瘤细胞经过一系列发展，最终形成肿瘤，侵袭周围组织并广泛转移。从机制的角度来看，这一进展似乎是一个多步骤的过程，在这个过程中，细胞的种群发生变化并呈多样化，即具有增强性生长、存活，自主性和恶性潜能的特性。从形态学的角度来看，癌变通过短暂或渐进的生长阶段而进行，包括增生和（或）发育不良、良性肿瘤，最后是明确的恶性肿瘤。这种进展，通常但并非总是以形态连续性的形式出现，因此，用来表示致癌过程的每个主要阶段的术语意味着某种生物学行为。随着病变从增生或其他瘤前病变（如发育异常）发展为明显的恶性肿瘤，对假定的生物学行为的确定性或置信度会增加。

病理学家对生物学和形态连续性这一概念的默许程度在几个不同的方面都是显而易见的。病理学家使用组织学标准，如细胞分化程度、细胞多形性、细胞异型性和其他细胞特征在无侵袭或转移的情况下进行诊断，这一简单事实反映了这一连续性。分级系统和分期系统在医学病理学（medical pathology）中的普遍应用也是生物学连续性的反映。

长期毒性和致癌性研究在费用、时间和缺乏

重复性方面是比较特殊的。这与大多数其他可重复性的科学研究不同，社会监管的决策可能基于一个或几个长期毒性或致癌性试验。因此，病理学数据必须基于严谨的判断，而且结果在向科学界、管理界和民间团体发表之前接受同行评议是非常重要的。一个有啮齿类动物组织处理经验的病理学家小组，基于他们不同的背景，可以为我们提供某一化学物质引起病变的潜在生物学行为的宏观视野，而这种化学物质的毒性和致癌性尚不清楚。

参考文献

Baker, H.J., Lindsey, J.R., Weisboth, S.H. (Eds.), 1979. The Laboratory Rat, vol. 1. Academic Press, New York, NY.

Baker, H.J., Lindsey, J.R., Weisboth, S.H. (Eds.), 1980. The Laboratory Rat, vol. 2. Academic Press, New York, NY.

Coleman, G.L., Barthold, S.W., Osbaldiston, G.W., Foster, S.J., Jonas, A.M., 1977. Pathological changes during aging in barrier-reared Fischer 344 male rats. J. Gerontol. 32, 258278.

Cotchin, E., Roe, F.J.C. (Eds.), 1967. Pathology of Laboratory Rats and Mice. Blackwell, Oxford.

Goodman, D.G., Ward, J.M., Squire, R.A., Chu, K.C., Linhart, M.S., 1979. Neoplastic and nonneoplastic lesions in aging F344 rats. Toxicol. Appl. Pharmacol. 48, 237-248.

Gopinath, C., Prentice, D.E., Lewis, D.J., 1987. Atlas if Experimental Toxicological Pathology. MTP Press, Lancaster, England.

Greaves, P., Faccini, J.M., 1984. Rat Histopathology. Elsevier, Amsterdam.

Greene, E.C., 1963. Anatomy of the Rat. Hafner, New York, NY. Haseman, J.K., Tharrington, E.C., Huff, J.E., McConnell, E.E., 1986. Comparison of site-specific and overall tumor incidence analyses for 81 recent National Toxicology Program carcinogenicity studies. Regul. Toxicol. Pharmacol. 6, 155-170.

Hebel, R., Stromberg, M.W., 1986. Anatomy and Embryology of the Laboratory Rat. BioMed Verlag, Worthsee, FRG.

Jacobs, B.B., Huseby, R.A., 1967. Neoplasms occurring in aged Fischer rats, with special reference to testicular, uterine, and thyroid tumors. J. Natl. Cancer Inst. (U.S.). 39, 303-309.

Jones, T.C., Mohr, U., Hunt, R.D. (Eds.), 1983. Endocrine System: Monograph on Pathology of Laboratory Animals. Springer-Verlag, New York, NY.

Jones, T.C., Mohr, U., Hunt, R.D. (Eds.), 1985a. Respiratory System: Monograph on Pathology of Laboratory Animals. Springer-Verlag, New York, NY.

Jones, T.C., Mohr, U., Hunt, R.D. (Eds.), 1985b. Digestive System: Monograph on Pathology of Laboratory Animals. Springer-Verlag, New York, NY.

Jones, T.C., Mohr, U., Hunt, R.D. (Eds.), 1986. Urinary System: Monograph on Pathology of Laboratory Animals. Springer-Verlag, New York, NY.

Jones, T.C., Mohr, U., Hunt, R.D. (Eds.), 1987. Genital System: Monograph on Pathology of Laboratory Animals. Springer-Verlag, New York, NY.

Jones, T.C., Mohr, U., Hunt, R.D. (Eds.), 1988. Nervous System: Monograph on Pathology of Laboratory Animals. Springer-Verlag, New York, NY.

Mackenzie, W.F., Garner, F.M., 1973. Comparison of neoplasms in six sources of rats. J. Natl. Cancer Inst. 50, 1243-1257.

Maeda, H., Gleiser, C.A., Masoro, E.J., Murata, I., McMahan, C.A., Yu, B.P., 1985. Nutritional influences on aging of Fischer 344 rats: pathology. J. Gerontol. 40, 671-688.

Maekawa, A., Kurokawa, Y., Takahashi, M., Kobubo, T., Ogiu, T., Onodera, H., et al., 1983. Spontaneous tumors in F-344/DuCrj rats. Gann. 74, 365-372.

McConnell, E.E., Solleveld, H.A., Swenberg, J.A., Boorman, G.A., 1986. Guidelines for combining neoplasms for evaluation of rodent carcinogenesis studies. J. Natl. Cancer Inst. 76, 283-289.

Saksteder, M.R., 1976. Brief communication: occurrence of spontaneous tumors in the germ-free F344 rat. J. Natl. Cancer Inst. 57, 1371-1373.

Sass, B., Rabstein, R.S., Madison, R., Nims, R.M., Petere, R.L., Kelloff, G.J., 1975. Incidence of spontaneous neoplasms in F344 rats throughout the natural life-span. J. Natl. Cancer. Inst. 54, 1449-1456.

Solleveld, H.A., Haseman, J.K., McConnell, E.E., 1984. The natural history of body weight gain, survival, and neoplasia in the Fischer 344 rat. J. Natl. Cancer Inst. 72, 929-940.

目　录

第二部分
肝和胰腺外分泌部

第 7 章 肝

John R. Foster

第 8 章 胰腺外分泌部

Andrew W. Suttie[1], Régis Masson[2] and Melissa Schutten[3]

第三部分
泌尿系统

第 9 章　肾

John Curtis Seely[1], Gordon C. Hard[2] and Brad Blankenship[3]

第 10 章　膀胱、输尿管和尿道

Micheal P. Jokinen[1] and John Curtis Seely[2]

第四部分
神经系统和特殊感觉器官

第 11 章　脑

Alys Bradley[1], Lise Bertrand[2], Deepa B. Rao[3], D. Greg Hall[4] and Alok K. Sharma[5]

第 12 章　脊髓和周围神经系统

Alys Bradley[1],Aude Roulois[2],Jenny McKay[3],Nicola Parry[4] and Gary Boorman[5]

第 13 章　耳和耳郭

Katsuhiko Yoshitomi[1] and Phaedra Cole[2]

第 14 章　眼和相关腺体

Dale G. Dunn[1], Julia F.M. Baker[2] and Steven D. Sorden[3]

第五部分
肌肉骨骼系统

第 15 章　骨骼肌

Stacey L. Fossey[1], D. Greg Hall[2] and Joel R. Leininger[3]

第 16 章　骨、关节和滑膜

Stacey L. Fossey[1], John L. Vahle[2] and Joel R. Leininger[3]

第六部分
皮肤系统

第 17 章　皮肤和皮下组织

Jyoji Yamate

第18章 特化皮脂腺——外耳道皮脂腺、包皮腺、阴蒂腺和肛周腺

Katsuhiko Yoshizawa

第七部分
乳腺

第19章 乳腺

Johnnie J. Eighmy[1], Alok K. Sharma[1] and Pamela E. Blackshear[2]

第八部分
呼吸系统

第20章 鼻、喉和气管

Ronald A. Herbert[1], Kyathanahalli S. Janardhan[2], Arun R. Pandiri[1], Mark F. Cesta[1] and Rodney A. Miller[3]

第 21 章 肺、胸膜和纵隔

Ronald A. Herbert[1], Kyathanahalli S. Janardhan[2], Arun R. Pandiri[1], Mark F. Cesta[1], Vivian Chen[3] and Rodney A. Miller[4]

第九部分
免疫系统

第 22 章 脾脏、淋巴结和胸腺

Marlon C. Rebelatto Translational Sciences, MedImmune, Gaithersburg, MD, USA

第23章　骨髓

Michelle C. Cora[1], Ken Latimer[2] and
Gregory S. Travlos[1]

第24章　卵巢

Justin D. Vidal[1] and Darlene Dixon[2]

第25章　输卵管、子宫及阴道

Darlene Dixon[1], Justin D. Vidal[2], Joel R.
Leininger[3] and Micheal P. Jokinen[4]

第十四部分
内分泌系统

第 29 章 垂体

Amera K. Remick and Danielle L. Brown

第 30 章 肾上腺

Andrew W. Suttie[1] and Catherine Sutcliffe[2]

第 31 章 甲状腺

Mark G. Mense and Gary A. Boorman

绪　章

第1章
大鼠的历史

John R Foster[1] and Denzil Frost[2]

[1]ToxPath Sciences Ltd, Congleton, Cheshire, United Kingdom, [2]Covance Inc., Chantilly, VA, USA

1 引言

从 20 世纪 40 年代末正式实施化学品安全评价以来，大鼠和小鼠一直是常用的实验动物。几乎可以肯定的是，大鼠是第一个专门为生物试验而培育的哺乳动物，后来作为伴生物种，大鼠被培育成具有多种颜色和特性的品种，例如黑鼠、刺鼠、暹罗鼠、肉桂鼠等，但所有品种都能追溯到它们的祖先野生挪威鼠（Rattus norvegicus）。虽然小鼠在评价潜在的新药疗效的研究中处于领先地位，但除了仍在小鼠体内进行的终身致癌试验外，大鼠是用于人用的药物、农业、工业和家用化学品安全性评价的主要物种。大鼠的基因鉴别十分完善，虽然品种没有小鼠那么广泛，但其体型较大，方便研究人员完成更复杂的操作。

本章提供了毒理病理学家在日常工作中可能遇到的三种主要大鼠品系的起源和使用的指南。由于开展研究和大鼠保种的各个实验室采用的饲养方法不同，本章出现的任何发生率数据都应该根据上下文进行考虑，即使是相同品系的大鼠，在不同实验中的存活率、肿瘤发生率等总体比率都可能存在很大的差异。

2 起源

挪威鼠被认为起源于中国北方，随后在中世纪传播到整个欧洲，再进入北美，它可以说是地球上最成功的动物。在实验室环境和野外，它都能够全年繁殖，尤其是在温暖的夏季，每窝产仔数量达到高峰。它的妊娠期为 21 天，产仔数为 7~14 只，最长寿命约为 3 年。生活在野外的大鼠能迅速繁殖，形成一个大型的社会群体，同时群体内有明显的优势等级。它们是真正的杂食动物。当食物充裕时，它们会选择谷物等喜欢的食物类型。如果食物有限，它们的食物选择会变得更加广泛，而在饥饿的情况下，它们甚至会同类相食。与它的近亲黑鼠相比，挪威鼠更大且更具有侵略性，并已经取代了黑鼠与人类联系。在野外，挪威大鼠是包括威尔氏病和 Q 热在内的许多疾病的携带者，并且是弓形虫的中间宿主。

早在被用于科学实验之前，以"大鼠诱饵"引猎犬相争的运动就已经很流行，特别是在 18 世纪的英国和法国。这项运动将捕获的野生棕色挪威鼠与猎犬一起放在一个战斗坑里，打赌猎犬杀死所有大鼠所需要的时间，估计时间最接近的人可以赢得奖金。很明显，今天使用的实验鼠与当时的野生鼠具有足够多的相似的遗传学特征，表明实验鼠的起源确实是野生棕色挪威鼠，但是选择性繁殖已经消除了它们来自野生亲缘动物的凶猛天性，使它们变成适合在实验室进行大量实验操作的驯服的动物。

大鼠首次被用于实验室研究是以大白鼠为实验动物做肾上腺切除术，该研究于 1856 年在法国开展并发表。紧接着，在英国，以黑色、棕色和白色大鼠的混合群为研究对象进行了一项关于营养的研究。在 19 世纪末的德国，野生动物选择性地繁殖了白鼠。随后由瑞士神经病理学家阿道夫·迈耶（Adolf Meyer）介绍，芝加哥大学神经病学系于 1893 年建立了大白鼠繁殖群体。但这些实验鼠究竟是从欧洲带来的，还是从野生捕获的美国大鼠中培育出来的，仍然存在争议。

费城的 Wistar 研究所在 Henry Herbert Donaldson（1857—1938）的指导下对大白鼠品系的标准化发挥了重要的作用。最初的目的是为研究神经系统的生长和发育提供可靠的动物品系，这是该研究所当时的重点，但这项工作作为包括毒理学在内的所有科学提供了基础。选择大鼠作为模拟人体生理学的实验动物是基于其饮食特性，快速生长、发育的相似性，以及它们方便取样的体型，在实验室环境中的优良育种的特征，相对较短的寿命。在该品系形成的几年中，Wistar 研究所培育了许多近交系和远交系的大鼠品种，包括 Lewis 和 Brown-Norway（BN）大鼠品系（图 1.1），虽有过一些不当饲喂引发的不幸经历和不慎引入携带传染病的动物的历史，但研究所最终建立了有效的养鼠业，并在一定程度上延续至今。

2.1　Wistar 大鼠

最初的 Wistar 大鼠是由 Wistar 研究所培育

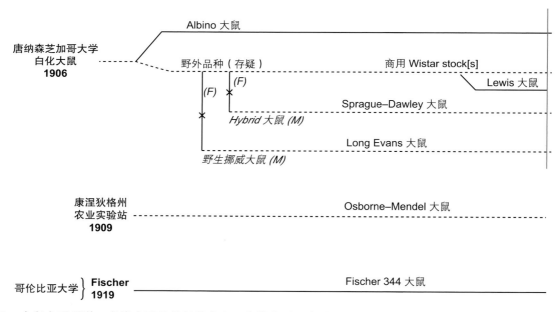

图 1.1　大鼠主要系谱。虚线表示兄弟姐妹交配，实线表示近亲系。M 为雄性，F 为雌性。本图改编自 Lindsey and Barer 图 1.41

并销售给全世界客户的一种远交系大鼠。虽然最初的四对白鼠是 1906 年从芝加哥大学引进的，但在 1918 年，研究所引入几只外部育种的大鼠到该群以促进大鼠的繁殖，所以该品系的确切来源尚不清楚。早在 1911 年，研究所就将大鼠送出，该品系最终被商业化。1978 年 1 月由 Michael Festing 编辑的《实验鼠新闻快报》报道了 111 种大鼠品系，其中至少有 45 种是直接含有或从这支原种的遗传因子获得的。Joseph Long 于 1915 年将 Wistar 大鼠与在加州伯克利捕获的野生雄性挪威大鼠交配，获得 Long-Evans 大鼠，之后在荷兰癌症研究所由近亲交配繁育出后代，于 1973 年转回至位于马里兰州贝塞斯达的美国国立卫生研究院。

Han-Wistar 是 Wistar 大鼠的一个亚系，于 1989 年由一群保存在德国汉诺威实验动物育种中心的 Wistar 大鼠繁育，随后于 1993 年转移到印第安纳州印第安纳波利斯的 Harlan Sprague-Dawley 公司（被称为 HsdHan:WIST 品系）。2004 年，Harlan 收购了位于瑞士伊廷根的 RCC 有限公司，此时种鼠被转移到 RCC 成为 RccHan:WIST 品系，此品系在过去 10 年左右已成为在欧洲进行药物研发的首选动物之一，并作为远交系维持族群繁殖。

2.2 F344 大鼠

Fischer 344 大鼠品系是在纽约哥伦比亚大学克罗克癌症研究所（Crocker Institute of Cancer Research）由 Maynie Rose Curtis 博士指导培育的。他于 1919 年从包括 Fischer、Zimmerman、Marshall 和 August 在内的几个当地大鼠繁殖所那里获得了一批大鼠，通过同一窝大鼠交配获得几种重要的近交系大鼠品系。近交系的第一窝来自 Fischer 的育种配对编号 344（图 1.1），这是 Fischer 344 作为近交系大鼠品系的开始。它最初用于癌症的发展研究，后来被美国国家毒理学项目中心（National Toxicology Program，NTP）采用，并在此后 30 多年作为致癌试验的首选品系。

2.3 Sprague-Dawley 大鼠

Sprague-Dawley 大鼠是远交系，与其他品系情况一样，确切起源尚不确定。据报道，原始的种群是雌性 Wistar 大鼠与一个未知来源的雄性大鼠的后代。它是由威斯康星大学的 Robert Worthington Dawley（1897—1949）于 1925 年培育的，该品系的名称是他的第一任妻子（Sprague）的姓氏和他自己的名字的组合。随后他在威斯康星州的麦迪逊市（Madison）建立了 Sprague-Dawley 公司，专门销售 Sprague-Dawley 大鼠。该品系大鼠的产生源于"杂色"雄性大鼠和白色雌性大鼠交配所得，而雌性大鼠很有可能来自 Wistar 的 Douredoure 大鼠。其白色的后代是由 10 个最好的品系通过选择保留获得高泌乳、快速生长、活力充沛、性情温顺、高抗 As_2O_3 的近亲繁殖而成（Lindsey and Baker, 2005）。公司的名字"Harlan Sprague-Dawley"沿用至今。Evan Carl Holzman 在 20 世纪 40 年代使用原 Sprague-Dawley 大鼠的许多亚系后代建立了 Holzman 大鼠，它们是目前在美国和日本药物开发研究中最常用的大鼠。与 Wistar 大鼠一样，Sprague-Dawley 大鼠的缺点来自远交系造成的遗传背景的可变性、不确定性，而且会不断变化。尽管有这个缺点，但它们已被证明是一种可靠的品系，可用于包括 2 年致癌试验在内的各项安全性评价研究。

3 大鼠在慢性致癌试验中的应用

虽然美国国家癌症研究所（National Cancer Institute，NCI）和美国国家毒理学项目中心所做的致癌试验主要使用 F344 大鼠，但是 NCI 最初使用的是 Osborne-Mendel 大鼠。制药和化学工业进行的致癌试验使用多种不同品系的动物，其中也包括 Wistar 和 Sprague-Dawley 大鼠，而且现行的指导原则对致癌试验都没有要求标准化动物品系。致癌试验的一些基本要求可能与较短期研究的要求不同，包括生命周期长于 2 年（研究结束时存活率 50%），良好的社交行为，从而可以实现群养来降低成本，并且具有较低的包括肿瘤在内的自发性疾病的发病率。

因此，笔者总结了目前最常用的 3 种品系大鼠（Wistar、Fischer 344 和 Sprague-Dawley 大鼠）的特征。

3.1　Wistar 大鼠

尽管 Wistar 大鼠原代的各种亚系已经在 2 年致癌试验中使用了多年，但 Hannover-Wistar（译者注：Han-Wistar）大鼠的引入促使更多合理的试验方法出现，在过去的 25 年中，致癌试验几乎一直在使用该品系大鼠。在这些试验中，使用最多的是瑞士哈兰实验室（Harlan Laboratories Ltd）的 RccHan:WIST 大鼠。1988 年，汉诺威弗劳恩霍夫研究所 (Fraunhoffer Institute of Hannover) 建立了一个杰出的关于该品系大鼠肿瘤发生率的数据库，并作为欧洲工业毒理学动物数据注册库（Registry of Industrial Toxicology Animal-data, RITA），由汉诺威弗劳恩霍夫研究所不断更新。RITA 的数据来自大量制药、农业化学和工业化学公司进行研究的对照组的数据，因此该品系大鼠拥有一个非常大的历史数据库，可以用于查询从多个不同实验室获得的对照组大鼠的自发性肿瘤发生率。在 RITA 的主持下，汉诺威弗劳恩霍夫研究所定期举行的培训班是教学、讨论、协商病变诊断标准的好平台。该数据库最近增加了包括 Sprague-Dawley 大鼠在内的其他品系动物的数据，但仍远远少于 Wistar 大鼠的数据。

Han-Wistar 大鼠的生长速度和最终体重介于 F344 大鼠和 Sprague-Dawley 大鼠之间，在一项为期 2 年的致癌试验结束时，该品系的雄性动物平均体重约为 650 g（范围 472~987 g），雌性动物平均体重约为 450 g（范围 179~533 g）。雌性和雄性 Han-Wistar 大鼠的终末存活率均为73%，而同时记录的对照组其他品系大鼠雄性和雌性的存活率分别为 56% 和 66%。与其他大鼠一样，肿瘤形成是导致 Han-Wistar 大鼠早期死亡的原因，但与其他品系大鼠相比，慢性进行性肾病是导致 Han-Wistar 大鼠早期死亡的一个次要原因，仅占 0.4%，而在 Sprague-Dawley 大鼠中占 8.8%。

据报道，Han-Wistar 大鼠自发性肿瘤发生率总体上低于 F344 大鼠和 Sprague-Dawley 大鼠，而携带肿瘤的大鼠比例也低于其他 2 种大鼠。对该品系大鼠的一项调查显示，在 1980 年至 2006 年进行的 50 项致癌试验（共 4142 只雄性和 4141 只雌性）中，发生于 F344 大鼠和 Sprague-Dawley 大鼠背景的肿瘤均出现在 Han-Wistar 大鼠中，但发生率明显降低。唯一的例外是甲状腺滤泡瘤，在 Crl:WI（Han）亚系中，雄性动物的发病率最高为 7.4%，雌性动物为 4%。然而在同年第二个关于 470 只雄性和 470 只雌性的 Hannover-Wistar RjHan:WI 大鼠调查显示，Wistar 大鼠具有明显的生存优势，但相对于 F344 大鼠和 Sprague-Dawley 大鼠的肿瘤低发生率优势不明显。

3.2　F344 大鼠

1970 年以来，F344 大鼠一直是 NTP 及 NCI 2 年致癌试验的首选动物。尽管 NCI 最初同时使用 F344 大鼠和 Osborne-Mendel 大鼠［另一种远交大白鼠品系，1909 年从康涅狄格农业站（Connecticut Agricultural Station）获得］，但 1981 年之后的研究报告显示，致癌试验中只使用 F344 大鼠和 B6C3F1 小鼠。F344 大鼠是一种近交系大白鼠，具有育种特性较好、产仔数多、2 岁龄体重较轻的优势。它还显示出相对类型较少的自发性肿瘤（非发病率），而且在 2 年致癌试验中，它的寿命一般较长。NTP 的 Haseman

等人做过一个关于致癌试验中 F344 大鼠寿命或死亡原因的实验。结果表明，在 2 年的研究结束时，标准饲喂组大鼠雄性和雌性的平均存活率分别为 41% 和 57%，而蛋白含量略有降低的 NTP-2000 组大鼠雄性和雌性的平均存活率分别为 59% 和 76%。F344 大鼠最常见的三种死亡原因是白血病、垂体腺瘤（雌雄均有）和慢性进行性肾病（仅雄性）。低蛋白饮食降低了慢性进行性肾病（CPN）的发病率，但未显著影响其他导致早期死亡的主要原因，这与最终体重较轻有关。

F344 大鼠曾被用于多种癌症的疾病模型，包括睾丸间质细胞瘤、膀胱癌、食管癌和卵黄囊癌。我们很快发现雄性 F344 大鼠发病率极高的几种肿瘤，包括睾丸间质肿瘤（高达 90%）、垂体前腺瘤、单核细胞白血病，以及肾上腺嗜铬细胞瘤（10%~40%）。同时雌性大鼠乳腺和子宫内膜基质的自发性肿瘤发病率也较高（10%~40%）。

这些肿瘤的高发病率被认为降低了以 F344 大鼠做致癌试验的能力，但除了睾丸肿瘤和白血病外，其他发生率高且多变的肿瘤也见于其他常用的大鼠品系。NTP-2000 低蛋白饲料略微降低了雄性和雌性大鼠垂体腺瘤的发病率，且显著降低了雄性大鼠嗜铬细胞瘤的发病率，而对雌性大鼠却没有效果。低蛋白饮食对睾丸肿瘤和白血病的发生无显著影响。

在一项比较研究中，F344 大鼠对少数已知有致癌性的毒素和化学物质的敏感性，与其他常用的大鼠品系相似。但是对于某些致癌物，F344 大鼠的定量反应有所不同，研究的化学物质包括蕨类植物、三氯乙烯、过氯乙烯、甲基亚硝胺、氮杂氨酸、氨基甲酸盐、乙基亚硝胺和亚硫化镍。该研究结果显示，F344 大鼠对所比较的化学物质中任何一种诱导癌症的敏感性既不是最高，也不是最低的。这对选择 F344 大鼠为致癌实验模型至关重要。

在 20 世纪 90 年代到 21 世纪初，NTP 的研究中使用的 NTP F344/N 亚系群落，开始出现生育力下降、偶发性癫痫发作和乳糜胸（胸腔内乳白色液体），这些问题在其他地区饲养的 F344 大鼠群体中尚未见报道。这些担忧促使研究者们讨论 NTP 是否应该更换品系，结果多数研究者强烈支持停止使用该品系，建议从 F344 种群中获得一个新的群体，或者采用一个新的品系。根据这次研讨会的结果，NTP 后来改为使用 Harlan Sprague-Dawley 品系的大鼠。

3.3　Sprague-Dawley 大鼠

该品系大鼠是美国和日本的制药公司进行致癌试验的选择之一，但在欧洲不常用。Sprague-Dawley 大鼠是实验室常用的大鼠品系中体积最大的一种，在 2 年试验结束时，一些雄性大鼠体重超过了 1000 g，雌性大鼠虽然体型略小，但也有 800 g。

在新泽西州萨米特市 Ciba-Geigy 公司总结的 9 篇关于 2 年致癌试验研究中，Crl:CDBr 品系大鼠的平均死亡率在 104 周试验结束时雄性为 64.1%±3.3%（57.1%~66.7%），雌性为 65.5%±5.5%（55.7%~73.3%）。垂体腺瘤是最常见的肿瘤，雄性和雌性大鼠的发病率分别为 62.2% 和 84.7%。在雌性大鼠中，乳腺癌是第二常见的肿瘤，纤维腺瘤的发生率为 32%，其次是乳腺腺癌（16.8%）和乳腺腺瘤（6.5%）。一般来说，在 Sprague-Dawley 大鼠中，内分泌和乳腺肿瘤最为常见。在 104 周结束时，雄性和雌性大鼠的平均死亡率分别为 64.1%±3.3% 和 65.5%±5.5%。Ettlin 等人报道了以 Sprague-Dawley 大鼠培育出的 OFA Sandoz 品系大鼠开展的致癌试验中，因肿瘤形成而死亡的百分率，雄性和雌性分别为 15% 和 52%。慢性进行性肾病是雄性大鼠最为常见的非肿瘤死因，占比为 54%，其次是动脉炎，占比为 19%。慢性进行性肾病和动脉炎在雌性大鼠中的致死率分别为 21% 和 8%。

虽然这些自发性疾病也常见于其他品系的大鼠中，但发生率往往要小得多，已有大量研究确定其原因。限制饲喂、改变饲料成分被认为是引起 Sprague-Dawley 大鼠肿瘤和肾脏疾病的主要原因。在此情况下，降低生长速度可降低这些疾病所致的死亡率，可能有助于延长寿命。

虽然限制饲喂在致癌试验评价中有如此明显的优势，但限制饲喂是一个例外，不是标准的大鼠或小鼠 2 年致癌试验的方法。特定的饲养方式可能会产生额外的并发症，且对此类研究缺乏健全的历史数据库，降低了限制饲喂的优势。

4　不同品系大鼠早发性肿瘤的比较

虽然大家都能接受在致癌试验中的第 2 年，由于年龄因素而出现的大多数自发性肿瘤，但罕见关于任一品系年轻大鼠早期肿瘤的可靠信息。英国的亨廷顿生命科学实验室（Huntingdon Life Sciences Laboratories）最近报道称，对近 900 只雄性和 900 只雌性 Han-Wistar 大鼠在 2 周、4 周、13 周、26 周的试验中未发现任何肿瘤，可支持以上结论。与短期试验结果相比较，致癌试验中肿瘤出现在更早的时间点，超过 75% 的雄性大鼠和 54% 的雌性大鼠因肿瘤而被剔除实验组，于 16~20 周首先出现肾脏的恶性淋巴瘤和肾小管癌。Blankenship 和 Skaggs 的研究称，在一项试验中对照组的 RccHan:WIST 大鼠于第 4 周、13 周和 26 周剖检发现，26 周龄雌性动物见子宫内膜基质息肉、肝细胞腺瘤和甲状腺 C 细胞腺瘤各 1 例，13 周龄雌性动物见 1 例肉瘤（未见特殊说明）。

有 2 篇关于 Sprague-Dawley 大鼠自发性肿瘤的早期发展的论文记录了一些肿瘤的发生率，包括在 19 周龄观察到的垂体腺瘤、甲状腺滤泡细胞腺瘤和 C 细胞瘤，以及在 32 周龄观察到的舌血管肉瘤、颌下腺瘤、脾脏组织细胞肉瘤、腺癌和乳腺纤维腺瘤。Son 等人也同样报道了1990 年至 2002 年在英国的亨廷顿生命科学实验室的 20 个大鼠致癌试验中，大鼠 50 周龄前最常

见的肿瘤是垂体腺瘤、乳腺纤维腺瘤和腺癌。

在致癌试验中，虽然 52 周龄内的大鼠出现自发性肿瘤一直很少，且零星出现，但是可能会混淆对致癌试验的解释。在致癌试验中，确定肿瘤的增加和（或）提早发生与给药的相关性是最重要的。

4.1　同义词

Wistar 大鼠被称为 RccHan:WIST、Crl:WI (Han) 和 Wistar Hannover GALAS 品系。Fischer 344 品系被称为 Fischer、F344、F344/NHsd 和 CDF 大鼠。Sprague-Dawley 大鼠被称为 Crl:CD(SD) 和 Hsd: Sprague-Dawley (SD) 大鼠。

参考文献

Blankenship, B., Skaggs, H., 2013. Findings in historical control harlan RCCHan™: WIST Rats from 4-, 13-, 26-week studies. Toxicol. Pathol. 41, 537-547.

Crampe, H., 1877. Kreuzungen zwischen wanderratten verschiedener Farbe. Landwirtsch. Jahrb. 6, 385-395.

Donaldson, H.H., 1924. The Rat. Reference tables and data for the albino rat (*Mus norvegicus albinos*) and the Norway rat (*Mus norvegicus*). second ed. Wistar Inst. Anat. Biol., Philadelphia, PA, Memoirs No. 6.

Festing, M.F.W., 1978. Rat News Letter No. 3 pp. 1835. Medical Research Council Laboratory Animal Centre, Woodmansterne Road, Carshalton, Surrey, SM5 4EF, United Kingdom.

Haseman, J.K., Ney, E., Nyska, A., Rao, G.N., 2003. Effect of Diet and Animal Care/Housing protocols on body weight, survival, tumor incidences, and nephropathy severity of F344 rats in chronic studies. Toxicol. Pathol. 31, 674-681.

Jacobs, A.C., Hatfield, J.P., 2013. History of chronic toxicity and animal carcinogenicity studies for pharmaceuticals. Vet. Pathol. 50, 324-333.

Keenan, K.P., Smith, P.F., Hertzog, P., Soper, K., Ballam, G.C., Clark, R.L., 1994. The effects of overfeeding and dietary restriction on SpragueDawley rat survival and early pathology biomarkers of aging. Toxicol. Pathol. 22, 300-315.

King-Herbert, A., Thayer, K., 2006. NTP Workshop: animal models for the NTP Rodent Cancer Bioassay: stocks and strains—should we switch? Toxicol. Pathol. 34, 802-805.

King-Herbert, A., Sills, R.C., Bucher, J.R., 2010. Commentary: update on animal models for NTP studies. Toxicol. Pathol. 38, 180-181.

Lindsey, J.R., Baker, H.J., 2005. Historical foundations. In: Suckow, M.A., Weisbroth, S.H., Franklin, C.L. (Eds.), The Laboratory Rat, second ed. Academic Press, New York, London, pp. 152.

Logan, C.A., 1999. The altered rationale for the choice of a standard animal in experimental psychology: Henry H. Donaldson, Adolf Meyer, and "the" albino rat. Hist. Psychol. 2, 3-24.

McMartin, D.N., Sahota, P.S., Gunson, D.E., Hsu, H.H., Spaet, R.H., 1992. Neoplasms and related proliferative lesions in control

SpragueDawley rats from carcinogenicity studies. Historical data and diagnostic considerations. Toxicol. Pathol. 20, 212-225.

Phillipeaux, J.M., 1856. Note sur l'extirpation des capsules survenales chez les rats albios (Mus rattus). C. R. Habd. Seances Acad. Sci. 43, 904-906.

Poteracki, J., Walsh, K.M., 1998. Spontaneous neoplasms in control Wistar rats: a comparison of reviews. Toxicol. Sci. 45, 18.

Richter, C.P., 1954. The effects of domestication and selection on the behavior of the Norway rat. J. Natl. Cancer Inst. 15, 727-738.

Richter, C.P., 1968. Experiences of a reluctant rat catcher. The common Norway rat—friend or foe? Proc. Am. Philos. Soc. 112, 403-415.

Savory, W.S., 1863. Experiments on food; its destination and uses.

Lancet. 2, 381-383.

Son, W.C., Gopinath, C., 2004. Early occurrence of spontaneous tumors in CD-1 mice and SpragueDawley rats. Toxicol. Pathol. 32, 371-374.

Son, W.C., Bell, D., Taylor, I., Mowat, V., 2010. Profile of early occurring spontaneous tumors in Han Wistar rats. Toxicol. Pathol. 38, 292-296.

Weber K., 2009. Differences in rat strains—where stands the RccHanWist™ Hannover Wistar rat? The Researcher No. 28; March 2009. ,https://webapps.harlan.com/theresearcher/archives/issue_28_03_09/index.html.

Weber, K., Razinger, T., Hardisty, J.F., Mann, P., Martel, K.C., Frische, E.A., et al., 2011. Differences in rat models used in routine studies. Int. J. Toxicol. 30, 162-173.

第一部分

消化系统

第 2 章
口腔、牙齿和牙龈

Joel R. Leininger[1] and Melissa Schutten[2]

[1]JRL Consulting, LLC, Chapel Hill, NC, United States, [2]Genentech Inc., South San Francisco, CA, United States

1 正常口腔

1.1 解剖学

口腔内的解剖标记，特别是硬腭嵴，是重要的修块和切片辨识部位。其他解剖特征包括人中（上唇中线裂隙）、毛斑（含有皮脂腺的被毛皮肤折叠进入口腔，在啃咬时可阻止物质进入口腔）、硬腭上的切牙乳头和舌上的轮廓乳头。大鼠有两种齿式（门齿左右各 1 个和臼齿左右各 3 个）。门齿持续生长并通过咬合面的磨损来维持恒定的长度。门齿萌出的过程与夜间进食模式一致，通常每 40 天或 50 天门齿完全更新一次。臼齿在牙根发育后几乎不生长，但是牙本质仍以较慢的速度持续生长。由于成釉上皮细胞中沉积含有铁的色素，随年龄的增长门齿黄色色素沉着逐渐增加。

1.2 组织学

门齿位于鼻腔的标准位置（图 2.1）。与牙齿发育相关的细胞位于门齿的基部（图 2.2）。成牙本质细胞内衬于髓腔内，成釉细胞位于牙周韧带的背侧区域，因为只有门齿的唇面被覆牙釉质。门齿的舌侧表面仅被覆牙骨质和牙本质。门齿根部延伸进入牙槽骨的薄腔内，周围由上颌窦腺体所包裹。臼齿根部较短，嵌于上颌骨和下颌骨的厚骨中。大鼠臼齿的颊侧面、臼齿萌出裂隙的基部和侧面可见大片的低矿化区，并约在 19 天后发生萌出后矿化，但发育成熟的大鼠臼齿仅有一层薄的釉质，且釉质不覆盖咬合面的顶端或尖端。牙板上皮形成前成釉细胞、中间层和星网状层。成釉细胞分泌的釉质在脱钙过程中通常被部分去除，并在牙本质和成釉器间的龈沟处形成清晰的空腔。釉质分泌是一个动态的过程，大鼠

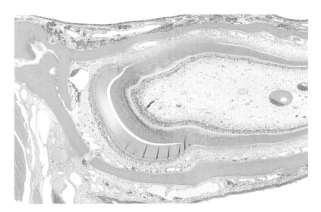

图 2.1　上颌门齿的纵切面，相邻的鼻腔（顶部）内衬呼吸上皮。图片由美国 NTP 提供

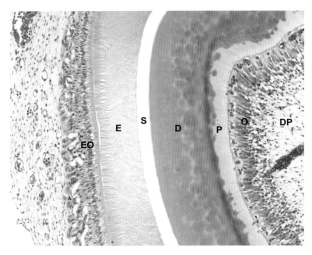

图 2.2　图 2.1 所示门齿的更高倍数图片，显示了成釉器（enamel organ, EO）, 完整牙釉质（enamel, E）, 牙釉质腔（space, S）, 牙本质（dentin, D）, 前期牙本质（predentin, P）, 成牙本质细胞（odontoblast, O）, 牙髓（dental pulp, DP）。图片由美国 NTP 提供

成釉细胞的寿命约为 32 天。间叶成分来源的成牙本质细胞分泌牙本质。同样间叶成分来源的成牙骨质细胞分泌牙骨质，一种特化的似骨样物质。牙齿通过牙周韧带固定于牙槽骨上，牙周韧带包括由夏贝氏纤维（Sharpey's fibers）组成的胶原附着物。大鼠门齿萌出过程中，牙周韧带中的中间型纤维不断地断裂和修复连接。中间型纤维被取代过程中，新胶原纤维的收缩导致门齿的萌出。牙龈上皮由角化复层鳞状上皮组成。臼齿

龈沟中常见少量的多形核白细胞。门齿乳头是硬腭上门齿后和第一腭嵴前的软骨突起，被覆角化复层鳞状上皮，该上皮可延伸至开口于乳头两侧的门齿管。门齿管上的上皮瓣可防止食物进入鼻腔。腭嵴是硬腭上的结缔组织突起，被覆角化的复层鳞状上皮。上皮的基底层包括梅可尔细胞 – 轴突复合体和原始毛发。软腭位于硬腭和食管之间，被覆鳞状上皮，并包含大量腭唾液腺的黏液腺泡。舌被覆角化的复层鳞状上皮，具有蕈状、丝状和含有味觉受体的叶状乳头。在黏膜及其下的肌肉和脂肪组织间可见少量的淋巴细胞。横纹肌束分布于 3 个层面，其间散布有黏液和浆液性唾液腺。舌根部可见单个较大的轮廓乳头，被覆高度角化的鳞状上皮。半月沟内衬鳞状上皮，部分包围乳头，唾液排泄管排空到半月沟的底部。

1.3　生理学

大鼠主要在夜间进食，也具有食粪的特性，因此部分经口给药的化合物和其粪便中的代谢产物可被重新摄取。精细的粉末或液体饲料使咀嚼活动减弱，导致口腔上皮有丝分裂显著降低，唾液分泌减少伴腮腺萎缩。口腔黏膜中的增殖细胞起源于生发层，细胞更新周期为 3.2~5.8 天，比舌背面更快。唾液量的减少增加了某些化学诱导口腔癌的易感性，而非常硬的颗粒饲料可能导致牙本质过度形成及牙骨质增生。因此，试验组饲料与对照组饲料的物理性质相似非常重要。

2　先天性异常

先天性牙齿异常在大鼠中并不常见。门齿畸形可能在出生后由于牙齿过度生长而发生，例如见于短颌或凸颌畸形，这可能会影响摄食能力，并导致体重明显下降。异位皮脂腺可见于臼齿的底部，并发生囊性或增生性改变。特别是雄性大鼠中，皮脂腺最常见于上门齿间牙龈的最前部。鳞状囊肿偶见，与牙龈上皮或牙齿有关。

3　退行性病变

3.1　口腔

　　继发于晚期肾脏疾病的纤维性骨营养不良是口腔最常见的退行性病变。在颅骨、下颌骨和牙槽中见到骨和骨髓造血细胞缺失，被纤维结缔组织所取代。牙齿发育不良和舌的肌肉、血管或间质矿化也可见于肾脏疾病晚期的动物。

4　炎症性和血管性病变

4.1　口腔

　　自发性龋齿罕见，但可以通过引入某些细菌或喂养特殊饲料诱发。矿化不全区域最易诱发龋齿。将放线菌属（*Actinomycese spp.*）引入无菌大鼠口腔中，可引发牙菌斑形成和牙龈病变。与人类不同，大鼠的龈沟的上皮有角化。这可能是大鼠通常不存在牙周疾病的一个因素。在饲喂含有长而尖的食物纤维材料的粉状饲料时，大鼠可见牙周炎和口鼻瘘管发生。门齿周围可偶见坏死性牙龈炎。舌、牙龈或牙齿沟中偶见毛发嵌塞。饲料的类型或一致性可显著改变毛发嵌塞的发生率。受累的牙齿周围可见伴有纤维化的局灶性肉芽肿性炎症。

5　增生性和肿瘤性病变

5.1　口腔

5.1.1　鳞状细胞增生

　　口腔鳞状细胞增生见于舌或腭。以鳞状上皮增厚为特征，可为弥散性、斑块状或形成钝的乳头状突起（图 2.3）。鳞状细胞增生常伴有角化过度。细胞的大小、分化良好的细胞外观以及缺乏突出的间质成分对区分增生与乳头状瘤非常重要。

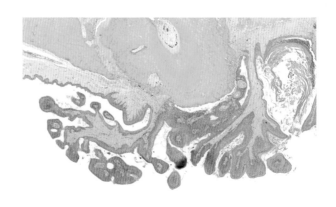

图 2.3　暴露于氟化钠 2 年的大鼠牙龈，邻近臼齿的牙龈呈乳头状增生。图片由美国 NTP 提供

5.1.2　鳞状细胞乳头状瘤

　　口腔的鳞状细胞乳头状瘤的特征是源自中央纤维血管蒂形成的叶状或指状突起。突起表面常被覆重度角化的多层鳞状上皮。鳞状细胞乳头状瘤最常发生于舌背面。因病变呈乳头状，斜切可能在蒂的区域出现上皮细胞团。这些细胞形成的岛状结构被基底膜包围，但并不表示恶性变。口腔的鳞状细胞增生、乳头状瘤和鳞状细胞癌似乎具有连续性。乳头状瘤通常大于增生性病变，但仍显示有序的细胞成熟。在阳性致癌试验中可能出现一系列病变，特别是当口腔黏膜存在多个增生性病变时。

5.1.3　鳞状细胞癌

　　鳞状细胞癌是一种罕见的自发性肿瘤，但可以通过暴露于某些化学物质而诱发。口腔的鳞状细胞癌在形态上与其他部位的鳞状细胞癌相似，细胞异型性和侵袭性是其特征。鳞状细胞癌通常发生在软腭、硬腭或舌的背面，有时发生于舌的轮廓乳头。

5.1.4　牙瘤

　　尽管牙齿的自发性牙瘤很少见，但可通过试验诱导产生。由于大鼠的门齿终身持续生长，因此必须将牙瘤与发育不良、先天性或继发于门齿的咬合不正或断裂引起的畸形相鉴别。这些发育不良或畸形在大鼠中罕见。虽然在大鼠中已经观察到几种形态学类型，但自发性牙瘤通常不再分类。最常见的形态学类型包含牙釉质和牙本质，并形成可识别的牙齿结构（图 2.4 和 2.5），被分类为复合性牙瘤。上皮细胞和间充质细胞岛形成类似于正常牙齿的层或部分结构。这些牙齿结构通常包含牙髓腔，并被成牙本质细胞层、牙本质和牙釉质所覆盖。在样本处理过程中，牙釉质被去除的地方可能会留有透明空间。牙齿结构形成较差的牙瘤有时被归类为复杂性牙瘤，有时肿瘤性成牙本质细胞产生钙化牙本质组织，没有牙釉

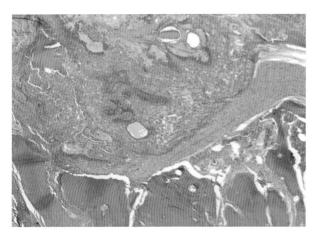

图 2.4 2 年研究中大鼠上颌恶性牙瘤，存在牙釉质、牙本质和牙骨质，但形成良好的牙齿结构不明显

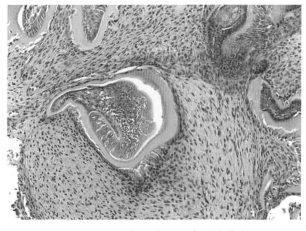

图 2.5 图 2.4 恶性牙瘤图片的更高放大倍数图片，显示产生钙化牙本质的区域

质形成的证据，这种类型的肿瘤也被称为牙本质瘤。牙瘤可能由牙源性间充质组成，不含有钙化组织或其他形成良好的牙齿细胞层。

5.1.5 其他肿瘤

其他口腔肿瘤包括伴有纤维细胞、软骨细胞或骨细胞分化的良性和恶性间充质肿瘤。在某些情况下，肿瘤可能起源于鼻腔并延伸到口腔。这些肿瘤与其他章节中描述的结缔组织肿瘤形态相似。Zymbal 腺肿瘤、皮肤和皮下组织的施万细胞瘤及鼻腔癌也可侵袭口腔组织。

6 毒理学病变

6.1 口腔

氟化物的毒性影响成釉细胞和成牙本质细胞，但成釉细胞似乎更敏感。成釉细胞局灶性萎缩，导致牙釉质发育不全，引起氟中毒的门齿发生特征性大体褐色变色。NTP 对氟化钠的慢性毒性试验前试验（prechronic studies）和致癌试验显示在牙髓腔形成类似牙骨质、类骨质、前期牙本质或牙本质的局灶性沉积物（图 2.6~2.8），成釉细胞变性和异常牙本质伴成牙本质细胞变性（图 2.9 和 2.10）。曾有报道称高剂量氟化钠能引起类似病变，以及在牙本质和牙釉质中形成明显的嗜碱性线。也有报道称高剂量氟化钠可引起牙髓组织内陷入局灶性的牙本质缺陷。四环素与牙釉质缺陷有关，并且已经报道化疗药多柔比星和阿霉素可引起成牙本质细胞和牙髓间充质细胞的坏死。破坏微管形成的秋水仙素可导致牙釉质形成和色素沉着紊乱，血管生成抑制剂可导致牙齿发育不良和变性。抑制血管生成的化合物可引起牙齿发育不良和变性。各种药物或螯合剂引起继发于钙耗竭的牙齿和骨骼改变。大体检查可以看到牙齿断裂，显微镜下可观察到成釉器和骨骼的变化。给予大鼠音猬因子信号通路（成釉细胞持

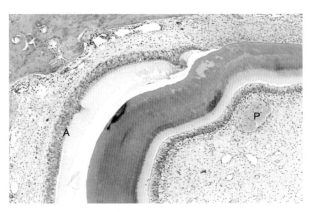

图 2.6　暴露于氟化钠 2 年的大鼠门齿。注意牙髓腔中前期牙本质（predentin, P）灶和成釉细胞（ameloblast, A）发育不良。图片由美国 NTP 提供

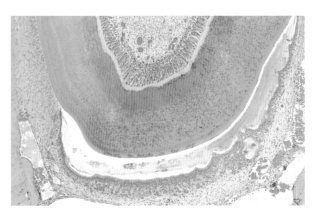

图 2.9　暴露于氟化钠 2 年的大鼠门齿。牙本质沉积物和成釉细胞萎缩。图片由美国 NTP 提供

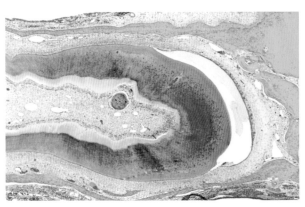

图 2.7　暴露于氟化钠 2 年的大鼠门齿。注意牙髓腔中的牙本质结节、前期牙本质和牙本质中的沉积物和成釉细胞萎缩。图片由美国 NTP 提供

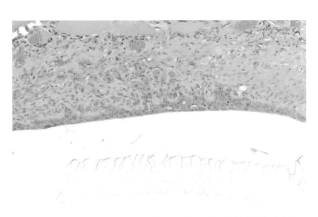

图 2.10　暴露于氟化钠 2 年后出现的成釉细胞萎缩。图片由美国 NTP 提供

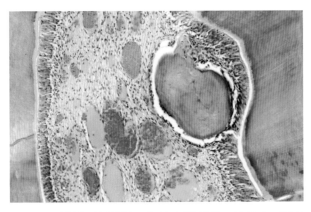

图 2.8　暴露于氟化钠 2 年的大鼠门齿。比图 2.7 更高倍数的图片，显示牙髓腔中的牙本质结节，伴相邻成牙本质细胞的变性。图片由美国 NTP 提供

续生成所必需的）抑制剂会在持续生长的门齿中诱导病变，包括成牙本质细胞和成釉细胞的变性和坏死、牙髓中囊肿形成、牙本质降解和牙周韧带增生（图 2.11 和 2.12）。某些抗惊厥药物（如苯妥英）与大鼠牙龈增生有关，病变的特征是牙齿基部的上皮和结缔组织局灶性增殖，并且在停止药物处理后病变可恢复。苯妥英也可导致类似假性甲状旁腺功能减退症的牙根病变。给予高剂量的氟化钠可引起畸形牙齿周围发生牙龈增生。钙通道阻滞剂也可诱导牙龈增生。上皮生长因子和胰岛素样生长因子可诱导口腔黏膜和舌上皮增

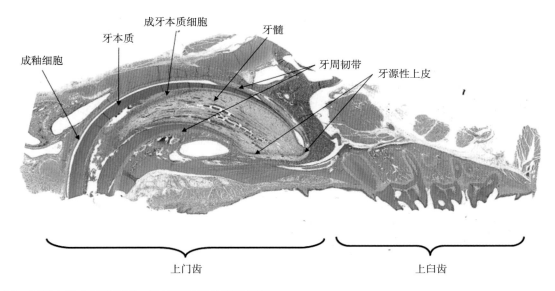

图 2.11　正常大鼠上颌纵切面，标示了门齿的解剖标记

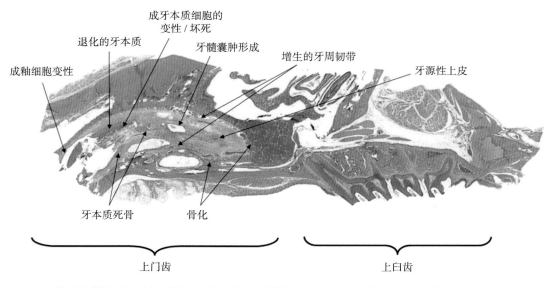

图 2.12　用小分子音猬因子通路抑制剂处理的大鼠上颌纵切面。标示了正常上颌的解剖标记的病变

生及成釉细胞增生。由于受试物造成的损伤，偶尔会在口腔中见到溃疡、鳞状细胞增生和角化过度。病变也可能由继发性维生素缺乏的处理所诱导。维生素 A 缺乏会引起鳞状细胞增生和角化过度。新生大鼠维生素 A 缺乏会导致牙齿萌出延迟、牙釉质发育不全、牙本质形成改变、龋齿易感性增加和口腔黏膜角化过度。维生素 E 缺乏与饲料中高多不饱和脂肪酸可导致门齿成釉器变性，并被纤维结缔组织取代。局部应用 4- 硝基喹啉 -N- 氧化物会引起口腔黏膜皮脂腺化生。

已证明缺锌和补锌的饲料分别可延缓和增强由 4- 硝基喹啉 -N- 氧化物诱导的口腔肿瘤的发生。作为一种口腔肿瘤模型，给予幼龄大鼠 N- 亚硝基 -N- 甲基脲后可产生复合性和复杂性牙瘤。在口腔中诱发的大多数肿瘤是鳞状细胞乳头状瘤、舌和硬腭鳞状细胞癌。几种联苯胺化合物替代品、苯（通过灌胃给药）、1,2- 二溴 -3- 氯丙烷（通过吸入给药）和经口给予 8- 甲氧基补骨脂素，以及烟草特有的亚硝胺和鼻烟可诱发这些类型的肿瘤。

参考文献

Barbolt, T.A., Bhandari, J.C., 1983. Ameloblastic odontoma in a rat. Lab. Anim. Sci. 33, 583-584.

Bard, D.H., Iannaccone, P.M., 1986. Role of zinc deficiency in carcinogenesis. Adv. Exp. Med. Biol. 206, 517-523.

Berman, J.J., Rice, J.M., 1980. Odontogenic tumors produced in Fischer rats by a single intraportal injection of methylnitrosourea. Arch. Oral Biol. 25, 213-220.

Chole, R.A., Charpied, G.L., 1983. A histomorphometric study of the effect of chronic vitamin A deficiency on the circumvallate papilla of the rat. Otolaryngol. Head Neck Surg. 91, 470-481.

Cullen, J.M., Ruebner, B.H., Hsieh, D.P.H., Burkes Jr., E.J., 1987. Odontogenic tumors in F344 rats. J. Oral Pathol. 16, 469-473.

Dahl, J.E., 1985. Immediate and delayed effects of repeated doxorubicin injections on rat incisor mesenchymal cells. Acta Odontol. Scand. 43, 155-162.

Eisenberg, E., Murthy, A.S.K., Vawter, G.F., Krutchkoff, D.J., 1983. Odontogenic neoplasms in Wistar rats treated with N-methylnitrosourea. Oral Surg. Oral Med. Oral Pathol. 55, 481-486.

Fisker, A.V., Philipsen, H.P., 1983. Sebaceous metaplasia of rat oral epithelium during chemical carcinogenesis. J. Cutaneous Pathol. 10, 164-170.

Fletcher, A.M., Bregman, C.L., Woicke, J., Salcedo, T.W., Zidell, R.H., Janke, H.E., et al., 2010. Incisor degeneration in rats induced by vascular endothelial growth factor/fibroblast growth factor receptor tyrosine kinase inhibition. Toxicol. Pathol. 38, 267-279.

Gopinath, C., Mowat, V., 2014. Atlas of Toxicological Pathology. Springer, New York.

Greaves, P., 2012. Histopathology of Preclinical Toxicity Studies: Interpretation and Relevance in Drug Safety Studies.. fourth ed Elsevier, London.

Harris, S.S., Navia, J.M., 1980. Vitamin A deficiency and caries susceptibility of rat molars. Arch. Oral Biol. 25, 415-421.

Hecht, S.S., Rivenson, A., Braley, J., DiBello, J., Adams, J.D., Hoffman, D., 1986. Induction of oral cavity tumors in F344 rats by tobaccospecific nitrosamine and snuff. Cancer Res. 46, 4162-4166.

Hernandez Vallejo, G., Bascones, A., Alonso, A., Nieto-Camacho, C.M., Esteban, M., Mosso, M.A., et al., 1984. Experimental study of the effect of the administration of diphenylhydantoin and estrogens. II. Histopathological aspects of gingival changes in rats treated with diphenylhydantoin. Rev. Esp. Estomatol. 32, 223-232.

Karim, A.C., Pylypas, S.P., 1985. The extent of the necrotic lesion in the apical end of the rat incisor pulp seen after Adriamycin administration. Exp. Pathol. 21, 105-110.

Meyer, J., Abt, E., 1984. Reduced mitotic activity and atrophy in oral epithelium of the rat following elimination of masticatory movements. Growth. 48, 455-465.

National Toxicology Program, 1990. Toxicology and carcinogenesis studies of sodium fluoride (CAS No. 781-49-4) in F344/N rats and B6C3F1 mice (drinking water studies). Natl. Toxicol. Program Tech. Rep. Ser. 393, 1-448.

Robinson, M., 1985. Dietary related periodontitis and oro-nasal fistulation in rats. J. Comp. Pathol. 95, 489-498.

Ruben, Z., Rohrbacher, E., Miller, J.E., 1983. Esophageal impaction in BHE rats. Lab. Anim. Sci. 33, 63-65.

Seidel, K., Ahn, C.P., Lyons, D., Nee, A., Ting, K., Brownell, I., et al., 2010. Hedgehog signaling regulates the generation of ameloblast progenitors in the continuously growing mouse incisor. Development. 137, 3753-3761.

Smulow, J.B., Konstantinidis, A., Sonnenschein, C., 1983. Agedependent odontogenic lesions in rats after a single i.p. injection of N-nitroso-N-methylurea. Carcinogenesis (London). 4, 1085-1088.

Sutro, C.J., 1935. Changes in the teeth and bone in chronic fluoride poisoning. Arch. Pathol. 19, 159-173.

Vahle, J.L., Leininger, J.R., Long, P.H., Hall, D.G., Ernst, H., 2013. Bone, muscle, and tooth. In: Sahota, P.S., Popp, J.A., Hardisty, J.F., Gopinath, C. (Eds.), Toxicologic Pathology: Nonclinical Safety Assessment. CRC Press, Boca Raton, FL, pp. 561-587.

Wallenius, K., Mathur, A., Abdulla, M., 1979. Effect of different levels of dietary zinc on development of chemically induced oral cancer in rats. Int. J. Oral Surg. 8, 56-62.

Yeager, J.A., 1966. The effects of high fluoride diets on developing enamel and dentin in the incisors of rats. Am. J. Anat. 118, 665-683.

第 3 章

唾液腺

Suzanne Botts[1] and Joel R. Leininger[2]

[1]*Raleigh, NC, USA*, [2]*JRL Consulting, LLC, Chapel Hill, NC, United States*

1 引言

大鼠的唾液腺包括 3 对大腺体和几个小腺体。大腺体是腮腺、颌下腺（或下颌腺）和大舌下腺。小腺体大体检查看不到，包括小舌下腺、颊腺、腭腺和舌腺。大鼠小腺体罕见肿瘤性和非肿瘤性病变。对大鼠唾液腺的腺泡和导管上皮细胞进行的广泛的生理学、免疫组织化学和超微结构的研究表明，产生和分泌激素生长因子的唾液腺对其他组织的成熟和功能调节非常重要。但在标准的毒理学研究中，仅对大唾液腺进行常规检查。

2 正常唾液腺

2.1 胚胎学和围产期发育

在大鼠妊娠第 14 天时可以看到大唾液腺的原基。这些腺体以胚胎肠道的内胚层细胞成对向外突出而形成。在大鼠的大唾液腺中，有关颌下腺出生后发育的研究最广泛。在出生时，这些腺体主要由间充质的基础小叶组成，伴有柱状至立方形上皮衬覆的导管结构。腺泡发育始于大鼠出生时，并持续到出生后 6 周。导管发育并成熟持续至出生后 4 个多月。在新生儿期这种腺体细胞膜成分中的钠钾 ATP 酶（sodium and potassium ATPase）活性增加，出生后第 21 天其钠钾 ATP 酶活性类似于成年大鼠。

2.2　解剖学和组织学

在进行大体和显微镜检查时，必须将眶外泪腺与大唾液腺进行区别，因为它们在解剖结构上非常接近。大唾液腺位于颈部腹侧，向上延伸至耳根，与颌下淋巴结和眶外泪腺的喙侧密切相连。仔细解剖并在蜡块中定位这些紧密相连的结构可将淋巴结的一部分和 3 个大唾液腺放在一张切片中（图 3.1）。覆盖每个腺体的薄层纤维被膜混合形成共同的被膜。结缔组织在各个腺体的小叶之间延伸，形成围绕小叶的纤细间质。白色脂肪和棕色脂肪也与这些腺体相连。

2.2.1　颌下腺（或下颌腺）

颌下腺是最大的唾液腺，靠近颈部中线，延伸到喙侧颌下淋巴结，接近胸廓入口尾侧。颌下腺的侧面是分叶较粗的腮腺。较小的舌下腺（大唾液腺）位于腮腺的喙外侧，紧邻颌下淋巴结的尾侧。颌下腺呈棕褐色，表面光滑，由不明显小叶密集排列形成不完全分隔的圆形叶。颌下腺是椭圆形的，背腹侧略扁，大小约为 10 mm × 15 mm × 5 mm。

组织学上，颌下腺实质由 4 个部分组成：腺泡、闰管、颗粒曲管和小叶内导管（纹状管）（又称分泌管，译者注）（图 3.2 和 3.3）。导管系

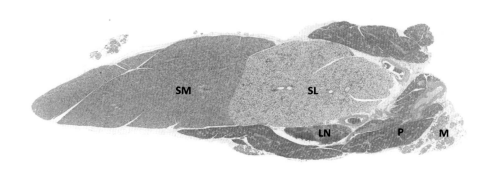

图 3.1　唾液腺及邻近完整结构的解剖。SM 代表颌下腺（submandibular gland），SL 代表舌下腺（sublingual gland），P 代表腮腺（parotid gland），LN 代表颌下淋巴结（mandibular lymph node），M 代表乳腺（mammary gland）

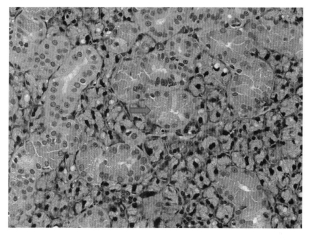

图 3.2　雄性大鼠颌下腺。分泌颗粒导管（箭头所示）大于雌性大鼠的导管（图 3.3）

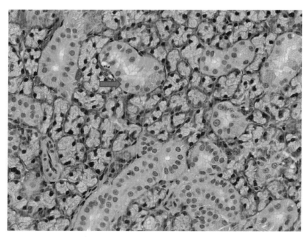

图 3.3　相同放大倍数下雌性大鼠的颌下腺与图 3.2 中雄性大鼠的颌下腺进行比较。立方上皮形成较小的导管（箭头所示），颗粒比雄性大鼠颌下腺导管少

统继续进入小叶间隙，形成排泄管，排泄管相互连接形成总排泄管。腺泡细胞和闰管周围包绕肌上皮细胞。腺泡细胞和闰管位于基底层和上皮之间，并通过桥粒附着于上皮细胞。腺泡细胞由浆液性分泌细胞和黏液性分泌细胞组成。腺泡细胞嗜碱性，近细胞核基底部分染色最强，细胞的顶端区域含有分泌颗粒。在黏液性腺泡细胞中，顶端细胞质中的黏蛋白小滴通常表现为透明空泡。腺泡细胞的超微结构特征包括丰富的粗面内质网（尤其在核周区域）、高尔基复合体和大量的线粒体。在舌下腺和颌下腺的腺泡细胞中也存在过氧化物酶体。几组腺泡通过狭窄的闰管与导管系统相连，闰管衬覆低立方形到扁平的上皮。据报道，在其他品系老龄大鼠颌下腺导管系统的闰管中，存在嗜酸细胞（特征为具有丰富的颗粒状嗜酸性细胞质，中央深染细胞核，多形性大线粒体及小的顶端分泌颗粒）。闰管与颌下腺特有的分泌性颗粒曲管相连，颗粒曲管上皮呈高柱状。大鼠出生后 7 周，颌下腺的两性异形变得明显，两性异形的特征是雄性分泌管的直径更大。成熟的雄性大鼠分泌管占腺体体积的百分比较大，具有更多的嗜酸性分泌颗粒，导管更长，并且衬覆上皮比雌性大鼠更多。这些细胞具有激素依赖性和睾酮敏感性，这可能是造成大鼠颌下腺两性异形的原因（图 3.2 和 3.3）。导管系统的下一段是小叶内导管或纹状管（因突出的基底纵纹而得名）。细胞呈高柱状，细胞核位于中央或顶部。这些导管与排泄管相连，排泄管形成总排泄管。排泄管上皮呈高柱状，细胞核更位于顶部，并且细胞质纵纹更明显。颌下腺的总排泄管由基于超微结构特征划分的几种细胞组成，包括亮细胞（Ⅰ型和Ⅱ型）、暗细胞、簇细胞和基底细胞。颌下腺总排泄管衬覆细胞最多的是亮细胞。亮细胞和暗细胞均具有基底膜内褶。当排泄管靠近口腔的开口时扩张成憩室，憩室衬覆单层柱状上皮至鳞状上皮。排泄管和小叶内导管或纹状管可主动将钠和钾转运到唾液中。

2.2.2　舌下腺（大舌下腺）

大舌下腺与颌下腺紧密相连，呈深棕褐色。腺体呈扁圆状，直径约为 5 mm，厚度为 1~2 mm。腺泡是黏液性的，其导管系统比颌下腺简单（图 3.4）。闰管直接分支到导管系统的排泄部分。非颗粒状、扁平的立方形上皮形成闰管，而排泄管的上皮呈立方状到柱状。在达到下颌联合水平之前，舌下腺和颌下腺的排泄管并行排列，随后弯曲走向舌下肉阜各自的开口时略微分开。

2.2.3　腮腺

腮腺由 3~4 个界限清楚的扁平小叶组成。腮腺呈粉红色至淡黄色，有助于与位于其前背侧边缘的灰褐色泪腺进行区别。腮腺与颌下腺大小差不多。每个腺泡的闰管连接形成排泄管，并从每个小叶发出。这些排泄管连接成为主要的腮腺导管，与面神经的下颌支和颊支密切相关。腮腺总排泄管横向穿过咬肌，并在靠近咬肌的喙侧进入口腔。腮腺腺泡是浆液性的，并且在组织学上与胰腺外分泌部相似（图 3.5）。腺体叶由在腺泡之间延伸的疏松结缔组织隔分成小叶。腺泡细胞呈锥状和柱状，细胞核位于基部且细胞边界不清楚。由于含有丰富的粗面内质网，细胞基底部和核周区域染色嗜碱性；而由于细胞顶端区域含有酶原颗粒，该区域染色嗜酸性更强且呈颗粒状。位于闰管中的嗜银细胞具有外分泌功能，腮腺的闰管在电解质分泌到唾液中起到重要作用。闰管衬覆扁平立方形上皮，含有 PAS- 阳性细胞质颗粒。超微结构中，腮腺腺泡细胞中存在表面下内质网池，无髓鞘轴突延伸穿过腺泡的基底膜。位于上皮细胞基底部的轴突末端被腺泡细胞的细胞质包裹。

2.2.4　小唾液腺

小舌下腺是 4 对小唾液腺其中之一，位于沿

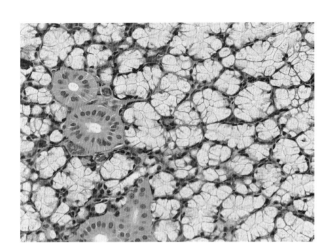

图 3.4　舌下腺由黏液性腺泡和衬覆立方上皮的排泄管组成

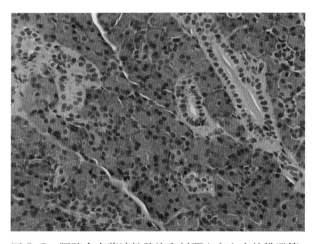

图 3.5　腮腺含有浆液性腺泡和衬覆立方上皮的排泄管

口腔底部肌肉的臼齿水平。腺上皮完全由黏液性细胞组成。颊腺有两种类型，一种位于口角附近的黏膜中并有黏液分泌。多浆液性细胞的前颊腺位于咬肌前方的口腔壁中。软腭的腭腺由黏液性腺泡组成。它们与舌腺紧密相关，环绕咽部开口。舌根附近肌束内有两层舌腺。舌腺的分泌物在舌尾侧是黏液性的，在舌喙侧是浆液性的。浆液性部分具有通向轮廓乳头和叶状乳头及舌侧面的导管，而黏液性腺泡润滑会厌周围的黏膜。

2.3　生理学

唾液腺的功能是润湿食物以开始消化过程。唾液分泌是一种复杂功能，由自主神经系统、下丘脑内泌涎核、下丘脑食欲中枢调节，也可因恶心或摄入刺激物刺激胃和上段肠引起反射调节。唾液是淀粉酶、黏蛋白、电解质、免疫球蛋白、水和其他成分的混合物。大鼠腮腺产生的唾液是独特的，因为它的蛋白质浓度大约为 2%。已经在不同种属动物的唾液腺中鉴定了多种多肽。Barka 于 1980 年对每种多肽的重要性进行了讨论。两种激素样生长因子，即神经生长因子和表皮生长因子（epidermal growth factor, EGF），一直是人们关注的焦点和研究热点，特别是在与肿瘤的进展和正常器官发生有关的方面。唾液腺摘除或导管结扎表明这些腺体对大量的内分泌和外分泌功能的影响比先前人们所认识到的更为广泛。雌性大鼠大唾液腺摘除导致后代减少（腮腺切除的雌性大鼠最终不能生育）。雄性大鼠腮腺切除导致血浆睾酮和总甲状腺素减少。腮腺产生的一种激素（命名为腮腺激素），可刺激大鼠牙齿内牙本质液体运输，并且可以防止龋齿。腺泡和导管上皮具有再生能力。腮腺再生的腺泡和纹状管上皮来源于闰管细胞。Glucksmann 和 Cherry 于 1976 年报道了各种细胞的寿命如下：颌下腺的分泌管为 95 天；颌下腺腺泡为 65 天；舌下腺腺泡为 60 天；腮腺腺泡为 41 天。

3　先天性病变

大鼠唾液腺的先天性病变罕见。腮腺腺泡的异位灶发生在舌下腺，这些异位灶由浆液性腮腺腺泡细胞或位于舌下腺淡染的黏液性腺泡之间的腺泡组成（图 3.6）。异位浆液性上皮细胞可能略小于正常腮腺的上皮细胞（图 3.7）。

4　退行性病变

老龄大鼠常发生唾液腺萎缩。腺泡和腺泡上皮细胞的大小和数量均减少，间质纤维结缔组织可能略有增加，有时在小叶和腺泡之间可见局灶

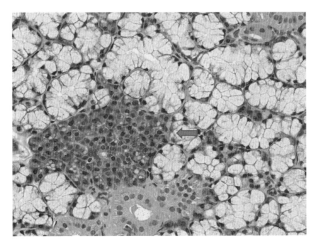

图 3.6 舌下腺黏液性腺泡之间的异位腮腺（箭头所示）

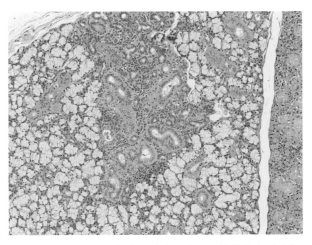

图 3.8 腮腺局灶性萎缩。腺泡不明显，导管为主要成分

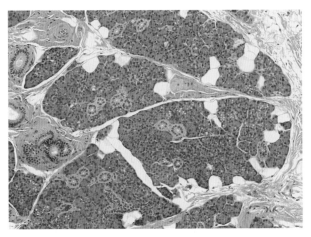

图 3.7 腮腺伴脂肪细胞位于小叶间结缔组织，并在腺泡之间延伸

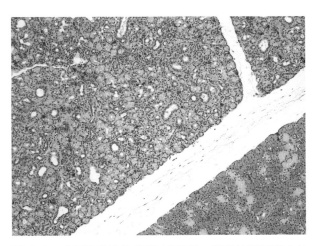

图 3.9 舌下腺弥漫性萎缩（顶部），邻近的颌下腺（右下）未受影响。腺泡不同程度缩小，导管为主要成分

性脂肪细胞聚集，类似胰腺和胸腺的退化（图 3.8~3.11）。萎缩可能是毒性作用的结果（见第 5 章），但通常与唾液腺肿瘤或炎症性病变有关。可能存在单个腺泡细胞的坏死和淋巴细胞或浆细胞的病灶。萎缩、坏死和炎症通常见于活动性涎泪腺炎病毒感染。萎缩也可见于唾液腺的单核细胞白血病浸润或面神经分支来源的施万细胞瘤的局部侵袭。导管腔内矿化很少发生，可见于萎缩。在其他大鼠品系中，可观察到与 F344 大鼠相似的与年龄相关的萎缩性或退行性改变。嗜酸细胞主要见于闰管上皮，偶见于老龄 SD 大鼠和 Wistar 大鼠的颗粒曲管，但不知其是否见于 F344 大鼠。电子显微镜下，在腮腺的闰管中也

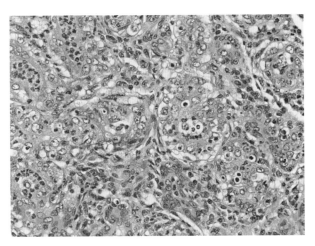

图 3.10 颌下腺弥漫性萎缩。腺泡和导管缩小，排列紊乱，并可见纤维化和中性粒细胞浸润。病变是单侧性的，对侧腺体不受影响

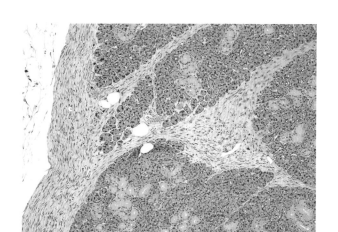

图 3.11　颌下腺纤维化。纤维组织带围绕腺体并分割小叶

可以看到类似融合单位膜包裹的分泌颗粒的细胞质晶体。唾液腺黏液囊肿、舌下囊肿、导管囊肿或导管扩张可继发于创伤、唾液腺结石或导管异物。这些病变在 F344 大鼠中罕见。

5　炎症性和血管性病变

涎泪腺炎病毒（sialodacryoadenitis virus，SDAV）是一种冠状病毒，也是影响唾液腺的最重要感染原，因此，它可能影响研究人员对毒理学研究的解释。感染这种病毒通常会导致唾液腺和颌下淋巴结（单侧或双侧）体积增大及泪液分泌增加，从而污染面部和鼻周围的毛发。该病毒引起颌下腺和腮腺的腺泡和导管上皮坏死，并伴有明显的炎症。黏液性唾液腺（舌下腺）不受影响。在感染的早期阶段，中性粒细胞浸润与坏死有关，但后期的炎性浸润主要由单核细胞（mononuclear cells）组成。在严重受累的腺体中，腺泡结缔组织间质中的炎症细胞浸润几乎完全取代腺体实质，仅剩下散在的导管。导管再生时伴随上皮的鳞状化生。颌下淋巴结中的淋巴细胞增生通常见于活动性 SDAV 感染。Wistar、Sprague-Dawley、Long-Evans 和 F344 大鼠对试验性 SDAV 感染的易感性相似。在试验性 SDAV 感染期间，Wistar 大鼠颌下腺中 EGF 的量短暂

减少。美国国家毒理项目中心进行的为期 2 年的致癌试验中，在暴露于受试化学品期间并发 SDAV 感染对唾液腺或其他肿瘤的发生率没有影响。通常称为"大鼠冠状病毒"的另一种冠状病毒可能最小限度地影响唾液腺和肺，但感染表现通常在临床上不明显。目前的血清学检测不能区分 SDAV 抗体和大鼠冠状病毒抗体。唾液腺可发生多瘤病毒和巨细胞病毒感染，但在 F344 大鼠的毒理学研究中没有这些病毒感染引起病变的报道。与在其他部位（如胰腺或肠系膜）动脉受累相比，唾液腺中罕见多动脉炎。其他偶发血管性和炎症性病变，不是这些腺体特有的病变。

6　增生性和肿瘤性病变

F344 大鼠中尚未发现与自发性肿瘤相关的增生性或癌前病变。F344 成年大鼠腮腺可观察到自发性嗜碱性肥大灶，但尚不清楚这些病变是增生性病变或癌前病变。自发性嗜碱性肥大灶也在 Sprague-Dawley 大鼠中发生，发病率为 4.8%。该病变的发病率随着年龄的增长而增加，但每只大鼠病灶的大小和数量不增加。原发性唾液腺肿瘤罕见。起源于颈部的上皮性或间质性肿瘤多起源于 Zymbal 腺、乳腺、间质或外膜的纤维结缔组织或外周神经。F344 大鼠与单核细胞白血病相关的肿瘤细胞浸润可以使整个腺体的结构消失。在评估唾液腺肿瘤时，必须考虑这些侵袭性和转移性肿瘤。

6.1　嗜碱性肥大灶

嗜碱性肥大灶大体检查看不到，显微镜观察显示腺泡细胞局灶性增大，主要是由细胞质体积增加所致（图 3.12）。细胞质内细小囊泡是肥大灶内细胞的特征。细胞核可能会增大，但有时会被嗜碱性基底细胞质所掩盖。胰腺外分泌部可见类似的病变。偶尔也可见大多数腺泡细胞肥大的更弥漫性改变，但单个细胞较局灶性病变的细胞

小。偶尔在未经处理的大鼠中见到这种改变，但是包括多西拉敏在内的化学品可使 F344 大鼠腮腺产生这种改变。

叶，大小不等并挤压正常小叶。肿瘤细胞的细胞质丰富，细胞核明显，有丝分裂象数目可变（图 3.15~3.19）。

6.2　腺瘤

导管或腺泡细胞来源的腺瘤偶见。管状型腺瘤起源于闰管或排泄管，并且由不同数量的纤维间质分隔形成良好管状结构的膨胀结节组成（图 3.13 和 3.14）。小管具有单层或复层上皮，呈立方形、柱状或单层鳞状上皮外观。有丝分裂象较少。腺泡型腺瘤与正常腺体相似，但腺泡通常较大，导管不存在。腺泡排列成不规则膨胀性小

6.3　腺癌

腺癌可分为分化良好的腺泡型腺癌或导管型腺癌以及未分化癌。大体检查时，腺癌有时明显地呈不规则的结节状肿块，唾液腺的正常轮廓扭曲。显微镜下的特征随细胞类型不同及被影响的特定腺体而不同。唾液腺腺癌的特征包括高有丝分裂指数，侵袭邻近组织，不同程度的纤维化、出血或坏死。腺泡型腺癌的小叶界限不清，无导

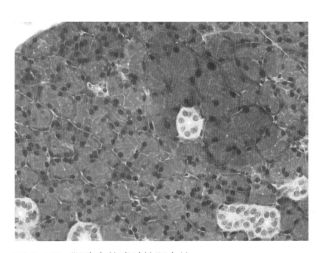

图 3.12　腮腺内的嗜碱性肥大灶

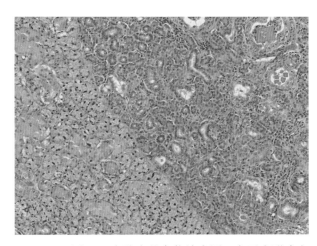

图 3.14　图 3.13 中腺瘤的高倍放大图。主要由形成良好的小管组成，偶尔可见腺泡和少量间质

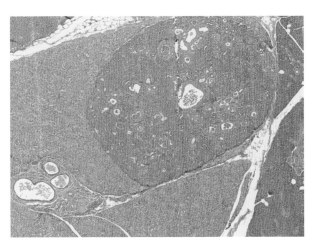

图 3.13　颌下腺腺瘤，肿瘤与正常腺体界限明确

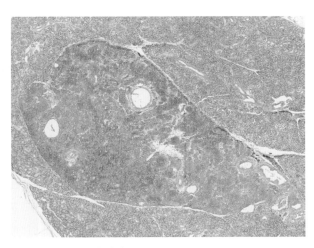

图 3.15　颌下腺腺瘤

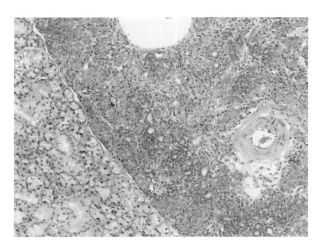

图 3.16 图 3.15 中腺瘤的高倍放大图。颌下腺内肿瘤界限明确，与图 3.13 和 3.14 中的肿瘤相比结构低分化。胞质稀疏的上皮细胞形成的实性束类似于腺泡状，在某些区域形成导管样结构

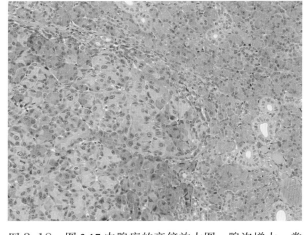

图 3.18 图 3.17 中腺瘤的高倍放大图。腺泡增大，常伴有染色不同的多层上皮，并且无明显的细胞质颗粒。肿瘤中导管不明显

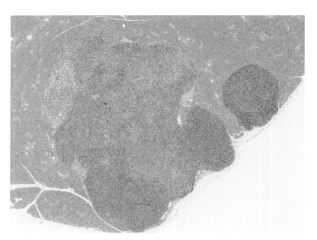

图 3.17 腮腺多叶性腺瘤

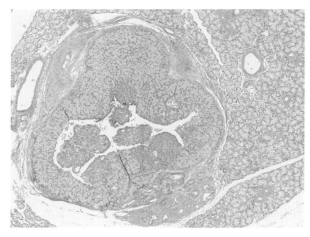

图 3.19 舌下腺腺瘤。一种扩张性、界限明确的肿块，由增厚的上皮组成，腺泡结构减少

管结构（图 3.20）。邻近腺体实质受压迫和侵袭是其特征。腮腺腺泡细胞腺癌中可能存在分泌颗粒（酶原），但数量少于正常的腺泡细胞。导管型腺癌可由具有轻度细胞异型性的侵袭性生长形成良好的管状结构组成，或由形成不良的管状结构和间变性上皮细胞的侵袭性结节性肿块组成（图 3.20）。分化不良的腺癌可引起非促结缔组织增生反应，在类似肉芽组织快速扩张的成纤维细胞组织中仅存在上皮细胞小腺泡（图 3.21和 3.22）。在一些分类方案中，这些肿瘤已被命名为癌肉瘤或混合性肿瘤。间充质成分及上皮部

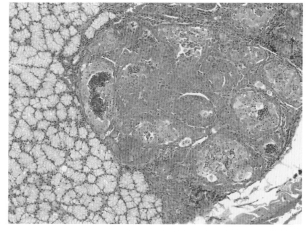

图 3.20 舌下腺管状型腺癌。肿瘤细胞形成实性小叶，管腔形态多样，腔内含有细胞碎片

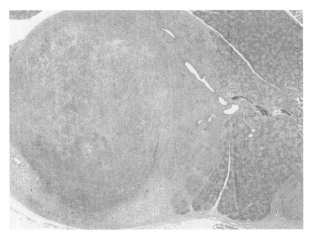

图 3.21 颌下腺腺癌。肿瘤与正常腺体界限不清，在交界处有侵袭。明显的纤维组织围绕肿瘤

图 3.22 图 3.21 中腺癌的高倍放大图。上皮细胞的厚结节类似形成不良的腺泡

分是否为肿瘤性是一个尚未解决的具有争议的问题，而且有证据表明在实验诱导的病变中，肌上皮细胞可能沿着几种途径分化使其更加复杂化。侵袭到唾液腺的外膜或间质的纤维肉瘤也可以在压迫和阻塞导管的同时分隔导管和腺泡，导致上皮变性和再生，这可能类似于混合性肿瘤的形态。必须将 SDAV 感染造成的广泛坏死后的大量修复性改变与腺癌相区别。

6.4 鳞状细胞癌

F344 大鼠罕见自发性唾液腺鳞状细胞癌，但这类癌症在其他品系的大鼠中可通过化学诱导发生。诱导性唾液腺肿瘤，特别是在使用颗粒植入物或导管内注射 7,12- 二甲基苯并 [a] 蒽（7,12-dimethylbenz[a] anthracene，DMBA）的试验中，包括癌和肉瘤，或伴有低分化癌或肉瘤的肿瘤。自发性肿瘤的形态学类型是较典型的鳞状细胞癌，仅具有角化的复层鳞状上皮成分。一些鳞状细胞癌具有明显的间变性，由具有多形性核和许多有丝分裂象的梭形细胞组成。Zymbal 腺肿瘤比唾液腺肿瘤更常发生，并且几乎全部是鳞状细胞，很少有皮脂腺细胞成分的证据。Zymbal 腺鳞状细胞癌可能会转移到颌下淋巴结或延伸到唾液腺，应该与唾液腺或皮肤来源的鳞状细胞癌相区别。

6.5 间充质肿瘤

间充质肿瘤最常发生于唾液腺内或附近，包括恶性施万细胞瘤（图 3.23~3.25）、纤维肉瘤（图 3.26 和 3.27）、未分化肉瘤和单核细胞白血病。施万细胞瘤和纤维肉瘤的组织学特征在其他章节描述。未分化肉瘤浸润于腺泡和导管之间，然后发生萎缩、化生或修复性改变。未分化肉瘤的细胞具有多形性，细胞呈梭形、多边形、多核巨细胞或带状多核细胞。未分化肉瘤难以与重度间变性的未分化腺癌区分。

同样，纤维肉瘤和施万细胞瘤具有相似的特征，如果分化不良，不通过特殊染色或免疫组织化学实验则很难进行分类或与未分化肉瘤相鉴别。单核细胞白血病肿瘤细胞浸润唾液腺通常发生在白血病晚期，唾液腺萎缩通常与这种肿瘤有关。

7 毒理学病变

唾液腺的毒性改变往往轻微，容易被忽视。去神经支配、α 和 β 肾上腺素能受体拮抗剂、导管结扎或流质饮食会导致唾液腺萎缩，需要神经营养作用来维持唾液腺的功能和结构特征。去神

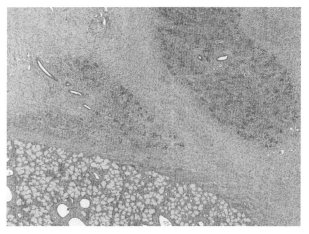

图 3.23   恶性施万细胞瘤侵袭颌下腺并使颌下腺正常结构消失

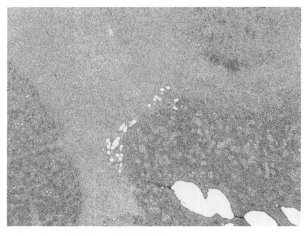

图 3.26   纤维肉瘤侵袭颌下腺

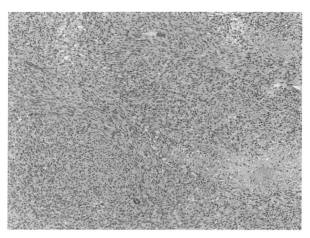

图 3.24   恶性施万细胞瘤（与图 3.23 中的动物不同）。颌下腺和舌下腺正常结构几乎完全被致密的梭形细胞束所代替（Antoni A 型）

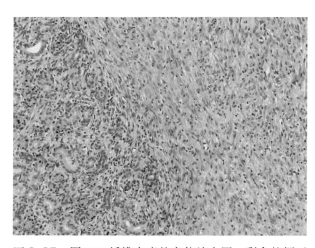

图 3.27   图 3.26 纤维肉瘤的高倍放大图。剩余的颌下腺组织（左侧）萎缩。肿瘤（右侧）由具有胶原间质的梭形细胞和浸润的多核炎症细胞组成

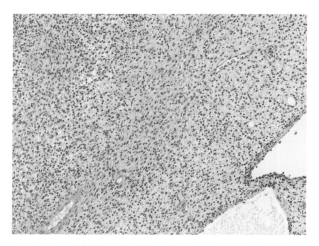

图 3.25   恶性施万细胞瘤，与图 3.24 为同一只动物，肿瘤由排列疏松的细胞组成，细胞质丰富且淡染，有囊性间隙（Antoni B 型）

经支配导致萎缩。由于舌下腺缺乏交感神经支配，对这些处理方式的反应不同。

合成液体饮食替代物或流质大鼠饲料导致唾液腺萎缩，其主要特征是腺泡细胞体积减小，导管细胞体积轻微减小及结缔组织增多。由于不存在去神经支配，通过咀嚼的反射刺激也可能影响唾液腺结构和功能的维持。所有腺体都受到流质饮食的影响，但腮腺受影响最严重。一次或多次切断下门齿导致大鼠颌下腺和舌下腺增大。这种增大是腺泡细胞肥大和增生的结果，与没有囊泡的神经末梢肿胀有关。有人认为这种作用由神经调节介导。颌下腺和腮腺中类似的反应可通过拟

交感神经激动剂诱导发生，可能是一种增强的生理反应。给予高剂量的呋塞米会导致唾液腺腺泡细胞萎缩。由于激素诱导的两性异形是颌下腺的正常特征，模拟或阻断这些激素作用的化合物可能会增强、诱导或逆转这类作用，取决于化合物的功能。给予某些抗组胺药时可观察到腮腺和颌下腺出现细胞凋亡，并伴有腺泡和导管萎缩的小病灶。多西拉敏可诱导腮腺腺泡的细胞巨大、嗜碱性增加、粗颗粒或空泡化细胞质。给予利血平导致颌下腺腺泡细胞逐渐改变，其中黏液含量增加。利血平化合物还影响腮腺腺泡细胞内酶原颗粒的大小和结构。唾液腺鳞状上皮化生可见于电离辐射，并且是 SDAV 或大鼠冠状病毒感染后再生过程的组成部分。电离辐射可诱导唾液腺发生纤维化和萎缩，以及鳞状细胞癌和未分化肉瘤。鳞状上皮化生也可能由某些化学物质诱导发生，如碘化甘油和溴仿。在这些研究中，唾液腺没有发生肿瘤。维生素 A 缺乏也可引起唾液腺鳞状上皮化生，但不像其他器官那么明显。与给予营养全面的饮食并暴露于 DMBA 的大鼠相比，实验性维生素 A 缺乏症与 DMBA 诱导的唾液腺肿瘤发生率增加有关。导管上皮的鳞状上皮化生被认为是由几种化合物通过实验诱导并进展为鳞状细胞癌的一种癌前病变，如颌下腺暴露于 DMBA 的经典研究。致癌物的初始靶细胞是否是纹状管或闰管上皮细胞或腺泡细胞存在争议。动脉结扎试验研究表明，由于细胞角蛋白的存在，几种细胞类型可能是潜在的靶点，通过对导管上皮、腺泡上皮和肌上皮进行免疫组织化学实验得到证实。电镜研究的进一步证据表明，鳞状上皮化生发生在导管和腺泡，并涉及上皮和肌上皮细胞成分。

参考文献

Alam, B.S., Alam, S.Q., 1987. The effect of different levels of dietary beta-carotene on DMBA-induced salivary gland tumors. Nutr. Cancer. 9, 93-101.

Alam, B.S., Alam, S.Q., Weir Jr., J.C., Gibson, W.A., 1984. Chemopreventive effects of beta-carotene and 13-cis-retenoic acid on salivary gland tumors. Nutr. Cancer. 6, 4-12.

Amsterdam, A., Ohad, L., Schramm, M., 1969. Dynamic changes in the ultrastructure of the acinar cell of the rat parotid gland during the secretory cycle. J. Cell Biol. 41, 753-773.

Ancieri, R.M., Martinelli, C., 1977. Influence of salivary glands extirpation on procreation in rats. Tohoku J. Exp. Med. 121, 105-110.

Anzano, M.A., Olson, J.A., Lamb, A.J., 1980. Morphologic alterations in the trachea and the salivary gland following the induction of rapid synchronous vitamin A deficiency in rats. Am. J. Pathol. 98, 717-732.

Barka, T., 1980. Biologically active polypeptides in submandibular glands. J. Histochem. Cytochem. 28, 836-859.

Barka, T., 1982. Effects of isoproterenol on mammary gland tumors induced by N-nitroso-N-methylurea and salivary gland tumors induced by 7,12-dimethylbenz[a]anthracene. J. Natl. Cancer Inst. 69, 1115-1120.

Bogart, B.I., 1973. The effect of aging on the rat submandibular gland: an ultrastructural, cytochemical and biochemical study. J. Morphol. 130, 337-352.

Camden, J., Martinez, J.R., 1987. Na,K ATPase activity during early postnatal development of the rat submandibular gland. Experientia. 43, 570-572.

Cano, J., Roza, C., Rodriguez-Echandia, E.L., 1978. Effects of selective removal of the salivary glands on tastebud cells in the vallate papilla of the rat. Experientia. 34, 1290-1291.

Carlsoo, B., Ostberg, Y., 1976. On the occurrence of argyrophil cells in salivary glands. Cell Tissue Res. 167, 341-350.

Chiu, T., Chen, H.C., 1986. Spontaneous basophilic hypertrophic foci of the parotid glands in rats and mice. Vet. Pathol. 23, 606-609.

Dardick, I., Jeans, M.T., Sinnott, N.M., Wittkuhn, J.F., Kahn, H.J., Baumal, R., 1985. Salivary gland components involved in the formation of squamous metaplasia. Am. J. Pathol. 119, 33-43.

Dean, D.H., Hiramoto, R.N., 1984. Decreased plasma testosterone in desalivated male rats. Can. J. Physiol. Phormacol. 62, 565-568.

Fukuda, J., 1968. The influence of isoprenaline and propranolol on 42 Suzanne B. Neuenschwander and Michael R. Elwell the submaxillary gland of the rat. Jpn. J. Pharmacol. 18, 185-189.

Friedman, M., Hall, J.W., 1950. Radiation-induced metaplasia and hyperplasia of the normal mucous gland of the oral cavity. Radiology. 3, 848-851.

Glucksmann, A., Cherry, C.P., 1976. Tumours of the salivary gland. In: Turusov, V.S. (Ed.), Pathology of Tumours in Laboratory Animals, Vol. 1. International Agency for Research on Cancer, Lyon, pp. 75-81. Part 1.

Hall, H.D., Schneyer, C.A., 1964. Salivary gland atrophy in rat induced by liquid diet. Proc. Soc. Exp. Biol. Med. 117, 789-793.

Hand, A.R., 1973. Morphologic and cytochemical identification of peroxisomes in the rat parotid and other exocrine glands. J. Histochem. Cytochem. 21, 131-141.

Jackson, C.D., Blackwell, B.-N., 1988. Subchronic studies of doxylamine in Fischer 344 rats. Fundam. Appl. Toxicol. 10, 243-253.

Jacoby, F., Leeson, C.R., 1959. The post-natal development of the rat submaxillary gland. J. Anat. 93, 201-216.

Jacoby, R.O., 1985. Sialodacryoadenitis (SDA) infection, rat. In: Jones, R.C., Mohr, U., Hunt, R.D. (Eds.), Digestive System: Monograph on Pathology of Laboratory Animals. Springer-Verlag, New York, pp. 201-206.

Jamieson, J.D., 1983. The exocrine pancreas and salivary glands. In: Weiss, L. (Ed.), Histology: Cell and Tissue Biology. Elsevier, New York, pp. 749-773.

Jonas, A.M., Craft, J., Black, C.L., Bhatt, P.N., Hilding, D., 1969. Sialodacryoadenitis in the rat. Arch. Pathol. 88, 613-622.

Kim, S.-K., Spencer, H.H., Weatherbee, L., Nasjleti, C.E., 1974. Changes in secretory cells during early stages of experimental carcinogenesis in the rat submandibular gland. Cancer Res. 34, 2172-2183.

Leeson, C.R., Jacoby, F., 1959. An electron microscopic study of the rat submaxillary gland during its post-natal development and in the adult. J. Anat. 93, 287-295.

Leonora, J., Tieche, J.M., Celestin, J., 1987. Physiological factors affecting secretion of parotid hormone. Am. J. Physiol. 252, 477-484.

Muller, R.M., Roomans, G.M., 1987. Effects ofreserpine treatment on the ultrastructure of rat parotid and submandibular gland. J. Submicrosc. Cytol. 19, 283-289.

Paulo, E., 1979. The influence of sialoadenectomy, thymectomy, and starvation on liver glycogen in the rat. Acta Physiol. Acad. Sci. Hung. 54, 277-280.

Percy, D.H., Hanna, P.E., Paturzo, F., Bhatt, P.N., 1984. Comparison of strain susceptibility to experimental sialodacryoadenitis in rats. Lab. Anim. Sci. 34, 255-260.

Percy, D.H., Hayes, M.A., Kocal, T.E., Wojcinski, Z.W., 1988. Depletion of salivary gland epidermal growth factor by sialodacryoadenitis virus infection in the Wistar rat. Vet. Pathol. 25, 183-192.

Poulson, S.S., Nexo, E., Skovolsen, P., Hess, J., Kirkegaard, P., 1986. Immunohistochemical localization of epidermal growth factor in rat and man. Histochemistry. 85, 389-394.

Rao, G.N., Haseman, J.K., Edmondson, J., 1989. Influence of viral infections on body weight, survival, and tumor prevalence in Fischer 344/NCr rats of two-year studies. Lab. Anim. Sci. 39, 389-393.

Rowe, N.H., Grammer, F.C., Watson, F.R., Nickerson, N.H., 1970. A study of environmental influence upon salivary gland neoplasia. Cancer (Philadelphia). 26, 436-444.

Sashima, M., 1986. Age-related changes of rat submandibular gland: a morphometric and ultrastructural study. J. Oral Pathol. 15, 507-512.

Sato, A., Miyoshi, S., 1988. Ultrastructure of the main excretory duct epithelia of the rat parotid and submandibular glands with a review of the literature. Anat. Rec. 200, 239-251.

Schmutz, J.A., Chaudry, A.P., 1969. Incidence of induced tumors in the rat submandibular gland with different doses of 7,12-dimethylbenz-(alpha)-anthracene. J. Dent. Res. 48, 1316.

Schneyer, C.A., Humphreys-Beher, M., Al-Zahid, S., Hall, H.D., 1987. Muscarinic receptors of rat parotid gland enlarged by gland ablation and bulk diet. Effects of denervation. J. Auton. Nerv. Syst. 18, 207-211.

Schwartz-Arad, D., Arber, L., Arher, N., Zajicek, G., Michaeli, Y., 1988. The rat parotid gland-a renewing cell population. J. Anat. 161, 143-151.

Scott, B.L., Pease, D.C., 1964. Electron microscopy of induced changes in the salivary gland of the rat. In: Sreebny, L.M., Meyer, J. (Eds.), Salivary Glands Their Secretions, Proceedings of an International Conference Held at the University of Washington, Seattle, Washington, DC, U.S.A., August 1962, International Series of Monographs on Oral Bioloby, vol. 3. Pergamon Press, Oxford, pp. 13-44.

Scott, J., Bodner, L., Baum, B.J., 1986. Assessment of iigerelated changes in the sublingual salivary glands of the rat using sterological analysis. Arch. Oral Biol. 31, 69-71.

Skinner, K.A., Tepperman, B.L., 1981. Influence of desalivation on acid secretory output and gastric mucosal integrity in the rat. Gastroenterology. 81, 335-339.

Stoscheck, C.M., King, L.E., 1986. Role of epidermal growth factor in carcinogenesis. Cancer Res. 46, 1030-1037.

Strum, J.M., Kamovsky, M.J., 1970. Ultrastructurallocalization of peroxidase in submaxillary acinar cells. J. Ultrastruct. Res. 31, 323-336.

Takeda, Y., Hirose, H., Enomoto, S., 1986. Enlargement of rat submandibular salivary gland induced by single amputation of lower incisor teeth. J. Oral Pathol. 15, 327-333.

Takeuchi, J., Miura, K., Usizima, H., Katoh, Y., 1975. Histological changes in the submandibular glands of rats after intraductal injection of chemical carcinogens. Acta Pathol. Jpn. 25, 1-13.

Tamarin, A., 1966. Myoepithelium of the rat submaxillary gland. J. Ultrastruct. Res. 16, 320-338.

Tamarin, A., Sreeby, L.M., 1965. The rat submaxillary salivary gland: a correlative study by light and electron microscopy. J. Morphol. 117, 295-352.

Williams, J.A., 1984. Regulatory mechanisms in pancreas and salivary acini. Annu. Rev. Physiol. 46, 361-375.

第 4 章

食管和胃

Takeki Uehara[1], Susan A. Elmore[2] and Kathleen A. Szabo[3]

[1]Shionogi & Co., Ltd., Osaka, Japan, [2]National Institute of Environmental Health Sciences, Research Triangle Park, NC, USA, [3]Charles River, Durham, NC, USA

1 引言

　　食管和胃直接暴露于经口给药（灌胃、混入饲料或溶于饮水）的化学物质下。胃由近端非腺胃和远端的腺胃构成。常规进行胃和食管的切片制备和检查。由于这些组织的表面积较大，准确地评估潜在的给药相关病变几乎完全依赖于彻底全面的大体检查和对局部病变的取材。剖检时也许可以看到表面黏液的增加。黏膜层的真实厚度和其连续性只能在未固定的黏膜样本上检查，因为组织固定剂通过脱水可导致黏液凝胶收缩。由于胃的相对厚度经常是组织学检查的重点，因此标准化取材的位置非常重要。未充盈的胃也有许多不规则的褶皱，所以适当打开和定位胃及固定时一致的充盈对于黏膜、黏膜下层和肌层的准确评估非常重要。

2 正常上消化道

2.1 胚胎学

　　上消化道的发育开始于妊娠第 7 天前肠内胚层的内褶，持续到妊娠第 11 天食管与气管分离，并在妊娠第 18 天腭部闭合后完成。妊娠第

33

9~12 天，纺锤形内胚层内褶发育形成胃。上胃肠道神经内分泌细胞的起源尚无定论，但是这些细胞目前被认为是起源于内胚层而非神经外胚层（Andrew et al., 1983）。胃内胃泌素分泌细胞在胚胎发育晚期出现，在出生后第 4 天出现生长抑素分泌细胞。随着年龄的增长，这两种神经内分泌细胞的数量都增加（Onolfo and Lehy, 1987）。

2.2　解剖学

2.2.1　食管

由于软腭相对较长，食管前口、会厌和喉位于鼻咽开口之前，这与大多数哺乳动物不同。食管位于气管背侧，略靠近左侧，通过胸廓入口至主动脉的左侧。黏膜表面呈发亮的灰白色，具有许多纵向褶皱。

2.2.2　胃

胃包括非腺胃（鳞状黏膜）和腺胃。非腺胃衬覆复层鳞状上皮，当胃扩张时约占胃体积的 60%。常规情况下，剖检时检查胃外表面，向未打开的胃腔注入福尔马林进行固定。在组织修块检查时，沿胃大弯打开胃并检查。如果必须在剖检时打开胃，则应该用等渗盐水冲洗以去除黏膜表面的摄取物。检查之后，应将胃平展后固定，不要过度伸展，黏膜面朝外。非腺胃的黏膜表面呈白色，发亮，并通过界限嵴与腺胃分界（图 4.1）。未固定的腺黏膜呈砖红色至灰红色，固定后的腺黏膜呈棕色，表面有数量不等的灰白色黏液。比较处理组和对照组大鼠胃的厚度常常是一个组织学检查的终点，因此固定时一致性充盈及取材部位标准化非常重要。

2.3　组织学

2.3.1　食管

食管壁是由黏膜、黏膜下层、肌层和外膜组成。角化的复层鳞状上皮，薄层结缔组织固有层，以及薄层的黏膜肌层形成黏膜。黏膜下层由结缔组织和大量的弹性纤维组成。肌层包括内层纵行肌纤维、外层纵行肌纤维与环形混合横纹肌纤维。食管近端和远端交界处增厚的环形平滑肌层形成食管上括约肌和下括约肌。大鼠食管的黏膜和黏膜下层没有腺体。

2.3.2　胃

非腺胃是食管进入胃的入口部位，由角化的复层鳞状上皮覆盖。角蛋白层的厚度随年龄、饮食和胃扩张的程度而改变。固有层中含有少量的淋巴细胞、浆细胞、中性粒细胞和肥大细胞。黏膜肌层与腺胃的黏膜肌层相延续。黏膜下层包括淋巴管、神经和神经丛。肌层由三层平滑肌组成：内斜肌层、中环肌层和外纵肌层。肌间神经丛位于环形肌层和纵行肌层之间。

腺体和非腺胃之间的界限嵴由复层鳞状上皮覆盖，其厚度随年龄和饮食而变化（图 4.2）。大鼠界限嵴上皮的基底层可能不规则（图 4.3）。

腺胃表面覆盖有比表层上皮厚 10~20 倍的保护性黏液层（95% 是水，含有富碳水化合物的糖蛋白）。在固定和处理过程中，该黏液层大部分被去除。黏膜上皮和胃腺的外观随着检查区域的不同而变化。一些短的、主要分泌黏液的腺体

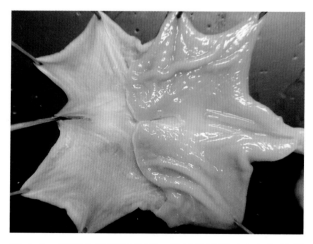

图 4.1　沿胃大弯打开的胃，显示非腺胃（左）与腺胃（右）被界限嵴分开。注意食管开口周围界限嵴的延伸（Sprague-Dawley 大鼠）

位于贲门。在非腺胃和腺胃交界处的切片中，与界限嵴相邻的狭窄区域通常不明显。通常，腺胃的大部分被胃底（胃）腺占据（图 4.4）。表层上皮（或小凹上皮）由单层柱状细胞组成，形成胃小凹。在胃小凹的底部，有一个或两个腺体会开口于胃腔。在这些腺体开口的下面是峡部，这是一个增殖细胞区，能够再生表层上皮，以及可

以成熟为胃腺的主细胞（酶原/消化酶）、壁细胞（泌酸的）和黏液细胞。壁细胞主要位于胃腺的中部和上部。由于存在大量用于分泌盐酸的管状囊泡系统，壁细胞呈现嗜酸性或略呈空泡状。固定欠佳的壁细胞会呈明显空泡状外观，这可能是由这些囊泡的扩张导致（Vial et al., 1985）。主细胞占据胃腺基底部的大部分区域，形状类似胰腺腺泡细胞。幽门区从十二指肠延伸至胃小弯界限嵴尾缘数毫米处，形成通向幽门窦的半椭圆形。幽门腺的特征是深的胃小凹和短的、螺旋状黏液腺（图 4.5）。

幽门腺黏液细胞间散布有 G 细胞和 D 细胞。肠嗜铬样细胞（enterochromaffin-like, ECL）主要分布在胃底的主细胞、黏液细胞和壁细胞之间。它们的细胞质颗粒通过嗜银染色（Grimelus, Sevier Munger）清晰可见。大多数肠内分泌细胞（表 4.1）是胺前体摄取脱羧酶（amine precursor uptake decarboxylase, APUD）系列。

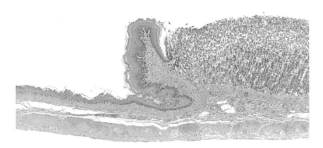

图 4.2　在 6 月龄 Sprague-Dawley 大鼠中，非腺胃（左）和腺胃（右）之间的界限嵴显示出增厚的褶皱

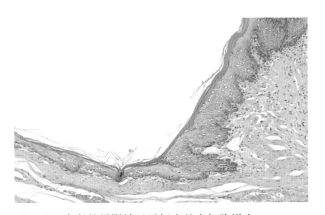

图 4.3　大鼠的界限嵴显示轻度基底细胞增生

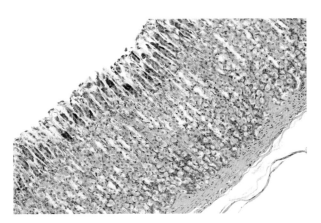

图 4.4　胃底显示大片的胃腺，含有大量壁细胞

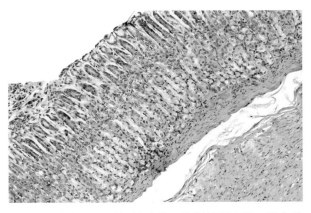

图 4.5　幽门区显示短的腺体，较深的胃小凹，没有壁细胞

表 4.1　大鼠胃的肠内分泌细胞

内分泌细胞类型	位置	主要产物
G 细胞	幽门	胃泌素
ECL	胃底	组胺
类似 A 细胞	胃底、胃窦	胃促生长素
D 细胞	胃底、幽门	生长抑素

淋巴小结多位于胃幽门区和界限嵴附近。偶尔平滑肌纤维从黏膜肌层向上延伸，包围胃腺。腺胃的黏膜下层、肌层和外膜与非腺胃的相应结构相似。

2.4 生理学

大鼠主要在夜间进食，也具有食粪性，因此粪便中的一些口服给药化合物及其代谢产物会被重新摄取。非腺胃的 pH 值、α- 淀粉酶活性和排空率均高于腺胃（Kunstyr et al., 1976）。在非腺胃中储存的摄取物（具有高 pH 值及高淀粉酶活性）可导致餐后高血糖持续 12~16 小时。胃内容物的体积和组成也对胃排空时间有影响。应激、碱性物质、高渗溶液和前列腺素 E_2 均可延长胃排空时间。据报道，非腺胃的谷胱甘肽水平远低于腺胃（Farinati et al., 1989）。

大鼠基础区域血流量测量表明，血流量最大的基础分布是胃体的黏膜和黏膜下层，胃窦区略少（Leung et al., 1985）。非腺胃的血流量仅为腺胃 1/4 左右。

壁细胞是胃酸的来源，其广泛的分泌小管系统是 H^+-K^+-ATP 酶（"质子泵"）的位点，负责将 H^+ 转移到腺腔（Sachs, 1986）。ATP 酶活性受细胞质中环磷酸腺苷和 Ca^{2+} 水平的控制，它们作为细胞表面各种受体的细胞内信使。这些受体形成对胃酸分泌 3 个生理水平的控制。胃泌素受体受胃窦 G 细胞的激素控制，对胃扩张或氨基酸含量有反应。胃泌素水平随着食物的摄取而升高，并随着 pH 值的降低而减少，降低的 pH 值会刺激 D 细胞并引起生长抑素的分泌，这是一种对胃泌素分泌的负反馈机制（Hakanson et al., 1986; Oomori, 1986）。胃酸分泌也通过壁细胞上的 H_2（组胺）受体进行调节，阻断 H_2 受体可减少胃酸分泌。以高剂量 H_2 受体拮抗剂处理可刺激 G 细胞，导致胃窦和血浆中胃泌素含量升高（Bishop et al., 1986）。在大鼠（非人类）中生成和储存组胺颗粒的 ECL 细胞与酸分泌之间的关系尚未明确。第

三种壁细胞受体是毒蕈碱酸（muscarinic acid）的受体，受迷走神经刺激，可增加继发于中枢神经系统影响的酸分泌（Bertaccini et al., 1991）。这种类型的酸分泌很容易被阿托品阻断。其他对酸分泌的影响可能也很重要，例如，在继发于催乳素水平升高的泌乳活跃的大鼠中，引起壁细胞数量增加，肾上腺素可增强组胺刺激的酸生成（Lilja and Svensson, 1967）。

大多数哺乳动物的壁细胞是肠道维生素 B_{12} 吸收所需的"内在因素"的来源。大鼠很少缺乏这种维生素，但是如果缺乏维生素 B_{12} 可导致恶性贫血（Oh and Brown, 2003）。主细胞是促进蛋白质水解的胃蛋白酶原的来源。胃泌素水平、甲状腺素、生长激素、生长抑素、表皮生长因子（epidermal growth factor, EGF）和前列腺素 E_2 均可改变腺胃的细胞动力学（Akiyama et al., 1982）。胃泌素对大多数胃黏膜细胞有营养作用，会（在基础胃泌素水平长期升高后）引起 ECL 细胞的增殖和细胞质颗粒化以及促进 D 细胞分泌生长抑素（Penston and Wormsley, 1987; Schubert and Makhlouf, 1992）。E 型前列腺素可造成黏液细胞和胃小凹上皮增生及主细胞和内分泌细胞减少（Uribe et al., 1986）。颌下腺分泌 90% 的胃 EGF，EGF 激活黏膜鸟氨酸脱羧酶活性，可促进某些类型病变损伤后的黏膜修复（Konturek, 1988）。这种修复不涉及峡部的正常再生区域，而是通过病变边缘的黏膜细胞直接迁移来实现。表层上皮修复所需的时间约为 3 天。

3 先天性异常

在美国国家毒理学项目中心数据库中，先天性食管缺陷包括憩室和表皮包涵体囊肿。在雌性 F344 大鼠中报道的食管扩张也可能是一种先天性缺陷（Maita et al., 1986）。

囊性上皮向下生长在胃中并不常见。非腺胃的囊肿通常衬覆角化复层鳞状上皮，但偶尔也有

黏液腺细胞组成衬覆的黏膜。与大肠相似的异位组织、肠道相关淋巴组织（图 4.6），以及异位腺胃、肠和胰腺外分泌组织的混合物（图 4.7 和 4.8）都很罕见。关于胃中异位组织的起源目前尚未达成共识，但认为其可能起源于胚胎发育过程中多能性内胚层细胞的错误分化（Kato et al., 2014）。异位肝细胞也偶尔见于腺胃的黏膜下层。

腺上皮小的鳞状囊肿常见于腺胃和非腺胃之间的界限嵴附近。囊性腺体向下生长进入黏膜下层，并穿过肌层偶尔出现在腺胃中。这些囊性腺体多见于幽门窦，具有高分化的立方或柱状上皮。可见由衬覆的单层鳞状上皮及腔内充盈的多层角蛋白所组成的角质囊肿（图 4.9）。与肿瘤相反，这些囊肿的上皮缺少细胞异型性。

4 退行性病变

4.1 食管

食管中的角化层保持恒定的厚度依赖于机械性磨损。不进食大鼠的食管角化层厚度增加但没有上皮增生改变的证据。流质饮食可能会导致黏膜萎缩并影响角化层。食管黏膜的角化过度和角化不全可见于某些维生素失衡或锌缺乏情况（Fong et al., 1996; Mak et al., 1987）。

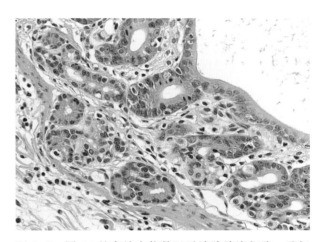

图 4.8 图 4.7 的高放大倍数显示胰腺腺泡细胞、壁细胞和肠吸收细胞。日本盐野义制药株式会社 Yuki Kato 提供图片

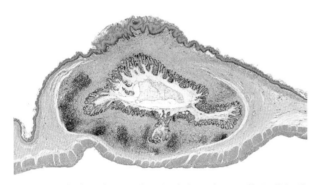

图 4.6 非腺胃中的异位组织类似于大肠，伴肠道相关淋巴组织

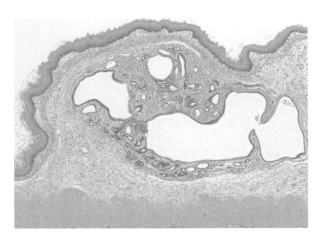

图 4.7 异位组织由腺胃、肠和非腺胃中的胰腺外分泌组织的混合物组成（Sprague-Dawley 大鼠）。日本盐野义制药株式会社 Yuki Kato 提供图片

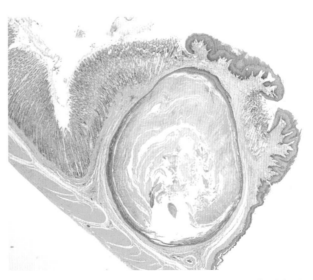

图 4.9 腺胃（胃、黏膜下层）衬覆鳞状上皮的角质囊肿

4.2   胃

老龄大鼠腺胃的黏膜高度降低，纤维结缔组织增多，胃腺萎缩，伴有壁细胞和主细胞数量减少，腺体被纤维结缔组织替代，腺上皮固有层局灶性淋巴细胞浸润，混合性炎症细胞沿界限嵴浸润。胃底腺囊肿的发生率随动物年龄的增长而增加，并且几乎所有超过 15 月龄的大鼠均可见该病变。囊肿内衬立方形至扁平的主细胞、壁细胞或黏液细胞。管腔内含有黏液或混合性炎性渗出物。偶尔，囊肿周围纤维化和慢性炎症细胞浸润。囊性腺体与异型增生和一些化学诱导的肿瘤有关。

腺胃的界限嵴附近可见细胞质嗜酸性改变。其特征是胃腺黏膜的嗜酸性柱状上皮肿胀，含有分泌物。偶尔可见局灶性慢性炎症和隐窝脓肿，但嗜酸性改变通常不伴炎症。老龄化大鼠可见主细胞萎缩、酸分泌减少和腺胃普遍萎缩（Hollander et al., 1989）。大鼠饮食摄入亚硫酸盐（Beems et al., 1982）或二氯二茂钛，以及采用某些苯并咪唑类替代药物（Koop et al., 1987）或某些长效 H_2 受体抑制剂（Ekman et al., 1985）造成胃酸分泌被长期抑制，这些均会导致大鼠出现一种继发的特殊类型的主细胞萎缩（和增生）。这些细胞的组织学特征将在增生和肿瘤部分讨论。

尿毒症可能伴随有整个胃底血管矿化、肌层矿化及黏膜壁细胞富集区平行的带状间质矿化（图 4.10）。非腺胃的矿化也可能发生，通常累及肌壁（图 4.11）。胃淀粉样变罕见，主要发生在浆膜血管周围和固有层内。

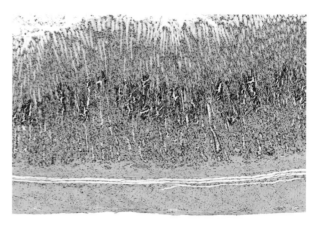

图 4.10   给予大鼠银杏叶提取物处理后，大鼠腺胃发生线性矿化

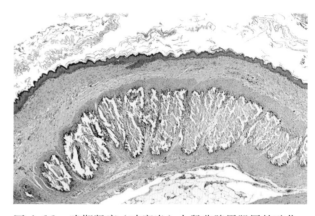

图 4.11   晚期肾病（呋塞米）大鼠非腺胃肌层的矿化

胃操作不当有关的损伤。病变的严重程度从浅表糜烂和溃疡到食管壁穿孔、坏死，食管周围炎症和脓肿形成。灌胃病变可能包含多核的再生性肌纤维和广泛的纤维化。沿筋膜平面引流摄取物和炎性渗出物至依赖性区域可导致腋窝脓肿、心包脓肿或胸腔脓肿。在研究结束之前，存活的动物食管内的局灶性纤维性瘢痕可能表明反复灌胃给药造成的食管损伤。

5.1.2   食管扩张

因食物嵌顿造成远端食管扩张，主要发生在给予粉状饲料的雌性 Fischer 344 大鼠中（Ruben et al., 1983）。该病变会导致较高的死亡率，受影响的大鼠还可见化脓性异物性肺炎和鼻炎。

5   炎症性和血管性病变

5.1   食管

5.1.1   灌胃失误

灌胃研究中的食管炎症最常见的原因是与灌

5.2　胃

除了处理组大鼠，大鼠罕见非腺胃黏膜的坏死。如果表层上皮局灶性坏死影响到足够数量的细胞，则根据病变的深度可能出现糜烂或溃疡。相比混入饲料或吸入性研究，灌胃研究中的非腺胃坏死更常见。

在 Fischer 344 大鼠中，不常见自发性腺胃的糜烂或溃疡。糜烂和溃疡主要见于处理组大鼠，这类大鼠已被作为实验性诱导的人类溃疡模型（Katzka et al., 1987; Maeda-Hagiwara and Watanabe, 1983）。坏死可能仅累及黏膜的浅表上皮（图 4.12）并导致糜烂，而更严重的坏死则导致溃疡，溃疡延伸穿过固有层和肌层黏膜（图 4.13）。坏死、糜烂和溃疡可同时伴有出血、水肿和炎症。

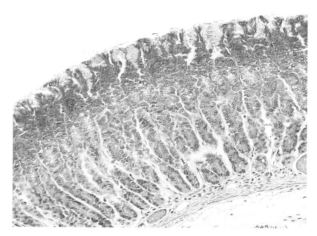

图 4.12　大鼠暴露于绿茶提取物后，胃黏膜腺体的坏死

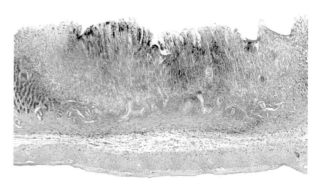

图 4.13　坏死和炎症见于腺胃溃疡，可延伸到黏膜肌层（苯乙烯 - 丙烯腈三聚体）

6　增生性和肿瘤性病变

6.1　食管

Fischer 344 大鼠食管自发肿瘤的发生率非常低。该部位的增生或肿瘤可能导致吞咽困难和食物吸入。鳞状细胞乳头状瘤相比鳞状细胞癌更多见。与口腔相同，食管鳞状上皮的增生性病变似乎呈连续性。食管中可发生的其他原发性肿瘤包括平滑肌瘤、平滑肌肉瘤、横纹肌肉瘤、纤维瘤和纤维肉瘤。食管穿孔后出现的肉芽组织和再生性肌纤维可能形成一个肿物，必须与肿瘤区分开。来源于心内膜或唾液腺附近的面神经分支的施万细胞瘤偶尔可侵袭或转移至食管。

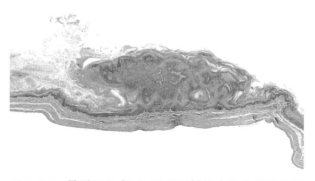

图 4.14　暴露于 3- 氯 -2- 甲基丙烯的大鼠非腺胃鳞状上皮局灶性增生

6.2　胃

6.2.1　非腺胃

6.2.1.1　鳞状细胞增生

局灶性或弥漫性增生（图 4.14 和 4.15）在给予化学物灌胃后更常见，但也可能发生于混入

饲料或溶于饮水给药时。局灶性增生的特征是上皮层增厚，常形成基底广泛的病变，有明显角化过度，并在固有层中可见炎症细胞浸润。局灶性增生性病变常呈火山口状，其中心为炎症细胞。当增生为弥漫性鳞状上皮增厚时，角化过度通常是病变的一个组成部分（图 4.15）。细胞的成熟

是有序的（图 4.16）；有丝分裂活性可能增加，但未见细胞的异型性和侵袭。更明显的增生可能表现为突出的钉突，即在固有层中形成细胞

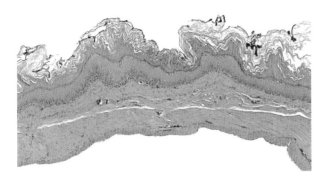

图 4.15　对叔丁基邻苯二酚引起大鼠非腺胃的弥漫性增生，上面覆盖很厚的一层角化层。注意黏膜肌层完整

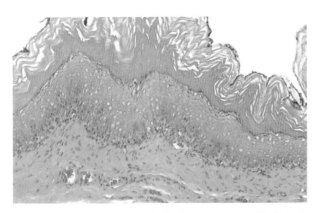

图 4.16　图 4.15 的高放大倍数图显示上皮的有序成熟，以及上皮表面上致密的角化层

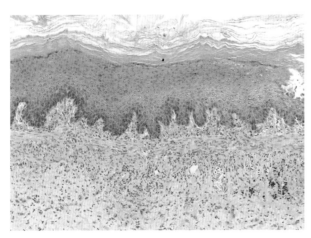

图 4.17　苯乙烯 - 丙烯腈三聚体暴露后引起的非腺胃上皮显著增生。注意基底层明显向下生长

岛（图 4.17 和 4.18）（Szabo et al., 1984）。一些化学物质可引起非腺胃的鳞状细胞增生，以基底细胞增生为特征（National Toxicology Program, 2011）（图 4.19）。这些病变通常与基底细胞的异型增生和向下生长有关（National Toxicology Program, 1982）（图 4.20）。非腺胃的上皮细胞早期增生和异型增生常与导致非腺胃黏膜肿瘤的化学物质有关（Ghanayem et al., 1986）。

6.2.1.2　鳞状细胞乳头状瘤

相比其他暴露途径，鳞状细胞乳头状瘤更常发生在灌胃给药研究中。大体检查乳头状瘤可在黏膜表面呈白色息肉状或菜花状肿块，通常由一

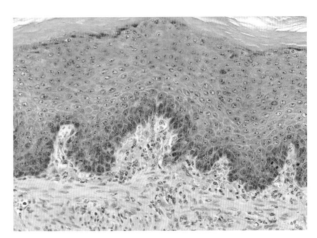

图 4.18　图 4.17 的高放大倍数图显示基底上皮层向下生长

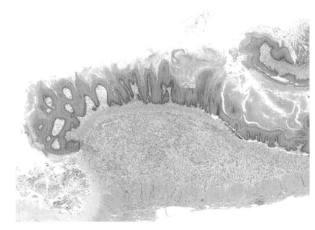

图 4.19　大鼠暴露于胡薄荷酮后，溃疡附近非腺胃呈重度弥漫性增生和角化过度，基底细胞增生明显，有炎症细胞浸润

个狭窄的蒂附着于黏膜，但有些可能有宽的基部。乳头状瘤最常见于非腺胃和腺胃之间的界限嵴附近。该肿瘤表面可能有突出的角化层，外层仍有细胞核保留。上皮细胞通常有序地成熟，当细胞索侵袭固有层时不穿过基底膜。乳头状瘤有纤维血管轴，其内可能包含扩大的血管和淋巴细胞浸润。间质通常形成次级分支或指状突起（图

4.21），与下面的固有层混合。病变的大小和复杂性有助于区分乳头状瘤和乳头状增生。

6.2.1.3 鳞状细胞癌

非腺胃的鳞状细胞癌大体检查通常表现为质硬的白色不规则的黏膜肿块，常出现溃疡。显微镜检查，鳞状细胞癌可能因基底部广泛而牢固地附着在非腺胃的壁上，或是起源于乳头状瘤内。鳞状细胞癌可见大量角化，伴有重度坏死或出血。早期鳞状细胞癌可能是乳头状瘤基底部高分化的侵袭性病灶，但较大的、更晚期的病灶可能分化不良，其基底细胞成分突出，或具有梭形细胞区域。低分化鳞状细胞癌常表现为广泛的侵袭，并引起硬癌反应（图 4.22）。在鳞状细胞癌中，单个细胞的侵袭（图 4.23 和 4.24）可以与

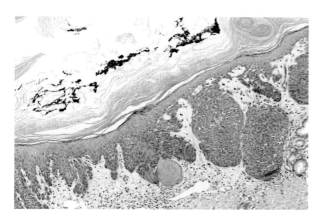

图 4.20　C.I. 分散黄 3 引起大鼠非腺胃重度基底细胞增生伴异型增生，其特征为基底层角化

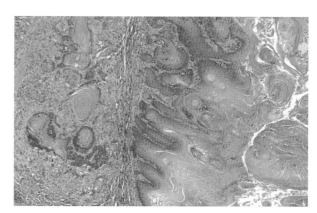

图 4.22　非腺胃广泛的侵袭性鳞状细胞癌（二缩水甘油基间苯二酚醚）

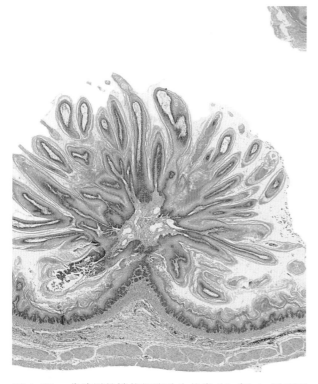

图 4.21　非腺胃的鳞状细胞乳头状瘤（3- 氯 -2- 甲基丙烯）

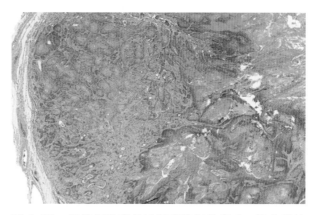

图 4.23　鳞状细胞癌显示侵袭性细胞索（二缩水甘油基间苯二酚醚）

增生性上皮（图4.18）或乳头状瘤基底部的非侵袭性细胞岛形成对比。化学性诱导的鳞状细胞癌可能主要包含基底细胞或梭形细胞，很少有鳞状细胞分化。这些被认为是典型的鳞状细胞癌的形态学变异。超微结构检查发现鳞状细胞癌包含典型的细胞桥粒和电子致密的张力丝束。

非腺胃的非上皮性肿瘤罕见，形态特征与食管肿瘤类似。

6.2.2　腺胃

6.2.2.1　增生

腺胃黏膜的增生在对照组大鼠中并不常见，但在再生性增生中可见，例如发生在溃疡或糜烂的边缘。壁细胞、黏液细胞或肠内分泌细胞的增生可能因药物处理而产生。

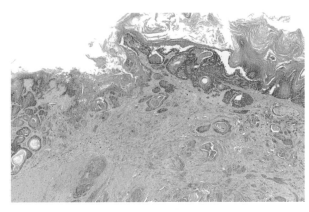

图4.24　侵袭性鳞状细胞癌，伴不典型的基底细胞和极轻度角化（二缩水甘油基间苯二酚醚）

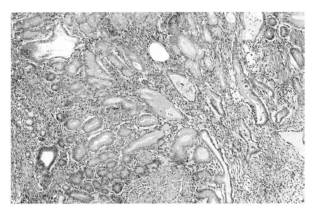

图4.25　腺胃分化良好的腺癌，显示侵袭穿过黏膜肌层（C.I. 分散黄3）

暴露于某种化学物质后可能会导致腺胃局灶性肠上皮化生和增生。病变类似肠上皮，柱状黏液细胞形成类似肠隐窝的腺体。隐窝可能是囊性的，包含非典型细胞和大量有丝分裂象。淋巴细胞的聚集可能与增生有关。病灶内未发现潘氏细胞。黏液填充的囊肿能以类似癌的方式破坏黏膜肌层。目前尚不清楚肠上皮化生灶是否为癌前病变，但暴露于某种致癌物后可能同时发生化生和腺癌。

6.2.2.2　腺瘤（腺瘤性息肉）

大体检查腺瘤是一种白色至半透明的息肉样结节或斑块，通常位于幽门窦。显微检查发现腺瘤是一种局灶性增生性病变，腺体组织结构完好。腺体或腺泡通常衬覆单层上皮。细胞异型性少见，无黏膜肌层的侵袭。腺瘤可能很难与分化良好的腺癌区分，因为腺瘤的界限可能不明确。超微结构检查，腺瘤和再生性增生的细胞形态似乎没有什么差别。

6.2.2.3　腺癌

腺癌可形成圆形、隆起的区域，常伴有中央脐状或溃疡。较大的肿瘤可能侵袭穿透浆膜，使胃与邻近组织粘连。大鼠非常罕见弥漫性胃壁增厚伴腺癌（人类发生的"弥漫型"）。腺胃的腺癌可以是一种形成腺体的分化良好的肿瘤（National Toxicology Program, 1982）（图4.25），或者是多呈实性生长的分化较差的肿块。一些肿瘤的腺体衬覆高柱状杯状细胞，类似人类所描述的"肠型"癌（Morgan et al., 1981）。腺癌可能包含黏液囊性区域和明显的硬癌反应，偶尔伴有软骨化生（图4.26）。腺癌也可能以黏液（图4.27）或印戒细胞成分为主。腺癌通常具有高度侵袭性。

6.2.2.4　类癌

自发性胃类癌极为罕见。长期使用胃泌素刺激的化合物会诱导胃类癌（Betton et al., 1988; Brittain et al., 1985; Graham and Genta, 2008; Harleman et al., 1987; Poynter et al., 1985）。典型

的外观包括内分泌细胞巢呈片状，由纤细纤维血管间质分隔（图 4.28）。然而，值得注意的是，类癌也可能呈现腺泡或类器官的外观。由于胃的类癌通常是嗜银性而不是亲银性，因此需要使用 Grimelius 染色或 Sevier-Munger 染色来显示细胞质颗粒（图 4.29）。通过免疫组化方法，神经内分泌细胞可以用神经元特异性烯醇化酶来染色（图 4.30）。大多数大鼠的类癌是 ECL 肿瘤，因此组氨酸脱羧酶染色反应呈阳性（Betton et al., 1988）。Sevier-Munger 染色是 ECL 肿瘤的特异性染色，但 Grimelius 技术也染色其他类型细胞（ D_1 和肠嗜铬细胞）。超微结构检查可显示特异性分泌颗粒（Zhao et al., 1999）。

6.2.2.5　其他肿瘤

腺胃偶见平滑肌瘤、平滑肌肉瘤、纤维瘤、纤维肉瘤、血管瘤和血管肉瘤。这些肿瘤的形态与其他部位的结缔组织肿瘤相似。胃罕见肥大细胞瘤，此类瘤可通过对细胞质颗粒的特征性异染而被识别。间皮瘤可累及胃浆膜表面。除了单核

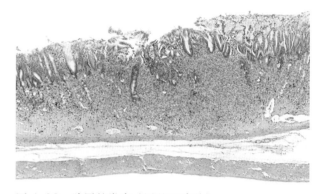

图 4.28　腺胃的类癌（甲基丁香酚）

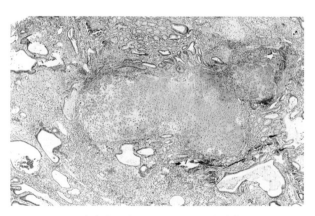

图 4.26　胃腺癌中的软骨化生（C.I. 分散黄 3）

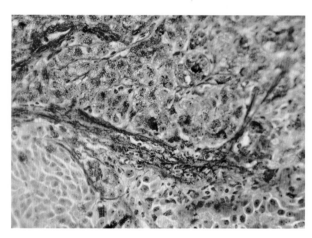

图 4.29　类癌的 Sevier-Munger 染色，显示神经内分泌细胞典型的致密细胞质颗粒

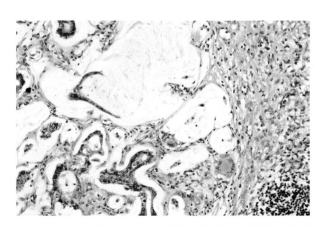

图 4.27　腺胃的腺癌显示囊肿充满黏液和脱落的衬覆上皮（C.I. 分散黄 3）

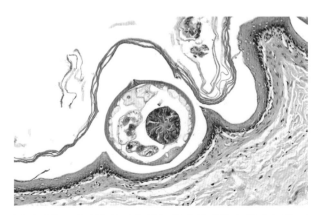

图 4.30　通过神经元特异性烯醇化酶染色肿瘤细胞而确定的类癌（腺胃，甲基丁香酚）

细胞白血病的细胞浸润外，胃罕见转移性肿瘤的病灶。

7 其他病变

剖检时观察到的偶发性病变主要包括毛团（毛石）、胃石［有时继发于饮食和（或）受试物的物理特征］、巨食管和食管裂孔疝。

黏液生成可能会增加，但是在剖检时需要注意保存表面黏液，以便评估这种病变（Allen et al.，1986）。每只动物都必须对同一区域进行评估，因为幽门区或附近的切片比其他区域有更多的黏液产生。

大鼠胃的寄生虫感染不常见，非腺胃中可能发现筒线虫属和泡翼线虫属寄生虫（图 4.31）。由于大鼠的食粪性特征，胃中可见管状属线虫。缺乏维生素 A 的大鼠非腺胃的鳞状细胞乳头状瘤，曾被认为与瘤筒线虫有关，但现在已知这些寄生虫不具有致瘤潜能（Hitchcock and Bell，1952）。

肝内巨颈绦虫曾被报道与使胃黏膜增厚 10~20 倍的增生性胃病发生有关（Cook et al.，1981）。在受影响的动物中，血清胃泌素水平高出 30 倍，并且联体共生转移（parabiotic transfer）已经证明这种作用是通过激素介导的。

8 毒理学病变

8.1 食管

偶见角化过度和棘皮症（鳞状细胞增生），以上变化是处理效应。维生素 A 缺乏可引起角化过度（Klein-Szanto et al.，1982），锌缺乏可见棘皮症和角化不全（Fong et al.，1996）。食管肿瘤发生率的增高与环境中存有亚硝胺类物质和饮食缺乏锌有关（Barch et al.，1986）。摄入乙醇可增加锌排泄。当锌摄入量少时，大鼠更易被化学

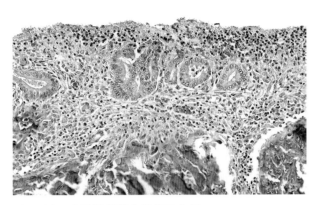

图 4.31 非腺胃黏膜中的筒线虫属

诱导而引起食管肿瘤，这种效应因酒精摄入而加剧（Gabrial et al.，1982）。锌是细胞色素 P450 的直接非竞争性抑制剂，锌缺乏所引起对致癌物易感性的增加可能因某些化合物更多地被代谢转化为近似致癌物有关（Barch and Iannaccone，1986）。

大鼠对不对称亚硝胺类物质的致癌作用非常敏感。不管暴露途径如何，某些不对称亚硝胺类化合物仅作用于食管（Lijinsky et al.，1984）。角化过度、异型增生和基底细胞增生与癌的发生有关（Craddock et al.，1987）。

8.2 胃

8.2.1 非腺胃

长期暴露于食品添加剂丁基羟基苯甲醚（butylated hydroxyanisole，BHA）会导致非腺胃有增生性和肿瘤性改变（Altmann et al.，1985; Ito et al.，1986）。BHA 可试验性诱导非腺胃鳞状细胞癌，癌变的进展与剂量相关，从局灶性增生到弥漫性增生，再到乳头状瘤和异型增生，最终形成癌。然而，不会增加上皮细胞增殖的低剂量 BHA，在以 N- 甲基 -N′- 硝基 -N- 亚硝基胍（N-methyl-N′-nitro-N-nitrosoguanidine，MNNG）启动后可促进非腺胃癌发生（Whysner et al.，1994）。BHA 的其他研究表明，相比上皮的外

生性增生，基底上皮的增生和向下生长与肿瘤进展的关系更为密切。外生性增生是可逆的，而向下的增生在整个研究中（72 周）一直存在（Masui et al., 1986）。谷胱甘肽消耗剂马来酸二乙酯（diethylmaleate, DEM）可抑制 BHA 相关的增生，显示组织中谷胱甘肽可能参与增殖过程（Hirose et al., 1987）。相反，马兜铃酸引起的非腺胃癌最先起于鳞状上皮的广泛坏死，然后是再生、增生、乳头状瘤形成，之后产生侵袭性癌（Mengs, 1983）。

8.2.2　腺胃

产生溃疡的化合物可通过影响黏膜血流、黏膜细胞动力学、黏液或酸 / 碳酸氢盐分泌或维持黏液屏障而发挥作用（Ito and Lacy, 1985; Hinder, 1986）。高脂饮食、长期泛酸缺乏、糖异生氨基酸缺乏、血小板活化因子、胆汁盐反流增加、胰腺外分泌功能减退均与溃疡有关，但仅与完整的迷走神经支配相关（Axelson et al., 1987; Satoh et al., 1982）。广为人知的是非甾体类抗炎药（nonsteroidal anti-inflammatory drugs, NSAIDs）可诱导胃黏膜溃疡（Katzka et al.,1987）。环氧化酶（cyclooxygenase, COX）抑制剂如 NSAIDs 和地塞米松可延缓溃疡愈合，而通过添加外源性前列腺素 E_2 可改善溃疡愈合。质子泵抑制剂和前列腺素 E 类似物通过对胃酸分泌强效抑制效用和溃疡黏膜的细胞保护作用加速溃疡愈合（Konturek et al., 2005; Sigman et al., 1983）。

灌胃给予二氯二茂钛（National Toxicology Program, 1991）导致胃幽门区急性溃疡和弥漫性胃小凹上皮坏死。暴露于二氯二茂钛 2 年后，这些病变表现为黏膜腺体萎缩（图 4.32），其特征包括壁细胞缺失、主细胞局灶性嗜酸性改变（图 4.33）和胃腺黏液细胞增生。另外，二氯二茂钛还引起黏膜下层脂肪组织局灶性结节性增殖（图 4.34）。H_2 受体拮抗剂处理也可诱导主细胞嗜酸性增强（嗜酸性主细胞），并且是可逆的（Betton

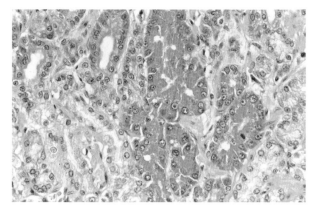

图 4.32　暴露于二氯二茂钛后，胃黏膜萎缩伴纤维化

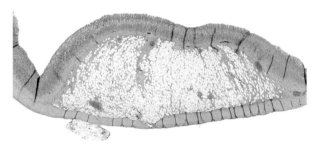

图 4.33　暴露于二氯二茂钛后，主细胞嗜酸性增强

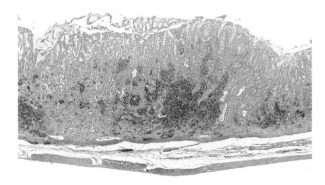

图 4.34　慢性暴露于二氯二茂钛后，局灶性脂肪细胞增殖

et al., 1988）。

MNNG 的研究显示在不同品系大鼠和不同实验条件下诱发的胃肿瘤存在显著性差异（Sugimura and Terada, 1998）。由 MNNG 诱导的胃腺癌大部分包含胃泌素和 5- 羟色胺阳性的肿瘤细胞（Yasui et al., 1986）。在 Billroth Ⅰ式和 Billroth Ⅱ式胃切除和胃空肠吻合术后，均可见增生性、异型增生性和肿瘤性改变增多（Dahm and Werner, 1976）。在这些研究中，均可见肠胃

反流是胃癌发生的重要因素。镰刀菌、假单胞菌或高盐饲料均与胃肿瘤发生率的增高有关（Li, 1982; Morishita and Shimizu, 1983; Takahashi and Hasegawa, 1985）。迷走神经切断术对胃癌也有促进作用（Tatsuta et al., 1985）。

　　胃类癌可由多种药物诱导，这些药物长时间阻断胃酸分泌，从而引起血清胃泌素水平长期升高（Borch et al., 1986; Dayal et al., 1987; Håkanson and Sundler, 1990）。迄今为止，大多数抑制胃酸分泌的药物化合物是 H_2 受体阻滞剂或质子泵抑制剂（Betton et al., 1988; Brittain et al., 1985; Graham and Genta, 2008; Harleman et al., 1987; Poynter et al., 1985）。长期给予这些化合物引起的组织学改变在雌性中更为严重，这些改变通常始于对胃黏膜的营养作用，其特征是黏膜增厚（Blom, 1986; Hage et al., 2003）。这是 ECL 细胞及黏液细胞、壁细胞和主细胞增生的结果。主细胞向腺体颈部延伸比正常时更远，主细胞含有的嗜酸性颗粒是浓缩的胃蛋白酶原。胃腺底部也可见纤维化和主细胞萎缩。随着时间的推移，ECL 细胞增生会增加，并伴有嗜银细胞的弥漫性增生，导致内分泌细胞形成了许多小岛并分散在整个黏膜中，即从胃腺的颈部区域到底部（Creutzfeldt et al., 1986）。这些岛可合并形成大片内分泌细胞，有时延伸至黏膜下层，有时可见到沿黏膜下层的血管侵袭和生长，远处转移罕见（Havu, 1986）。

参考文献

Akiyama, T., Kishimoto, S., Miyaji, K., 1982. Gastric acid secretion, serum gastrin and parietal cell histology in rat hyperthyroidism. Gastroenterol. Jpn. 17, 50-55.

Allen, A., Hutton, D.A., Leonard, A.J., Pearson, J.P., Sellers, L.A., 1986. The role of mucus in the protection of the gastroduodenal mucosa. Scand. J. Gastroenterol. Suppl. 125, 71-78.

Altmann, H.J., Wester, P.W., Matthiaschk, G., Grunow, W., van der Heijden, C.A., 1985. Induction of early lesions in the forestomach of rats by 3-tert-butyl-4-hydroxyanisole (BHA). Food Chem. Toxicol. 23, 723-731.

Andrew, A., Kramer, B., Rawdon, B.B., 1983. Gut and pancreatic amine precursor uptake and decarboxylation cells are not neural crest derivatives. Gastroenterology. 84, 429-431.

Axelson, J., Håkanson, R., Hedenbro, J.L., 1987. Insulin-induced gastric ulcers in the rat. Scand. J. Gastroenterol. 22, 737-742.

Barch, D.H., Iannaccone, P.M., 1986. Role of zinc deficiency in carcinogenesis. Adv. Exp. Med. Biol. 206, 517-527.

Barch, D.H., Walloch, J., Hedvegi, D., Iannaccone, P.M., 1986. Histopathology of methylbenzylnitrosamine-induced esophageal carcinoma in the rat: comparison with cytomorphology. J. Natl. Cancer Inst. 77, 1145-1153.

Beems, R.B., Spit, B.J., Koëter, H.B., Feron, V.J., 1982. Nature and histogenesis of sulfite-induced gastric lesions in rats. Exp. Mol. Pathol. 36, 316-325.

Bertaccini, G., Coruzzi, G., Poli, E., 1991. Review article: the histamine H3-receptor: a novel prejunctional receptor regulating gastrointestinal function. Aliment. Pharmacol. Ther. 5, 585-591.

Betton, G.R., Dormer, C.S., Wells, T., Pert, P., Price, C.A., Buckley, P., 1988. Gastric ECL-cell hyperplasia and carcinoids in rodents following chronic administration of H2-antagonists SK&F 93479 and oxmetidine and omeprazole. Toxicol. Pathol. 16, 288-298.

Bishop, A.E., Allen, J.M., Daly, M.J., Larsson, H., Carlsson, E., Bloom, S.R., et al., 1986. Gastric regulatory peptides in rats with reduced acid secretion. Digestion. 35 (Suppl. 1), 70-83.

Blom, H., 1986. Alterations in gastric mucosal morphology induced by long-term treatment with omeprazole in rats. Digestion. 35 (Suppl. 1), 98-105.

Borch, K., Renvall, H., Liedberg, G., 1986. Endocrine cell proliferation and carcinoid development: a review of new aspects of hypergastrinaemic atrophic gastritis. Digestion. 35 (Suppl. 1), 106-115.

Brittain, R.T., Jack, D., Reeves, J.J., Stables, R., 1985. Pharmacological basis for the induction of gastric carcinoid tumours in the rat by loxtidine, an insurmountable histamine H2-receptor blocking drug. Br. J. Pharmacol. 85, 843-847.

Cook, R.W., Williams, J.F., Lichtenberger, L.M., 1981. Hyperplastic gastropathy in the rat due to Taenia taeniaeformis infection: parabiotic transfer and hypergastrinemia. Gastroenterology. 80, 728-734.

Craddock, V.M., Hill, R.J., Henderson, A.R., 1987. Stimulation of DNA replication in rat esophagus and stomach by the trichothecene mycotoxin diacetoxyscirpenol. Cancer Lett. 38, 199-208.

Creutzfeldt, W., Stöckmann, F., Conlon, J.M., Fölsch, U.R., Bonatz, G. M., 1986. Effect of short- and long-term feeding of omeprazole on rat gastric endocrine cells. Digestion. 35 (Suppl. 1), 84-97.

Dahm, K., Werner, B., 1976. Susceptibility of the resected stomach to experimental carcinogenesis. Z. Krebsforsch. Klin. Onkol. Cancer Res. Clin. Oncol. 85, 219-229.

Dayal, Y., DeLellis, R.A., Wolfe, H.J., 1987. Hyperplastic lesions of the gastrointestinal endocrine cells. Am. J. Surg. Pathol. 11 (Suppl. 1), 87-101.

Ekman, L., Hansson, E., Havu, N., Carlsson, E., Lundberg, C., 1985. Toxicological studies on omeprazole. Scand. J. Gastroenterol. Suppl. 108, 53-69.

Farinati, F., Lieber, C.S., Garro, A.J., 1989. Effects of chronic ethanol consumption on carcinogen activating and detoxifying systems in rat upper alimentary tract tissue. Alcohol Clin. Exp. Res. 13, 357-360.

Fong, L.Y., Li, J.X., Farber, J.L., Magee, P.N., 1996. Cell proliferation and esophageal carcinogenesis in the zinc-deficient rat. Carcinogenesis. 17, 1841-1848.

Gabrial, G.N., Schrager, T.F., Newberne, P.M., 1982. Zinc deficiency, alcohol, and retinoid: association with esophageal cancer in rats. J. Natl. Cancer Inst. 68, 785-789.

Ghanayem, B.I., Maronpot, R.R., Matthews, H.B., 1986. Association of chemically induced forestomach cell proliferation and carcinogenesis. Cancer Lett. 32, 271-278.

Graham, D.Y., Genta, R.M., 2008. Long-term proton pump inhibitor use and gastrointestinal cancer. Curr. Gastroenterol. Rep. 10, 543-547.

Hage, E., Hendel, L., Gustafsen, J., Hendel, J., 2003. Histopathology of the gastric oxyntic mucosa in two different patient groups during long-term treatment with omeprazole. Eur. J. Gastroenterol. Hepatol. 15, 781-789.

Håkanson, R., Sundler, F., 1990. Proposed mechanism of induction of gastric carcinoids: the gastrin hypothesis. Eur. J. Clin. Invest. 20 (Suppl. 1), S65-S71.

Håkanson, R., Böttcher, G., Sundler, F., Vallgren, S., 1986. Activation and hyperplasia of gastrin and enterochromaffin-like cells in the stomach. Digestion. 35 (Suppl. 1), 23-41.

Harleman, J.H., Betton, G.R., Dormer, C., McCrossan, M., 1987. Gastric neuroendocrine cell hyperplasia after treatment with the long-acting, potent H2-receptor antagonist SK&F 93479. Scand. J. Gastroenterol. 22, 595-600.

Havu, N., 1986. Enterochromaffin-like cell carcinoids of gastric mucosa in rats after life-long inhibition of gastric secretion. Digestion. 35 (Suppl. 1), 42-55.

Hinder, R.A., 1986. Peptic ulceration—what can be expected from animal models. Scand. J. Gastroenterol. Suppl. 125, 195-202.

Hirose, M., Inoue, T., Masuda, A., Tsuda, H., Ito, N., 1987. Effects of simultaneous treatment with various chemicals on BHA-induced development of rat forestomach hyperplasia—complete inhibition by diethylmaleate in a 5-week feeding study. Carcinogenesis. 8, 1555-1558.

Hitchcock, C.R., Bell, E.T., 1952. Studies on the nematode parasite, Gongylonema neoplasticum (Spiroptera neoplasticum), and avitaminosis A in the forestomach of rats: comparison with Fibiger's results. J. Natl. Cancer Inst. 12, 1345-1387.

Hollander, D., Tarnawski, A., Stachura, J., Gergely, H., 1989. Morphologic changes in gastric mucosa of aging rats. Dig. Dis. Sci. 34, 1692-1700.

Ito, N., Fukushima, S., Tamano, S., Hirose, M., Hagiwara, A., 1986. Dose response in butylated hydroxyanisole induction of forestomach carcinogenesis in F344 rats. J. Natl. Cancer Inst. 77, 1261-1265.

Ito, S., Lacy, E.R., 1985. Morphology of rat gastric mucosal damage, defense, and restitution in the presence of luminal ethanol. Gastroenterology. 88, 250-260.

Kato, Y., Hirata, A., Kashiwagi-Yamamoto, E., Masuno, K., Fujisawa, K., Matsushima, S., et al., 2014. Ectopic tissue consisting of a mixture of glandular gastric, intestinal, and exocrine pancreatic tissue in the forestomach of a rat. J. Toxicol. Pathol. 27, 87-90.

Katzka, D.A., Sunshine, A.G., Cohen, S., 1987. The effect of nonsteroidal antiinflammatory drugs on upper gastrointestinal tract symptoms and mucosal integrity. J. Clin. Gastroenterol. 9, 142-148.

Klein-Szanto, A.J., Martin, D., Sega, M., 1982. Hyperkeratinization and hyperplasia of the forestomach epithelium in vitamin A deficient rats. Virchows Arch. B Cell Pathol. Incl. Mol. Pathol. 40, 387-394.

Konturek, S.J., 1988. Role of epidermal growth factor in gastroprotection and ulcer healing. Scand. J. Gastroenterol. 23, 129-133.

Konturek, S.J., Konturek, P.C., Brzozowski, T., 2005. Prostaglandins and ulcer healing. J. Physiol. Pharmacol. 56 (Suppl. 5), 5-31.

Koop, H., Willemer, S., Steinbach, F., Eissele, R., Tuch, K., Arnold, R., 1987. Influence of chronic drug-induced achlorhydria by substituted benzimidazoles on the endocrine stomach in rats. Gastroenterology. 92, 406-413.

Kunstyr, I., Peters, K., Gärtner, K., 1976. Investigations on the function of the rat forestomach. Lab. Anim. Sci. 26, 166-170.

Leung, F.W., Itoh, M., Hirabayashi, K., Guth, P.H., 1985. Role of blood flow in gastric and duodenal mucosal injury in the rat. Gastroenterology. 88, 281-289.

Li, M.X., 1982. Forestomach carcinoma induced in rats by cornbread inoculated with Fusarium moniliforme. Zhonghua Zhong Liu Za Zhi. 4, 241-244.

Lijinsky, W., Singer, G.M., Saavedra, J.E., Reuber, M.D., 1984. Carcinogenesis in rats by asymmetric nitrosamines containing an allyl group. Cancer Lett. 22, 281-288.

Lilja, B., Svensson, S.E., 1967. Gastric secretion during pregnancy and lactation in the rat. J. Physiol. 190, 261-272.

Maeda-Hagiwara, M., Watanabe, K., 1983. Gastric antral ulcers produced by the combined administration of indomethacin with 2-deoxy-D-glucose in the rat. Eur. J. Pharmacol. 89, 243-250.

Maita, K., Hirano, M., Harada, T., 1986. An outbreak of esophagectasis in F344 rats. Nihon Juigaku Zasshi. 48, 539-546.

Mak, K.M., Leo, M.A., Lieber, C.S., 1987. Effect of ethanol and vitamin A deficiency on epithelial cell proliferation and structure in the rat esophagus. Gastroenterology. 93, 362-370.

Masui, T., Asamoto, M., Hirose, M., Fukushima, S., Ito, N., 1986. Disappearance of upward proliferation and persistence of downward basal cell proliferation in rat forestomach papillomas induced by butylated hydroxyanisole. Jpn. J. Cancer Res. 77, 854-857.

Mengs, U., 1983. On the histopathogenesis of rat forestomach carcinoma caused by aristolochic acid. Arch. Toxicol. 52, 209-220.

Morgan, R.W., Ward, J.M., Hartman, P.E., 1981. Aroclor 1254-induced intestinal metaplasia and adenocarcinoma in the glandular stomach of F344 rats. Cancer Res. 41, 5052-5059.

Morishita, Y., Shimizu, T., 1983. Promoting effect of intestinal Pseudomonas aeruginosa on gastric tumorigenesis in rats with N-methyl-N0-nitro-N-nitrosoguanidine. Cancer Lett. 17, 347-352.

National Toxicology Program, 1982. Carcinogenesis bioassay of disperse yellow 3 (CAS No. 2832-40-8) in F344 rats and B6C3F1 mice (feed study). Natl. Toxicol. Program Tech. Rep. Ser. 222, 1-182.

National Toxicology Program, 1991. NTP toxicology and carcinogenesis studies of titanocene dichloride (CAS No. 1271-19-8) in F344/N rats (gavage studies). Natl. Toxicol. Program Tech. Rep. Ser. 399, 1-182.

National Toxicology Program, 2011. Toxicology and carcinogenesis studies of pulegone (CAS No. 89-82-7) in F344/N rats and B6C3F1 mice (gavage studies). Natl. Toxicol. Program Tech. Rep. Ser. 563, 1-201.

Oh, R., Brown, D.L., 2003. Vitamin B12 deficiency. Am. Fam. Physician. 67, 979-986.

Onolfo, J.P., Lehy, T., 1987. Comparative development of gastrin and somatostatin cell populations in the pancreas, stomach, and duodenum of the rat during the perinatal period. Anat. Rec. 218, 416-425.

Oomori, Y., 1986. Immunohistochemistry and morphometry of gastrin cells in the rat pyloric antrum during starvation. Anat. Embryol. (Berl). 175, 7-14.

Penston, J., Wormsley, K.G., 1987. Achlorhydria: hypergastrinaemia: carcinoids—a flawed hypothesis? Gut. 28, 488-505.

Poynter, D., Pick, C.R., Harcourt, R.A., Selway, S.A., Ainge, G., Harman, I.W., et al., 1985. Association of long lasting unsurmountable histamine H2 blockade and gastric carcinoid tumours in the rat. Gut. 26, 1284-1295.

Ruben, Z., Rohrbacher, E., Miller, J.E., 1983. Esophageal impaction in BHE rats. Lab. Anim. Sci. 33, 63-65.

Sachs, G., 1986. The parietal cell as a therapeutic target. Scand. J.

Gastroenterol. Suppl. 118, 1-10.

Satoh, H., Guth, P.H., Grossman, M.I., 1982. Role of food in gastrointestinal ulceration produced by indomethacin in the rat. Gastroenterology. 83, 210-215.

Schubert, M.L., Makhlouf, G.M., 1992. Neural, hormonal, and paracrine regulation of gastrin and acid secretion. Yale J. Biol. Med. 65, 553560 (discussion 621-3).

Sigman, H.H., Gillich, A., Begin, L., 1983. Treatment of established spinal injury-induced gastric erosions in rats with cimetidine and 16,16-dimethyl prostaglandin E2. Dig. Dis. Sci. 28, 712-715.

Sugimura, T., Terada, M., 1998. Experimental chemical carcinogenesis in the stomach and colon. Jpn. J. Clin. Oncol. 28, 163-167.

Szabo, S., Gallagher, G.T., Silver, E.H., Maull, E.A., Horner, H.C., Komanicky, P., et al., 1984. Subacute and chronic action of acrylonitrile on adrenals and gastrointestinal tract: biochemical, functional and ultrastructural studies in the rat. J. Appl. Toxicol. 4, 131-140.

Takahashi, M., Hasegawa, R., 1985. Enhancing effects of dietary salt on both initiation and promotion stages of rat gastric carcinogenesis. Princess Takamatsu Symp. 16, 169-182.

Tatsuta, M., Yamamura, H., Iishi, H., Ichii, M., Noguchi, S., Baba, M., et al., 1985. Promotion by vagotomy of gastric carcinogenesis induced by N-methyl-N0-nitro-N-nitrosoguanidine in Wistar rats. Cancer Res. 45, 194-197.

Uribe, A., Rubio, C., Johansson, C., 1986. Cell kinetics of rat gastrointestinal mucosa. Autoradiographic study after treatment with 15(R) 15-methyl-prostaglandin E2. Scand. J. Gastroenterol. 21, 246-252.

Vial, J.D., Garrido, J., González, A., 1985. The early changes of parietal cell structure in the course of secretory activity in the rat. Am. J. Anat. 172, 291-306.

Whysner, J., Wang, C.X., Zang, E., Iatropoulos, M.J., Williams, G.M., 1994. Dose response of promotion by butylated hydroxyanisole in chemically initiated tumours of the rat forestomach. Food Chem. Toxicol. 32, 215-222.

Yasui, W., Sumiyoshi, H., Hata, J., Mandai, K., Tahara, E., 1986. Gut endocrine cells in rat stomach carcinoma induced by N-methyl-N0-nitro-N-nitrosoguanidine. J. Cancer Res. Clin. Oncol. 111, 87-92.

Zhao, C.M., Chen, D., Lintunen, M., Panula, P., Håkanson, R., 1999. Secretory organelles in ECL cells of the rat stomach: an immunohistochemical and electron-microscopic study. Cell Tissue Res. 298, 457-470.

第 5 章

小肠和大肠

Shunji Nakatsuji[1], Kathleen A. Szabo[2] and Susan A. Elmore[3]

[1]*Drug Safety Research Labs, Astellas Pharm Inc., Osaka, Japan,* [2]*Charles River, Durham, NC, United States,*
[3]*National Institute of Environmental Health Sciences, Research Triangle Park, NC, USA*

1 引言

　　小肠和大肠为防御摄入、吸入和吞咽毒物提供重要屏障。肠道也是吸收毒性或致癌物质的主要部位。肠道的特定吸收上皮不但长而且存在绒毛，具有巨大的表面积。肠道除了具有吸收作用，还在化合物的代谢中起重要作用。如果化合物被摄入或通过肝肠循环到达肠道，则可能发生生物转化、激活或失活。胃肠道微生物群不仅具有代谢能力，而且还可以影响黏膜细胞的更新速率和随后的脱落，以及释放酶到肠腔中。应采用大体检查、显微镜检查和超微结构检查等方法评价药物对肠道的毒性。在致癌试验中，必须打开肠道检查整个肠道的黏膜表面有无肿瘤或其他大体病变。剖检没有发现大体病变时，制备小肠和大肠的标准横切面用于显微镜检查。

2 正常肠道

2.1 胚胎学

　　肠道主要来源于内胚层和中胚层组织。妊娠第 6~8 天大鼠胚胎的组织切片中可检出内胚层，到妊娠第 11 天时肠管形成明显，前肠和后肠都存在，肠与卵黄囊大部分连接在一起。肠道的主要形态学变化发生在 22 天妊娠期的最后 7~10 天。在妊娠第 12~15 天，胰腺开始从小肠内向外带状膨出。在此期间，肠道后部和泌尿生殖道分离。肠道上皮在妊娠第 16 天分层，到第 18 天成肌细胞从间叶组织中分化形成肠壁的黏膜肌层。卵黄囊与小肠肠系膜对缘连接变窄，发生退化至妊娠第 17 天后在胚胎中不再可见。在妊娠第 19 天，小肠绒毛的复层上皮变为单层柱状上皮。十二指肠 Brunner 腺的发育也在此时开始，并持续到出生后的第 2 个月。出生时常见结肠和直肠隐窝底部的分支，但到 2 月龄时，带有分支的隐窝比例从 13% 减少到不足 1%。在此期间，隐窝数量增加 100 倍。读者可以参考普通实验动物专著以了解更多的胚胎学内容（Hebel and Stromberg, 1986）。

2.2　解剖学和组织学

小肠和大肠一起组成大鼠最大的器官之一——肠道。肠道按功能分为小肠（十二指肠、空肠和回肠）和大肠（盲肠、结肠和直肠）。通常，在没有大体病变的情况下，常规用于显微镜检查的肠道横截面切片的取材部位为十二指肠（幽门远端 1~2 cm）、空肠（幽门和盲肠中间）、回肠（盲肠前 1~2 cm）、盲肠、结肠（近端结肠的远端）和直肠（肛门前 1~2 cm）。在显微镜下不易识别某些肠道区段。在剖检或修块时，在距离大体解剖标志的特定距离处标记肠段，有助于识别。在特殊研究中会用到这种方法，以便对每个区域进行精确的显微镜检查，并可以更细微地处理相关性改变。

整个肠道的显微镜下形态特征主要分为 4 层：黏膜、黏膜下层、肌层和浆膜。黏膜是肠道中结构最多变的部分，由衬覆上皮、固有层和黏膜肌层组成。大体检查发现，大鼠和其他啮齿类动物的小肠黏膜面缺乏皱褶（皱襞），而人类具有呈特征性的圆形或螺旋形排列的皱褶形式。肠道不同区域的衬覆上皮的功能不同。固有层形成绒毛的轴，由富含血管、淋巴管、神经和平滑肌的网状和成纤维结缔组织组成。薄的基底层位于固有层和柱状上皮之间。小肠和大肠都有一层薄浆膜，由被覆弹性结缔组织的表面间皮组成，并与肌层的外纵层融合。

呈指状突起的绒毛增加了小肠的表面积。绒毛由黏膜的向外生长物构成，遍布整个小肠。绒毛的长度从十二指肠远端向回肠末端逐渐变短。十二指肠的绒毛大而高，呈叶状；空肠的绒毛

高，呈圆柱形；回肠的绒毛矮，呈圆柱形（指状）。哺乳期和部分切除试验时，绒毛高度增加。另外，某些饲料可以引起小肠的有效吸收表面和整体形态的改变。绒毛插入黏膜区域间的部位称为肠腺（或 Lieberkuhn 隐窝）的小开口。衬覆这些腺体的上皮细胞呈低柱状到立方形，并且与被覆绒毛的上皮细胞相连续。一组特殊的卷曲的管泡状十二指肠腺（Brunner 腺）位于幽门附近十二指肠最初 6~8 mm 的黏膜下层，衬覆立方形细胞，开口于肠腺的底部。这些复合管状腺体产生过碘酸希夫（periodic acid-Schiff, PAS）染色阳性物质。Brunner 腺被认为是 Lieberkuhn 隐窝的特化延续。

小肠黏膜包含几种类型的细胞。被覆绒毛最常见的细胞类型是吸收细胞，其次是杯状细胞、肠嗜铬细胞、帕内特细胞（外分泌浆液细胞）和一些凹陷细胞。吸收细胞呈柱状，椭圆形的细胞核位于基底部，具有由细胞表面微绒毛形成的纹状缘。杯状细胞分散在绒毛和隐窝的柱状细胞间，在回肠中的数量较多。帕内特细胞的胞质嗜碱性，顶端具有明亮的嗜酸性胞质颗粒，存在于小肠腺体底部，在空肠中多见。大鼠的这些胞质颗粒比小鼠的小。这些胞质颗粒含有溶菌酶（一种消化某些细菌细胞壁的酶）和隐窝蛋白（抗菌肽，是防御素的一种），因此认为其能控制肠道细菌菌群（Selsted et al., 1992）。肠内分泌细胞（亲银性）分布广泛，可以产生一系列的多肽内分泌细胞，常位于肠道上皮的基层附近。亲银细胞可以释放 5-羟色胺，刺激肠平滑肌层，增加其运动性。已在肠道的绒毛和隐窝中发现凹陷细胞，这些细胞的细胞质含有不规则的线粒体和非常稀少的滑面或粗面内质网，被认为是化学感受器细胞。电子显微镜研究还发现一种衬覆隐窝的未分化细胞，被认为是吸收细胞、黏液细胞、帕内特细胞和肠内分泌细胞的前体。

黏膜下层通过一层薄的连续圆形平滑肌带（黏膜肌层）与固有层分隔。黏膜下层含有疏松的支

持较大的血液和淋巴管纤维结缔组织、神经纤维和形成黏膜下（Meissner）神经丛的神经节细胞。此外，在固有层和黏膜下层中存在淋巴细胞、浆细胞、巨噬细胞、嗜酸性粒细胞和肥大细胞。

孤立性淋巴小节散布在整个肠道的黏膜下层和固有层中，偶尔中断黏膜肌层。透过浆膜表面大体检查可见明显的集合淋巴小结（Peyer 结），为灰色至白色，呈略微隆起的斑块或结节状。绒毛和隐窝覆盖 Peyer 结上的大部分黏膜表面，隐窝可以延伸到淋巴组织中。部分被覆黏膜由特化的低柱状至立方形淋巴上皮细胞（M 细胞）组成，M 细胞对肠内容物中抗原的选取有重要功能。Peyer 结位于小肠肠系膜附着的对面（肠系膜对侧）。大鼠中，许多 Peyer 结常见于远端。单个 Peyer 结中的滤泡数量通常为 2~6 个，但存在品系差异。Peyer 结的大小存在明显的个体差异。比较性研究显示，Fischer 344（F344）大鼠的 Peyer 结比 Wistar 大鼠的小（Crouse et al., 1989）。肌层由外部纵行和较厚的内部环形平滑肌组成。由副交感神经节细胞聚集组成的神经丛和称为肌间神经丛（Auerbach 神经丛）的丰富的交感神经纤维网，位于肌层肌肉间的结缔组织中。

衬覆立方形细胞的主胰管可在十二指肠乳头处开口于十二指肠，或者胚胎发育期间形成几个主胰管而非单个主胰管，几个主胰管分泌物分别排入十二指肠腔中。来自肝脏的肝管和来自胆囊的胆囊管结合形成胆总管。狭窄的胆总管在进入十二指肠壁之前横穿部分胰腺，最终开口于十二指肠乳头的黏膜表面。十二指肠乳头为隆起区，外观稍显粗糙。当胆总管穿过肌层进入黏膜时，圆形的平滑肌带围绕着胆总管。当胆总管进入十二指肠时，上皮由立方形变为柱状，类似于十二指肠的上皮细胞。含有黏液细胞的弥散的短泡状腺直接开口于导管。重要的是要注意胆总管的位置和外观，因为如果斜切含有乳头或导管，可能外观类似于局灶性增生性病变或分化良好的肿瘤性病变（图 5.1）。

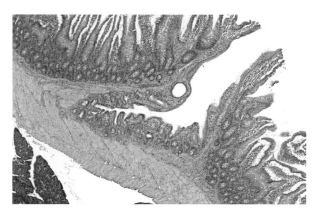

图 5.1　胆管进入十二指肠腔的开口

大肠中，盲肠是一个长 3~5 cm 的弯曲的圆锥形囊，由盲袋形成的顶端部分和一个较宽的基部（结肠从此延伸）组成。回肠在小弯的中点附近进入盲肠。黏膜表面由直的隐窝组成，在隐窝基部有一些简单的分支。隐窝的基部含有黏液（杯状）细胞，而表层上皮主要由具有嗜酸性胞质的柱状细胞组成。一个直径为 5~10 mm，有时略微隆起的淋巴结位于盲肠顶端部分的大弯上。盲肠的黏膜下层和肌层比小肠、结肠或直肠的略薄，盲肠壁的总厚度通常不超过 0.1 cm。盲肠没有绒毛，但有时可见黏膜的短小皱褶。

大鼠盲肠的大小介于草食性动物和肉食性动物之间。草食性动物（例如兔）的盲肠较大且解剖学复杂，肉食性动物的盲肠较小。这可能反映大鼠和小鼠在饮食习惯中的杂食性和灵活性，特别是它们分解纤维素的能力（Rerat, 1978）。盲肠的结构和内含细菌的特性无疑有助于其作为发酵器官的作用发挥，物质在盲肠内的分解是在受控环境中进行的（Snipes, 1981）。盲肠是许多物质吸收的部位，包括钙、镁、水、电解质、维生素 K 和脂肪酸，盲肠切除术会减少碳水化合物和蛋白质的消化，并增加粪水的流失（Ambuhl et al., 1979）。啮齿类动物的盲肠解剖结构和功能特征加上其蠕动和反蠕动的活动可能使大肠的这部分更长时间地暴露于潜在有刺激性、口服给予的外源性物质。

结肠的黏膜下层和肌层较薄。通过近端结肠的浆膜表面可以看到特征性的、与纵轴倾斜的半透明皱褶的平行排列。显微镜观察，这些黏膜褶皱由黏膜和黏膜下层的内陷组成，在每个褶皱的基部，固有层中存在一个小动脉和小静脉。大鼠的结肠形状像倒 V 形，分为升段和降段。在近端结肠末端，结肠直径变窄，黏膜下层和肌层厚度增加，形成远端结肠或降结肠。远端结肠的黏膜褶皱与肠的长轴平行，通过浆膜表面看不到。肠腔中会存在松散的粪便颗粒。降结肠和直肠没有明显的区别。显微镜观察，由于 5 ~ 8 个纵向黏膜褶皱突向肠腔，远端结肠或直肠的完整横截面呈现特征性的星状或分支状外形。如果一段结肠或直肠在固定时存在粪便颗粒导致的扩张，则显微镜检查这些褶皱不太明显。

结肠和直肠的黏膜由衬覆柱状和黏液上皮细胞、无分支的直隐窝组成。隐窝底部可见有丝分裂。在升结肠中，隐窝上 1/3 的黏液细胞含有酸性和中性黏多糖，而隐窝底部的细胞主要含有唾液黏蛋白酸性黏多糖。在降结肠和直肠中，隐窝底部的黏液细胞较少。与升结肠中的黏液细胞不同，降结肠中的黏液细胞主要含硫黏蛋白酸性黏多糖。一项氧化偶氮甲烷诱导 F344 大鼠降结肠癌症的研究显示，在癌症发生前唾液黏蛋白替代硫黏蛋白作为主要的黏多糖（Shamsuddin and Trump, 1981）。

直肠和肛周皮肤之间具有 2 ~ 3 mm 的复层鳞状上皮区域。该区域的鳞状上皮下面是肛周腺，是特化（modified）的皮脂腺。这些突出的多叶腺体有一个共同的导管，比皮肤其他部位的皮脂腺大得多。

2.3 生理学

肠道的主要生理功能包括运动、分泌、消化、吸收和代谢。这些功能部分受糖皮质激素、甲状腺激素和胃肠肽激素如促胰液素、促胃液素、血管活性肠肽、肠抑胃肽和生长抑素的调节。大多数具生物活性的多肽存在于肠内分泌细胞或肠神经以及其他组织中。这些激素与肠道神经肌肉系统的整合非常复杂，超出本章的范围，读者可以参考生理学专著以了解这些物质的完整清单、部位和功能（Chhabra and Eastin, 1984）。本章的目的是简述正常的肠功能和一些要点，这些对于年轻大鼠和成年大鼠的毒性 / 致癌试验可能很重要。

肠黏膜的吸收可通过主动转运、胞饮作用或被动扩散。妊娠第 19 ~ 20 天，胚胎可以通过胞饮作用吸收大分子，免疫球蛋白的吸收主要在空肠中，其他蛋白质的吸收发生在回肠中。这个过程发生在出生后前 2 周，在细胞外消化发育完成之前。出生后第 3 周，胞饮作用开始减少（Doubek and Armbrecht, 1987）。在成年大鼠中，被动扩散过程是吸收外源性物质的最常见的途径。渗透梯度导致水通过上皮细胞顶端连接处的小水孔进入细胞，使小分子可以随水被吸收。这些孔对分子的大小以及分子上的阳离子类型具有选择性。在成年大鼠中，大分子和一些颗粒性物质的吸收通过 M 细胞，M 细胞是被覆 Peyer 结的淋巴细胞。外源性物质的吸收取决于多种因素，包括浓度和溶解度（水 / 脂质）、分子大小、黏膜上皮的完整性和绒毛的血流量。

化合物的代谢可能发生于肠上皮细胞，或者吸收的化合物会进入静脉或淋巴系统。肠道微生物群的变化及其在激活或失活外源性物质中的作用也是毒性研究中的重要考虑因素。例如，据报道，化学成分明确的液体饮食改变大鼠的小肠微生物群并增强甲氨蝶呤的毒性（Kehoe et al., 1986）。除肠道吸收机制的发育（年龄）变化外，新生大鼠和成年大鼠的肠道酶活性也存在差异。出生时，肠道中的水解活性针对牛奶成分，乳鼠的乳糖酶活性较高，但 1 月龄后下降，而消化固体饲料中碳水化合物的酶活性增加（Henning, 1984）。

吸收途径或酶活性的差异在新生大鼠或成年

大鼠通过口服途径给予外源性物质的毒理学研究中很重要。尽管外源性物质的肠道排泄通常归因于胆道机制，但是大肠通过上皮脱落和通过黏膜排泄在清除亲脂性外源性物质中很重要。

肠上皮细胞、杯状细胞、肠内分泌细胞和帕内特细胞均来自隐窝中的干细胞，这种干细胞在大鼠出生后的第 1 周增殖能力最强。大鼠出生后，黏膜上皮细胞的有丝分裂仅存在于隐窝或绒毛的基底部。新生大鼠的小肠绒毛比成年大鼠的短，并且新生大鼠细胞从隐窝迁移到绒毛顶端的时间为成年大鼠的 2 倍。3 周龄时，绒毛的长度和隐窝的深度增加，肠上皮细胞增殖的速率与成年大鼠相似。成年大鼠中，肠上皮隐窝细胞每 10 ~ 14 小时分裂 1 次，细胞从隐窝迁移到绒毛顶端的时间为 48 小时。帕内特细胞仍位于隐窝的基底部，大约每 4 周更换 1 次。该细胞产生溶菌酶，可能有调节肠道微生物群的作用。正常大鼠上皮细胞在沿着绒毛表面向顶端移动时分化。与年轻成年动物相比，老龄大鼠从隐窝到绒毛的过程中肠上皮细胞的分化延迟。老龄大鼠的回肠黏膜成分显著增加，这可能是上皮功能效率降低引起的代偿性肥大。

3 先天性异常

实验大鼠的先天性肠道异常的相关描述较少。在标准的致畸性研究中，常规连续切片组织学检查很容易遗漏肠道异常，如部分未发生、重复或狭窄。美国国家毒理学项目中心（National Toxicology Program, NTP）的致畸性研究中，18~20 日龄 F344 大鼠的胚胎中偶尔能观察到通过脐部的肠疝。在其他品系的大鼠中也描述了腹部脏器的镜像反位和膈疝。已有报道在胚胎发育第 11~20 天暴露于 X 线辐照的大鼠出现直肠输尿管瘘和肛门闭锁。

异位胰腺是偶发性病变，偶见于肠系膜附着部位附近的小肠中。黏膜下层中出现形态正常

的腺泡组织可以延伸到肌层（图 5.2）。小肠肠系膜对侧缘大体可见憩室或囊袋，相当于人的 Meckel 憩室，是由于胎儿期的卵黄囊附着处在出生后持续存在，在一些品系的大鼠中有报道。F344 大鼠小肠的憩室具有略微不同的外观（图 5.3）。该憩室发生在肠系膜附着的位置，此处的肌层存在潜在的薄弱或不连续性，导致黏膜下层可能突出到浆膜。由于憩室未发生于长期毒性试验前试验（prechronic studies）的较年轻大鼠中，所以可能在生命后期发生，不是真正的先天性病变。

表皮包涵囊肿是结肠和直肠肌层的罕见偶发性病变。囊肿被覆单层鳞状上皮，腔内充满角蛋白碎片（图 5.4）。

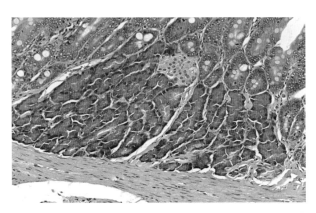

图 5.2 异位胰腺，由小肠（十二指肠）中的腺泡细胞和少量胰岛组成

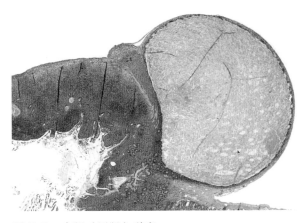

图 5.3 小肠（回肠）憩室

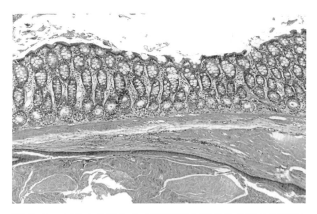

图 5.4 大肠（直肠）中充满角蛋白碎片的表皮包涵囊肿

4 退行性病变

与肾脏或心脏中发生的特征明确的退行性病变或与年龄相关的病变不同，在大鼠的小肠和大肠中通常不会观察到类似的自发性退行性病变。与年轻大鼠相比，老龄大鼠由于绒毛轴内固有层的增厚导致肠绒毛宽度的增加。然而，组织学检查肠的常规取材中，切片的特定部位及肠内容物或福尔马林使肠管扩张的程度可能妨碍评估绒毛形状的细微变化。当限制食物 3~7 天时，小肠中的绒毛大小和上皮有丝分裂指数降低。小肠或大肠黏膜中可见局灶性矿化或钙化。老龄大鼠的肠黏膜下层或固有层可能产生与慢性炎症有关的骨化生，但不常见。据报道，F344 大鼠的类骨质化生出现于回盲部，与增效醚诱导的溃疡和再生性增生有关（Maekawa et al., 1985）。类骨质化生必须与骨肉瘤中的类骨质形成或发生在其他肠道肿瘤中间质的骨化生相鉴别。萎缩的特征是黏膜腺体减少，常继发于慢性炎症，大肠更常见（图 5.5）。

5 炎症性和血管性病变

几乎小肠或大肠的任何形态改变或溃疡性和炎症性病变的组合均可自发或由处理引起。在化学物毒性／致癌试验中，对照组大鼠胃的自发性炎症性病变比在肠中更常见。在一个典型的有 50 只大鼠的对照组中，肠道标准组织学切片中不常发现 1 或 2 种以上的非肿瘤性病变。

溃疡性和炎症性病变可继发于肠道肿瘤，也可能与处理相关。肠道的任何节段都可能受到影响，但多数与处理相关的溃疡性和炎症性病变见于大肠和盲肠。多数情况下可见慢性和急性炎症的混合物，坏死、血栓形成和矿化是该过程的一部分，与其他组织中见到的炎症性病变的表现无差异。当存在溃疡时，通常化脓性或肉芽肿性炎症更为明显。糜烂这个术语用于描述肠上皮局灶性缺失，但延伸不穿过黏膜肌层（图 5.6）。上皮缺失延伸穿过黏膜肌层或更深则称为溃疡。溃疡性病变通常在黏膜下层或肌层中有明显的炎症，并且常伴有水肿（图 5.7）。黏膜上皮的增

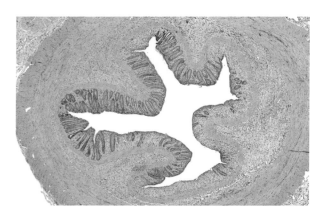

图 5.5 与慢性炎症有关的大肠上皮（直肠）萎缩

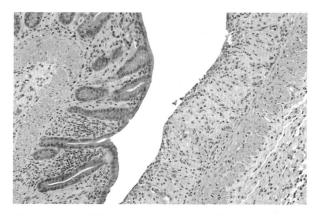

图 5.6 大肠糜烂。图 5.5 的高放大倍数图

生（再生）常位于溃疡边缘。严重的慢性溃疡可导致黏膜被增殖的纤维结缔组织层所取代，伴整个肠壁明显的炎症细胞浸润。

抗原刺激可能会导致 Peyer 结或 Peyer 结以外部位的淋巴组织增生，有时在肛周腺可见急性炎症。自发性血管病变在大鼠的肠道中并不常见，即便发生也不是肠道的特有病变。动脉炎（多动脉炎或结节性多动脉炎）在肠系膜和胰腺动脉中更常见，但也发生在小肠或大肠的浆膜或肌层。小动脉壁增厚，血管腔可能被增殖性炎症反应完全阻塞（图 5.8）。

目前在实验室条件下，用于毒性 / 致癌试验的大鼠中罕见由特定病原体感染引起的肠道炎症性病变。在大鼠中已经描述了泰泽病（梭状杆菌）的肠道病变的大体和显微镜下特征，包括回

肠扩张和肠炎，特别是回肠炎。大鼠沙门菌病（沙门菌属）的特征是盲肠和回肠的炎症和溃疡以及 Peyer 结的增大。弯曲杆菌样微生物与大鼠和其他种属的大肠黏膜重度炎症和增殖性病变有关。读者可以参考实验动物教科书以了解更多的细节。当给予动物抗生素、免疫抑制剂或改变正常肠道菌群的其他药物处理时，会造成潜在的病原微生物大量增殖，引起黏膜的明显损伤。

在常规组织学切片中，大肠、盲肠和小肠（较少）的肠腔可见许多肠道寄生虫。大鼠中可能存在原生动物（鞭毛虫、纤毛虫等），但与大鼠的显微镜下病变或临床症状无关。蛲虫、线虫（大鼠蛲虫或四翼无刺线虫）可能存在于结肠、盲肠和直肠中，但在大多数毒性 / 致癌试验中并不常见。肠腔中可见单个或多个这些线虫的斜切面或横截面，但肠腔中没有特异性炎症反应（图 5.9）。读者可以参考寄生虫学或实验动物教科书，以获得大鼠肠道中这些和其他常见寄生虫的形态和生命周期的额外信息。

6 增生性和肿瘤性病变

6.1 增生

由饮食、激素变化或化学品暴露引起大鼠黏膜上皮的增生或肥大已有报道（图 5.10）。肠黏膜的上皮增生通常继发于溃疡或毒性，溃疡边缘

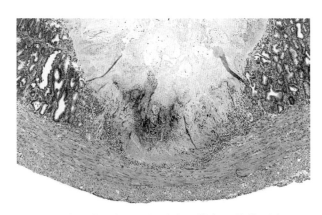

图 5.7 十二指肠的局灶性溃疡延伸穿过黏膜肌层

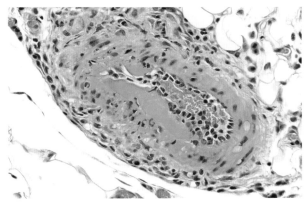

图 5.8 肠系膜动脉的动脉炎

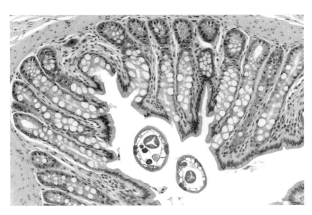

图 5.9 大肠线虫的组织学外观

可见嗜碱性隐窝细胞的增生（再生性）。在由长期处理引起的大肠溃疡性病变中可能会见到明显的再生性增生，腺体向下生长进入黏膜下层（图5.11）。腺体衬覆增生的嗜碱性上皮细胞伴杯状细胞分化，没有细胞异型性。黏膜和黏膜下层通常存在明显的炎症反应。大肠杯状细胞增生可视为是与处理相关的效应。隐窝和腺体衬覆更多分化良好的杯状细胞，管腔表面的黏液明显增加（图 5.12）。平滑肌的增生 / 肥大则在具有肠炎症或狭窄的大鼠中可观察到。

6.2　肿瘤性病变

大鼠自发性肠道肿瘤不常见，但可能发生上皮和间叶细胞来源的良性和恶性肿瘤。要强调的是，几乎所有的原发性肠道肿瘤都是在剖检或修块时观察到的，如果不彻底检查整个肠道，可能会遗漏相关的病变。

6.2.1　上皮性肿瘤

氧化偶氮甲烷及其母体化合物二甲基肼、N- 亚硝基化合物和 3,2- 二甲基 -4- 氨基联苯可诱导建立大鼠肠上皮肿瘤模型。暴露这些强效致癌物不到 1 年就会诱发高发生率的肠道肿瘤（Goldin and Gorbach, 1980; Lijinsky, 1988; Martin et al., 1986; Reddy and Ohmori, 1981）。有些实验程序会增强细胞增殖（即手术、结肠炎），增加大鼠对这些化学物质的致癌反应（Hagihara, 1982）。饮食的改变包括增加饲料中的氢氧化镁或麸皮含量、减少脂肪摄入，以及含有不同的微生物群可以降低大鼠对某些化学物质致癌反应的程度。

在 NTP 开展的 2 年致癌试验中，上皮来源的良性和恶性肠道肿瘤都归因于化学物质暴露。尽管在 F344 大鼠中未观察到处理作用对平滑肌肿瘤发生率的影响，但已观察到由处理引起的上皮肿瘤在部位、形态学和性别上的差异（表5.1）。与自发性肿瘤一样，通常在雄性 F344 大

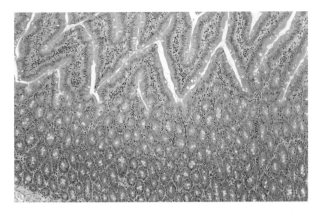

图 5.10　小肠黏膜（十二指肠）的增生 / 肥大（重铬酸钠二水合物）

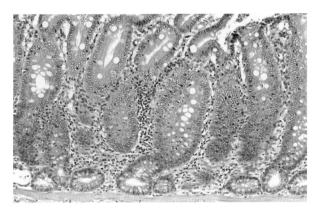

图 5.11　继发于肠黏膜（盲肠）慢性溃疡的再生性增生

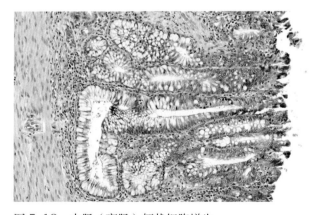

图 5.12　大肠（盲肠）杯状细胞增生

鼠中处理相关的肠道肿瘤发生率比雌性高。与对照组结果相反，大肠中处理相关的肿瘤比小肠更常见。虽然某些化学物质仅引起大肠肿瘤的增加，但在小肠中产生肿瘤的化学物质也与大肠肿瘤的增加有关。

表 5.1　NTP 研究中 F344 大鼠小肠和大肠中与化学物质作用相关的腺瘤 / 癌

化学物质	雄性		雌性	
	小肠	大肠	小肠	大肠
环氧丙醇	+	+	0	0
石棉	0	+	0	0
三溴甲烷	0	+++	0	++
溴二氯乙烷	0	+++++	0	++++
二甲基肼	0	+++++	+	+++++
3,3- 二甲氧基联苯胺	++	+++	+	+++
3,3- 二甲基联苯胺	+++	++++	++	++
2,3- 二溴 -1- 丙醇	++++	+++++	++	+++++

注：发生肿瘤的大鼠的百分比为 0 代表无；+ 代表 < 5%；++ 代表 5%~10%；+++ 代表 11%~20%；++++ 代表 21%~30%；+++++ 代表 > 30%。

　　几乎所有肠腺瘤或腺癌可在剖检时观察到。需要仔细检查来发现直径为 1~2 mm 的小结节，这些结节仅见于黏膜表面。较大肿瘤的直径可能超过 1 cm，由于局灶性肠外径增加，这些肿瘤容易识别。与邻近的肠相比，肿瘤处浆膜表面略微呈红色或紫色。较大的肿瘤可以延伸到肠腔中，呈孤立的或多个结节或息肉状肿块并通过蒂附着于黏膜。当打开肠时，肿块可以是棕褐色至暗红色的，并且表面具有苍白的坏死区域或黏液。侵袭黏膜下层或肌层的无柄或斑块状肿瘤会引起肠壁增厚和黏膜表面不规则粗糙，特别是小肠的这些内生性恶性肿瘤大体检查表现为浆膜表面的憩室或不规则隆起。

　　大肠的上皮肿瘤包括腺瘤和腺癌。非典型性增生是黏膜最早的增生性改变。上皮的特征是不同程度的核异型性和具有嗜碱性胞质与细胞核的假复层（图 5.13），通常杯状细胞分化减少或消失。在受影响的上皮细胞区域中细胞增殖可能增加，并且在这些区域中可能发现有丝分裂象。偶尔会发现 1~2 个隐窝的局灶性区域有塌陷的腔，以再生性增生为特征，没有炎症，并被正常的黏膜包围。隐窝基部边界的轮廓可能扭曲。然而，相邻黏膜的结构和隐窝的排列不会因压迫而明显变形。区分非典型性增生和再生性增生的最

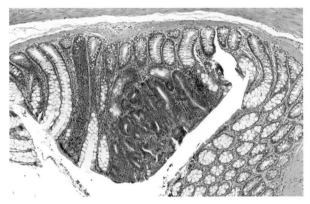

图 5.13　肠黏膜（结肠）的非典型性增生，伴上皮细胞深染

可靠的鉴别特征是核异型性和假复层（Kozuka, 1975; Whiteley et al., 1996）。偶尔使用但不是最佳的同义词是微腺瘤、原位癌和上皮内癌。异型增生这个名词是常用于人类结肠中的类似病变（Bosman et al., 2010）。在实验性肠致癌作用的条件下，非典型性增生被认为是可能发展成腺瘤或腺癌的癌前病变。

　　在显微镜下，腺瘤可以呈息肉突入肠腔中或者在黏膜中发展为内生性或斑块状病变。腺瘤由不规则的腺体组成，腺体被覆类似于异型增生性病变的上皮，腔内充满炎症细胞、黏液和细胞碎片（图 5.14 和 5.15）。炎症组分可能非常明显，尤其是发生溃疡后。这些带有不同程度的炎症反

应或溃疡的息肉状腺瘤必须与炎性息肉相鉴别，炎性息肉的发生是由于溃疡后的黏膜再生和修复反应。当肿瘤没有转移或明显侵袭肠壁时，很难区别腺瘤和腺癌（Hermanek and Giedl, 1984）。肿瘤腺体对蒂部间质的侵袭是进展为恶性肿瘤的指征，但必须与固有层中腺体的斜切面相区分。通常，在息肉状腺瘤蒂的基部附近，腺体可能被固有层的疏松间质所包围，且伴炎症细胞浸润。这些腺体由与腺瘤其他部分相同的细胞所组成。这些腺体的位置可能因物理扭曲，以及通过蠕动将结肠固有层提拉到腺瘤中，而不是肿瘤真正的侵袭。这些腺体的细胞外观不同于腺癌中间变性、侵袭性细胞（形成多形性腺体结构）（图 5.16）。在恶性肿瘤中，侵袭性腺体通常与明显的硬癌反应和炎症有关（图 5.17）。腺癌中的大

多数肿瘤细胞深染，呈柱状至立方形，外形与异型增生和腺瘤相似，但有些细胞可能分化为杯状细胞或帕内特细胞。一些腺瘤和腺癌似乎出现在 Peyer 结上并且可能是 M 细胞的来源，但其他腺瘤和腺癌与这些淋巴组织聚集无关。

小肠的一些上皮肿瘤是息肉状腺瘤，形态学类似于大肠息肉状腺瘤。然而，大多数是斑块状病变、恶性并经常侵袭肌层并延伸至浆膜（图 5.18 和 5.19）。侵袭性腺体的硬癌反应通常很明显（图 5.20）。与正常结构相比，绒毛或乳头状结构被覆深染、异型增生的上皮细胞（图 5.21）。通常，小肠腺癌含有分化的帕内特细胞和杯状细胞。黏液成分可能存在于大肠或小肠的腺癌中，但在小肠中更常见（图 5.22）。小肠腺癌中偶尔会出现间质的类骨质化生。据报道，类

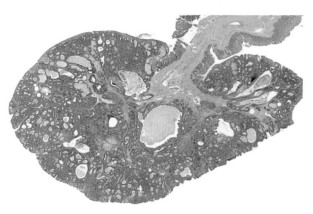

图 5.14　腺瘤突入结肠腔内

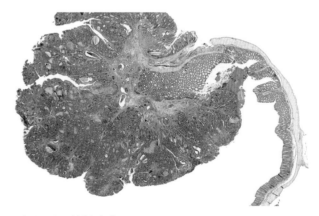

图 5.16　结肠腺癌

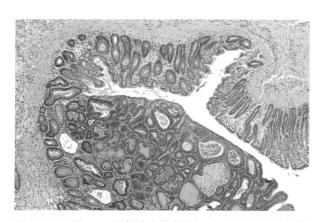

图 5.15　图 5.14 的高放大倍数图。大小不规则的腺体衬覆异型增生上皮

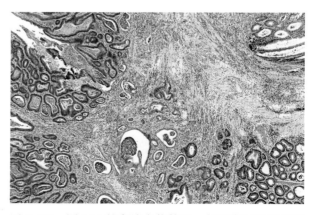

图 5.17　图 5.16 的高放大倍数图。与硬癌反应和炎症有关的侵袭性腺体

骨质化生亦发生在 F344 大鼠移植的小肠腺癌中。

虽然局部侵袭是肠腺癌的特征，但通常不会观察到转移性病变。肠腺癌可以向邻近的腹膜组织蔓延，有时可见转移至肠系膜淋巴结和肺。转移性病变更常见于起源于小肠的腺癌。腺癌转移灶可能含有黏液、印戒细胞或形成不良的腺体结构，硬癌反应通常明显。

6.2.2　间叶细胞肿瘤

除平滑肌来源的间叶细胞肿瘤外，大鼠肠道原发性间叶细胞肿瘤罕见。大多数间叶细胞肿瘤是恶性的，并且小肠比大肠更常发生。这可能是由于小肠比大肠更长（每个处于风险中的平滑肌间叶组织的量更多）。在 NTP 所支持的研究中，未观察到处理相关的间叶组织来源的原发性肠道

肿瘤的发病率增加。

小肠和大肠均可发生平滑肌瘤和平滑肌肉瘤。平滑肌肿瘤通常在剖检时可观察到，呈灰白色至粉红色、坚硬、界限明确的病灶，在小肠中

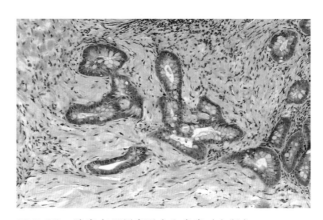

图 5.20　腺癌表现硬癌反应和炎症（空肠）

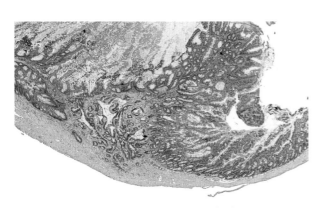

图 5.18　小肠（空肠）腺癌表现肌层侵袭

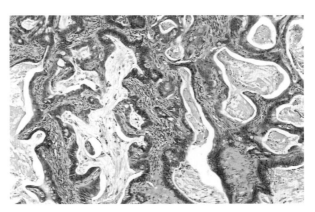

图 5.21　小肠（空肠）腺癌表现绒毛状结构和异型增生的上皮细胞

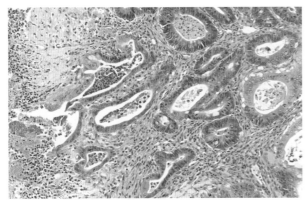

图 5.19　小肠（十二指肠）腺癌，腺体结构形成不良

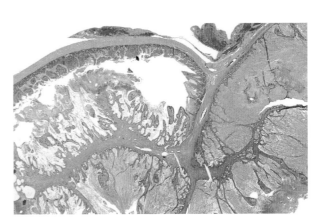

图 5.22　小肠（十二指肠）腺癌伴黏液成分

更常见。通常是肠腔外肿块，但可能压迫或扭曲肠腔。显微镜检查，肿瘤细胞与肿瘤边缘的正常平滑肌混合。良性和恶性肿瘤的区别通常基于黏膜的局部侵袭、核多形性和增加的有丝分裂活动（图 5.23~5.25）。良性和恶性肿瘤中均可见到形似于正常平滑肌细胞交错排列形成带状的现象。在一些肿瘤中可见散布于肿瘤细胞间的嗜酸性粒细胞。在一些平滑肌肉瘤中可以看到多核巨细胞。平滑肌瘤和平滑肌肉瘤的三色染色肌肉为阳性，免疫组织化学染色肌动蛋白呈阳性。

施万细胞瘤在肠道中并不常见，但可以在任何节段发生。它们通常是大的肿瘤，可能涉及腹腔的多个器官。一些肿瘤可能出现在肠系膜内，直接蔓延到邻近的肠道。这些肿瘤可能来自肠系膜和肠道的神经，具有多种生长方式。良性和恶性施万细胞瘤的区别尚不清楚。在 F344 大鼠中，多数或所有这些肿瘤都具有高度侵袭性，破坏或取代正常组织，看起来是恶性的。施万细胞瘤具有平行的梭形细胞层，胞质边界不明显和核呈栅栏样（Antoni A 型组织）（图 5.26）。通常，多边形上皮样细胞片形成 Antoni B 型组织，含有不规则形状的囊性区域并衬覆多形性的肿瘤细胞。除形态学特征外，一些肿瘤细胞 S100 蛋白免疫染色阳性也证明大鼠中这些囊性间叶细胞肿瘤的施万细胞来源。肠道施万细胞瘤的形态与皮下组织或脊髓施万细胞瘤的形态没有差异。

脂肪瘤和脂肪肉瘤罕见，但可以在大鼠的小肠和大肠中发生，似乎发生于黏膜下层。脂肪瘤是良性膨胀性肿块，是由形态良好的脂肪细胞和分散的纤维性间质或平滑肌束所构成的不规则形

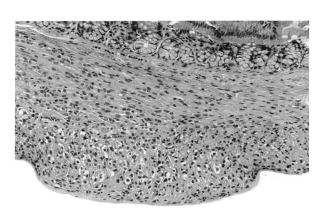

图 5.23　大肠（结肠）平滑肌瘤

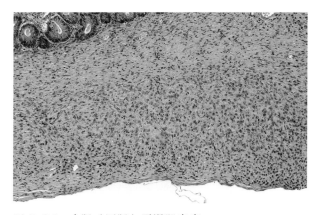

图 5.24　小肠（回肠）平滑肌肉瘤

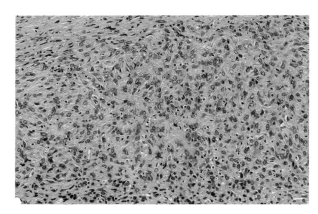

图 5.25　图 5.24 的高放大倍数图。显示明显的核多形性和有丝分裂活动

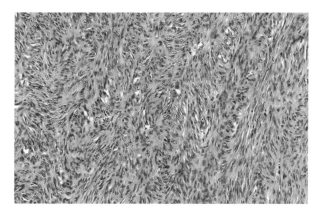

图 5.26　小肠（空肠）的恶性施万细胞瘤，呈栅栏样（Antoni A 型）

状小叶（图 5.27）。脂肪肉瘤可能含有分化良好的脂肪细胞区域，但也含有空泡化胞质的梭形至星形细胞。

淋巴细胞起源的肿瘤（淋巴瘤）在大鼠中罕见，但在极少数情况下，淋巴瘤可能起源于Peyer 结。它们具有局部侵袭性，由分化良好的圆形淋巴细胞／浆细胞组成。

大鼠中很少见原发于肠道的骨肉瘤。通过形成类骨质可以将骨肉瘤与未分化肉瘤相区分（图5.28）。这种肿瘤的形态学特征与其他部位发生的骨肉瘤相似。大鼠肠道骨瘤未见报道。

肠道中罕见纤维瘤和纤维肉瘤。诊断这些梭形细胞肿瘤的依据是肿瘤细胞产生胶原蛋白。这些肿瘤必须与平滑肌肿瘤相区别，平滑肌肿瘤也含有一些胶原基质。低分化的纤维肉瘤有时被诊断为未分化肉瘤。肉瘤或未分化肉瘤等术语可用于诊断极低分化的间叶细胞肿瘤，因不能确定其

细胞来源。这些侵袭性肿瘤由多形性或低分化的梭形细胞组成。

F344 大鼠肠道可发生单核细胞白血病（mononuclear cell leukemia, MCL），尤其当白血病细胞存在于许多组织血管或实质时，即该多系统肿瘤的晚期。肠道切片中有时可见转移性或局部侵袭性间皮瘤。虽然 MCL 和间皮瘤都不是原发性肠道肿瘤，但可以在常规取材的肠道切片中见到。

7　其他病变

在大鼠以及其他实验动物中，死后肠道的变性和与剖检相关的人工假象可能比其他任何器官都更常见。死后几分钟肠道黏膜表面延迟暴露于福尔马林所致的变化可通过光学显微镜观察到。特别是在小肠中，绒毛顶端附近的上皮细胞迅速丢失，组织切片中常见固有层和上皮之间的透明空间或裂缝。死后轻微的肠变化不会影响显微镜评价大多数肿瘤或与长期毒性相关的病变。但是，轻微的与处理相关的变化（例如抑制细胞生长的药物可以观察到的改变）可能需要比常规毒性试验要求更加仔细或详细的固定、取材和分析方法（例如，放射性标记或形态测定技术）。

剖检期间或固定后，需要小心将肠道与肠系膜分开。从没有打开的肠道的每个部分取一个横截面，将剩余的肠道打开并检查其异常情况。剖检时，不要用力去除肠内容物，必要时可以用生理盐水轻轻冲洗。空肠和回肠或远端结肠和直肠不容易在显微镜下区分。例如，组织学上结肠与直肠的区别仅为肌层较薄和肠腔较大。为了保证每个要求部位的常规检查的一致性，必须进行准确的取材。

腹膜内注射水合氯醛和泰泽病会引起回肠明显增大。据报道，一些品系的无菌大鼠盲肠扩张。当饲喂含有不易消化的淀粉和糖醇饲料时，大鼠也会出现盲肠明显扩张。显微镜下可观察到

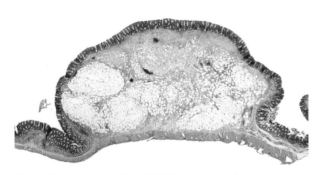

图 5.27　大肠（结肠）脂肪瘤

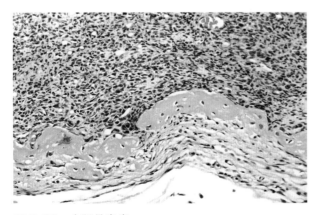

图 5.28　小肠骨肉瘤

盲肠黏膜的增生和肥大。与其他动物一样，大鼠中偶尔可见肠套叠和直肠脱垂。这些病变通常与肠道肿瘤或任何其他与肠道刺激有关的疾病有关。

8　毒理学病变

许多从几天到几周不等的长期毒性试验前试验已经在不同品系的大鼠中测试了药物，这些药物可引起多种肠道病变。停止给药后，较轻微的变化是可逆性的（Glinsukon et al., 1986）。肠黏膜的损伤经常导致绒毛萎缩和隐窝细胞增生。如果损伤是轻度或浅表的，绒毛萎缩和隐窝增生可消失；然而，如果固有层受损，萎缩可能是永久性的。溃疡通常伴有炎症反应。

当隐窝上皮的增殖活性降低或隐窝细胞增殖不足以补偿黏膜细胞受损后的细胞丢失时，会导致绒毛萎缩（图 5.29）。食物摄入减少、肠外营养、垂体切除术、甲状腺切除术或旁路手术后肠段可见细胞增殖减少（Bastie et al., 1985; Williamson, 1978a）。由于肾上腺素能因子对控制小肠上皮细胞分裂很重要，因此改变 α 或 β 肾上腺素能受体活性的药物可能影响肠上皮细胞的增殖能力。垂体切除术后大鼠的小肠黏膜的形态学详细研究表明，小肠绒毛的高度降低，与隐窝上皮有丝分裂减少有关（Bastie et al., 1982, 1985）。垂体切除术后，空肠和回肠中杯状细胞的数量减少，帕内特细胞的数量增加。垂体切除术后约 1 周，刷状缘（微绒毛）的碱性磷酸酶、氨肽酶、麦芽糖酶和乳糖酶的活性也显著降低。很多种具有类放射特性的抗肿瘤药和抗病毒药会干扰隐窝中的细胞分裂，从而减少产生的上皮细胞数量。在组织学上，这些药物的作用特征是使绒毛变钝、缩短和完全萎缩。此外，隐窝中的有丝分裂活动降低，并且隐窝扩张衬覆扁平细胞。被覆的上皮失去正常的规则排列，细胞具有不规则染色质模式的多形性细胞核。如果细胞损伤严

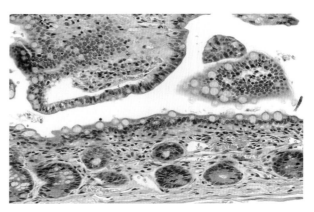

图 5.29　药物诱导的回肠绒毛萎缩

重，则肠壁会发生溃疡、出血、炎症和继发感染。另一个例子是给予实验性抗菌剂 ICI 17363 处理后大鼠出现的绒毛萎缩，这被认为是由 ICI 17363 既可干扰细胞分裂又可直接作用于表面上皮细胞所引起的。ICI 17363 的作用特征是伴有隐窝扩张的绒毛萎缩和非典型隐窝上皮，提示它对有丝分裂活动有影响（Murgatroyd, 1980）。

许多化合物包括半胱胺、甲苯二胺和嘧吡唑可实验性引起大鼠十二指肠溃疡。实验性诱导的大鼠十二指肠溃疡和愈合的发病机制已在大鼠模型中进行了研究（Poulsen et al., 1985），促成因素包括胃液分泌增加和运动性降低。半胱胺诱导的溃疡可观察到 Brunner 腺腺泡的扩张。十二指肠浅的溃疡和糜烂可以通过隐窝上皮再生而迅速愈合。较深的溃疡，肌肉层收缩将黏膜的边缘拉至并列，从而由溃疡的边缘修复上皮。穿透性溃疡，肌层不能使上皮的边缘紧密并列，导致愈合缓慢。如果再生上皮细胞区域下不存在 Brunner 腺，表面细胞经常会脱落。丙腈和结构类似物如 1- 甲基 -4- 苯基 -1,2,3,6- 四氢吡啶（1-methyl-4-phenyl-1,2,3,6- tetrahydropyridine, MPTP）能够在大鼠和小鼠中产生十二指肠溃疡（Szabo and Cho, 1988）。这些化合物产生溃疡的能力不同，但它们都能够在啮齿类动物的十二指肠中产生火山口形成、肉芽组织和周围黏膜的反应性变化的慢性溃疡。虽然这些不同的药物以不同的方式影

响胃酸分泌，但结构 – 活性关系表明它们造成十二指肠运动障碍，减少碳酸氢盐产生，并减少碳酸氢盐从远端向近端十二指肠的递送。这些因素减少十二指肠第一部分对胃酸的中和，有助于溃疡的发生（Szabo and Cho, 1988）。药物和缺镁的饲料会导致空肠或回肠绒毛缩短及增加单核细胞炎症，同时绒毛增大且形状不规则。当大鼠被饲喂凝集素含量高的饲料时会造成十二指肠和空肠上皮细胞微绒毛的破坏，伴固有层炎症反应。同时被破坏的微绒毛表面上细菌增加（King et al., 1980）。除胃溃疡外，包括吲哚美辛在内的非甾体抗炎药（nonsteroidal anti-inflammatory drug, NSAID）也会造成小肠溃疡（Haworth et al., 2005; Parfitt and Driman, 2007）。环氧合酶抑制剂如双氯芬酸也显示出造成远端小肠产生穿透性溃疡的倾向（图 5.30）。

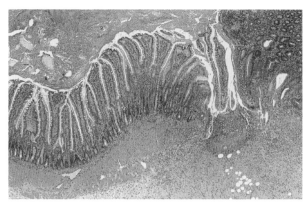

图 5.30　给予 NSAID 诱导的回肠穿透性溃疡

将食品添加剂姜黄油树脂混入饲料可导致盲肠溃疡、慢性炎症和显著的上皮增生，结肠也有上述病变，但程度较轻。上皮增生的特征是表面黏膜厚度增加和盲肠上皮向下生长在已增厚的纤维化黏膜下层内形成腺体。尽管这些腺体似乎是侵袭性的，但是细胞分化正常并且不存在细胞异型性（图 5.31）。

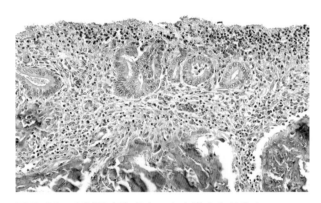

图 5.31　盲肠溃疡伴炎症、上皮增生和骨化生

与药物安全性评价病理学相关的化学诱导性结肠炎的另一个例子是由降解的卡拉胶或合成硫酸化葡聚糖诱导的结肠炎（Oohashi et al., 1981）。卡拉胶是一组异质的硫酸多糖，主要由来自红海藻种属的长链 D- 半乳糖亚基（D- 半乳聚糖）组成，其广泛用作食品乳化剂、稳定剂、增稠剂和胶凝剂。暴露于降解的卡拉胶 2 个月或更长时间的大鼠会发生溃疡，伴柱状细胞再生和鳞状细胞化生。这些病变能够持续存在并分别发展成腺癌和鳞状细胞癌。

与之相似，给予大鼠含 5% 的葡聚糖硫酸钠、分子量为 54kDa 的葡萄糖硫酸化聚合物（α-D- 葡萄糖）和非常高分子量的 D- 葡聚糖（支链淀粉硫酸盐）的膳食混合物后，诱导了结肠

炎（Hirono et al., 1981; Ishioka et al., 1987）。虽然这种形式的诱发性结肠炎的组织学特征在不同研究、种属和品系间有所不同，但啮齿类动物的结肠炎通常以黏膜溃疡为特征，主要发生在盲肠，但也可发生在回肠末端、结肠末端和直肠中。在大鼠的盲肠中，溃疡是线性的，但通常环绕肠壁一周，随后形成瘢痕和狭窄。直肠和肛门边缘的溃疡性病变常伴有鳞状化生。这种结肠炎发生的确切机制尚不清楚。有人认为由这些药物产生的结肠疾病可能与肠道微生物群的诱导变化或大肠中已存在的抗原性或炎性物质引起的肠通透性增加有关（Delahunty et al., 1987; Tobacman, 2001）。长期给予大鼠高剂量的这些药物导致结肠直肠癌的发生。与给予这些非遗传毒性药物相关的唯一明显的病理性结肠变化是慢性炎症和增殖活性增加。

在长期毒性试验前试验中，给予染料和其他

化学物质的 F344 大鼠的盲肠和结肠会发生血管炎、黏膜下层纤维化和炎症（图 5.32）。结肠黏膜下层的静脉内皮表面出现增生性炎症性病变，延伸到外膜。2 年后可见静脉血栓形成、静脉周围重度炎症和纤维化。据报道，静脉输注多巴胺能血管扩张药可引起大鼠小肠和大肠浆膜下动脉的中膜坏死。大鼠经口给予 4 型磷酸二酯酶（phosphodiesterase type-4, PDE4）抑制剂可在肠道和肠系膜中产生炎症反应和组织损伤（为系统性坏死性血管炎的一部分）（图 5.33）（Dietsch et al., 2006）。经口途径长期给予一些染料后，小肠和大肠固有层中可见外源性色素的蓄积。色素既可以位于细胞外，也可以位于巨噬细胞内（图 5.34）。

通过对脂质代谢的影响或是引起一般细胞毒性，给予药物可能产生过多的脂质蓄积。在一种葡萄糖转运抑制剂的毒性研究中，大鼠小肠绒毛的固有层中发生脂质蓄积（Visscher et al., 1980）。给予大鼠该药物后，在十二指肠绒毛顶端上方的上皮细胞中会产生进行性脂滴蓄积。脂滴随时间逐渐增多，在固有层中蓄积形成大脂滴。较大的脂滴被固有层中的巨噬细胞吞噬，但没有上皮损伤或坏死的证据。给予大鼠微粒体甘油三酯转运蛋白（microsomal triglyceride transfer protein, MTP）抑制剂时，在肠上皮细胞中也曾观察到脂滴（Miyazaki et al., 2007）。MTP 抑制剂是强降血脂药，通过抑制肠和肝脏分泌 ApoB 蛋白和乳糜微粒而起作用。因此，这些药物引起脂肪肝和小肠脂质蓄积（图 5.35）。

小肠黏膜也是全身性药物诱导的溶酶体内

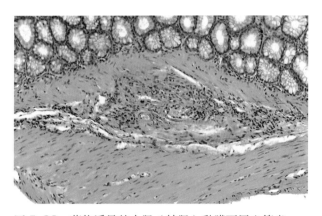

图 5.32　药物诱导的大肠（结肠）黏膜下层血管炎

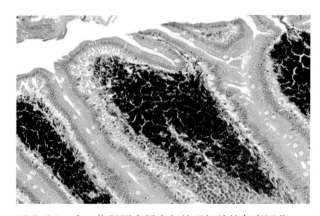

图 5.34　十二指肠固有层中与处理相关的色素沉着

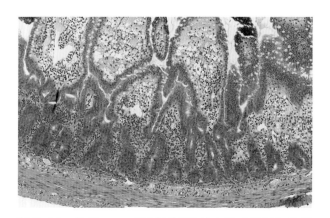

图 5.33　给予 PDE4 抑制剂诱导的小肠（回肠）黏膜和肌层的炎症

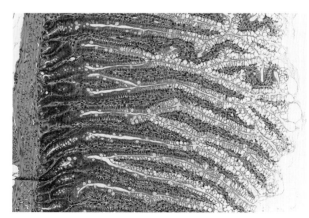

图 5.35　给予 MTP 抑制剂诱导的小肠（回肠）上皮的脂质蓄积（脂肪变性）

极性脂质蓄积（磷脂质沉积）的部位之一（图 5.36）。这种形式的脂质沉积症是由两亲性阳离子药物产生的，是药物与极性脂质相互作用的结果，使得它们难以消化。磷脂质沉积的特征是膜结合的酸性磷酸酶阳性胞质包涵物，超微结构研究显示为溶酶体内的板层样晶体结构（髓鞘样小体）。停止给予药物，该病变是可逆性的。临床上用于治疗心绞痛的碘化两亲性药胺碘酮也会引起磷脂质沉积。经口给予大鼠高剂量的胺碘酮后，多层溶酶体包涵体首先积聚在空肠黏膜和肠系膜淋巴结中，然后广泛分布于其他器官如肺中。小肠病变的特征是空肠绒毛固有层内可见泡沫样巨噬细胞，其具有苍白的细微空泡化的胞质和凝缩的偏于一侧的细胞核。与 Sprague-Dawley 大鼠和 Wistar 大鼠相比，F344 大鼠对这些变化非常敏感，Sprague-Dawley 大鼠和 Wistar 大鼠在类似条件下对胺碘酮诱导的磷脂质沉积更有抗拒性（Mazue et al., 1984）。

多种因素能刺激小肠上皮细胞增殖，包括部分肠切除术，增加喂饲，刺激自主神经和给予神经递质、甲状腺激素、生长激素、皮质类固醇、睾酮、促胃液素、胰高血糖素、胰高血糖素样肽 2 和表皮生长因子（Botsios and Vasiliadis, 2003; Dowling, 2003; Williamson, 1978a）。已发现大鼠的下丘脑损伤、甲状腺功能亢进和胃管喂饲（tube feeding）可以造成肠道细胞增生（Forrester,

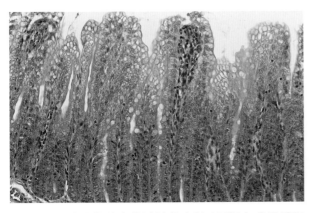

图 5.36　给予抗肿瘤药诱导的小肠（回肠）磷脂质沉积，特征是上皮泡沫样外观

1972; Mayhew and Carson, 1989）。细胞生成增加的大多数原因也会引起绒毛高度增加和黏膜增生。肠黏膜的肥大和增生可被视为肠吸收能力增加的生理性过程。例如，在啮齿类动物以及其他种属中进行的大量研究表明，哺乳期间小肠质量增加高达 200%，并且在近端 2/3 处最显著（Hammond, 1997）。对手术切除的肠道代偿性反应一直是小肠细胞更新、最详细研究的重点。大鼠的肠部分切除伴随着绒毛高度和隐窝长度的增加（Hanson and Osborne, 1971; Hanson et al., 1977）。虽然肠腔中物质的肠吸收增加发生在每单位长度肠的肥大节段中，但是切除后二糖和二肽酶的活性正常甚至降低，表明残留于黏膜中的细胞相对不成熟。因此，功能适应主要通过更多的细胞数量来实现，但单个细胞的吸收能力没有增加（Williamson, 1978b）。功能亢进状态也可见特定杯状细胞群的数量增加。大鼠空肠回肠旁路手术后，在十二指肠、空肠和回肠功能亢进节段的绒毛和隐窝中出现更多数量的 PAS 阳性杯状细胞（Olubuyide et al., 1984）。给予啮齿类动物抗生素也会引起盲肠增大或扩张而没有明显的组织病理学变化，可能是因为盲肠微生物群的变化。有人认为，盲肠增大与细菌尿素酶的抑制引起的尿素积聚有关（Juhr and Ladeburg, 1986）。然而，给予抗生素处理的大鼠肠组织化学研究显示，回肠中琥珀酸脱氢酶、酯酶、碱性磷酸酶和酸性磷酸酶的活性降低（Van Leeuwen et al., 1986）。

与小肠一样，给予大鼠表皮生长因子可诱导结肠黏膜增生，其组织学特征包括隐窝细胞增生和有丝分裂活动增加、杯状细胞数量减少、隐窝深度增加和略微增加的中性粒细胞浸润（Breider et al., 1996; Reindel et al., 1996）。据报道，给予大鼠 D & C 黄色染料第 11 号可引起小肠上皮增生，以及程度较轻的结肠上皮增生（图 5.37）（NTP, 1997）。

据报道，给予高纤维素植物饲料的大鼠比喂

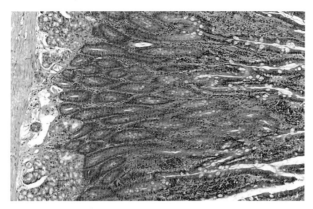

图 5.37 小肠黏膜（十二指肠）的肥大和增生。D & C 黄色染料第 11 号

食动物蛋白饲料的大鼠有更多的 Brunner 腺和更宽的绒毛。已经显示许多营养因子，特别是膳食纤维可影响小肠黏膜的增殖特征。对给予不同形式膳食纤维的大鼠进行仔细的研究显示，纤维的数量和精确性质可以改变小肠的增殖特性。这些不同的效应可能是溶解度、凝胶形成、持水能力、对传输时间和离子交换活性的影响，或不同纤维对胆汁酸吸附的差异的结果。给予大鼠催乳素抑制剂麦角环肽的研究表明，回肠隐窝中黏液细胞的总数增加，这可能是由于硫酸化黏液物质的合成增加（Gona，1981）。另据报道，给予大鼠人胰岛素样生长因子 I（insulin-like growth factor I，IGF-I）可引起小肠黏膜增生（Hopfner et al.，2002）。

影响交感神经系统活性的药物可改变小肠和大肠中的上皮细胞增殖。尽管给予大鼠肾上腺素、异丙肾上腺素和去氧肾上腺素可引起空肠和结肠的隐窝细胞有丝分裂活动减少，但是给予普萘洛尔和哌唑嗪并同时注射普萘洛尔和肾上腺素会导致隐窝细胞增殖的速率增加（Kennedy et al.，1983；Tutton and Helme，1974）。这些结果表明，刺激 α_2 肾上腺素能受体活性的药物及 α_1 和 β 肾上腺素能受体拮抗剂可增加啮齿类动物肠黏膜的增殖活性。磷酸二酯酶抑制使细胞内 cAMP 的含量增加，也可以引起小肠黏膜增厚（Westwood et al.，1991）。

参考文献

Ambuhl, S., Williams, V.J., Senior, W., 1979. Effects of cecectomy in the young adult female rat on digestibility of food offered ad libitum and in restricted amounts. Aust. J. Biol. Sci. 32, 205-213.

Bastie, M.J., Balas, D., Laval, J., Senegas-Balas, F., Bertrand, C., Frexinos, J., et al., 1982. Histological variations of jejunal and ileal mucosa on days 8 and 15 after hypophysectomy in the rat: morphometrical analysis on light and electron microscopy. Acta Anat. 112, 321-337.

Bastie, M.J., Balas, D., Laval, J., Bertrand, J., Ribet, A., 1985. Comparative study of histological and kinetic variations of the digestive mucosa and pancreatic parenchyma after hypophysectomy in the rat: light and electron microscopic study. Acta Anat. 124, 133-144.

Bosman, F.T., Carneiro, F., Hruban, R.H., Theise, N.D., 2010. WHO Classification of Tumours of the Digestive System. fourth ed. IARC, Lyon.

Botsios, D.S., Vasiliadis, K.D., 2003. Factors enhancing intestinal adaptation after bowel compensation. Dig. Dis. 21, 228-236.

Breider, M.A., Bleavins, M.R., ReindeL, J.F., Gough, A.W., de la Iglesia, F.A., 1996. Cellular hyperplasia in rats following continuous intravenous infusion of recombinant human epidermal growth factor. Vet. Pathol. 33, 184-194.

Chhabra, R.S., Eastin, W.C., 1984. Intestinal absorption and metabolism of xenobiotics in laboratory animals. In: Schiller, C.M. (Ed.), Intestinal Toxicology. Raven Press, New York, NY, pp. 145-160.

Crouse, D.A., Perry, G.A., Murphy, B.O., Sharp, J.G., 1989. Characteristics of submucosal lymphoid tissue located in the proximal colon of the F344 rat. J. Anat. 162, 53-65.

Delahunty, T., Recher, L., Hollander, D., 1987. Intestinal permeability changes in rodents: a possible mechanism for degraded carrageenaninduced colitis. Food Chem. Toxicol. 25, 113-118.

Dietsch, G.N., DiPalma, C.R., Eyre, R.J., Pham, T.Q., Poole, K.M., Pefaur, N.B., et al., 2006. Characterization of the inflammatory response to a highly selective PDE4 inhibitor in the rat and the identification of biomarkers that correlate with toxicity. Toxicol. Pathol. 34, 39-51.

Doubek, W.G., Armbrecht, H.J., 1987. Changes in intestinal glucose transport over the lifespan of the rat. Mech. Ageing Dev. 39, 91-102.

Dowling, R.H., 2003. Glucagon-like peptide-2 and intestinal adaptation: an historical and clinical perspective. J. Nutr. 133, 3703-3707.

Forrester, J.M., 1972. The number of villi in rat's jejunum and ileum: effect of normal growth, partial enterectomy and tube feeding. J. Anat. 111, 283-291.

Glinsukon, T., Somjaree, R., Piyachaturawat, P., Thebtaranonth, Y., 1986. Acute toxicity of nimbolide and nimbic acid in mice, rats, and hamsters. Toxicol. Lett. 30, 159-166.

Goldin, B.R., Gorbach, S.L., 1980. Effect of Lactobacillus acidophilus dietary supplements on 1,2-dimethylhydrazine dihydrochlorideinduced intestinal cancer in rats. J. Natl. Cancer Inst. 64, 263-265.

Gona, O., 1981. Prolactin and ergocryptine effects on mucus glycoproteins of the rat ileum. Histochem. J. 13, 101-107.

Hagihara, P.F., 1982. Experimental colitis as a promoter in large bowel carcinogenesis. Arch. Surg. (Chicago). 117, 1304-1307.

Hammond, K.A., 1997. Adaptation of the maternal intestine during lactation. J. Mammary Gland. Biol. Neoplasia. 2, 243-252.

Hanson, W.R., Osborne, J.W., 1971. Epithelial cell kinetics in the small intestine of the rat 60 days after resection of 70 percent of the ileum and jejunum. Gastroenterology. 60, 1087-1097.

Hanson, W.R., Osborne, J.W., Sharp, J.G., 1977. Compensation by the residual intestine after intestinal resection in the rat: I. Influence of amount of tissue removed. Gastroenterology. 73, 692-700.

Haworth, R., Oakley, K., McCormack, N., Pilling, A., 2005. Differential expression of COX-1 and COX-2 in the gastrointestinal tract of the rat. Toxicol. Pathol. 33, 239-245.

Hebel, R., Stromberg, M.W., 1986. Embryology. Anatomy and Embryology of the Laboratory Rat. BioMed Verlag, Worthsee, Germany.

Henning, S.J., 1984. Hormonal and dietary regulation of intestinal enzyme development. In: Schiller, C.M. (Ed.), Intestinal Toxicology. Raven Press, New York, NY, pp. 12-32.

Hermanek, P.J., Giedl, J., 1984. The adenoma-carcinoma sequence in AMMN-induced colonic tumors of the rat. Pathol. Res. Pract. 178, 548-554.

Hirono, I., Kuhara, K., Hosaka, S., Tomizawa, S., Golberg, L., 1981. Induction of intestinal tumors in rats by dextran sulphate sodium. J. Natl. Cancer Inst. 66, 579-583.

Hopfner, M., Berger, A., Folsch, U.R., Loser, C., 2002. Effects of insulin-like growth factor I on growth and polyamine metabolism in various organs in rats. Digestion. 65, 103-111.

Ishioka, T., Kuwabara, N., Oohashi, Y., Wakabayashi, K., 1987. Induction of colorectal tumors in rats by sulphated polysaccharides. Crit. Rev. Toxicol. 17, 215-244.

Juhr, N.C., Ladeburg, M., 1986. Intestinal accumulation of urea in germfree animals: a factor in cecal enlargement. Lab. Anim. 20, 238-241.

Kehoe, J.E., Harvey, L.P., Daly, J.M., 1986. Alteration of chemotherapy toxicity using a chemically defined liquid diet in rats. Cancer Res. 46, 4047-4052.

Kennedy, M.F.G., Tutton, P.J.M., Barkla, D.H., 1983. Adrenergic factors involved in the control of crypt cell proliferation in jejunum and descending colon of mouse. Clin. Exp. Pharmacol. Physiol. 10, 577-586.

King, T.P., Pusztai, A., Clarke, E.M., 1980. Kidney bean (Phaseolus vulgaris) lectin-induced lesions in rat small intestine: 1. Light microscope studies. J. Comp. Pathol. 90, 585-595.

Kozuka, S., 1975. Premalignancy of the mucosal polyp in the large intestine: I. Histologic gradation of the polyp on the basis of epithelial pseudostratification and glandular branching. Dis. Colon Rectum. 18, 483-493.

Lijinsky, W., 1988. Intestinal cancer induced by N-nitroso compounds. Toxicol. Pathol. 16, 198-204.

Maekawa, A., Onodera, H., Furuta, K., Tanigawa, H., Ogiu, T., Hayashi, Y., 1985. Lack of evidence of carcinogenicity of technical grade piperonyl butoxide in F344 rats: selective induction of ileocaecal ulcers. Food Chem. Toxicol. 23, 675-682.

Martin, M.S., Hammann, A., Martin, F., 1986. Gut-associated lymphoid tissue and 1,2-dimethylhydrazine intestinal tumors in the rat: a histological and immunoenzymatic study. Int. J. Cancer. 38, 75-80.

Mayhew, T.M., Carson, F.L., 1989. Mechanisms of adaptation in rat small intestine: regional differences in quantitative morphology during normal growth and experimental hypertrophy. J. Anat. 164, 189-200.

Mazue, G., Vic, P., Gouy, D., Remandet, B., Lacheretz, F., Berthe, J., et al., 1984. Recovery from amiodarone-induced lipidosis in laboratory animals: a toxicological study. Fundam Appl. Toxicol. 4, 992-999.

Miyazaki, T., Miwa, S., Kodama, H., Yamada, H., Nagata, K., Toriumi, W., et al., 2007. Hepatic and intestinal changes in rats treated with T-0126, a microsomal triglyceride transfer protein (MTP) inhibitor. J. Toxicol. Sci. 32, 161-177.

Murgatroyd, L.N., 1980. A morphological and histochemical study

of a drug-induced enteropathy in the Alderley Park rat. Br. J. Exp. Pathol. 61, 567-578.

NTP, 1997. Technical report on the toxicology and carcinogenesis studies of D&C yellow no.11 in F344/N rats. Natl. Toxicol. Program Tech. Rep. Ser. 463, pp. 1-190.

Olubuyide, I.O., Williamson, R.C.N., Bristol, J.B., Read, A.E., 1984. Goblet cell hyperplasia is a feature of the adaptive response to jejunoileal bypass in rats. Gut. 25, 62-68.

Oohashi, Y., Ishioka, T., Wakabayashi, K., Kuwabara, N., 1981. A study on carcinogenesis induced by degraded carrageenan arising from squamous metaplasia of the rat colorectum. Cancer Lett. 14, 267-272.

Parfitt, J.R., Driman, D.K., 2007. Pathological effects of drugs on the gastrointestinal tract: a review. Hum. Pathol. 38, 527-536.

Poulsen, S.S., Olsen, P.S., Kirkegaard, P., 1985. Healing of cysteamine-induced duodenal ulcers in the rat. Dig. Dis. Sci. 30, 161-167.

Reddy, B.S., Ohmori, T., 1981. Effect of intestinal microflora and dietary fat on 3,2-dimethyl-4-aminobiphenyl-induced colon carcinogenesis in F344 rats. Cancer Res. 41, 1363-1367.

Reindel, J.F., Pilcher, G.D., Gough, A.W., Haskins, J.R., de la Iglesia, F.A., 1996. Recombinant human epidermal growth factor1-48-induced structural changes in the digestive tract of cynomolgus monkeys (Macaca fascicularis). Toxicol. Pathol. 24, 669-680.

Rerat, A., 1978. Digestion and absorption of carbohydrates and nitrogenous matters in the hindgut of the omnivorous nonruminant animal. J. Anim. Sci. 46, 1808-1837.

Selsted, M.E., Miller, S.I., Henschen, A.H., Ouellette, A.J., 1992. Enteric defensins: antibiotic peptide components of intestinal host defense. J. Cell Biol. 118, 929-936.

Shamsuddin, A.K.M., Trump, B.F., 1981. Colon epithelium. II. In vivo studies of colon carcinogenesis: light microscopic, histochemical, and ultrastructural studies of histogenesis of azoxymethane-induced colon carcinomas in Fischer344 rats. J. Natl. Cancer Inst. 66, 389-401.

Snipes, R.L., 1981. Anatomy of the cecum of the laboratory mouse and rat. Anat. Embryol. 162, 455-474.

Szabo, S., Cho, C.H., 1988. From cysteamine to MPTP: structureactivity studies with duodenal ulcerogens. Toxicol. Pathol. 16, 205-212.

Tobacman, J.K., 2001. Review of harmful gastrointestinal effects of carrageenan in animal experiments. Environ. Health Perspect. 109, 983-994.

Tutton, P.J.M., Helme, R.D., 1974. The influence of adrenoreceptor activity on crypt cell proliferation in rat jejunum. Cell Tissue Kinet. 7, 125-136.

Van Leeuwen, P.A.M., Drukker, J., Van der Kleyn, N.M., Van den Boogaard, A.E., Soeters, P.B., 1986. Morphological effects of high dose neomycin sulphate on the small and large intestine. Acta Morphol. Neerl. Scand. 24, 223-234.

Visscher, G.E., Robison, R.L., Hartman, H.A., 1980. Chemically induced lipidosis of the small intestinal villi in the rat. Toxicol. Appl. Pharmacol. 55, 535-544.

Westwood, F.R., Iswaran, T.J., Greaves, P., 1991. Long-term effects of an inotropic phosphodiesterase inhibitor (ICI 153,110) on the rat salivary gland, Harderian gland, and intestinal mucosa. Toxicol. Pathol. 19, 214-223.

Whiteley, L.O., Anver, M.R., Botts, S., Jokinen, M.P., 1996. Proliferative lesions of the intestine, salivary glands, oral cavity, and esophagus in rats. Guides for Toxicologic Pathology. STP/ARP/AFIP, Washington, DC.

Williamson, R.C.N., 1978a. Intestinal adaptation: mechanisms of control. N. Engl. J. Med. 298, 1444-1450.

Williamson, R.C.N., 1978b. Intestinal adaptation: structural, functional and cytokinetic changes. N. Engl. J. Med. 298, 1393-1402.

第 6 章

腹膜、腹膜后腔、肠系膜和腹腔

Bevin Zimmerman

Charles River Laboratories, Inc., Ashland, OH, USA

1 引言

腹膜的潜在空间有时被用作受试物的给药部位。它很少是化学物质相关的毒性部位，相反，腹膜、肠系膜和腹膜后腔明显的毒性是继发于腹腔内脏器的功能障碍。反应性间皮变化可能与特定器官相关而呈局灶性发生，或者涉及脏层和壁层呈多灶性发生。衬覆于潜在空间的间皮细胞的变化可改变体液平衡，导致液体在腹腔内继发性蓄积（腹水）。

2 正常腹膜

2.1 胚胎学

在胚胎中，腹腔由位于两侧的胚胎内腔形成，该胚胎内腔与心包腔和胸膜腔共同发育。在发育过程中，体腔的侧面部分连接到胚胎的腹侧，形成未来的腹腔。被称为背系膜的双层膜由内脏中胚层形成，将胚胎肠从体壁的背面悬吊起来。随后形成膜，将心包腔与胸膜腔分离（胸心包隔膜），以及胸膜腔与腹腔分离（胸腹隔膜）。胸腹隔膜与原始膈肌（横膈）融合，胸腹隔膜和横膈与食管背系膜融合。横膈发育成膈肌的中心腱，膈肌脚由肌纤维生长发育而成，进入食管背系膜。

2.2 解剖学和组织学

腹腔是由膈肌、腹腔壁和盆腔壁以及腹部脏器所构成的潜在空间。单层的壁腹膜衬覆在腹壁、膈肌、腹膜后脏器的腹面以及盆腔。肠系膜、网膜和韧带都是腹膜的细长结构，为脏腹膜和壁腹膜连接处，形成一个双层腹膜。脏腹膜被覆于腹腔内脏器（除了位于腹膜后腔的肾脏）、阴道和近端子宫。腹膜以鞘膜的形式延伸至阴囊，被覆睾丸和附睾（图6.1）。

腹腔衬覆由纤细的纤维结缔组织支持的单层间皮细胞。间皮细胞由两种形态不同的细胞组成：扁平细胞和圆顶状多角形细胞。扁平细胞由

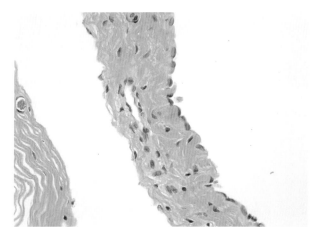

图 6.1　年轻大鼠的鞘膜。单层间皮细胞被覆间质

闭锁小带保持紧密相对，而圆顶状多角形细胞位于直接开口于淋巴管的 2~6 μm 孔的附近。在 von Recklinghausen 孔处，圆顶状间皮细胞通过细胞间连接与淋巴管内皮细胞相连接，从而形成一个直接通道使液体、大分子及腹腔内的细胞直接进入淋巴管和局部淋巴结。孔的数量存在区域性差异，大多数孔位于膈肌上，直接引流入膈肌淋巴管。

　　这两种类型的间皮细胞都含有微丝，这些微丝允许在各种刺激下细胞突起的收缩，导致间皮孔扩大，腹腔内的液体更快地流入淋巴管。一般情况下，物质的清除（腹水引流）主要通过脏腹膜上的孔到达浆膜下淋巴管，然后流入位于膈肌间皮细胞下的经膈肌淋巴管。这些通道引流至较大的胸内淋巴管，然后到达纵隔淋巴结、胸腺旁淋巴结和乳腺内淋巴结。因此，向腹腔注射碳可导致碳颗粒在胸内淋巴管中聚集，及少量碳颗粒到达肺脏胸膜和胸膜下肺间质。

　　间皮细胞的顶端表面具有大量的微绒毛。这些微绒毛被认为具有两种功能：①增加吸收面积；②保留润滑剂，以允许腹腔脏器彼此自由移动，而不会发生粘连和随后的功能异常。小颗粒性物质如碳颗粒的移动主要通过间皮细胞的胞饮作用，较大颗粒的吞噬作用可以在体外观察到，也可以发生于体内。

间皮细胞也产生酸性黏多糖透明质酸，可以用阿尔新蓝和胶体铁染色证明其存在。正常腹膜表面也可观察到少量其他细胞，如巨噬细胞、淋巴细胞和中性粒细胞，这些细胞在炎症刺激时数量会增加。此外，给予小鼠抗原刺激后，吞噬细胞和淋巴细胞会在肠系膜两层间皮之间的滤泡样淋巴区域聚集。在大鼠的肠系膜中经常能观察到淋巴细胞聚集，这可能是腹腔内抗原刺激的结果。

3　先天性异常

　　大鼠腹腔最常见的先天性异常是膈疝，这在离乳和成年的雄性及雌性大鼠中均可观察到。病变最常见于膈肌的左腹侧，但也能在其他部位见到。疝通常是不完整的，两面分别由胸膜和腹膜间皮被覆。肝脏的中间叶或左外叶可被压迫于无孔开口处，导致肝脏表面形成结节（肝膈肌结节），该结节延伸到膈肌的缺损处。穿孔性缺损罕见，发生时可导致腹腔脏器移位进入胸腔。包括除草醚在内的多种致畸物可使膈疝的发生率增加。其他先天性异常如卵黄管残留和卵黄动脉残留已有报道。

4　退行性病变

　　大鼠可见肠系膜脂肪坏死。病变由肠系膜内不规则形状的黄色或黄红色结节组成，其直径从几毫米到 2~3 厘米。病变通常坚硬，常附着于胰腺和（或）盆腔内的脂肪组织。在显微镜下，病变由坏死的脂肪细胞组成，并伴有急性至慢性肉芽肿性炎症反应（图 6.2）。大部分炎症反应可能归因于对释放的脂质的异物反应。某些坏死性脂肪结节中存在出血，并伴有梗死。许多病变都可见到色素，这可能导致大体观察时的黄色外观。腹部脂肪坏死的发病机制至今尚未阐明。病变可能是由缺血，或由小毛细血管的压迫或是其

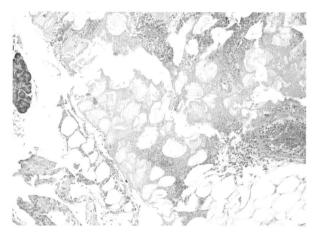

图 6.2　附着在胰腺上的肠系膜脂肪中的脂肪坏死

他循环缺陷造成的，某些大鼠的这些小毛细血管主要滋养过度沉积的腹部脂肪。疏松的肠系膜脂肪组织中存在该病变，而腹膜后脂肪却不存在该病变，表明位置的改变（扭转）可能是缺血性发病机制之一。因为病变呈局灶性，通常缺乏中性粒细胞以及少量矿化物质沉积，所以胰酶渗漏（继发于胰腺坏死）所致的大鼠脂肪坏死似乎不太可能。

5　炎症性和血管性病变

腹膜炎作为一种原发性病变在大鼠中罕见。腹膜炎可继发于肿瘤形成，或因空腔脏器的破裂和（或）穿孔，导致异物进入腹腔。罕见情况下，雌性卵巢的细菌性感染可延伸到腹膜表面，导致化脓性腹膜炎。

多动脉炎（或结节性动脉周围炎）是某些品系的大鼠常见的背景病变。雄性的发病率高于雌性，并随年龄增长而增加。胰腺动脉、肠系膜动脉和精索动脉常见受到累及，但是其他部位的血管也能发生这种改变。受累及的动脉扩张，呈灰色至红色，质硬，外观弯曲。显微镜下的表现包括急性至慢性病变，急性病变包括中层纤维蛋白样坏死、中性粒细胞浸润及内皮或肌层破坏；慢性病变包括内皮细胞增殖、血栓形成、纤维化和

动脉瘤样扩张。大鼠多动脉炎的原因尚不清楚，免疫复合物和血压升高可能是导致该病变发生的因素。

6　增生性和肿瘤性病变

间皮增生无论是反应性或癌前的过程，有时很难与肿瘤相区分。目前用于判定间皮细胞增生的标准是间皮细胞局灶性增厚或单个乳头（绒毛）状突起而缺乏间质增生（图 6.3）。这种病变最常见于雄性大鼠阴囊的腹膜表面（鞘膜），但是也可能发生于任何间皮表面。

大鼠腹腔最常见的自发性肿瘤是间皮瘤，雄性大鼠的发病率较高。自发性肿瘤发生于 20~24 月龄的大鼠，它们常常与睾丸莱迪希细胞瘤同时发生，激素失衡被认为是这两种肿瘤发生的关键因素。尽管间皮瘤可能起源于腹腔、胸腔和心包腔的间皮，但是胸腔的间皮很少受累。间皮瘤在雄性的鞘膜尤为常见，事实上，几乎所有的自发性间皮瘤都被认为起源于鞘膜。因此，早期的肿瘤可见附着于附睾或睾丸的白膜。在雌性动物，间皮瘤可发生于卵巢周围或腹部的其他地方，但是与雄性动物比较其发生率显著降低。大体检查，阴囊常变色，由于浆液性渗出的腹水而引起腹部膨大。在阴囊，病变表现为黄色或棕色的边界不清的结节，或者睾丸和附睾表面不规则的增厚区域。腹腔受累可导致腹腔脏器粘连。受累广泛时，腹腔内可见红色或棕色浆液。

在显微镜下，人类的间皮瘤可分为上皮瘤型、肉瘤型（纤维性）或混合型。大鼠中观察到的多为上皮瘤型，但是间质成分通常非常明显。良性间皮瘤和恶性间皮瘤之间的区别尚不明确。尽管间皮瘤存在一系列形态学表现，但无论是单个乳头状间皮瘤还是多部位较大肿瘤并伴有坏死和侵袭或转移等，均被认为是恶性。与增生的区别在于，最早期肿瘤具有单纯或复杂的间皮细胞乳头状生长，显示明显的分层和相关的间质增生

（图 6.4）。肿瘤细胞的外观可能与增生的细胞无区别。大多数间皮瘤呈乳头状，由单层或多层间皮细胞被覆于有蒂的纤维血管轴。多面体至立方形肿瘤细胞具有丰富的胞质，以及具有单个或多个核仁的圆形至椭圆形细胞核。较大肿瘤中的间质可能非常明显（图 6.5），并且被覆扁平至多面体的间皮细胞。这些多形性间皮肿瘤细胞可形成簇或管状的实质区域，周围有明显的硬癌反应（图 6.6）。侵袭下层组织是恶性程度更高的肿瘤的一个特征，但是这也可能受器官或组织的

影响。明显的恶性肿瘤在腹腔内广泛存在并累及许多脏器，可能只轻微地侵袭结肠的肌壁，但是却广泛地侵袭和改变胰腺的正常结构（图 6.7 和 6.8）。虽然大多数间皮瘤通过直接蔓延或种植的方式在整个腹膜内扩散，但也有一些间皮瘤通过淋巴道转移（图 6.9 和 6.10）。组织化学研究显示肿瘤细胞的胞质中含有黏多糖。黏液物质过碘酸希夫染色（PAS）呈弱阳性，而胶体铁和阿尔新蓝染色呈强阳性，预先用透明质酸酶处理石蜡切片可消除后两种方法的染色，这表明透明质酸

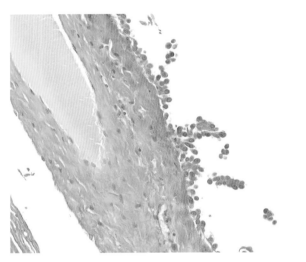

图 6.3　鞘膜的间皮增生。间皮细胞聚集或形成钝性乳头状突起，没有间质增殖

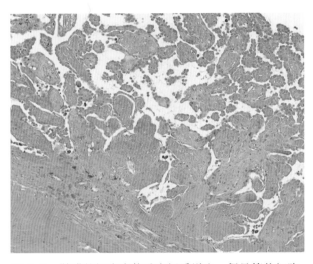

图 6.5　鞘膜的间皮瘤伴重度间质增生，偶见管状细胞

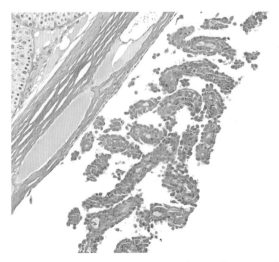

图 6.4　起源于鞘膜的早期间皮瘤，由复杂的乳头状结构组成，含有丰满的间皮细胞被覆的纤维血管轴

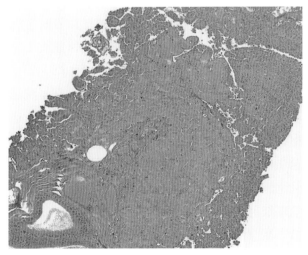

图 6.6　鞘膜的间皮瘤。乳头状部分伴实性间质区域被覆较厚的多层间皮细胞垫

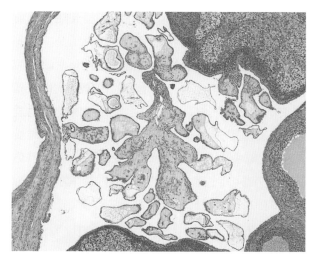

图 6.7　卵巢囊内发生的间皮瘤。乳头状突起伴疏松的间质，间质含有扩张的淋巴间隙

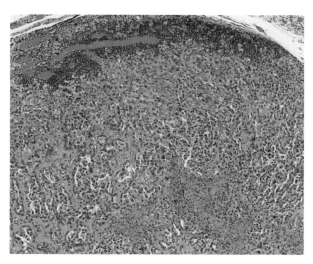

图 6.9　图 6.8 的卵巢间皮瘤转移至胸腺。管状和乳头状结构紊乱，伴有坏死区域，代替大部分的胸腺组织

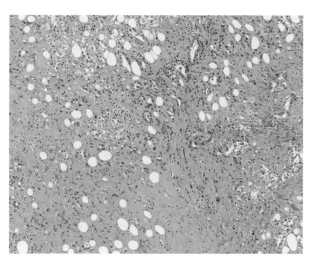

图 6.8　卵巢间皮瘤。实性区域由脂肪细胞形成的不良管状结构和坏死区域组成

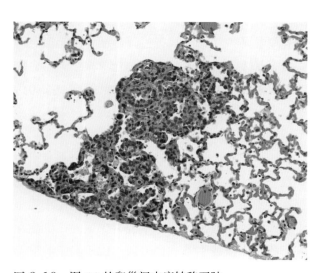

图 6.10　图 6.8 的卵巢间皮瘤转移至肺

是主要的黏多糖。透明质酸在间皮瘤细胞和间质中均有表达。通过免疫细胞化学技术，也可以检测细胞内的角蛋白和波形蛋白。在诱导的肿瘤中，波形蛋白主要存在于肉瘤型的间皮瘤中，而角蛋白主要存在于上皮瘤型间皮瘤中。

　　间皮瘤的超微结构特征包括微绒毛细胞膜、间皮细胞之间的连接复合体、胞饮囊泡以及清晰的基层。细胞质内的微丝含量丰富。

　　脂肪瘤和脂肪肉瘤是肠系膜和腹膜后腔的脂肪组织不常见的肿瘤。这些肿瘤的形态学特征

与皮肤和皮下组织的形态描述相似，本章不再描述。

　　浆膜下结缔组织肿瘤、纤维瘤、黏液瘤以及其相应的恶性肿瘤都罕见。非嗜铬副神经节瘤也很罕见。囊性神经肿瘤（恶性施万细胞瘤）有时可发生于腹腔脏器，并延伸至肠系膜脂肪中。一些被诊断为神经纤维肉瘤、黏液肉瘤或未分化肉瘤的肿瘤可能是这种肿瘤的亚型。β 肾上腺素能药物可诱发 Sprague-Dawley 大鼠发生卵巢系膜平滑肌瘤。其继发性或转移性肿瘤在腹腔内很

罕见。卵巢腺癌可种植于腹膜表面，胆管癌可延伸至腹腔，后者必须与间皮瘤相鉴别。恶性纤维组织细胞瘤可以从皮下蔓延穿过腹壁，或转移至各个腹腔内淋巴结。

7　其他病变

腹腔内罕见异物，异物的存在意味着胃肠道的异常或是异物来源的另一种解释。不正确的灌胃技术可导致食管或胃穿孔，以致异物在腹腔沉积。

腹腔积血是指腹腔内存在血液。这可由于大鼠的任何一个腹腔内器官出血而发生，通常继发于该器官的易感病变，甚至在实验室程序（如给予化学物质或触诊）执行过程中动物的轻微束缚都会是诱发原因。易感病变包括单核细胞白血病明显肝脾大、卵巢血管性肿瘤和肝细胞肿瘤，由于这些肿瘤广泛变性，可能会破裂出血进入腹腔形成腹腔积血。

腹水是腹腔内漏出液的积聚。腹水具有水性稠度，因为并发黄疸通常略带黄色。腹水的长期存在导致浆膜表面白色不透明，这与间皮细胞呈立方形或肿胀有关。腹水中常有少量的白细胞存在。腹水引流的主要途径是通过位于膈肌的淋巴管。腹腔淋巴管阻塞也可导致腹水积聚。大鼠腹水最常见的原因是单核细胞白血病。可能的原因与肝窦、肝静脉或右心的血液淤塞有关，这导致肝水肿以及水肿液漏入腹腔。此外，肝脏受损会导致白蛋白合成降低，因为胶体渗透压降低，从而造成腹腔以及其他部位的积液。单核细胞白血病致腹水形成的发病机制不像前面描述的那么简单，可能涉及其他机制，例如钠潴留和肾损害。

8　毒理学病变

毒理学研究中很少直接影响腹膜、腹膜后腔和肠系膜。这些部位发生的大多数变化反映其他器官系统的异常，作为继发性改变导致肠系膜血管的变化、腹水、化脓或淋巴改变。

经口、吸入或腹腔途径给予多种化学物质后可诱导间皮瘤的发生。可诱发间皮瘤的物质包括多壁纳米管、石棉、天然或合成纤维和化学物质（如邻硝基甲苯和溴氯乙酸）。据报道，在雌性 F344 大鼠中单次腹腔注射温石棉纤维后，可见高发生率的间皮瘤。在美国国家毒理学项目中心的研究中，化学物诱导的间皮瘤几乎完全见于雄性 F344 大鼠。诱发性间皮瘤与自发性间皮瘤在组织形态上没有区别。

间皮瘤发生的关键机制可能不同，取决于刺激物。激素干扰被认为是自发性间皮瘤和化学物诱导的间皮瘤发生的关键因素。F344 大鼠睾丸莱迪希细胞瘤与鞘膜间皮瘤的发生呈正相关。同样有趣的是，在雄性大鼠中造成极高发病率的（＞50%）间皮瘤的致癌物能导致雌性大鼠高发病率的乳腺纤维腺瘤和（或）腺癌，但是几乎不导致雌性大鼠发生间皮瘤。

Fischer 344 大鼠在暴露于邻硝基甲苯和溴氯乙酸后，参与其腹膜间皮瘤发生的主要致癌通路包括胰岛素样生长因子 I、p38 MAPK、Wnt/β-联蛋白和整联蛋白。这些通路与人类间皮瘤中激活的通路相似。

参考文献

Allan, D.W., Greer, J.J., 1997. Embryogenesis of the phrenic nerve and diaphragm in the fetal rat. J. Comp. Neurol. 382, 459-468.

Andersen, D.H., 1949. Effect of diet during pregnancy upon the incidence of congenital hereditary diaphragmatic hernia in the rat. Am. J. Pathol. 25, 163-185.

Berman, J.J., Rice, J.M., 1979. Mesotheliomas and proliferative lesions of the testicular mesothelium produced in Fischer, Sprague-Dawley and Buffalo rats by methyl(acetoxymethyl) nitrosamine (DMN-OAc). Vet. Pathol. 16, 574-582.

Brown, C.C., Baker, D.C., Barker, I.K., 2007. Peritoneum and retroperitoneum. In: fifth ed. Maxie, M.G. (Ed.), Alimentary System in Pathology of Domestic Animals, vol. 2. Elsevier, Oxford, pp. 279-296.

Clugston, R.D., Ahang, W., Greer, J.J., 2010. Early development of the primordial mammalian diaphragm and cellular mechanisms of Nitrofen-Induced congenital diaphragmatic Hernia. Birth Defects Res. A Clin. Mol. Teratol. 88, 15-24.

Freeman, B.A., Crapo, J.D., 1982. Biology of disease: Free radicals and tissue injury. Lab. Invest. 47, 412-426.

Gattone, V.H., Morse, D.E., 1984. Pleuroperitoneal canal closure in the rat. Anat. Rec. 208, 445-460.

Gopinath, C., Gibson, W.A., 1987. Mesovarialleiomyomas in the rat. Environ. Health Perspect. 73, 107-113.

Gould, D.H., 1977. Mesotheliomas of the tunica vaginalis propria and peritoneum in Fischer rats. Vet. Pathol. 14, 372-379.

Holub, M., Iaroskova, L., Fischer, H., Viklicky, V., 1979. Neoformation of lymphatics in the mouse omentum. Adv. Exp. Med. Biol. 114, 427-432.

Jaurand, M.C., Kaplan, H., Thiollet, J., Pinchon, M.C., Bernaudin, I.F., Bignon, I., 1979. Phagocytosis of chrysotile fibers by pleural mesothelial cells in culture. Am. J. Pathol. 94, 529-538.

Jaurand, M.C., Bernaudin, I.F., Renier, A., Kaplan, H., Bignon, I., 1981. Rat pleural mesothelial cells in culture. In Vitro. 17, 98-106.

Leak, L.V., 1983. Interaction of mesothelium to intraperitoneal stimulation. I. Aggregation of peritoneal cells. Lab. Invest. 48, 479-491.

Kim, Y., Ton, T., DeAngelo, A.B., Morgan, K., Devereux, T.R., Anna, C., et al., 2006. Major Carcinogenic Pathways Identified by Gene expression analysis of peritoneal mesotheliomas following chemical treatment in F344 rats. Toxicol. Appl. Pharmacol. 214, 144-151.

Mackay, A.M., Tracy, R.P., Craighead, J.E., 1987. Intermediate filament proteins in asbestos-induced mesotheliomas of the rat. Cancer Res. 47, 5461-5468.

Maronpot, R.R., Zeiger, E., McConnell, E.E., Kolenda-Roberts, H., Wall, H., Friedman, M.A., 2009. Induction of tunica vaginalis mesotheliomas in rats by xenobiotics. Crit. Rev. Toxicol. 39 (6), 512-537.

Mayer, S., Metzger, R., Kluth, D., 2011. The embryology of the diaphragm. Semin. Pediatr. Surg. 20, 161-169.

Odor, D.L., 1956. Uptake and transfer of particulate matter from the peritoneal cavity of the rat. J. Biophys. Bioehem. Cytol. 2, 105-108.

Pitt, M.L.M., Anderson, A.O., 1988. Direct transdiaphragmatic traffic of peritoneal macrophages to the lung. In: Fossum, S., Rolstad, B. (Eds.), Histophysiology of the Immune System. Plenum, New York, pp. 627-632.

Suzuki, Y., 1980. Pathology of human malignant mesothelioma. Semin. Oncol. 8 (3), 268-282.

Tanigawa, H., Onodera, H., Maekawa, A., 1987. Spontaneous mesotheliomas in Fischer rats-A histological and electron microscopic study. Toxicol. Pathol. 15, 157-163.

Wang, N.S., 1974. The regional difference of pleural mesothelial cells in rabbits. Am. Rev. Respir. Dis. 110, 623-633.

Wang, N.S., 1975. The preformed stomas connecting the pleural cavity and the lymphatics in the parietal pleura. Am. Rev. Respir. Dis. 111, 12-20.

第二部分

肝和胰腺外分泌部

第 7 章

肝

John R. Foster

ToxPath Sciences Ltd, Congleton, Cheshire, United Kingdom

1　引言

　　肝是机体最大的器官之一，在处理经口途径进入机体的毒性物质的过程中起关键作用。肝是机体其他器官一系列药物代谢酶的最大补充供应器官，同时也是最常见的毒性靶器官。虽然是常见的靶器官，但对于毒理病理学家而言，肝仍然会带来诊断挑战，特别诊断肥大等所谓的适应性变化时，这种变化比坏死等挑战性较小的退行性改变的诊断更困难。

　　因此，本章尝试为毒性病理学家可能在 Fischer 344、Sprague-Dawley 和 Wistar 品系大鼠 2 岁龄的一生中肝中常见的肿瘤性或非肿瘤性病理改变的描述提供指导。

2　正常肝

2.1　胚胎学

肝细胞起源于胚胎前肠上皮向外生长而形成的肝憩室。上皮与卵黄血管床交错排列，当肝发育至可识别的实质和间质2种主要组分时，卵黄血管床发育为肝门-血窦-肝血管。实质经广泛的增殖、生长，将间质分成2个系统：门静脉流入血液的传入系统和肝流出血液的传出系统。最初仅胆管与门静脉位于肝门，随后导管系统扩张遍布至整个发育中的肝，但它们最终都被并入门管区的纤维组织中。肝动脉比静脉系统的发育较晚，在妊娠早期肝血管只有门静脉；动脉几乎在胆管发育的同时进入实质，并与后者一起形成门三联管（portal triad）。淋巴管未在动脉发育之前出现，而在空间上与后者相关。淋巴液经门静脉流经肝门，经肝小叶进入肝静脉，然后经肝门流出，也可通过与纵隔淋巴管融合的淋巴管排出。

2.2　解剖学

肝位于腹部上1/4、膈膜正下方，左侧与胃相邻。大鼠肝分为明确的4个叶，其中最大的为左侧叶，其次为右/左合并的中间叶、右侧叶和在横切时具有特征性三角形轮廓的较小的尾状叶。肝脏的整个外表面为腹膜所覆盖，即被膜，通过镰状韧带和左、右三角韧带附着于腹壁。

肝有静脉和动脉的双重血液供应，通过肠系膜下静脉和肠系膜上静脉接受来自胃肠道的富含营养的静脉血；通过胃网膜静脉的分支从胃接受静脉血；通过脾静脉、肠系膜静脉和门静脉从胰腺接受静脉血；通过脾静脉从脾脏接受静脉血。这些静脉汇聚在一起形成肝的门静脉，因此，静脉肝供血在以报道的2~4 mmHg的极低压力进入肝循环之前从多个独立的器官接收血液。静脉血管系统对肝脏的生理功能至关重要，它从肝以外的器官接受关键激素和营养刺激，但直接通过血液供应与肝相连。

肝通过肝动脉接收含氧的血液，肝动脉是腹腔动脉的一个分支，直接从腹主动脉发出，据报道肝动脉的压力接近100 mmHg。肝门静脉和肝动脉对总血液供应的相对贡献估计比值约为70：30。血液经肝静脉离开肝脏后直接流入下腔静脉。由于门静脉和肝动脉的分支，不同的肝叶接受的血液供应略有不同，而且这种情况并不少见。已有研究指出不同的肝叶对肝毒素急性毒性作用的敏感性不同，而且至少小鼠相关肿瘤的发生率也存在差异。在 Wistar 大鼠的慢性肝纤维化模型中，也观察到发生纤维化的易感性存在类似的叶间差异。似乎不存在一个特别易感的肝叶，不同的肝叶似乎会受到不同化合物的影响。

肝的解剖学最常用2种不同的参考模型进行描述。最初的模型基于肝的组织学结构，并在19世纪被首次描述；而另一种基于肝微循环的模型是由 Rappaport 在20世纪50年代建立的。

最初的模型（第一种）称为小叶模型（图7.1），是基于构成肝的重复单元的组织学外观而建立。肝最初被描述的动物种属是猪，正常情况下肝中的纤维带分隔出小叶单位（图7.2）。因此，肝的小叶组织以中央静脉或终末肝静脉为中心，静脉从小叶引流血液，小叶周围有多个门管周围区，含有门静脉、肝动脉和小叶间胆管组成的门三联管（图7.1）。门管区周围和小叶中心区之间的区域统称为中间区。该模型中，血液经门静脉和肝动脉进入小叶门管周围的区域，并通过中央静脉或终末肝静脉离开。由于靠近门管区的肝细胞首先接收血液，任何经口给药的药物和（或）化学物质在这些细胞内的药物暴露浓度要比小叶中心区的细胞更高。因此，与位于小叶中央区的细胞相比，可以预料这些细胞将始终表现出更高发生率的毒性。尽管确实存在针对门三联管区的毒性物质，但是更多的毒性物质似乎诱导靠近中央静脉的肝细胞而产生更大程度的毒性，如四氯化碳、对乙酰氨基酚和溴苯等化学物质都

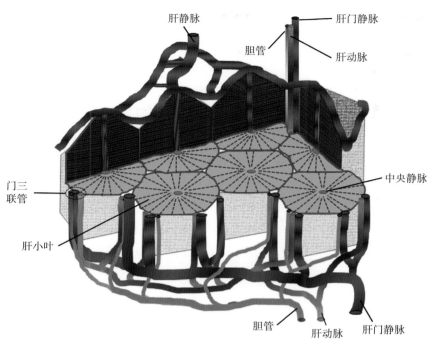

肝静脉

肝门静脉

胆管

肝动脉

门三联管

中央静脉

肝小叶

胆管 肝动脉 肝门静脉

图 7.1 小叶形式的肝功能单位示意图。重绘自 Hazell（2008）。*https://courses.stu.qmul.ac.uk/smd/kb/microanatomy/indexFM.html*

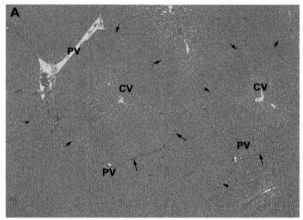

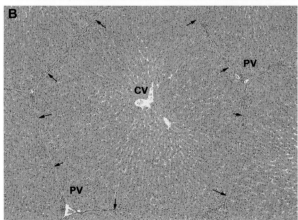

图 7.2 雌性哥廷根小型猪的肝，显示门静脉（PV 所示）和中央静脉（CV 所示）及纤维带分隔形成的小叶（箭头所示）：×2.5（A）和 ×5（B）

是中央区的毒性物质。酒精可能是针对门管区的最重要的毒素，至少在人类中是这样的。

第二种模型称为腺泡模型，该模型将肝以门静脉为中心排列成不规则形状的重复单位（称为腺泡），血液从门静脉流出，流向位于腺泡周围的若干引流性肝微静脉。基于微循环，腺泡可进一步细分为 3 个代谢区，这些区域称为 1~3 区（图 7.3）。某些酶的分布情况更符合腺泡模型。某些肝毒性物质，例如丙烯醇和甲酸烯丙酯所引

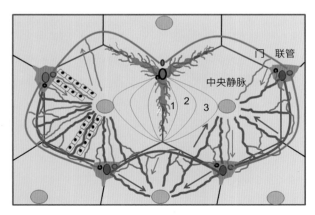

门 联管

中央静脉

图 7.3 Rappaport 腺泡模型所描述的肝功能单位示意图，分为 1 区、2 区和 3 区。门三联管由门静脉、肝动脉和小叶间胆管组成。重绘自 *http://www.vivo.colostate.edu/hbooks/pathphys/digestion/liver/histo_acinus.html*

起的坏死，可以通过腺泡肝组织进行更准确的描述，而非小叶肝组织。

最近的研究已经表明，Wnt/β- 联蛋白 /TCF 信号通路在肝分带的建立中起到关键作用。与野生型同窝小鼠相比，缺乏这种信号通路的小鼠肝重量较轻，并且在酶表达分布方面缺乏分带。

2.3　组织学

在肝的常驻细胞中，约 80% 是肝细胞。但除此之外，还有胆管上皮细胞、衬覆血窦的内皮细胞、静脉、动脉、淋巴管、具有吞噬功能的库普弗细胞，以及富含脂质和维生素 A 的细胞（称为窦周星形细胞或伊藤细胞），这类细胞经平滑肌肌动蛋白和结蛋白染色呈阳性，提示其与肌肉有关。淋巴细胞、各种类型的粒细胞和无数其他细胞根据疾病情况可见于肝中。与所有器官的成纤维细胞一样，平滑肌细胞、神经细胞、神经内分泌细胞、造血细胞和各种祖细胞也一直存在于肝中。

肝细胞呈双层板状排列，肝板内表面的胆小管将肝细胞彼此分离（图 7.4）。形成胆小管的肝细胞膜具有结构简单的微绒毛，其突入胆小管腔，胆小管两侧的膜通过相邻肝细胞间的由桥粒和紧密连接形成的连接复合体而变得紧密。肝细胞外表面与血窦接壤，肝细胞通过一层特化的血窦内皮细胞与窦状血管间隙相分隔，这层细胞之间没有紧密连接，没有基底膜，其质膜排列形成窗孔，允许血液中所含的营养物质和激素自由进入肝细胞（图 7.5）。窦内皮细胞和肝细胞之间形成的间隙称为迪塞间隙，是以第 1 位描述它的科学家的名字命名的。肝细胞膜的血窦面有很多微绒毛伸入迪塞间隙，以增加吸收从血液中进入迪塞间隙的物质的表面积。

2.4　生理学

肝是机体最大的器官之一，具有调节葡萄糖、蛋白质和各种脂类，以及内源性和外源性物质代谢和分解代谢的功能。肝具有维持血浆稳态的重要功能，通过制造血浆蛋白（如白蛋白和 γ-

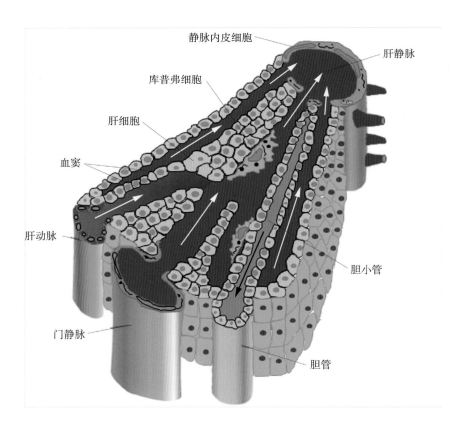

图 7.4　门三联管的胆管、肝动脉、门静脉以及肝索与肝血窦示意图。重绘自 *http://www.biologymad.com/kidneys/liverlobule.jpg*

静脉内皮细胞

库普弗细胞

肝细胞

血窦

肝动脉

门静脉

肝静脉

胆小管

胆管

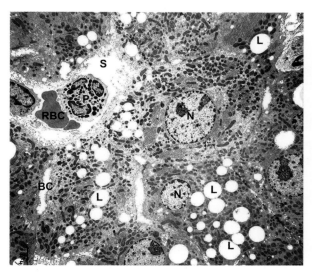

图 7.5 大鼠肝细胞的电镜图可见脂滴（L 所示）、细胞核（N 所示）、肝血窦（S 所示）、胆小管（BC 所示）、红细胞（RBC 所示）（×4 400）

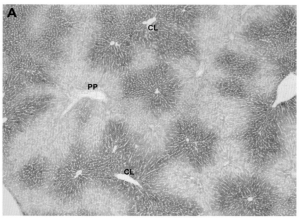

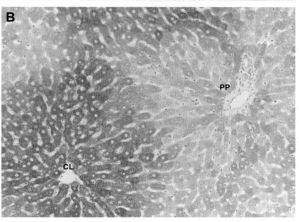

图 7.6 CYP 3A2 在大鼠肝中的分布。A. CYP 3A2 免疫组织化学染色显示该酶呈小叶中心性分布（CL 所示），在门管区周围区域（PP 所示）低表达（×10）。B. 小叶中心（CL 所示）及门管区周围区域（PP 所示）的高放大倍数图（×40）

球蛋白）、铁转运蛋白（如运铁蛋白）、凝血因子（如纤维蛋白原）（所有这些物质都可以通过肝损伤而改变）来实现该功能。肝还可以通过诸如发热等全身反应来做到这一点。在这种情况下，急性期蛋白如 α_1- 酸性糖蛋白、纤维蛋白原和 C 反应蛋白由肝合成并释放到全身循环中。葡萄糖稳态是通过激活肝细胞膜受体与胰岛分泌的胰岛素和胰高血糖素结合的信号转导途径实现的。

肝的代谢区划分被认为是血流经肝小叶的产物。在血流被改变的实验中，例如，由肝纤维化和肝硬化等疾病引起的血管分流会发生肝代谢功能的显著改变并导致灾难性后果。在健康年轻大鼠肝中，诸如细胞色素酶 P450（cytochromes P450, CYP）、乙醛脱氢酶和乙醇脱氢酶等代谢酶在肝腺泡 / 小叶中的分布有明显差异。一般而言，终末肝静脉周围的肝细胞表达细胞色素酶（CYP）和谷胱甘肽 S- 转移酶（图 7.6）的水平最高，而靠近门三联管的肝细胞（I 区 / 门管区周围）表达乙酰辅酶 A 羧化酶、葡萄糖 -6- 磷酸酶和谷胱甘肽的浓度最高。

肝细胞基底外侧膜具有许多重要的摄取转运蛋白，如牛磺胆酸钠共转运多肽（sodium taurocholate cotransporting polypeptide, NTCP）和几种不同的有机阴离子转运肽，其功能是允许摄取的蛋白质和脂类以及分解产物（如胆红素）进入肝细胞（图 7.7）。同样，胆小管膜也有一组不同的转运蛋白，如胆盐输出泵（bile salt export pump, BSEP）和多药耐药蛋白 2，与从肝细胞向胆汁输出分子有关（图 7.8）。所有这些转运蛋白也能从肝细胞中排泄药物和与药物偶联，因此，某些种类的药物，如免疫抑制剂、环孢素 A、抗生素、利福平和降血糖药格列本脲可显著抑制这些转运蛋白。抑制膜上的转运蛋白是诱导人类药物性胆汁淤积症的临床表现的一种机制。然而，在证明转运蛋白抑制的病理后遗症方面，

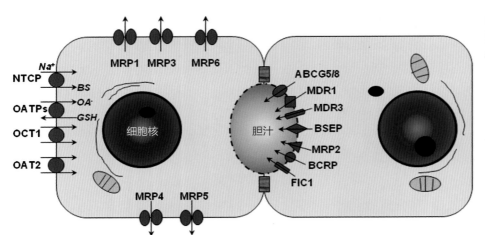

图 7.7　肝细胞转运蛋白示意图。改编自 Pauli-Magnus and Meier（2005）

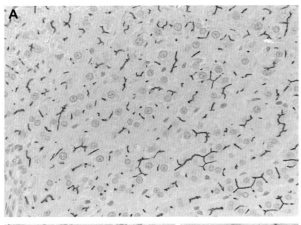

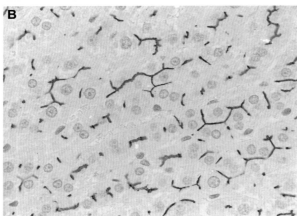

图 7.8　大鼠肝 MRP2 免疫组化染色定位。A. 转运蛋白分布于肝细胞的顶膜（×40）。B. 大鼠肝 MRP2 分布的高放大倍数图（×63）

大鼠具有几乎唯一的抗性，并且已知在人体中会造成胆汁淤积的药物很少会造成胆小管和肝细胞内出现胆栓。

　　BSEP 基因突变可导致一种罕见的人类遗传性疾病，称为进行性家族性肝内胆汁淤积症，其通过胆汁淤积及其退行性和炎症性后果导致进行性肝衰竭，但已证明敲除该基因的小鼠仅表现为轻微的该疾病。

3　先天性病变

　　常见的实验大鼠品系肝的先天性病变相对罕见，对于在大鼠组织学检查方面经验丰富的病理学家来说，一般不构成诊断问题。Fischer 344 大鼠肝最常见的先天性病变是所谓的肝横膈膜面结节（hepatodiaphragmatic nodule），肉眼可见结节穿过膈肌进入胸腔。据报道，该病变在 Fischer 344 大鼠的发生率为 1%~11%。根据文献报道，该病变在包括 Sprague-Dawley 大鼠在内的其他品系大鼠的发生率则更低。各种其他肝先天性病变已经在其他大鼠品系中进行描述，包括在 Cpb/WU 和 Cpb/Orga 品系大鼠的先天性静脉发育不全，很少伴肝的病理改变。Gunn 大鼠则由于缺乏肝 UPD- 葡萄糖醛酸基转移酶而发生胆汁淤积和黄疸。

4　退行性病变

4.1　脂肪沉积症 / 脂肪变性 / 脂肪蓄积

　　大鼠肝可自发出现不同程度的中性脂质蓄

积，根据其形态学表现可与其他形式的肝细胞空泡相区别。中性脂质蓄积表现为圆形、透明的空泡，在石蜡包埋前，脂质已经在处理和溶剂提取过程中从组织中溶解。自发性脂质蓄积最常见的部位是肝小叶的门管区周围（图 7.9A），空泡较大（大泡性），常将细胞核挤向细胞的边缘（图 7.9B）。对照组大鼠肝中存在的脂肪处于甘油三酯和脂肪酸的降解与合成和（或）摄入与消耗之间的平衡状态。储存的脂肪本质上是甘油三酯，可以在肝中降解为脂肪酸和甘油，或以极低密度脂蛋白的形式输出。高脂饮食时，因为可从循环中摄取脂肪酸进而导致脂肪在肝中蓄积。在禁食状态下或摄食量减少（如患病动物）时，脂肪酸最早被降解，并从肝中流失以提供能量。禁食状态延长会导致肝脂肪蓄积，通常见于门管区周围的肝细胞。在这些情况下，脂肪的外观常呈被描述的大泡状，与许多化学诱导的脂肪沉积相反（化学诱导的脂肪沉积可见小泡性脂滴和大泡性脂滴）。

在肝毒性化学物质和药物（如三氯乙烯、四氯化碳、二噁英和阿特拉津）研究中，肝细胞内脂质蓄积是常见的病理所见。虽然某些化学物质会引起脂质蓄积而未造成明显的退行性改变，但给予高剂量的这些化学物质后可以观察到早期的脂质蓄积，随后进展为明显的肝细胞损伤和坏死，伴随后出现的炎症反应。"脂肪性肝炎"这一术语已被用于人类病理学中用于描述这些情况（Wahlang et al., 2012）。诱导肝细胞内脂质蓄积的机制被各种研究认为与脂蛋白合成抑制、线粒体功能障碍、肝脂质代谢改变、氧化应激增加等有关。几乎可以肯定的是，不同的机制或各种机制的联合涉及不同的化学物质类别。长期禁食后，当饮食成分不平衡和（或）缺乏必需营养物质时，或由于不一定靶向肝的化学物质的过度毒性导致未进食的动物发生继发性变化时，脂质也会在大鼠肝中蓄积。在后一种情况下，常在门管区周围观察到脂质。

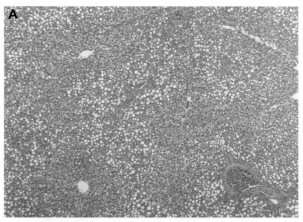

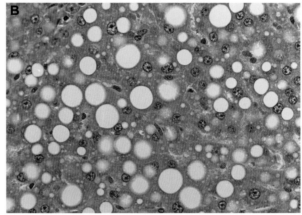

图 7.9 A. 对照组大鼠肝门管区周围的脂肪沉积（×35）。B. 细胞内的脂质将细胞核挤到细胞一侧的外观细节（×40）

偶尔可以看到局灶性含脂质的肝细胞区域，通常是单发、位于被膜下区域，称为张力性脂肪沉积，最常见于镰状韧带与肝被膜的附着处（图 7.10）。

4.2 坏死和凋亡

在对照组大鼠的肝中常见小的局灶性坏死，但其病理表现与由药物和其他外源性物质引起的坏死明显不同。自发性坏死可见于肝被膜下或随机分布（图 7.11），主要影响单个细胞、局灶性或多灶性细胞聚集，而化学物质引起的坏死通常呈带状，并且倾向于以相同的小叶模式重复出现在整个肝中。炎症细胞浸润的数量可能存在很大差异，但通常为轻度，紧邻坏死灶存活的肝细胞常表现为嗜酸性增强。坏死的肝细胞可以有多种

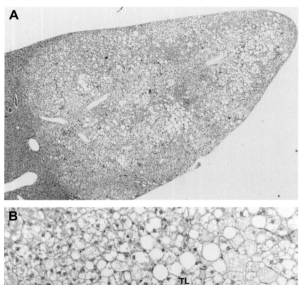

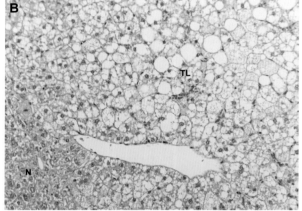

图 7.10　A. Wistar 大鼠的肝张力性脂肪沉积（×2.5）。B. 张力性脂肪沉积区的高放大倍数图示肝细胞内有大的透明且圆形的空泡（×20）

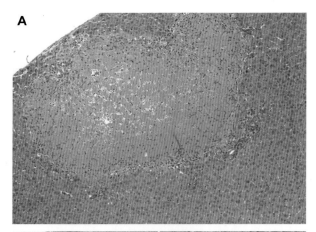

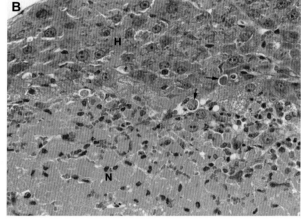

图 7.11　肝局灶性坏死。A. 坏死区被炎症细胞包围和分隔，坏死区内的肝细胞发生核溶解（×5）。B. 坏死（N 所示）和存活肝（H 所示）之间交界区的高放大倍数图。凋亡的细胞（箭头所示）刚好位于坏死区外（×40）

表现，但通常显示出嗜酸性轻微增加，丧失正常肝细胞所具有的细胞异质性。坏死肝细胞的细胞核可能/不可能出现碎裂（核碎裂），均匀浓缩和深染（核固缩）或仅能看到细胞核的轮廓（核溶解）（图 7.11B）。坏死可以影响大面积的细胞，如由四氯化碳诱导的坏死。描述单个细胞坏死的术语"单个细胞坏死"也应运而生，用来描述这种细胞坏死通常以弥漫形式存在的特征。受影响的细胞具有带状坏死的所有特征，该术语不应用于描述出现独特的形态学表现的单个凋亡细胞，如下文所述。

通常，凋亡细胞被视为单个细胞，具有圆形轮廓，胞质非常致密且嗜酸性，有 1 个或多个小的、深染的蓝黑色核碎片。当凋亡的细胞浓缩与邻近的肝细胞分离或被吞噬到邻近的肝细胞中时，通常可以看到它们被透明晕包围，而且电镜显示胞质和细胞核成分浓缩（图 7.12A 和 7.13）。根据细胞死亡时所处的凋亡阶段，凋亡的细胞可以通过苏木精 - 伊红染色（HE）的切片来识别，也可以通过对裂解的胱天蛋白酶 3、M30（细胞角蛋白 18 消化后的胱天蛋白酶 3 裂解产物）的免疫组织化学阳性染色，或使用 TUNEL 染色检测 DNA 断裂（图 7.12B）来识别。

虽然很容易区分凋亡的细胞与坏死的细胞，但两者经常同时发生，坏死的细胞位于病变中心位置，病变周围的细胞出现凋亡表型。在给予肝毒性物质（二甲基亚硝胺）的情况下，带状坏死（给药后 36 小时观察）出现之前，在更早的时间点或较低的剂量水平出现一轮呈弥漫性的细

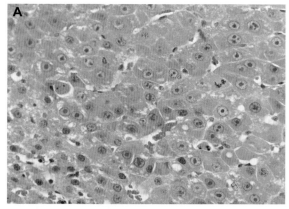

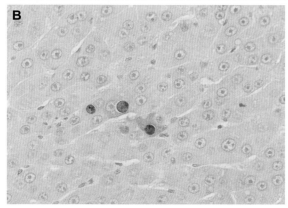

图 7.12　肝细胞凋亡。A. 大鼠肝中存在的凋亡细胞，显示细胞核和细胞质浓缩，细胞边界变圆，以及细胞边缘周围存在一个特征性的透明晕（HE，×40）。B. 使用 TUNEL 方法显示正常大鼠肝中存在的凋亡细胞，TUNEL 方法可检测在细胞凋亡晚期发生的 DNA 链断裂（×40）

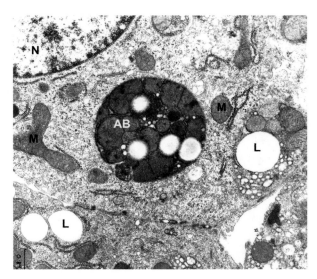

图 7.13　肝细胞内凋亡小体的电镜图。肝细胞吞噬了凋亡小体，含有清晰可辨的细胞器、凋亡小体（AB 所示）、细胞核（N 所示）、脂滴（L 所示）、线粒体（M 所示）（×22 000）

胞凋亡波。即使给予低剂量的经典的肝坏死性试剂（四氯化碳），也会诱导细胞出现典型的凋亡形态。

4.3　囊性变性 / 肝海绵状变性

该病变是一种局灶性或多灶性的囊性病变，"充满细颗粒或絮状嗜酸性物质"（Bannasch et al., 1985），会影响肝板。该病变在超过 12 月龄的大鼠肝中很常见（图 7.14）。病变可含有内陷的（trapped）红细胞，但更常见一种无内皮细胞衬覆的均质嗜酸性物质。F344 雄性对照组大鼠的发生率可高达 30%，Sprague-Dawley 雄性对照组大鼠的发生率为 16%，这两个品系的雌性大鼠的发生率较低。有证据表明，病变可能是星形细胞（伊藤细胞或贮脂细胞）受损的结果，并

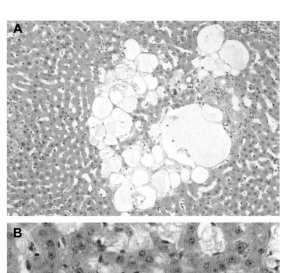

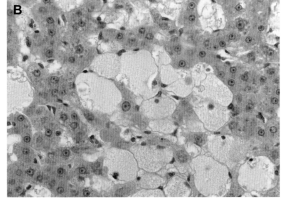

图 7.14　肝海绵状变性。A. 在囊性变性（肝海绵状变性）区明显空泡化的细胞残留（×20）。B. 上述区域的高放大倍数图显示明显扩张的细胞具有小的嗜碱性核以及絮状嗜酸性内容物（×40）

且可以在正常肝细胞周围或腺瘤／癌组织中见到该病变。化合物处理后可导致发生率增加，关于该病变作为癌前病变的可能性争论很多。目前认为是星形细胞的非肿瘤性、退行性病变。

4.4　胆管周围纤维化

该病变属于胆管增生的范畴。

4.5　肝囊肿（胆管囊肿）

该病变常见于老龄大鼠的肝中，病变大小不一，可从较小到非常大。大体观察，肝囊肿通常含有液体，可能是单腔或多腔的。肝囊肿由胆管扩张引起，囊壁内衬典型的胆管立方上皮，尽管该病变较大时上皮可能受压呈扁平状。囊肿周围可能有不同程度的纤维间质，这可能与周围的肝实质受压有关。尽管很常见，但该病变不引起周围肝细胞明显的改变。在极少数的情况下，可以见到多囊肝，即在整个肝中弥漫性地存在大量的胆管囊肿。

5　炎症性和血管性病变

5.1　炎症性病变

在对照组大鼠的肝切片中，经常可以见到小灶性或多灶性混合炎症细胞聚集，以单核细胞、组织细胞、纤维细胞等细胞类型为主（图7.15），但可偶见中性粒细胞。这类病变不应与经常出现的局灶性髓外造血相混淆。后者的特点是存在未成熟的红系细胞和髓系细胞聚集，伴或不伴单个巨核细胞。

局灶性炎症细胞聚集的发生率随动物的年龄增长而增加，但也可见于年轻大鼠，这种变化的病因仍不清楚。肉芽肿可见于对照组大鼠的肝中，常见于静脉给药的大鼠，由在静脉内给药部位形成的血栓释放栓子所致。

5.2　血管扩张（毛细血管扩张、紫癜样肝病）

肝这种血管变化的定义是扩张的血窦内衬成熟的内皮细胞。血管扩张区常伴其他退行性变化，可见于肝肿瘤中心或周围的非肿瘤性肝中，大体检查为小暗色区域，切面可见血液渗出。在显微镜下，这种变化由不规则扩张的血窦组成，血窦内衬一层形态正常的内皮细胞且通常以外观正常的肝细胞（图 7.16）为界。血管扩张与肝绵状变性的区别在于血管扩张的血窦内存有血液，以及缺乏肝海绵状变性区内的絮状蛋白。

区分血管扩张与血管瘤可能较困难，因为两者都可以是局灶性或多灶性的，并且认为在某些化学物质的影响下，血管扩张可能是血管瘤的前

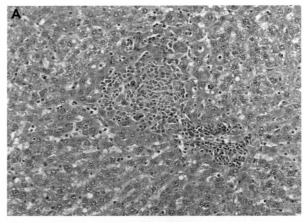

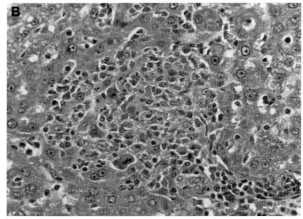

图 7.15　A. 混合炎症细胞浸润（×20）。B. 混合炎症细胞灶内可见单个坏死细胞，细胞质呈强嗜酸性（×40）

期病变。雄性大鼠血管扩张的发生率大约为雌性大鼠的 2 倍，虽然血管扩张是包括 Fischer 344 和 Sprague-Dawley 大鼠在内的许多大鼠品系常见的老龄化病变，但这些品系的大鼠的肝肿瘤性血管病变罕见，这表明至少自发性血管扩张不是

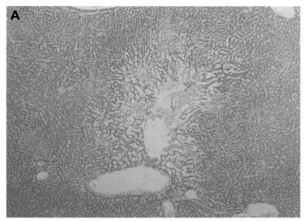

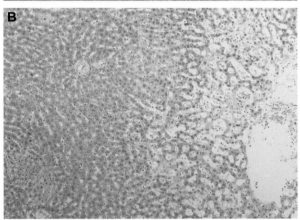

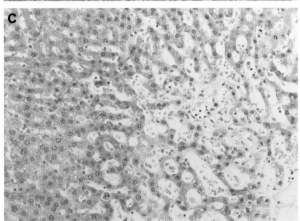

图 7.16　局灶性血管扩张。A. 中央静脉区血窦扩张图（×2.5）。B. 扩张的血窦内存在炎症细胞（×10）。C. 高放大倍数图显示中央静脉区的肝索萎缩和血窦扩张（×20）

一种癌前病变。血管瘤的膨胀性（尽管缓慢）经常对周围实质造成挤压，但这种情况在血管扩张中从未见到，血管扩张自然过渡到正常肝实质是常态。血管扩张从未出现内衬内皮细胞核的异常，但在这种情况血管瘤中也罕见，因此其不是这两个病变的一个可靠的鉴别特征。有研究人员认为肝小叶内血流动力学的局部变化与血管扩张的形成有关，可能是由于局灶性内皮细胞损伤进而导致血窦扩张。据报道该病变在使用肝致癌物二甲基亚硝胺和某些吡咯联啶生物碱的研究中是常见病变，后者已被证明是内皮细胞毒素。

6　增生性和肿瘤性病变

6.1　肝细胞病变

6.1.1　细胞变异灶

顾名思义，这些增生性病变是肝细胞群形态学外观的局灶性改变，在过去称为局灶性增生。细胞变异灶与周围肝细胞的界限不清，对周围的正常肝细胞没有或轻微挤压，并且无核异型性。有人建议用小于一个正常肝小叶大小的标准来区分细胞变异灶与腺瘤，但对细胞变异灶的判定最好用形态学来描述，而不是单纯依靠病灶大小，因为许多形态上明显的细胞变异灶可以是 2 个或多个肝小叶大小。根据细胞变异灶在苏木精 - 伊红（HE）染色切片的染色特征，细胞变异灶可分为 4 种主要类型，即嗜碱性（虎斑样和均质型）、嗜酸性、透明细胞性和双嗜性细胞变异灶。20 月龄的 Fischer 344 大鼠肝细胞变异灶的总发生率几乎为 100%；而 20 月龄的 Sprague-Dawley 大鼠中细胞变异灶的总发生率为 50%，到 2 岁龄时才接近 75%。

化学物质诱导的肝癌的发生与同时增加的双嗜性和均质型嗜碱性细胞变异灶有关，但与虎斑样细胞变异灶的发生率增加无关。PPARα 激动剂类化学物质诱导的肝癌的发生与嗜碱性细胞变

异灶增加有关，而用 DNA 反应剂 1- 氧 -4- 羟氨基喹啉处理可诱发嗜酸性细胞变异灶。

虎斑样嗜碱性细胞变异灶的大小与正常肝细胞相似，但嗜碱性细胞质呈团块或线样条纹穿过细胞质（图 7.17）。电镜下可见粗面内质网增多，其上的糖原减少，这也是光学显微镜下的特征性表现的原因。

均质型嗜碱性细胞变异灶通常比周围的正常肝细胞小，顾名思义，该型细胞变异灶的细胞质均匀、嗜碱性。最初是在强致癌物质如亚硝基吗啉（nitrosomorphylene）处理后的大鼠肝中被描述的，但在非遗传毒性致癌物质（如 PPARα 激动剂 Wy-14643）处理后，也观察到了这种病变。

均质型嗜碱性细胞变异灶是由化学品诱导的，自发性病变罕见；而虎斑样嗜碱性细胞变异灶在 Sprague-Dawley 和 Fischer 344 大鼠品系中常自发出现，特别是在雌性大鼠的生命早期就出现该病变。

嗜酸性细胞变异灶，顾名思义，肝细胞内含有致密的嗜酸性细胞质（图 7.18），具有毛玻璃样或纤维样外观，通过电镜观察显示，这种细胞质的外观由滑面内质网数量增加所致。病变细胞一般比周围的肝实质细胞大。Fischer 344 雄性大鼠嗜酸性细胞变异灶的发生率远高于雌性大鼠。总体而言，自发性嗜酸性细胞灶的发生率明显低于嗜碱性细胞灶，尽管在 Sprague-Dawley 大鼠中 2 种性别之间的差异不太明显。已证明农药处理可诱发嗜酸性细胞变异灶。

透明细胞性变异灶内的细胞常表现出明显的细胞膜，特征是存在透明的核周空泡区，形态外观与正常肝细胞中的糖原相同（图 7.19）。由于大部分糖原在光学显微镜检查切片的肝组织块处理过程中已被溶解，这些空泡罕见（如果有的话），呈糖原染色阳性，但是电镜观察可证实空泡中糖原的存在。在透明细胞性变异灶内发现嗜酸性或其他形式的肝细胞的情况并不少见，但大多数所含的细胞都是透明细胞。细胞变异灶几乎

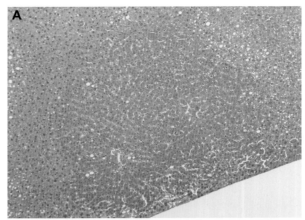

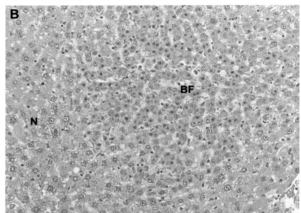

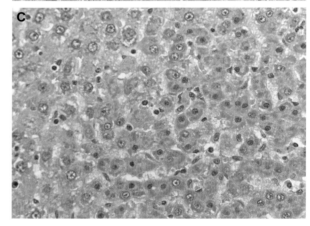

图 7.17　A. 虎斑样嗜碱性细胞变异灶（×10）。B. 嗜碱性细胞灶（BF 所示）的高放大倍数图，与周围的正常肝细胞（N 所示）相比，嗜碱性细胞灶的细胞核小且深染（×20）。C. 上两幅图的高放大倍数图显示深染的核和虎斑样细胞质包涵体（×40）

与周围实质相连续，罕见细胞灶对周围组织的挤压。

双嗜性细胞变异灶含有增大的肝细胞，其细胞质呈弥漫性嗜酸性，并具有一定的嗜碱性，从

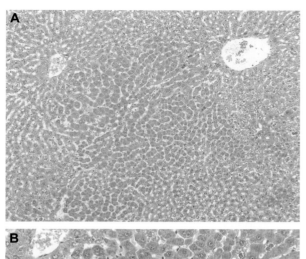

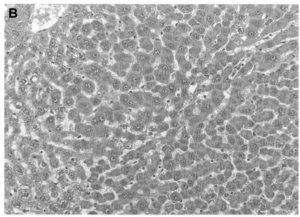

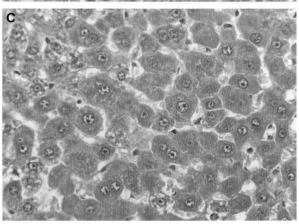

图 7.18 A.嗜酸性细胞变异灶（×10）。B.高放大倍数图显示嗜酸性细胞变异灶内的细胞比周围的具有正常外观细胞核的肝细胞大（×20）。C.嗜酸性细胞灶内的细胞与周围的正常肝细胞对比的高放大倍数图（×40）

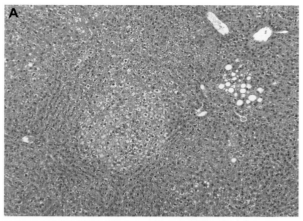

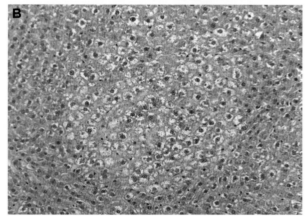

图 7.19 A.透明细胞性变异灶（×10）。B.透明细胞性变异灶的高放大倍数图显示细胞具有小的位于中央的细胞核以及含糖原的高度空泡化的细胞质（×20）

在所有品系的大鼠肝中，双嗜性细胞变异灶的发生率最低。

有些细胞变异灶确实有不同形式的细胞变异灶混合存在的情况，因此称为混合型细胞变异灶。通常，细胞变异灶是根据主要的细胞类型来命名的。但如果出现 2 种或 2 种以上的染色特征且细胞数量相等的情况，则该术语就很有用。最近的 INHAND 出版物建议，如果单一的细胞类型未占到变异灶的 80%，那么用"混合型"一词是合适的（Thoolen et al., 2010）。

6.1.2 局灶性肝细胞增生

这种肝细胞增生经常跨越几个小叶，并且在无任何明显的肝细胞损伤的情况下出现。因为累及实质的大小、有丝分裂细胞的存在，以及其经

而命名为双嗜性细胞变异灶。与其他细胞变异灶一样，固定的和分化良好的苏木精 - 伊红染色（HE）切片对于区分不同的细胞类型至关重要，而且对于区别不同类型的细胞变异灶尤其必要。

常与血管扩张或肝海绵状变性相关，因此使用局灶性肝细胞增生这一术语而不用肝细胞变异灶。病变的肝细胞可能出现肥大，但其往往与周围未受累及的肝细胞的染色相似，并与正常的肝实质自然过渡。病灶内含有正常的门静脉和中央静脉组织模式，但与细胞变异灶一样，该病灶有时可以部分挤压周围实质。该病变的发生率很低，据报道 Fischer 344 雌性大鼠的发生率较高。

6.1.3　肝细胞腺瘤

大体检查可见该病变从肝表面隆起，或切面呈苍白色的局限性肿块。

自发性肝实质腺瘤呈结节性肿块，与肝的非肿瘤部位相比，其染色特征和细胞大小的改变明显地将其与周围实质组织相区别。与周围的非肿瘤性实质相比，肝细胞腺瘤的嗜酸性可能更强，或更罕见，嗜碱性更强，有时会出现更明显的空泡化。肿瘤一般呈膨胀性生长，可见有丝分裂象，倍性改变，表现为核大小不一，并且挤压周围实质组织（图 7.20）。腺瘤中无正常的肝小叶结构，特别是腺瘤中很少见到门管区结构。与正常肝小叶的混合静脉／动脉血供应相比，据报道肝细胞腺瘤仅存在动脉血液供应。肿瘤与周围的非肿瘤实质组织之间通常界限明确。肿瘤有时呈实性，但多数情况下肿瘤有 1~3 层厚的不规则肝板，并挤压肝窦。腺瘤细胞的细胞质内含有数量不等的脂质或透明蛋白，是腺瘤内变性的标志，而且根据腺瘤的大小，腺瘤不同部位的细胞分化程度存在明显的差异。细胞可见核异型性（即染色质改变或核仁明显），但这些所见通常不一致，肝细胞肿瘤中的细胞异型性及核异型性程度一般较低，肿瘤几乎没有坏死。在某些化学物质诱发的变化（如小叶中心性肥大）中，腺瘤可能会被误诊或误认为是苯巴比妥钠等化学物质引起的弥漫性肥大。

与细胞变异灶相比，肝细胞腺瘤通常较大，肿瘤细胞及其细胞核的分化程度与周围细胞的差

异大，并对其周围的大部分（如果不是全部）区域进行挤压。

6.1.4　肝细胞癌

大体检查肝细胞癌为肿块，并且可能因存在坏死区和出血区而发生颜色改变。与肝细胞腺瘤不同，肝细胞癌往往与周围实质的界限不清。然而，可以通过存在异常生长、小叶结构消失，以及与恶性肿瘤一致的细胞特征（如小梁状生长模式，表现为肝板厚度可达 3 层或 3 层以上、血管间隙通常扩张、腺样或实性生长模式等）来诊断。所有这些特征都可以在单个肿瘤中观察到，特别是当肿瘤较大时（图 7.21）。肝细胞癌中呈实性生长模式的癌细胞的分化程度一般低于呈小梁状和腺样生长的区域，核多形性和异型性程度

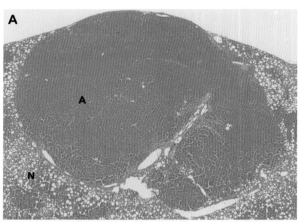

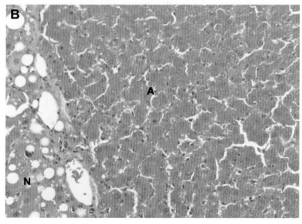

图 7.20　A. 肝细胞腺瘤挤压周围实质组织（×2.5）。B. 高放大倍数图显示与周围存在脂肪变的非肿瘤性实质组织（N 所示）相比，腺瘤（A 所示）呈实性（×20）

更高，核分裂象更多。通常，肝细胞癌中的肝细胞分化良好，并且可以被明确识别为肝细胞，或者其分化模式异常，表现为癌细胞小且细胞质嗜碱性，或癌细胞大且细胞质透明或嗜酸性。癌细胞的细胞核可以是正常大小、增大或缩小，偶尔

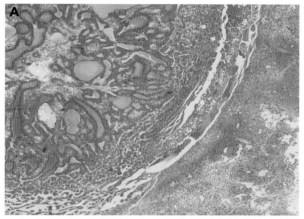

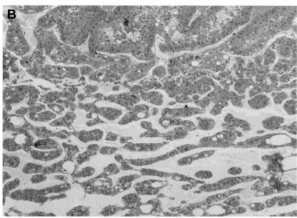

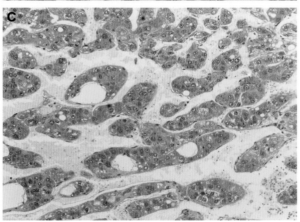

图 7.21 A. 肝细胞癌伴周围实质的重度变性（×2.5）。B. 肝细胞癌呈小梁状生长模式，多层肝索之间的血管间隙扩大（×10）。C. 上图的高放大倍数图显示肿瘤的多细胞分层伴核的大小和形态异型性（×20）

会出现非常大而含有核内包涵物的细胞核。在肝细胞癌中从未观察到门三联管，但一些肝细胞癌可能表现出局灶性胆管分化模式。从理论上讲，癌总是在腺瘤中发生的，并在一些文献中出现"腺瘤发生癌"这一术语。尽管偶尔能看到这一现象，但是不应该使用该术语，因为可能会引起非病理学家的困惑。虽然"腺瘤发生癌"是预期的中间状态，但不像预期那样经常观察到，大多数情况下表现为良性或恶性表型。对于未能经常观察到这种中间状态的一种解释可能是良性向恶性转化和生长发生得太快。另一种观点认为肝癌可以直接从细胞变异灶发展而来，而无需经过腺瘤这一中间阶段。然而，即使有一些经验性的形态学证据表明癌可以在细胞变异灶中发生，也无法证明这一点。

在大的肝细胞癌内经常出现出血和（或）坏死区。特别是在癌组织内出血的情况下，大的血窦腔内充满大量血液，进而导致肿瘤性肝细胞的广泛分离。如果病理学家忽略内衬内皮细胞的正常形态细节，则可能会误诊为血管肿瘤。

尽管一般情况下自发性肝细胞癌很少发生转移，但是用化学物质（如过氧化物酶体增殖物或 PPARα 类化合物）处理后形成的肝细胞癌转移的发生率较高，最常见的转移部位是肺。

6.2 胆管病变

6.2.1 胆管增生

在持续时间超过 6 个月的大鼠实验中，多灶性胆管增生是非常普遍的病理所见，其发生率和严重程度随动物的年龄增长而增加。增生的胆管常被稀疏的细胞包围，伴有较高程度的纤维化，通常不伴随或先前无明显的炎症或退行性病变，其病因尚不清楚。存在于不同程度的纤维化反应中的增生性胆管上皮通常萎缩或变薄，病变有变性的表现（图 7.22）。随着大鼠的年龄增长，最初存在萎缩胆管的地方可能会有纤维性瘢痕残

留。经常出现一些叶的不连续分布，某些叶区域比其他区域更易受到影响。该病变与暴露于某些化学物质后发生的胆管纤维化截然不同，后一术语不应用于胆管增生。

6.2.2 胆管纤维化

胆管纤维化定义为胆管上皮增殖，形成新月形、细长的、分枝状、网状的腺样结构，周围环绕着同心层样结缔组织（图 7.23）。腺体一般由单层细胞组成，细胞可能发生局灶性萎缩和变薄；或者相反，细胞呈立方状和深嗜碱性。增生性腺体的一个显著特征是可分泌黏液，黏液栓和细胞碎片一起位于发育不良的腺腔内是该病变的一个主要特征。电镜显示，除黏液细胞外，胆管上皮细胞还发育为神经内分泌细胞，这种现象称为肠上皮化生。与胆管癌不同，胆管纤维化通常以多灶性形式存在于整个肝叶中，通常邻近门管区周围。

对于这些变化是否仅代表受累及上皮的致瘤

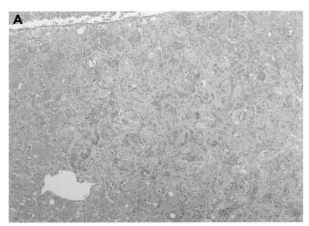

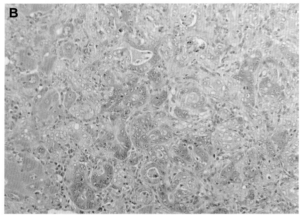

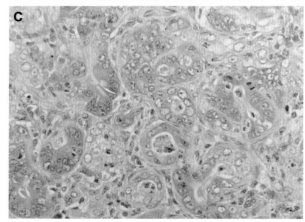

图 7.23 A. 饲喂化学香豆素 18 个月的大鼠的肝胆管纤维化（×10）。B. 上图的高放大倍数图显示异常胆管的嗜碱性增强，管腔内存在细胞碎片以及增殖导管周围的纤维化反应。病变通常在肝内呈多灶性分布（×20）。C. 病变部位衬覆上皮的高放大倍数图（×40）

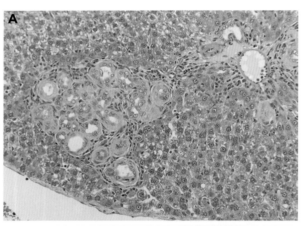

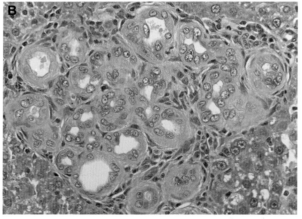

图 7.22 A. 2 岁龄的 Wistar 大鼠肝门管区发生的胆管增生（×20）。B. 上图的高放大倍数图显示胆管巢周围基底膜硬化，以及增生性胆管的细胞核增大（×40）

性转化存在一些争议。但在许多实验中，胆管癌
是从早期胆管纤维化发展而来的。尽管在胆管癌
中发现许多突变（如 p53 和 p16 基因突变），但
在胆管纤维化中未发现类似的突变。

在 Fischer 344 或 Sprague-Dawley 对照组大
鼠中未发现胆管纤维化，但其可由多种化学物质
诱导发生，包括呋喃、香豆素、2- 乙酰氨基芴
和二甲基二氨基偶氮苯。有证据表明，在给予呋
喃的情况下，一旦发生胆管纤维化，再继续给予
呋喃后胆管纤维化通常会进展为胆管癌。

6.2.3 卵圆细胞增生

在对照组动物中未观察到这种细胞反应。在
包括给予细胞毒性致癌物在内的慢性炎症反应过
程中，一个常见的发现是出现大量的小细胞，细
胞质少，细胞核嗜碱性且呈均匀的卵圆形，常聚
集形成原始胆管，通常没有明显发育的管腔（图
7.24）。这些细胞最初是在暴露于氨基偶氮类化
合物（如奶油黄 4- 二甲氨基偶氮苯）后的大鼠
肝中描述的，但现在大多数发生慢性肝损伤的情
况下都有描述。它们被描述为可以分化为肝细胞
和胆管细胞的祖细胞。Evarts 等于 1989 年在部
分肝切除 / 引发 - 促长模型中描述给予 2- 乙酰氨
基芴的大鼠卵圆细胞分化为肝细胞的能力。虽然
在某些情况下可能在肝再生中发挥作用，但它们
并不是肝细胞增殖的唯一方式，可能也不是最常
见的方式。在部分肝切除后发生的肝再生或在给
予化学物质（如苯巴比妥钠或 PPARα 激动剂类
化学物质）引起肝大而后发生的肝细胞增生中，
所观察到的生长不涉及卵圆细胞或任何其他肝外
（造血）干细胞，而是取决于肝中已经存在的完
全分化的肝细胞的增殖。

卵圆细胞最常见于肝小叶的门管区周围，并
且可以在遗传毒性致癌物和非遗传毒性致癌物处
理后观察到。已表明卵圆细胞表达的蛋白质（如
γ- 谷氨酰胺转肽酶、α- 甲胎蛋白、角蛋白）
只存在于新生幼仔 / 胎仔的肝中。

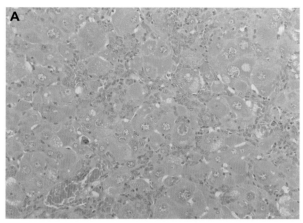
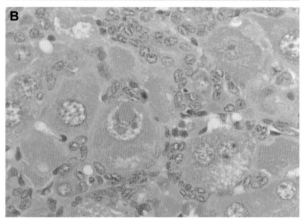

图 7.24　A. 饲喂 3- 甲基二氨基偶氮苯 15 个月后，大
鼠肝出现的卵圆细胞增生（×20）。B. 上图的高放大倍
数图显示肝细胞巢被大量高核质比的小圆形细胞分隔，
在某些区域可以看到发育中的导管结构（×63）

6.2.4 胆管瘤

根据定义，胆管瘤是胆管的一种良性增生性
病变，很好地局限于肝实质内。组织学表现为胆
管增大，管腔内衬单层或多层形态正常的立方状
或扁平上皮细胞，伴有少量间质或炎症细胞，有
丝分裂指数低（图 7.25）。胆管瘤是一种罕见的
自发性病变，但可以由二乙基亚硝胺等化学物质
化学诱导发生。

6.2.5 胆管癌

胆管癌是胆管分化的一种恶性肿瘤，由典型
的多层、柱状、高有丝分裂率的细胞组成腺样和
实性巢样结构（图 7.26）。这些细胞往往具有强

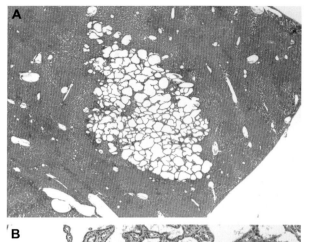

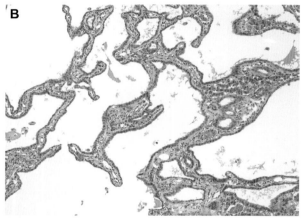

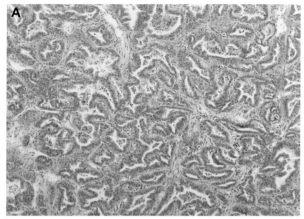

图 7.25　A. 胆管瘤与周围肝的界限清晰，并有轻度挤压迹象（×2.5）。B. 胆管瘤内衬细胞的高放大倍数图显示为一层内衬囊腔的规则细胞，间质很少（×20）

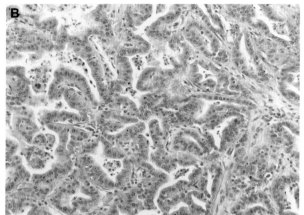

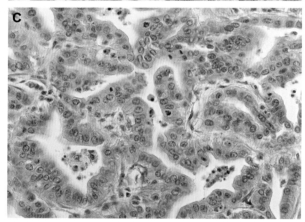

嗜碱性和多形性，具有明显的核多形性。在恶性程度高的肿瘤中，分化较好的腺样结构之间可以看到单个肿瘤细胞或小而致密的细胞巢。纤维组织间质数量不等是肿瘤的一个突出特征。肿瘤通常呈局部侵袭性生长，可引起炎症和邻近的组织坏死。假腺样结构经常表现出囊性扩张，常含有坏死的细胞碎片和数量不等的黏液。胆管癌比肝癌更容易发生转移。胆管癌可由包括 3- 甲基 -4- 二氨基偶氮苯和呋喃在内的少数化学致癌物诱发。

6.3　其他病变

6.3.1　肝胆管癌

　　一些化学诱导的肿瘤兼具肝细胞和胆管分化

图 7.26　A. 胆管癌具有不规则的腺样结构，细胞质嗜碱性（×10）。B. 上图的高放大倍数图显示多层内衬细胞和核分裂象多（×20）。C. A 图的高放大倍数图显示细胞异型性和多层性（×40）

的特征，可见明显的 1 种组织类型区域而相邻区域为不同的组织类型，也可见 2 种组织类型彼此相邻、明显混杂的区域（图 7.27）。管状结构被描述为偶尔被胆管上皮和更清晰的肝细胞上皮所

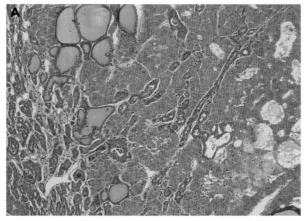

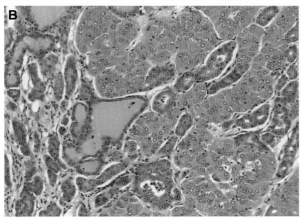

图 7.27　A. 给予大鼠 3- 甲基二氨基偶氮苯诱发的肝胆管癌，显示兼具胆管和肝细胞的特征（×10）。B. 上图的高放大倍数图（×20）

衬覆，这类肿瘤称为肝胆管癌。虽然罕见自发性肝胆管癌的报道，但是肝胆管癌已在 Fischer 344 大鼠的 NTP 系列化学物质研究中有记录，这些化学物质包括 1- 氨基 -2,4- 二溴蒽醌、甲基丁香油酚和邻 - 硝基甲苯。

6.3.2　间变性癌

　　罕见起源于肝的恶性上皮性肿瘤，但没有明显的肝细胞或胆管细胞分化模式，这种肿瘤称为间变性癌。癌细胞排列成小团块，可以是单个的纺锤形细胞，或者是小的嗜碱性细胞。间变性癌很可能被误诊为是淋巴瘤，有时可以用细胞角蛋白（在癌上皮细胞中表达）和淋巴细胞肿瘤的淋巴抗原免疫组织化学方法对两者进行鉴别诊断。

6.3.3　血管肿瘤

　　与小鼠不同，大鼠的自发性血管病变相对较罕见。血管瘤是血管肿瘤中的良性肿瘤，涉及内皮细胞的原发性增殖，最初涉及肝索，但之后不被累及，除非肝细胞在肿瘤的膨胀性生长过程中内陷（entrapped）其中。最初，在局部肝索内可见内皮细胞数量增加并衬覆于扩张的血窦。很难将血管瘤与由酶诱导剂诱发的肝适应性生长过程中出现的血管扩张相区别。随着血管瘤的生长，增大的血管腔内充满血液和囊性区往往是一个突出的特征。血管腔通常内衬单层增生的内皮细胞，内皮细胞呈扁平状或立方状，罕见有丝分裂象，但病变与周围较正常的肝组织有明显的界限。增生的内皮细胞层下通常有不同程度的纤维结缔组织间质。

　　血管肿瘤的恶性类型是血管肉瘤，其在大鼠的肝中也罕见自发性发生。化学物质诱导的血管肉瘤通常在肝中离散性存在，但通常是多中心性的。其血管内衬大量的肿瘤性内皮细胞且可排列成多层，血管内含有数目不等的红细胞（图 7.28）。与血管瘤一样，恶性血管肿瘤内含有被紧密排列的增生和肥大的内皮细胞包围的内陷（entrapped）的肝细胞，并且肝细胞明显异常，可能被误诊为肝细胞肿瘤。肿瘤性内皮细胞具有很大的异型性，并且常见有丝分裂象。随着病变进展，形成大片的肿瘤细胞，经常看不到明显的血管腔或红细胞。衬覆于扩张且充满血液腔的增生性内皮细胞的聚集是病变恶性的可靠指征。通常血管肉瘤的边界不清，局部侵袭、出血和坏死是肿瘤恶性的主要特征。NTP 数据库显示，长期暴露于黄樟素、四氟乙烯等化学物质可诱导 Fischer 344 大鼠发生血管肉瘤。血管肉瘤具有很强的破坏性，生长迅速，并伴有在血管瘤中不会见到的出血和坏死区。

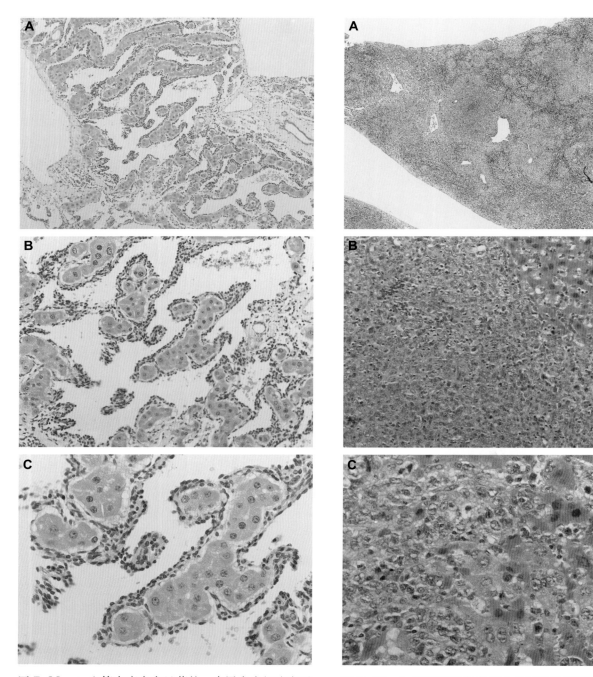

图 7.28　A.血管肉瘤含有显著的、多层内皮细胞广泛分离的肝索（×10）。B.上图的高放大倍数图（×20）。C.高放大倍数图显示多层内皮细胞（×40）

图 7.29　A.组织细胞肉瘤显示在肝静脉周围形成多中心浸润的细胞聚集灶（×2.5）。B.高放大倍数图可见实性肿块，窦内浸润的细胞具有异型性，细胞核染色较浅且呈网状，细胞质丰富（×20）。C.高放大倍数图的细胞形态（×40）

6.3.4　组织细胞肉瘤

　　肝中的常驻巨噬细胞群（库普弗细胞）或游走的巨噬细胞群定居在肝中发生的原发性肿瘤称为组织细胞肉瘤（库普弗细胞肉瘤）（图 7.29）。该肿瘤的特征本质上为多灶性（多中心性）并形成致密的多细胞结节。细胞的形态单一，有丝分裂指数高，泡沫状、嗜酸性细胞质，细胞边界不清，细胞核染色浅呈分裂状，少量、边集的异染色质（Thoolen et al., 2010）。可见多核巨细胞，但其不是该肿瘤的诊断标准。随着肿瘤的进展和增大，也可以观察到栅栏状的肿瘤细胞包围的中央坏死区。肿瘤细胞沿着阻力最小的区域（血窦）生长，并转移到肺和脾脏。除非发生明显的坏死，否则纤维性间质少，在坏死明显的情况下可以观察到瘢痕组织。大鼠组织细胞肉瘤与肾透明小滴蓄积有关，其中含有肿瘤细胞分泌的溶菌酶。据报道，肝组织细胞肉瘤与肾脏透明小滴蓄积有 96% 的相关性（Hard and Snowden, 1991）。虽然通常认为组织细胞肉瘤是一种罕见的自发性肿瘤，但 Squire 等的一系列（1981）报道显示，在 2 000 多只 Sprague-Dawley 大鼠种群中，对照组大鼠的发生率为 5%，其中雄性和雌性动物的比例大致相当。

6.3.5　脂肪瘤或脂肪肉瘤

与其他哺乳动物和非哺乳动物种属一样，大鼠肝窦下的迪塞间隙中也自然存在贮脂细胞，称为星形细胞或伊藤细胞。该细胞来源于间充质细胞，在维生素 A 的储存中具有重要作用。在大鼠的肝中可见到贮脂细胞形成的孤立性肿瘤，但其一般由大小不等的含脂肪细胞形成的界限清楚的大肿块组成，其与星形细胞的关系尚不清楚。脂肪瘤和脂肪肉瘤与肝其余部分的变性无关，通常表现为内陷（entrapped）的肝细胞细胞质中也含有较多的脂质。

6.3.6　转移性肿瘤

该类肿瘤存在于肝中，但并非来自肝正常的常驻细胞群，而是从远端器官 / 组织系统经血管和淋巴管转移而来的。

因肿瘤导致 Fischer 344 大鼠早期死亡的最常见的原因之一是单核细胞白血病，也称为大颗粒淋巴细胞（large granular lymphocyte, LGL）白血病，其发生率接近 30%。Sprague-Dawley 大鼠和 Wistar 大鼠也可发生，但发生率要低得

多。肝和脾脏是最常见的受累器官。这种肿瘤起源于脾脏，转移至肝是极其常见的。大体检查可见肝体积增大，质地易碎，常呈浅黄色斑点，小叶结构突出。肿瘤在肝中呈混合性的 2 种生长模式（图 7.30），即与淋巴瘤类似的实性模式和更

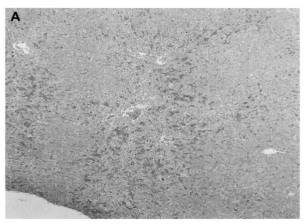

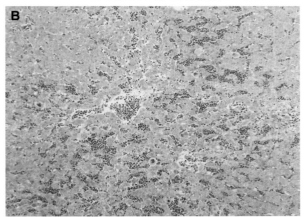

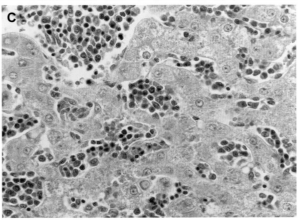

图 7.30　A. 大颗粒淋巴细胞白血病（×5）。B. 静脉和血窦内浸润的淋巴细胞聚集（×10）。C. B 图高放大倍数图（×40）

弥漫性的血窦浸润模式，显微镜下可见弥漫性小叶中心性肝细胞变性；可见不同严重程度的坏死；存活的肝细胞嗜酸性增强，核巨大，血窦扩张，偶尔可见出血和含铁血黄素沉积。LGL 白血病起源于自然杀伤细胞。

7　其他病变

7.1　多倍体

在大鼠的肝中，细胞倍性（每个肝细胞染色体组的平均数量）随年龄的增长而增加，但从未达到小鼠中清晰可见的程度。大鼠胎仔和新生幼仔的肝几乎完全是二倍体（2n）。然而，肝细胞的平均倍性会增加，因此在性成熟的动物中以四倍体（4n）为主（图 7.31）。细胞核的大小和倍性含量之间有很好的相关性，因此细胞倍性的增加在组织学上表现为细胞核大小的增加。随着大鼠年龄的增长，肝内双核肝细胞的比例也会增加。大核或双核肝细胞具有更多的细胞质，因此这些细胞发生肥大。部分肝切除或用某些 DNA 反应性的致肝癌化学物质（如 2- 乙酰氨基芴）处理可改变肝细胞的平均倍性，使 2n 细胞占主导地位。细胞必须经过细胞周期才能进行 DNA

复制，而肝细胞在末期后不能进行细胞质分裂而会形成双核肝细胞。形成多倍体核的机制被认为是通过一种称为核内再复制的过程，DNA 合成但不进行有丝分裂。另一种假设认为双核肝细胞在增加肝倍性状态中起关键作用。双核四倍体（4n）细胞随后进行另一轮的 DNA 合成、分裂，并产生 2 个核为 4n 的细胞。通常认为多倍体是终末分化的指征，这或许可以解释为什么导致肝生长和细胞分裂增加的刺激通常会导致肝细胞恢复为二倍体。有人认为，多倍体化是一种能够增加代谢输出、细胞质量和细胞大小的策略，可以替代相对危险的细胞分裂过程。

7.2　包涵物

在细胞核和细胞质中均可见到不同类型的包涵物。虽然在年轻、健康的大鼠中相对罕见，但其出现的频率随着大鼠年龄的增长而增加。大鼠偶见自发性肝细胞铁过度蓄积，位于胆小管周围的细胞质中（图 7.32A）。这被认为是一种罕见的铁稳态障碍，雌性大鼠比雄性大鼠更常见而且发病更早。据报道 Sprague-Dawley 大鼠和 Wistar 大鼠可出现铁过度蓄积的现象，并且这种情况常在没有溶血、肝细胞变性或炎症的情况下发生。蓄积主要发生在门静脉到中央静脉方向的肝细胞。然而，也可以在库普弗细胞中见到。肝细胞中铁过度蓄积被认为与人类肝血色素沉着病的病因类似。肝细胞中的铁很容易被 Perl's 普鲁士蓝细胞化学染色法染色（图 7.32B），并且铁在肝细胞内蓄积未见伴纤维化或其他变性反应的报道。

肝中的脂褐素蓄积随着年龄的增长而逐渐增多，但在对照组动物中处于较低的水平。然而，在某些化学品（如过氧化物酶体增殖物或 PPARα 类调血脂药）处理后，脂褐素蓄积则显著增加。脂褐素蓄积被认为是由化学物质诱导的肝氧化应激慢性升高进而导致脂质过氧化增加的证据。

用化学物质处理还可以诱导大的嗜酸性细胞

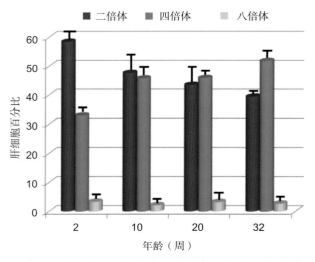

图 7.31　该图显示大鼠随年龄增长，肝细胞倍性增加。数据来源于 Scott et al.（1989）

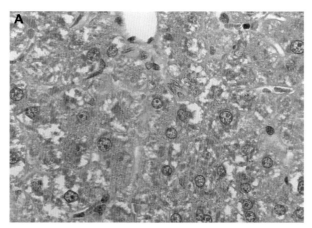

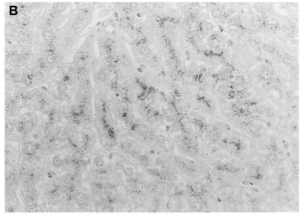

图 7.32　A. 铁主要在大鼠肝门管区周围区域的胆小管周围肝细胞中蓄积（HE，×63）。B. 普鲁士蓝染色的切片（×40）

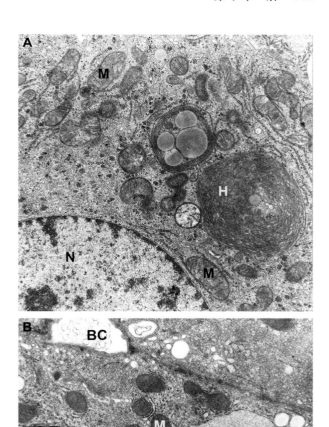

图 7.33　细胞内透明小体的电镜图片。细胞内的透明小体（H 所示），细胞核（N 所示），线粒体（M 所示），胆小管（BC 所示）。A 图和 B 图的放大倍数均为 22 000 倍

质包涵物，称为透明小体。长期给予苯巴比妥钠可诱导肝细胞细胞质内的内质网增殖，与细胞内透明小体的出现有关。电镜观察显示，这种透明小体由包裹在好像单个溶酶体膜中的滑面内质网圆形聚集体组成（图 7.33）。同样，给予 PPARα 激动剂（如 Wy-14643 和邻苯二甲酸二己酯）会导致肝生长和肝细胞肥大，而且可以使肝细胞质的染色特性发生改变，导致肝细胞的嗜酸性和颗粒性更强（图 7.34）。电镜显示这种肝细胞染色的改变是由于细胞质中的过氧化物酶（图 7.35）增殖所致。

给予大鼠镇静药和抗惊厥药苯巴比妥钠也会诱导肝生长和肝细胞肥大，受累肝细胞的细胞质均质性增加（图 7.36），电镜显示这是由含有负

责代谢药物的药物代谢酶的滑面内质网增殖所致。随着针对各种 CYP 的特异性抗体的可用性和对免疫组化染色方案的完善，在常规处理、石蜡包埋组织切片上进行药物代谢酶的诱导很容易实现。

虽然作为一种自发性极为罕见的效应，但大鼠肝中的各种卟啉蓄积可由灰黄霉素、3,5- 二乙氧基羰基 -1,4- 二氢三甲基砒啶和烯丙基异丙基乙酰胺等化学物质诱发。这些药物通过抑制 hem 合成途径中的酶进而诱导难溶性卟啉在溶酶体中

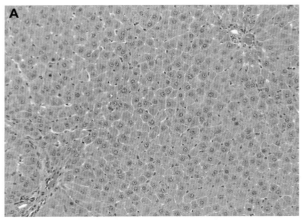

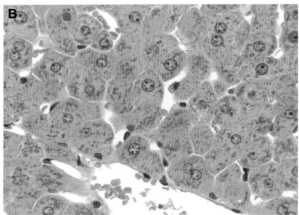

图 7.34　A. 给予大鼠邻苯二甲酸二己酯 14 天，PPARα 激动剂诱导的肝细胞肥大（×20）。B. 上图的高放大倍数图显示肝细胞肥大，细胞质嗜酸性，细胞器稀疏分布（×63）

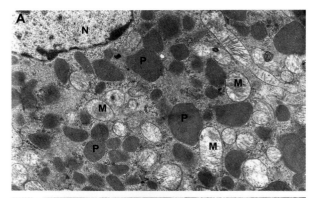

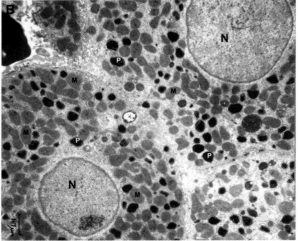

图 7.35　A. 给予大鼠 PPARα 激动剂（氯非甲酯）14 天后，电镜图片显示肝细胞过氧化物酶体增殖。N= 细胞核，M= 线粒体，P= 过氧化物酶体（×9 000）。B. 用二氨基联苯胺进行细胞化学染色检测肝细胞中的过氧化氢酶的活性，以证明过氧化物酶体的存在（×4 400）

蓄积，从而导致各种类型的卟啉前体在肝细胞内蓄积。这种蓄积会导致肝增大，颜色略呈红色，在紫外线下发出荧光，并导致肝门管区周围区域开始出现坏死和进行性纤维化。通过电镜观察可见蓄积的卟啉是肝细胞溶酶体中的结晶沉积物，并可以在甲醛固定、石蜡包埋的切片和肝的新鲜冷冻组织切片（更敏感）暴露于紫外线下出现独特的红色荧光（图 7.37）。

7.3　髓外造血

在大鼠的肝中存在孤立的巨核细胞而没有未成熟的造血细胞是相当普遍的。然而，经常见到的不同成熟度的造血细胞聚集是肝髓外造血的证据，尤其以老龄化的大鼠多见（图 7.38）。可以观察到红系和髓系细胞，但这与肝细胞变性 / 坏死区无关。肝髓外造血通常反映随年龄增长，对照组大鼠的骨髓红细胞生成逐渐衰竭。在诱发骨髓毒性的实验条件下（如药物处理），如果脾脏造血不能满足需求，则会迅速出现肝髓外造血。

致谢

感谢 Mikala Skydsgaard 和 Jayne Harris 为本章提供的一些图片。

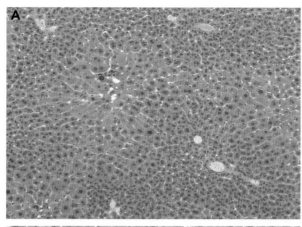

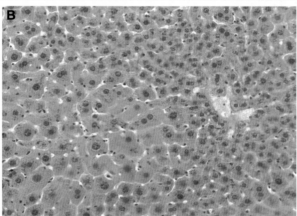

图 7.36　A. 用苯巴比妥钠处理 14 天后，大鼠的肝小叶中心性肝细胞肥大（×10）。B. 高放大倍数图显示与门静脉周围的正常细胞相比，肝细胞增大（×20）

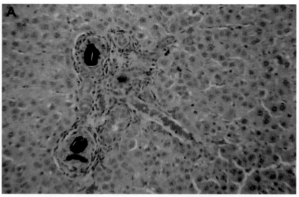

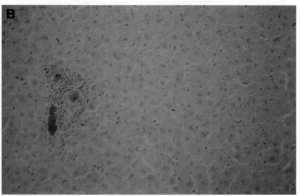

图 7.37　A. 用卟啉原性化学物质处理后，大鼠的肝中卟啉蓄积（HE，×20）。B. 偏振光下观察卟啉呈现红色双折射（×20）

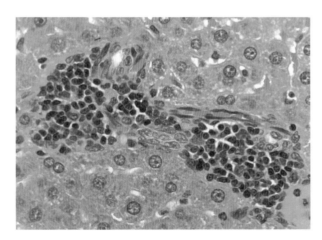

图 7.38　髓外造血（×63）

参考文献

Bannasch, P., Zerban, H., Fügel, H.J., 1985. Spongiosis hepatis, rat. In: Jones, T.C., Mohr, U., Hunt, R.D. (Eds.), Monographs on Pathology of Laboratory Animals, Digestive System. Springer Publishing Company, New York, pp. 116-123.

Hard, G.C., Snowden, R.T., 1991. Hyaline droplet accumulation in rodent kidney tubules: an association with histiocytic sarcoma. Toxicol. Pathol. 19, 88-97.

Hazell, P., 2008. Microanatomy I.T. Practicals at QM ©Queen Mary's, University of London. Site Designed by P Hazell of the Former Division of Biomedical Sciences, Education Management Section.

Pauli-Magnus, C., Meier, P.J., 2005. Hepatocellular transporters and cholestasis. J. Clin. Gastroenterol. 39 (Suppl. 2), S103-S110.

Scott, R.J., Chakraborty, S., Sell, S., Hunt, J.H., Dunsford, H.A., 1989. Changes in the ploidy state of rat liver cells during chemical hepatocarcinogenesis and its relationship to the increased expression of a-fetoprotein. Cancer Res. 49, 6085-6090.

Squire, R.A., Brinkhous, K.M., Peiper, S.C., Firminger, H.I., Mann, R. B., Strandberg, J.D., 1981. Histiocytic sarcoma with a granulomalike component occurring in a large colony of Sprague-Dawley rats. Am. J. Pathol. 105, 21-30.

Thoolen, R., Maronpot, R.R., Harada, T., Nyska, A., Rousseaux, C., Nolte, T., et al., 2010. Proliferative and nonproliferative lesions of the rat and mouse hepatobiliary system. Toxicol. Pathol. 38, 5S-81S.

Wahlang, B., Beier, J.I., Clair, H.B., Bellis-Jones, H.J., Flakner, K.C., McLain, C.J., et al., 2012. Toxicant associated steatohepatitis. Toxicol. Pathol.. Available from: http://dx.doi.org/10.1177/0192623312468517.

第8章

胰腺外分泌部

Andrew W. Suttie[1], Régis Masson[2] and Melissa Schutten[3]

[1]*Covance Inc., Chantilly, VA, United States*, [2]*Covance Inc., Porcheville, France*, [3]*Genentech Inc., South San Francisco, CA, United States*

1 引言

在常规毒理学和致癌性研究中，大鼠胰腺很少是化学相关效应靶器官。然而，胰腺腺泡细胞含有外源物质代谢所必需的酶系统，几种类型的化学物质可以诱发胰腺外分泌部肿瘤。胰腺酶分泌受几种激素调节，同时这些激素也对腺泡细胞具有营养作用。在毒理学研究中，以经口方式给予化学物质可能扰乱胰腺调节激素分泌的稳态机制。持续释放营养激素可导致腺泡细胞增生和肿瘤形成。

2 正常胰腺外分泌部

2.1 胚胎学

从妊娠第 12 天开始，胰腺在大鼠胚胎中形成。2 个椭圆形细胞巢从原始前肠出芽，为背侧系膜的间叶组织包围。这些源自肠内胚层的细胞巢形成背侧和腹侧胰原基。在胎鼠矢状切面中，腹侧原基源自与原始胆管相邻的肠上皮上部，背侧原基源自上皮下部。背侧原基形成胰腺尾、体和头上部，腹侧原基形成头的中部和下部（图8.1）。

妊娠第 14 天，胰腺典型器官形状及组织结构开始形成。妊娠第 17 天，当背侧和腹侧腺体合并时，胰腺上皮形成腺泡和导管。妊娠第 13 天，上皮细胞巢被认为是导管腔发育的标志，其被基底膜和间叶组织包围，但在该阶段并没有明显的连接复合体出现。连接复合体沿着微绒毛生长，形成导管状结构，并且能形成机械屏障以防腺腔内容物渗漏。随着细胞增殖，原基变厚，憩室与肠内胚层的交界处收缩。持续细胞分裂使胰芽分枝和最终分叶。

与已分化细胞相比，未分化细胞的细胞质中含有丰富的游离核糖体和较稀疏的粗面内质网（RER），无酶原颗粒。大约从第 15 天开始腺泡发生分化，但是分化不同步，并且腺泡之间各不相同。带有从细胞表面突出的微绒毛上皮细胞聚集形成不成熟的导管结构，细胞桥粒状连接使管腔紧密连接。此时，腺泡发育成具有成熟分泌细胞的特征，随着池延长并变得与核周平行，其粗面内质网数量迅速增加。高尔基体内扩张的小泡中出现致密物质与形成酶原颗粒有关。到第 17 天，顶膜附近有明显的少量颗粒。在第 17~21 天，酶原颗粒在整个细胞质中蓄积并逐渐变大。在此期间，导管细胞超微结构几乎没有变化。

随着胰高血糖素分泌细胞从第 11~11.5 天和胰岛素分泌细胞从第 12.5~14 天出现明显的超微结构和免疫细胞化学变化，胰腺内分泌（胰岛）细胞从第 11 天开始变得明显。胰腺重量在出生后大约每 5 天增加 1 倍，约 2 月龄时达到成年大鼠大小。在出生后最初 2 周内，腺泡细胞增殖最为活跃。导管细胞和泡心细胞以相似的速率增殖，但腺泡细胞数量占大多数，新腺泡从已有的腺泡细胞发育而来。随后，除增殖外，腺泡细胞体积也增大，40 日龄大鼠的腺泡面积为 22 日龄时的 2 倍。

在第 11~14 天，胰腺原基中可检测到低水平的淀粉酶和糜蛋白酶。随着粗面内质网和酶原颗粒在腺泡细胞中形成，这些酶的活性增加

10^3~10^4 倍（图 8.2）。到第 20 天，腺泡细胞能够以与成年大鼠相似的速率将多肽合成酶原颗粒。在出生前妊娠第 21 天，有明显由体液刺激而引起的胞吐作用的蛋白质分泌。

2.2　解剖学

胰腺是灰白色至粉棕色的分叶状器官，位于右侧十二指肠袢和横结肠肠系膜上，在大网膜背侧邻近胃和脾。根据人体胰腺解剖学描述，胰腺分 4 个区域：头、颈、体和尾。根据导管和血管系统位置，大鼠胰腺也被分成几段。头部（胆管旁和十二指肠段）位于十二指肠袢的肠系膜上；

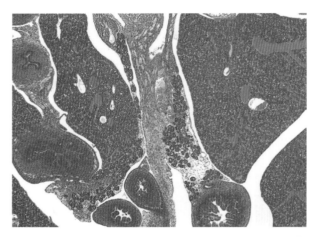

图 8.1　妊娠第 18 天，大鼠胚胎显示胰腺从原肠发育而来

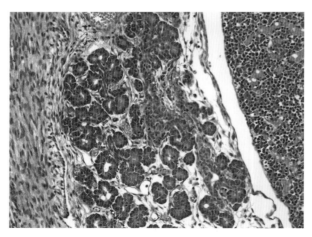

图 8.2　妊娠第 18 天，胚胎期胰腺显示原始导管及有酶原颗粒形成的腺泡

体部（胃和脾段）从头部延伸到大网膜的背侧与胃毗邻；尾部（脾段末端部分）延伸到胃脾韧带中并且在脾门附近结束。每个大鼠胰管数量不同，15~40 个排泄管连接形成至少 2 个及多达 8 个的主导管，这些主导管开口于胆总管。胆总管穿过胰腺并进入十二指肠，有些导管可能直接进入十二指肠。

2.3 组织学

胰腺传统上被描述为复管泡状腺或复泡状腺，其由分支管系统和围绕并与终末闰管相连续的腺泡簇组成。然而，三维重建和逆行灌注技术已经证明，终末导管和腺泡作为连续、分支小管的集合，彼此汇合。一些小管的盲端为椭圆形或圆形结构，符合腺泡的传统组织学定义。为简单起见，腺泡一词在以下描述中用于指由腺泡细胞组成的分支管状系统的任何部分的任何二维横截面。每个腺泡由单层锥形细胞组成，其狭窄的顶端与管腔相连，宽大的基部位于基膜和少量网状基质上（图 8.3）。细胞核位于腺泡细胞的基底部，周围有丰富的层状排列的粗面内质网（图 8.4）。在成年大鼠中，许多腺泡细胞有 2 个细胞核。线粒体是椭圆形或细长的，并且常出现在细胞基底部 2/3 处。含有分泌蛋白的球形膜结合酶原颗粒位于细胞顶端。高尔基体位于细胞核和细胞顶端之间，由平行排列、扁平的囊泡、大泡和小泡组成。粗面内质网的核糖体合成分泌蛋白，分布于粗面内质网的池状空间内，并被转移到高尔基体中被"包装"成酶原颗粒。泡心细胞是扁平上皮细胞，具有少量淡染的细胞质，其突入一些腺泡腔内且部分覆盖在腺泡细胞表面。泡心细胞构成导管系统的起始，并且与插在腺泡和小叶内导管间的小闰管相连续。闰管和小叶内导管内衬矮立方上皮，而较大的小叶间导管为立方至柱状上皮。主排泄导管内有散在产生黏蛋白的杯状细胞。

2.4 生理学

胰腺外分泌部的主要功能是合成和分泌消化食物所必需的酶类。消化酶类在腺泡细胞中合成，并作为酶原储存于酶原颗粒中。大多数酶（包括胰蛋白酶原、糜蛋白酶原、磷脂酶 A 及羧肽酶 A 和 B）以惰性酶原的形式分泌。小肠刷状缘上的肠激酶可将胰蛋白酶原转化为胰蛋白酶。胰蛋白酶随后将其他无活性的蛋白酶活化成活性酶。胰腺外分泌部的储备能力很大，仅 5% 的外分泌腺就足以维持几乎正常的消化和吸收饲喂给大鼠的纯化饲粮。胰腺还分泌液体和碳酸氢盐，与胆汁和肠道分泌物共同中和从胃进入十二指肠食糜中的

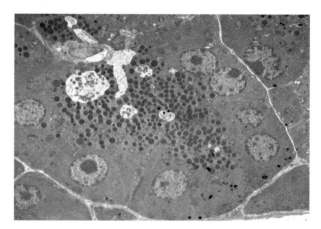

图 8.3　含有锥形分泌细胞和泡心细胞的胰腺腺泡。细胞核位于基部，酶原颗粒位于顶端

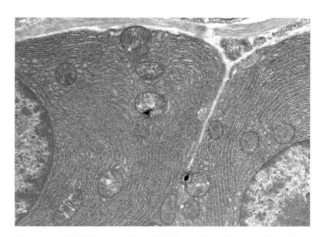

图 8.4　胰腺腺泡细胞。基部细胞核被散布有线粒体、层状排列的粗面内质网包围

胃酸。导管上皮细胞是水和碳酸氢盐分泌的主要部位。胰腺外分泌部对酶和富含碳酸氢盐液体的分泌受相互作用的神经激素和激素 - 激素机制的调节。基础分泌速率（在没有任何肠道刺激的情况下）通过来自腺体内外神经释放乙酰胆碱来控制。摄入食物后，食物对胰腺刺激始于视觉、嗅觉和味觉对大脑的刺激，由迷走神经中的传出纤维介导，迷走神经节后纤维释放乙酰胆碱直接刺激胰腺腺泡细胞分泌酶。来自胃迷走神经节后纤维的相似胆碱能冲动刺激胃酸分泌和幽门窦中的肠嗜铬细胞（G 细胞）分泌促胃液素的释放。促胃液素是一种与缩胆囊素（CCK）结构相似的多肽，可刺激胃黏膜分泌胃酸和胰腺分泌酶。胃扩张也刺激胃黏膜释放促胃液素和胃酸，这是通过涉及节后纤维、壁内神经丛和迷走神经的短、长反射途径来调控的。胃酸和消化产物（脂肪酸、氨基酸和肽）从胃进入十二指肠，通过引起肠黏膜隐窝中的嗜铬细胞（分别为 S 细胞和 I 细胞）释放分泌素和 CCK，从而为胰腺分泌提供主要的刺激作用。胰泌素的释放主要源自胃酸刺激，其刺激胰管细胞分泌水和电解质（尤其是碳酸氢盐），同时抑制受促胃液素刺激的胃酸分泌。CCK 强烈刺激腺泡细胞分泌酶，仅微弱刺激导管分泌水和电解质。CCK 还对胰腺外分泌部具有营养作用。胃胰、肠胰和经迷走神经反射的胆碱能反应相互作用，以增强和改变胰腺对这些激素的反应。饮食中不同的碳水化合物、蛋白质或脂肪含量会改变胰腺分泌物中的消化酶类混合物组成。特定酶的相对比例受其合成水平（长期饮食变化）或腺泡细胞对其选择性分泌（从一餐到另一餐的短期变化）调控。对于短期变化，消化底物和终产物（氨基酸、脂肪酸和葡萄糖）能改变胰腺分泌物中的酶含量，这是通过释放肠黏膜激素物质（CCK 或胰泌素除外）及正负反馈机制直接作用于腺泡细胞水平的方式来实现。从胰岛 D 细胞和肠黏膜释放的生长抑素具有减少促胃液素分泌并抑制胰腺外分泌部进行分泌的旁分泌作用。十二指肠

中的胰蛋白酶和糜蛋白酶抑制胰酶分泌显然是通过抑制肠黏膜释放 CCK 来达到的。壁内胆碱能途径参与调节 CCK 释放酶反馈调节作用。

3 先天性病变

在十二指肠（图 8.5）、肝脏或脾脏中偶尔能观察到异位胰腺或异常胰腺组织。这几乎没有生物学意义，不应该被误认为是肿瘤转移。

4 退行性病变

必须将具有分泌功能的生理作用所引起的胰腺腺泡细胞形态学变化与细胞真正的变性、变化相区分开来。细胞质中的某些细胞器数量受生理节律变化的影响。粗面内质网（RER）占细胞体积的比例与酶原颗粒体积相互影响，这种相互关系取决于蛋白质合成或分泌阶段的不同。在蛋白质合成期间，粗面内质网（RER）数量增加而酶原颗粒数量减少，然而在酶原颗粒蓄积阶段则情况相反。在濒死或未进食大鼠的腺泡细胞中酶原颗粒数量减少，细胞比正常小，广泛嗜碱性。在正常大鼠中，与一些朗格汉斯细胞岛相邻的腺泡组织中有增大细胞，这些增大细胞在苏木精 - 伊红染色切片中呈强嗜酸性。

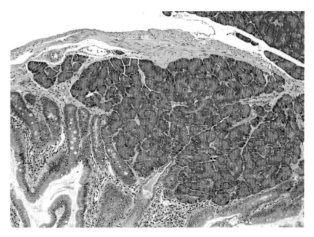

图 8.5　十二指肠黏膜下层的异位胰腺。图片由美国 NTP 提供

这些"岛周晕"中的腺泡细胞比位于更远端的腺泡细胞含有较多的酶原颗粒和较少的粗面内质网（图 8.6）。在胰岛中产生并存在于从胰岛传出的毛细血管中的激素可立即改变紧邻胰岛周围腺泡的分泌状态。

4.1　水样变性、脂肪变性和自噬作用（细胞凋亡）

胰腺腺泡细胞对损伤的反应方式与其他细胞相同。急性损伤导致细胞肿胀，内质网、线粒体或空泡内水蓄积（水样变性）。亚致死性损伤经常导致腺泡细胞的细胞质内中性脂质（甘油三酯）蓄积（脂肪变性）或受损细胞器的自噬作用。含有降解物质的吞噬溶酶体通常称为残体。在未经处理的大鼠中也可观察到不同程度的细胞凋亡，可能代表死后的自噬作用。在老龄大鼠中，可见散在腺泡细胞的细胞质中含有单个或多个明亮空泡，其代表脂肪或围绕狭窄空间的强嗜碱性圆形残体（图 8.7）。

4.2　坏死

如果腺泡细胞的损伤是致命性的，则细胞质会变得杂乱，细胞膜变得模糊，细胞器失去结构完整性，细胞核会随着染色质的沉淀而收缩成致密的团块。在人类和犬中发生的急性胰腺坏死显然不会在大鼠中自发发生。通过向胰管中注入胆盐、酶和洗涤剂可诱发大鼠胰腺坏死。该病变的发病机制可能涉及胰液中的胰蛋白酶原活化，其反过来激活其他前体蛋白水解酶，特别是磷脂酶 A。在存在胆盐的条件下，磷脂酶 A 水解卵磷脂中的脂肪酸，产生溶血卵磷脂，其能溶解细胞膜，从而释放更多的酶原以被激活。蛋白水解酶约占胰液中酶的 70%。

4.3　萎缩

在老龄大鼠中最常见的自发性、退行性变是局灶性或小叶萎缩，偶尔可见于青年大鼠（图

8.8~8.12）。该病变有时伴随间质胶原纤维相对增加和少量淋巴细胞、浆细胞及巨噬细胞。受累组织中的腺泡数量减少，由腺泡细胞萎缩和"去分化"引起的小导管状结构增加。残存的腺泡较小，由较少的腺泡细胞组成。过渡结构含有少量正常的腺泡细胞、小的萎缩的腺泡细胞和形态学上与导管细胞一样的立方细胞。超微结构检查显示受累细胞中的酶原颗粒数量减少，粗面内质网数量减少并含有自噬溶酶体。朗格汉斯细胞岛常见于萎缩区域内。大鼠自发的胰腺萎缩的原因尚不清楚，结扎胰管、膳食中缺乏铜或镁及具有细胞毒性的化学物质均可诱发胰腺萎缩。胰管结扎诱发实验性胰腺萎缩的特征为腺泡细胞变小，缺

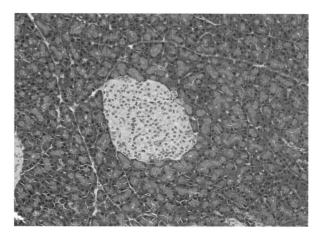

图 8.6　岛周晕。与胰岛邻近的腺泡细胞比周围细胞含有更多的酶原颗粒

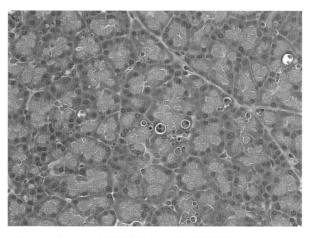

图 8.7　在 3 个月的研究中，未经处理的 Sprague-Dawley 大鼠胰腺中凋亡的腺泡细胞（残体）

乏酶原颗粒，散在单个细胞坏死，并被导管状细胞替代。已分化的腺泡细胞丢失伴随着导管状细胞中的 DNA 合成增加。由于难以鉴别组织切片中的细胞类型，所以不能确定导管样结构是先前存在的泡心细胞和导管细胞增殖形成的，还是去分化腺泡细胞增殖形成的，或两者都有。在导管结扎几个月后（即导管样结构、间质纤维化和单核细胞浸润），大鼠胰腺组织的形态学外观类似于自发的胰腺萎缩。

4.4 脂肪过多症

成熟的脂肪细胞取代腺泡组织（脂肪过多

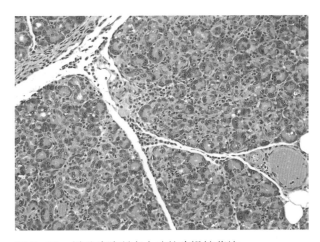

图 8.10 累及胰腺所有小叶的弥漫性萎缩

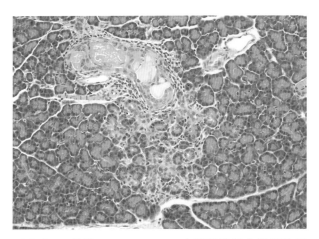

图 8.8 5 月龄 Sprague-Dawley 大鼠胰腺外分泌部的局灶性萎缩。注意扩张导管内的结石

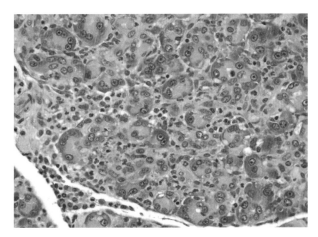

图 8.11 图 8.10 中胰腺的高倍放大图。显示萎缩的腺泡、酶原颗粒减少到缺乏的状态、间质纤维化和炎症细胞浸润

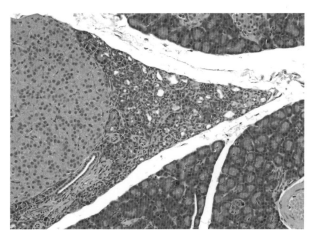

图 8.9 2 岁龄 Sprague-Dawley 大鼠的小叶萎缩。注意正常胰岛周围受影响的小叶与未受影响的小叶相邻

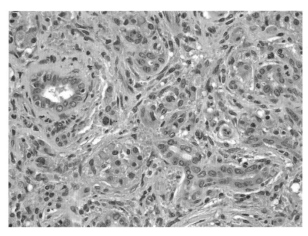

图 8.12 晚期胰腺萎缩。导管被呈导管状结构的萎缩的腺泡和上皮细胞丛围绕，并伴有明显的间质纤维化

症）常见于老龄大鼠，但其面积通常极小（图 8.13）。在许多胰腺小叶中偶尔有单个脂肪细胞存在。因为许多具有这种变化的大鼠是肥胖的，所以肥胖和脂肪过多症可能相关。人类的胰腺脂肪过多症与糖尿病有关。

4.5　胰岛周围纤维化及含铁血黄素沉着症

胰岛被纤维组织和吞噬含铁血黄素的巨噬细胞分割的现象可见于老龄 Sprague-Dawley 大鼠，但在 Wistar 或 Fischer 344 大鼠中未见到（图 8.14）。该病变通常仅偶然出现在某个胰岛，可能是由内 - 外分泌部交界处微血管系统中的血管渗漏所致。

5　炎症性和血管性病变

淋巴细胞、浆细胞和偶尔巨噬细胞局灶性浸润这些现象在老龄大鼠中常见，这些现象经常但不总是与萎缩有关。急性炎症并不常见，但可能通过其他病变如穿孔性前胃溃疡的蔓延而在胰腺中发生。胰腺中的肌性动脉偶尔会受到如结节性多发性动脉炎的系统性血管疾病影响（图 8.15）。胰腺中受影响的动脉是红褐色、增大、结节状、扭曲的。早期病变特征为动脉中膜纤维素样坏死及外膜和中膜中性粒细胞和单核细胞浸润。中膜和外膜纤维化发生在更晚期的病变中。间质水肿也可在老龄大鼠的胰腺中自然发生（图 8.16）。

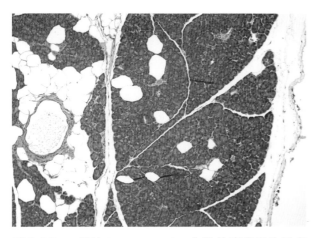

图 8.13　2 岁龄 Sprague-Dawley 大鼠的胰腺脂肪过多症现象。脂肪细胞取替腺泡组织

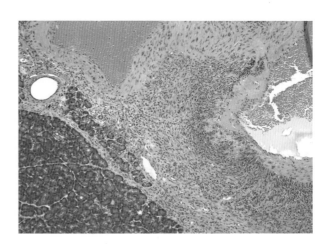

图 8.15　2 岁龄大鼠的胰腺肌性动脉炎

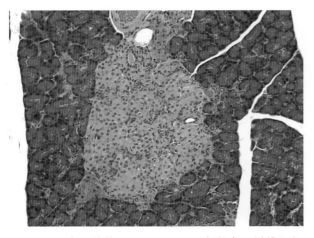

图 8.14　在 6 月龄 Sprague-Dawley 大鼠中，纤维组织将胰岛分割并伴有吞噬含铁血黄素的巨噬细胞聚集

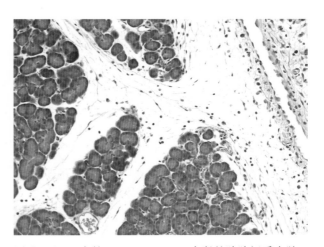

图 8.16　2 岁龄 Sprague-Dawley 大鼠的胰腺间质水肿

6　增生性和肿瘤性病变

在 2 岁龄大鼠中，胰腺外分泌部自发性肿瘤的发生率低。在超出正常寿命范围的大鼠中的发病率略高，并且雄性发生率高于雌性。经玉米油灌胃处置 2 年的大鼠（在致癌性研究中，对照组以玉米油作溶媒）比未处置的大鼠发生腺泡细胞增生和腺瘤的频率也更高。这种关联的原因尚不明确，但有实验数据表明高脂膳食（主要是不饱和脂肪）增加胰腺化学诱导癌变的发生率。从局灶性腺泡细胞增生发展到腺瘤、腺癌的过程有明显的形态学连续性。这些增殖性腺泡病变大小不一，直径从 1 mm 到超过 1 cm 分叶状、结节状肿块。

虽然病变组织增大与正常结构特征的逐渐丧失和较大的细胞异型性相关，但是没有明确的组织学标准来区分局灶性增生与腺瘤或腺瘤与早期腺癌。腺泡肿瘤侵袭邻近组织或转移明显是恶性的。可用于区分胰腺外分泌部增殖性病变的标准见表 8.1。腺泡增生或腺瘤的生物学含义尚不清楚，但是由胰腺致癌物质诱导的此类病变必须被认为是明显恶性肿瘤形成的早期阶段。然而，上述病变也不应被认为是演进的，因为用强的胰腺致癌物进行的研究表明腺泡增生或腺瘤进展为癌的发生率可能较低。在一项研究中，将 17 例腺泡细胞腺瘤（通过给予雄性 Fischer 344 大鼠玉米油灌胃 85~112 周进行诱导）移植到 68 只 4~5 周龄雄性 F344 大鼠的肾被膜下，转移腺瘤小（3~6 mm），且具有极小的细胞异型性。3 个月后，只有 3 只大鼠体内保留小腺泡细胞结节。再次移植，3 个月后在第 2 组受体中未发现腺泡组织。腺泡细胞腺癌的恶性特征已经通过它们的生长能力、侵袭周围组织、转移和移植能力所证明。

6.1　腺泡细胞增生

腺泡细胞增生灶是局限性的球形或椭圆形，由于腺泡增大而具有明显的腺样结构（图

表 8.1　胰腺外分泌部增殖性病变的判定标准
腺泡细胞增生
1 个小叶内的局灶性病变或累及整个小叶
直径＜ 3 mm
与邻近的实质相连
对周围组织有极小的压迫或无压迫
腺泡结构轻微改变；腺泡呈分支管状排列，但整个排列是均匀和规则的
腺泡细胞可能肥大，细胞核通常稍大、多泡，核仁明显
没有细胞多形性或异型性
有时存在有丝分裂和残体
腺泡细胞腺瘤
与邻近实质不连续、独立的结节状肿块
直径通常＞ 3 mm
对周围组织有挤压或取代
明显的分支管状排列；模式可能轻微的不规则和异质性
细胞可能比正常细胞大或略小；细胞核通常较大，核仁明显，可能不同程度的核聚集
可能有轻微的细胞多形性和（或）异型性
有时存在有丝分裂和残体
无侵袭邻近组织或转移
腺泡细胞腺癌
腺样、小梁状或实性生长模式
通常表现出一些生长模式的异质性
腺泡细胞的分化是多变的，但是一些酶原颗粒即使在低分化的细胞中通常也很明显
细胞多形性和异型性明显
在结节间可能有硬癌反应或不同数量的纤维组织
侵袭或转移

8.17 和 8.18）。腺泡细胞充满酶原颗粒，细胞核稍大，核仁明显；有时可见坏死的细胞和有丝分裂。

必须将这些病变与因腺泡细胞变性和坏死而发生的再生性增生相区分开。单次严重毒性损伤的再生通常能几乎完全恢复正常的结构特征，而不是局灶性结节状病变；而严重毒性损伤的反复刺激可能会产生结节状病变。

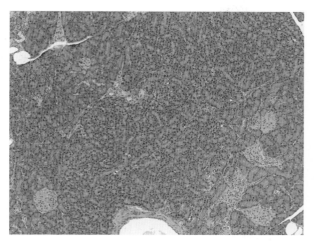

图 8.17　2 岁龄 Sprague-Dawley 大鼠的腺泡细胞增生。腺泡轻微增大并伴细胞拥挤，但对周围胰腺组织的挤压很小

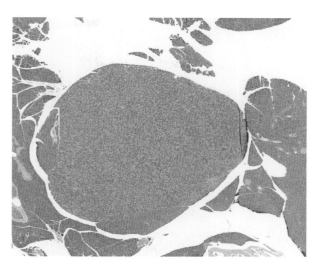

图 8.19　腺泡细胞腺瘤。胰腺结节是膨胀性的并压迫邻近组织

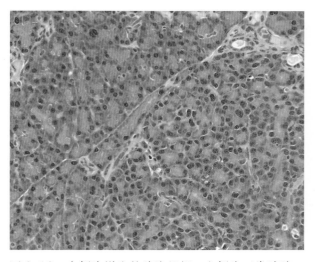

图 8.18　右侧为增生的腺泡组织，左侧为正常胰腺。注意增生胰腺中的酶原颗粒减少、细胞拥挤和残体

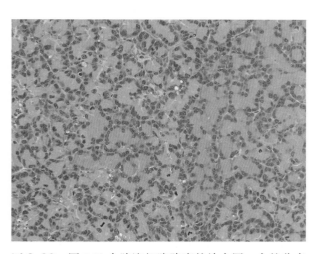

图 8.20　图 8.19 中腺泡细胞腺瘤的放大图。大的分支状的腺泡由拥挤的腺泡细胞和散在的残体组成

6.2　腺泡细胞腺瘤

大鼠的腺泡细胞腺瘤很少有被膜包裹，即使是大（1 cm）腺瘤也是如此。小腺瘤通常由单个肿块组成（图 8.19 和 8.20），较大的肿瘤通常为多结节（图 8.21）。腺泡细胞排列成分支管状结构而不是单纯的腺泡结构。细胞学特征与增生相似，但较大、更高级别的肿瘤表现出一些细胞异型性。腺泡细胞保持高分化状态。腺瘤含有泡心细胞和小导管，但通常没有朗格汉斯细胞岛。

因为形态学上连续，大小（直径为 3 mm）是腺瘤一致性诊断的重要标准。生长方式改变程度也是一个重要标准，但这个指标很难量化和保持诊断一致性。有时会出现有丝分裂和吞噬溶酶体（残体）。

6.3　腺泡细胞腺癌

大鼠的胰腺腺泡细胞癌通常由分化相对良好的腺泡细胞组成，与人类不同，这类腺泡细胞似乎是导管来源（图 8.22~8.27）。腺泡结构缺失和

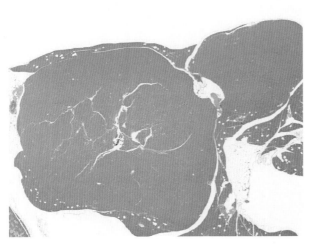

图 8.21　腺泡细胞腺瘤。2 个独立的大的膨胀性但界限分明的腺瘤压迫邻近组织

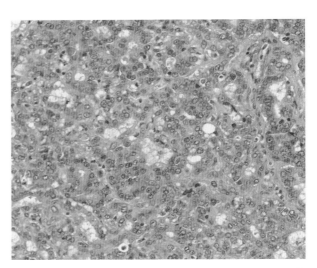

图 8.23　腺泡细胞癌。图 8.22 中病变的放大图。肿瘤主要由导管样结构组成，但在某些区域的细胞内含有少量酶原颗粒

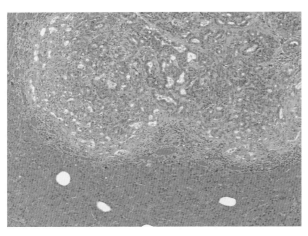

图 8.22　界限分明的腺癌浸润周围胰腺，其主要由导管状结构组成

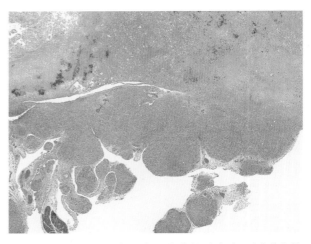

图 8.24　腺泡细胞癌。大的膨胀性肿瘤由不同形态特征的区域、坏死和矿化组成

多种生长方式是区分腺癌和腺瘤的常用标准。腺泡细胞以腺样的、小梁状结构排列或以实性板状结构排列。一些腺癌具有纤维被膜，肿瘤细胞引起硬癌反应。局部侵袭证实自发性病变的恶性性质，很少发现其向远处转移。腺泡细胞癌的超微结构特征包括丰富的粗面内质网、明显的高尔基体和酶原颗粒。

6.4　混合型腺泡 - 胰岛细胞腺瘤

在 Fischer 344 大鼠中很少发现含有均匀分散的胰岛和腺泡细胞（第 33 章图 33.13）的胰腺肿瘤。这些肿瘤显示良性，使用混合型腺泡 - 胰岛细胞腺瘤这一术语。腺泡细胞和胰岛细胞均显示出一定程度的细胞学改变。腺泡细胞通常增大，含有丰富的嗜碱性细胞质、明显的酶原颗粒和具有明显核仁的泡状核。必须将混合型腺泡 - 胰岛细胞腺瘤与弥漫性胰岛细胞增生区分开来。后者暂时没有详细描述，其对相邻实质的挤压很小或没有挤压，并且腺泡细胞具有很小的细胞学改变，这种病变的意义和生物学特性尚不清楚。

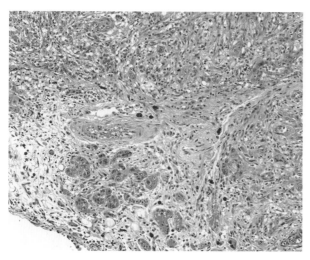

图 8.25　图 8.24 中腺泡细胞癌的放大图。形态特征多样；形成不良的导管状结构，血管形成和弥漫性基质单核细胞浸润

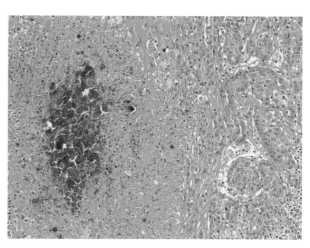

图 8.27　图 8.24 中腺泡细胞癌的放大图。坏死和纤维化区附近存活肿瘤组织（右）

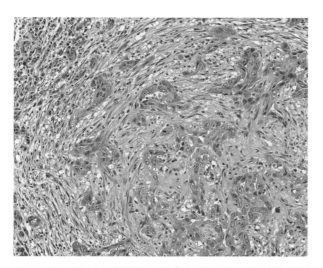

图 8.26　图 8.24 中腺泡细胞癌的放大图。形成伴有硬癌反应和基质的不良导管状结构

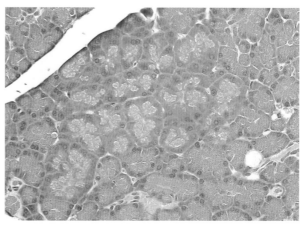

图 8.28　5 月龄 Sprague-Dawley 大鼠的局灶性嗜碱性变。腺泡细胞基底部的嗜碱性增强，顶端的酶原颗粒减少

7　其他病变

7.1　细胞质嗜碱性变

　　老龄大鼠很少发生具有囊泡状核、嗜碱性细胞质、酶原颗粒数量减少（细胞质嗜碱性变）的增大腺泡细胞的小病灶（图 8.28）。这些病灶通常比胰岛小，不压迫周围组织。细胞可能表现出轻微的核多形性，缺乏或少见核分裂象。自发的细胞质嗜碱性变病灶与给予一种实验性胰腺致癌物——4- 羟基氨基喹啉 -I- 氧化物（4-hydroxyaminoquinoline-I-oxide）大鼠发生的病变相似。通过 [³H] 胸腺嘧啶摄取和有丝分裂指数的检测，这些被诱导病灶内的细胞表现出低增殖潜力，并且认为其不会发展成肿瘤。局灶性细胞质嗜碱性变不是导致腺泡细胞增生和腺瘤发生过程中形态学连续的原因。

7.2　肝细胞化生

　　偶尔可在邻近朗格汉斯细胞岛处或其周围看

到正常、典型的肝细胞（肝细胞化生）（图 8.29 和 8.30）。环丙贝特（ciprofibrate）是一种过氧化物酶体增殖物，环丙贝特作用于大鼠、4- 羟基氨基喹啉 -I- 氧化物作用于铜缺乏大鼠及用其他化学品作用于大鼠均可在胰腺中诱发肝细胞化生。胰腺中的肝细胞具有肝脏中的肝细胞的光学显微和超微结构特征。在 HE 染色的切片中，这类肝细胞多边形，具有位于细胞中心的核和细颗粒状的嗜酸性细胞质。其表现出大鼠肝脏中的肝细胞特征：细胞质含有短的大量粗面内质网，1 个明显的高尔基复合体，滑面内质网小泡，许多卵圆形至圆形线粒体，糖原颗粒，溶酶体，过氧化物酶体，晶体状核仁。相邻细胞之间也可以

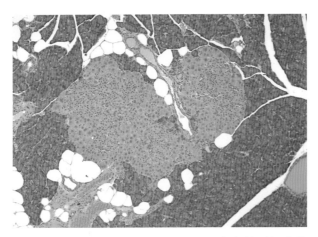

图 8.29　一只 2 岁龄 Sprague-Dawley 大鼠的肝细胞化生分隔胰岛

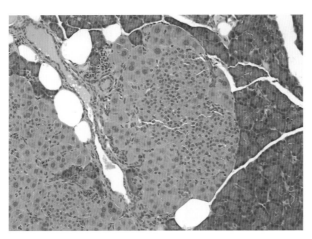

图 8.30　图 8.29 的放大图。肝细胞化生分隔胰岛

看到发育良好、带有伸入管腔、微绒毛的胆小管。虽然这些肝细胞的确切细胞来源尚不确定，但有证据表明它们来自腺泡 / 内分泌中间细胞（即位于胰腺外分泌部和胰岛交界处的具有腺泡细胞和胰岛细胞形态特征的细胞）。在环丙贝特诱导的大鼠中，这些腺泡 / 内分泌中间细胞的过渡形式含有过氧化物酶体和线粒体，前者用过氧化氢酶染色，后者用染肝细胞特异性线粒体蛋白氨基甲酰磷酸合成酶的方法染色。

8　毒理学病变

胰腺外分泌部很少是化学相关毒性靶器官，其部分原因可能是从肠道吸收的所有潜在毒性物质在到达体循环之前均通过门静脉进入肝脏。肝脏具有很高的结合、主动运输和代谢外源性物质的能力，从而在化合物到达胰腺之前已对其进行解毒（或激活）。关于腺泡细胞结合并将外源性物质转运到细胞质中的相对能力的信息很少。胰腺腺泡细胞含有外源性物质代谢所必需的酶系统，包括 I 期（含细胞色素 P450 的单加氧酶）和 II 期（结合）反应。在腺泡细胞中存在至少 2 种细胞色素 P450 的同工酶，细胞色素 P450 是一种参与致癌物质活化的重要酶系统。这些酶像肝脏中的那些酶一样，可被甲基胆蒽（methylcholanthrene）和二噁英（dioxins）诱导。还存在 3 种谷胱甘肽 S- 转移酶的同工酶。大鼠的胰腺腺泡细胞以比肝细胞低几个数量级的速率氧化外源性物质，但它们以相当的速率结合产物。

胰腺外分泌部可发生各种化学相关的非肿瘤性病变，包括细胞肿胀，脂肪变（乙醇、PCB 118），自噬作用和形成残体［重氮丝氨酸（azaserine）、乙硫氨酸（ethionine）］，坏死［重氮丝氨酸、乙硫氨酸、2- 氨基蒽（2-aminoanthracene）］，萎缩［1- 氰基 -2- 羟基 -3- 丁烯（1-cyano-2-hydroxy-3-butene，来源于十字花科植物）、饲喂木薯并伴

有营养不良、膳食的铁及雌性动物中的雄烯二酮]，肝细胞化生，胰腺炎 [雨蛙肽（caerulein），图 8.31 和 8.32，腹膜内的 L- 精氨酸和 L- 鸟氨酸，四氯化物（taurochloride）逆行注入胰管，尼古丁（nicotine）] 及酶原颗粒合成和分泌抑制 { 双（三丁基锡）氧化物 [bis (tributyltin) oxide]}。乙醇不直接诱发胰腺炎，但易诱发由采食后刺激的异位胞吐作用。雨蛙肽是一种来源于澳大利亚绿树蛙皮肤的寡肽，可引起急性胰腺炎。用微管破坏剂秋水仙碱（colchicine）和稳定剂紫杉醇（taxol）所做的研究表明，在细胞内的囊泡运输过程中，雨蛙肽导致微管失调。

大鼠胰腺外分泌部在毒性损伤后能够再生。用乙硫氨酸几乎完全破坏腺泡组织后，细胞形态学及腺泡和小叶结构约在 3 周内修复。在各种类型的损伤后用 [³H] 胸嘧啶（[³H]thymidine）进行胰腺再生的研究表明，腺泡细胞和导管细胞都能够增生。然而，上述两者有助于胰腺外分泌部最终恢复的相对程度仍然不确定。

在内 - 外分泌部交界处观察到与给药相关的毒性，包括胰岛周围血清渗出、炎症、出血和血管扩张，以及附近胰腺外分泌部的变性和坏死（图 8.33）。病变表现为胰岛纤维化，吞噬含铁血黄素的巨噬细胞聚集和胰腺外分泌部小叶萎缩（图 8.34）。该病变是由内 - 外分泌部交界处的微脉管系统损伤引起的。

大鼠胰腺外分泌部的肿瘤可以被一些化学物质实验性诱发，但是在敏感性方面存在明显的年龄、性别和品种差异。Fischer 344 大鼠不如远交 Wistar 和近交 W／LEW 大鼠敏感。雌性 Fischer 344 大鼠也比雄性 Fischer 344 大鼠的敏感性低。卵巢切除和用睾酮处理雌性大鼠增加肿瘤反应，而睾丸切除和用雌激素处理雄性大鼠减少大鼠对胰腺致癌物的肿瘤反应。如果在出生后的前几周内即胰腺中细胞分裂率最高时给予化学品，那么大鼠对肿瘤的诱发最敏感。饮食对大鼠胰腺肿瘤的发生率也有重要影响。起始阶段的热量限制抑制化学诱导的肿瘤的发生率和总量。在起始后阶段提供的高不饱和脂肪膳食，而非饱和脂肪，增加局灶性腺泡增生和腺瘤的发生率。最低水平的不饱和必需脂肪酸亚油酸能引起最大程度的肿瘤反应，而肿瘤反应的进一步增强取决于膳食脂肪的总量而不是组成成分。

已经发现许多基因毒性化学物质能导致实验动物发生胰腺癌，包括直接作用的致癌物 [重氮

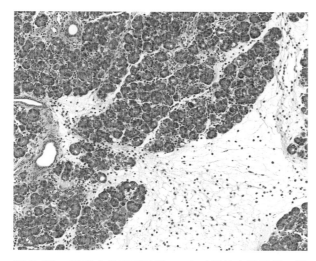

图 8.31　腹腔内给予雨蛙肽 24 小时后的大鼠胰腺。胰腺炎的特征为间质水肿、炎症，腺泡细胞坏死／凋亡，酶原颗粒减少，腺泡细胞空泡变性和脂肪细胞坏死

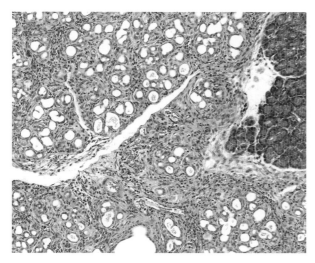

图 8.32　腹腔内给予雨蛙肽 168 小时后的大鼠胰腺。胰腺炎正在发展成伴有纤维化和单核细胞浸润的重度腺泡萎缩

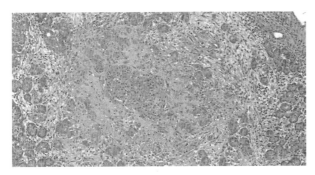

图 8.33　内 - 外分泌部交界处的血管毒性。胰岛周围有血清渗出、炎症、出血和血管扩张，伴有周围胰腺外分泌部变性和坏死

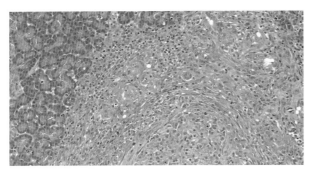

图 8.34　显示内 – 外分泌交界处的血管毒性。胰岛纤维化和周围胰腺外分泌部萎缩

丝氨酸，为一种谷氨酰胺类似物，不可逆性地抑制谷氨酰胺利用酶，如参与肌苷一磷酸（IMP）生物合成的谷氨酰胺磷酸核糖焦磷酸转酰胺酶］和那些需要代谢活化以产生其遗传毒性作用的物质（亚硝基衍生物）。长期饲喂生豆粉也会使大鼠胰腺外分泌部产生良性和恶性肿瘤。生豆粉含有胰蛋白酶抑制剂，可导致肠黏膜过量并长期释放 CCK。CCK 刺激胰腺生长和细胞复制，DNA 合成水平约为对照组大鼠的 5 倍。可能有其他因素参与大豆粉诱发型肿瘤的形成。生豆粉也是重氮丝氨酸诱导胰腺癌的有效促进剂。由重氮丝氨酸和 4- 羟基氨基喹啉 -I- 氧化物诱发的大鼠胰腺外分泌部肿瘤主要是腺泡细胞来源的。这些化学诱导的腺泡肿瘤的形态类似于自然发生的肿瘤的形态。在重氮丝氨酸诱发的胰腺癌模型中，肿瘤的发展要经过各种特定的阶段：嗜酸性灶、非典型腺泡细胞结节（局灶性增生或增生性

结节）、腺瘤、腺癌。尽管在起始反应后，早期出现病灶和结节的数量远远大于最终发展成腺癌的数量，但非典型腺泡细胞结节的发生频率和大小与开始治疗后 1~2 年内出现腺癌的发生率呈正相关。其他基因毒性致癌物包括二氯甲烷（dichloromethane），非遗传毒性致癌物包括抗惊厥药加巴喷丁（gabapentin）和 PCB118。

显然，在有 7,12- 二甲基苯并 [a] 蒽（7,12-dimethylbenz[a]anthracene）嵌入胰腺的大鼠中引起导管状细胞来源的胰腺外分泌部肿瘤。虽然这些肿瘤的起源尚不确定，但随后的超微结构研究表明，这些肿瘤是通过那些失去已分化腺泡细胞标志的腺泡细胞化生变化衍生而来的。

参考文献

Aho, H.J., Nevalainen, T.J., 1982. Experimental pancreatitis in the rat. Light and electron microscopical observations on early pancreatic lesions induced by intraductal injection of trypsin, phospholipase A, lysolecithin and non-ionic detergent. Virchows Arch. B. 40, 347-356.

Barett, K.E., Barmann, S.M., Boitano, S., Brooks, H.L., 2010. Ganong's Review of Medical Physiology. twenty-third ed. Lange, New York, NY.

Biczó, G., Hegyi, P., Dósa, S., Shalbuyeva, N., Berczi, S., Sinervirta, R., et al., 2011. The crucial role of early mitochondrial injury in L-lysine-induced acute pancreatitis. Antioxid. Redox Signal. 15, 2669-2681.

Bockman, D.E., 1981. Cells of origin of pancreatic cancer. Experimental animal tumors related to human pancreas. Cancer (Philadelphia). 47, 1528-1534.

Bockman, D.E., Black Jr., O., Mills, L.R., Mainz, D.L., Webster III, P. D., 1976. Fine structure of pancreatic adenocarcinoma induced in rats by 7,12-dimethylbenz[a]anthracene. J. Natl. Cancer Inst. 57, 931-936.

Boorman, G.A., 1987. Naturally occurring lesions of the exocrine pancreas in the rat. In: Scarpelli, D.G., Reddy, J.K., Longnecker, D.S. (Eds.), Experimental Pancreatic Carcinogenesis. CRC Press, Boca Raton, FL, pp. 145-157.

Boorman, G.A., Eustis, S.L., 1984. Proliferative lesions of the exocrine pancreas in male F344/N rats. Environ. Health Perspect. 56, 213-217.

Boorman, G.A., Eustis, S.L., 1997. Embryology, histology, and ultrastructure of the exocrine pancreas. In: Jones, T.C., Popp, J.A., Mohr, U. (Eds.), Digestive System: Monographs on Pathology of Laboratory Animals. Springer, Berlin, pp. 257-267.

Boudreau, M.D., Taylor, H.W., Baker, D.G., Means, J.C., 2006. Dietary exposure to 2-aminoanthracene induces morphological and immunocytochemical changes in pancreatic tissues of Fischer-344 rats. Toxicol. Sci. 93, 50-61.

Bragado, M.J., San Román, J.I., González, A., García, L.J., López, M.A., Calvo, J.J., 1996. Impairment of intracellular calcium homoeostasis in the exocrine pancreas after caerulein-induced acute pancreatitis in the rat. Clin. Sci. (Lond). 9, 365-369.

Brenneman, K.A., Ramaiah, S.K., Rohde, C.M., Messing, D.M., O'Neil, S.P., Gauthier, L.M., et al., 2014. Mechanistic investigations of test article-induced pancreatic toxicity at the endocrineexocrine interface in the rat. Toxicol. Pathol. 42, 229-242.

Chowdhury, P., Doi, R., Tangoku, A., Rayford, P.L., 1995. Structural and functional changes of rat exocrine pancreas exposed to nicotine. Int J. Pancreatol. 18, 257-264.

Cosen-Binker, L.I., Lam, P.P., Binker, M.G., Gaisano, H.Y., 2007. Alcohol-induced protein kinase C alpha phosphorylation of Munc18c in carbachol-stimulated acini causes basolateral exocytosis. Gastroenterology. 132, 1527-1545.

Dethloff, L., Barr, B., Bestervelt, L., Bulera, S., Sigler, R., LaGattuta, M., et al., 2000. Gabapentin-induced mitogenic activity in rat pancreatic acinar cells. Toxicol. Sci. 55, 52-59.

Douglas, B.R., Woutersen, R.A., Jansen, J.B., de Jong, A.J., Rovati, L. C., Lamers, C.B., 1989. Modulation by CR-1409 (lorglumide), a cholecystokinin receptor antagonist, of trypsin inhibitor-enhanced growth of azaserine-induced putative preneoplastic lesions in rat pancreas. Cancer Res. 49, 2438-2441.

Doyle, C.M., Jamieson, J.D., 1978. Development of secretagogue response in rat pancreatic acinar cells. Dev. Biol. 65, 11-27.

Eustis, S.L., Boorman, G.A., 1985. Proliferative lesions of the exocrine pancreas. Relationship to corn oil gavage in the NTP. J. Natl. Cancer Inst. 75, 1067-1073.

Fell, B.F., King, T.P., Davies, N.T., 1982. Pancreatic atrophy in copperdeficient rats: histochemical and ultrastructural evidence of a selective effect on acinar cells. Histochem. J. 14, 665-680.

Fitzgerald, P.J., Carol, B.M., Rosenstock, L., 1966. Pancreatic acinar cell regeneration. Nature (London). 212, 594-596.

Fowler, M.L., Sigler, R.E., de la Iglesia, F.A., Reddy, J.K., Lalwani, N.D., 1995. Absence of Ki-ras mutations in exocrine pancreatic tumors from male rats chronically exposed to gabapentin. Mutat. Res. 327, 151-160.

Geldof, A.A., Becking, J.L., de Vries, C.D., van der Veen, E.A., 1992. Histopathological changes in rat pancreas after fasting and cassava feeding. In Vivo. 6, 545-551.

Githens, S., 1986. Differentiation and development of the exocrine pancreas in animals. In: Go, V.L.W., Gardner, J.D., Brooks, F.P., Lebenthal, E., DiMagno, E.P., Scheele, G.A. (Eds.), The Exocrine Pancreas: Biology, Pathobiology, and Diseases. Raven Press, New York, NY, pp. 21-32.

Hara, K., Yoshizuka, M., Fujimoto, S., 1994. Toxic effects of bis (tributyltin) oxide on the synthesis and secretion of zymogen granules in the rat exocrine pancreas. Arch. Histol. Cytol. 57, 201-212.

Harper, A.A., Scratcherd, T., 1979. Physiology. In: Howat, H.T., Sarles, H. (Eds.), The Exocrine Pancreas. Saunders, Philadelphia, PA, pp. 59-84.

Haseman, J.K., Huff, J.E., Rao, G.N., Arnold, J.E., Boorman, G.A., McConnell, E.E., 1985. Neoplasms observed in untreated and corn. oil gavage control groups of F344/N rats and(C57B/6N3C3H/HeN) FI (B6C3Fl) mice. J. Natl. Cancer Inst. 75, 975-984.

Hisaoka, M., Haratake, J., Hashimoto, H., 1993. Pancreatic morphogenesis and extracellular matrix organization during rat development. Differentiation. 531, 63-72.

Kern, H.F., Bieger, W., Volkl, A., Rohr, G., Adler, G., 1979. Regulation of intracellular transport of exportable proteins in the rat exocrine pancreas. Symp. Soc. Exp. Biol. 33, 79-99.

Konishi N., Ward J.M., Waalkes M.P. Pancreatic hepatocytes in Fischer and Wistar rats induced by repeated injections of cadmium chloride. Toxicol. Appl. Pharmacol. 104, 149-156.

Lehv, M., Fitzgerald, P.J., 1968. Pancreatic acinar cell regeneration. Am. J. Pathol. 53, 513-534.

Lhoste, E.F., Roebuck, B.D., Brinck-Johnsen, T., Longnecker, D.S., 1987. Effect of castration and hormone replacement on azaserineinduced pancreatic carcinogenesis in male and female Fischer rats. Carcinogenesis (London). 8, 699-703.

Longnecker, D.S., French, J., Hyde, E., Lilja, H.S., Yager Jr., J.D., 1977. Effect of age on nodule induction by azaserine and DNA synthesis in rat pancreas. J. Natl. Cancer Inst. 58, 1769-1773.

Longnecker, D.S., Wiebkin, P., Schaeffer, B.K., Roebuck, B.D., 1984. Experimental carcinogenesis in the pancreas. Int. Rev. Exp. Pathol. 26, 177-229.

McGuinness, E.E., Morgan, R.G.H., Worms!ey, K.G., 1984. Effects of soybean flour on the pancreas of rats. Environ. Health Perspect. 56, 205-212.

Melmed, R.N., 1979. Intcrnlediate cells of the pancreas. An appraisal. Prog. Gastroenterol. 76, 196-201.

Monis B., Valentich M.A., Urrutia R., Rivolta M., 1991. Multicentric focal acinar cell hyperplasia and hepatocyte-like cell metaplasia are induced by nitrosomethylurea in rat pancreas. Int. J. Pancreatol. 8, 119-131.

National Toxicology Program, 1989. NTP Toxicology and carcinogenesis studies of benzofuran (CAS No. 271-89-6) in F344/N rats and B6C3F1 mice (gavage studies). Natl. Toxicol. Program Tech. Rep. Ser. 370, 1-189.

National Toxicology Program, 2010a. Toxicology and carcinogenesis studies of androstenedione (CAS No. 63-05-8) in F344/N rats and B6C3F1 mice (gavage studies). Natl. Toxicol. Program Tech. Rep. Ser. 560, 1, 7-31, 33-171.

National Toxicology Program, 2010b. Toxicology and carcinogenesis studies of 2,3′,4,4′,5-pentachlorobiphenyl (PCB 118) (CAS No. 31508-00-6) in female Harlan SpragueDawley rats (gavage studies). Natl. Toxicol. Program Tech. Rep. Ser. 559, 1-174.

Niederau, C., Niederau, M., Lüthen, R., Strohmeyer, G., Ferrell, L.D., Grendell, J.H., 1990. Pancreatic exocrine secretion in acute experimental pancreatitis. Gastroenterology. 99, 1120-1127.

Pearson, K.W., Scott, D., Torrance, B., 1977. Effects of partial surgical pancreatectomy in rats. I. Pancreatic regeneration. Gastroenterology. 72, 469-473.

Pound, A.W., Walker, N.I., 1981. Involution of the pancreas after ligation of the pancreatic ducts. I. A histological study. Br. J. Exp. Pathol. 62, 547-558.

Rao, M.S., Upton, M.P., Subbarao, V., Scarpelli, D.G., 1982. Two populations of cells with differing proliferative capacities in atypical acinar cell foci induced by.4-hydroxyaminoquinoline-oxide in the rat pancreas. Lab. Invest. 46, 527-534.

Rao, M.S., Scarpelli, D.G., Reddy, J.K., 1986. Transdifferentiated hepatocytes in rat pancreas. Curr. Top. Dev. Biol. 20, 63-78.

Richards, C., Fitzgerald, P.J., Carol, B., Rosenstock, L., Lipkin, L., 1964. Segmental division of the rat pancreas for experimental procedures. Lab. Invest. 13, 1303-1321.

Roebuck, B.D., Longnecker, D.S., 1977. Species and rat strain variation in pancreatic nodule induction by azaserine. J. Natl. Cancer Inst. (U.S.). 59, 1273-1277.

Roebuck, B.D., Longnecker, D.S., Baumgartner, D.J., Thron, C.D., 1985. Carcinogen-induced lesions in the rat pancreas: effects of varying levels of essential fatty acids. Cancer Res. 45, 5252-5256.

Rothman, S.S., 1974. Molecular regulation of digestion: short-term and bond specific. Am. J. Physiol. 226, 77-83.

Rothman, S.S., 1977. The digestive enzymes of the pancreas: a mixture of inconstant proportions. Annu. Rev. Physiol. 39, 373-389.

Scheele, G.A., 1979. The secretory process in the pancreatic exocrine cell. Mayo Clin. Proc. 54, 420-427.

Sesso, A., Abrahamsohn, P.A., Tsanaclis, A., 1973. Acinar cell proliferation in the rat pancreas during early postnatal growth. Acta Physiol. Latinoam. 23, 37-50.

Sidorova, V.F., Babaeva, A.G., 1968. Postnatal development of the pancreas in albino rats. Bull. Exp.. BioI. Med. (Engl. Transl.). 65, 566-569.

Singer, M.V., 1986. Neurohormonal control of pancreatic enzyme secretion in animals. In: Go, Y.L.W., Gardner, J.D., Brooks, F.P., Lebenthal, E., DiMagno, E.P., Scheele, G.A. (Eds.), The Exocrine Pancreas: Biology, Pathobiology, and Diseases. Raven Press, New York, NY, pp. 315-331.

Snook, J.T., 1971. Dietary regulation of pancreatic enzymes in the rat with emphasis on carbohydrate. Am. J. Physiol. 221, 1383-1387.

Solleveld, H.A., Haseman, J.K., McConnell, E.E., 1984. Natural history of body weight gain, survival, and neoplasia in the F344 rat. J. Natl. Cancer Inst. 72, 929-940.

Spooner, B.S., Cohen, H.I., Faubion, J., 1977. Development of the embryonic mammalian pancreas: the relationship between morphogenesis and cytodifferentiation. Dev. Biol. 61, 119-130.

Swift, H., Hruban, Z., 1964. Focal degradation as a biological process. Fed. Proc. Fed. Am. Soc. Exp. Biol. 23, 1026-1037.

Tseng, H.C., Grendell, J.H., Rothman, S.S., 1982. Food, duodenal extracts, and enzyme secretion by the pancreas. Am. J. Physiol. 243, G304-G312.

Uchiyama, Y., Saito, K., 1982. A morphometric study of 24-hour variations in subcellular structures of the rat pancreatic acinar cell. Cell Tissue Res. 226, 609-620.

Ueda, T., Takeyama, Y., Adachi, M., Toyokawa, A., Kishida, S., Yamamoto, M., et al., 1995. Effect of the microtubule-disrupting drug colchicine on rat caerulein-induced pancreatitis in comparison with the microtubule stabilizer taxol. Pancreas. 11, 294-302.

Usborne, A.I., Smith, A.T., Engle, S.K., Watson, D.E., Sullivan, J.M., Walgren, J.I., 2014. Biomarkers of exocrine pancreatic injury in 2 rat acute pancreatitis models. Toxicol. Pathol. 42, 195-203.

Van Nest, G.A., MacDonald, R.J., Raman, R.K., Rutter, W.J., 1980. Proteins synthesized and secreted during rat pancreatic development. J. Cell Biol. 86, 784-794.

Wallig, M.A., Gould, D.H., Fettman, M.J., 1988. Selective pancreatotoxicity in the rat induced by the naturally occurring plant nitrile 1-cyano-2-hydroxy-3-butene. Food. Chem. Toxicol. 26, 137-147.

Walker, N.I., Pound, A.W., 1983. An autoradiographic study of the cell proliferation during involution of the rat pancreas. J. Pathol. 139, 407-418.

Wessells, N.D., Evans, J., 1968. Ultrastructural studies of early morphogenesis and cytodifferentiation in the embryonic mammalian pancreas. Dev. Biol. 17, 413-446.

Whittaker, P., Dunkel, V.C., Bucci, T.J., Kusewitt, D.F., Thurman, J.D., Warbritton, A., et al., 1997. Genome-linked toxic responses to dietary iron overload. Toxicol. Pathol. 25, 556-564.

Wormsley, K.G., 1981. The secretions of the exocrine pancreas and their control. In: Keynes, W.M., Keith, R.G. (Eds.), The Pancreas. Appleton-Century-Crofts, New York, NY, pp. 43-67.

第三部分

泌尿系统

第 9 章

肾

John Curtis Seely[1], Gordon C. Hard[2] and Brad Blankenship[3]

[1]*Experimental Pathology Laboratories, Inc., Research Triangle Park, NC, USA,* [2]*Private Consultant, Tairua, New Zealand,* [3]*Charles River, Reno, Nevada, USA*

1 引言

    肾有多种自发性和年龄相关性疾病。此外，肾也是临床前研究中需检查的最重要的组织之一，因其在外源性物质及其代谢产物的滤过、代谢和排泄过程中发挥核心作用，因此往往也是毒性损伤部位。化学物质可从血浆转运到肾小管上皮，转化为代谢活性形式，在肾小管浓缩后达到其他组织的数倍。与化学物质相关的肾损伤可发生在肾单位各段、集合管系统、血管、间质及肾盂。在临床前研究中经常观察到由下尿路炎症或梗阻引起的肾继发性病变。虽然在大多数大鼠品系中，肾自发性肿瘤并不常见，发生率为 1% 或更低，但肾可能是化学诱导肿瘤的部位之一，良性肿瘤比恶性肿瘤更常见。据报道，与结缔组织、肾尿路上皮或其他类型的肿瘤相比，肾小管上皮肿瘤更常见。肾的一系列自发性形态改变称为慢性进行性肾病（chronic progressive nephropathy, CPN），几乎在所有大鼠中都会发生，其严重程度不同，并可能因给药后而加重。此外，CPN 已被认为与肾小管上皮增生（不典型肾小管增生）有关，可能是肾小管肿瘤发生的危险因子。除常规的组织病理学和脏器称重外，通常通过包括尿液分析在内的一系列临床病理学检测进行评估。近年来，肾生物标志物已发展成为常规显微镜检查的辅助手段，既能确定早期毒性的时间点，又能探寻肾小管损伤的具体部位。

2 正常肾

2.1 胚胎学

肾组织的 3 个胚胎阶段，即前肾、中肾和后肾相继起源于中胚层（图 9.1）。这些阶段在分化过程中经历进行性的诱导组织相互作用。此外，近年来已有研究证明这些组织相互作用受到表达的基因、生长因子、受体和酶等一些信号通路的影响。

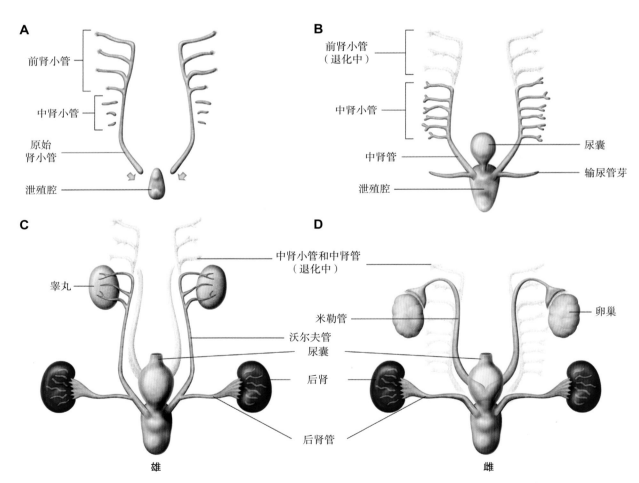

图 9.1　肾发育示意图（A~D），修改自 Patten（1968）（示意图由 David Sabio 提供）。图片由美国 NTP 提供

前肾的存在时间短，无功能。中肾向前肾尾部发育，具有部分功能，通过中肾管［mesonephric duct，也称 Wolffian duct（沃尔夫管）］排泄尿液。雌性动物的中肾管在后肾发育后消失，雄性动物的中肾管则发育成为部分生殖器官。妊娠第 13 天，中肾管局灶性扩张形成输尿管芽，进一步发育为集合管、肾盂和输尿管。当输尿管芽与生肾嵴接触时，嵴在输尿管芽上形成一个帽（生肾原基），最终分化为肾单位。到妊娠第 16 天，集合管周围的后肾组织的生肾组织形成小泡，伸长成 S 形分泌小管。这些小管代表与集合管结合的肾单位原基。一簇毛细血管陷入分泌小管的盲端，形成肾小球，分泌小管伸长。

大鼠的肾发生和功能成熟直到出生后的第 4~6 周才完成。在此之前，未成熟的肾含有小的多细胞的肾小球，而皮质肾小管则显示轻微的嗜碱性（图 9.2）。

2.2　解剖学

大鼠的肾表面光滑，呈红棕色，13 周龄时占总体重的 0.5%~0.6%。右肾比左肾靠颅侧。在肾门处可以观察到棕色脂肪，肾被膜被棕色和白色脂肪包围。皮质分为锥形的皮质迷路和髓放线，它们是外髓质外带的延伸。髓质划分为外区和内区，外区可进一步细分为外髓质内带和外髓质外带（图 9.3）。髓质内区形成单个肾乳头。这些解剖分支包含肾单位的特定部分（图 9.4）。

2.3　组织学

成年大鼠的肾有 30 000~35 000 个肾单位。根据皮质中肾小球的位置，肾单位可以分为浅表肾单位、中皮质肾单位和髓旁肾单位；或根据亨利袢在髓质内的折转，将肾单位分为短袢肾单位或长袢肾单位。短袢肾单位在外髓质内带折转，而长袢肾单位在内髓质折转，到达肾乳头顶端的肾单位相对较少。正常情况下，成年动物的正常肾切片肾小管中增殖细胞的数量很少，很少观

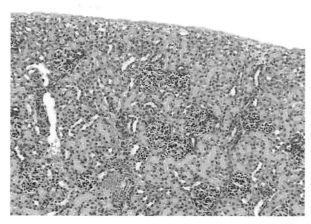

图 9.2　出生后大鼠的肾皮质，显示小的含有多细胞的未成熟的肾小球

察到有丝分裂象。在氚化胸苷脉冲研究中，只有 0.1% 的细胞被标记。最近，已报道了大鼠和其他物种的各种肾单位节段的免疫组织化学鉴定结果。

2.3.1　肾小球

肾小球是由毛细血管、系膜细胞、脏层上皮细胞和壁层上皮细胞组成的复杂结构（图 9.5）。壁层上皮细胞及其基底膜形成鲍曼囊。偶尔，在大鼠中通常为扁平的壁层上皮可呈立方状。大鼠肾小球的平均直径约为 90 μm，而髓旁肾小球较大。据报道，雌性大鼠肾小球的数量多于雄性，但雄性肾小球的平均直径稍大一些。

肾小球的超微结构排列独特，非常适合支持肾的滤过功能。毛细血管内皮细胞和脏层上皮细胞都参与形成肾小球基底膜（glomerular basement membrane, GBM），其可将血管腔和泌尿腔分开（图 9.6）。3 层 GBM（内透明层、致密层和外透明层）主要由 Ⅳ 型胶原纤维、糖蛋白、几种蛋白聚糖构成，厚度范围为 335~414 nm。脏层上皮细胞（足细胞）是高度特化的细胞，足细胞突起位于外透明层。一个足细胞突起与相邻的足细胞突起相互交错，形成由裂孔膜（一个衍变的黏着连接）桥接的 30~40 nm 的滤过裂隙。系膜细胞也是一种特化的细胞，具有许多重要的

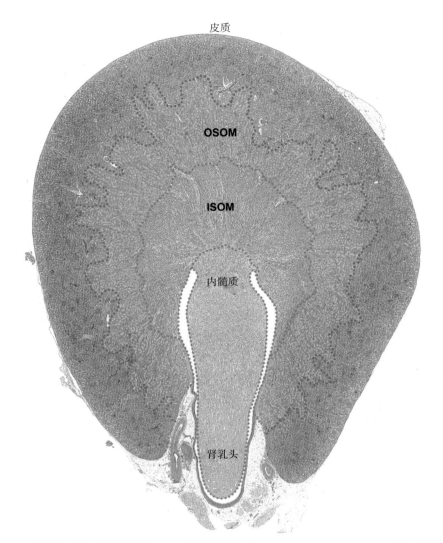

图9.3 肾横切面，显示肾主要区域的带状分布。外髓质内带（inner stripe of the outer medulla, ISOM）；外髓质外带（outer stripe of the outer medulla, OSOM）。图片由美国NTP提供

功能。系膜细胞分泌富含层黏连蛋白和纤维连接蛋白的细胞外基质物质（系膜基质），有助于支持毛细血管簇。一些系膜细胞含有肌动球蛋白丝，具有收缩性。一种系膜细胞亚群与库普弗细胞相似，表达表面抗原。这些细胞具有吞噬功能，可刺激淋巴细胞。肾小球损伤时，系膜细胞增殖，这有助于整个修复过程。过碘酸希夫染色（periodic acid-Schiff, PAS）和乌洛托品银染色可有助于对GBM和系膜基质的检查。

2.3.2 肾小管

近端小管占据大部分皮质迷路，每个小管由近端的曲部和直部组成。近端小管细胞呈立方形，具有由微绒毛组成的刷状缘，PAS和碱性磷酸酶阳性。微绒毛对损伤和缺氧高度敏感。与其他物种一样，根据上皮细胞的组织化学和超微结构特征，大鼠近端小管可分为P1、P2和P3段（或S1、S2和S3段）（图9.7）。近端小管，尤其是P3段经常是毒性损伤部位。近曲小管细胞似乎也是损伤后肾小管再生和修复过程中各种生长因子生成的主要部位，也可能是红细胞生成素合成的主要部位之一。肾小管上皮细胞中常见的小的嗜酸性小滴已被确定为溶酶体。

大鼠的近端小管段存在性别差异。雄性大鼠

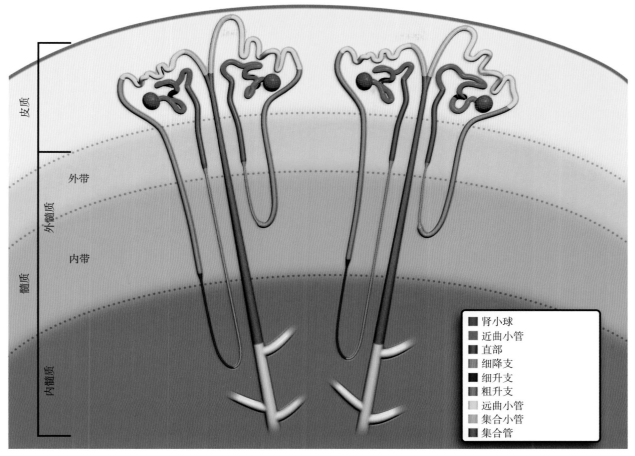

图 9.4　示意图显示肾不同区域内肾单位节段的分布。示意图由 David Sabio 提供。图片由美国 NTP 提供

图例：
- 肾小球
- 近曲小管
- 直部
- 细降支
- 细升支
- 粗升支
- 远曲小管
- 集合小管
- 集合管

外带
外髓质
内带
髓质
内髓质
皮质

的 P1 和 P2 段有更大、数量更多的溶酶体，有更强的胞吞活性；而雌性大鼠的 P3 段有大量的滑面内质网，表明与混合功能氧化酶相关的药物

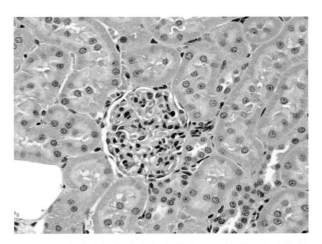

图 9.5　皮质中肾小球和肾小管的正常外观。大多数肾小管为近曲小管，衬覆有刷状缘的高立方细胞

代谢能力更强。

　　年轻且性成熟的雄性大鼠近曲小管的细胞质中有嗜酸性小滴，其中含有 α2u- 球蛋白（alpha 2u-globulin，α2u-globulin；u 代表 urinary），称为透明小滴（图 9.8）。这些小滴用 Mallory-Heidenhain 或 chromotrope-aniline blue 染色呈亮红色，在紫外光下自发荧光，超微结构显示为致密电子密度的吞噬溶酶体。用 Mallory-Heidenhain 染色可以观察到嗜酸性小滴分布的正常模式。正常情况下，在年轻的雄性大鼠中，小滴分布在从外皮质到深皮质的不规则区域。在肾小管上皮内，圆形的小滴或充满细胞的顶端，或更加稀疏且随机分布。致密的小滴充满细胞时尤为明显（图 9.9）。在雄性大鼠中，可见因化学物质摄入而引起的小滴异常蓄积，伴一系列肾病变被归纳在描述性术语透

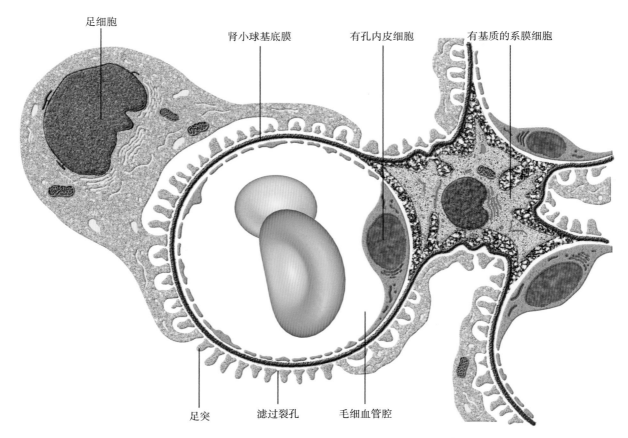

足细胞　　肾小球基底膜　　有孔内皮细胞　　有基质的系膜细胞

足突　　滤过裂孔　　毛细血管腔

图 9.6　肾小球的超微结构示意图。示意图由 David Sabio 提供。图片由美国 NTP 提供

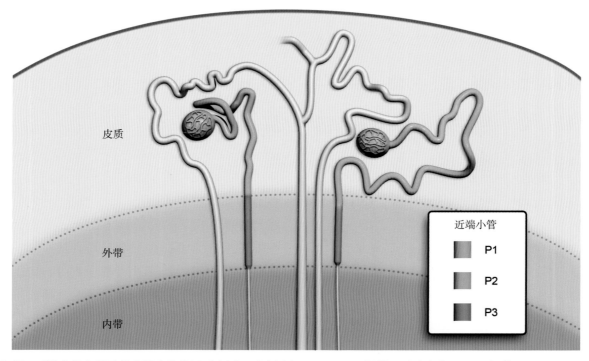

皮质

外带

内带

近端小管

P1

P2

P3

图 9.7　近端小管节段及其在肾内的位置示意图。示意图由 David Sabio 提供。图片由美国 NTP 提供

明小滴性肾病之下。

通常情况下，亨利祥在降段和升段之间进行180°转弯。根据祥的长度，已经确定了4个区域。这些区域是短祥肾单位的细降支和长祥肾单位的上、下降支及细升支。

远端小管由粗升支或远直小管和远曲小管组成。粗升支位于外髓质外带，并延伸到皮质。粗升支的长度取决于其皮质部分的长度。远端小管的粗升支以嗜酸性立方细胞为特征，且比近端小管细胞小。有密集核的粗升支的一个特殊部位称为致密斑，标志着接近肾单位的结束和收集系统的开始。

肾小球旁器（juxtaglomerular apparatus, JGA）由致密斑、入球微动脉的肾素生成细胞和球外系膜细胞组成。致密斑细胞具有大量微绒毛和许多线粒体。JGA的肾素生成细胞是含有膜结合颗粒的衍变（modified）平滑肌细胞。有时，出球微动脉含有相似的颗粒细胞。球外系膜细胞位于致密斑和肾小球微动脉之间（图9.10）。

2.3.3 集合管系统

集合管系统由连接小管和集合管组成。连接小管将远曲小管连接到皮质集合管，形成引流几个肾单位的弓形集合管，平均有6个肾单位流入1个集合管。集合管向下穿过皮质和髓质，在内髓质区附近相继融合。朝向肾乳头尖端，汇聚的乳头管形成近20个大导管，排空入肾盂。集合管由2种类型的细胞组成：主细胞和间界细胞。主细胞或明细胞的数量最多，其特征是细胞质淡染、细胞器稀疏。主细胞的大小从皮质到髓质逐步增加，在乳头管中最大。间界细胞或暗细胞以电子致密的细胞质、大量的线粒体和丰富的滑面内质网为特征，这些细胞也有一个复杂的管腔表面，由衍变（modified）微绒毛或称为微皱褶的顶膜的脊状延伸覆盖。间界细胞逐渐消失在内髓质，主细胞是肾乳头部集合管中唯一的细胞类型。肾乳头被覆单层矮立方上皮，称为肾乳头上

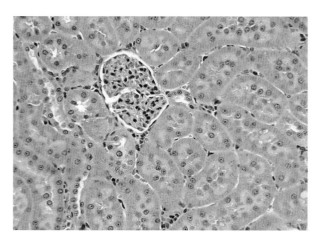

图 9.8 对照组年轻雄性大鼠，近曲小管细胞质中的小的嗜酸性的透明小滴被认为是 α2u- 球蛋白

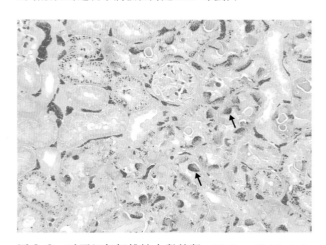

图 9.9 对照组年轻雄性大鼠的肾，Mallory-Heidenhain 染色，正常染色模式为亮红色的透明小滴。大多数小滴分散在小管细胞质中，其余的小滴则出现在充满小滴的细胞中（箭头所示）。图片由美国 NTP 提供

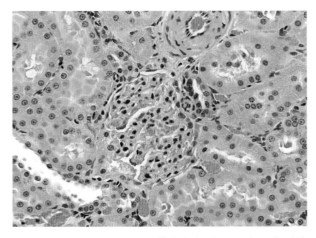

图 9.10 JGA 区。在大多数常规切片上很难观察到球外系膜细胞

皮（图 9.11）。

肾盂上部有特化的皱襞，称为穹窿，被覆单层上皮（图 9.12）。穹窿通过增加肾盂尿液和肾间质之间的界面来进一步浓缩尿液。其余的肾盂上皮与输尿管黏膜相连，称为尿路上皮，由 3~4 层厚的细胞组成。平滑肌细胞排列在肾盂远端 1/3 处。偶尔，尿路上皮细胞内含有不同数量的嗜酸性小滴，可视为雄雌大鼠的自发性背景变化（图 9.13）。嗜酸性小滴的性质尚不清楚，但似乎没有已知的病理学意义。

2.3.4　肾血管和神经

肾动脉在肾盂区域分成 3 或 4 个分支，在皮髓质交界处作为叶间动脉进入肾（图 9.14）。除

形成弓形动脉外，叶间动脉还能分支形成一些供应肾盂、部分输尿管、肾被膜和门部棕色脂肪的小叶间动脉。弓形动脉沿着皮髓质交界处与肾被膜平行的弓状走行。弓形动脉分支形成小叶间动脉，在皮质内呈放射状上升。入球微动脉来自小叶间动脉，供应肾小球。一些小叶间动脉含有位于入球微动脉起源处的瓣膜。外皮质和中皮质肾小球的出球微动脉形成广泛的皮质毛细血管丛，供应皮质迷路和髓放线。髓旁肾小球的出球微动脉转向髓质，形成下行的直小血管，供应所有髓质。静脉引流是通过上升的直小血管，在皮髓质交界处流入弓形静脉或小叶间静脉。肾静脉与动脉和微动脉系统伴行。淋巴管沿皮质血管分布且仅存在于皮质。

肾的传入和传出神经伴行动脉，肾上腺素能（交感）神经末梢沿着微动脉、髓旁区的直小血管和邻近的皮质静脉分布。大多数肾小管与神经末梢不直接接触。

2.3.5　肾间质

肾间质在皮质部的相对体积约占 5%，到肾乳头顶端逐渐增加到 30%~40%。皮质间质细胞主要为成纤维细胞样细胞和巨噬细胞样细胞，功能不明。髓质中有 3 种类型的间质细胞：淋巴细胞样细胞、与直小血管相关的周细胞和内髓质中含有脂质的纤维细胞样细胞（外观呈星形或梭

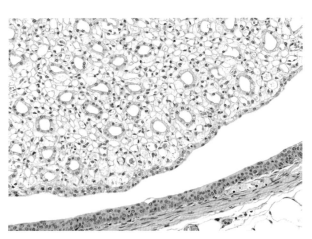

图 9.11　单层矮立方上皮衬覆肾乳头

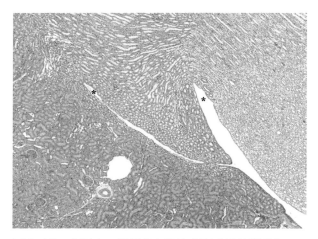

图 9.12　此图中，拱顶状空隙为穹窿（星号所示）

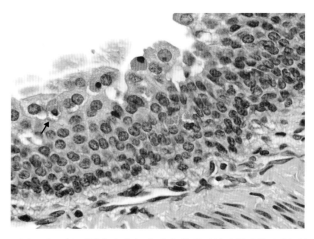

图 9.13　肾盂尿路上皮细胞质内的嗜酸性小滴（箭头所示）

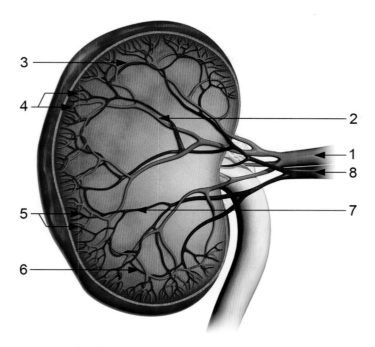

1. 肾动脉
2. 叶间动脉
3. 弓形动脉
4. 小叶间动脉
5. 小叶间静脉
6. 弓形静脉
7. 叶间静脉
8. 肾静脉

图 9.14　肾血管示意图。示意图由 David Sabio 提供。图片由美国 NTP 提供

形）。这些细胞穿插在集合管和相邻的毛细血管之间，通常细胞呈垂直柱状排列（图 9.15）。这些细胞含有脂滴，包括甘油三酯、胆固醇酯和磷脂。由于脂滴还含有具有血管扩张和抗高血压特性的前列腺素前体，因此推测其具有分泌功能。此外，肾间质中存在单形核炎症细胞，如单核细胞、巨噬细胞和树突状细胞，通过调节免疫和非免疫介导的反应在肾稳态和疾病中发挥重要作用。

2.4　生理学

肾生理学的复杂性超出本章的范围，读者可参考常规生理学教科书以了解有关肾滤过、酸碱平衡、电解质稳态、激素分泌和新陈代谢等正常功能的详细内容。在毒性研究中，肾功能损害通常通过脏器重量、尿液分析或血清肌酐、尿素氮或清除试验来检测。尿液分析结果可能有用，但只有在大约 60% 的肾受损时血清肌酐和尿素氮水平才会升高，因此啮齿类动物的尿液分析一般不认为是肾疾病的一个非常敏感的指标。

肾功能下降也可能表现为其他组织的转移性

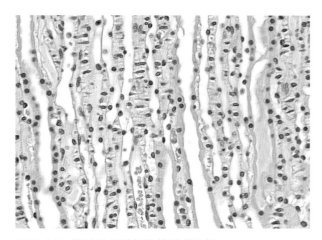

图 9.15　肾乳头间质细胞排列成柱状

钙化和继发性甲状旁腺功能亢进。正在进行研发和测试通过免疫组织化学识别的肾生物标志物，可能是比常规组织病理学更敏感的肾毒性指标。

大鼠肾的几种生理机制受年龄和性别的影响。例如，α2u- 球蛋白是在睾酮和皮质酮的影响下，由雄性大鼠肝合成的一种低分子量蛋白质，可通过肾小球滤过。如前所述，α2u- 球蛋白通常从肾小球滤液中吸收，并在雄性大鼠的肾小管上皮中以嗜酸性小滴的形式出现，主要出现在 P2 段。在雌性大鼠的尿液中发现一种低浓度的类似蛋白质，这种蛋白质不会在雌性大鼠的近端小管细胞的吞噬溶酶体中蓄积。主要由于老龄化大鼠的肾病，白蛋白排泄随年龄增长而增加。雄性大鼠比雌性大鼠有更多的蛋白尿、更多的尿量和更高的肾小球滤过率。

　　肾含有几种酶系统，在外源性物质的代谢、解毒和生物转化中起重要作用。这些酶能使疏水性化合物羟基化，以便进一步的结合反应和排泄。肾细胞色素 P450 水平仅为肝细胞色素 P450 水平的 20% 左右，雌性大鼠的 P3 段含量多于雄性大鼠。肾中还存在一些能够发生结合反应的酶。近端小管中的多特异性转运蛋白有助于许多物质的吸收和分泌，包括外源性物质。肾血管内皮细胞和髓质间质细胞中含有前列腺素内过氧化物合成酶，可作为混合功能氧化酶系统的替代品进行共氧化。

3　先天性病变

　　罕见大鼠肾发育缺陷。先天性肾盂积水（肾盂扩张）通常在大多数品系的大鼠中发生率较低，在选择性繁殖研究中的发生率较高（图 9.16）。大多数品系的大鼠肾盂积水已被证明具有遗传基础，但也可继发于某一梗阻性病变的获得性病变。肾盂积水多见于单侧，主要影响右侧。大体上，肾可能看起来正常，但在较严重的案例中，肾增大、呈分叶状，可由充满半透明液体的囊组成。受影响的肾通常在髓质和皮质含有不完全的小梁隔开的多房状囊腔。显微镜下的特征包括肾小管、肾小球和肾盂尿路上皮萎缩。在一些情况下，在肾乳头中可见含铁血黄素色素和矿化凝结物，增大的肾盏和肾盂中可发现结石。由于尿淤滞，肾盂积水的肾更易感染，肾盂肾炎是一种常见的后遗症。

　　皮质、髓质和（或）肾乳头囊肿的发生频率不同。囊肿可能是先天性或获得性的。据报道，

雄性动物的皮质囊泡比雌性动物更常见。皮质囊肿可为孤立或多发的（图 9.17），通常位于被膜下。囊肿通常衬覆扁平上皮，可能出现空腔或含有蛋白样液体、坏死碎片和（或）含有含铁血黄素巨噬细胞。一些较小的囊肿衬覆立方上皮。在 Sprague-Dawley 大鼠中，髓质囊肿似乎更常见，这表明可能是遗传起源（图 9.18）。多囊肾的特

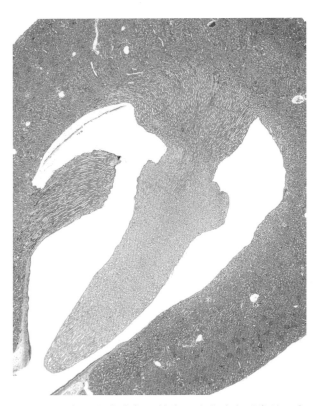

图 9.16　肾盂积水或肾盂扩张，这种改变通常见于大鼠的右肾

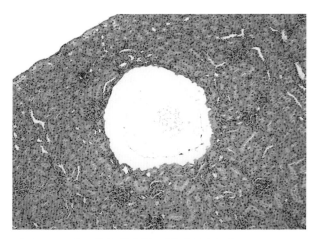

图 9.17　孤立的皮质囊肿，衬覆扁平上皮

征是肾小管腔和鲍曼囊进行性扩张。除特定品系或大鼠的其他多囊性疾病模型外，多囊肾是一种罕见的疾病。已报道了散发性多囊肾案例（图9.19）。

异位组织（肾上腺皮质组织或肝组织）也不常见（图9.20）。特别是异位肾上腺皮质组织，鉴别其为异位组织或肾肿瘤是一个诊断难题。肾未发生和发育不全罕见。肾发育不良也罕见，其特征是肾实质无序发育，常伴有原始的间充质和肾小管，以及未成熟的肾小球和囊肿（图9.21）。

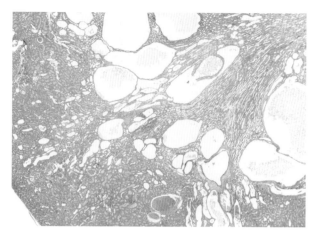

图 9.19　多囊肾自发性案例，肾实质可见多个大小不等的透明囊肿

4　退行性病变

4.1　慢性进行性肾病

慢 性 进 行 性 肾 病（chronic progressive nephropathy, CPN）是常用实验大鼠品系的一种重要的自发性肾疾病，因为 CPN 是实验病理学和毒理学研究中的一个重要混杂因素。Sprague-Dawley、Fischer 344 品系的慢性进行性肾病比Wistar、Long-Evans 及 Brown-Norway（BN）品系更严重，而 Osborne-Mendel 及 Buffalo 品系则相对耐受。与雌性大鼠相比，在发病情况、发生率和严重程度进展方面，雄性大鼠具有明显的CPN 易感性。尤其是雄性，CPN 会持续进展到终末期肾，可因慢性肾衰竭而导致死亡。

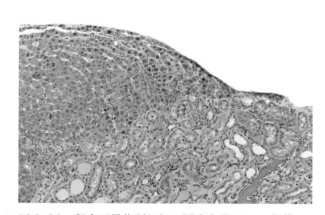

图 9.20　肾表面异位肝组织。图片由美国 NTP 提供

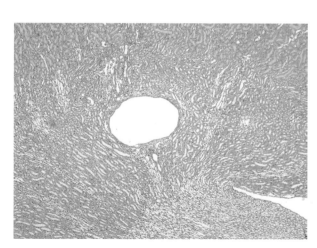

图 9.18　髓质囊肿，衬覆扁平到立方上皮

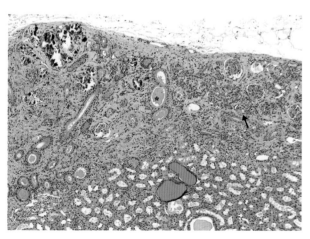

图 9.21　疑似肾发育不良案例，特征是肾皮质紊乱，存在原始肾小管（星号所示）和肾小球（箭头所示）。图片由美国 NTP 提供

CPN 在疾病晚期之前无大体表现。易感品系的雄性大鼠早在 2~3 月龄就可发生 CPN，在 HE 染色的切片中 CPN 的最早阶段表现为皮质局灶性肾小管变化，其特征是细胞质嗜碱性、细胞核拥挤（表明细胞再生），以及基底膜明显增厚（图 9.22）。基底膜增厚最好用 PAS 或银染切片来证明，但荧光显微镜也能较好地显示基底膜增厚。早期皮质出现病灶后不久，同一肾单位的亨利袢降支随后出现嗜酸性透明管型，通常见于外髓质内带。病变从单个肾单位进展到越来越大的并累及邻近肾单位的病灶。随着病变范围增加，病灶开始通过皮质合并成一个病变组织网，伴髓质中的透明管型增多并延伸到皮质（图

9.23）。随着病变加重，肾小球硬化、鲍曼囊扩张、透明管型、肾小管萎缩和间质单核细胞都变得越来越明显（图 9.24）。作为 CPN 的另一组成部分，肾小管胞质内的嗜酸性小滴可能不明显或明显。这些小滴主要由 CPN 相关蛋白尿增多和白蛋白流失所致。在晚期 CPN 中，常发生血管周围单核细胞聚集，特别是在皮髓质交界处，存在含铁血黄素和脂褐素。终末期 CPN 的特征是几乎影响所有肾实质，伴随其他器官的继发性改变，包括甲状旁腺主细胞增生，肺、胃肠道和大动脉中膜等组织矿化，以及纤维性骨营养不良。终末期肾体积增大，表面粗糙或凹陷（图 9.25）。体积增大是由于许多肾小管扩张伴透明

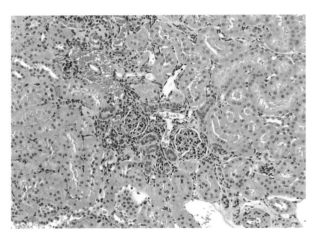

图 9.22　嗜碱性肾小管增厚的基底膜以及单核细胞浸润是早期 CPN 的特征。肾小球正常

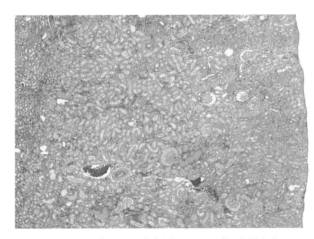

图 9.24　在晚期 CPN 案例中，可观察到所有与 CPN 相关的病变，大部分肾实质受到影响。肾小球硬化和透明管型尤为明显

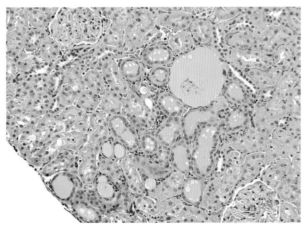

图 9.23　透明管型是早期 CPN 的另一个组分

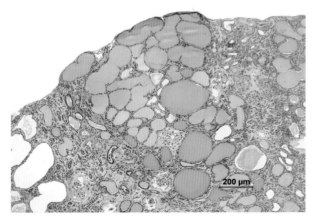

图 9.25　大体检查终末期 CPN 肾表面不规则，有时凹陷，是由于邻近的肾小管萎缩和肾小管因透明管型扩张引起的

管型，表面凹陷反映含有透明管型的扩张肾小管和收缩的萎缩肾小管组织交替出现。在肾脏弦切面上，终末期 CPN 还可能包含多细胞肾小管增殖灶，易与癌前肾小管增生（图 9.26）相混淆，但不是癌前肾小管增生。CPN 也与衬覆肾乳头的上皮细胞增生有关，其形态特征是局灶性上皮外翻，偶尔伴血管扩张（图 9.27 和 9.28）。在重度 CPN 案例中，肾盂附近较大的肾内血管有时会出现血管血栓。

晚期 CPN 发生的主要临床生化学变化最初是蛋白尿，反映低蛋白血症和高胆固醇血症。血清尿素氮和肌酐在疾病晚期阶段前很少受影响。血清钙、磷或碱性磷酸酶也可能有变化。

改变 CPN 严重程度的主要因素是生理因素、与饲料相关因素及激素。限制热量摄入对降低本病发生率的影响最大，增加饲料蛋白是增强 CPN 严重程度的主要因素。蛋白质来源于动物还是植物也会有影响，因为将酪蛋白换成大豆蛋白，晚期肾病的发生率会下降约 30%，同时寿命会延长。CPN 也受雄激素的控制，阉割或给予雌激素会减少雄性大鼠 CPN 的发生，但对雌性大鼠无影响。也可能涉及垂体激素，因为垂体切除术是抑制性的，然而这与循环催乳素水平的数据是矛盾的。给予睾酮、甲状腺素和肾上腺激素可以加重 CPN 的严重程度，但胸腺切除术可以减轻 CPN 的严重程度。长期以来，肾小球一直被认为是这一疾病过程中的靶标，高滤过和功能超负荷最终导致肾小球硬化，但真正的病因和疾病进展的基础仍然未知。

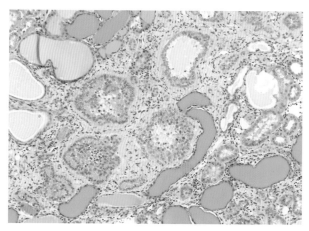

图 9.26　终末期 CPN 常见多细胞 CPN 肾小管的弦切面，陷在相对无细胞基底膜物质的基质中。肾小管轮廓不规则，中央可见细胞变性，细胞核均匀，细胞质不清。图片由美国 NTP 提供

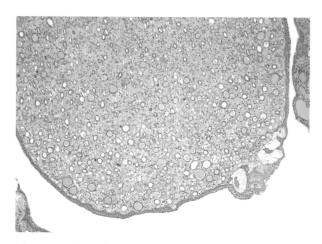

图 9.27　典型的晚期 CPN，肾乳头衬覆上皮的小增生灶。图片由美国 NTP 提供

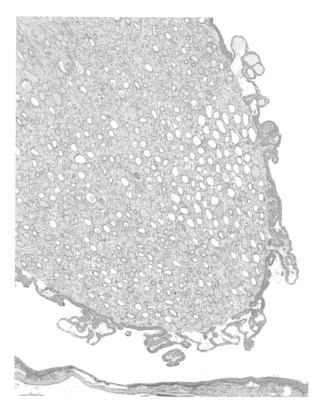

图 9.28　终末期 CPN，肾乳头上皮广泛增生，伴一些血管扩张。图片由美国 NTP 提供

4.2　急性肾小管坏死

急性肾小管坏死（acute tubule necrosis, ATN）是毒理学研究中的最重要的肾病变之一，可由肾小管缺血、继发性肾小管损伤或给予化学物质引起。本章第 9 小节将讨论与化学毒性特别相关的坏死案例。ATN 的特征可包括以下一系列变化：细胞质的嗜酸性增加或减弱、细胞质肿胀、刷状缘丢失和顶端细胞膜出泡、核碎裂、脱落的坏死细胞进入肾小管管腔（图 9.29 和 9.30）。可能很难观察到单细胞坏死的轻微案例，特别是在 CPN 背景下，需要仔细镜检。血管内急性炎症细胞的存在和边集是肾小管坏死的

进一步证据。如果坏死涉及足够数量的内衬上皮细胞，可能存在细胞颗粒管型 / 细胞质碎片（图 9.31）。损伤后肾小管迅速再生，并受部分邻近的肾小管上皮细胞释放的自分泌因子控制。再生最初表现为扁平上皮细胞延伸覆盖损伤区域（图 9.32）。最初的修复过程后，再生的进一步的特征表现为肾小管嗜碱性变、核质比增加、核拥挤及有丝分裂象增多。再生可以用识别细胞增殖的标志物的免疫组织化学方法来观察。凋亡也可以在肾中观察到，被认为是单细胞坏死的一种类型。除由给予化学物质引起外，弥漫性皮质坏死还可在与猝死相关的败血症案例中观察到（图 9.33 和 9.34）。

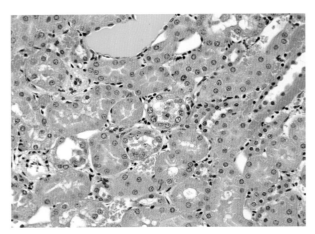

图 9.29　单细胞坏死小灶。坏死细胞有浓缩、嗜酸性胞质和核碎裂。肾小管细胞再生，伴有轻度嗜碱性细胞质和增大的细胞核

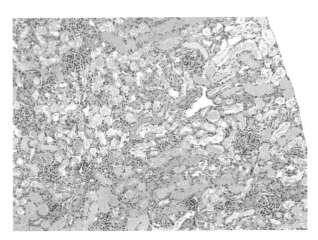

图 9.31　重度肾小管坏死，伴再生和颗粒管型

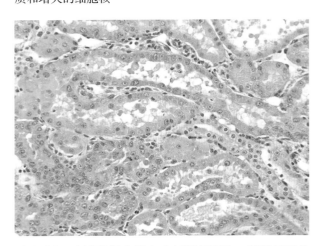

图 9.30　广泛的肾小管上皮坏死伴再生，脱落坏死的上皮细胞非常明显

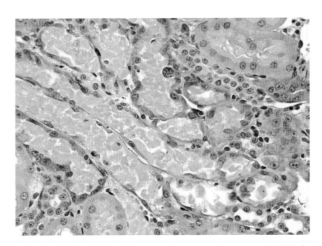

图 9.32　最初，肾小管再生的特征是扁平细胞覆盖在受损肾小管裸露的基底膜上

4.3　退行性改变

　　肾小管变性也是一种常见的病变，不一定导致肾小管坏死。空泡变性是变性的一个常见特征（图 9.35）。然而，肾小管的空泡变性可以反映许多细胞质成分的改变，如内质网、线粒体、溶酶体或其他细胞成分。

　　一种非特异性变性被称为嗜碱性肾小管，常见于早期 CPN，是大鼠研究中肾小管毒性损伤的常见表现（图 9.36）。因肾小管嗜碱性变可能代表没有损伤或修复迹象的生化扰动，所以术语嗜碱性肾小管不应与肾小管再生、肾小管肥大或肾小管增生互换使用。缺乏明显的基底膜增厚

有助于区分毒性损伤相关的嗜碱性肾小管和与CPN 相关的嗜碱性肾小管。

　　脂褐素（蜡样质）在大鼠肾中很常见，并随着动物年龄的增长而变得更加明显，2 岁龄大鼠的发生率接近 100%。脂褐素是存在于肾小管和间质中的一种黄色的颗粒状细胞质色素。含铁血黄素色素出现在近曲小管的细胞质中，特别是患有免疫介导的溶血性贫血时（图 9.37）。Perl's 和 Schmorl's 等特殊染色分别用于区分铁和脂褐素。在慢性炎症或出血区域，偶尔可见血红蛋白晶体和胆固醇裂。

　　在皮质、髓质和肾乳头中常见小的随机分布的矿化灶。微小的薄片状凝结物或微石通常与肾

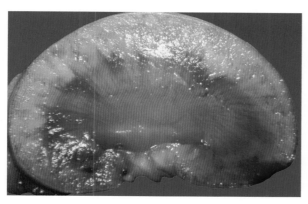

图 9.33　雌性动物难产死亡，肾皮质苍白的大体图片，代表弥漫性皮质坏死

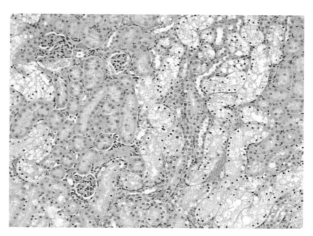

图 9.35　多个肾小管空泡变性，含有明显的空泡状细胞质和固缩的细胞核

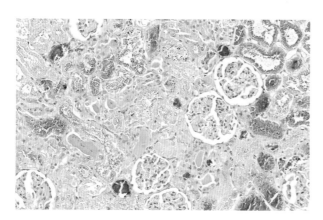

图 9.34　图 9.33 的显微图片，显示几乎所有肾小管的皮质弥漫性和急性坏死。肾小球正常，可见广泛的营养不良性矿化

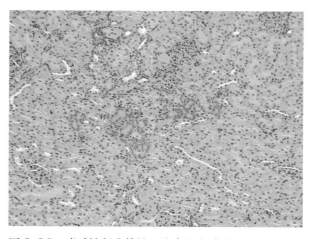

图 9.36　嗜碱性肾小管灶，注意基底膜未增厚

小管有关，但也可与间质有关，这 2 种类型通常几乎不引起组织反应。矿化的微石通常钙茜素红染色阳性，磷酸盐 von Kossa 染色阳性，基质 PAS 反应阳性。

　　肾矿化通常见于饲喂半合成饲料的雌性大鼠，但也可见于饲喂常规实验室饲料的雌性大鼠（图 9.38）。钙、磷（饲料中过量的磷）、氯化物、镁、蛋白质和脂质的不平衡已被证实或已被表明会导致肾矿化。矿化的严重程度取决于动物的性别和种属，卵巢切除术可预防肾矿化，而接受苯甲酸雌二醇治疗性腺切除的雄性和雌性大鼠则可迅速发生肾矿化。矿化可能与其他形式的肾

疾病一起被观察到，包括透明小滴性肾病、营养不良性钙化和终末期 CPN（图 9.39 和 9.40）。

　　在肾中观察到局灶性骨化生，与肾矿化无关（图 9.41）。在毒理学研究中，经常在肾中观察到包涵体，其发病机制可能不同。据报道，110 周龄的未处理的 Wistar Hannover 大鼠的近

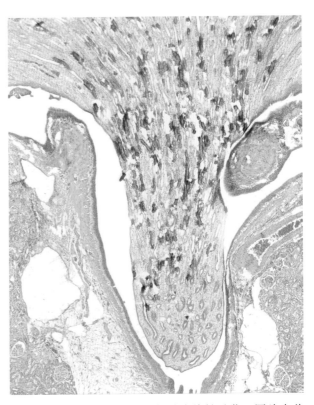

图 9.39　透明小滴肾病中肾乳头线性矿化。图片由美国 NTP 提供

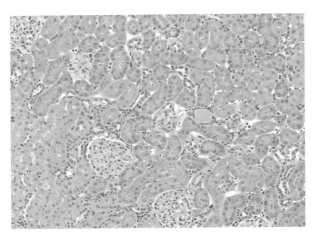

图 9.37　Fischer 344 大鼠的单核细胞白血病（大颗粒淋巴细胞淋巴瘤），肾小管色素沉着，最可能为含铁血黄素。图片由美国 NTP 提供

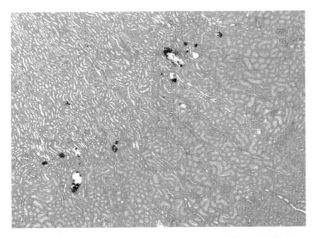

图 9.38　雌性大鼠的外髓质内外带交界处典型的矿化灶

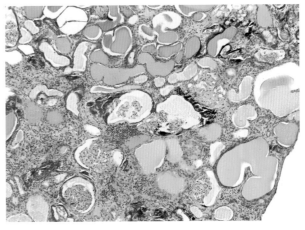

图 9.40　死于终末期 CPN 的大鼠的肾小管和 GBM 矿化

端小管中存在圆形、嗜酸性核内和细胞质内包涵体 [蓄积的 D- 氨基酸氧化酶（D-amino acid oxidase, DAO）]。也有报道称给予 Sprague-Dawley 大鼠去甲肾上腺素 / 血清素再摄取抑制剂后，皮质肾小管可见细胞质内和核内包涵体。这些包涵体 DAO 染色呈阳性。显然，这些包涵体具有物种特异性、可逆性、非肾毒性，与人类安全风险评估无关。细胞质向细胞核内陷也类似于细胞核内的包涵体。

在近端小管细胞质中可观察到代表性溶酶体，大小不一的透明样嗜酸性小滴的数量增加，这可能与透明小滴肾病、CPN、组织细胞肉瘤或其他肿瘤有关。

尽管随着年龄增长，大鼠肾盂中的肾尿石症或结石不常见，但小矿化凝结物（或微结石）在穹窿部常见（图 9.42）。与尿石症相关的肾损伤包括肾盂尿路上皮的反应性增生、炎症、空泡变性和尿路上皮形成囊肿样空腔、出血，以及偶尔的肾盂积水。肾淀粉样变在大鼠中罕见。

5　炎症性和血管性病变

一般来说，炎症性病变在大鼠的肾中以一定的频率出现，与多种条件有关。炎症可能是急性、化脓性、慢性、慢性活动性或肉芽肿性，具体取决于所涉及的主要细胞类型或细胞反应。炎症细胞可在肾的很多部位中见到，包括肾小管内或小管内衬上皮、间质或肾盂内。在更严重的案例中，出血和坏死往往伴随炎症。

肾小球肾炎和肾小球硬化与 CPN 无关，是大鼠罕见的自发性病变。一般来说，在毒理学研究中，肾小球的变化比肾小管少。在人类研究中，肾小球肾炎包括与明确记录临床和病理学特征相关的一系列亚型，其发病机制已知，但可能不适用于临床前毒性研究中的啮齿类动物。现已建立 2 种主要类型的大鼠标准，即膜增生性肾小球肾炎和新月体性肾小球肾炎，两者都可以是

弥漫性或节段性的。膜增生性肾小球肾炎可见 GBM 增厚、系膜基质增多、细胞增生少及轻微的单核细胞浸润。新月体性肾小球肾炎可见增生的肾小球上皮导致鲍曼囊和肾小球簇粘连（新月体），鲍曼囊腔减少。系膜基质增多总是存在，与膜增生性肾小球肾炎相比，新月体性肾小球肾炎可能观察到一些细胞增生。大鼠肾小球硬化是 CPN 的常见组成部分，很少将其视为一种毒理学损伤。与肾小球肾炎相比，肾小球硬化很少与免疫介导的发病机制相关。肾小球硬化的特征是一系列变化，包括足细胞丢失、纤维化和透明物质增多、肾小球血管簇收缩、粘连和鲍曼囊腔扩张（图 9.43）。通常，肾小球细胞数量增多不是肾小球硬化的特征。

肾盂肾炎是主要波及肾盂、肾乳头和肾近端

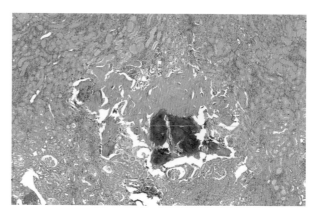

图 9.41　骨化生灶

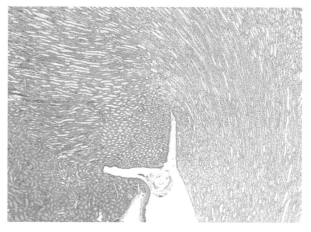

图 9.42　肾盂近穹窿处有一小矿化结石

的炎症，在大鼠中不常见，通常与来自下尿路的上行感染有关。肾盂肾炎的特征是多样可变的，包括肾盂扩张及在肾盂、肾小管和间质中存在急性炎症细胞（图 9.44）。肾盂肾炎可通过肾乳头和髓质延伸至皮质。肾盂肾炎常伴发肾小管坏死，严重时可观察到肾乳头坏死（图 9.45）。此外，可能存在相关的反应性尿路上皮增生（图9.46）。肾盂肾炎也可伴逆行性或反流性肾病，可观察到局限于肾盂或其周围结缔组织的急性至慢性炎症细胞。

肾小管间质炎症性病变涉及肾小管和间质，可能发生于肾小球疾病或多种其他肾疾病，其标志性形态特征是间质多种炎症细胞浸润。涉及肾小管和间质的病变可能是急性炎症伴多形核细胞浸润和水肿（图 9.47），也可能是慢性炎症伴单核细胞浸润、纤维化和实质萎缩（图 9.48）。

间质单核细胞浸润可单独出现或与 CPN 相关。在弓形动脉周围、皮髓质交界处附近和尿路上皮下的肾盂内，偶尔可见孤立的、小灶状、自发性淋巴细胞浸润，几乎没有病理学意义。

肾梗死可由多种原因引起，包括与处理相关的血管病变、脓毒性血栓形成、血液或转移性肿瘤或肾盂肾炎。急性肾梗死的特点是皮质坏死区呈不连续的楔形，大体检查呈苍白色（图

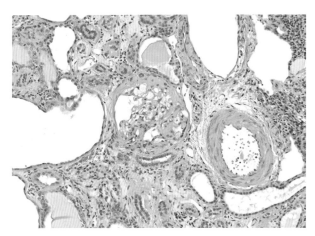

图 9.43　与 CPN 相关的肾小球硬化，特征是肾小球血管丛收缩、细胞缺失、脏层和壁层上皮粘连及纤维化

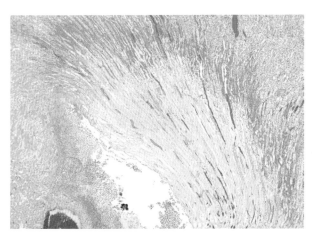

图 9.45　与肾乳头和肾盂急性炎症相关的重度肾乳头坏死。图片由美国 NTP 提供

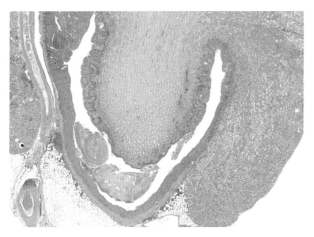

图 9.44　肾盂肾炎的特征是肾盂有渗出物，重度尿路上皮和肾乳头增生，肾乳头炎症细胞浸润。图片由美国 NTP 提供

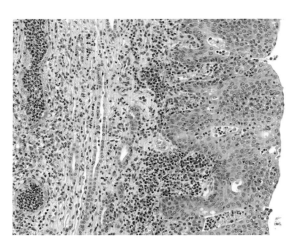

图 9.46　尿路上皮增生是对涉及肾乳头的慢性活动性炎症过程的反应

9.49），血管血栓明显或不明显（图 9.50）。最初的梗死后，梗死邻近区出现充血和急性炎症细胞浸润。梗死通过纤维化愈合，导致肾小球和肾小管萎缩和收缩，沿着肾被膜出现凹陷区域（图 9.51）。皮质慢性间质炎症与梗死相似，但由于其他原因（肾盂肾炎、逆行性肾病），可能被错误地确定为之前发生梗死的部位。在肾门附近的肾静脉中可见到自发性血栓形成。血栓形成的其他原因可能是肾毒性、上行性肾盂肾炎和血液肿瘤。

纤维化是许多与炎症或血管损伤相关的肾损伤的常见反应（图 9.52）。纤维化可能来源于间质成纤维细胞和血管周围未分化的间充质。肾上皮 - 间充质转化目前是一个有争议的问题，尚未得到解决。纤维化沉积受炎症细胞释放的前胶原细胞因子控制，也受抑制胶原清除的组织因子控制。

6　增生性和肿瘤性病变

6.1　肾小管上皮

6.1.1　肾小管增生

肾小管上皮细胞的自发性增生在大鼠中不常见。大鼠的肾小管增生已被描述了 2 种类型。第 1 种是仅限于单细胞层的肾小管上皮细胞数量增

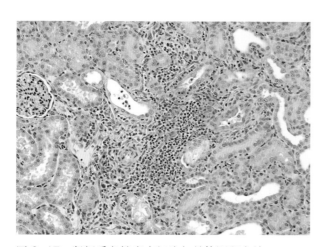

图 9.47　肾间质急性炎症细胞与晶体沉积有关

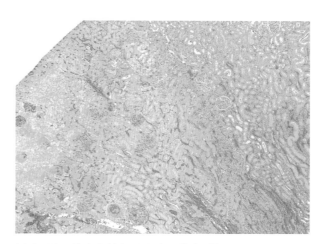

图 9.49　伴有急性坏死和出血的楔形梗死区

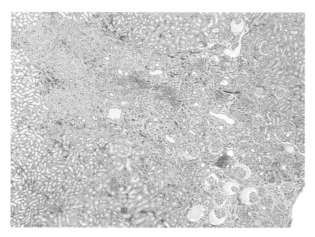

图 9.48　单核细胞浸润、纤维化和肾小管萎缩的慢性炎症区

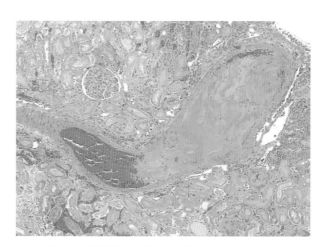

图 9.50　与肾梗死相关的大血管血栓

加，不视为癌前病变，称为肾小管增生。第 2 种是癌前病变，称为不典型肾小管增生（atypical tubule hyperplasia, ATH）。尽管肾小管增生本身可以被视为一种不常见的化学诱导性损伤，但常在 CPN 切片中观察到，可能代表肾小管再生的一种类型（图 9.53）。与 CPN 相关的肾小管增生不进行诊断。

普遍接受并应用于癌前肾小管增生的诊断术语是肾小管增生或 ATH。最近，ATH 被推荐为癌前病变的首选术语，但是许多词典仍然使用肾小管增生。无论使用哪个术语，病理学家必须清楚地描述可区分病变为癌前病变的形态学特征。

ATH 由含有增生性肾小管上皮细胞的单个或多个肾小管组成（同一肾小管的卷曲）（图

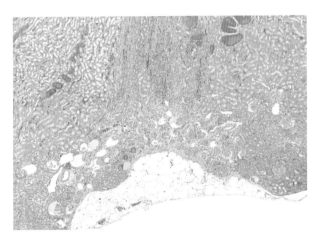

图 9.51　梗死溶解（resolve）为被膜下的楔形纤维化区域，包括萎缩的肾小球和肾小管

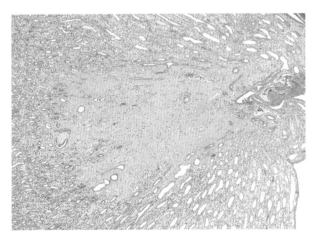

图 9.52　间质纤维化区

9.54 和 9.55）。增生的细胞可能表现为轻度的多形性，核大小不等。细胞核略呈圆形，轻度嗜碱性，核仁突出。细胞质可为嗜碱性、嗜酸性或透明，但嗜碱性更常见，伴有特征性的玻璃样光泽。ATH 的实性生长模式比囊性模式更常见。此外，ATH 是一种扩张性病变，其特征是周围受挤压的纤维血管组织细胞边集，但代表在血管向内生长进入病变之前的一个发展阶段（图 9.56）。

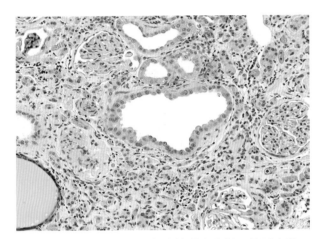

图 9.53　与 CPN 相关的肾小管增生实际上是再生的一种形式，不应单独诊断，而应视为晚期 CPN 的一个组成部分

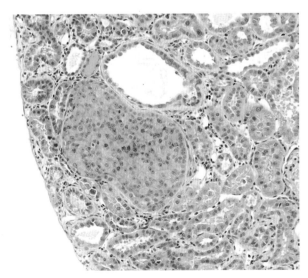

图 9.54　ATH 的特征是单个的、通常实性、扩张的肾小管，由数量增多、多形性、嗜碱性肾小管上皮细胞组成。图片由美国 NTP 提供

6.1.2　肾小管腺瘤

　　肾小管腺瘤通常是上皮细胞一个小的、边界清楚、独立的肿块。那些大到足以被大体检查发现的肿块多为白色、圆形，通常突出于皮质。但是，腺瘤往往只有在镜检时才能发现。腺瘤呈膨胀性生长，通常很少或没有出血、坏死或炎症细胞浸润。虽然腺瘤压迫邻近的实质组织，但通常无被膜包裹。腺瘤维持其肾小管的外观，可能表现为实性、管状、囊性或乳头状模式（图 9.57和 9.58）。纤细的纤维间质可将肿瘤细胞分成小

叶。尽管坏死通常被认为是恶性肿瘤的一个诊断标准，但腺瘤也可偶尔含有坏死区。腺瘤与局灶性不典型肾小管增生的区别在于腺瘤更大、生长模式更复杂，超出单个肾小管的范围，并且有纤维血管向内生长的证据。腺瘤的上皮细胞通常与ATH 相似，可能表现出一些多形性，但有丝分裂指数较低。肾小管腺瘤可以是嗜碱性、嗜酸性或透明的，但嗜碱性腺瘤最常见。透明腺瘤含有丰富的糖原。对几种致癌物的研究表明，嗜碱性腺瘤起源于近端小管。目前尚不清楚透明或嗜酸性胞质腺瘤是来自肾单位的特定区域，或仅代表

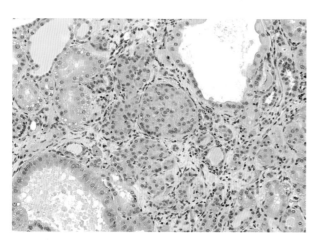

图 9.55　ATH 灶显示嗜碱性上皮细胞，无明显的基底膜增厚。图片由美国 NTP 提供

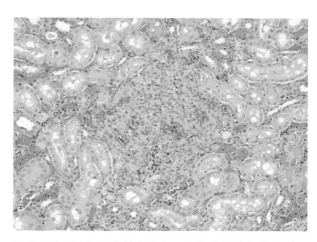

图 9.57　肾小管腺瘤由具有一定肾小管分化的小而一致的细胞组成。肿块无被膜包裹，含有血管。图片由美国 NTP 提供

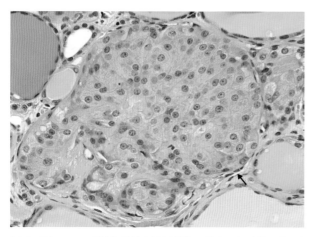

图 9.56　ATH 灶被受挤压的纤维血管细胞环绕，提示为一种膨胀性病变（箭头所示）。图片由美国 NTP 提供

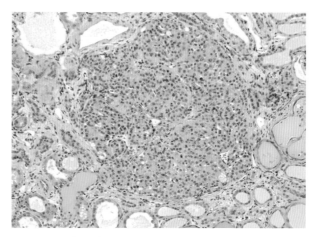

图 9.58　大膨胀性肾小管腺瘤，特征为嗜碱性染色、肾小管分化、存在血管、细胞呈多形性、有丝分裂不常见。图片由美国 NTP 提供

同一细胞类型的不同表型表达。

6.1.3 肾小管癌

肾小管癌是一种不常见的肿瘤，大体检查可见。癌与腺瘤的显微镜下区别在于癌通常更大，离散程度低，血管化良好，可含有出血和坏死区（图9.59）。此外，与腺瘤相比，癌细胞多形性、间变或不典型增加，通常被不同数量的纤维血管组织分隔（图9.60）。局部侵袭不典型，但可以观察到。与腺瘤一样，肾小管癌中可见许多细胞生长模式，包括实性、小管、囊性、乳头状和未分化模式。在某些情况下，未分化癌的出现可能难以鉴别肾起源。有丝分裂可能很常见。较大的癌通常容易诊断，但较小的病变必须与腺瘤相区分，主要基于细胞多形性、生长模式和变性区。较大的癌也可能表现为被膜侵袭和转移到肺或局部淋巴结，直径接近 2 cm（图9.61）。一种罕见的肾小管癌亚型与伏马菌素 B_1 暴露有关，被描述为一种高度恶性和侵袭性的间变性表型，转移到肺。

6.1.4 嗜酸性细胞瘤

嗜酸性细胞瘤是由含丰富嗜酸性颗粒状细胞质及圆形、致密的中央核，中等程度的染色质，不清晰的核仁的细胞组成的离散性肿瘤团块。嗜酸性细胞瘤被认为由嗜酸性细胞增生引起。嗜酸性细胞瘤倾向于界限清楚、无包膜，并呈膨胀性生长。然而，不易区别大增生灶和小嗜酸性细胞瘤（图9.62 和9.63）。在超微结构上，嗜酸性细胞的细胞质充满线粒体和许多嗜铬小体。此外，通过电子显微镜观察，线粒体呈圆形、细长形或杯状，并包含许多异常结构，包括嵴的增加。罕见其他细胞器，大多数细胞含有很少或几乎不含糖原。目前认为嗜酸性细胞瘤是良性肿瘤，因为未报道过嗜酸性细胞癌或转移。细胞色素 C 氧化酶已被用作 N- 亚硝基吗啉处理后的大鼠肾嗜酸性细胞和嗜酸性细胞瘤的标志物。关于自发性

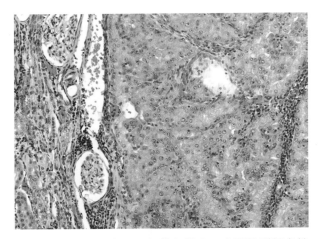

图9.59 肾小管癌可根据体积较大、多形性到间变性细胞增多、纤维血管间质增多进行鉴别。癌通常呈膨胀性生长，但恶性程度高的癌可有侵袭性。图片由美国NTP 提供

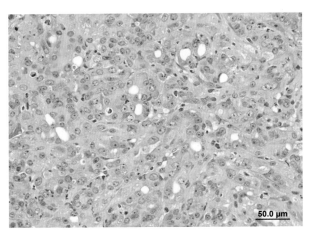

图9.60 未分化肾小管癌，伴间变和缺乏肾小管分化。图片由美国NTP 提供

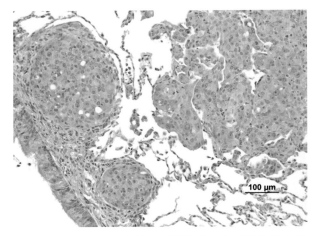

图9.61 图9.60肾小管癌的肺转移。注意继发性和原发性病变的细胞形态相似。图片由美国NTP 提供

或与给药相关的嗜酸性细胞瘤发生率的信息很少。然而，不应将嗜酸性细胞瘤与常见的肾小管肿瘤归为一类进行研究解释。

6.1.5 家族性肿瘤

Eker 大鼠是一种与肾肿瘤发生相关的常染色体显性基因的动物模型，这是首次描述基于遗传基础的肾肿瘤发生的啮齿类动物模型。从那时起，已报道了其他大鼠的肾肿瘤发生模型（Nihon 大鼠），并认为肾增生性病变具有遗传基础。在年轻和老龄 Sprague-Dawley、Fischer

344 和 Wistar 大鼠中，发现一种具有独特表型的自发增生性病变，这种表型因其染色和独特的形态而被描述为双嗜性 - 空泡型（amphophilic-vacuolar, A-V）变异体，其特征是肿瘤细胞小叶被纤细的纤维血管间质分隔（图 9.64），经常出现中心性坏死。肿瘤细胞倾向于体积大，细胞质呈细小的颗粒状及泡状。大多数肿瘤细胞中出现多个较大的空泡，在病变处形成虫蚀效应（图 9.65）。A-V 肿瘤可能含有大小不一的囊状区域，被覆肿瘤上皮。A-V 癌往往是具有多细胞模式的大肿瘤，多小叶伴有中心性坏死，有时还

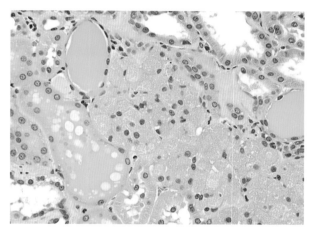

图 9.62 嗜酸性细胞增生的特征是细胞中含有丰富、淡染、嗜酸性、颗粒状的细胞质和小而致密的细胞核。病变似乎局限在一个肾小管内。图片由美国 NTP 提供

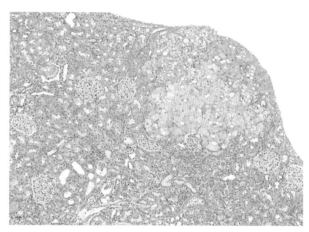

图 9.64 外皮质 A-V 肾小管腺瘤。轻度嗜酸性的肿瘤细胞含有大量的透明空泡。图片由美国 NTP 提供

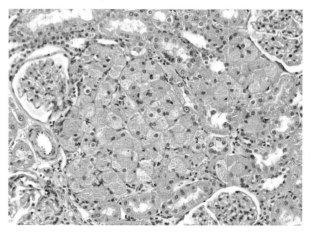

图 9.63 嗜酸性细胞瘤的特征是体积较大，在一个肾小管范围之外膨胀性生长。图片由美国 NTP 提供

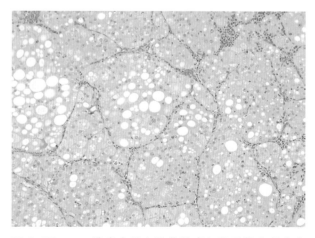

图 9.65 A-V 腺瘤内的空泡化肿瘤细胞通常出现在由含有淋巴细胞的纤细纤维血管间质分隔的小叶中。图片由美国 NTP 提供

有嗜碱性细胞区（图 9.66）。在少数病例中，可在同一动物中观察到 A-V 增生、腺瘤和癌。迄今为止，尚未见到关于 A-V 肿瘤转移或化学诱导的报道。目前的经验表明，这些肿瘤可以从典型的嗜碱性肾小管肿瘤表型中单独分类并进行研究解释。表 9.1 中列出了各种肾小管增生性病变的关键诊断特征。

6.2   其他肿瘤

6.2.1   脂肪瘤样肿瘤

脂肪瘤样（脂肪）肿瘤在大鼠中有描述，但比上皮性肿瘤少见，多发于老龄化大鼠。脂肪瘤样肿瘤是一种独特的实体（distinct entities），能够进行性生长、侵袭和转移。小局灶性正常外观的脂肪细胞聚集是大鼠肾的一个背景病变，很难区分脂肪聚集灶和小脂肪瘤，而且因鼠而异。目前还不确定这些小病灶是否会进展为肿瘤。尚未明确脂肪瘤样肿瘤的确切细胞起源，但与化学处理无关。

外髓质可见小脂肪瘤，在髓质深部或延伸至皮质可见大脂肪瘤。脂肪瘤可引起轻微的挤压，但除此之外，无包膜包裹。脂肪瘤的特征是成熟脂肪细胞的一致、单一形态细胞群，缺乏多形性（图 9.67）。肿瘤细胞含有不同数量的透明脂肪

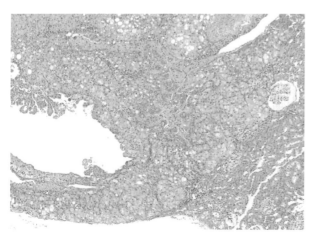

图 9.66   A-V 癌通常由包括实性、囊性和嗜碱性区域的多种细胞模式组成。在大多数 A-V 癌中可见坏死。图片由美国 NTP 提供

空泡，这些空泡经常将细胞核挤压到细胞边缘。脂肪细胞通常浸润在肾小管和肾小球之间（图 9.68）。内陷在脂肪瘤中的肾小管可能保持正常形态，也可能萎缩。囊肿被认为是扩张的肾小管。缺乏有丝分裂、出血和坏死。脂肪瘤不浸润肾被膜。

脂肪肉瘤是一种较大的肿瘤，大体检查可伴出血和坏死囊性区，病变界限不清（图 9.69）。随着进行性生长，脂肪肉瘤会变得很大，最终破坏肾实质。脂肪肉瘤是一种明显的恶性肿瘤，是脂肪细胞来源的具有多形性到间变性的细胞特征。脂肪肉瘤中可能存在成熟的脂肪细胞、含泡沫细胞质的成脂肪细胞和未分化的间充质细胞（图 9.70）。衬覆增生性上皮的大囊肿可能会变得明显，有丝分裂象不明显。较大的肿瘤常能突破肾被膜，罕见转移。

6.2.2   肾间充质瘤

肾间充质瘤（renal mesenchymal tumor, RMT）是一种不常见的肿瘤。实验研究表明，间充质肿瘤起源于原始间充质干细胞，可分化为多种结缔组织表型。肾 RMT 有时与大鼠肾母细胞瘤相混淆。

RMT 的大体外观可能从皮质结节状肿块到肾弥漫性增大不等。一般来说，RMT 是实性肿瘤，但可包含出血、坏死或囊肿区。RMT 通常是一种浸润性肿瘤，边缘界限不清，随着肿瘤生长可使原有的肾小管、肾小球和尿路上皮内陷其中（图 9.71）。基本上，RMT 肿瘤细胞是一个细胞质不清楚的星形细胞到成纤维细胞样细胞，有时位于阿尔新蓝阳性的黏液基质内，类似于黏液样组织区域（图 9.72）。有时可观察到这些细胞在肾小管周围形成成纤维细胞旋涡（图 9.73）。RMT 可能包含不同的结缔组织，主要包括平滑肌细胞，偶尔也可见横纹肌、软骨、血管组织或类骨质。尚未见 RMT 中存在脂肪细胞的报道。在同一肿瘤内，结缔组织细胞类型的多样性是其多

表 9.1　肾小管增生性病变的关键诊断特征

肾小管增生

与诊断术语再生是同义词

局限于单个肾小管范围内的单细胞层增生

通常细胞质呈嗜碱性

细胞核显现拥挤

基底膜一般不增厚

有丝分裂增加高于背景数据

不典型肾小管增生（ATH）

局限于单个肾小管范围内的增生（通常为实性）

可能涉及几个相邻的肾小管，代表单个肾单位的卷曲

细胞质和细胞边缘发育良好，界限清楚

细胞质通常嗜碱性，有微弱的玻璃样光泽，但偶尔嗜酸性、双嗜性或透明

核仁明显

挤压围绕病变的成纤维细胞显示膨胀性特征（边集）

无纤维血管组织内向生长

有丝分裂不常见

腺瘤

复杂性增生，超出单个肾小管的范围

离散性肿块，膨胀性生长，但通常无包膜

通常超过 6 个实性肾小管轮廓

可呈实性、小叶状、小管状、囊性或乳头状模式

细胞质通常呈嗜碱性，但偶尔呈嗜酸性、双嗜性或透明

细胞形态通常一致或仅有轻度的多形性

存在纤维血管内向生长

有丝分裂不常见

局限性坏死

腺癌

突出肾表面的大肿块，通常大体检查可见

通常包含出血或坏死区

血管化良好

膨胀性生长，或偶尔通过间质浸润

可能包括实性、小叶状、小管状、囊性、乳头状或混合型

细胞形态通常包括多一些多形性和更罕见的间变性

有丝分裂相对常见

嗜酸细胞瘤

嗜酸细胞增生可能是增生或嗜酸细胞瘤；膨胀或挤压是鉴别增生和嗜酸细胞瘤的有用标准

由淡染、外观一致、细胞质呈颗粒状的细胞组成的离散性肿块

细胞核呈圆形，位于细胞中央

有丝分裂罕见

双嗜性－空泡型（A-V）增生性病变

可以是增生、腺瘤或癌

HE 染色特征为双嗜性或嗜酸性

大多数细胞中有多个大小不一的透明空泡，呈"虫蛀"状

病变可为双侧或多发

由含有淋巴细胞纤细的纤维血管间质所分离的小叶组成

小叶内常出现中央坏死

细胞的体积大，有细颗粒到囊泡状细胞质

核仁非常大

有丝分裂不常见

早期病变可包括被覆肿瘤上皮的囊性肾小管

大病变（癌）可能含有嗜碱性肿瘤细胞区

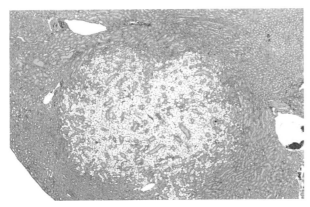

图 9.67　大而边界清晰的脂肪瘤。图片由美国 NTP 提供

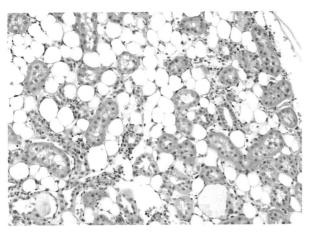

图 9.68　脂肪瘤由成熟的脂肪细胞组成，随着其变大，会浸润到正常的肾小管之间。图片由美国 NTP 提供

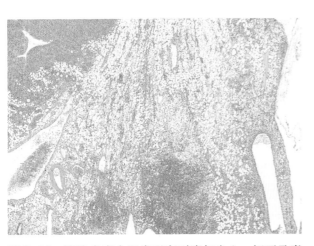

图 9.69　脂肪肉瘤中经常观察到诸如出血、坏死及囊状区等特征。图片由美国 NTP 提供

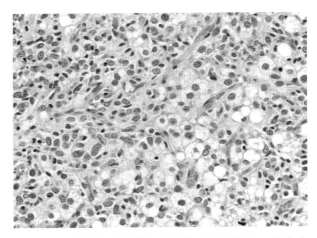

图 9.70　脂肪肉瘤通常包括成熟的脂肪细胞、成脂肪细胞、未分化的间充质细胞。通常罕见有丝分裂。图片由美国 NTP 提供

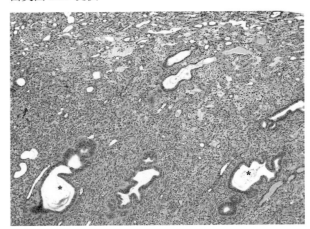

图 9.71　RMT 是一种浸润性肿瘤，随着肿瘤生长，肾小球和肾小管内陷其中。在许多情况下，内陷的肾小管上皮会发生增殖和增生（星号所示）。这些反应性肾小管不应解释为肿瘤转化所致。图片由美国 NTP 提供

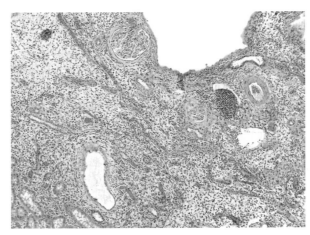

图 9.72　RMT 显示肿瘤细胞呈原始间充质细胞和黏液样外观。图片由美国 NTP 提供

潜能间充质起源的特征。通常，一种细胞类型可能占主导地位。例如，纤维肉瘤可能有广泛的胶原沉积，血管区域可能非常明显，这就解释了为什么这些肿瘤会被误诊为原发性血管肿瘤。在超微结构上，肿瘤细胞大多与成纤维细胞相似，具有广泛的粗面内质网和成束的肌动蛋白样细丝，但一些星形细胞类似于周细胞，强调这些细胞的血管形成潜能。此外，详细的组织学和超微结构检查证实，上皮成分是内陷在肿瘤内的原有肾小管的残留，而不是肿瘤的组成部分。由于肿瘤的弥漫性和进行性生长，大多数肿瘤被认为是恶性的。罕见转移，但已在肺和腹腔观察到肿瘤的存在。RMT 波形蛋白阳性，角蛋白阴性，部分有结蛋白表达。

6.2.3　肾母细胞瘤

肾母细胞瘤在大多数品系的大鼠中相对少见，目前已建立了 Upjohn Sprague-Dawley［Upj: TUC(SD)spg.nb］大鼠和 Noble hooded（NB）大鼠的肾母细胞瘤高发生率动物模型。肾母细胞瘤是一种上皮性肿瘤，起源于原始后肾原基，发生于年轻的动物。肾母细胞瘤通常具有极性、单侧、有包膜的皮质肿块。较大的肿瘤取代大部分肾实质，并含有出血和坏死区（图 9.74）。在显微镜下，肾母细胞瘤的标志性特征表现为界限不清的岛状、强嗜碱性、圆形至卵圆形的原基细胞，细胞质稀少，细胞核致密（图 9.75）。在许多肿瘤中，原基进一步分化为类器官，如可存在衬覆 1 层或多层立方状到柱状细胞的原始肾小管、导管和肾小球样结构（图 9.76）。肾小球样结构表现为类似于原始肾小球的小的多细胞、离散的囊状结构，其他表型可能包括小的上皮性玫瑰花结和乳头状或泡状模式。肾母细胞瘤巢常被纤维结缔组织围绕，纤维结缔组织可能明显，可能是或不是肿瘤的组成部分。核分裂象可能很多，较大的肿瘤往往血管分化良好。在超微结构上，肿瘤细胞具有丰富的连接复合体和形成不良

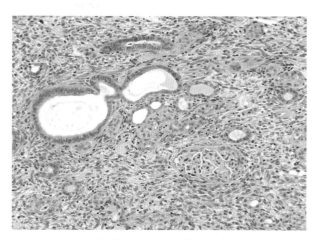

图 9.73　RMT 的特征之一是围绕之前存在的肾小球和肾小管周围形成成纤维样瘤细胞旋涡。图片由美国 NTP 提供

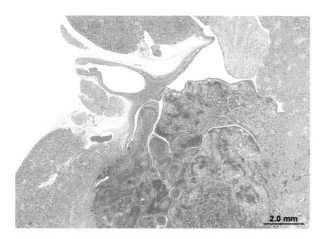

图 9.74　肾母细胞瘤取代大部分肾，密集的嗜碱性细胞岛在整个肿瘤中都很明显。图片由美国 NTP 提供

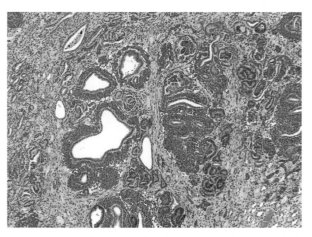

图 9.75　大鼠肾母细胞瘤的标志性显微特征是强嗜碱性原基细胞在肾小管周围密集聚集

的细胞质细胞器，并与微绒毛形成狭窄的裂隙。肾母细胞瘤被认为是恶性肿瘤，罕见转移，但已在肺和邻近的淋巴结中被观察到。

肾母细胞瘤病被推测为肾母细胞瘤的前期病变，其特征是间质强嗜碱性和单一形态的原基细胞浸润，缺乏明显的类器官发育。大多数起源于外髓质外带（图 9.77 和 9.78）。

6.2.4 结缔组织和血管肿瘤

在肾中罕见纤维肉瘤或肉瘤，未特定分类（NOS），需要与 RMT 相区别。纤维肉瘤完全由间变性和侵袭性梭形肿瘤细胞组成，有丝分裂指

数高，胶原沉积不明显。肾罕见血管瘤和血管肉瘤，其外观与其他组织发生的血管瘤和血管肉瘤相似（图 9.79）。但是，两者也可以是 RMT 的一部分。

6.2.5 继发性转移性肿瘤

虽然在肾中经常观察到血源性肿瘤浸润，但一些原发性恶性肿瘤以低发生率优先转移到肾。大鼠肺泡 - 细支气管癌、肝细胞癌、鳞状细胞癌和乳腺癌转移到肾的频率比其他恶性肿瘤高（图 9.80）。一般来说，癌转移到肾的频率比肉瘤高。

肾可能被血液源性肿瘤细胞浸润，包括淋巴

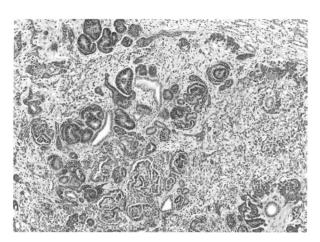

图 9.76 肾母细胞瘤的细胞分化为原始肾小管和肾小球样结构。图片由美国 NTP 提供

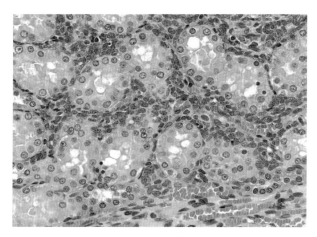

图 9.78 在高放大倍数下，肾母细胞瘤病由小的、局灶性肾小管间浸润的单一形态原基细胞组成，未见类器官分化。图片由美国 NTP 提供

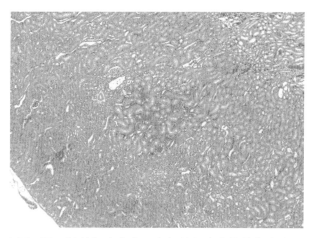

图 9.77 肾母细胞瘤病，为肾母细胞瘤的前期病变，表现为在皮髓质交界处的嗜碱性细胞数量增多灶。图片由美国 NTP 提供

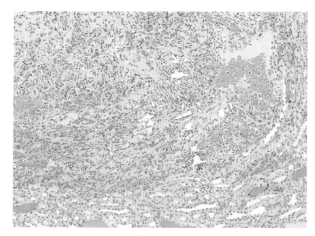

图 9.79 肾血管肉瘤由衬覆肿瘤内皮的低分化血管腔组成。图片由美国 NTP 提供

瘤、白血病，特别是 Fischer 344 大鼠的单核细胞白血病（图 9.81）。白血病细胞的组织学模式通常与肾血管相关，呈放射状。肾盂附近的肾周脂肪组织是血源性肿瘤细胞浸润的最早部位之一。

组织细胞肉瘤常出现在多个部位，可累及肾。组织细胞肉瘤细胞可以在血管中观察到，和（或）在肾小管上皮细胞之间弥漫性浸润，类似于炎症性病变。组织细胞具有圆形到不规则的泡状核、中等嗜酸性的细胞质和细胞边界不清。组织细胞肉瘤的主要机体负担通常与肾近端肾小管内的嗜酸细胞透明小滴有关，代表溶菌酶的溶酶

体蓄积（图 9.82）。

6.3 肾盂尿路上皮

6.3.1 尿路上皮增生

肾盂尿路上皮增生可能是对炎症、结石或微结石存在的反应，也可直接与化学处理有关，通常表现为弥漫性病变。由于尿液暴露时间短，肾盂尿路上皮增生比膀胱尿路上皮增生少。尿路上皮增生可能是弥漫性或局灶性结节状生长突入肾盂（图 9.83 和 9.84）。肾盂尿路上皮增生罕见鳞状上皮化生和（或）细胞异型性。

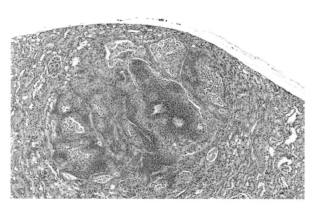

图 9.80　鳞状细胞癌转移到肾。图片由美国 NTP 提供

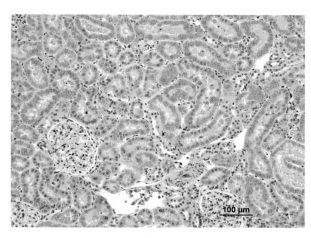

图 9.82　与组织细胞肉瘤相关的透明小滴。图片由美国 NTP 提供

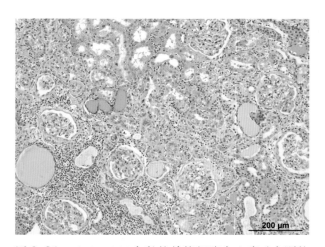

图 9.81　Fischer 344 大鼠的单核细胞白血病（大颗粒淋巴细胞性淋巴瘤）肾间质和血管浸润。图片由美国 NTP 提供

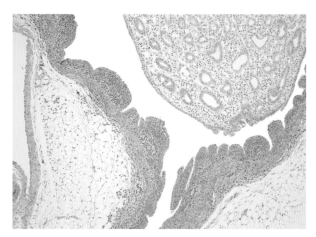

图 9.83　与炎症相关的弥漫性尿路上皮增生。图片由美国 NTP 提供

6.3.2　尿路上皮乳头状瘤

罕见大鼠的肾盂尿路上皮乳头状瘤，这些肿瘤与肾盂结石和化学给药相关。一般来说，尿路上皮乳头状瘤是与膀胱乳头状瘤相似的外生性病变。乳头状瘤通常是由不同数量的纤维结缔组织支持的尿路上皮细胞的实性生长。乳头状瘤细胞呈轻微的多形性，但异型性不常见，缺乏侵袭的证据。在肾盂可见异常增生和类似于息肉的良性病变（图 9.85 和 9.86）。

6.3.3　尿路上皮癌

起源于肾盂的尿路上皮癌一般维持其尿路上皮外观，但偶尔出现鳞状分化。癌往往以实性细胞群的形式出现，并进行性侵袭肾盂、肾盂周围组织和肾实质（图 9.87 和 9.88）。通常，癌细胞具有多形性到间变性的特征（图 9.89），有丝分裂可能很多。大的癌组织中存在坏死和出血区，同时存在炎症细胞，特别是中性粒细胞。有时，一些癌的肿瘤细胞主要呈梭形，类似于低分化肉瘤。需要区别侵袭性尿路上皮癌与肾小管癌。

6.3.4　鳞状细胞癌

鳞状细胞癌是肾盂的一种恶性尿路上皮肿瘤，其中鳞状上皮是主要细胞类型。鳞状细胞癌

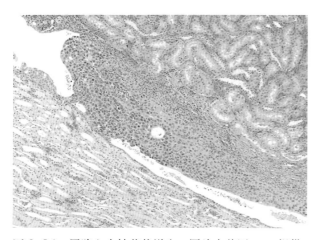

图 9.84　尿路上皮结节状增生。图片由美国 NTP 提供

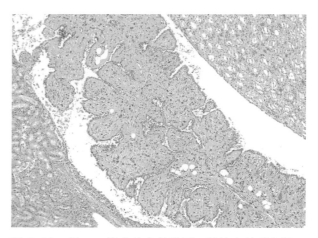

图 9.86　图 9.85 的高放大倍数图，肿块由外观良性、被覆上皮的纤维血管轴组成。图片由美国 NTP 提供

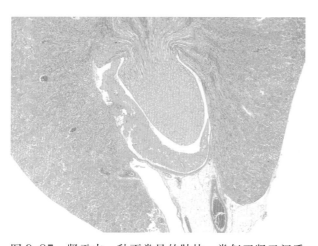

图 9.85　肾盂内一种不常见的肿块，类似于肾盂间质息肉。图片由美国 NTP 提供

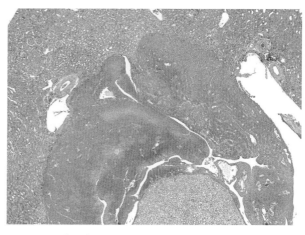

图 9.87　大的侵袭性尿路上皮癌。图片由美国 NTP 提供

是大鼠的罕见肿瘤，被认为起源于鳞状分化的尿路上皮。肾盂鳞状细胞癌与身体其他部位（如皮肤）描述的鳞状细胞癌相似，可能含有丰富的角蛋白。这些癌可以引起广泛的硬癌反应，并可能转移。

7　其他病变

在对照组大鼠中罕见一种发病机制不明、自发性的透明细胞肾小管。外观相似的透明细胞肾小管被描述为肾小管变性的一种类型。受累的皮质透明细胞肾小管可为局灶性或多灶性、单个或簇状，其中含有数量增多的透明细胞质和含有致密染色质的小圆形细胞核。起源于远端肾小管和集合小管节段的透明细胞肾小管与糖尿病大鼠模型富含糖原（PAS 阳性）的小管有关，由 N- 亚硝基吗啉诱导（图 9.90）。

肾盂附近的脂肪组织中可见髓外造血（extramedullary hematopoiesis, EMH）。红系和髓系细胞分化良好，如脾或肝等其他部位也存在 EMH 一样，有助于区分 EMH 和血源性肿瘤。

过去在大鼠肾中曾见到粗尾似毛体线虫的成虫和虫卵，但目前在屏障条件下的大鼠中未见报道。据报道，在肾、输尿管和膀胱周围的组织中有与迁移幼虫相关的出血。成年雌虫的前端嵌入肾盂的尿路上皮。粗尾似毛体线虫的金褐色虫卵在每极都有 1 个卵盖。

8　人工假象

必须仔细区分自溶与 ATN 相关的病变，两者具有共同的形态学特征，如肾小管上皮肿胀、空泡化和核染色进行性缺失。自溶可能在某些特殊动物的肾和濒死动物的肾中迅速发生，或在研究中的死亡动物的肾总是显示出与自溶相关的一些变化。显然，选择性自溶类似于坏死，可以影响在濒死状态下安乐死大鼠的肾小管直部，但也

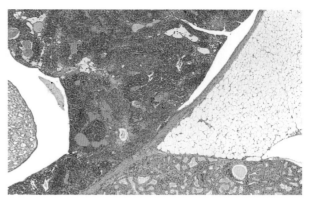

图 9.88　尿路上皮癌倾向于以实性肿瘤细胞群生长，遍布整个肾盂。图片由美国 NTP 提供

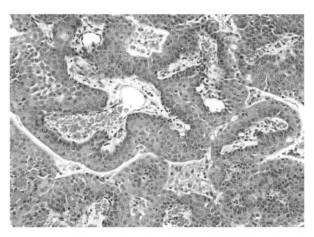

图 9.89　类似于尿路上皮、分化相对良好的尿路上皮癌的高放大倍数图。图片由美国 NTP 提供

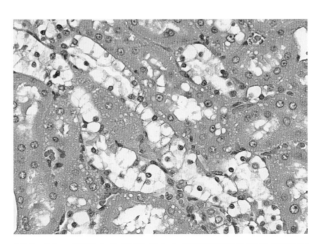

图 9.90　糖尿病大鼠模型中与糖原蓄积有关的透明细胞肾小管。图片由 Tzu-Yu Chen 提供

可在终末解剖的对照组动物中见到。自溶的标准可能包括不同程度的局灶性、弥漫性或带状淡染组织，细胞质和核细节丢失，细胞从基底膜回缩，导致肾小管基底部有透明间隙，细胞质稀疏和缺乏炎症（图 9.91）。据报道，肾小管剥离与自溶有关，因此这并不总是 ATN 的可靠指标。与自溶相关的细胞质和核变化情况是可变的，需要仔细观察才能将其与单细胞坏死区分开。此外，浸没固定的肾可能出现与固定有关的人工假象，表现为明显的泡沫状变化，尤其是在肾小管直部，易与化学处理相关的空泡变性相混淆（图 9.92）。涉及肾乳头顶端的人工假象改变必须与

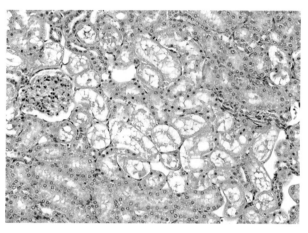

图 9.91　死亡后的人工假象肾小管稀疏，表现为细胞质和核细节同时缺失。注意没有炎症反应。图片由美国 NTP 提供

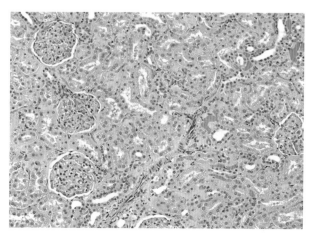

图 9.92　人工假象空泡变性，特征是在肾小管上皮中出现弥漫性小、基底部细胞质空泡。该动物在研究期间死亡，肾固定不良。图片由美国 NTP 提供

急性肾乳头坏死相区分。然而，这些人工假象改变表现为细胞质稀疏，主要特征是染色减弱和细胞细节（cellular definition）缺失，伴无细胞毒性、血管变化或炎症细胞浸润的证据。

9　毒理学病变

9.1　概述

肾由于其排泄功能、高肾血流量和耗氧量、发达的重吸收和转运功能，以及肾小管细胞广泛的代谢和分解代谢活性，特别容易受到化学诱导的毒性损伤。由于其血供丰富，肾会受化学物质引起的导致缺血的血流动力学改变的影响，可能有时反映在对离子通道的毒性效应上。此外，因滤液沿着肾小管进行处理时会变得更加浓缩，如果给予的化合物的溶解性较差，可能会有管腔内沉淀的风险。尽管在对化学损伤的反应中有一些品系的差异，但基于吸收、化学半衰期、酶活性水平等方面的差异而造成有据可查的肾毒性种属差异，这些内容已超出本节的讨论范围。

大鼠毒性变化的发生率和严重程度通常取决于给药剂量、时间、给药途径、品系、性别和年龄。此外，肾毒性还受水化程度等生理参数的深刻影响。暴露在相似或更高剂量的化学物质中时，脱水动物肾小管内的化学物质浓度可能比水化良好的动物的浓度更高。氨基糖苷类抗生素（如庆大霉素）的毒性随脱水而增加。

大鼠可能会对某些化学物质的效应产生耐受性，即使继续给予化学物质，病变也可能会消退。在氯化汞、三氟氯乙烯、头孢噻啶和庆大霉素中都发现这种现象。先前受化学物质损伤的肾小管节段的恢复表明再生上皮细胞具有适应性耐药性。

在过去的 10 年中，人们一直致力于研发新的生物标志物，以准确、及时地预测肾损伤。在啮齿类动物毒理学研究中，有希望的候选标志物

是肾损伤分子 -1 和近端肾单位的簇集素，以及用于肾乳头坏死的肾乳头状抗原 -1。传统的生物标志物，例如蛋白质 / 白蛋白、*N*- 乙酰 -β-D-葡糖苷酶和谷胱甘肽 *S*- 转移酶（glutathione *S*-transferase, GST）仍然有用。GST-α 反映近端肾小管损伤，而 GST-π 定位于肾单位远端和集合系统。

9.2　肾小球毒性

肾小球是化学诱导毒性相对不常见的靶标。更常见的是，肾小球病变是原发性肾小管 - 间质疾病的继发性病变，如 CPN 和逆行性肾病。肾小球可能内陷于瘢痕区域，或继发于血管功能障碍而出现硬化和萎缩。

然而，一些化学物质可以直接对肾小球造成毒性损伤或导致免疫损伤，尽管在某些情况下，这些改变需要用电子显微镜才能发现。单次给予嘌呤霉素氨基核苷可引起大鼠肾病综合征，包括蛋白尿、低蛋白血症、水肿和高胆固醇血症。在超微结构上，足细胞突起消失，吞噬溶酶体明显增多。脏层上皮可能与基底膜分离。肾小球病变经过几个月进展为肾小球硬化，伴基底膜合成增加，系膜细胞增生，局部或节段性透明变性。有报道给予碱性成纤维细胞生长因子可引起足细胞的核增大、多核化和空泡变性。可能是由于足细胞高度分化和特化的形式，它无法进行细胞分裂和复制。然而，一些化学物质如丙二醛和链脲霉素能够诱导系膜细胞增生。

当化学制剂作为一个全抗原或者半抗原与天然蛋白质结合，从而导致免疫复合物沉积时，肾小球会发生免疫损伤。金盐如金硫代苹果酸钠、镉、汞盐和 D- 青霉胺是可以形成核抗原，并导致狼疮样综合征的制剂。例如，对免疫易感的BN 大鼠反复给予低剂量的氯化汞可诱导膜性肾小球病，并使含有层粘连蛋白抗体的免疫球蛋白线性沉积在 GBM 中。停止化学暴露通常会使蛋白尿和免疫沉积物发生逆转。

9.3　肾小管毒性

如前所述，ATN 主要发生于肾单位的某一特定节段，大部分细胞局灶性到融合性变性和坏死。与其他肾小管和节段相比，直部更容易发生坏死和毒性损伤。单次给予氯化汞和对氨基苯酚是典型的外带肾小管直部融合性坏死的诱导方法，随后通过代偿性再生使肾小管完全恢复。恢复肾小管内皮的再生过程大约需要 4 天。相比之下，单细胞死亡是一种散在的凋亡样细胞变性，其中有细胞质收缩、核浓缩和核碎裂（在某些情况下）。在美国国家毒理学项目中心检测的化学物质中，伏马菌素 B_1 导致深层皮质近端小管的单细胞死亡，而赭曲霉毒素 A 导致外髓质外带肾小管直部的单细胞死亡。

肾小管空泡变性并不是毒性损伤的特别常见的反应，本章前面已经强调了区别与固定有关的人工假象的必要性。然而，在通常称为渗透性肾病的病例中，低渗糖溶液和一些造影剂在近端小管细胞中产生良好的空泡，其可以是广泛、密集和泡沫状的。目前认为这些空泡是通过糖的胞饮作用形成的，可能会与吞噬溶酶体融合并变成水溶性。肾小管空泡变性与其他许多化学物质相关，如用于溶解和稳定药物的环糊精、聚乙二醇连接蛋白和诱导磷脂质沉积化合物。空泡变性并不总是与功能性标志物的改变有关。

巨大核被认为是核反复分裂而无细胞质分裂的结果，其特征是肾小管细胞核明显增大，可能是单倍体染色体数目增加到 8 倍（八倍体）或更多（图 9.93）。巨大核细胞的位置可从皮质下行到肾乳头不等。例如，黄曲霉毒素 B_1 主要在亨利袢产生作用，而重金属更可能引起皮质巨大核。真正的巨大核不应与经历细胞周期过程中的核大小适度增大相混淆。当一个细胞进入 S 期时，DNA 复制伴随着核大小增加，并持续到有丝分裂前的 G 期。在长期研究中，巨大核通常被认为是一种偶发性病变，化学物质造成长期的细胞损伤和持续的代偿性细胞再生。然而，一些肾致癌物如赭曲霉毒素 A，能在肾小管细胞中诱导一种常见且快速发展的巨大核。偶尔，核多形性可能伴随着巨大核，正如在 3-（2，3- 二溴丙基）磷酸盐的毒性研究中所观察到的那样。

一些重金属可以引起肾小管上皮细胞的细胞核包涵物。铅盐是典型的例子，可在近曲小管细胞中诱导细胞核内包涵体。铅诱导包涵物可通过与 Ziehl-Neelsen 抗酸染色呈阳性反应及其超微结构形态进行识别。目前的观点是，细胞核内包涵体含有类似于金属硫蛋白的低分子量的铅结合蛋白，并以无毒的形式隔离铅。

近曲小管透明小滴蓄积在实验室大鼠中很常见。化学诱导的透明小滴蓄积的最常见的形式是低分子量蛋白 α2u- 球蛋白，可导致称为 α2u-球蛋白肾病的一种综合征（在第 9.6.1 节中讨论）。然而，正如已经指出，近端小管中的透明小滴蓄积也可能涉及其他蛋白质，如组织细胞肉瘤细胞产生的溶菌酶或与 CPN 相关的白蛋白（图 9.94）。

众所周知，反义寡核苷酸会导致嗜碱性颗粒在近端小管上皮细胞细胞质中蓄积。颗粒性物质被认为是肾小球滤过后寡核苷酸本身或一种代谢产物在肾小管细胞溶酶体中蓄积，因为其对酶降解有抵抗力。这通常是一种低级效应，但如果受试物的肾清除率高，颗粒可能变得非常致密，可能导致肾小管细胞变性（图 9.95）。

矿化可发生在肾单位的任何节段，但最常见于雌性大鼠的外髓质内外带交界处，与饲料中的 Ca^{2+}/PO_4 比例失衡有关。在极少数的情况下，化学处理会加重雌性大鼠的这种变化和（或）诱发雄性大鼠出现这种变化。矿化偶见于皮质近端小管，伴化学诱导的肾小管坏死。肾乳头线性矿化累及髓袢细段，是强 α2u- 球蛋白肾病反应的慢性效应标志。

根据美国国家毒理学项目中心生物测定项目的报告，肾小管中的色素沉着可能是给予的外源

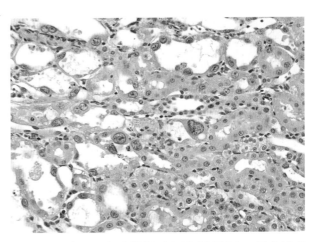

图 9.93　在经历肾小管坏死和再生区域内，巨大核表现为核明显增大。图片由美国 NTP 提供

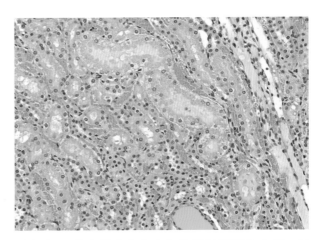

图 9.94　肾小管内含有大量的明显嗜酸性小滴，与 CPN 相关。这种类型的小滴对白蛋白染色呈阳性

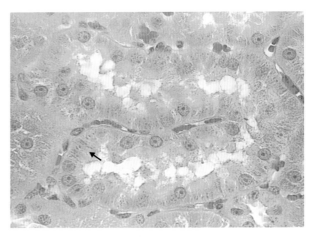

图 9.95　反义寡核苷酸处理后的大鼠的近曲小管中存在小点状嗜碱性颗粒（箭头所示）。图片由 Kendall Frazier 提供

性色素（如 CI direct blue 218 或 HC red no.3）在细胞质内蓄积的结果。反复或长期给予某些化学物质也会导致消耗性色素——蜡样质（脂褐素）在近端小管沉积。

如果给予的化合物溶解性差或者化学物质的浓度超过其溶解性，就会在肾小管中发生结晶沉积。远端肾单位的腔内浓缩效应或并发肾疾病可增加肾沉淀。结晶机械性地阻塞肾小管，导致肾小管扩张和腔内压力增加。这可能会降低肾小球滤过率和肾血流量，并导致缺血和随后的肾组织损伤。沉淀的晶体也可以引起急性到慢性再到肉芽肿性炎症反应（图 9.96）。给予乙二醇后，形成草酸钙结晶就是这种效应的经典模型，但其他例子也包括给予去甲哈尔满、磺胺类药物、糖蛋白 Ⅱ b~ Ⅲ a 拮抗剂和阿昔洛韦后的结晶形成。化合物的结晶形状可能是独特的，草酸钙结晶通常呈麦捆状。有些结晶，但不是所有结晶在偏振光下显示双折射。此外，组织学制备过程可以溶解结晶，但结晶轮廓的影或痕迹可能留在腔内的细胞碎片中。如果病情严重，结晶沉淀可能与一种特殊形式的肾病有关，即梗阻性肾病，其中存在一系列形态学改变，包括肾小管扩张和结晶周围小肉芽肿的形成，通常伴有异物巨细胞。

化学物质加重的 CPN 可发生在任何性别的大鼠，但更常见于雄性大鼠。在 2 年的研究中，这种病变可显著缩短给药组动物的寿命。CPN 的发生率和严重程度降低可能与相对于对照组的摄食量减少 / 体重增加减少有关，支持高蛋白 / 高热量饲料是 CPN 的发病机制影响因素之一。

大鼠未见球旁（juxtaglomerular, JG）细胞自发性增生性病变的报道。然而，JG 细胞肥大和增生在接受血管紧张素转换酶抑制剂或接受血管紧张素 Ⅱ 受体拮抗剂的大鼠中有描述。

9.4　肾乳头毒性

肾乳头坏死是内髓质的一种病变，是镇痛药毒性的显著特性，但许多不相关的化学物质也可

造成这种现象。肾乳头坏死的可能机制包括血流量减少（缺血）和直接毒性。因早期退行性病变有时很轻微，仅影响肾乳头顶端，所以肾切片不仅要包括内髓质，尤其要包括肾乳头顶端（图 9.97 和 9.98）。据报道，与变性和坏死相关的 2 个最早期的阶段包括间质细胞坏死或内皮细胞坏

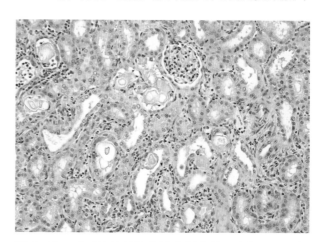

图 9.96　嗜碱性结晶沉积导致肾小管上皮坏死和急性炎症

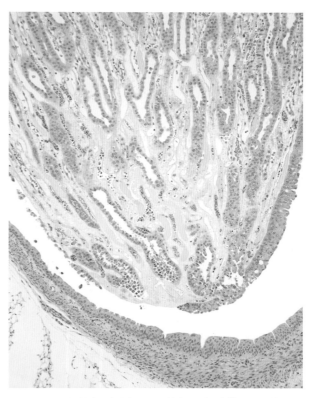

图 9.97　急性肾乳头坏死，特征是肾小管和间质组织缺失，伴有充血和小血管内有炎症细胞的早期证据。图片由美国 NTP 提供

死，这两者都会导致间质水肿和进一步的血管收缩及进程放大。最终，整个肾乳头顶端发生坏死。坏死组织有少量的炎症细胞浸润。然而，在急性期，中性粒细胞在坏死区与邻近的正常实质形成一条清晰的分界线。在坏死区经常存在营养不良性钙化，部分或整个肾乳头顶端可能脱落入肾盂（图 9.99）。因较低部位的肾单位和集合管堵塞，可导致肾皮质继发性改变，这些改变包括肾小管扩张和萎缩、纤维化及慢性炎症。

大鼠的肾乳头细胞质呈颗粒性，其特征是继发性溶酶体在上皮细胞、内皮细胞及间质细胞中蓄积，在大鼠中由碳酸酐酶抑制剂引起。据报道，这些颗粒与人类在缺钾情况下的描述相似。

9.5　血管病变

在 Fischer 344 大鼠中，最常见的诱发的肾血管病变是梗死。吸入暴露聚氟乙烯燃烧产物后，Fischer 344 大鼠出现弥散性血管内凝血和梗死，其发生率和严重程度与肺损伤程度有关。改变肾血管收缩的化学物质或激素会导致肾小管坏死伴再生，重复暴露可以模拟肾动脉硬化。卡托普利可引起肾入球微动脉和小叶间动脉管壁明显增厚，与 JG 细胞肥大和增生有关。野百合碱引起大鼠广泛的血管病变，肾动脉的改变包括内皮细胞脱落、弹性膜断裂和血管壁水肿。如前所述，微动脉和小动脉壁常被均质的、PAS 阳性的物质替代，与在透明变性肾小球中（如前所述）见到的一样。

9.6　特定形式的肾毒性

9.6.1　α2u-球蛋白肾病

在处理开始后的几天内，某些化学物质与α2u-球蛋白的可逆性结合导致嗜酸性透明小滴在皮质近端小管内的溶酶体中蓄积（图 9.100）。数周后，在外髓质内外带交界处形成颗粒管型，持续处理数月后形成线性肾乳头矿化。建议使

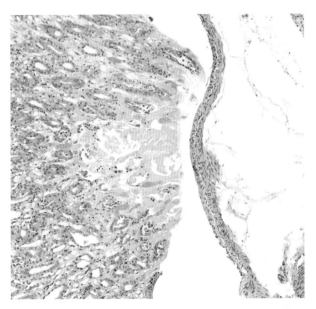

图 9.98　急性肾乳头坏死的早期阶段。图片由美国 NTP 提供

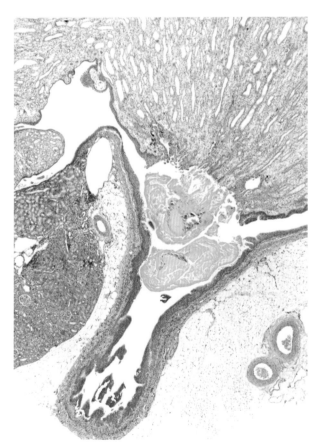

图 9.99　肾乳头坏死，伴坏死的肾乳头脱落进入输尿管开口。图片由美国 NTP 提供

用蛋白质染色法（如 Mallory-Heidenhain 或变色 - 苯胺蓝）进行特殊染色，以确认受试物引起的透明小滴增加，并对反应的严重程度进行分级（图 9.101）。在有透明小滴反应的动物中，小滴增加并失去年轻成年雄性大鼠的正常小滴模式。例如，除轻度情况外，正常含有小滴的细胞消失，而不规则角状结晶状轮廓的增加变得明显。根据反应的强度，可在 2 年的研究结束时发生肾小管肿瘤。细胞质蛋白蓄积引起的细胞缺失和持续的代偿性细胞再生被认为是肿瘤发生的刺激因素。因为 α2u- 球蛋白只由雄性大鼠的肝脏大量合成，所以这种综合征被认为是雄性大鼠所特有的。这种病理变化顺序的潜在机制是化学品或代谢物和循环 α2u- 球蛋白非共价结合，使溶酶体酶不易在近曲小管消化而使其更易蓄积。NCI-Black-Reiter 大鼠的肝脏中缺乏这种蛋白质的 mRNA，用 α2u- 球蛋白结合化学品进行处理后不发生透明小滴蓄积。

9.6.2 逆行性肾病

逆行性肾病是一种自发性或化学诱导的病变，表现为下尿路上行性肾病，目前认为是由肾盂、输尿管或膀胱的有害事件如化合物沉淀、刺激或反压效应所致。然而，刺激性事件可能是一过性的，在组织病理学检查时观察不到。三聚氰胺可以引起下尿路效应，是化学诱导这一过程的例子。

逆行性肾病的特征是存在不规则的肾小管嗜碱性变束，伴远端小管和集合小管明显扩张，从肾表面进入髓质，向下至肾乳头顶端，病变包括嗜碱性、增生性集合管（图 9.102 和 9.103）。然而，通常在单个组织切片的平面上看不到皮质和深部髓质病变之间的连续性。随着时间推移，这种急性 / 亚急性期病变可变为狭窄的、梗死样纤维化瘢痕，始于肾被膜明显的凹陷，并可贯穿到肾深部。

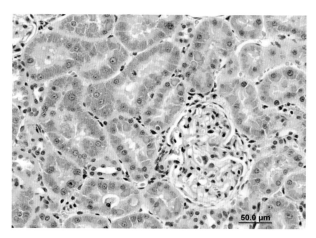

图 9.100 α2u- 球蛋白肾病的典型图片显示肾小管上皮细胞中的嗜酸性透明小滴明显增加，有些小滴呈矩形和结晶状。图片由美国 NTP 提供

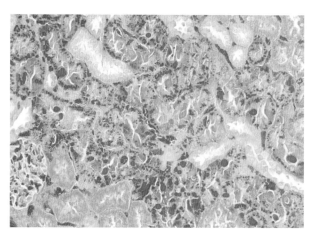

图 9.101 Mallory-Heidenhain 染色更容易显示 α2u- 球蛋白肾病中明显的异常小滴蓄积。图片由美国 NTP 提供

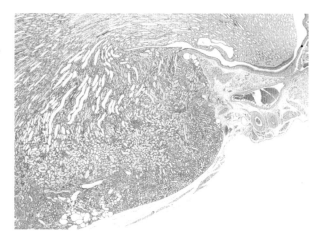

图 9.102 低放大倍数下，逆行性肾病显示肾小管扩张，从肾乳头顶端经肾到外皮质。图片由美国 NTP 提供

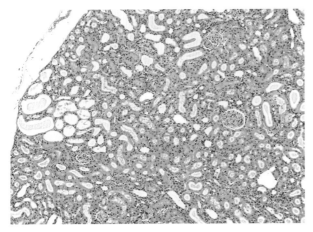

图 9.103 高放大倍数下，逆行性肾病显示扩张小管和嗜碱性小管的特征性形态。图片由美国 NTP 提供

9.7 实验诱导的肾致癌作用

大鼠是研究化学诱导肾致癌作用的发病机制、作用模式和分子生物学改变的成熟模型。许多强遗传毒性致癌物，如亚硝基化合物二甲基亚硝胺（dimethylnitrosamine, DMN）、N- 亚硝基吗啡和 N- 乙基 -N- 羟乙基亚硝胺诱发大鼠肾小管肿瘤的发生率一直很高。DMN 和苏铁棕榈毒素苏铁毒苷是一种特殊的多功能致癌物，因为两者在年轻的大鼠诱发高发生率的 RMT 及肾小管肿瘤。目前只建立了 1 种可靠的肾母细胞瘤诱导模型，该模型采用 Noble hooded 大鼠子宫内暴露 N- 乙基 -N- 亚硝基脲。由双 -（2- 氧丙基）- 亚硝胺诱导的肾盂尿路上皮癌和（或）鳞状细胞癌的发生率相对较高。然而，目前还没有化学诱导脂肪瘤的可靠记录。

全身辐照也导致肾小管肿瘤的发生率增加，但通常是在长潜伏期之后。致癌病毒诱导大鼠的肾肿瘤仅限于含 DNA 的多瘤病毒。通过给新生幼仔的肾内注射低剂量的病毒，可导致高发生率的肾肉瘤，其形态与 DMN 诱导的 RMT 不同。

在美国国家毒理学项目中心致癌性生物检测项目测试的化合物中，真菌毒素赭曲毒素 A 和伏马菌素 B_1 是诱导肾小管肿瘤发生率最高的化合物（约 50%）。然而，在复杂的检测方法研究下，赭曲毒素 A 似乎不会诱发大鼠肾中的 DNA 加合物，但已知会破坏有丝分裂，并导致一种快速发生的核巨大。伏马菌素 A 引起的肾小管肿瘤被认为是非遗传毒性的，罕见局部侵袭性生长模式和多形性。这 2 种化学品都有很高的肺转移率（约 50%）。

尽管弱致突变性或非遗传毒性化学物均可能诱导 2 种性别的动物发生肾肿瘤，但其致癌效应在雄性动物较雌性动物更明显或仅局限于雄性动物。苯并呋喃是一个例外，据报道苯并呋喃仅在雌性大鼠中产生低发生率的肾小管肿瘤。相比之下，已知不同组的非遗传毒性碳氢化合物通过 α2u- 球蛋白肾病的作用模式诱导肾小管肿瘤的适度增加，但仅在雄性大鼠中。然而，这些化学品必须均具有小空间体积和亲脂性等特征，以便能够占据（并非共价结合）α2u- 球蛋白分子中的疏水基。这个组中最有效的化合物是 D- 柠檬烯（柑橘类水果中的主要油类）和溶剂萘烷，这 2 种化合物均与大约 30% 的肾小管肿瘤发生率有关。

最近的研究表明，在对照组雄性和雌性 Fischer 344 大鼠中，大多数嗜碱性肾小管肿瘤与极晚期重度 CPN 有关，特别是终末期疾病。由于某些化学品能够使 CPN 恶化到终末期严重程度，因此这些化学品可能与肾小管肿瘤的少量增加有关，但这并不被认为是致癌作用。

参考文献

Ahn, Y.S., Zerban, H., Grobholz, R., Banasch, P., 1992. Sequential changes in glycogen content, expression of glucose transporters and enzymic patterns during development of clear/acidophilic cell tumors in rat kidney. Carcinogenesis. 13, 2329-2334.

Alden, C.L., Hard, G.C., Krieg, K., Takahashi, M., Turusov, V.S., 1992. Urinary system. In: Mohr, U. (Ed.), International Classification of Rodent Tumors. Part I: The Rat. IARC, Lyon, pp. 1-39.

Al-Modhefer, A.K.J., Atherton, J.C., Garland, H.O., Singh, H.J., Walker, J., 1986. Kidney function in rats with corticomedullary nephrocalcinosis: effects of alterations in dietary calcium and magnesium. J. Physiol. 380, 405-414.

Bach, P.H., Nguyen, T.K., 1998. Renal papillary necrosis—40 years on. Toxicol. Pathol. 26, 73-91.

Bannasch, P., Zerban, H., Ahn, Y.S., 1998a. Renal cell adenoma and carcinoma, rat. In: Jones, T.C., Hard, G.C., Mohr, U. (Eds.), Monographs on Pathology of Laboratory Animals. Urinary System, second ed. Springer-Verlag, Berlin, pp. 79-118.

Bannasch, P., Zerban, H., Ahn, Y.S., Hacker, H.J., 1998b. Oncocytoma, kidney, rat. In: Jones, T.C., Hard, G.C., Mohr, U. (Eds.), Monographs on Pathology of Laboratory Animals. Urinary System, second ed. Springer-Verlag, Berlin, pp. 64-79.

Bard, J.B.L., Davies, J.A., Karavanova, I., Lehtonen, E., Sariola, H., Vainio, S., 1996. Kidney development: the inductive interactions. Semin. Cell Dev. Biol. 7, 195-202.

Bauchet, A.-L., Masson, R., Guffroy, M., Slaoui, M., 2011. Immunohistochemical identification of kidney nephron segments in the dog, rat, mouse, and cynomolgus monkey. Toxicol. Pathol. 39, 1111-1128.

Bendele, A., Seely, J., Richey, C., Sennello, G., Shopp, G., 1998. Short communication: renal tubular vacuolation in animals treated with polyethylene-glycol-conjugated proteins. Toxicol. Sci. 42, 152-157.

Betton, G.R., Ennulat, D., Hoffman, D., Gautier, J.-C., Harpur, E., Pettit, S., 2012. Biomarkers of collecting duct injury in Han-Wistar and SpragueDawley rats treated with N-phenylanthranilic acid. Toxicol. Pathol. 40, 682-694.

Blankenship, B., Skaggs, H., 2013. Findings in historical control Harlan RCCHan WIST rats from 4-, 13-, 26-week studies. Toxicol. Pathol. 41, 537-547.

Blankenship, B., Eighmy, J.J., Hoffmann, G., Schroeder, M., Sharma, A. K., Sorden, S.D., 2016. Findings in historical control Harlan RCC Hant:WIST rats from 104-week oral gavage studies. Toxicol. Pathol. 44, 947-961.

Boorman, G.A., Hollander, C.F., 1974. High incidence of spontaneous urinary and ureter tumors in the Brown-Norway rat. J. Natl. Cancer Inst. 52, 1005-1008.

Bovee, K.C., 1986. Renal function and laboratory evaluation. Toxicol. Pathol. 14, 26-36.

Brix, A.E., 2002. Renal papillary necrosis. Toxicol. Pathol. 30, 672-674.

Brown, D.L., Walling, B.E., Mattix, M.E., 2016. Urinary System. In: Parker, G.A., Picut, C.A. (Eds.), Atlas of Histology of the Juvenile Rat. Elsevier, Amsterdam, pp. 395-421.

Bulger, R.E., 1986. Kidney morphology: update 1985. Toxicol. Pathol. 14, 13-25.

Cappon, G.D., Hurtt, M.E., 2010. Developmental toxicity of the kidney. In: Kapp, R.W., Tyl, R.W. (Eds.), Reproductive Toxicology, third ed. Informa Health Care, New York, NY, pp. 193-204.

Cardesa, A., Ribalta, T., 1998. Nephroblastoma, kidney, rat. In: Jones, T.C., Hard, G.C., Mohr, U. (Eds.), Monographs on Pathology of Laboratory Animals. Urinary System, second ed. Springer-Verlag, Berlin, pp. 129-138.

Chandra, M., Carlton, W.W., 1992. Incidence, histopathologic and electron microscopic features of spontaneous nephroblastomas in rats. Toxicol. Lett. 62, 179-190.

Chandra, M., Frith, C.H., 1993. Non-neoplastic renal lesions in SpragueDawley and Fischer-344 rats. Exp. Toxicol. Pathol. 45, 439-447.

Chandra, M., Riley, M.G.I., Johnson, D.E., 1991. Incidence and pathology of spontaneous renal pelvis transitional cell carcinomas in rats. Toxicol. Pathol. 19, 287-289.

Chandra, M., Riley, M.G.I., Johnson, D.E., 1993. Spontaneous renal neoplasms in rats. J. Appl. Toxicol. 13, 109-116.

Chiusolo, A., Defazio, R., Zanetti, E., Mongillo, M., Mori, N., Cristofori, P., et al., 2010. Kidney injury molecule-1 expression in rat proximal tubule after treatment with segment-specific nephrotoxicants: a tool for early screening of potential kidney toxicity. Toxicol. Pathol. 38, 338-345.

Clapp, W.L., Coker, B.P., 1997. Adult kidney. In: Sternberg, S.S. (Ed.), Histology for Pathologists, second ed. Lippincott-Raven Publishers, Philadelphia, PA, pp. 799-834.

Cowley, B.D., Gudapaty, S., Kraybill, A.L., Barash, B.D., Harding, M. A., Calvet, J.P., et al., 1993. Autosomal-dominant polycystic kidney disease in the rat. Kidney Int. 43, 522-534.

D'Agati, V.D., Jennette, J.C., Silva, F.G., 2005. Non-Neoplastic Kidney Diseases Atlas of Nontumor Pathology. ARP Press, Washington, DC. Davis, M.A., Ryan, D.H., 1998. Apoptosis in the kidney. Toxicol. Pathol. 26, 810-825.

de Rijk, E.P.C.T., Ravesloot, W.T.M., Wijnands, Y., van Esch, E., 2003. A fast histochemical staining method to identify hyaline droplets in the rat kidney. Toxicol. Pathol. 31, 462-464.

Dezso, B., Rady, P., Morocz, I., Varga, E., Gomba, S., Poulsen, K., et al., 1990. Morphological and immunohistochemical characteristics of dimethynitrosamine-induced malignant renal tumor in F-344 rats. Cancer Res. Clin. Oncol. 116, 372-378.

Dietrich, D.R., Swenberg, J.A., 1991. NCI-Black Reiter (NBR) male rats fail to develop renal disease following exposure to agents that induce α-2uglobulin (α2u) nephropathy. Fundam. Appl. Toxicol. 16, 749-762.

Dobyan, D.C., Hill, D., Lewis, T., Bulger, R.E., 1985. Long-term consequences of cis-platinum-induced renal injury: a structural and functional study. Anat. Rec. 212, 239-245.

Dombrowski, F., Klotz, L., Bannasch, P., Evert, M., 2007. Renal carcinogenesis in models of diabetes—metabolic changes are closely related to neoplastic development. Diabetologia. 50, 2580-2590.

Dunnick, J.K., Eustis, S.L., Haseman, J.K., 1988. Development of kidney tumors in the male F344/N rat after treatment with dimethyl methylphosphonate. Fundam. Appl. Toxicol. 11, 91-99.

Ennulat, D., Adler, S., 2015. Recent successes in the identification, development and qualification of translational biomarkers: The next generation of kidney injury biomarkers. Toxicol. Pathol. 43, 62-69.

Eker, R., Mossige, J., Johannessen, J.V., Aaro, H., 1981. Hereditary renal adenomas and adenocarcinomas in rats. Diagn. Histopathol. 4, 99-110.

Everitt, J.I., Goldsworthy, T.L., Wolf, D.C., Walker, C.L., 1992. Hereditary renal cell carcinoma in the Eker rat: a rodent familial cancer syndrome. J. Urol. 148, 1932-1936.

Fielden, M.R., Eynon, B.P., Natsoulis, G., Banas, D., Kolaja, K.L., 2005. A gene expression signature that predicts the future onset of druginduced renal tubular toxicity. Toxicol. Pathol. 33, 675-683.

Frazier, K.S., Seely, J.C., 2013. Urinary system. In: Sahota, P.S., Popp, J.A., Hardisty, J.F., Gopinath, C. (Eds.), Toxicologic Pathology: Nonclinical Safety Assessment. CRC Press, Boca Raton, FL, pp. 421-484.

Frazier, K.S., Dube, P., Paredes, A., Styer, E., 2000. Connective tissue growth factor expression in the rat remnant kidney model and association with tubular epithelial cells undergoing transdifferentiation. Vet. Pathol. 37, 328-335.

Frazier, K.S., 2015. Antisense oligonucleotides: the promise and the challenges from the toxicologic pathologist's perspective. Toxicol. Pathol. 43, 78-79.

Frazier, K.S., Seely, J.C., Hard, G.C., Betton, G., Burnett, R., Nakatsuji, S., et al., 2012. Proliferative and nonproliferative lesions of the rat and mouse urinary system. Toxicol. Pathol. 40, 14S-86S.

Fuchs, T.C., Frick, K., Emde, B., Czasch, S., von Landerberg, F., Hewitt, P., 2012. Evaluation of novel acute urinary rat kidney toxicity biomarker for subacute toxicity studies in preclinical trials. Toxicol. Pathol. 40, 1031-1048.

Gautier, J.-C., Riefke, B., Walter, J., Kurth, P., Mylecraine, L., Guilpin, V., et al., 2010. Evaluation of novel biomarkers of nephrotoxicity in two strains of rat treated with cisplatin. Toxicol. Pathol. 38, 943-956.

Gopinath, C., Mowat, V., 2014. The urinary system. Atlas of Toxicological Pathology. Springer, New York, pp. 109-129.

Gordon, L.R., 1986. Spontaneous lipomatous tumors in the kidney of the Crl:CD (SD) BR rat. Toxicol. Pathol. 14, 175-182.

Gray, J.E., 1977. Chronic progressive nephrosis in the albino rat. Crit. Rev. Toxicol. 5, 115-144.

Greaves, P., 2012. Histopathology of Preclinical Toxicology Studies. fourth ed. Elsevier, Amsterdam, pp. 537-614.

Hagiwara, A., Asakawa, E., Kurata, Y., Sano, M., Hirose, M., Ito, N., 1992. Dose-dependent renal tubular toxicity of harman and norharman in male F344 rats. Toxicol. Pathol. 20, 197-204.

Hard, G.C., 1984. High frequency, single-dose model of renal adenoma/carcinoma induction using dimethynitrosamine in Crl:(W)BR rats. Carcinogenesis. 5, 1047-1050.

Hard, G.C., 1985. Differential renal tumor response to N-ethylnitrosourea dimethylnitrosame and dimethylnitros urea in the Nb rat: basis for a new rodent model of nephroblastoma. Carcinogenesis. 11, 1551-1558.

Hard, G.C., 1998a. Lipomatous tumors, kidney, rat. In: Jones, T.C., Hard, G.C., Mohr, U. (Eds.), Monographs on Pathology of LaboratoryAnimals. Urinary System, second ed. Springer-Verlag, Berlin, pp. 139-146.

Hard, G.C., 1998b. Mechanisms of chemically-induced renal carcinogenesis in the laboratory rodent. Toxicol. Pathol. 26, 104-112.

Hard, G.C., 1998c. Mesenchymal tumor, kidney, rat. In: Jones, T.C., Hard, G.C., Mohr, U. (Eds.), Monographs on Pathology of Laboratory Animals. Urinary System, second ed. Springer-Verlag, Berlin, pp. 118-129.

Hard, G.C., 1990. Tumours of the kidney, renal pelvis and ureter. In: Turusov, V.S., Mohr, U. (Eds.), Pathology of Tumors in Laboratory Animals, Vol 1. Tumours of the Rat, second ed. IARC Scientific Publications No. 99, Lyon, pp. 301-344.

Hard, G.C., 2008. Some aids for histological recognition of hyaline droplet nephropathy in 90-day toxicity studies. Toxicol. Pathol. 36, 1014-1017.

Hard, G.C., Khan, K.N.M., 2004. A contemporary overview of chronic progressive nephropathy in the laboratory rat, and its significance for human risk assessment. Toxicol. Pathol. 32, 171-180.

Hard, G.C., Seely, J.C., 2005. Recommendations for the interpretation of renal tubule proliferative lesions occurring in rat kidneys with advanced chronic progressive nephropathy (CPN). Toxicol. Pathol. 33, 641-649.

Hard, G.C., Seely, J.C., 2006. Histological investigation of diagnostically challenging tubule profiles in advanced chronic progressive nephropathy (CPN) in the Fischer 344 rat. Toxicol. Pathol. 34, 941-948.

Hard, G.C., Snowden, R.T., 2001. Hyaline droplet accumulation in rodent kidney proximal tubules: an association with histiocytic sarcoma. Toxicol. Pathol. 19, 88-97.

Hard, G.C., Alden, C.L., Stula, E.F., Trump, B.F., 1995. Proliferative lesions of the kidney in rats. Guides for Toxicology Pathology. STP/ARP/AFIP, Washington, DC, 1-12.

Hard, G.C., Howard, P.C., Kovatch, R.M., Bucci, T.J., 2001. Rat kidney pathology induced by chronic exposure to fumonisin B1 includes rare variants of renal tubule tumor. Toxicol. Pathol. 29, 379-386.

Hard, G.C., Seely, J.C., Kissling, G.E., Betz, L.J., 2008. Spontaneous occurrence of a distinctive renal tubule tumor phenotype in rat carcinogenicity studies conducted by the National Toxicology Program. Toxicol. Pathol. 36, 388-396.

Hard, G.C., Flake, G.P., Sills, R.C., 2009. Re-evaluation of kidney histopathology from 13-week toxicity and two-year carcinogenicity studies of melamine in the F344 rat: morphologic evidence of retrograde nephropathy. Vet. Pathol. 46, 1248-1257.

Hard, G.C., Betz, L.J., Seely, J.C., 2012. Association of advanced chronic progressive nephropathy (CPN) with renal tubule tumors and precursor hyperplasia in control F344 rats from two-year carcinogenicity studies. Toxicol. Pathol. 40, 473-481.

Hard, G.C., Seely, J.C., Betz, L.J., 2014. Spontaneous incidence of oncocytic proliferative lesions in control rat kidney. Toxicol. Pathol. 42, 936-938.

Hard, G.C., Seely, J.C., Betz, L.J., 2016. A survey of mesenchymerelated tumors of the rat kidney in the National Toxicology Program Archives, with particular reference to renal mesenchymal tumor. Toxicol. Pathol. 44, 848-855.

Hill, G.S., 1986. Drug-associated glomerulopathies. Toxicol. Pathol. 14, 37-44.

Hottendorf, G.H., Williams, P.D., 1986. Aminoglycoside nephrotoxicity. Toxicol. Pathol. 14, 66-72.

Ito, Y., Matsushita, K., Tsuchiya, T., Kohara, Y., Yoshikawa, T., Sato, M., et al., 2014. Spontaneous nephroblastoma with lung metastasis in a rat. J. Toxicol. Pathol. 21, 91-95.

Ichii, O., Yabuki, A., Ojima, T., Matsumoto, M., Suzuki, S., 2006. Rodent renal structure differs among species. J. Vet. Med. Sci. 68, 439-445.

Jackson, C.B., Kirkpatrick, J.B., 2002. Nephrogenic rest in a Crl:CD (SD) IGS BR rat. Vet. Pathol. 39, 588-589.

Jakowski, R.M., 1982. Renal tubular epithelium lining parietal layer of Bowman's capsule in adult Long-Evans rats. Vet. Pathol. 19, 212-214.

Kai, K., Sato, N., Watanabe, A., Shiraiwa, K., Ogawa, S., Kobayashi, Y., 2001. Polycystic disease of the kidney and liver in Crj:CD (SD) rats. J. Toxicol. Pathol. 14, 51-55.

Khan, K.N.M., Venturini, C.M., Bunch, R.T., Brassard, J.A., Koki, A.T., Morris, D.L., et al., 1998. Interspecies differences in renal localization of cyclooxygenase isoforms: implications in nonsteroidal anti-inflammatory drug-related nephrotoxicity. Toxicol. Pathol. 26, 612-620.

Kocovski, L., Duflou, J., 2009. Can renal acute tubular necrosis be differentiated from autolysis at autopsy. J. Forensic Sci. 54, 439-442.

Kouchi, M., Okimoto, K., Matsumoto, I., Tanaka, K., Yasuba, M., Hino, O., 2006. Natural history of the Nihon (Bhd gene mutant) rat, a novel model for human Birt-Hogg-Dube' syndrome. Virchows Arch. 448, 463-471.

Kramann, R., Humphreys, B.D., 2014. Kidney pericytes: roles in regeneration and fibrosis. Sem. Nephrol. 34, 374-383.

Kriz, W., Kaissling, B., 2000. Structural organization of the mammalian kidney. In: Seldin, D.W., Giebisch, G. (Eds.), The Kidney: Physiology and Pathophysiology, third ed. Lippincott Williams & Wilkins, Philadelphia, PA, pp. 587-654.

Kudo, K., Hoshiya, T., Nakazawa, T., Saito, T., Shimoyama, N., Suzuki, I., et al., 2012. Spontaneous renal tumors suspected of being familial in SpragueDawley rats. J. Toxicol. Pathol. 25, 277-280.

Kuure, S., Vuolteenaho, R., Vainio, S., 2000. Kidney morphogenesis: cellular and molecular regulation. Mech. Dev. 92, 31-45.

Levin, S., Friedman, R.M., Cortez, E., Hribar, J., Nicholas, M., Schlessinger, S., et al., 1999. Lesions and identification of crystalline precipitates of glycoprotein IIb-IIIa antagonists in the rat kidney. Toxicol. Pathol. 27, 38-43.

Liu, L., Barajas, L., 1993. The rat renal nerves during development. Anat. Embryol. 188, 345-361.

Lock, E.A., Reed, C.J., 1998. Xenobiotic metabolizing enzymes of the kidney. Toxicol. Pathol. 26, 18-25.

Maronpot, R.R., 1998. Spontaneous hydronephrosis, rat. In: Jones, T.C., Hard, G.C., Mohr, U. (Eds.), Monographs on Pathology of Laboratory Animals. Urinary System, second ed. Springer-Verlag, Berlin, pp. 306-309.

Mason, S.B., Liang, Y., Sinders, R.M., Miller, C.A., Eggleston-Gulyas, T., Crisler-Roberts, R., et al., 2010. Disease stage characterization of hepatorenal fibrocystic pathology in the PCK rat model of ARPKD. Anat. Rec. 293, 1279-1288.

Mayer, D., Weber, E., Kadenbach, B., Bannasch, P., 1989. Immunocytochemical demonstration of cytochrome c oxidase as a marker for renal oncocytes and oncocytomas. Toxicol. Pathol. 17 (Part 1), 46-49.

McMahon, A.P., 2016. Development of the mammalian kidney. Curr. Topics. Dev. Bio. 117, 31-64.

McCormack, K.M., Hook, J.B., Gibson, J.E., 1981. Developmental anomalies of the kidney: a review of normal and aberrant renal development. In: Hook, J.B. (Ed.), Toxicology of the Kidney. Raven Press, New York, NY, pp. 227-250.

McInnes, E.F., 2012. Background Lesions in Laboratory Animals—A Color Atlas. Elsevier, Edinburgh, 28-30.

Mesfin, G.M., 1999. Intralobar nephroblastematosis: precursor lesions of nephroblastoma in the SpragueDawley rat. Vet. Pathol. 36, 379-390.

Mesfin, G.M., Breech, K.T., 1996. Heritable nephroblastoma (Wilms' tumor) in the Upjohn SpragueDawley rat. Lab. Anim. Sci. 46, 321-326.

Montgomery, C.A., Seely, J.C., 1990. Kidney. In: Boorman, G.A., Eustis, S.L., Elwell, M.R., Montgomery, C.A., MacKenzie, W.F. (Eds.), Pathology of the Fischer Rat. Reference and Atlas. Academic Press, San Diego, CA, pp. 127-153.

Motohashi, M., Tanaka, I., Nishimoto, T., Shirai, M., Takahashi, H., Muto, T., et al., 2012. Morphometrical study for podocytes in SD rat kidney glomeruli. J. Toxicol. Pathol. 25, P-005 (abstract).

Nogueira, E., Bannasch, P., 1988. Cellular origin of rat renal oncocytoma. Lab. Invest. 59, 337-343.

Nonoyama, T., Fukuda, R., 2008. Drug-induced phospholipidosis—pathological aspects and its prediction. J. Toxicol. Pathol. 21, 9-24.

Owen, R.A., Durand-Cavagna, G., Molon-Noblot, S., Boussiquet-Leroux, C., Berry, P.H., Tonkonoh, N., et al., 1993. Renal papillary cytoplasmic granularity and potassium depletion induced by carbonic anhydrase inhibitors in rats. Toxicol. Pathol. 21, 449-455.

Owen, R.A., Molon-Noblot, S., Hubert, M.-F., Kindt, M.V., Keenan, K. P., Eydelloth, R.S., 1994. The morphology of juxtaglomerular cell hyperplasia and hypertrophy in normotensive rats and monkeys given an angiotensin II receptor antagonist. Toxicol. Pathol. 22, 606-619.

Patten, B.M., 1968. Human Embryology. McGraw-Hill, New York, NY.

Pinches, M.D., Betts, C.J., Bickerton, S.J., Beattie, L., Burdett, L.D., Thomas, H.T., et al., 2012. Evaluation of novel urinary biomarkers: biological variation and reference change values. Toxicol. Pathol. 40, 541-549.

Price, S.A., Davies, D., Rowlinson, R., Copley, C.G., Roche, A., Falkenberg, F.W., et al., 2010. Characterization of renal papillary antigen 1 (RPA-1), a biomarker of renal papillary necrosis. Toxicol. Pathol. 38, 346-358.

Radi, Z.A., Stewart, Z.S., Grzemski, F.A., Bobrowski, W.F., 2013. Renal pathophysiologic role of cortical tubular inclusion bodies. Toxicol. Pathol. 41, 32-37.

Rees, J.A., Old, S.L., Rowlands, P.C., 1997. An ultrastructural histochemistry and light microscopy study of the early development of renal proximal tubule vacuolation after a single administration of the contrast enhancement medium "Iotrolan".

Toxicol. Pathol. 25, 158-164.

Reinhard, M.K., Hottendorf, G.H., Powell, E.D., 1991. Differences in the sensitivity of Fischer and SpragueDawley rats to aminoglycoside nephrotoxicity. Toxicol. Pathol. 19, 66-71.

Rogers, N.M., Matthews, T.J., Kausman, J.Y., Kitching, R.A., Coates, P. T.H., 2009. Review article: kidney dendritic cells: their role in homeostasis, inflammation and transplantation. Nephrology. 14, 625-635.

Ruehl-Fehlert, C.I., Deschl, U., Kayser, M., Hartmann, E., 2003. Bilateral noncystic dysplasia in a Wistar-rat. Exp. Toxicol. Pathol. 54, 293-299.

Sands, J.M., Verlander, J.W., 2005. Anatomy and physiology of the kidneys. In: Tarloff, J.B., Lash, L.H. (Eds.), Toxicology of the kidney. CRC Press, Boca Raton, FL, pp. 3-56.

Sasaki, D., Yamada, A., Umeno, H., Kurihara, H., Nakatsuji, S., Shiro, F., et al., 2011. Comparison of the course of biomarker changes and kidney injury in a rat model of drug-induced acute kidney injury. Biomarkers. 16, 553-566.

Seely JC. (2017). A brief review of kidney development, maturation, developmental abnormalities, and drug toxicity: juvenile animal relevancy. J Toxicol Pathol; 30:125-133.

Seely, J.C., 2004. Renal mesenchymal tumor vs nephroblastoma: revisited. J. Toxicol. Pathol. 17, 131-136.

Seely, J.C., Haseman, J.K., Nyska, A., Wolf, D.C., Everitt, J.I., Hailey, J.R., 2002. The effect of chronic progressive nephropathy on the incidence of renal tubule cell neoplasms in control male F344 rats. Toxicol. Pathol. 30, 681-686.

Sellers, R.S., Khan, K.N.M., 2005. Age, sex, and species differences in nephrotoxic response. In: Tarloff, J.B., Lash, L.H. (Eds.), Toxicology of the kidney. CRC Press, Boca Raton, FL, pp. 1059-1097.

Shimoyama, N., Nakatsuji, S., Andoh, R., Yamaguchi, Y., Tamura, K., Hoshiya, T., 2015. Spontaneously occurring formation of intranuclear and cytoplasmic inclusions in renal proximal epithelium due to accumulation of D-amino acid oxidase in Wistar Hannover rats. Toxicol. Pathol. 43, 675-680.

Shirotsuka, Y., Inui, N., Ito, T., Horinouchi, A., Ando, T., 1996. Immunohistochemical and immunocytochemical localization of α2u-globulin in the kidneys of female rats. J. Toxicol. Pathol. 9, 35-42.

Short, B.G., Burnett, V.L., Cox, M.G., Bus, J.S., Swenberg, J.A., 1987. Site-specific renal cytotoxicity and cell proliferation in male rats exposed to petroleum hydrocarbons. Lab. Invest. 57, 564-577.

Smith, S.W., Chand, S., Savage, C.O.S., 2012. Biology of the renal pericyte. Nephrol. Dial. Transplant. 27, 2149-2155.

Stark, K., Vainio, S., Vassileva, G., McMahon, A.P., 1994. Epithelial transformation of metanephric mesenchyme in the developing kidney regulated by Wnt-4. Nature. 372, 679-683.

Stella, V.J., He, Q., 2008. Cyclodextrins. Toxicol. Pathol. 36, 30-42.

Swenberg, J.A., Lehman-McKeeman, L.D., 1999. Alpha-urinary globulin-associated nephropathy as a mechanism of renal tubule cell carcinogenesis in male rats. In: Capen, C.C., Dybing, E., Rice, J.M., Wilbourn, J.D. (Eds.), Species Differences in Thyroid, Kidney, and Urinary Bladder Carcinogenesis. IARC, Lyon, pp. 95-118.

Torres, M., Gomez-Pardo, E., Dressler, G.R., Gruss, P., 1995. Pax-2 controls multiple steps of urogenital development. Development. 121, 4057-4065.

Travlos, G.S., Hard, G.C., Betz, L.J., Kissling, G.E., 2011. Chronic progressive nephropathy in male F344 rats in 90-day toxicity studies: it's occurrence, and association with renal tubule tumors in subsequent 2-year bioassays. Toxicol. Pathol. 39, 381-389.

Tsuda, H., Krieg, K., 1992. Neoplastic lesions in the kidney. In: Mohr, U., Dungworth, C.C., Capen, C.C. (Eds.), Pathobiology of the Aging Rat. ILSI Press, Washington, DC, pp. 227-240.

Tomonari, Y., Kurotaki, T., Sato, J., Doi, T., Kokoshima, H., Kanno, T., et al., 2016. Spontaneous age-related lesions of the kidney fornices in Sprague-Dawley Rats. Toxicol. Pathol. 44, 226-232.

Upadhyay, K.K., Silverstein, D.M., 2014. Renal development: a complex process dependent on inductive interaction. Curr. Pediatr. Rev. 10, 107-114.

Uwagawa, S., Saito, K., Nakayama, A., Umihira, M., Okuno, Y., 1990. Comparison of hyaline droplets in rats with chronic progressive nephropathy and chemical-induced α2u-globulin nephropathy. J. Toxicol. Pathol. 5, 195-203.

Verlander, J.W., 1998. Normal ultrastructure of the kidney and lower urinary tract. Toxicol. Pathol. 26, 1-17.

Vinken, P., Starckx, S., Barale-Thomas, E., Looszova, A., Sonee, M., Goeminne, N., et al., 2012. Tissue Kim-1 and urinary clusterin as early indicators of cisplatin-induced acute kidney injury in rats. Toxicol. Pathol. 40, 1049-1062.

Ward, J.M., Reznik-Schuller, H., 1980. Morphological and histochemical characteristics of pigments in aging F344 rats.

Vet. Pathol. 17, 678-685.

Wisler, J.A., Afshari, C., Fielden, M., Zimmermann, C., Taylor, S., Carnahan, et al., 2011. Raf inhibition causes extensive multiple tissue hyperplasia and urinary bladder neoplasia in the rat. Toxicol. Pathol. 39, 809-822.

Yamate, J., Iwaki, M., Nakatsuji, S., Kuwamura, M., Kotani, T., Sakuma, S., 1998. Lysozyme-containing renal tubular hyaline droplets in F344 rats bearing a rat fibrosarcoma-derived transplantable tumor. Toxicol. Pathol. 26, 699-703.

Yamate, Y., 2007. Heterogeneity of macrophage populations and myofibroblasts appearing in rat renal interstitial fibrosis. J. Toxicol. Pathol. 20, 185-195.

Yarlagadda, S.G., Perazella, M.A., 2008. Drug-induced crystal nephropathy: an update. Expert Opin. Drug Saf. 7, 147-158.

You, G., 2004. The role of organic ion transporter in drug disposition: an update. Curr. Drug Metab. 5, 55-62.

Zwicker, G.M., Eyster, R.C., Sells, D.M., Gass, J.H., 1992. Spontaneous renal neoplasms in aged Crl:CD BR rats. Toxicol. Pathol. 20, 125-129.

第10章

膀胱、输尿管和尿道

Micheal P. Jokinen[1]and John Curtis Seely[2]

[1] *Charles River Laboratories - Pathology Associates, Durham, NC, USA,* [2] *Experimental Pathology Laboratories, Research Triangle Park, NC, United States*

1 引言

　　膀胱、输尿管和尿道是毒性和致癌性化合物的重要的潜在靶器官。这些器官构成尿排泄通路的一部分，并暴露于通过肾排泄的化学品和（或）其代谢物。自发性增生性和肿瘤性病变不常见，当存在时通常与炎症、结晶或结石有关。这部分可能发生一些与处理相关的病变，最常见的病变包括坏死、溃疡、炎症、尿石症和增生性尿路病变。几种品系的大鼠是研究膀胱尿石症和尿路上皮致癌作用的重要模型。

2 正常尿路

2.1 胚胎学

　　膀胱和尿道来源于内胚层和中胚层。衬覆的尿路上皮（除膀胱三角区以外）来源于内胚层。三角区的尿路上皮、膀胱和尿道壁的肌肉组织和其他结缔组织成分起源于中胚层。输尿管完全起源于中胚层。

　　膀胱从泄殖腔的一部分发育而来，泄殖腔是原始后肠内胚层的扩张，形成于胎仔发育的第11天。在妊娠第12~15天，尿直肠隔将泄殖腔分为发育成直肠的背侧部分及腹侧部分的尿生殖窦。尿生殖窦的颅侧部发育成膀胱，尾侧部形成尿道。尿囊和脐血管邻近膀胱。出生后，成对的脐动脉形成膀胱的外侧韧带而尿囊形成膀胱的中间韧带。

输尿管起源于原始的中肾管。中肾管向泄殖腔生长，第 12 天开口于泄殖腔，从而建立了膀胱和输尿管之间的连接。从第 13 天开始，后肾管从泄殖腔附近的中肾管开始芽生，到第 14 天，后肾管已经到达后肾原基，肾在此处发育。后肾管形成输尿管和肾盂。部分中肾管尾侧到后肾管的起始部被合并进入输尿管远端。在雄性动物中，中肾管颅侧部持续存在并发育为睾丸索系统，但雌性动物退化。

雌性动物的整个尿道和雄性动物的尿道的肾盂部分起源于尿生殖窦的尾侧部。阴茎部分的尿道起源于生殖结节，是在胎仔外部的一个隆起，刚好位于尿生殖窦开口的腹侧。

2.2 解剖学和组织学

2.2.1 膀胱

膀胱位于耻骨的颅侧边缘、结肠的腹侧，被中间韧带和成对的外侧韧带所固定。膀胱排空时大小为 1.0 cm×0.5 cm，充盈尿液时约为 2.0 cm×1.5 cm。膀胱分为颈部（后接尿道）、体部和底部（钝圆顶形前端）。位于尿道内口和 2 个输尿管口之间的三角形区域是膀胱三角。膀胱三角膀胱壁的肌肉组织与输尿管的肌肉组织是连续的。

膀胱壁由外浆膜、肌层和内黏膜组成。外浆膜是由被覆间皮的一薄层纤维结缔组织外膜构成的。肌层（逼尿肌）由内、外纵行和中间环行平滑肌束组成，平滑肌束由细带状胶原纤维分开。内黏膜由 1 层尿路上皮及含有血管和神经纤维的疏松纤维结缔组织组成的薄固有层构成。在尿路上皮下已经发现一个感觉神经的密集网络，有些神经纤维延伸进入尿路上皮，被认为与膀胱的感觉功能有关。

膀胱和尿道的尿路上皮通常为 3 层细胞的厚度（图 10.1），而输尿管尿路上皮多达 8 层细胞厚度。在排空或收缩的膀胱中，上皮细胞可能拥挤在一起，可呈现 3 层细胞以上的外观，而明显扩张的膀胱可能有扁平的上皮，似乎只有 1 或 2 层细胞的厚度。尿路上皮曾经被认为是假复层上皮，因此被命名为移行上皮，但是详细的研究表明上皮是分层的，现在被命名为尿路上皮。尿路上皮由 3 种不同的细胞层组成，即基底层、中间层和伞状细胞层（图 10.2）。基底层位于覆盖结缔组织固有层的基底膜上，由单排、小的、相对未分化的立方形细胞组成，细胞核嗜碱性，含有二倍体（2n）染色体数。有丝分裂通常局限于基底细胞层，但也可以发生在中间层和伞状细胞层对刺激的反应时。正常情况下，尿路上皮细胞的更新频率非常低，通常看不到有丝分裂象。中间层细胞更大，相比基底层，分化程度更高，常含有四倍体（4n）染色体数。正常情况下，中间层是单层细胞厚度，但三角区是 2 层或 3 层细胞的厚度。针对损伤，中间层细胞的反应为迅速分化成伞状细胞。最外层由单层、大的、已分化、多边形到扁平状的细胞组成，被认为是中间层细胞融合的结果。因为这些细胞很大，覆盖几个中间层细胞，俗称伞状细胞（也称为表层细胞或盖细胞）。伞状细胞通常有 1 个大核或 2 个或 2 个以上的小核，通常含有八倍体（8n）到十六倍体（16n）染色体数。每层细胞的形状由收缩膀胱的立方形或多边形到扩张膀胱的细长形和扁平形。在充盈的膀胱中，伞状细胞呈鳞状细胞的形态。

伞状细胞独特的形态学特征可见于超微结构（图 10.2）。伞状细胞由位于侧膜的连接复合物连接在一起，包括近管腔表面的紧密连接，其下为黏着连接，再下面是桥粒。这些细胞连接为尿液和间质组织之间提供一个非渗透性屏障。相邻伞状细胞的顶膜形成镶嵌连接，刚好位于紧密连接之上，可能有助于形成伞状细胞之间的屏

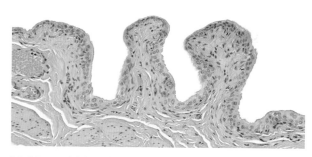

图 10.1 浸泡固定后收缩的膀胱正常尿路上皮。膀胱壁是一个折叠成许多短突起的腔表面，这是收缩的膀胱的一种正常现象

障。此外，伞状细胞的顶膜由特殊的脂质和蛋白质组成，可降低细胞膜的渗透性。这个屏障可阻止水、离子、溶质和大分子在穿过尿路上皮时的不受控的流动。伞状细胞的顶膜有许多超微结构窝或斑，由质膜形成小的突起（称为铰链）分隔，形成顶膜的一个独特的不规则齿状外观。顶膜的斑称为不对称单位膜（asymmetric unit membrane, AUM），是伞状细胞的特征之一。AUM 斑是厚度约为 12 nm 的结构，使得外膜小叶不对称增厚约为内膜小叶厚度的 2 倍。AUM 斑是由 1 000~3 000 个独立粒子（称为 AUM 粒子）组成的一个结晶阵列。AUM 粒子由称为尿空斑蛋白的大部分跨膜蛋白组成。AUM 斑由正常单位膜的短的、7~8 nm 的铰链段隔开，可能是细胞受体和跨膜通道的位置。铰链段至少含有一种称为尿铰链蛋白的独特的蛋白质。AUM 斑的确切功能尚不清楚，但认为其提供一个跨尿路上皮的扩散屏障，并可能在膀胱扩张和收缩时参与调节尿路上皮表面积的变化。

伞状细胞的另一个特征是顶端上皮存在盘状到梭形的囊泡。即使膀胱因尿液充盈而处于紧张状态，随后排尿后恢复其收缩状态交替发生，尿路上皮必须保持其屏障功能。尿路上皮通过增加或减小伞状细胞的表面膜面积来适应腔容积的变化。当膀胱充盈时，这种适应大部分是通过大体上收缩的尿路上皮展开，以及微观上伞状细胞的顶膜展开来完成的，随后再次折叠时膀胱被排

空。然而，除此之外，表面膜的数量可以通过伞状细胞的细胞质囊泡的胞吐和胞吞作用来改变。随着膀胱充盈，囊泡通过胞吐作用到达顶膜并与顶膜融合，从而增大细胞膜的表面积。当膀胱收缩时，通过胞吞这样返回细胞质，从而减少膜的表面积。

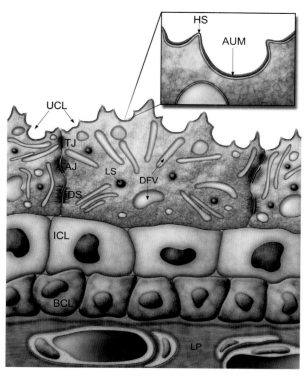

图 10.2 正常尿路上皮表征性图，图示组织学和超微结构特征：固有层（LP 所示）、基底细胞层（BCL 所示）、中间细胞层（ICL 所示）、伞状细胞层（UCL 所示）、不对称单位膜（AUM 所示）、铰链段（HS 所示）、紧密连接（TJ 所示）、黏着连接（AJ 所示）、桥粒（DS 所示）、盘状/梭形囊泡（DFV 所示）、溶酶体（LS 所示）。图片由 David Sabio 提供

2.2.2 输尿管

输尿管从肾门向尾部延伸，沿着下腰肌的腹侧面到膀胱的背外侧面。它们倾斜地通过膀胱肌层，形成一个瓣膜，防止尿液从膀胱反流。左侧输尿管的长度约 4.5 cm、右侧输尿管长约 5 cm，这是由于右肾的位置更靠近颅侧。输尿管外径约为 0.3 mm，所以解剖时正常的输尿管不易见到。

输尿管的基本结构与膀胱相同（图 10.3）。

由纤维和脂肪组织组成一层薄的外膜，在某些区域被间皮覆盖。肌层由薄的内、外纵行层及明显的中间层平滑肌组成。肌层的厚度随着输尿管接近膀胱而增加。尿路上皮有 3~8 层细胞的厚度并形成纵行皱襞，在横切面上管腔呈星形。尿路上皮和肌层之间是纤维固有层，含有弹性纤维和毛细血管。

2.2.3　尿道

雌性动物的尿道（图 10.4）位于阴道的腹侧，直径为 1 mm，从膀胱颈部向尾侧延伸 2 cm。尿道外口与阴道分开，与阴蒂一起位于一个 4~6 mm 的锥形皮肤突起上，刚好在阴道口的腹侧。大部分的雌性动物尿道内衬覆盖在一层薄的纤维组织固有层上的尿路上皮，薄的肌壁由松散排列的平滑肌束组成，中间混有明显的血管间隙，偶尔可见成簇的泡状尿道腺和开口于腔的短导管。尿道腺在 30 日龄最发达，然后开始退化。然而，一些残存的腺组织在老龄化的雌性动物中仍可见，称为尿道旁腺，尿道旁腺被认为与前列腺类似（图 10.5）。在外口附近，肌壁消失，固有层与围绕尿道的纤维结缔组织相连，尿路上皮变成复层鳞状上皮。

雄性动物的尿道（图 10.6）长约 5 cm，直径为 3~4 mm。一些附属性器官与尿道有关，尿道的最近端部分被前列腺包绕。输精管、精囊和凝固腺的排泄管在通过前列腺时与尿道合并。前列腺的排泄管从侧面进入尿道，并位于其他腺体导管的后方。肾盂部分的尿道周围有一层厚的骨骼肌，起源于膀胱颈部并向远端延伸到尿道球部。膀胱壁的平滑肌沿着尿道向远端延伸，并终止于尿道离开前列腺处。跨过坐骨弓之后尿道进入尿道球部，由成对的球海绵体肌完全覆盖。尿道球部有一个大的、直径为几毫米的中央腔（尿道憩室）（图 10.7），尿道憩室连接到尿道腔并被血管海绵体组织（球海绵体）包围。成对的尿道球腺导管穿过尿道球部开口于尿道。在尿道球部和阴茎末端之

间，尿道的肌壁被纤维组织代替（图 10.8）。

尿道腔衬覆尿路上皮，在阴茎远端衬覆复层鳞状上皮。固有层由纤维组织、海绵体血管组织和尿道腺腺泡小叶组成，短的排泄管开口于尿道腔。尿道腺主要局限于肾盂尿道及尿道球部，在尿道球部内，腺体形成大的实性聚集，与尿道憩室周围的海绵体组织混杂存在。尿道腔周围的海绵体血管组织向远端逐渐减少，在阴茎远端消失。在阴茎头内，尿道海绵体组织被一个独立的阴茎头海绵体取代。尿道腔的显微切片可能含有均质的、明显嗜酸性的蛋白栓，由凝固的附属性腺分泌物组成。据报道，这些栓发生在正常的雄性大鼠中，称为尿道栓或精液凝固。

尿道通过内、外尿道括约肌控制尿液从膀胱的流出。内括约肌是逼尿肌平滑肌的延伸，包围在尿道的近端开口（图 10.6）。外尿道括约肌由横纹肌组成，在雄性动物中围绕尿道远端至前列腺，在雌性动物围绕内括约肌和尿道外口之间的尿道（图 10.4）。

2.3　生理学

膀胱有 2 种运行状态，即储尿和排尿。2 种状态正常功能依赖于储尿池（膀胱）和由膀胱颈部、尿道和尿道括约肌组成的流出道之间的协调活动。尿液的储存和排泄是在无意识的情况下通过脊髓反射进行的自主控制，涉及通过自主神经和中枢神经系统利用大脑、脊髓和周围神经节中的通路进行广泛的神经控制。然而，在完整的神经通路存在时，开始排尿是自主控制的。

在尿液储存过程中，副交感神经支配受抑制，而节后交感神经可引起逼尿肌松弛和刺激尿道括约肌以防止尿液流出。这个过程是反射控制，统称为保护性反射。在排尿过程中，节后副交感神经引起逼尿肌收缩和尿道平滑肌松弛。尿道外括约肌的横纹肌受自主躯体运动控制。随着膀胱充盈，膀胱内的压力和膀胱壁的张力增加。当张力达到临界水平时，膀胱牵张感受器刺激副

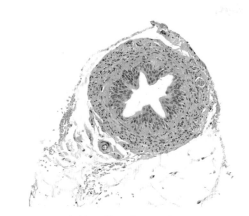

图 10.3　正常输尿管的管腔呈典型的星形，尿路上皮由多层细胞、纤维固有层和肌层平滑肌组成

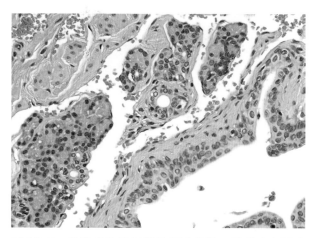

图 10.5　雌性动物的尿道及尿道旁腺。尿道腔在尿道肌层的右下方，尿道旁腺在尿道肌层的左侧

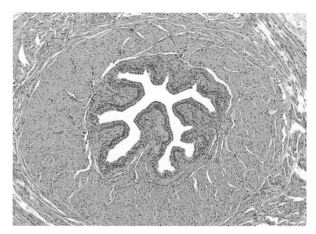

图 10.4　正常雌性动物尿道内部括约肌水平的尿道。括约肌的平滑肌围绕尿道，形成非常厚的肌层

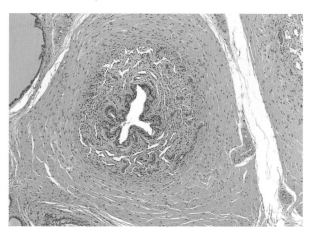

图 10.6　正常雄性动物尿道内部括约肌水平的尿道。尿道被平滑肌围绕，从膀胱延伸形成尿道内括约肌

交感神经，准备通过排尿反射排空膀胱。反射的实际触发是在自主控制之下，允许动物选择何时与何地排尿。然而，基本神经通路的损伤可能导致失去自主控制，导致非自主反射性排尿。膀胱的充盈感通过有髓神经纤维传导至脊髓，告知动物需要排尿。无髓神经纤维对膀胱充盈无反应，但是对膀胱的有害刺激有反应，这可以解释在炎症的情况下频繁的排尿冲动。反射是一个完整的循环，始于进行性、快速的膀胱收缩，然后一段时间的持续收缩，最后是膀胱松弛。

　　尿路上皮的一个主要功能是提供一个不可渗透的屏障，防止物质在尿道腔和血液之间不受控制的流动，曾经认为这是其唯一功能。然而，已

发现尿路上皮不只是一个被动的屏障。尿路上皮可以调节水、溶质、离子在跨尿路上皮的流动并能够改变尿液的成分，这表明它可能有维持水和电解质平衡的作用。此外，尿路上皮似乎有感觉功能，将尿路上皮和膀胱腔的状态信息（如膀胱充盈程度）传递给其他尿路上皮细胞及其下的肌肉和神经。因此，尿路上皮更确切地说是表层伞状细胞，可以参与充盈和排尿期间的膀胱功能调节。

　　实验证据表明，膀胱的生长取决于尿液蓄积过程中膀胱被拉伸的程度。双侧肾切除的 Sprague-Dawley 大鼠与正常动物联体存活 1 年，其膀胱会发生萎缩。正常大鼠的肾发生代偿性肥

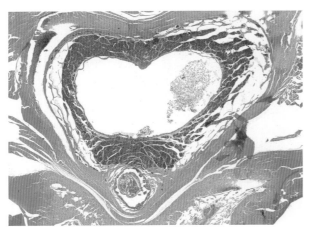

图 10.7　雄性动物的尿道憩室。尿道腔被尿道腺和海绵体血管组织围绕。尿道位于憩室下方，含有一个蛋白栓

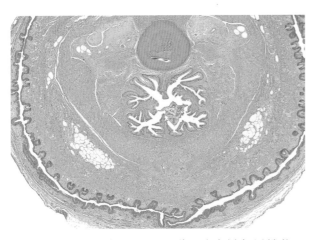

图 10.8　雄性动物的阴茎尿道。腔内衬复层鳞状上皮，被纤维组织围绕。尿道腔含有一个小蛋白栓

大，来维持肾切除大鼠的功能；与对照组大鼠相比，膀胱的大小增加达 50%。

不同品系的大鼠存在泌尿生理学差异。在 Harlan Sprague-Dawley（HSD）、Charles River Sprague-Dawley（SD）和 Wistar（WI）雄性大鼠的一项比较研究中，报道了与品系相关的尿液成分的差异。此项研究的目的是确定 3 种品系的大鼠对尿石症的相对易感性。3 种品系的大鼠的差异包括较高的尿钙含量（主要为含有磷酸钙的沉淀）、尿量和尿蛋白质、离子及柠檬酸盐含量。根据研究结果得出结论，3 个品系的大鼠中，HSD 大鼠对尿石症最易感，SD 大鼠次之，WI 大鼠最不易感。这些研究结果表明，在解释毒理

学研究结果时，应该考虑品系相关的泌尿生理学差异。

3　先天性病变

大鼠下尿路系统的先天性病变罕见。美国国家毒理学项目中心数据库记录了 Fischer 344/N 大鼠膀胱壁的小鳞状上皮囊肿，膀胱的先天性憩室也罕见发生。大鼠也可观察到输尿管的先天性扩张（输尿管积水），多发生在右侧输尿管。Sprague-Dawley SD/cShi 品系大鼠可发生自发性输尿管扩张和肾盂积水。在 Charles River Sprague-Dawley 大鼠的 725 只对照组胎仔中观察到 10 例（1.4%）输尿管扩张，在 Sprague-Dawley 大鼠的 112 只对照组胎仔中观察到 4 例（3%）输尿管扩张。当观察到输尿管扩张时，重要的是首先要排除尿路梗阻，然后再考虑它是一种先天性改变。

在其他品系的大鼠中，也有关于自发性和化学诱导的先天性病变的报道。在未经处理的近交 ACI 大鼠中，泌尿生殖系统异常的发生率为 18.8%，范围从局灶性输尿管未发育到完全的单侧肾、输尿管和生殖道管状部分缺失。据报道，用促甲状腺激素处理妊娠期 Wistar 白化大鼠会导致胎仔的输尿管积水和肾盂积水。给予妊娠期 Sprague-Dawley 大鼠氯环利嗪，能够导致一些胎仔的输尿管积水和肾盂积水，有时伴有远端输尿管未发育。

4　炎症性病变

在对照组和处理组大鼠中，炎症是膀胱最常见的病变之一。在大多数动物中，炎症是由上行性细菌感染引起的。雌性动物往往更容易受到影响，可能是因为雌性动物短而直的尿道使细菌更容易进入膀胱。膀胱炎症也可继发于因有毒化品或尿液中的固体（如结石）存在导致的尿路上

皮损伤。

　　膀胱炎症可以是急性、化脓性、慢性、慢性活动性或肉芽肿性的，这取决于炎症浸润的类型和炎症的持续时间。严重程度可以从轻微的病变［由上皮内或上皮下的少数急性和（或）慢性炎性细胞组成］到重度病变（由影响膀胱壁所有层的大量炎症细胞聚集、出血和碎片组成）。重度炎症可伴有膀胱腔内微脓肿形成和炎性渗出物。在长期炎症时，腔内的渗出物可能矿化。炎症时可见尿路上皮坏死，尤其是在用有毒化合物处理的动物中。坏死可从局灶性到多灶性糜烂，从不暴露基底膜的表面尿路上皮细胞缺失到全层尿路上皮缺失而暴露基底膜，有时会穿透基底膜，以至于整个膀胱壁完全透壁坏死。尿路上皮增生和鳞状上皮化生及膀胱壁纤维化是炎症的常见结局。

　　对照组和处理组大鼠的输尿管或尿道偶尔会诊断出炎症，发生率通常较低，可能是因为通常输尿管和尿道不进行组织学检查，除非大体观察有病变。输尿管炎症最常继发于膀胱的细菌上行性感染，在某些情况下可由肾下行性感染引起。同样，雄性尿道炎症通常继发于阴茎或包皮创伤引起的上行性炎症。慢性炎症可导致尿道壁纤维化，从而造成尿道狭窄和不同程度的梗阻。

5　增生性和肿瘤性病变

5.1　尿路上皮增生和化生

　　正常情况下，处于静息状态的尿路上皮能够迅速进行细胞增殖来应对各种原因引起的损伤。尿路上皮增生是慢性炎症、机械性损伤（如泌尿系结石）、给予化学品、辐射损伤的常见结局。偶尔可见对照组大鼠的膀胱尿路上皮增生，在大多数情况下继发于炎症。此外，频繁抓取可导致尿路上皮脱落及随后的再生性增生。可能难以检测到细微的增生病例，取决于固定时膀胱的相对

外观，同时也受固定方法的影响，或浸泡固定或用固定液充盈膀胱固定。

　　增生可以是局灶性、多灶性或弥漫性的，严重程度可有很大的不同。在膀胱中，常同时可见不同严重程度的增生区域和正常尿路上皮的区域。由细胞毒性损伤引起的增生是一种再生性反应，一旦毒性刺激去除这种反应通常是可逆性的。没有可靠的组织学特征来区分再生性增生和癌前增生，但是如果存在增生细胞异型性，则是一群细胞有更高的概率进展为肿瘤的证据。同样，如果增生伴有肿瘤，则是增生为癌前病变的推定证据。可引起膀胱增生的化合物也会引起输尿管和尿道增生。

　　增生根据形态学特征可分为 3 种类型：单纯性（扁平型）、乳头状（外生型）和结节状（内生型）。同一膀胱内可见 1 种以上的增生类型。最有可能的是，增生的类型代表增生的严重程度的差异，而不是截然不同的病变。

　　单纯性增生（图 10.9）是尿路上皮细胞的数量增加超过膀胱通常可见的 3 层细胞，可为局灶性、多灶性或弥漫性的。单纯性增生代表尿路上皮的初始增殖反应，尿路上皮的外观正常或表现为轻微的多形性，可见有丝分裂象。随着增生加重，单纯性增生可进展为乳头状和结节状增生。

　　在乳头状增生（图 10.10）中，增厚的尿路

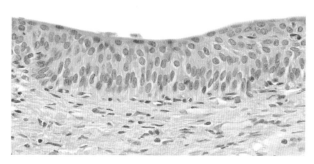

图 10.9　单纯性尿路上皮增生。尿路上皮增厚，由许多外观正常的细胞层组成

上皮弥漫性折叠成一系列连续的小指状突起，每个都有一个纤细的纤维血管轴，可以看到二级或三级的折叠分支。如果乳头状增生严重到一定程度，尿路上皮可能高度折叠以至于这种改变类似于良性乳头状瘤。然而，良性肿瘤通常是局灶性病变，而增生则倾向于弥漫性改变。重度弥漫性乳头状增生称为乳头状瘤病，但这个术语不合适，因为它意味着肿瘤性反应。

结节性增生的特点是增生性上皮明显向下生长而进入固有层。向下生长的增生性上皮可以是位于上皮表面下方的离散的、圆形至椭圆形、结节巢状的尿路上皮细胞，到伸入固有层较深的细长上皮细胞索（图 10.11~10.13）。偶尔，在固有层内的上皮细胞巢与被覆的尿路上皮之间没有明显的联系，类似于在人类膀胱中描述的 von Brunn's 巢（图 10.14）。这些巢可能是增生的上皮细胞索或表面上皮的深部折叠，切面平面上它们与表面上皮的连接不明显。一些细胞巢可能含有中央腔，产生类似于人类囊性膀胱炎的病变，以黏膜下多发性囊肿为特征（图 10.15）。这些中央腔可中空或充满炎症细胞和碎片。重要的是结节性增生上皮细胞向下生长不要与恶性细胞对固有层的侵袭相混淆。结节性增生向下生长一般局限于固有层的上部，有不连续的边界，提示细胞仍限制在基底膜之内，无明显的异型性。

化生可发生在给予适当刺激的增生性上皮

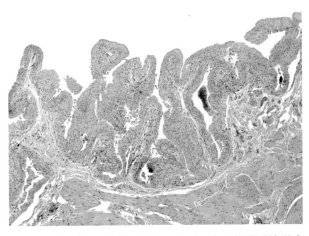

图 10.10　乳头状尿路上皮增生。尿道上皮增厚并形成短的乳头状突起

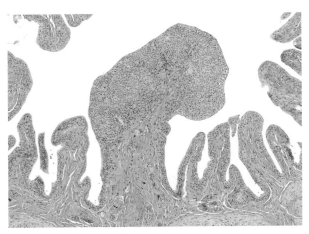

图 10.12　收缩的膀胱中的局灶性结节状尿路上皮增生。注意增生周围的正常尿路上皮

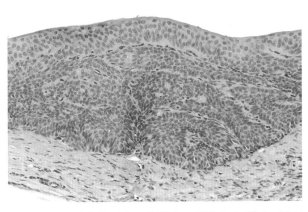

图 10.11　结节状尿路上皮增生。尿路上皮增厚，固有层有多个结节状细胞簇

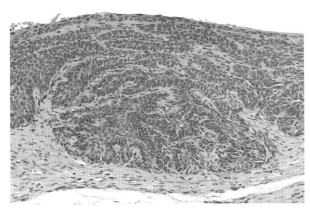

图 10.13　结节状尿路上皮增生。在固有层有细长的索状多形性细胞

中，但是化生可能没有明显的增生。尿路上皮化生反映尿路上皮的已知多潜能性，鳞状上皮化生、腺上皮化生或者是这 2 种化生的混合均可见到。鳞状上皮化生是最常见的化生形式，角蛋白可能存在也可能不存在。在某些情况下，角蛋白可能非常丰富，以至于形成厚的角蛋白斑和角蛋白珠。化生的上皮细胞也可以增生，形成乳头状突起进入管腔（图 10.16），有细胞异型性，或以基底细胞为主形成长束深入下层结缔组织，产生类似于假上皮瘤样增生（图 10.17），其中一些被认为是鳞状细胞癌的癌前病变。腺化生又称黏液化生，有或无黏液，偶尔发生在尿路上皮。

腺化生的特征是细胞呈立方形至柱状，具有丰富的透明的细胞质，呈腺样结构排列，有时可类似于结肠黏膜（图 10.18）。

增生性病变常见一些细胞异型性。这些非典型性的变化类似于肿瘤所见，包括结构紊乱、细胞极性丧失、细胞多形性、细胞质嗜碱性变、核增大有多形性伴核质比增加、核仁明显增大和（或）多个核仁及有丝分裂增加。尽管细胞呈现不典型性，但细胞并没有明显的侵袭证据。因为非典型性细胞的肿瘤潜能是不明确的，在缺乏其他肿瘤性证据的情况下，这些病变的最合适的分类是增生伴异型性或不典型增生。

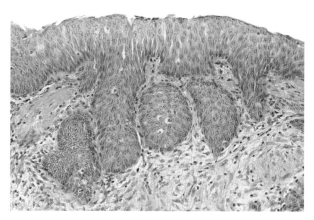

图 10.14 结节状尿路上皮增生。在固有层有细胞巢，类似于人类的 von Brunn's 巢

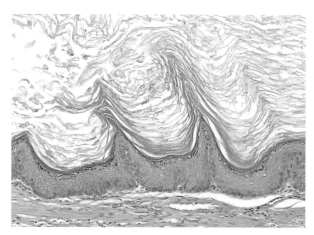

图 10.16 尿路上皮鳞状上皮化生。尿路上皮被复层鳞状上皮取代。鳞状上皮增厚、呈增生状，形成乳头状突起，并产生角蛋白

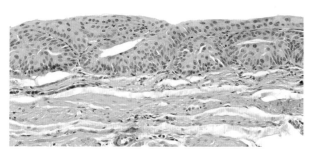

图 10.15 结节状尿路上皮增生。含有小的中央腔的结节，类似于人类的囊性膀胱炎

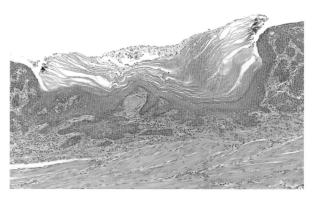

图 10.17 尿路上皮鳞状上皮化生。索状的鳞状上皮延伸至固有层。这种类型的病变可能是鳞状细胞癌的癌前病变

5.2　尿路上皮肿瘤

　　下尿路的尿路上皮肿瘤在未处理的对照组大鼠中并不常见，报道的发生率通常低于 1%，雄性大鼠的发生率高于雌性大鼠。非尿路上皮肿瘤比尿路上皮肿瘤的发生率低得多。BN/Bi Rij Brown-Norway 大鼠品系是个例外，尿路上皮癌和鳞癌具有较高的发生率，可能与尿中的固体物质有关，包括结石。

　　一般而言，肿瘤有 2 种不同的生长模式，包括外生型，肿瘤由尿路上皮表面向外生长，通常形成乳头状突起；内生型（非乳头状），肿瘤从尿路上皮向内生长。目前外生型生长模式在 2 种模式中更为常见。尿路上皮肿瘤也经常发生化生性改变。

5.2.1　乳头状瘤

　　外生型乳头状瘤是一种分散的、不规则的良性肿瘤。小的乳头状瘤大体检查可能无法识别，而大的乳头状瘤可能充满膀胱腔。乳头状瘤通常带蒂并通过一个狭窄的蒂附着于膀胱壁。在组织学切片上，这种附着于膀胱壁的现象可能见不到。

　　在组织学上，典型的乳头状瘤由被覆一层增厚的尿路上皮的分支状纤维血管轴组成（图 10.19）。较大的乳头状瘤可能具有高度复杂的间质轴，具有二级和三级分支。上皮几乎没有细胞异型性，可能与增生的上皮组织学外观无差异。尿路上皮乳头状瘤可发生鳞状上皮化生和（或）腺化生。在某些情况下，有时可能很难区分局灶性乳头状增生和小的乳头状瘤。通常，乳头状增生是基部广泛的病变，由上皮的多个栅栏样指状突起构成，具有简单的纤维组织轴；而乳头状瘤是局灶性肿块，具有 1 个狭窄的有蒂基部和 1 个复杂的、分支的纤维轴。在区分上皮增生和乳头状瘤时，病变的整体结构比单个细胞的形态学特征更重要。

　　一些乳头状尿路上皮肿瘤主要由尿路上皮的片状和结节状肿块组成，间质极少。乳头状瘤的尿路上皮细胞通常呈现过度增生并表现出一定程度的细胞异型性，但是恶性的明确组织学证据（如侵袭）常不存在。一般而言，如果有足够严重的生长方式紊乱和细胞异型性来支持恶性肿瘤的诊断，应该诊断为癌（表 10.1）。

　　内生型乳头状瘤通常称为内翻型乳头状瘤，是因为增生的尿路上皮向内突出或翻转进入肿瘤内。这些病变通过一个窄的基部附着于尿路上皮表面，且表面光滑，与典型乳头状瘤的不规则表面形成对比。内翻型乳头状瘤的外表面被覆一层光滑的尿路上皮，而内部包含尿路上皮的分支状轴，2~3 层细胞厚，其中一些与表面上皮相连

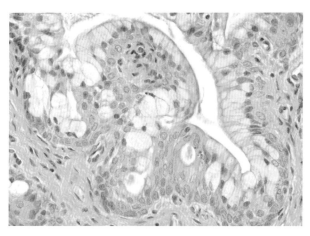

图 10.18　尿路上皮腺化生。尿路上皮细胞形成由大细胞组成的腺样结构，多含有黏液。注意与结肠上皮类似

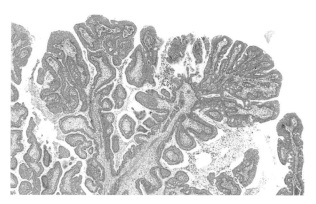

图 10.19　外生型尿路上皮乳头状瘤。它由被覆一层增厚的尿路上皮的高度分支状的间质轴组成

表 10.1　尿路上皮增生性病变的主要诊断特点

增生

增加的细胞数量超过正常的 3 层细胞

尿路上皮正常或略呈多形性

局灶性、多灶性或弥漫性

单纯性（扁平型）、乳头状（外生型）和结节状（内生型）

可出现化生（通常为鳞状上皮化生伴或不伴角化，腺化生较少见）

一般不见异型性

有丝分裂增加

非典型增生

和增生伴异型性是同义词

异型性的特征是多形性增加、细胞排列不规则、细胞质嗜碱性、巨大核及有丝分裂增多

乳头状瘤

外生型和带纤维血管轴的有蒂病变

较少见的是"内翻型乳头状瘤"，是一种不规则的细胞索翻转生长模式，向下生长至黏膜下层

单发或多发

细胞均一，分化良好

细胞质嗜碱性

有丝分裂不常见

缺乏侵袭

可能出现伴或不伴有角化的鳞状上皮化生或腺化生

异型性不常见

癌

外生型（乳头状）或广泛的基部和侵袭性（内生型）

单发或多发

细胞数量多

不规则的生长方式，界限不清

出血、坏死和炎症细胞浸润常见

多形性到间变的细胞形态

侵袭常见

可能存在化生（通常为鳞状上皮化生，伴有或不伴有角化，腺化生较少见）

有丝分裂常见

可见转移

未分化肿瘤的特征是高度间变的鳞状和腺样模式的混合性肿瘤

混合性细胞癌罕见

鳞状细胞乳头状瘤

大多数细胞是分化良好的鳞状细胞

通常是单发和外生型

有纤维血管轴的复杂突起

可变的角化（鳞状细胞角化珠）

有丝分裂不常见

无侵袭

鳞状细胞癌

界限不清

不规则的生长方式

大多数细胞是鳞状细胞

细胞多形性和间变增加

细胞异型性增加

续表

分化良好的间质
可变的角化（鳞状细胞角化珠）
侵袭常见
炎症细胞浸润
有丝分裂常见
可见转移
腺癌
罕见
通常是单个肿瘤
由 1 层或多层立方状或柱状细胞衬覆的腺体组成
通常存在细胞异型性
腺状结构可能含有黏液
有丝分裂常见
侵袭常见

（图 10.20 和 10.21）。上皮细胞通常很少或没有细胞异型性，间质丰富，但偶见内翻型乳头状瘤呈更实性的生长模式，间质稀少（图 10.22）。这些乳头状瘤可能类似于侵袭性癌，但缺乏细胞异型性或明确的侵袭证据。人类的内翻型乳头状瘤被认为是良性的，然而大鼠的内翻型乳头状瘤，特别是那些呈实性生长模式的有可能发生恶性转化或是早期癌。

5.2.2　癌

　　大鼠的大多数尿路有关癌起源于尿路上皮。

常常从乳头状瘤发生，表现为外生的乳头状肿块。少见的是侵袭性非乳头状癌直接由扁平的异型增生性病变形成，异型增生病灶可发生在增生的上皮内或在其他外观正常的上皮内。相应地，可观察到一系列癌，从低度恶性、无侵袭性、腔内乳头状到高度恶性侵袭性癌。外生型癌的大体观察类似于乳头状瘤，大小可达 1~2 cm，可引起膀胱扩张。非乳头状内翻型癌直接侵袭膀胱壁而不产生腔内乳头状生长（图 10.23）。这些癌可形成扁平的、实性的、大体观察可见的壁增厚。某些癌包含乳头状和侵袭性非乳头状 2 种生

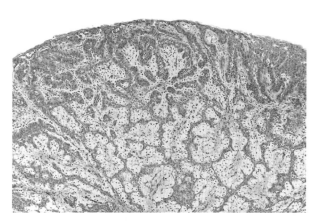

图 10.20　内翻型尿路上皮乳头状瘤。尿路上皮向下穿透（内翻）进入肿瘤，腔表面相对光滑

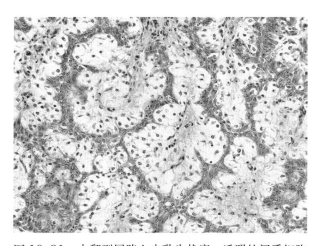

图 10.21　内翻型尿路上皮乳头状瘤。透明的间质细胞岛被尿路上皮细胞窄带分隔

长方式。偶尔侵袭性癌可穿透浆膜蔓延至邻近结构，尤其是前列腺；或发生转移。

不同肿瘤癌的组织学表现有很大的不同，并且在同一肿瘤内也可能有所不同，尤其恶性程度较高的肿瘤。尿路上皮可形成多种模式，从多层到粗索状、宽片状、大小不等簇，或大小不等的腺样结构（图 10.24~10.27）。偶尔，腺样结构可呈囊性扩张，并含有液体、脱落细胞和碎片。尿路上皮肿瘤细胞的病灶中央可能有坏死，呈现假腺样外观。纤维间质的数量变化很大。一般间质很少，但有高度恶性的内翻型癌可以是硬癌，含有中等量至大量的纤维间质，分隔索状、小簇状或单个肿瘤细胞。细胞形态从分化相对较好的细胞到高度多形性细胞，有大的、不规则、颗粒状至泡状的核，1 个或多个明显的核仁，以及稀疏的嗜酸性细胞质。高度恶性的肿瘤有丝分裂象多，可见病理性核分裂象。鳞状细胞分化的区域常伴有角化，这种现象在尿路上皮癌中相对常见。腺（黏液）分化不常见。大鼠偶见多形性小细胞、巨细胞或梭形细胞组成的未分化癌，与在人类中观察到的未分化癌有些相似。

肿瘤诊断为癌的最直接的表现为侵袭或转移（如内生型癌），但许多外生型肿瘤不表现出明显的侵袭。仔细检查外生型肿块的间质、壁的固有层和肌层，可发现存在明显未被基底膜包围的排列紊乱的细胞簇或细胞索，或单个肿瘤细胞。

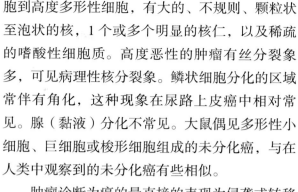

图 10.24　外生型尿路上皮癌。整体无序生长并且肿瘤性尿路上皮细胞形成实性生长区域

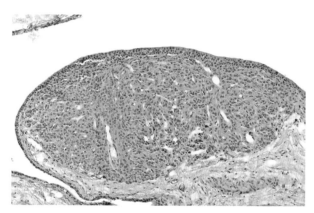

图 10.22　内翻型尿路上皮乳头状瘤。典型的内翻型乳头状瘤的亚型几乎完全由尿路上皮细胞和少量间质组成。肿瘤边界不连续，无周围固有层侵袭的证据

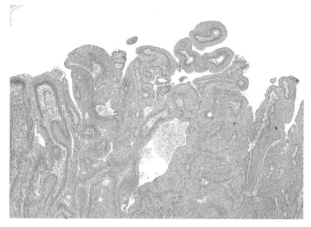

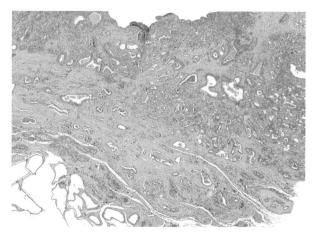

图 10.23　内生型尿路上皮癌。肿瘤侵袭膀胱壁而不形成腔内肿块

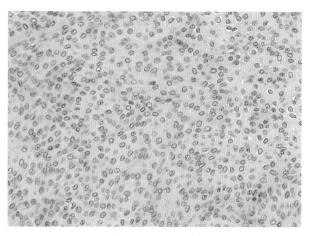

图 10.25　外生型尿路上皮癌。尿路上皮细胞相对正常，但呈密集、实性片状生长

如果缺乏确凿的侵袭证据，癌的诊断必须以肿瘤细胞的生长方式和形态学特征为基础。作为一般准则，肿瘤上皮细胞倾向于实性的片状、结节状或相似的结构，特别是有中至重度细胞异型性和存在有丝分裂时，应被认为是恶性肿瘤的指标。

5.2.3 鳞状细胞肿瘤

鳞状细胞肿瘤可能起源于已发生鳞状上皮化生（角化或无角化）的尿路上皮，自发性鳞状上皮细胞肿瘤罕见。鳞状细胞乳头状瘤和鳞状细胞癌的诊断应是主要由复层鳞状上皮组成的肿瘤。鳞状细胞乳头状瘤具有狭窄蒂和分支状的纤维组织轴，与移行细胞乳头状瘤相似，轴被覆复层鳞状上皮，可发生角化（图 10.28）。鳞状上皮化生可能发生于尿路上皮乳头状瘤内，必须与鳞状细胞乳头状瘤相鉴别。具有尿路上皮和复层鳞状上皮的肿瘤应考虑为尿路上皮乳头状瘤伴鳞状上皮化生，除非鳞状上皮是明确的肿瘤成分。

鳞状细胞癌比尿路上皮癌少见，大多数鳞状细胞癌可能是由发生鳞状上皮化生的尿路上皮癌发展而来。在组织学特征上，尿路的鳞状细胞癌类似于其他组织的鳞状细胞癌（图 10.29 和 10.30），可显示外生型和（或）内生型生长方式，常发生间变和侵袭，且恶性程度一般比尿路上皮癌高。

5.2.4 腺癌

大鼠膀胱腺癌是一种罕见的肿瘤，以腺样和管样结构为特征，类似于肠黏膜，偶尔产生黏液。腺癌有时与脐尿管或尿囊的残留有关，但也可能发生在膀胱的任何部位。腺癌的诊断应是那些完全由腺样组织构成的肿瘤，没有明显的尿路上皮起源。

5.2.5 间叶组织肿瘤

下尿路自发性、原发性间叶组织肿瘤罕见，通常是平滑肌起源。平滑肌肿瘤通常存在于膀胱

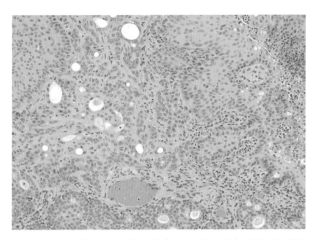

图 10.26　外生型尿路上皮癌。尿路上皮细胞呈多形性并形成实性的片状、结节状和腺样结构

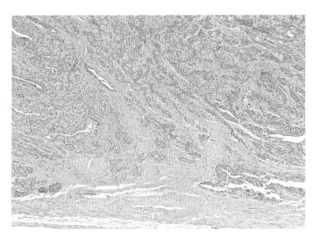

图 10.27　外生型尿路上皮癌伴膀胱壁侵袭。外生型癌一般不发生侵袭，但观察到侵袭即诊断为癌

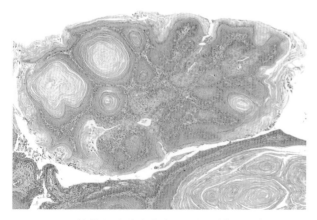

图 10.28　鳞状细胞乳头状瘤。不规则岛状的复层鳞状上皮被纤细的交叉带状间质分隔

壁固有层和（或）肌层，与黏膜上皮和周围的正常平滑肌界限分明。膀胱壁腔侧出现的小肿瘤可使黏膜稍微升高；大肿瘤突入管腔，造成梗阻，被覆黏膜增生和鳞状上皮化生。高度恶性的平滑肌肉瘤可以取代膀胱壁并侵袭邻近结构。尿道平滑肌瘤的组织学表现类似于其他器官的平滑肌肿瘤（图 10.31~10.33）。在很少见的情况下，膀胱的间叶组织肿瘤的分化程度较低，以至于无法完全确定细胞的确切起源，这些肿瘤最合适的诊断为未分化肉瘤。膀胱的血管肿瘤很少发生。

5.2.6　膀胱息肉

　　膀胱息肉在大鼠中偶有发生。息肉的组织发生及其生物学和肿瘤潜能尚不清楚。膀胱息肉是带蒂的乳头状的腔内肿块，可能变得很大而充满或扩张膀胱。大体观察显示息肉可能类似于尿路上皮肿瘤。然而，在显微镜下息肉与肿瘤不同，息肉几乎完全由细胞轴组成，并被覆一层薄的增生性上皮，常常含有鳞状上皮化生。息肉轴的细胞密度常存在很大的差别，某些区域可能密集排列成片状，而其他区域可能被疏松排列的胶原纤维或轻度嗜酸性的类似于水肿液的细胞间物质广泛分隔。通常有明显的血管。细胞形状多变，从密集排列区的多边形至细长形，到被广泛分割区的梭形或星形。细胞有中等到丰富的嗜酸性、有时呈颗粒状的细胞质以及多形性、圆形到椭圆

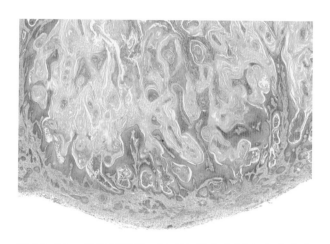

图 10.29　鳞状细胞癌。肿瘤细胞和角蛋白充满膀胱腔，侵袭膀胱壁

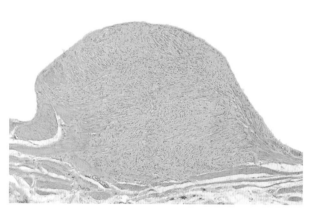

图 10.31　膀胱平滑肌瘤。肿瘤形成腔内肿块，但未侵袭膀胱壁

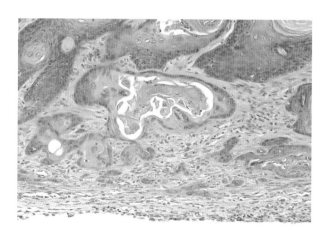

图 10.30　鳞状细胞癌。成簇的肿瘤细胞侵袭深入膀胱壁

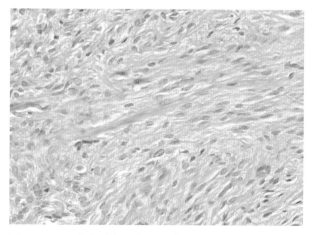

图 10.32　膀胱平滑肌瘤。肿瘤细胞排列疏松，略呈多形性，但总体上相对正常

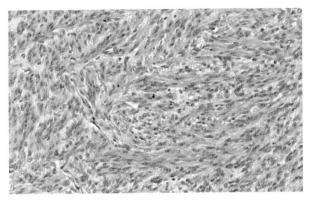

图 10.33 膀胱平滑肌肉瘤。肿瘤细胞紧密排列，核嗜碱性。肿瘤侵袭肌层

形、泡状到深染的细胞核。出血、含有含铁血黄素的巨噬细胞和数量不等的混合性炎症细胞也可能存在于息肉的间质轴中。膀胱息肉的确切性质尚不清楚，但似乎不是尿路上皮肿瘤。大鼠的一些有息肉的膀胱存在炎症，在这些情况下息肉可能继发于炎症，代表炎性息肉。

5.2.7 转移性肿瘤

上皮和间叶组织肿瘤可能从远处转移到膀胱、输尿管和尿道，也可能从邻近器官侵袭。转移性肿瘤包括鳞状上皮癌、肾小管癌、子宫内膜间质肉瘤、各种其他肉瘤、未分化肉瘤，以及来自精囊、前列腺和子宫的腺癌。膀胱最常见的血源性转移肿瘤是 Fischer 344/N 大鼠的单核细胞白血病（大颗粒淋巴瘤）转移到膀胱，可在膀胱壁内浸润，也可见其他类型的淋巴瘤和组织细胞肉瘤的浸润。

6 其他病变

6.1 尿石症

尿石症是在尿液中形成结晶的矿物质沉积或尿石（尿结石）。尿中固体的范围从微观晶体到颗粒状物质（沉淀物），再到肉眼可见的结石。大鼠自发性尿石症的实际发生率不确定，可能在不

同的品系之间有所不同，但总的来说，在饲喂正常饲料的大鼠中不常见。然而，在取材过程中，小的尿石可能肉眼不容易观察到，并可能在处理过程中丢失，所以有可能一些尿石症病例未被发现。尿石症可以用多种方法在大鼠体内进行实验诱导，常用的是饲料控制。尿石的成分是相当多变的，一般取决于诱导其形成的饲料类型或给予的处理。大鼠最常描述的尿石是磷酸钙和鸟粪石（磷酸镁铵），但是其他类型的结石偶尔也发生，尤其是草酸钙。给予一些化学品处理时，尿中的固体可能由给予的化学品和（或）其代谢物组成。据报道，处理诱导的草酸盐尿石在雄性大鼠中比雌性大鼠更常见，可能是由于雄性大鼠尿液中的雄激素或较高含量蛋白的影响。在几种物种包括大鼠中，鸟粪石尿石常与尿路感染有关。雌性大鼠的鸟粪石尿石比雄性大鼠更常见，可能是因为膀胱炎症在雌性大鼠中往往更常见。由于其基质组成和与促炎细胞因子的结合增强，鸟粪石尿石比其他类型的尿石能导致更严重的膀胱炎。

尿石形成的机制似乎分2个阶段进行：起始阶段，在此阶段形成一个巢作为结晶形成的核心；生长阶段，由于矿物质沉淀到核心的表面，结晶体积增大。核心形成的可能机制包括：①直接从尿液中过饱和的矿物质离子结晶形成核心；②有机基质成分促进尿石的形成，作为结晶生长的核心；③缺乏通常阻止结晶的抑制性物质（如镁）。无论所涉及的机制如何，尿液的过饱和度似乎是尿石形成的先决条件。组织碎片的存在［如由于尿路上皮的坏死和（或）炎症而形成，或管腔内的异物也能促进尿石形成］显然是作为结晶的核心。据报道，将精子注射到雄性动物的膀胱中能实验诱发尿石症。经反复处理的 Fischer 344 大鼠，其尿液中含磷酸钙沉淀物水平可增加。

据报道，升高尿镁水平能预防尿石症，而降低尿镁水平能增加实验诱发的尿石症。尿液的碱化有利于含钙结晶的形成，产生尿素酶的细菌感染膀胱可能导致鸟粪石的形成，尿素酶将尿素分

解成使尿液碱化的铵离子和碳酸氢根离子；相反，尿液的酸化有利于草酸盐尿石的形成。

大体观察显示尿石可从细小的沙样结晶到光滑或不规则、白色或浅黄色、坚硬、直径可达数毫米的结节状固块，通常称为结石。尿石位于膀胱腔内，这点可与矿化相区别。矿化是一种不常见的病变，表现为膀胱壁的结缔组织或肌肉内的嗜碱性颗粒状沉积物。一个大的尿石可以滞留在输尿管内，引起输尿管积水和肾盂积水；也有可能阻塞尿道或膀胱颈，引起急性膀胱扩张和氮质血症。在组织学上，结晶可呈现微小的、不规则的、嗜碱性的结晶体，几乎不引起组织反应。结石由嗜碱性到嗜酸性物质组成，取决于成分。组成结石的物质可能形成同心层，但小结石可能不显示这样的分层。结石可引起不同程度的增生，从轻度、单纯性增生到占据大部分膀胱腔的重度、弥漫性、乳头状增生（图 10.34）。重度、乳头状增生已被一些研究者称作乳头状瘤病或多发性乳头状瘤。尿路上皮增生偶伴不同程度的鳞状上皮化生。尿石也可引起尿路上皮的机械性损伤，包括出血（表现为在尿路上皮或皮下组织内出现血液，或膀胱腔出现渗出的红细胞），以及糜烂、溃疡和炎症。如尿石阻塞膀胱颈或尿道，可导致膀胱扩张，以及输尿管和肾盂可能扩张。

特别重要的是，尿石和膀胱尿路上皮肿瘤之间存在潜在关联，在大鼠中已有很多尿石与膀胱肿瘤同时发生的报道。各种异物包括尿石很容易引起膀胱尿路上皮的乳头状病变。尿石可引起尿路上皮的机械性糜烂和溃疡，从而导致炎症和尿路上皮增生。尿路上皮损伤的程度取决于尿石的大小、数目和表面的粗糙度。有人提出，持续的上皮细胞分裂可导致积累足够数量的复制错误的 DNA 以产生肿瘤。

6.2　粗尾似毛体线虫（膀胱线虫）

在野生大鼠中，常见膀胱粗尾似毛体线虫的寄生虫感染，输尿管和肾盂较少见，但在实验大

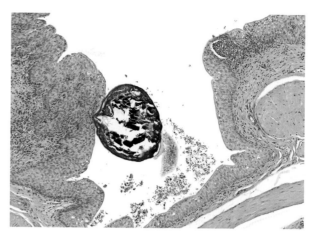

图 10.34　膀胱内结石。注意继发于结石的尿路上皮增生和炎症

鼠中罕见，原因是目前的动物饲养方式。感染通常是亚临床的，诊断通过识别尿液中的虫卵，用解剖显微镜发现附着在膀胱黏膜上的成虫，或在组织学切片中观察到寄生虫。

成虫较小，为线状蠕虫，直径大约 200 μm，雌性蠕虫大约 10 mm 长，雄性蠕虫为 2~3 mm 长。成熟的卵是筒状的，长约 60 μm，宽 30~50 μm，金棕色，具胚，重盖。几个成熟的卵通常存在于雌性线虫的生殖道内。雄性蠕虫通常生活在雌性蠕虫的子宫内，通常有几个雄性蠕虫位于 1 个雌性蠕虫体内，而雌性蠕虫寄居在腔内，其颅端嵌入黏膜中。雄性和雌性蠕虫也可以游离于腔内。

寄生虫的虫卵通过受感染大鼠的尿液传播，被其他大鼠摄食。卵在胃中孵化，幼虫穿透胃壁，然后迁移到门脉血管，再到心脏、肺和其他部位，最终到达膀胱、输尿管和肾盂，然后在腔内发育成熟至成虫。

成年寄生虫通常只引起轻微的反应或没有组织反应。有粗尾似毛体线虫感染的极少报道，可见膀胱黏膜呈白色、明显增厚的区域。受影响大鼠的膀胱在组织学上可见轻微的上皮糜烂和（或）增生，轻微的慢性炎症伴淋巴细胞、浆细胞和嗜酸性粒细胞，以及一些球状白细胞。幼虫迁移可引起相关组织的出血，尤其是肺。这些寄

生虫被认为可以导致尿石的形成，但是很少证据可以证实这一点。据报道尿石与已经死亡的蠕虫有关，因此，退化的死亡蠕虫的碎片可能作为尿石形成的核心。有人提出，寄生虫和被感染大鼠的膀胱肿瘤有关，但最近的研究表明这种关系并不常见。

6.3　血管扩张

在啮齿类动物中，血管扩张是一种不常见的病变，在小鼠中比大鼠更常见。血管扩张被认为是无病理学意义的偶发性病变，然而，重要的是将其与血管瘤进行区分。血管扩张是膀胱壁内内衬正常内皮细胞的一簇单个血管丛。相比之下，血管瘤是大鼠膀胱的一种罕见肿瘤，是一个分散的肿块，由多个大小不一、充满血液的血管通道组成，血管通道内衬稍微多形性、圆形到扁平状的内皮细胞（图 10.35）。

6.4　人工假象

在下尿路，人工假象可以影响对改变的解释。合适的膀胱固定对于准确评估尿路上皮是必不可少的。在取材时，合适的固定将有利于对固定后膀胱的大体检查，确保用于显微镜评估的黏膜的适当固定。如前所述，膀胱的组织学外观受

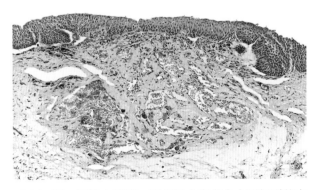

图 10.35　膀胱血管瘤。固有层中存在多个不规则的内衬血管内皮的通道。含有含铁血黄素的巨噬细胞与肿瘤相邻。注意尿路上皮增生与血管瘤无关

固定种类（浸泡或固定剂充盈固定）和切片角度的影响。尿路上皮的斜切切片可能会使其看起来变厚，这要与真正的增生相区别。关于固定，目前的浸泡固定一般是膀胱固定的首选方法。浸泡固定后的膀胱会收缩使肌层变厚，而黏膜会有许多不规则的皱褶突入膀胱腔，重要的是不要将收缩的黏膜误诊为乳头状增生或乳头状瘤。在收缩的膀胱中很难发现轻微到轻度的局灶性增生性病变，因此，需要与对照组膀胱进行仔细比较。剖检时使用固定剂使膀胱充盈，可在固定前去除皱褶，但是这能造成相当多的人工假象。太多固定剂的过度扩张可使尿路上皮的厚度降至 1~2 层，并使尿路上皮明显变扁平而造成评价困难。此外，充盈会导致膀胱壁不均匀扩张，部分尿路上皮扩张呈扁平状，其余部分收缩折叠，重要的是不要将此人工假象误诊为尿路上皮增生。此外，灌注过程中插管未正确插入膀胱可能导致固定剂注入固有层和肌层，在膀胱壁产生增厚的透明区域，类似于局部水肿、囊肿或气泡。

另一个偶见于雄性动物的人工假象是蛋白栓，发生在正常大鼠，通常被认为是雄性附属性腺的濒死分泌物进入膀胱的结果。蛋白栓可以从膀胱进入尿道，但也有在尿道发现蛋白栓，而膀胱中反而不存在的情况。正确地识别蛋白栓很重要，以防大体观察和显微镜检查误诊为尿道结石。大体观察显示蛋白栓为腔内的白色凝胶状团块。显微镜下检查蛋白栓呈灰白色或明显的嗜酸性、无定形物质团块，有时混有脱落的上皮细胞和精子。与结石不同，蛋白栓不含矿物质。除非与炎症性或肿瘤性病变相关，否则不予诊断。

6.5　憩室

憩室偶见于膀胱，通常与继发于结石存在的尿路梗阻有关。憩室是由膀胱黏膜带状膨出并延伸通过肌层进入邻近的纤维脂肪组织组成的。憩室内衬黏膜可以正常或增生性，甚至含有结节性和（或）乳头状增生，或继发于结石的乳头状

瘤。重要的是区分憩室和侵袭性癌，憩室上皮无癌所见的细胞异型性。此外，侵袭膀胱壁的癌为高度恶性并伴有大量有丝分裂。

7　毒理学病变

毒理学引起的膀胱、输尿管和尿道病变（非肿瘤性病变和肿瘤性病变）通常都局限于尿路上皮，但是可能累及肌层和浆膜。与输尿管和尿道相比，由于膀胱暴露于尿液中的物质的时间更长，因此，膀胱更容易发生病变。病变的类型取决于毒性物质，常见一种物质引起一系列病变。非肿瘤性病变如增生、炎症、溃疡、坏死和纤维化最常见。尿路上皮细胞质空泡变性、色素沉着和结石形成也可能发生。

在处理组大鼠的膀胱壁上观察到一种称为脂肪瘤病的特殊病变。脂肪瘤病由外观正常的脂肪细胞在固有层和肌层的平滑肌之间聚集所组成（图 10.36），尚不清楚它是化生性还是肿瘤性病变。脂肪瘤病最常与给予 PPARγ 和 PPARγ/α 受体激动剂（两者对脂肪分化至关重要）有关。

8　实验诱导的膀胱致癌作用

自 19 世纪末苯胺染料被认为是膀胱癌的一

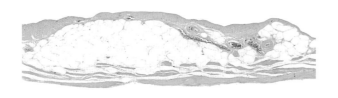

图 10.36　膀胱脂肪瘤病。固有层中可见分化良好的脂肪细胞

种病因以来，化学品与诱导膀胱致癌作用已经为人所知。大鼠已被证明是一种用于研究化学诱导膀胱致癌作用的有用模型。大鼠也被用来研究尿沉淀物（微结晶尿）、结石及其他物理因素对膀胱肿瘤的诱导作用。虽然大鼠可能不是理想的模型来模拟人类膀胱致癌作用，但与人类观察到的膀胱致癌作用的多步进展有很多的相似性。许多遗传毒性和非遗传毒性化学品已经被用来诱导大鼠膀胱肿瘤，一些类似的遗传毒性化学品在大鼠模型中已被证明在人类具有致癌性。然而，非遗传毒性化学品更具有物种和剂量特异性。关于物种差异，大鼠和人类在解剖学（膀胱的位置）、生理学和代谢方面有许多不同之处。此外，多种尿液物质的复杂混合物、尿液的 pH、渗透性、尿钙浓度和尿量等因素会影响某一特定化学品的整体致癌性。因此，外推至人类并不总是一个简单的事情。致癌物诱导的下尿路尿路上皮肿瘤通常发生在膀胱，但强致癌物能影响输尿管和尿道。

遗传毒性化学品直接作用于 DNA，或通过 DNA 与代谢物结合引起癌症基因组的激活。在用于致癌模型的遗传毒性化学品中，亚硝胺类 [N- 丁基 -N-（4- 羟丁基）亚硝胺]、亚硝基脲类（N- 甲基 -N- 亚硝基脲）和芳香胺类（2- 乙酰氨基芴）可诱发恶性膀胱肿瘤。上述化学品的研究明确表明，在不同的实验条件下给药，可见剂量相关的致癌性增加、侵袭性或高度恶性的剂量反应以及品系差异。细胞异型性或不典型增生与遗传毒性化学品相关，代表一种癌前过程。此外，已表明再生的受损膀胱可抑制肿瘤的发生，是由于增生的尿路上皮细胞修复致癌物诱导损伤的能力有所增加。

众所周知，在大鼠膀胱内结晶或结石的形成，或手术中植入颗粒物可能导致膀胱癌。例如，化学诱导的致癌机制是使尿液产生变化，导致沉淀［微结晶尿和（或）结石］，引起表面细胞毒性及再生性增生而导致膀胱癌。糖精钠是一

种人工甜味剂，通过尿路上皮细胞毒性和再生性
增生的机制（已被证明是大鼠特异性）在膀胱中
诱发肿瘤。化学品如除草剂磺基硫脲、PPARγ
和许多其他化学品已经被发现通过同样的机制形
成尿结石或微结晶尿。

　　SD/cShi 大鼠自发性肾盂积水和输尿管积水
的发生率高，据报道当暴露于 *N*- 丁基 -*N*-（4-
羟丁基）亚硝胺时，肾盂和输尿管癌的发生率
高。这种品系的大鼠可用于研究肾盂积水和输尿
管积水引起的尿停滞的影响。

参考文献

Antonakopoulos, G.N., Hicks, R.M., Hamilton, E., et al., 1982. Early and late morphological changes (including carcinoma of the urothelium) induced by irradiation of the rat urinary bladder. Br. J. Cancer. 46, 403-416.

Apodaca, G., 2004. The uroepithelium: not just a passive barrier. Traffic. 5, 117-128.

Arnold, L.L., Cano, M., St. John, M.K., et al., 2001. Effect of sulfosulfuron on the urine and urothelium of male rats. Toxicol. Pathol. 29, 344-352.

Auerbach, C., Barrow, M.V., 1972. Urogenital abnormalities produced in rat fetuses with chlorcyclizine. Teratology. 5, 23-32.

Banerjee, B.N., Durloo, R.S., 1973. Incidence of teratological anomalies in control Charles River C-D strain rats. Toxicology. 1, 151-154.

Bannasch, P., 1986. Preneoplastic lesions as end points in carcinogenicity testing. II. Preneoplasia in various non-hepatic tissues. Carcinogenesis (London). 7, 849-852.

Beaudoin, A.R., 1968. Further observations on the teratogenic action of the thyroid stimulating hormone. Teratology. 1, 11-20.

Birder, L.A., 2006. Urinary bladder urothelium: molecular sensors of chemical/thermal/mechanical stimuli. Vascul. Pharmacol. 45, 221-226.

Bone, J.F., Harr, J.R., 1967. *Trichosomoides crassicauda* infection in laboratory rats. Lab. Anim. Care. 17, 321-326.

Boorman, G.A., Hollander, C.F., 1974. High incidence of spontaneous urinary bladder and ureter tumors in the brown Norway rat. J. Nat. Cancer Inst. 52, 1005-1008.

Boorman, G.A., Wood, M., Fukushima, S., 1994. Tumours of the urinary bladder, IARC Sci Publ No. 111. In: Turusov, V.S., Mohr, U. (Eds.), Pathology of Tumours in Laboratory Animals. Vol. 2 Tumours of the Mouse, second ed. International Agency for Research on Cancer, Lyon, pp. 383-406.

Chin, T.Y., Tyl, R.W., Popp, J.A., Heck, H.D., 1981. Chemical urolithiasis. I. Characteristics of bladder stone induction by terephthalic acid and dimethyl terephthalate in weanling Fischer-344 rats. Toxicol. Appl. Pharmacol. 58, 307-321.

Clayson, D.B., Fishbein, L., et al., 1995. The effect of stones and other physical factors on the induction of rodent bladder cancer. Food Chem. Toxicol. 33, 771-784.

Cohen, S.M., 1983. Pathology of experimental bladder cancer in rodents. In: Bryan, G.T., Cohen, S.M. (Eds.), The Pathology of Bladder Cancer, vol. 2. CRC Press, Boca Raton, FL, pp. 1-40.

Cohen, S.M., 1998a. Urinary bladder carcinogenesis. Toxicol. Pathol. 26, 121-127.

Cohen, S.M., 1998b. Induction of cancer in the rat bladder: pathogenesis of cell proliferation, and relevance to human disease. In: Jones, T.C., Hard, G.C., Mohr, U. (Eds.), Monographs on Pathology of Laboratory Animals. Urinary System, second ed. Springer-Verlag, Berlin, pp. 420-426.

Cohen, S.M., 1999. Calcium phosphate-containing urinary precipitate in rat urinary bladder carcinogenesis, IARC Scientific Publications No. 147. In: Capen, C.C., Dybing, E., Rice, J.M., Wilbourn, J.D. (Eds.), Species Differences in Thyroid, Kidney and Urinary Bladder Carcinogenesis. International Agency for Research on Cancer, Lyon, pp. 175-189.

Cohen, S.M., 2002. Comparative pathology of proliferative lesions of the urinary bladder. Toxicol. Pathol. 30, 663-671.

Cohen, S.M., 2005. Effects of PPAR(gamma) and combined agonists on the urinary tract of rats and other species. Toxicol. Sci. 87, 322-327.

Cohen, S.M., Lawson, T.A., 1995. Rodent bladder tumors do not always predict for humans. Cancer Lett. 93, 9-16.

Cohen, S.M., Fischer, M.J., Sakata, T., et al., 1990. Comparative analysis of the proliferative response of the rat urinary bladder to sodium saccharin by light and scanning electron microscopy and autoradiography. Scanning Microsc. 4, 135-142.

Cohen, S.M., Cano, M., Anderson, T., Garland, E.M., 1996. Extensive handling of rats leads to mild urinary bladder hyperplasia. Toxicol. Pathol. 24, 251-257.

Cohen, S.M., Ohnish, T., Clark, N.M., et al., 2007. Investigations of rodent urinary bladder carcinogens: collection, processing, and evaluation of urine and bladders. Toxicol. Pathol. 35, 337-347.

Coria-Avila, G.A., Barbosa-Vargas, E., Pfaus, J.G., 2005. Sudden bladder distention in a female rat. Lab. Anim. 34, 22-25.

Crallan, R.A., Georgopoulus, N.T., Southgate, J., 2006. Experimental models of human bladder carcinogenesis. Carcinogenesis. 27, 374-381.

Cramer, D.V., Thomas III, J.G., 1975. Genetics of urogenital abnormalities in ACI inbred rats. Teratology. 12, 27-32.

DeSesso, J.M., 1995. Anatomical relationships of urinary bladders compared: their potential role in the development of bladder tumours in humans and rats. Food Chem. Toxicol. 33, 705-714.

Fowler, C.J., Griffiths, D., de Groat, W.C., 2008. The neural control of micturition. Nat. Rev. Neurosci. 9, 453-466.

Frazier, K.S., Seely, J.C., 2013. Urinary system. In: Sahota, P.S., Popp, J.A., Hardisty, J.F., Gopinath, C. (Eds.), Toxicologic Pathology: Nonclinical Safety Assessment. Taylor & Francis, Boca Raton, FL, pp. 422-484.

Frazier, K.S., Seely, J.C., Hard, G.C., et al., 2012. Proliferative and nonproliferative lesions of the rat and mouse urinary system. Toxicol. Pathol. 40, 14S-86S.

Friedell, G.H., Nagy, G.K., et al., 1986. Pathology of human bladder cancer and related lesions. In: Bryan, G.T., Cohen, S.M. (Eds.), The Pathology of Bladder Cancer, vol. 1. CRC Press, Boca Raton, FL, pp. 12-42.

Frith, C.H., Greenman, D.L., Cohen, S.M., 1994. Urinary bladder carcinogenesis in the rodent. In: Waalkes, M.P., Ward, J.M. (Eds.), Carcinogenesis. Raven Press Ltd., New York, NY, pp. 162-197.

Frith, C.H., Eighmy, J.J., Fukushima, S., Cohen, S.M., et al., 1995. Proliferative lesions of the lower urinary tract in rats. Guides for Toxicologic Pathology. STP/ARP, AFIP, Washington, DC.

Fukushima, S., Murai, T., 1999. Calculi, precipitates and microcrystalluria associated with irritation and cell proliferation as a mechanism of urinary bladder carcinogenesis in rats and mice, IARC Scientific Publications No. 147. In: Capen,

C.C., Dybing, E., Rice, J.M., Wilbourn, J.D. (Eds.), Species Differences in Thyroid, Kidney and Urinary Bladder Carcinogenesis. International Agency for Research on Cancer, Lyon, pp. 159-174.

Fukushima, S., Arai, M., Cohen, S.M., et al., 1981a. Scanning electron microscopy of cyclophosphamide-induced hyperplasia of the rat urinary bladder. Lab. Invest. 44, 89-96.

Fukushima, S., Cohen, S.M., Arai, M., Jacobs, J.B., et al., 1981b. Scanning electron microscopic examination of reversible hyperplasia of the rat urinary bladder. Am. J. Pathol. 102, 373-380.

Goss, R.J., Singleton, S.D., 1971. Disuse atrophy of the urinary bladder after bilateral nephrectomy. Proc. Soc. Exp. Biol. Med. 138, 861-864.

Greaves, P., 2012. Urinary tract, Histopathology of Preclinical Toxicity Studies. fourth ed. Elsevier, Amsterdam, pp. 537-614.

Hard, G.C., Alden, C.L., Bruner, R.H., et al., 1999. Non-proliferative lesions of the kidney and lower urinary tract in rats, URG-1. In: Guides for Toxicologic Pathology. STP/ARP/AFIP, Washington DC, pp. 1-32.

Hard, G.C., 1990. Tumours of the kidney, renal pelvis and ureter, IARC Scientific Publications No. 99. In: Turusov, V.S., Mohr, U. (Eds.), Pathology of Tumours in Laboratory Animals, Vol 1. Tumours of the Rat, second ed. International Agency for Research on Cancer, Lyon, pp. 301-344.

Hicks, R.M., Chowaniec, J., 1978. Experimental induction, histology, and ultrastructure of hyperplasia and neoplasia of the urinary bladder epithelium. Int. Rev. Exp. Pathol. 18, 199-280.

Hirose, M., Shirai, T., 1989. Squamous cell carcinoma, urinary bladder, rat. In: Jones, T.C., Mohr, U., Hunt, R.D. (Eds.), Monographs on Pathology of Laboratory Animals. Urinary System. Springer, Berlin, pp. 403-408.

Jokinen, M.P., 1990. Urinary bladder, ureter, and urethra. In: Boorman, G.A., Eustis, S.L., Elwell, M.R., Montgomery, C.A., MacKenzie, W.F. (Eds.), Pathology of the Fischer Rat. Reference and Atlas. Academic Press, San Diego, CA, pp. 109-126.

Khandelwal, P., Abraham, S.N., Apodaca, G., 2009. Cell biology and physiology of the urothelium. Am. J. Renal Physiol. 297, F1477-F1501.

Kunstýř, I., Ku¨pper, W., Weisser, H., et al., 1982. Urethral plug—a new secondary male sex characteristic in rat and other rodents. Lab. Anim. 16, 151-155.

Kunze, E., 1979. Development of urinary bladder cancer in the rat. Curr. Top. Pathol. 67, 146-232.

Kunze, E., 1992. Nonneoplastic and neoplastic lesions of the urinary bladder, ureter, and renal pelvis. In: Mohr, U., Dungworth, D.L., Capen, C.C. (Eds.), Pathobiology of the Aging Rat. ILSI Press, Washington, DC, pp. 259-284.

Kunze, E., 1998. Hyperplasia, urinary bladder, rat. In: Jones, T.C., Hard, G.C., Mohr, U. (Eds.), Monographs on Pathology of Laboratory Animals. Urinary System, second ed. Springer-Verlag, Berlin, pp. 332-366.

Kunze, E., Chowaniec, J., 1990. Tumours of the urinary bladder. In: Turusov, V.S., Mohr, U. (Eds.), Pathology of Tumours in Laboratory Animals, Vol 1. Tumours of the Rat, second ed. International Agency for Research on Cancer, Lyon, pp. 345397., IARC Scientific Publications No. 99.

Kunze, E., Grassner, G., 1986. Modification of N-methyl-N-nitrosoureainduced urinary bladder carcinogenesis in rats following stimulation of urothelial proliferation by a partial cystectomy. J. Cancer Res. Clin. Oncol. 112, 11-18.

Li, Y., McMartin, K.E., 2009. Strain differences in urinary factors that promote calcium oxalate crystal formation in kidney in ethylene glycol treated rats. Am. J. Physiol. Renal Physiol. 296, F1080-F1087.

Matsushita, K., 1984. Effect of estrogen on the formation of struvite calculi in female rats. Urol. Int. 39, 303-307.

Moll, R., Wu, X.-R., Lin, J.-H., Sun, T.-T., 1995. Uroplakins, specific membrane proteins of urothelial umbrella cells, as histological markers of metastatic transitional cell carcinomas. Am. J. Pathol. 147, 1383-1397.

Molon-Noblot, S., Boussiquet-Leroux, C., Owen, R.A., et al., 1992. Rat urinary bladder hyperplasia induced by oral administration of carbonic anhydrase inhibitors. Toxicol. Pathol. 20, 93-102.

Mori, S., Hosono, M., Machino, S., et al., 1994. Induction of the renal pelvic and ureteral carcinomas by N-butyl-N-(4-hydroxybutyl) nitrosamione in SD/cShi rats with spontaneous hydronephrosis. Toxicol. Pathol. 22, 373-380.

Ogawa, K., St. John, M., Luiza de Oliveira, M., et al., 1999. Comparison of uroplakin expression during urothelial carcinogenesis induced by N-butyl-N-(4-hydroxybutyl) nitrosamine in rats and mice. Toxicol. Pathol. 27, 645-651.

Oliveira, P.A., Colaco, A., De la Cruz Palomino, L.F., Lopes, C., 2008. Rat and mouse urothelial carcinogenesis. Exp. Path. Health Sci. 2, 23-28.

Oyasu, R., 1995. Epithelial tumours of the lower urinary tract in human and rodents. Food Chem. Toxicol. 33, 747-755.

Paterson, M., 1979. Urolithiasis in the SpragueDawley rat. Lab. Anim. 13, 17-20.

Pauli, B.U., Gruber, A.D., Weinstein, R.S., 1989. Transitional cell carcinoma, bladder, rat. In: Jones, T.C., Mohr, U., Hunt, R.D. (Eds.), Monographs on Pathology of Laboratory Animals. Urinary System, 1989. Springer, Berlin, pp. 381-392.

Reyes, L., Reinhard, M., O'Donnell, L.J., et al., 2006. Rat strains differ in susceptibility to Ureaplasma parvum-induced urinary tract infection and struvite formation. Infect. Immun. 74, 6656-6664.

Robertson, J.L., 1980. Spontaneous bladder and kidney lesions in young rats. Toxicol. Pathol. 8, 9-13.

Satoh, H., Mori, K., Furuhama, K., 2001. Morphological and immunohistochemical characteristics of the heterogeneous prostate-like gland (paraurethral gland) seen in female Brown-Norway rats. Toxicol. Pathol. 29, 237-241.

Schwetz, B.A., Spencer, H.C., Gehring, P.J., 1974. A study of prenatal and postnatal toxicity of a sulfhydryl resin in rats. Toxicol. Appl. Pharmacol. 27, 621-628.

Senoh, H., Umeda, Y., Katagiri, T., et al., 2007. A case of urinary bladder rhabdomyosarcoma in F344 rat. J. Toxicol. Pathol. 20, M42.

Shirai, T., Takahashi, S., 1998. Papilloma, urinary bladder, rat. In: Jones, T.C., Mohr, U., Hunt, R.D. (Eds.), Monographs on Pathology of Laboratory Animals. Urinary System. Springer, Berlin, pp. 399-403.

Singh, B.P., Nyska, A., Kissling, G.E., et al., 2010. Urethral carcinoma and hyperplasia in male and female B6C3F1 mice treated with 3, 30, 4,40-tetrachloroazobenzene (TCAB). Toxicol. Pathol. 38, 372-381.

Stula, E.F., Sykes, G.P., 1989. Adenocarcinoma, urinary bladder, rat. In: Jones, T.C., Mohr, U., Hunt, R.D. (Eds.), Monographs on Pathology of Laboratory Animals. Urinary System, 1989. Springer, Berlin, pp. 409-416.

Sykes, G.P., Stula, E.F., 1989. Undifferentiated carcinoma, urinary bladder, rat. In: Jones, T.C., Mohr, U., Hunt, R.D. (Eds.), Monographs on Pathology of Laboratory Animals. Urinary System. Springer, Berlin, pp. 416-420.

Tannenhill-Gregg, S.H., Dominick, M.A., Reisinger, A.J., et al., 2009. Strain-related differences in urine composition of male rats of potential relevance to urolithiasis. Toxicol. Pathol. 37, 293-305.

Willson, C.J., Flake, G.P., Sills, R.C., Kissling, G.E., Cesta, M.F., 2016. Immunohistochemical expression of cyclin DI, cytokeratin 20, and uroplakin III in proliferative urinary bladder lesions induced by o-nitroanisole in Fischer 344/N rats. Vet. Path. 53, 682-690.

Wisler, J.A., Asfhari, C., Fielden, M., et al., 2011. Raf inhibition causes extensive multiple tissue hyperplasia and urinary bladder neoplasia in the rat. Toxicol. Pathol. 39, 809-822.

Wolf, J.C., 2002. Characteristics of the spectrum of proliferative lesions observed in kidney and urinary bladder of Fischer 344 rats and B6C3F1 mice. Toxicol. Pathol. 30, 657-662.

Young, R.H., Scully, R.E., 1987. Pseudosarcomatous lesions of the urinary bladder, prostate gland, and urethra. Arch. Pathol. Lab. Med. 111, 354-358.

Zubaidy, A.J., Majeed, S.K., 1981. Pathology of the nematode *Trichosomoides crassicauda* in the urinary bladder of laboratory rats. Lab. Anim. 15, 381-384.

第四部分

神经系统和特殊感觉器官

第 11 章

脑

Alys Bradley[1], Lise Bertrand[2], Deepa B. Rao[3, *], D. Greg Hall[4] and Alok K. Sharma[5]

[1]Charles River, Laboratories, Edinburgh Ltd, Tranent, East Lothian, UK), [2]Bayer CropScience, Lyon, France
[3]Center for Drug Evaluation and Research (CDER), US Food and Drug Administration, Silver Spring, MD, USA,
[4]Eli Lilly and Company, Indianapolis, USA, [5]Covance Laboratories Inc, Madison, WI, USA

1 引言

中枢神经系统（central nervous system, CNS）

---

* 本文反映 Deepa B. Rao 在美国国家毒理学项目中心（National Toxicology Program, NTP）任职期间所开展工作的观点，不应被解释为现任雇主——美国食品药品监督管理局的代表性观点或政策。

标本的神经毡致密、富含脂质，在收集组织用于诊断程序和神经解剖学分析时需要进行特殊考虑。通过血管内灌流固定可获得最佳的组织完整性，啮齿类动物很容易实现。通常，在标准的形态学研究中，脑浸泡固定于 10% 中性福尔马林缓冲液中，并进行石蜡包埋。当精细分子（如适合免疫组织化学检测的表位）将会被剧烈（或任何）的固定所破坏时，可采用低温切片术（冷冻切片）。树脂（塑料）可作为包埋剂，便于进行电子显微镜检查。

可以根据需要的结果以多种方法对脑进行取材。对一般毒性研究的神经病理学评估程度有可能影响分析的结果。美国毒性病理学会（Society of Toxicologic Pathology, STP）成立了一个神经系统取材工作组，以评估目前标准非临床一般毒性研究所用的取材方法，并为将来一般毒性研究中的常规神经病理学评价提供指导建议。在最

近发表的文章中，提出关于在 GLP 一般毒性研究（Ⅰ级）期间，哪些神经结构应该进行常规取材的建议、建议的组织修切方案以促进上述神经结构的取材，以及在一般毒性研究中应常规使用的哪些常规染色和特殊的神经组织学程序（如果有）（Bolon et al., 2013）。

脑的腹侧面有特殊的解剖标志，在标本处置和切片前，这些解剖标志有助于一致性修块，如图 11.1 所示。表 11.1 列出了 STP 建议在常规毒性研究中需要检查的每个切面对应的相关亚位点。Rao 为实验病理学家综述了神经解剖学亚位

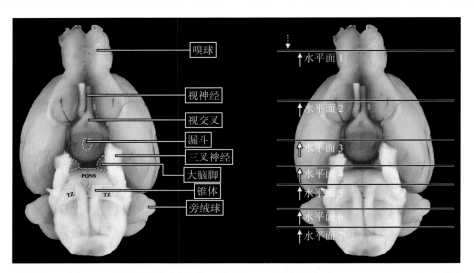

图 11.1　大鼠和小鼠的脑腹侧面显示取材的解剖标志。水平面 1：取自嗅球（olfactory bulb, OB）的中部。水平面 2：取自视交叉（optic chiasma, OC）颅侧 1~2 mm。水平面 3：取自通过漏斗（infundibulum, IF）或垂体柄的中点。水平面 4：取自上丘的中点。在腹侧面，上丘对应于腹侧面可见的大脑脚后半部分。水平面 5：取自下丘的中点。在腹侧面，下丘对应斜方体（trapezoid body, TZ）的吻侧边缘。水平面 6：取自小脑中部水平，与中枢第Ⅷ脑神经（Ⅷ cranial nerve, CN）相对应。水平面 7：从腹侧面看，取自小脑末端前 2~3 mm。所有切面均包埋，组织学切片来自吻侧切面。如存在，前部嗅球（虚线箭头所示）可以后表面向下放置作为嗅球的额外切片（译者注：TZ 表示斜方体，PONS 表示脑桥）

表 11.1　每个脑切片的神经解剖学亚位点汇总

水平面	神经解剖学亚位点
NTP-7 水平面 1	嗅神经层、小球层、外丛层和内丛层、僧帽细胞层、颗粒细胞层
NTP-7 水平面 2	额顶叶皮质、扣带回皮质、胼胝体、尾壳核、（内囊、苍白球）、隔核、前连合、伏隔核、梨状皮质、视交叉或视神经、外侧嗅束
NTP-7 水平面 3	额顶叶皮质、压部后皮质、听觉（颞叶）皮质、杏仁核、海马（CA 区 -1、2、3 及齿状回）、缰核、丘脑、下丘脑、内囊、（苍白球）
NTP-7 水平面 4	视觉（枕叶）皮质、听觉（颞叶）皮质、嗅内皮质、上丘、中脑导水管周围灰质、内侧膝状体、红核、中缝核、大脑脚、黑质
NTP-7 水平面 5	下丘、蓝斑、三叉神经中脑核、第 V 脑神经感觉主核、三叉神经运动核、上橄榄核、锥体束
NTP-7 水平面 6	小脑小叶（蚓部、袢状、旁绒球、舌）、面神经（第Ⅶ脑神经）核、三叉神经脊束、前庭神经核、耳蜗神经核、中缝核、锥体束
NTP-7 水平面 7	最后区、孤束核、迷走神经（第 X 脑神经）核、舌下神经（第Ⅻ脑神经）核、网状结构、中缝核、下橄榄核、锥体束、三叉神经脊束

点及其功能与意义（Rao et al.,2013）。通过这种改良的方法，几乎整个脑都被包埋，以备将来使用。由于脑神经解剖学的复杂性和基于解剖标志的手工切片，在一个研究、多个研究和机构间的动物之间，预期脑的取材切面方向和位置会有适度的变化（Bolon et al., 2013）。图 11.2~11.8 显示表 11.1 中列出的不同切片的相关亚位点。

1.1 胚胎学

CNS 由外胚层发育而来，起源于中胚层的脊索，建立胚胎的颅尾轴，并诱导外胚层增厚，神经板折叠形成神经管。神经管随着外胚层增殖而发育、折叠和融合，形成一个贯穿整个胚胎的空心圆柱。

脊索分泌的头蛋白和脊索蛋白（chordin）阻断骨形态生成蛋白4（bone morphogenetic protein 4, BMP4）的抑制作用，使背侧外胚层形成神经组织（deLahunta and Glass, 2009）。在细胞增殖和分化之前，神经外胚层细胞横跨神经管的整个厚度。在神经发生开始前，神经干细胞首先以一层假复层上皮的形式出现，并衬覆神经板和神经管。在神经胚形成过程中，神经上皮细胞是完全增殖的，细胞直到神经管闭合完成才会终止细胞周期并开始神经元分化。这些神经上皮细胞（neuroepithelial cell, NEC）沿其顶 - 基轴高度极化。随着神经发生开始，NEC 产生放射状胶质（radial glial, RG）细胞。以前，RG 细胞被认为只能产生星形胶质细胞。然而，目前已知 RG 细胞是有丝分裂活跃的多潜能祖细胞（multiprogenitor cell），可产生脑中的大多数神经元、星形胶质细胞、少突胶质细胞和室管膜细胞（Poppleton and Gilbertson, 2007）。除小脑中的 Bergmann 胶质细胞和视网膜中的 Muller 胶质细胞外，RG 表型仅为一过性，大多数 RG 细胞的发育潜力有限，只能产生单一类型的细胞。免疫组织化学发现 RG 细胞显示星形神经胶质细胞的几种特性，例如，表达星形胶质细胞的特异性谷氨酸转运蛋白（glutamate transporter, GLAST）、钙结合蛋白 S100β 和胶质细胞原纤维酸性蛋白（glial fibrillary acidic protein, GFAP）。

NEC 表达 CD133、神经上皮干细胞蛋白、RC2、星形胶质细胞的特异性蛋白——谷氨酸转运体和脑脂质结合蛋白（brain lipid-binding protein, BLBP）。当细胞分离成表达神经丝蛋白的神经元祖细胞和表达 GFAP 的神经胶质祖细胞时，神经上皮干细胞的蛋白表达下调。神经元祖细胞产生一系列神经母细胞。在进一步的分化过程中，有几个小的细胞质突起从细胞体延伸出来。其中一个突起拉长形成原始轴突，其他则形成树突。神经胶质祖细胞发育成少突胶质细胞、1 型星形胶质细胞和 2 型星形胶质细胞。少突胶质细胞的形成依赖脊索细胞产生的音猬因子（sonic hedgehog, Shh）基因。单个少突胶质细胞的扁平突起可使数个神经纤维髓鞘化。

小胶质细胞是中胚层来源的细胞，随血管组织进入 CNS，因此，在发育中 CNS 直至有血管渗透时才被发现。

Cajal-Retzius 细胞和软膜下的梨形细胞在整个胚胎发育过程中占据大脑皮质（前脑）的边缘区和海马，表达高水平的颤蛋白，并控制皮质板的神经元迁移。颤蛋白通过起源于脑室区的兴奋性皮质神经元，特异性地指导细胞层的径向迁移和形成。Cajal-Retzius 细胞表达连接蛋白 -1，后者与迁移神经元细胞表面的连接蛋白 -3 结合。然后连接蛋白 -3 及其相关效应器——丝状肌动蛋白结合蛋白抗体通过这两种细胞表达的钙黏着蛋白 2 分子介导同嗜性细胞间黏附（Arcangelo, 2014）。颤蛋白也指导海马内的锥体神经元的径向迁移和层形成。齿状回的神经发生和颗粒神经元的迁移从出生后一直持续到成年。由 Cajal-Retzius 细胞产生的颤蛋白促进轴突和树突的初始生长。在胚胎期小脑中，颤蛋白由外颗粒细胞层内的颗粒细胞前体表达，控制发育中小脑和皮质板的神经元定位和极化树突生长。颤蛋白主要

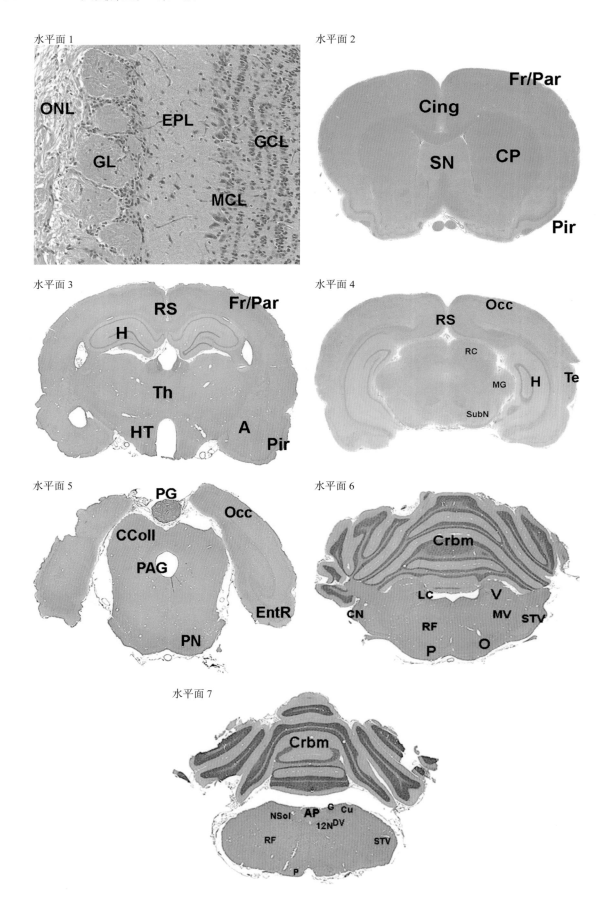

影响神经元胞体易位，迁移的神经元需要 Dab1 将其顶突延伸至新皮质的浅表区域。

随着发育逐渐成熟，皮质细胞排列成 3 层：内层不断增殖的神经上皮，随后变为衬覆整个脑室系统和椎管的单层室管膜细胞；中间层不断分化的细胞，将形成灰质和胶质；外边缘层大多由神经元突起组成（deLahunta and Glass, 2009）。神经上皮需要脑脊液的营养作用才能经历正常的细胞存活和神经发生（Martin et al., 2009）。残余的细胞簇常见于脑室附近的脑组织（室管膜下板）、伏隔核、隔外侧核和嗅结节中。类似的细胞存在于嗅脚和嗅皮质内。当这些细胞形成特定的簇时，称为 Calleja 岛（Calleja, 1893）。推测这些细胞是脑发育时期"残留"的一群静息的、未分化 / 未迁移的细胞，并根据位置不同形成不同的细胞谱系。还要注意的是，这些细胞簇经常被误诊为胶质细胞增生。将神经元前体细胞和未成熟的神经元表达的微管相关蛋白——双皮质素（doublecortin, DCX）进行免疫染色，有助于将这些未成熟的细胞与胶质增生中成熟的神经胶质细胞相区分。神经干细胞也占据脑室周围区域（Chojnacki et al., 2009），这可能是一个重要的治疗靶点。分裂活跃的生发细胞层在出生后 24 天内仍存在于大鼠的小脑内，这些细胞最终会迁移至小脑实质产生篮状细胞、星形细胞和内颗粒层的颗粒细胞。这些细胞也是 Kilham 大鼠细小病毒的主要靶标。

在神经胚形成过程中，未来的脑区预示着较宽的沟和较厚、较深的褶皱。脑的脑室系统和脊髓的中央管是神经管内的残留物。在发育过程中，神经管从脑干水平开始，同时向吻侧和尾侧 2 个方向闭合。未来的脑壁收缩成几个不同的神经原节——前脑、中脑和菱脑。中脑 - 菱脑边界的峡部和丘脑界带（zona limitans）是神经上皮发起者（organizer），信号分子如 FGF8、Wnt-1 和 Shh 在这些区域中高度表达，这些分子调控中脑的发育、前 - 后极性和生长。Otx 基因有助于发育中脑的区域规范，并在早期区域化发生时表达。Otx1 在原肠胚形成后被激活，Otx 1 和 Otx 2 协同保证脑的正确发育（Acampora et al., 1997)。

在神经管的吻端，前脑分化为端脑（嗅球、大脑和尾状核 / 壳区）和间脑（丘脑、下丘脑、神经垂体区）。侧脑室位于端脑内部，第三脑室是间脑的脑室系统。

大脑皮层基于系统发育可细分为异型皮质和新皮质。异型皮质有 3 个不同的层：分子层、锥体层 / 颗粒层和多形层。异型皮质的古皮质包括膝状回、胼胝体上回、海马回、齿状回和海马旁回。异型皮质的旧皮质包含嗅球、嗅束和梨状叶。新皮质构成大部分的大脑皮质，有 5 或 6 层。起源于间脑和端脑中间层的神经元形成细胞体聚集，称为基底神经节。苍白球起源于间脑。尾壳核来源于端脑。

视泡生长出间脑区域。这一点很重要，因为视神经（第 II 脑神经）的髓鞘是中枢性髓鞘（由

◀ 图 11.2~11.8　神经解剖亚位点的横切片 HE 染色，水平面 1~7。水平面 1：ONL 表示嗅神经纤维层；GL 表示小球层；EPL 表示外丛层；MCL 表示僧帽细胞层；GCL 表示颗粒细胞层。水平面 2：Fr/Par 表示额顶叶皮质（新皮质）；Cing 表示扣带回皮层；SN 表示隔核；CP 表示尾壳核 (基底神经节)；Pir 表示梨状皮质。水平面 3：Fr/Par 表示额顶叶皮质；RS 表示压部后皮质；H 表示海马；Th 表示丘脑；HT 表示下丘脑；A 表示杏仁核；Pir 表示梨状皮质。水平面 4：Occ 表示枕叶皮质；RS 表示压部后皮质；RC 表示上丘；MG 表示内侧膝状核；H 表示海马；Te 表示颞叶皮层；SubN 表示黑质。水平面 5：PG 表示松果腺；CColl 表示尾丘；Occ 表示枕叶皮质区；PAG 表示导水管周围灰质；PN 表示脑桥核；EntR 表示嗅内皮质。水平面 6：Crbm 表示小脑；CN 表示耳蜗神经核；LC 表示蓝斑；RF 表示网状结构；P 表示锥体；V 表示前庭神经核；MV 表示三叉神经运动核；STV 表示三叉神经脊束；O 表示橄榄核。水平面 7：Crbm 表示小脑；NSol 表示孤束核；RF 表示延髓网状结构；AP 表示最后区；G 表示薄束核；Cu 表示楔束核；12N 表示舌下神经核；DV 表示迷走神经背核；STV 表示三叉神经脊束；P 表示锥体

少突胶质细胞形成），而其他脑神经是外周性髓鞘（由施万细胞形成）。视神经在视盘水平上的中枢性髓鞘化程度因物种不同而有所不同。大鼠不形成视网膜内髓鞘，但在视网膜视神经连接处（retinal optic nerve junction, ROJ）可见明显的星形胶质细胞丝聚集。间脑顶板的最后部发育成一个小的憩室，产生脑上体和松果腺。

小脑板最初由神经上皮、中间层和边缘层组成。神经上皮细胞迁移到小脑表面形成第二生发层，即外颗粒层。这些细胞有丝分裂形成颗粒细胞、篮状细胞和星形细胞。神经上皮的剩余细胞形成内生发层。神经母细胞从这一层迁移到第四脑室的室管膜上方形成小脑核。来自内生发细胞层的神经母细胞也会迁移到外颗粒细胞层形成浦肯野细胞。外颗粒层的细胞体向内迁移形成颗粒层。小脑外侧皮质的残余部分称为分子层。小脑在出生时发育的好坏与动物能够站立和行走的年龄密切相关。大鼠的自发性四足行走直到出生后11~15 天才发育完全，这反映出生后大脑的显著发育。

大鼠脑在出生后继续发育，在前 3 个月总质量增加 6.4 倍。出生后增加的大部分脑组织位于脑干和皮质（Bandeira et al., 2009）。出生时大鼠脑 90% 以上的细胞是神经元，出生后大脑逐渐由非神经元组织填充。绝大多数非神经元细胞是神经胶质细胞。

出生后第 1 周，脑的生长主要与平均体积较大的神经元的增加有关，出生后第 2 周和第3 周，脑的生长与比已有的神经元细胞更小的非神经元细胞数量的增加有关。神经元的净增加是通过星形胶质细胞转分化形成大脑皮层内具有神经元表型的细胞，或是通过来自脑室下或实质 NG2 阳性祖细胞的广泛的皮质神经发生而实现。Olig2+ 和 Pax6+ 祖细胞在成年大鼠颞叶皮质的白质中产生双皮质素阳性（DCX+）和NeuN+ 神经元。NG2+ 细胞在多个区域产生神经元（Takemura, 2005）。出生后大脑皮质的神经元

数量因细胞死亡不断减少，神经元间的连接是通过神经突的延伸和（或）删减来修改的。与之相反，直到出生后 21 天才出现小脑神经元的净增加，直到成年才出现嗅球神经元的净增加。在出生后的早期，大鼠脑内所有区域的基因表达都发生巨大的变化。出生后前 2 周的基因表达对完成神经元分化至关重要，基因表达赋予每个脑区域独特的组织特异性。出生后第 1 天，不足 300 个基因可区分脑解剖区域，而在成年脑中超过 2 000 个基因可区分脑解剖区域（Stead et al.,2006），因此，每个脑区的分子和基因标记都是不同的。在出生后的 2 周内，大鼠的幼鼠表现出快速的行为变化，如增强的运动协调、运动和感觉系统（如味觉、听觉和视觉）的成熟度增加（Stead et al., 2006）。哺乳期间乳鼠脑的快速生长可能是一种适应机制，提供断奶时足够成熟的脑功能，以便独立于母亲生存（Bandeira et al.,2009）。大鼠出生后早期的脑发育变化相当于人类妊娠后期的脑发育变化。

1.2 解剖学

脑可以被视为 3 个主要区域：前脑（由端脑和间脑组成）、中脑和菱脑（或后脑，由后脑和末脑组成）。

端脑包括嗅球和大脑半球。嗅球在啮齿类动物中很明显，并紧贴分隔鼻腔和颅腔的筛骨板之后。鉴于直到成年的吸入暴露和神经发生，嗅球是毒理病理学常规评价的重要区域。为了使嗅球完整无损，需要仔细解剖。2 个大脑半球被 1 条深纵沟（即矢状裂）分开。虽然与其他哺乳动物相比，啮齿类动物的大脑缺少脑回和脑沟，但皮质仍是以促生长的方式组织，并且相同物种的个体之间的皮质区域图是一致的。海马是大脑中的一种独特的脑回，被卷入侧脑室中，形状像 "C"。对神经科学家来说是一个很好记录的部位，并参与癫痫的发生、学习和记忆。矢状裂的底部由胼胝体形成，胼胝体是大脑半球间的连

合束。基底核（通常称为基底神经节）位于吻腹侧大脑半球。基底核由几个核和相应的白质束组成，这些白质束通过锥体外运动回路调节运动。锥体外运动回路的病变与运动障碍和神经退行性疾病（如帕金森病和亨廷顿病）有关。大鼠的尾状核和壳核并没有被内囊完全分开，被认为是一个整体（combined entity），即尾壳核。

间脑由上丘脑、丘脑和下丘脑组成。上丘脑包含缰核和松果腺（调节一般躯体发育，特别是生殖系统）。松果腺位于大脑半球和小脑之间界面的矢状裂的尾端，通常从颅骨中取出脑时仍附着在脑膜上。松果体细胞释放褪黑素到周围的毛细血管和脑脊液中。丘脑围绕着第三脑室，通常被称为"通往皮质的通道"，包括几个核和束，参与接收和传递脊髓、小脑、脑干和基底核发出的感觉和运动信号到达皮质。下丘脑参与控制自主神经功能的重要稳态机制。下丘脑视交叉上核接收来自视网膜的关于昼夜周期的信息，并控制松果腺释放褪黑素。下丘脑的腹侧突出包括第三脑室的延伸，形成神经垂体。神经垂体和来自口腔外胚层的内陷（拉特克囊）形成垂体。

中脑由背侧顶盖（"顶"）和腹侧被盖（"覆盖物"）组成。顶盖包括四叠体，由吻侧丘和尾侧丘组成，分别控制视觉和听觉反射通路。腹侧被盖由红核、动眼神经副核（Edinger-Westphal nucleus）、网状组织、黑质和大脑脚组成。

菱脑由后脑和末脑组成。后脑包含脑桥、斜方体和小脑。小脑由两侧半球和一个中间蚓部组成。在经过仔细剖检的样本中，仍可观察到小脑两侧附着的旁绒球。小脑是姿势和相位协调中心。末脑完全由延髓构成。末脑包含连接前脑结构和外周神经系统的上行和下行神经纤维束。末脑的顶板简化为单层室管膜细胞，由形成软脑膜的间充质细胞覆盖。血管间充质的活跃增殖产生大量囊样内陷进入下方第四脑室，形成脉络丛。末脑底部的基板包含传入和传出脑神经核。末脑的神经母细胞迁移至边缘区，形成薄束核和

楔束核；或迁移至腹侧形成橄榄核（Hyttel et al., 2010）。

"脑干"这一术语通常是指脑腹内侧部，包含第三和第四脑室，中脑导水管和部分间脑、中脑、腹侧后脑和末脑。

脑室系统由 4 个包含脑脊液的结构空间组成，与脊髓的中央管相连。包括连接 2 个侧脑室的中央第三脑室和 1 个尾部的第四脑室。侧脑室通过室间孔或 Monroe 孔和第三脑室相通，而第三和第四脑室通过中脑导水管相连接。

脑室衬覆 2 种细胞，即伸长细胞和室管膜细胞。室管膜细胞有明显的纤毛。脑脊液在室管膜细胞之间通过，提供脑实质的组织间液。室管膜细胞 GFAP 和波形蛋白抗体染色呈阳性。伸长细胞是一种细长的烧瓶状细胞（经电子显微镜识别），被认为可以改变细胞外液的成分。

脉络丛起源于发育过程中神经上皮的内陷，在胚胎学上与室管膜有关，可形成血管丰富的分泌上皮。与室管膜细胞相比，脉络膜细胞有少量纤毛，但被微绒毛覆盖。脉络丛的主要功能是产生脑脊液。大部分液体通过第四脑室顶的 2~3 个小孔（Magendie 侧孔和 Luschka 背孔）溢出，进入软脑膜和蛛网膜之间的蛛网膜下腔。脉络丛上皮细胞角蛋白和神经丝抗体染色呈阳性。脉络丛是一个室周器（circumventricular organ, CVO）。沿脑室系统的中线可识别另外 6 个 CVO，包括终板的血管器（第三脑室的双侧 / 腹侧 / 吻侧壁）、穹窿下器（第三脑室的吻侧 / 背侧壁）、正中隆起（第三脑室的底部正好在视交叉的尾部）、连合下器（第三脑室的后部）、松果腺、最后区（延髓的背内侧、双侧，在此水平第四脑室成为中央管）。

CVO 具有多种功能，包括激素和细胞因子的分泌和（或）储存。Garman 发表的文章包括所有 6 个 CVO 优秀的显微图片及其在大鼠脑中的位置（Garman, 2011a）。CVO 的毛细血管因其内衬有孔内皮（除了连合下器）（Weindl and Joynt,

1973），因此缺乏血脑屏障（blood-brain barrier，BBB），具有毒理学相关性。BBB 的缺乏反映化学品或药物进入脑的潜在位点，凸显出常规毒理学筛选研究中 CVO 取材的重要性。被覆 CVO 的室管膜细胞仍提供血 - 脑脊液（CSF）屏障。一些 CVO（穹窿下器和最后区）包含神经元细胞体（Oldfield and McKinley,1995）。不容易进入大脑的化学品 / 药物可能仍然会进入这些区域，而内皮细胞可能在这些位置产生放大作用。

神经元的形状和大小各不相同，但通常都包含 1 个胞体（或核周质）、1 个轴突和多个树突。大多数神经元有多个来自其自身胞体的树突。胞体内的尼氏体（Nissl substance）为粗面内质网。轴突专门用于转运，包含大量神经丝和微管。细胞成分在核周体内合成并通过轴突转运。影响轴突转运的化学品可能导致轴突肿胀和变性。神经元的免疫组织化学标志物包括突触小泡蛋白、神经元核抗原（neuronal nuclei, NeuN）、神经丝蛋白、神经元特异性烯醇化酶（neuron-specific enolase, NSE）和微管相关蛋白 2（microtubule-associated protein 2, MAP2）。

星形胶质细胞是成年大鼠脑中的主要胶质细胞类型。星形胶质细胞具有多个放射状排列的细胞质突起，苏木精 - 伊红（hematoxylin and eosin, HE）染色不易观察到。细胞骨架蛋白 GFAP 是描述星形胶质细胞细胞质突起的最常用的免疫染色靶标。一些神经突起在末端扩张，在软脑膜下提供胶质界膜，并在血管上形成终足（end feet）。星形胶质细胞大致分为纤维性（白质）和原浆性（灰质）两种。研究表明，大鼠的正常和反应性星形胶质细胞均对 GFAP 呈阳性。星形胶质细胞的细胞核呈球形或卵圆形，细胞质透明不染色。

少突胶质细胞通过包裹神经轴突周围的细胞质突起形成中枢神经系统的髓鞘。除视神经和脑神经的近端部分外，外周神经系统的髓鞘由施万细胞提供。CNS 的少突胶质细胞形成髓鞘包裹多个轴突，而施万细胞只在 1 个轴突节间形成髓鞘。灰质中连接神经细胞体的少突胶质细胞通常称为"卫星细胞"。少突胶质细胞的免疫染色包括髓鞘染色，如髓鞘相关糖蛋白（myelin-associated glycoprotein, MAG）、髓鞘碱性蛋白（myelin basic protein, MBP）和少突胶质细胞转录因子（oligodendrocyte transcription factor 2, Olig2）。

各种细胞类型表现出可塑性和多种表型，例如，免疫反应性星形胶质细胞，其细胞核大而空亮，染色质边集，称为阿尔茨海默 Ⅱ 型细胞。

2　先天性病变

脑的先天性病变罕见，在大鼠中也很少有报道，可能是由于动物饲养人员淘汰了受影响的动物。因此，病变只能在发育和生殖毒性研究（developmental and reproduction toxicity, DART）中发现并描述，DART 研究需仔细解剖胎鼠。

如果吻侧神经孔不能闭合，前脑的发育就会受到影响。脑膜可通过缺陷处突出而形成脑膜膨出，或者前脑可能无法发育（无脑畸形）。基因突变可能会干扰神经元的迁移或轴突生长，例如，LIS1 突变时神经元迁移的失败导致大脑皮层的细胞减少。

最常见的大体可见病变是脑积水——脑室系统扩张。由于扩张程度往往会有所不同，建议指出扩张的区域。扩张可能是主动的（由于脑脊液流动受阻），也可能是被动的（由于脑实质缺失）。在大多数情况下，无论是对照组还是受试物处理组的动物，原因均不明显。2000—2012 年，在查尔斯河实验室爱丁堡有限公司的 618 窝 Sprague-Dawley 大鼠的 20 日龄胎仔中，外部性脑积水（脑和颅骨之间的空间增加）有 2/8 201 记录在案，内部性脑积水（脑室扩张）有 1/8 201 记录在案，侧脑室扩张有 5/8 201 记录在案（Bradley，未公开发表的数据）（图 11.9 和 11.10）。

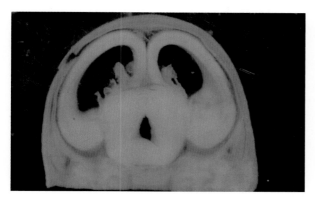

图 11.9　21 日龄 Wistar 大鼠胎仔的 Wilson 切面（横断面），显示内部性脑积水。标本固定在 Bouin's 固定液中

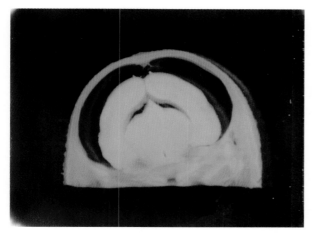

图 11.10　21 日龄 Wistar 大鼠胎仔的 Wilson 切面（横断面），显示外部性脑积水。标本固定在 Bouin's 固定液中

3　退行性病变

3.1　人工假象

在考虑 CNS 退行性和其他病理学改变之前，病理学家必须能够识别许多人工假象，这些人工假象可能与自溶、固定不良、操作不当或组织处理相关，可能使组织学评估复杂化或混淆组织学评估（Garman, 1990; Jordan et al., 2011）。自溶和（或）固定不当往往会导致神经毡收缩，在细胞、小血管周围形成空隙，并且使其他组织的边界分离。

此外，神经元和胶质细胞核变小、变暗，神经元核周质可形成明显的透明空泡样空隙（图 11.11）。

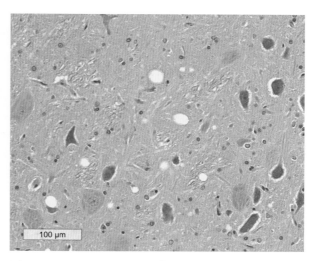

图 11.11　Sprague-Dawley 大鼠的人工假象，暗神经元和白质空泡化。HE 染色，×200

长期暴露于乙醇导致的白质束内的空泡形成（Wells and Wells, 1989）是一种重要的人工假象，会使组织学评估复杂化并受到影响。

操作挤压未固定组织会导致嗜碱性神经元的产生（Jortner, 2006）。暗神经元是病理学家最常见的"病变"，必须与神经元坏死和变性相区分。暗神经元通常存在于浸泡固定的脑组织中，但也可能存在于灌流固定的标本中。其特征是细胞核和细胞质皱缩、暗色（嗜碱性），通常具有明显的螺旋形顶端树突。剖检和福尔马林浸泡固定脑的处理往往会加剧这种人工假象的出现。而大神经元似乎最常受到影响，但任何一组神经元都可能受到影响，很难找到大脑皮层锥体细胞中没有暗神经元的浸泡固定脑组织切片。这种人工假象似乎最常被误诊为小脑浦肯野细胞层的真正病变，可能是因为这些细胞呈线性排列，使其能够进行彻底的视觉分析。暗神经元形成的生物化学过程尚不完全清楚。神经元固缩的一些可能解释包括死后机械性诱导组织去极化、葡萄糖缺乏、细胞质的渗透压降低、固定期间神经元周围和神经元内的附着物破坏引起收缩，以及随后用于石蜡包埋的脱水（Garman, 2011b）。

Buscaino 小体或"黏液细胞"是蓝灰色、异染性、圆形或椭圆形结构，通常散布在神经毡中，但优先分布在白质。这些结构的确切性质和发生机制尚不清楚，但被认为是由于浸泡固定不良的髓鞘或灌流固定后过早（即适当固定前）处理神经组织所致。

3.2 嗜碱性小体 / 矿化

脑内罕见矿化。在大鼠的丘脑和小脑中偶尔观察到不规则或球形的嗜碱性小体，可能呈无定形或层状（Yanai et al.,1993）。嗜碱性小体与年龄有关，其发病机制和意义尚不清楚。在多数情况下是双侧对称的，含有钙和磷酸盐，位于细胞外，与相邻神经毡的任何反应性病变无关。这些沉积物的发病机制和意义尚不清楚（Solleveld and Boorman, 1990）。这些凝结物应与神经组织坏死中偶尔观察到的营养不良性矿化相区别。

3.3 骨化生

骨化生是老龄大鼠的脑和其他器官的一种偶发性所见，表现为不成熟编织骨或成熟板层骨的离散区域，应与剖检时嵌入脑组织中的骨碎片相区分。

3.4 神经元空泡变性

在中枢神经系统中，术语"空泡变性"可指细胞质内的圆形空间，当涉及神经元核周质时最容易识别；或者是在神经毡或白质束内，在光学显微镜检查的基础上无法确定位于细胞内还是细胞外。当空泡足够大而使切面呈现海绵状外观时，可使用术语"海绵状变性"。由于长期暴露于 70% 乙醇中，空泡变性可以作为一种自发性、明显无关紧要的人工假象，也可以是一种重要的病理学改变（Garman, 2011b; Kaufmann et al.,2012）。在甲苯胺蓝染色的塑料切片中，最容易识别老龄大鼠的大脑、小脑神经和各种核团的核周质和偶发神经突起中的空泡。在大鼠的三叉神经节和背根神经节中，大而多房性的透明空泡是一种常见的自发性病变（Kaufmann et al.,

2012）。神经元空泡变性在安全性评价研究中被视为实质性的毒理学变化（与自溶、固定或操作无关），应存在影响单个或多组神经元的明显空泡，并与对照组动物有显著性差异。在给予大鼠 *N*- 甲基 -D- 天冬氨酸（*N*-methyl-D-aspartate, NMDA）拮抗剂后的数小时内，会出现与后扣带回和压部后皮质内线粒体和内质网扩张相关的神经元空泡变性，高剂量组的动物随后出现神经元坏死（Fix et al.,1996）。神经元空泡变性也发生在遗传或诱导的溶酶体贮积病中，包括磷脂质沉积（Cartwright et al., 2009; Kaufmann et al., 2012），以及在 Zitter 大鼠中发现的一种公认的突变（Kondo et al., 1995）。

3.5 神经元变性和坏死

变性是指细胞功能下降，如果不排除诱发原因，可能会进展为细胞死亡或萎缩。在光镜下可观察到的相关形态学变化可根据受影响的细胞类型、性质和损伤持续时间，以及采用不同的染色 / 标记方法而有所不同。术语"神经变性"通常在广义上用于涵盖一系列组织学表现，从虽存活但结构改变的神经元（如含有神经原纤维缠结或溶酶体包涵物的细胞），到组织切片中死亡的神经元（神经元坏死），再到移除死亡细胞后数量减少的神经元（神经元缺失）。虽然有时在同一组织切片中可能会出现上述一系列的多种神经退行性改变，但重要的是要理解在常规组织染色的基础上，不可能经常对可逆性损伤、不可逆性损伤和非存活细胞进行精确的区分。最近发表了对大鼠和小鼠的神经系统组织学变化有帮助的图文并茂的文章（Kaufmann et al., 2012）。以下讨论主要是指经福尔马林固定、石蜡包埋、HE 或少量常用的特殊组织学或免疫组织化学方法染色的切片可识别的组织学变化。

虽然引起损伤的原因和途径各不相同，但HE 染色组织切片中的死亡神经元最常见的表现是轻度皱缩，细胞体通常呈角状，含均质、强嗜酸性细胞质。根据崩解的阶段，细胞核表现为核固缩、核碎裂或核溶解。虽然上述表现是目前组织切片中神经元坏死最常见的表现，但从概念上讲，神经元死亡是在某些情况下可识别的一系列形态学变化，包括神经元嗜碱性变（一种急性变化）、神经元肿胀 / 空泡变性，以及形成模糊的空残余，称为"嗜酸性鬼影"。考虑到神经元死亡最初可能通过凋亡或肿胀途径进行，细胞的形态特征通常趋向如前所述的"死亡红"神经元的典型终点，所以根据组织病理学评估，通常无法推断具体的诱发原因和细胞死亡的发病机制，这一点也非常有用。在监管毒性研究中，神经元坏死可能是与受试物相关的处理效应。然而，神经元的直接毒性效应或继发性缺氧效应所致的神经元死亡并不总是很清楚。

变性细胞体附近的神经毡经常表现出一定程度的空泡变性，原因是突起肿胀。在组织切片中突出显示变性 / 坏死的神经元细胞体和突起的程序包括在落射荧光照明下检查 HE 染色切片（Jordan et al.,2011），可应用于福尔马林固定、石蜡包埋组织的 Fluoro-Jade B（或 C）染色，以及主要适用于未固定冷冻切片的铜 - 银染色（图11.12）。星形胶质细胞和小胶质细胞肥大 / 增生是对神经元变性的快速反应。嗜神经细胞现象是活化的小胶质细胞围绕、清除坏死的神经元的过程，在任何涉及神经元死亡的情况下都可能遇到。"神经元缺失"可能是晚期或消退期神经退行性过程的一个更合适的诊断术语，神经退行性过程的特征更多的是神经元缺失（通常伴有持续的神经胶质反应），而不是出现变性 / 坏死的神经元。

3.6　神经元色素沉着

据报道，大鼠的脑中同时存在内源性和外源性色素。脂褐素是一种内源性的细胞降解产物，在神经元和胶质细胞中蓄积，其特征是细胞质中存在淡黄色至深棕色的色素颗粒。脂褐素在年轻

图 11.12　神经元坏死，Sprague-Dawley 大鼠的小脑皮质。Fluoro-Jade B 染色，×100

大鼠中表现为弥漫性散在分布的细颗粒，而在老龄大鼠中呈现为较大的颗粒。一些染色可用来检测脂褐素，如 PAS 染色（染成粉红色）、油红O 染色（染成浅红色至红色）、Schmorl 染色（染成蓝色）、Ziehl-Neelsen 染色（染成紫粉色）。这些色素颗粒也可以通过使用 365 nm 的紫外线来观察自发性荧光。

神经黑色素偶见于下丘脑神经元中（Summers et al., 1995），在结构和生物化学上与黑色素不同，黑色素仅限于黑色素细胞，是多巴胺代谢副产物的有机聚合物。在 HE 染色切片中，神经黑色素比脂褐素染色更深。

3.7　胶质细胞增生

星形胶质细胞是主要参与脑修复和瘢痕形成的细胞类型。星形胶质细胞增生包括受损区域细胞突起的增生、肥大和增殖。胶质瘢痕由反应性星形胶质细胞和蛋白聚糖组成。蛋白聚糖由 4 个糖基连接到硫酸化糖胺聚糖（sulfated glycosaminoglycans, GAG）的一个蛋白核心组成。星形胶质细胞产生 4 类蛋白聚糖：硫酸肝素蛋白聚糖（heparin sulfate proteoglycan, HSPG）、硫酸皮肤素蛋白聚糖（dermatan sulfate proteoglycan, DSPG）、硫酸角蛋白蛋白聚糖（keratin sulfate proteoglycan, KSPG）和硫酸软骨素蛋白聚糖

（chondroitin sulfate proteoglycan, CSPG）。蛋白聚糖被认为是中枢神经系统轴突延伸的屏障，轴突不能越过胶质瘢痕再生。蛋白聚糖的上调呈递减梯度，在病变中心最高，逐渐降低到半暗带。当再生纤维穿过病变的半暗带时，形态会改变，并在形成中的瘢痕中心附近形成越来越多的营养不良性末梢，从而被强烈抑制其进一步的移动。大多数损伤的反应性神经胶质的反应随着中间丝产量的增加而肥大。反应性星形胶质细胞表现为细胞质肿胀、嗜酸性及泡状核，一些细胞可能有 2 个或更多的细胞核。反应性星形胶质细胞可通过其增加的细胞骨架蛋白 GFAP 的表达进行免疫组织化学鉴定。胶质瘢痕有助于修复 BBB，防止过度的炎症反应，并限制细胞变性。脑或脊髓损伤后，BBB 对血液和血清成分的通透作用可长达 14 天。损伤后，转化生长因子 β$_1$（transforming growth factor β$_1$, TGF-β$_1$）的表达立即增加。伤口附近的星形胶质细胞、内皮细胞和巨噬细胞内 TGF-β$_2$ 的表达发生较慢（Silver and Miller, 2004）。

小胶质细胞增生的特点是肥大的小胶质细胞的核呈杆状或波浪状，核偏位，细胞质少、嗜酸性、位于边缘。增生的小胶质细胞可以形成小胶质结节或转化为巨噬细胞，有时充满脂质（格子细胞）。卫星现象由围绕在受损神经元周围的圆形、暗核和细胞质少、位于边缘的小细胞簇组成。少突胶质细胞是反应性最小的细胞类型。当无法确定刺激因子时，胶质细胞增生应被视为潜在的神经胶质起源的癌前病变。

3.8　中枢神经系统内影响轴突和髓鞘的退行性改变

影响神经元、轴突和偶尔影响胶质细胞的变化可能导致轴突肿胀或髓鞘变性，并伴有吞噬作用及随后在白质中形成空泡。虽然损伤的机制或损伤的特定部位（近端与远端轴突、神经元、少突胶质细胞等）在没有其他研究（特殊染色、电子显微镜等）的情况下可能无法轻易确定，但在常规 HE 染色组织切片中，髓鞘缺失和相关空泡变性或海绵状变性通常明显。这些变化最常见于毒性研究中。白质中的空泡应与固定产生的人工假象相区分。

轴突变性指的是轴突的完整性缺失，可能发生在直接影响轴突的损伤之后，或继发于髓鞘改变。轴突变性有时见于老龄大鼠的 CNS，在毒性研究中可由外源性物质引起。最初，轴突变性表现为多个、肿胀、嗜酸性轴突（小球体），随着时间推移进展为轴突断裂、白质空泡变性及出现含有吞噬作用的巨噬细胞或格子细胞的消化室（digestions chamber）。逆死性轴突病和沃勒变性是轴突变性的另外 2 个常用术语。只有当神经元胞体是损伤的靶标，并且变性从胞体向远端轴突进展时，才应使用术语"逆死性轴突病"。"沃勒变性"的使用应限于以轴突为靶点的外源性物质引起轴突远端损伤和发生退行性改变的情况。轴突变性中的白质空泡变性应与星形胶质细胞突起的空泡变性和人工假象空泡变性（由于神经组织长期暴露于 ≥ 70% 乙醇中而可能发生）相区别。轴突变性的诊断可以通过对轴突细胞骨架的 Bielschowsky 或 Bodian's 银染染色，或使用抗 NFP 抗体进行免疫标记来实现。

轴突远端变性也称逆死性或远端轴突病，开始于神经纤维的远端区域，并随时间推移向近端发展。在变性过程中，可以观察到沃勒样改变。远端轴突变性通常难以识别，需要对神经末梢区域进行广泛取材。与沃勒变性一样，塑料包埋切片有助于检测轻度改变。在暴露于有机磷化合物的大鼠中可观察到逆死性过程，这部分内容将与脊髓和外周神经进一步讨论。

髓鞘变性可能常常是原发的毒性作用，或继发于轴突变性。髓鞘的特殊组织学染色，如劳克坚牢蓝染色，可能有助于识别髓鞘减少的状态，以及存在裸露但未受影响的轴突可能有助于区分原发性和继发性脱髓鞘。与外周神经髓鞘完全再生的可能性相反，CNS 中髓鞘的重建通常是无效和不完全的。

3.9　神经元尼氏体溶解

尼氏体溶解是一种反应性变化，发生在受损神经元的细胞体中，包含尼氏体（粗面内质网和多核糖体）的分散和再分配，以满足如轴突再生所需的蛋白质合成增加的需求。创伤（即轴突横断或压碎）是尼氏体溶解最常见的原因，也是为什么"轴突反应"是其同义词的原因。其他诱发因素包括脱髓鞘和各种干扰代谢功能的情况（如缺血）、毒素（如丙烯酰胺和有机锡等）及感染。"中央尼氏体溶解"的特征是一个圆形的神经元细胞体，核周质中心缺失或完全没有尼氏体，核偏心移位。如果神经元存活，对蛋白质合成的需求减弱，细胞的形态将恢复正常，恢复过程首先通过"外周尼氏体溶解"阶段，在该阶段尼氏体以从中心向外周的模式重新出现在核周质内。在脑内的一些核团（包括橄榄核、脑桥核、视上核）的神经元表现中，中央尼氏体溶解为正常特征。

3.10　软化

软化是一个大体描述性术语，表明脑组织异常柔软，但有时用来指显微镜下的脑坏死区域，可导致某种程度的组织空洞形成，特别是由梗死引起的。Fischer 344 大鼠的局灶性软化常继发于晚期单核细胞白血病，可导致血栓形成和导致脑梗死的血管闭塞。急性、非出血性脑梗死可能只产生一个染色变浅的神经组织区域，很难与由于固定人工假象产生的染色变化相区分。如果大鼠在梗死的急性期迅速死亡，坏死组织可能细胞反应很少，但随着梗死后的时间延长，将发生细胞溶解和吞噬作用，形成一个空洞区，含有不同数量的细胞碎片、充满脂质的巨噬细胞（肥胖星形细胞）、出血的证据［游离红细胞和（或）含铁血黄素吞噬细胞］，以及周围的反应性星形胶质细胞。

3.11　炎症性和血管性病变

3.11.1　感染原

当实验大鼠在屏障条件下饲养时，脑感染性病变不常见。许多病原体可能会感染脑。大鼠细小病毒引起单核细胞炎症、软化灶、坏死和出血，这些表现随机分布于灰质和白质中。在新生大鼠中，小脑发育不全也可以观察到。在败血症或由肺炎链球菌、支原体、嗜肺巴氏杆菌引起的中耳炎扩延后，脑内可发生纤维蛋白化脓性病变（图 11.13）。

3.11.2　单形核细胞炎症浸润

在脑实质、脑膜和脉络膜中偶见无诱因的单核细胞浸润，主要出现在血管周围（图 11.14）。必须谨慎将其与真正的炎症过程相区分，后者可以出现组织损伤。

3.11.3　动脉炎

大鼠脑膜 / 颅内动脉炎不常见。病变以血管中膜纤维蛋白样坏死为特征，伴有急性炎症反应，并逐步进展为内膜增殖、血栓形成、动脉壁

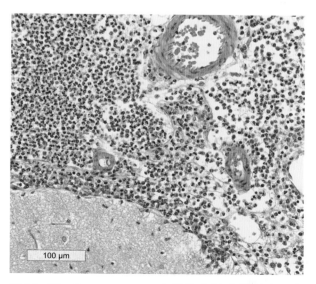

图 11.13　Sprague-Dawley 大鼠肺炎链球菌所致的中耳炎扩延后形成的化脓性脑膜炎。HE 染色，×200

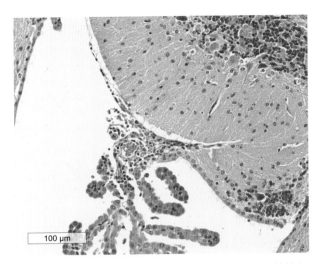

图 11.14 Wistar 大鼠脉络丛, 间质和血管周围单核细胞浸润。HE 染色, ×200

纤维化和动脉周围结缔组织的单形核炎症细胞浸润。最常见的血管炎症病变是老龄雄性大鼠的结节性多动脉炎。大鼠的大多数病变都在肠系膜动脉, 但有时也可在脑膜中见到。

3.11.4 血栓形成／梗死

CNS 血栓形成和随后的梗死在大鼠中罕见, 可能是内皮细胞损伤 (由于细菌内毒素或外源性物质的相关作用)、血管血流紊乱和血液凝固性增加的结果。在 Fischer 344 大鼠中, 单核细胞白血病也与脑血栓形成和梗死有关。血栓形成的组织学特征包括血管内存在纤维蛋白性团块, 其中含有内陷的血细胞。脑梗死的相关病灶主要位于灰质 (神经元和少突胶质细胞), 因为其高代谢率, 病灶由细胞坏死和病变周围的出血组成。在后期, 巨噬细胞和格子细胞浸润、组织缺失、液体蓄积和周围实质中的胶质细胞增生常见。重要的是要认识到这些病变可以自发性发生, 并确保将毒性研究中的这种诊断发生率添加到历史对照病变数据库中。

3.11.5 出血

出血可以作为一个单独的病变被观察到, 也可与梗死或占位性病变相关, 如原发性脑肿瘤或

垂体肿瘤压迫中脑 (垂体腺瘤是 Sprague-Dawley 大鼠和 Wistar 大鼠最常见的肿瘤之一)。渗出的红细胞被巨噬细胞吞噬并降解为含铁血黄素, 作为细胞质内的铁阳性棕色色素容易见到。脑剖检甚至修块操作都会导致组织切片出现人工假象"出血", 尤其是那些固定不佳的脑组织。在毒性研究中, 出血也可能与给予受试物有关, 尤其是某些损伤内皮细胞的受试物可能不同程度地影响血管丰富的部位 (如脉络丛和其他 CVO)。死亡动物的脑经常有许多血管外含血液区域, 这些区域可能被错误地诊断为出血, 但这种变化通常是濒死性特征或由自溶引起。

3.11.6 水肿

水肿的发病机制包括炎症介质的释放、流体静压的升高和胶体渗透压的降低。水肿或海绵状变性状态 (status spongiosis) 由灰质或白质中细胞外苍白的不规则区域组成, 病变可为局灶性, 通常继发于炎症、坏死、出血或肿瘤压迫。弥漫性病变是代谢紊乱或原发性血管毒性的结果。

4 增生性病变

4.1 颗粒细胞增生

源自神经嵴的脑膜细胞被认为是这一罕见病变的起源细胞。增生的细胞主要局限于脑膜, 散在或簇状排列, 呈多角形, 边界清楚, 细胞质内可充满大小不等的嗜酸性颗粒, 对下方的脑实质没有压迫 (图 11.15)。

5 肿瘤性病变

总的来说, 大鼠的中枢神经系统自发性肿瘤的发生率高于小鼠, 但所有品系的大鼠的原发性脑肿瘤均不常见 (Bertrand et al., 2014)。雄性大鼠的自发性肿瘤比雌性大鼠常见, 但在

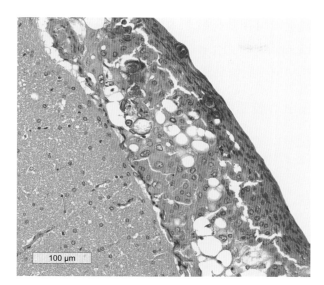

图 11.15 颗粒细胞增生。增生的多角形细胞成簇排列在 Wistar 大鼠的脑膜内。HE 染色，×200

化学诱导的肿瘤中没有性别差异（Maekawa and Mitsumori, 1990;Yamate et al., 1987）。这可能反映过去对神经系统检查不充分的事实。随着越来越多的实验室采用神经组织取材的 STP 最佳实践（Bolon et al., 2013），从颁布的历史对照数据库中可能会获得更多的案例。发生率随着年龄的增长而增加（尽管在 25 周龄的 Sprague-Dawley 大鼠中已诊断出脑肿瘤），而在雄性大鼠中的发生率更高。品系特异性的发生率没有显著性差异，然而，Fischer 344 大鼠似乎比 Sprague-Dawley 大鼠或 Wistar 大鼠更不容易发生脑肿瘤。神经胶质细胞和脑膜来源的肿瘤更为常见，而源自神经元的肿瘤则罕见。胶质细胞肿瘤被认为来源于肿瘤性放射状胶质细胞（radial glia cell, RGC）。这些肿瘤可能沿着充满脑脊液的空间扩散到脊髓，但在实验动物中尚未见神经系统外转移的报道。

受任何类型的肿瘤影响的动物均会表现出与颅内肿块相同的一系列临床症状，包括斜颈、异常步态、后肢轻瘫、失去平衡、失去抓握反射和（或）头部倾斜。术语"高度"和"低度"比"良性"和"恶性"更适用于啮齿类动物的胶质细胞肿瘤，因为较晚期的病变实际上没有是真正良性

的。良性与恶性诊断的准确性取决于病理学家是否收到足够的样本。组织学特征的存在或缺失可能与样本选择 / 阻断有关，并不反映肿瘤的生物学性质。由于这些问题，人类胶质细胞肿瘤的分级方案现在是根据肿瘤的恶性程度增加，而不是依据"良性"与"恶性"。人们还认识到，在几个月或几年的时间内，良性肿瘤会进行性演变为恶性肿瘤，因此，良性肿瘤的诊断没有任何意义，也不能预测临床结果（Daumas-Duport et al., 1988）。根据核异型性、核分裂象、坏死和内皮细胞增生这 4 个恶性标准，人类肿瘤可分为高或低 4 个等级。在最近的出版物中，INHAND 小组及由此产生的 SEND 倡议现在均已经对啮齿类动物的肿瘤采用了这种高度恶性和低度恶性的方法（Kaufmann et al., 2012）。

原发于脑内的肿瘤的分类如表 11.2 所示。

5.1 神经元肿瘤

5.1.1 髓母细胞瘤

髓母细胞瘤是一种罕见的原始神经外胚层肿瘤（primitive neuroectodermal tumors, PNET），起源于小脑，常见于年轻动物。大致的显微外观与小脑皮质的颗粒细胞层相似，细胞密集，由神经上皮干细胞组成，可能表现出神经元分化，具有圆形到细长（"胡萝卜状"）、深染的细胞核，

表 11.2 大鼠脑增生性病变的分类

细胞谱系	肿瘤类型
神经元	髓母细胞瘤 神经肌母细胞瘤
胶质细胞 / 施万细胞	星形细胞瘤 混合神经胶质瘤 少突神经胶质瘤 施万细胞瘤
脑膜	颗粒细胞瘤 脑膜瘤
其他谱系	室管膜瘤 脉络丛乳头状瘤 / 腺瘤 / 癌 脂肪瘤样错构瘤 恶性网状细胞增多症 血管肿瘤 侵袭性和转移性肿瘤

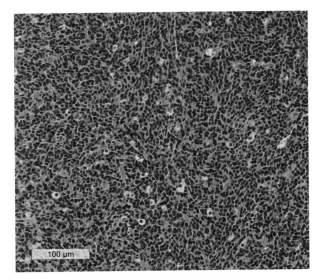

图 11.16　髓母细胞瘤。Wistar 大鼠的神经上皮干细胞组成的致密细胞团块。HE 染色，×200

核仁突出，细胞质少、不清晰（图 11.16）。细胞有时在中央嗜酸性纤维性物质周围呈假玫瑰花环样排列，异常的核分裂象很常见。髓母细胞瘤呈侵袭性生长，常取代小脑叶片，并可通过充满 CSF 的腔隙在 CNS 内扩散。啮齿类动物的特异性免疫组织化学标志物尚未确定。大鼠也可以通过颅内接种各种灵长类或人类的病毒，研究性诱导髓母细胞瘤（Ogawa, 1989）。

5.1.2　神经肌母细胞瘤

这些罕见的侵袭性肿瘤起源于垂体和邻近脑神经区域内的寡能神经元前体细胞。然而，在 Wistar 衍生的大鼠中，在脑干和邻近的脑神经中已发现恶性神经肌母细胞瘤。成熟的神经和横纹肌成分混杂遍布在肿瘤中。神经母细胞形成形态一致的细胞群，圆形到椭圆形核，无核仁，细胞质界限不清，呈嗜酸性细纤维样外观，核分裂象少见。肌母细胞是多形性的，为带状到球形的细胞，具有单个或多个泡状核，核仁明显，有丰富的嗜酸性细胞质，内含数量不等的横纹样细胞质内纤维。核分裂象常见，偶见异常的核分裂象。神经母细胞对 NSE 呈阳性免疫反应，横纹肌母细胞结蛋白和肌动蛋白阳性。肌母细胞

的横纹可用磷钨酸苏木精（phosphotungstic acid haematoxylin, PTAH）染色，也可通过其超微结构特征（肌丝束偶尔含有原始 Z 带）来识别。

5.2　胶质细胞肿瘤

5.2.1　星形细胞瘤

星形细胞瘤在大鼠中并不少见，多见于尾壳核、下丘脑、延髓和端脑皮质（腹侧至嗅裂），病变边界不清，通常位于室周区域。低度恶性星形细胞瘤常局限于 CNS 的一个主要区域，并显示中度到致密的细胞数量（图 11.17）。肿瘤细胞分化良好，圆形到椭圆形的细胞核，中等数量的嗜酸性细胞质和细胞边界不清（图 11.18）。可见出血灶和伴栅栏状肿瘤细胞坏死。更具侵袭性的星形细胞瘤可能的特征包括神经元周围的卫星现象、围管润和脑膜浸润。高度恶性的星形细胞瘤是侵袭性的，并且往往延伸到脑的多个区域，单发病变或多中心病变（图 11.19）；细胞数量多，肿瘤细胞分化差，多形性，沿 Virchow-Robin 间隙（血管周围间隙）、脑膜和室管膜扩散（图 11.20）；可能发生神经元周围的卫星现象、坏死伴随着肿瘤性星形胶质细胞呈栅栏状排列和出血。

人类和家畜的星形细胞瘤通常表达 GFAP。大鼠的肿瘤性星形胶质细胞在自发性肿瘤中普遍缺乏 GFAP 反应性。然而，肿瘤细胞中内陷和肿瘤周围被挤压的脑组织中的反应性星形胶质细胞对 GFAP 阳性。最近报道了 Fischer 344 大鼠自发性混合神经胶质瘤的星形胶质细胞呈 GFAP 阳性（Nagatani et al., 2009），研究人员得出结论，即大鼠也可能存在 GFAP 阳性的星形胶质细胞瘤。自发性肿瘤性星形胶质细胞可对凝集素 RCA-1（Krinke and Germer, 1993）溶菌酶、PTAH 和波形蛋白（Pruimboom-Brees et al., 2004）染色阳性。在乙基亚硝基脲（ethylnitrosourea, ENU）诱导的大鼠神经胶质瘤中，大多数星形细胞瘤 GFAP 和 LEU-7 阴性，但 S100 蛋白、（通常情况

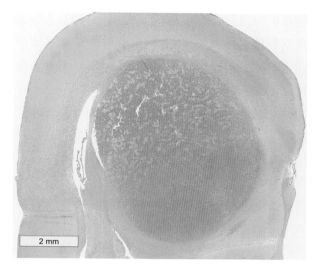

图 11.17　Wistar 大鼠低度恶性的星形细胞瘤。HE 染色，×100

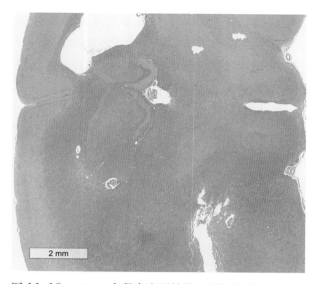

图 11.19　Wistar 大鼠高度恶性的星形细胞瘤，沿室管膜扩散。HE 染色，×10

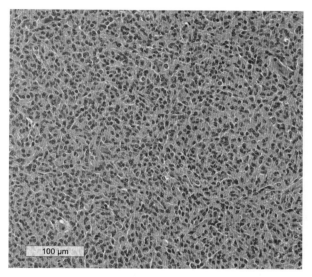

图 11.18　Wistar 大鼠低度恶性的星形细胞瘤。HE 染色，×200

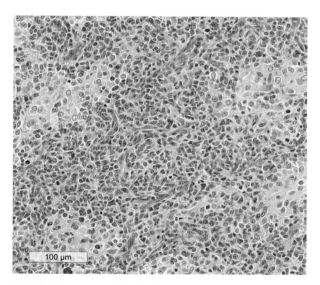

图 11.20　Wistar 大鼠高度恶性的星形细胞瘤。HE 染色，×200

下）波形蛋白及 ED-1（巨噬细胞标志物）免疫染色阳性 (Raju et al., 1990; Zook et al., 2000)。

5.2.2　少突神经胶质瘤

少突神经胶质细胞来源的低度恶性肿瘤大体观察表现为灰粉色肿块，边界清楚，影响脑的一个主要区域，主要是大脑半球、基底神经节和脑室周围区域。肿瘤细胞呈片状、巢状或条索状排列，细胞核呈圆形、居中、深染，细胞质稀疏、苍白或淡染。典型的特征是呈"蜂窝状"模式，这是因为这种肿瘤经常可见清晰的核周晕（图 11.21 和 11.22）。片状的肿瘤细胞被纤维血管间质和富含黏多糖阿尔新蓝染色呈阳性的水肿液交叉分隔（图 11.23）。少突神经胶质瘤具有纤维血管间质和显著的微血管增殖。肿瘤周围常见"血管花环"——非典型性毛细血管增生（内皮细胞肥大和增生）（图 11.24）。可见伴有囊性改变的坏死灶和伴有含铁血黄素沉着的出血。

高度恶性的少突神经胶质瘤扩展到多个脑区。肿瘤细胞表现出间变性特征（细胞数量多、细胞异型性和多形性、核多形性、有丝分裂指数增加），常见伴有显著血管和出血的囊性坏死灶。

肿瘤性少突胶质细胞 MBP、Olig2、2′，3-′环核苷酸 3′- 磷酸二酯酶（2′, 3′-cyclic-nucleotide 3′- phosphodiesterase, CNPase）、半乳糖脑苷脂和碳酸氢酶 C 阳性免疫染色。一些少突神经胶质瘤可能含有大量的星形胶质细胞，这些星形胶质细胞是反应性而非肿瘤性的，不应误认为是恶性混合胶质瘤（见下文）。这些星形胶质细胞可能对 GFAP 染色阳性（Nagatani et al., 2013）。GFAP 免疫反应性可用于区分肿瘤性星形胶质细胞（GFAP 阴性）和反应性星形胶质细胞（GFAP 阳性）。在 ENU 诱导的大鼠胶质瘤中，大多数少突神经胶质瘤是 LEU-7 阳性、GFAP 阴性，通常 S100 蛋白免疫染色阴性。肿瘤细胞通常波形蛋白阴性，但可能局灶性阳性（Zook et al., 2000）。间变性肿

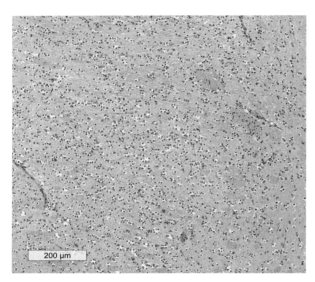

图 11.21　Wistar 大鼠低度恶性的少突神经胶质瘤。HE 染色，×100

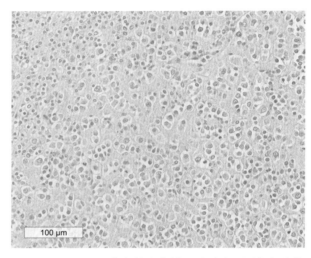

图 11.23　Wistar 大鼠的少突神经胶质瘤。阿尔新蓝染色，×200

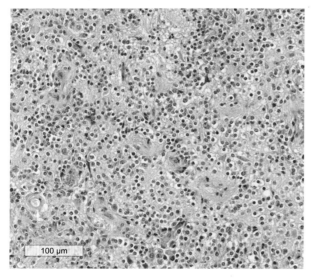

图 11.22　Wistar 大鼠的少突神经胶质瘤，显示蜂窝状 / 蛙卵样模式。HE 染色，×200

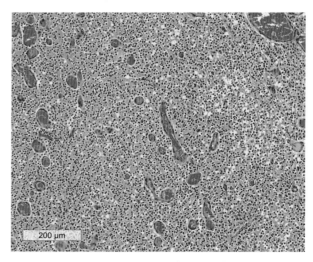

图 11.24　Wistar 大鼠的少突神经胶质瘤，显示外周血管。HE 染色，×100

瘤对 LEU-7 和 alcianophilia 呈阴性（Janisch and Schreiber, 1994）。少突神经胶质瘤是大鼠最常见的化学诱导的肿瘤（Janischand Schreiber, 1994）。

5.2.3 混合胶质瘤

高度恶性的星形细胞瘤和少突神经胶质瘤通常由 1 种以上的细胞组成，因此，需要根据主要细胞类型进行诊断。当每种神经胶质细胞至少占肿瘤成分的 20% 时，肿瘤可被诊断为高度恶性的混合胶质瘤。

低度恶性混合胶质瘤的边界清楚并局限于脑的一个主要区域。它们由成片的肿瘤性少突神经胶质细胞和星形胶质细胞组成，或混杂在一起，或毗邻含主要细胞类型的区域。通常没有坏死和出血。

高度恶性混合胶质瘤的界限不清，浸润性肿瘤出现在脑的多个区域。细胞异型性和多形性广泛存在，在某些区域每种细胞类型的分化都很差，可发生坏死、水肿、出血和血管增殖。巨细胞可能存在，最有可能是起源于星形胶质细胞。

实验研究表明，成年大鼠的胶质瘤最初由分化的星形胶质细胞或少突胶质细胞组成。随着肿瘤体积的增大，细胞成分变为混合性，并具有间变性。啮齿类动物中的高度恶性混合（间变性）胶质瘤与人类称为多形性胶质母细胞瘤（glioblastoma multiforme, GBM）的病变具有一些相似的组织学特征。一些病理学家认为 GBM 的诊断是人类神经肿瘤学所特有的，不能使用该术语来诊断大鼠的肿瘤。

5.3 脑膜肿瘤

5.3.1 脑膜瘤

脑膜瘤是不常见的起源于脑膜间质细胞的肿瘤，大多数大体观察可见在脑、视神经或脊髓表面的肿块、斑块或脑膜增厚。背侧和侧面区域是最常见的受累区域。

良性脑膜瘤的界限清楚，可压迫下面的神经组织。不同的亚型被描述，如成纤维细胞型、脑膜上皮细胞型和混合型。成纤维细胞型由在不同密度的胶原间质中交织成束状或呈旋涡状的梭形细胞组成，偶尔有黏液瘤样区域。细胞核小、细长、深染，细胞质呈弱嗜酸性（图 11.25）。脑膜上皮细胞型呈小叶状或片状或大的上皮样细胞，有泡状核和丰富的嗜酸性细胞质，被纤维间质分隔。有些细胞含有颗粒状的嗜酸性细胞质，类似于颗粒细胞瘤。混合性脑膜瘤同时有成纤维细胞型和脑膜上皮细胞型的特征。砂粒体在每种类型中都不常见。

恶性脑膜瘤是界限不清的肿块，通常沿着小的放射状血管外膜侵袭脑实质，可以分为 3 种亚型：纤维型、梭型（spindloid）和未分化型。纤维型恶性脑膜瘤与纤维肉瘤极为相似，有丰富的胶原间质；梭型恶性脑膜瘤含有稀疏的嗜碱性细胞质和少量的细胞外胶原；未分化型恶性脑膜瘤由多形性，偶有非典型核的多核细胞组成。核分裂象常见，有时可见异常的核分裂象。

脑膜瘤对波形蛋白、胶原和网硬蛋白免疫染色呈阳性。大鼠的脑膜上皮细胞型脑膜瘤和颗粒细胞瘤密切相关，可能来自一个共同的祖细胞，

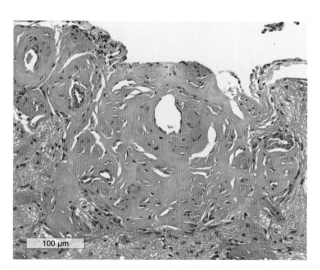

图 11.25 Sprague-Dawley 大鼠脑膜瘤。HE 染色，×200

可能是脑膜上皮蛛网膜细胞（Mitsumori et al., 1987a）。

5.3.2 颗粒细胞瘤

颗粒细胞瘤（granular cell tumor, GCT）可能是神经嵴来源的肿瘤，常见于老龄大鼠。它与脑膜有关，最常发生在小脑表面和脑底部。由实性、无包膜但界限清楚、圆形或斑块状的粉红色至黄色肿块组成，局限于脑膜内，向血管周围扩散（图 11.26）。应注意不要过度解释切面的人工假象。当压迫下面的脑实质时，若没有看到神经组织被侵袭，则归类为良性肿瘤。恶性 GCT 的特征是侵袭性生长方式，通常是多个小结节簇，没有清晰的正常脑膜组织结构。在这 2 种情况下，肿瘤细胞都是单形性、多角形、核大而圆富含常染色质。细胞质丰富，通常含有 PAS 阳性、有抗淀粉酶的嗜酸性颗粒（图 11.27 和 11.28）。银染色和凝集素 RCA-1 染色阳性（Krinke and Germer, 1993）。通常不存在核分裂象。肿瘤可含有较少数量的小圆形细胞，这些细胞的细胞质稀疏而略呈颗粒状，核致密而呈椭圆形。超微结构检查可见 2 个细胞群，一个具有致密溶酶体小体（颗粒细胞），另一个具有细胞间连接的中间丝（丝状细胞）。许多良性脑膜瘤含有一些类似于 GCT 细胞的颗粒细胞，这些肿瘤类型可能是相关的，并且起源于一个共同的蛛网膜祖细胞（Mitsumori et al., 1987b）。

5.3.3 其他谱系

5.3.3.1 室管膜瘤

室管膜瘤是一种罕见的肿瘤，起源于沿整个颅脊柱轴的脑室系统壁。在大鼠中，室管膜瘤通常位于脑内，偶尔位于脊髓中央管（Gopinath,

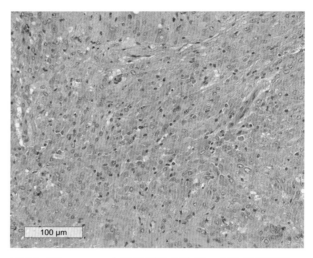

图 11.27 Wistar 大鼠的颗粒细胞瘤。细胞呈单形性、多角形，细胞核大而圆。HE 染色，×200

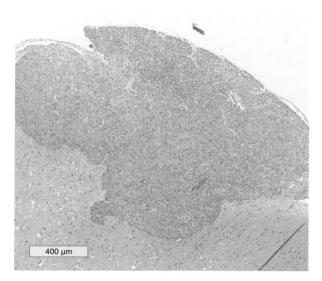

图 11.26 Wistar 大鼠的颗粒细胞瘤。压迫其下的脑实质的实性、无包膜、但界限清楚的肿物。HE 染色，×50

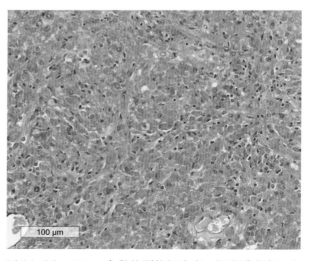

图 11.28 Wistar 大鼠的颗粒细胞瘤。细胞质丰富，含有 PAS 阳性的嗜酸性颗粒。PAS 染色，×200

1986; Radovsky and Mahler, 1999）（图 11.29）。颅脊柱室管膜瘤表现出明显的遗传异常，具有不同的遗传特征（Poppleton and Gilbertson, 2007）。良性肿瘤的细胞呈多角形，细胞核圆而深染，细胞界限不清，排列成行和玫瑰花环（图 11.30）。纤毛和磷钨酸苏木精（phosphotungstic acid haematoxylin, PTAH）染色阳性的基体存在于分化良好的肿瘤中。也可观察到血管周围的假玫瑰花环或管状结构。恶性特征包括细胞异型性和多形性、多核化、较高的有丝分裂指数、坏死灶和肿瘤侵袭性生长（图 11.31 和 11.32）。室管膜细胞波

形蛋白阳性，用 PTAH 染色或超微结构显微镜可观察到基体（生毛体）。由于蜂窝状模式，肿瘤可能包括类似于少突神经胶质瘤的区域。

5.3.3.2　脉络丛肿瘤

罕见起源于脉络丛的肿瘤，有少数自发性案例的报道。脉络丛乳头状瘤是脑室内的乳头状肿瘤，呈树状模式排列，由单层立方形到柱状上皮细胞形成，有丰富的嗜酸性的细胞质，位于脉络丛的解剖部位附近。纤细的纤维血管轴被覆立方形到柱状、分化良好、没有核分裂象的细胞。脉络丛癌侵袭邻近的脑实质，其特征是非典型和多

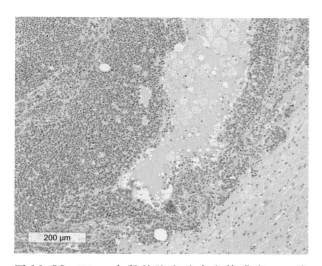

图 11.29　Wistar 大鼠的脑室壁内室管膜瘤。HE 染色，×100

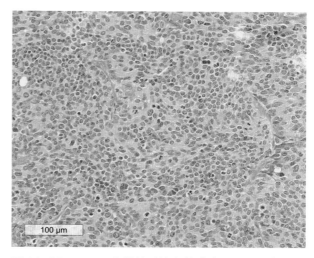

图 11.31　Wistar 大鼠的恶性室管膜瘤，显示异常的核分裂象。HE 染色，×200

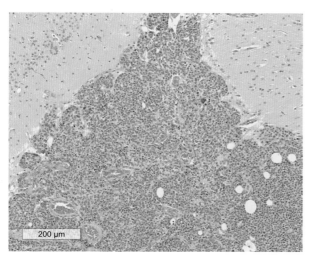

图 11.30　Wistar 大鼠的室管膜瘤，显示成行和玫瑰花环状排列。HE 染色，×200

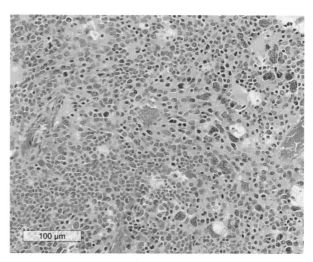

图 11.32　Wistar 大鼠的恶性室管膜瘤，显示多形性。HE 染色，×200

形性上皮细胞的假复层结构。核分裂象通常存在（Solleveld et al., 1991）。

5.3.3.3 良性和恶性神经鞘肿瘤

周围神经鞘肿瘤（peripheral nerve sheath tumor, PNST）罕见来源于脑神经，可压迫和侵袭脑。这些肿瘤与来源于外周神经或脊神经的肿瘤具有相同的特征。

5.3.3.4 恶性网状细胞增多症

恶性网状细胞增多症是一种罕见的恶性脑肿瘤，其细胞起源尚未明确（可能是小胶质细胞、放射状胶质细胞或巨噬细胞系）。肿瘤由富含网硬蛋白的丰富间质中的多形性细胞组成，可通过血管周围和脑膜下区域扩散进入脑实质中（Solleveld and Boorman, 1990; Solleveld, 1991）。恶性网状细胞增多症的同义词包括淋巴网状细胞增多症、小胶质细胞瘤病和脑原发性恶性组织细胞瘤。肿瘤细胞由数目不定的多形性淋巴样至组织细胞型细胞组成，有时有多个细胞核，核分裂象多。该肿瘤对巨噬细胞标志物 CD68、RM-4 和 ED-1 的免疫化学反应通常呈阳性，提示其组织发生与星形细胞瘤相似。混合细胞的形态学、生长方式和显著的血管周围浸润是区分恶性网状细胞增多症与胶质瘤和淋巴瘤的重要标准。

5.3.3.5 脂肪瘤样错构瘤（脂肪瘤）

脂肪瘤样错构瘤由单个或多个、界限清楚、成熟、分化良好、含有单个大脂滴的白色脂肪细胞灶组成。基于发生部位的异常，小脂肪细胞的浸润被归类为脂肪瘤样错构瘤，主要位于与脑膜或脉络丛相关的脑中线或脑室中（图 11.33）。这种病变不是肿瘤，但其生物学行为是占位性良性肿瘤。脂肪瘤样错构瘤在大鼠中仅报道过 1 次（Brander and Perentes, 1995）。在人类，这种病变被认为是由胚胎发生期间的神经管闭合缺陷引起的（Fitz, 1982）。

5.3.3.6 松果腺肿瘤（松果体细胞瘤）

松果体细胞瘤（或松果体瘤、松果体母细胞瘤）是一种罕见的肿瘤，已在老龄 Sprague-

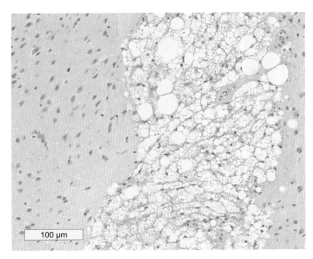

图 11.33 脂肪瘤样错构瘤。Wistar 大鼠的界限清楚、成熟、分化良好、含有多个或单个大脂肪滴的白色脂肪细胞灶。HE 染色，×200

Dawley、Wistar、Fischer 344 和 Osborne-Mendel 大鼠中报道。大体观察可见松果腺增大。在组织学上，由 2 种细胞类型（大而透明的实质细胞和小而圆、细胞核深染、细胞质稀少的细胞）组成，在纤维血管间质中排列成巢状或玫瑰花环样。核分裂象通常很多。肿瘤细胞对突触小泡蛋白呈阳性免疫反应。肿瘤最初界限清楚，但可以浸润脑室和裂隙。

5.3.3.7 血管肿瘤

血管肿瘤通常包括血管瘤和血管肉瘤，是不常见的脑肿瘤，应区别于先天性血管畸形。

5.3.3.8 转移性和侵袭性肿瘤

原发于鼻腔（腺癌和癌）、垂体（癌、恶性颅咽管瘤）的肿瘤和 Zymbal 腺癌可能继发累及脑；也可以观察到乳腺腺癌、骨肉瘤和淋巴网状组织肿瘤转移。

6 毒理学病变

大鼠是各种神经毒性和神经退行性疾病的一种动物模型，并常用于安全性研究，可能揭示化学品或生物制剂的神经毒性效应。神经组织的毒性损伤和功能障碍可由多种外源性物质引起，从小的外源性化学品到大的生物分子，并涉及内源性介质，如活性氧、炎症细胞因子、兴奋毒性神经递质和毒性淀粉样蛋白。损伤效应可直接作用于神经元、胶质细胞、血管、脉络丛和（或）室管膜。以下内容介绍中枢神经系统的毒性变化，周围神经毒性在本书中会单独介绍。更全面的神经毒理学综述已发表（Bolon and Butt, 2011; Valciukas, 2002）。

在 CNS 中，神经元对有氧葡萄糖依赖性能量代谢的依赖、有限的修复能力和有限的抗氧化防御等因素导致毒性损伤的风险增加。代谢、神经化学和血管形成的区域差异导致大脑的不同区域对损伤的易感性不同。BBB 在某些区域（如 CVO 和脊髓神经节）功能缺失及出生时可能发育不完全。创伤、缺血和一些毒素（如三乙基锡、重金属、六氯酚、二硝基酚）影响 BBB，使血浆成分进入并发生血管源性水肿。

外源性物质可以引起神经化学、神经生理学和（或）神经行为的改变，但在神经组织中却没有引起明显的结构变化，通常是通过影响神经递质或改变动作电位的传递而引起前述反应。并非所有的功能变化都是不被期待的，因为其有时代表对治疗的预期反应。也就是说，外源性物质引起的结构变化和（或）持续的功能变化通常被认为是神经毒性效应。

引起或潜在神经毒性损伤的过程可能是神经系统特有的，如模拟或改变神经递质或神经递质受体的化合物（如红藻氨酸、软骨藻酸、一些 NMDA 受体拮抗剂和甲基苯丙胺）。神经递质过度刺激引起的神经元损伤称为兴奋性中毒。其他神经毒性机制与非神经系统毒性作用机制相似，包括扰乱能量产生（如 3- 乙酰吡啶、吡哆醇和 MPTP/MPP+）、抑制蛋白质合成（如多柔比星、三甲基锡、甲基汞和丙烯酰胺）、过量的活性氧（如蒿甲醚）和细胞骨架改变（如秋水仙碱）。神经毒性损伤后的微观变化可见于前述并分类的基本病变（Kaufmann et al., 2012）。以下将讨论

几个通过亮视野检查 HE 染色、一些特殊的组织染色或免疫组织化学染色的组织切片可识别的一些大鼠神经毒性病变。使用特殊的标记和评估方法来显示突触联系的数量、树突的数量 / 长度，以及髓鞘厚度的微小改变等变化超出本章的讨论范围。

6.1 神经元原发性毒性损伤（毒性神经元病）

神经元变性 / 坏死是慢性前期研究中最常见的给药相关性脑病变，这种变化的典型的光镜特征之前已有描述。神经元坏死可能由多种化合物引起，这些化合物可能影响特定的脑区域（Switzer et al., 2011）。具有某些规律性和多种毒素影响的脑区域包括但不限于海马 CA 区、齿状回、大脑皮质区域（包括梨状区、内嗅区和杏仁核区域）、丘脑和小脑皮质。红藻氨酸（一种离子通道型谷氨酸受体激动剂）和地佐环平（一种 NMDA 受体拮抗剂）是典型的神经毒物，与其他物质一样引起急性神经元坏死并伴有"死亡红色"细胞的典型特征（Fix et al., 1993; Fix et al., 1996; Wang et al., 2002）。

由 2- 氯丙酸引起的小脑小颗粒细胞神经元坏死并不表现出典型的"死亡红色"外观（Simpson et al., 1996）。HE 染色的变化特征是在受影响的颗粒层区域内，颗粒细胞核凝聚和核碎裂伴神经毡水肿空泡变性，沿着浦肯野细胞层，并延伸到相邻的分子层。

6.2 轴突原发性损伤（毒性轴突病）

化学品如丙烯酰胺和 2, 5- 己二酮对轴突有毒性作用（Lopachin et al., 2002），它们对周围神经的影响比在 CNS 中更为普遍。组织学特征包括轴突肿胀，但常规组织学方法可能不是检测轴突病的最敏感的方法。电子显微镜等特殊技术对这一病变的描述是有帮助的。

6.3 髓鞘原发性损伤（毒性髓鞘病）

髓鞘损伤可能是由于毒素的直接作用，也可能是继发于产生髓磷脂的少突神经胶质细胞或施万细胞的损伤。髓鞘病的组织学特征可能包括由于髓鞘内水肿引起的神经毡空泡变性或没有空泡变性的白质苍白度增加。已证实神经毡空泡变性是由髓鞘内水肿引起的，可能需要进行超微结构检查以证明髓鞘分裂。髓鞘内水肿是由于水和电解质在髓鞘片层之间的渗透而产生的，并可由溴杀灵（van lier and cherry, 1988）、六氯酚、二乙醇胺、五氯苯酚（pentachlorophenol, PCP）和三甲基锡等化合物诱导。识别与髓鞘变薄相关的髓鞘减少可能需要特殊的髓鞘染色，如劳克坚牢蓝和 / 或特殊评估，如 g 比率计算。节段性脱髓鞘是由髓鞘形成细胞选择性脱落引起的，铅中毒时可观察到该现象。

6.4 星形胶质细胞毒性损伤

星形胶质细胞的变化如肥大和增殖可能会发生，这是对神经元损伤和死亡的预期反应，最好的识别方法是使用 GFAP 免疫标记。二硝基酚、三乙基锡和六氯酚等毒素可改变星形胶质细胞和其他细胞类型的膜离子泵的代谢和功能，导致细胞内钠和水潴留，以及细胞毒性水肿。受累的星形胶质细胞肿胀、苍白，有时呈空泡状（Sancesario and Kreutzberg, 1986）。给予大鼠药物蛋氨酸亚氨基代砜后，在星形胶质细胞中发生糖原颗粒蓄积（Yamamoto et al., 1989）。

6.5 小胶质细胞毒性损伤

小胶质细胞的变化如肥大和增殖是对神经损伤和死亡的预期反应，在免疫标记小胶质细胞后可能最容易识别这些反应。小胶质细胞活化也被认为是参与多种神经退行性疾病（如帕金森病）进展的一个重要因素（Levesque et al., 2010）。

6.6 其他毒性病变

色素（如可引起一般组织变色的染发剂）可引起神经元色素沉着。通过饲喂途径暴露于三硝基芴酮（trinitrofluorenone, TNF）的大鼠在大脑皮质、基底神经节和其他组织的神经元细胞质中有明显的棕黑色色素蓄积。在脑中没有发现其他组织学病变，也未发现与脑内色素存在相关的临床症状。这种色素被认为是 TNF 的一种代谢产物（Kari, 1992）。

大鼠脑中的脂褐素沉积症可能是一种不常见的与年龄相关的现象，可通过给予外源性物质而增加（Paula-Barbosa et al., 1991; Selvin-Testa et al., 1995）或减少（Amenta et al., 1988; Ogata et al., 1984; Paula-Barbosa et al., 1991; Riga and Riga, 1974）。

经口给予乙二醇会导致不同脑区的血管内和血管周围区域形成结晶，细胞对结晶无反应。

大鼠的神经源性肿瘤可由多种化学品诱导。N- 亚硝基化合物是最常见的神经致癌化合物。神经源性肿瘤的发生率和类型受化学品的化学结构、给药方式和动物年龄的影响。新生大鼠对 ENU 高度敏感，单次接种 20 mg/kg 的 ENU 可 100% 在日龄大鼠体内产生肿瘤；在成年大鼠中，产生神经源性肿瘤需要 200 mg/kg 单次给药。有关这些神经致癌化学品的全面综述请参阅 Maekawa 和 Mitsumori 发表的文章（Maekawa and Mitsumori, 1990）。

参考文献

Acampora, D., Avantaggiato, V., Tuirto, F., et al., 1997. Genetic control of brain morphogenesis through Otx gene dosage requirement. Development. 124, 3639-3650.

Amenta, D., Ferrante, F., Franch, F., et al., 1988. Effects of long term hydergine administration on lipofuscin accumulation in senescent rat brain. Gerontology. 34, 250-256.

Arcangelo, G., 2014. Reelin in the years. Controlling neuronal migration and maturation in the mammalian brain. Advances in Neuroscience. http://dx.doi.org/10.1155/2014/597395.

Bandeira, F., Lent, R., Herculano-Houzel, S., 2009. Changing numbers of neuronal and non-neuronal cells underlie postnatal brain growth in the rat. PNAS. 106 (33), 14108-14113.

Bertrand, L., Mukaratirwa, S., Bradley, A., 2014. Incidence of spontaneous central nervous system tumors in CD-1 mice and SpragueDawley, Han-Wistar, and Wistar rats used in carcinogenicity studies. Toxicol. Pathol. 42 (8), 1168-1173.

Bolon, B., Butt, M., 2011. Fundamentals of Toxicologic Neuropathology. John Wiley & Sons, Hoboken, NJ.

Bolon, B., Garman, R.H., Pardo, I.D., et al., 2013. STP Position Paper: recommended practices for sampling and processing the nervous system (brain, spinal cord, nerve and eye) during nonclinical general toxicity studies. Toxicol. Pathol. 41, 1028-1048.

Brander, P., Perentes, E., 1995. Intracranial lipoma in a laboratory rat. Vet. Pathol. 32, 65-67.

Calleja, C., 1893. La region olfactoria del cerebro. N Moya, Madrid.

Cartwright, M.E., Petruska, J., Arezzo, J., et al., 2009. Phospholipidosis in neurons caused by Posaconazole, without evidence for functional neurologic effects. Toxicol. Pathol. 37, 902-910.

Chojnacki, A.K., Mak, G.K., Weiss, S., 2009. Identity crisis for adult periventricular neural stem cells: subventricular zone astrocytes, ependymal cells or both? Nat. Rev. Neurosci. 10, 153-156.

Daumas-Duport, C., Scheithauer, B., O'Fallon, J., et al., 1988. Grading of astrocytomas, a simple and reproducible method. Cancer. 52, 2152-2165.

deLahunta, A., Glass, E., 2009. Veterinary Neuroanatomy and Clinical Neurology. Saunders Elsevier, St. Louis, MO, USA, pp. 29-53.

Fitz, C.R., 1982. Midline anomalies of the brain and spine. Radiol. Clin. North. Am. 20, 95-104.

Fix, A.S., Horn, J.W., Wightman, K.A., et al., 1993. Neuronal vacuolization and necrosis induced by the noncompetitive N-methyl-D-aspartate (NMDA) antagonist MK(1)801 (dizocilpine maleate): a light and electron microscopic evaluation of the rat retrosplenial cortex. Exp. Neurol. 123, 204-215.

Fix, A.S., Ross, J.F., Stitzel, S.R., et al., 1996. Integrated evaluation of central nervous system lesions: stains for neurons, astrocytes, and microglia reveal the spatial and temporal features of MK-801-induced neuronal necrosis in the rat cerebral cortex. Toxicol. Pathol. 24, 291-304.

Garman, R., 1990. Artifacts in routinely immersion fixed nervous tissue. Toxicol. Pathol. 18, 149-153.

Garman, R., 2011a. Histology of the central nervous system. Toxicol. Pathol. 39, 22-35.

Garman, R., 2011b. Common histologic artifacts in nervous system tissues. In: Bolon, B., Butt, M. (Eds.), Fundamental Neuropathology for Pathologists and Toxicologists: Principles and Techniques. J. Wiley and Sons, Inc, Hoboken, NJ, pp. 191-202.

Gopinath, C., 1986. Spontaneous brain tumors in SpragueDawley rats. Food. Chem. Toxicol. 24, 113-120.

Hyttel, P., Sinowatz, F., Vejlsted, M., 2010. Essentials of Domestic Animal Embryology. first ed. Elsevier Limited, London.

Janisch, W., Schreiber, D., 1994. Neoplasms of the central and peripheral nervous system in laboratory animals. In: Bannasch, P., Gossner, W. (Eds.), Pathology of Neoplasia and Preneoplasia in Rodents. EULEP Colour Atlas. Schattauer, Stuttgart, Germany, pp. 125-141.

Jordan, W.H., Young, J.K., Hyten, M.J., et al., 2011. Preparation and analysis of the central nervous system. Toxicol. Pathol. 39, 58-66.

Jortner, B.S., 2006. The return of the dark neuron. A histological artifact complicating contemporary neurotoxicology evaluation. Neurotoxicology. 27, 628-634.

Kari, F. NTP Technical Report on Toxicity Studies of Trinitrofluorenone Administered by Dermal Application and Dosed Feed to F344/N Rats and B6C3F 1 Mice. National Toxicology Program Toxicity Report Series Number 13. 1992.

Kaufmann, W., Bolon, B., Bradley, A., et al., 2012. Proliferative and nonproliferative lesions of the rat and mouse central and peripheral nervous systems. Toxicol. Pathol. 40, 87S-157S.

Kondo, A., Sendoh, S., Miyata, K., et al., 1995. Spongy degeneration in the zitter rat: ultrastructural and immunohistochemical studies. J. Neurocytol. 24, 533-544.

Krinke, G.J., Germer, M., 1993. Binding of lectin Ricinus communis agglutinin-1 (RCA-1) to rat brain tumors. Vet. Pathol. 30, 300-303.

Levesque, S., Wilson, B., Gregoria, V., et al., 2010. Reactive microgliosis: extracellular k-calpain and microglia-mediated dopaminergic neurotoxicity. Brain. 133, 808-821.

LoPachin, R.M., Ross, J.F., Reid, M.L., et al., 2002. Neurological evaluation of toxic axonopathies in rats: acrylamide and 2,5-hexanedione. Neurotoxicology. 23, 95-110.

Maekawa, A., Mitsumori, K., 1990. Spontaneous occurrence and chemical induction of neurogenic tumors in rats influence of host factors and specificity of chemical structure. Crit. Rev. Toxicol. 20 (4), 287-310.

Martin, C., Alonso, M., Santiago, C., et al., 2009. Early embryonic brain development in rats requires the trophic influence of cerebrospinal fluid. Int. J. Dev. Neurosci. 27 (7), 733-740.

Mitsumori, K., Dittrich, K.L., Stefanski, S., 1987a. Immunohistochemical and electron microscopic study of meningeal granular cell tumors in rats. Vet. Pathol. 24, 356-359.

Mitsumori, K., Maronpot, R.R., Boorman, G.A., 1987b. Spontaneous tumors of the meninges in rats. Vet. Pathol. 24, 50-58.

Nagatani, M., Ando, R., Yamakawa, S., et al., 2009. Histological and immunohistochemical studies on spontaneous rat astrocytomas and malignant reticulosis. Toxicol. Pathol. 37, 599-605.

Nagatani, M., Yamakawa, S., Saito, T., et al., 2013. GFAP-positive neoplastic astrocytes in spontaneous oligodendrogliomas and mixed gliomas of rats. Toxicol. Pathol. 41, 653-661.

Ogata, R., Ikari, K., Hayashi, M., et al., 1984. Age-related changes in the Purkinje's cells in the rat cerebellar cortex: a quantitative electron microscopic study. Folia. Psychiatr. Neurol. Jpn. 38 (2), 159-167.

Ogawa, K., 1989. Embryonal neuroepithelial tumors induced by human adenovirus type 12 in rodents. 2. Tumor induction in the central nervous system. Acta. Neuropathol. 78, 232-244.

Oldfield, B.J., McKinley, M.H., 1995. Circumventricular organs. In: Paxinos, G. (Ed.), The Rat Nervous System. Academic Press, San Diego, CA, USA, pp. 391-404.

Paula-Barbosa, M.M., Brandão, F., Pinho, M.C., et al., 1991. The effects of Piracetam on lipofuscin of the rat cerebellar and hippocampal neurons after long-term alcohol treatment and withdrawal: a quantitative study. Alcohol. Clin. Exp. Res. 15, 834-838.

Poppleton, H., Gilbertson, R.J., 2007. Stem cells of Ependymoma. Br. J. Cancer. 96 (1), 6-10.

Pruimboom-Brees, I.M., Brees, D.J., Shen, A.C., et al., 2004. Malignant astrocytoma with binucleated granular cells in a SpragueDawley rat. Vet. Pathol. 41, 287-290.

Radovsky, A., Mahler, J.F., 1999. Nervous system. In: Maronpot, R., Boorman, G., Gaul, B. (Eds.), Pathology of the Mouse. Reference and Atlas. Cache River Press, St. Louis, MO, USA, pp. 460-461.

Rao, D.B., Little, P., Sills, R.C., 2013. Subsite awareness in neuropathology evaluation of national toxicology program (NTP) studies: a review of select neuroanatomical structures with their functional significance in rodents. Toxicol. Pathol. 41, 1-23.

Raju, N.R., Yaeger, M.J., Okazaki, D.L., et al., 1990. Immunohistochemical characterization of rat central and peripheral nerve tumors induced by ethylnitrosourea. Toxicol. Pathol. 18, 18-23.

Riga, S., Riga, D., 1974. Effects of centrophenoxine on the lipofuscin pigment in the nervous system of old rats. Brain. Res. 72, 265-275.

Sancesario, G., Kreutzberg, G.W., 1986. Stimulation of astrocytes affects cytotoxic brain edema. Acta Neuropath. (Berl.). 72, 3-14.

Selvin-Testa, A., Loidl, C.F., Lopez, E.M., et al., 1995. Prolonged lead exposure modifies astrocyte cytoskeleton proteins in the rat brain. Neurotoxicology. 16, 389-401.

Simpson, M.G., Wyatt, I., Jones, H.B., et al., 1996. Neuropathological changes in rat brain following oral administration of 2-chloropropionic acid. Neurotoxicology. 17 (2), 471-480.

Silver, J., Miller, J.H., 2004. Regeneration beyond the glial scar. Nat. Rev. Neurosci. 5, 146-156.

Solleveld, H.A., Boorman, G., 1990. Brain. In: Boorman, G.A., Eustis, S.L., Elwell, M.R. (Eds.), Pathology of the Fischer Rat: Reference and Atlas. Academic Press, San Diego.

Solleveld, H.A., Gorgacz, E.J., Koestner, A., 1991. Central nervous system neoplasms in the rat. Guides for Toxicologic Pathology. STP/ARP/AFIP, Washington, D.C.

Stead, J.D.H., Neal, C., Meng, F., et al., 2006. Transcriptional profiling of the developing rat brain reveals that the most dramatic regional differentiation in gene expression occurs postpartum. J. Neurosci. 26 (1), 345-353.

Summers, B., Cummings, J., deLahunta, A., 1995. Veterinary Neuropathology. Mosby, St. Louis, MO.

Switzer, R.C., Lowry-Franssen, C., Benkovic, S.A., 2011. Recommended neuroanatomical sampling practices for comprehensive brain evaluation in nonclinical safety studies.

Toxicol. Pathol. 39, 73-84.

Takemura, N.U., 2005. Evidence for neurogenesis within the white matter beneath the temporal neocortex of the adult rat brain. Neuroscience. 134, 121-132.

Valciukas, J., 2002. Foundations of Environmental and Occupational Neurotoxicology. Transaction Publishers, Piscataway, NJ.

van Lier, R.B.L., Cherry, L.D., 1988. The toxicity and mechanism of action of bromethalin: a new single-feeding rodenticide. Fundam. Appl. Toxicol. 11, 664-672.

Wang, Q., Yu, S., Simonyi, A., et al., 2002. Kainic acid-mediated excitotoxicity as a model for neurodegeneration. Mol. Neurobiol. 31, 3-16.

Wells, G.A., Wells, M., 1989. Neuropil vacuolation in brain: a reproducible histological processing artifact. J. Comp. Pathol. 101, 355-362.

Weindl, A., Joynt, R., 1973. Barrier properties of the subcommissural organ. Arch. Neurol. 29, 16-22.

Yamate, J., Tajima, M., Nunoya, T., et al., 1987. Spontaneous tumors of the central nervous system of Fischer 344/DuCrj Rats. Jpn. J. Vet. Sci. 49 (1), 67-75.

Yamamoto, T., Iwasaki, Y., Sato, Y., et al., 1989. Astrocytic pathology of methionine sulfoximine-induced encephalopathy. Acta. Neuropathol. 77, 357-368.

Yanai, T., Masegi, T., Ueda, K., et al., 1993. Spontaneous globoid mineralization in the cerebellum of rats. J. Comp. Pathol. 109, 447-451.

Yoshida, T., Mitsumori, K., Harada, T., Maita, K., 1997. Morphological and ultrastructural study of the histogenesis of meningeal granular cell tumors in rats. Toxicol. Pathol. 25, 211-216.

Zook, B.C., Simmens, S.J., Jones, R.V., 2000. Evaluation of ENUinduced gliomas in rats: nomenclature, immunochemistry, and malignancy. Toxicol. Pathol. 28, 193-201.

第 12 章

脊髓和周围神经系统

Alys Bradley[1],Aude Roulois[2],Jenny McKay[3],Nicola Parry[4] and Gary Boorman[5]

[1]*Charles River Laboratories, Edinburgh Ltd, Tranent, East Lothian, UK,* [2]*GSK R&D-SA Pathology, Hertfordshire, UK,* [3]*IDEXX Laboratories Ltd. Grange House, West Yorkshire, UK,* [4]*Midwest Veterinary Pathology LLC, Lafayette, IN, USA,* [5]*Covance Laboratories Inc, Chantilly, VA, USA*

1 脊髓和周围神经

1.1 引言

本章讨论脊髓和周围神经系统的病理学，包括脑神经和脊神经、外周感觉和自主神经节及神经末梢。尽管每个组织都有其独特的解剖特征和特殊的病理学特征，但由于高度特化组织的功能性组织结构使得这些神经系统似乎特别复杂。虽然在石蜡包埋组织的苏木精 - 伊红（hematoxylin and eosin, HE）染色切片中可以识别神经系统中的许多病变，但可能需要额外的特殊诊断技术来展示或进一步阐明常规组织切片中不易显示

的病理学变化，包括塑料包埋、特殊组织学染色、免疫组织化学、自发荧光、电子显微镜、分离神经制备（teased nerve preparations），甚至磁共振成像等。一般毒性研究中进行的神经病理学评估范围可能影响分析结果。美国毒性病理学会（Society of Toxicologic Pathology, STP）成立了一个神经系统取材工作组，以评估目前标准非临床一般毒性研究中所开展的取材操作方法，并对未来一般毒性研究的常规神经病理学部分提供指导建议。关于在 GLP 一般毒性研究（"Ⅰ级"）中应定期取材哪些神经结构、建议的组织修块方案以促进取材及常规染色方法和特殊神经组织学染色程序（如果有）、应常规用于一般毒理

学研究的建议，最近已有文章发表（Bolon et al.，2013）。现简要概述如下。

1.2 胚胎学和解剖学

脊索来源于中胚层，形成胚胎的头尾轴。中枢神经系统由外胚层发育而来。胚胎的 3 个胚层形成后不久，外胚层变厚形成神经板（神经外胚层）。神经板形成一个凹陷，凹陷加深形成神经皱。在大鼠胚胎妊娠期第 11 天，神经板折叠形成神经管。脊椎动物神经管是一个贯穿整个胚胎的中空圆筒。脊索分泌的头蛋白和脊索蛋白（chordin）阻断骨形态生成蛋白 4（bone morphogenetic protein 4, BMP4）的抑制作用，并使背侧外胚层形成神经组织（Delahunta and Glass, 2009）。一簇神经外胚层细胞从浅表外胚层和发育中的神经管之间的神经管分离出来，并形成神经嵴。神经管的前半部分扩大形成 3 个初级脑泡，而神经管的其余部分直径较小，形成脊髓。早在神经板阶段，脊髓就表达含有同源框的转录因子，如配对框基因 3（paired box gene 3, Pax3）、Pax7、Msx1 和 Msx2。这种表达是由音猬因子（sonic hedgehog, Shh）修饰的，Shh 是由脊索在神经板折叠成为神经管之前释放的转录因子。当细胞在神经管中开始分化时，神经上皮开始分层。最靠近管腔层的是脑室层。随着增殖细胞耗尽，剩余的细胞分化成中央管的室管膜和脑室系统。脑室区被一个中间的套层包围，该套层包含有丝分裂后的神经母细胞的胞体和可能的胶质细胞。随着脊髓成熟，这个中间层变成灰质。随着神经母细胞继续发育，形成包含神经突起（之后形成白质）的外周边缘层。中间层的神经母细胞不断增加而使神经管增厚。腹侧部增厚称为基板，包含运动神经元和自主神经元。背侧部增厚称为翼板，形成感觉区，接收来自一般躯体传入神经纤维、特殊内脏传入神经纤维和一般内脏传入神经纤维的传入信息。局部 Shh 信号刺激形成上述这些板，通过在发育中脊髓每层的

同源域转录因子特征组合来指定不同类型的神经元。例如，一般躯体传出神经元是由胰岛 -1 的表达来指定的，胰岛 -1 是发育中运动神经元的最早标志物。在神经板外侧缘外胚层细胞表面表达 BMP4 和 BMP7，维持并上调 Pax4 和 Pax7 在神经管背侧半部的表达。神经管闭合后，BMP 影响翼板中感觉中间神经元的形成（Hyttel et al., 2010）。随着脊髓成熟，基板和翼板被细分为躯体和内脏组分。在脊柱水平的胸椎 T_1 到腰椎 L_2 之间的背侧和腹侧柱之间形成一个小灰质侧突（侧角），包含内脏传出自主神经元的细胞体。白质外层含有上升和下降的轴突束，成束聚集在一起（索）。这些背侧索和腹侧索被从脊髓发出的传出脊髓神经根和进入脊髓的传入神经根分开。

成年大鼠的脊髓被脊膜覆盖，由中央部灰质和周边白质组成。灰质分为背角、中间灰质和腹角，以及围绕椎管周围较小的区域（被称为中央灰质）。灰质包含神经细胞胞体、轴突和树突网（以无髓为主）、星形胶质细胞、少突胶质细胞、小胶质细胞和血管及其相关纤细结缔组织间质。脊髓神经元主要为多极神经元。神经元胞体（核周质）是一种大的有角的多面体细胞，有位于中心、圆形、常染色质的核，核仁明显。神经元含有大量呈平行的扁囊聚集排列的颗粒状内质网和大量游离的核糖体。在显微镜下表现为细胞质中的嗜碱性物质团块，称为尼氏体。核周体中有丰富的直径为 10 nm 的中间丝（神经丝），可以用银浸渍法来显示其细胞突起。

星形胶质细胞是最大的神经胶质细胞，但在常规 HE 染色切片中细胞边界不清，有许多细胞质突起和位于中心、圆形、常染色质的细胞核。一般而言，已描述了 2 类星形胶质细胞：原浆性星形胶质细胞（主要分布于灰质）和纤维性星形胶质细胞（主要分布于白质）。原浆性星形胶质细胞细胞质丰富，细胞质突起较短、较粗、分支较多。纤维性星形胶质细胞的突起长而细、光

滑、分支少，细胞质中含有细丝。少突胶质细胞产生神经纤维的髓鞘，常在有髓神经纤维间呈短行状排列。少突胶质细胞的核比星形胶质细胞小、更深染。超微结构观察显示这些细胞的细胞质电子致密，含有微管。

脊髓背角包含小的中间神经元，与脊髓神经节的周围神经元形成突触。侧角含有中等大小的神经元，其轴突突触在自主神经节内。腹角包含大的运动神经元，其轴突经由腹侧脊髓根到骨骼肌的运动终板。坐骨神经的运动神经元位于脊髓 L_3~L_6/S_1 节段，股神经的运动神经元位于 L_2~L_4 节段。轴突进入盆神经的节前神经元主要位于 L_6~S_1 节段外侧的中间灰质。发送轴突进入颈交感神经干的交感节前神经元位于 C_8~T_6 节段的多个核内。

直到出生第 1 周后，脊髓神经在其起点处穿过椎间孔填充椎骨全长。随后，脊柱和硬脊膜的生长速度比脊髓更快，脊髓的后端终止位置逐渐升高，2~3 月龄时终止于椎骨 L_3~L_4 节段，成年时则在椎骨 L_2 段结束，成年大鼠的脊髓长度为 113~125 mm。周围硬膜囊和蛛网膜下腔向后延伸，脊柱内向后延伸的成束神经纤维共同形成马尾。

神经嵴细胞从神经褶皱边缘迁移出来，产生脊髓背根神经节神经元、交感神经节神经元、副交感神经节神经元、施万细胞、卫星胶质细胞、黑色素细胞、成牙本质细胞、咽弓间充质和肾上腺髓质细胞（Hyttel et al., 2010）。其中一些细胞，尤其是交感神经系统的节后神经元可用酪氨酸羟化酶（tyrosine hydroxylase, TH）和去甲肾上腺素（交感神经系统的节后神经元的神经递质）免疫组织化学染色。通常，背根神经节中的部分神经元 TH 染色阳性（Brumovsky et al., 2006）。脊神经节细胞的 2 个突起都具有轴突的结构特征。中间生长的突起形成突触并构成脊髓背根。外周突起在功能上归为树突，并连接腹根纤维形成脊神经干，最终通过脊神经干终止于感受器。

脊神经的背支支配背轴肌肉组织、椎骨连结和背部皮肤。腹侧初级分支支配四肢和腹侧体壁，形成 2 个主要神经丛：臂丛和腰骶丛。脊神经和脑神经的神经干包含有髓和无髓神经纤维，这些神经纤维被施万细胞膜包裹。这些神经纤维由一层纤细的网状（胶原）纤维和分散的纤维细胞（神经内膜）支撑。带有施万细胞和神经内膜的轴突群被神经束膜细胞和胶原束（神经束膜）形成的同心层包围，形成一个神经束（图 12.1）。神经束膜细胞在超微结构和组织化学特征上与施万细胞相似，只是其在神经鞘内的位置不同。神经外膜是一层致密结缔组织，包围着整个神经干。

脊（背根）神经节含有假单极神经元的大神经细胞胞体、卫星细胞、施万细胞和神经突起（图 12.2 和 12.3）。卫星细胞围绕着神经细胞胞体，细胞质稀少，核呈圆形至卵圆形，具有致密的异染色质。自主神经节相似，其神经元主要是多极神经元。副神经节是由一层致密结缔组织包围的离散小体，邻近与其相关的神经束膜。鳃节副神经节和迷走神经副神经节与颈动脉和主动脉小体的形态相同，两者由形状不规则的细胞巢组成，被有孔内皮的毛细血管吻合网和网状纤维包围。主细胞型（主细胞）有一个圆形至椭圆形的细胞核，细胞质含有膜结合、电子致密的

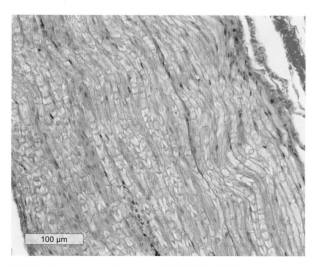

图 12.1　Sprague-Dawley 大鼠的脊神经束。Masson 三色染色，×200

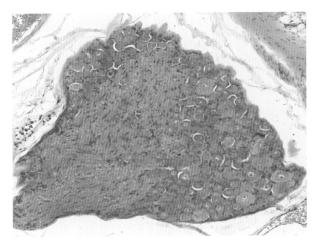

图 12.2 Sprague-Dawley 大鼠的背根神经节。HE 染色，×100

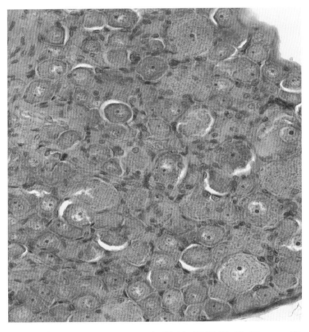

图 12.3 Sprague-Dawley 大鼠的背根神经节。HE 染色，×200

囊泡（直径约 120 nm）。这些细胞呈弱嗜铬性阳性，并且由于儿茶酚胺含量高，在甲醛诱导下呈现黄绿色荧光。神经末梢与主细胞膜相邻。施万细胞样的卫星细胞围绕着主细胞簇，这有助于通过光学显微镜观察到细胞的巢状排列。副神经节偶尔也包含神经元胞体。与腹部交感神经节和神经（腹腔和肠系膜神经节）相关的副神经节含有与鳃节副神经节和迷走神经副神经节相同的主细

胞。它们也含有较大电子致密囊泡的细胞，直径为 200~300 nm，类似于肾上腺髓质的嗜铬细胞。因此，主动脉交感神经副神经节在肾上腺髓质和鳃节迷走神经副神经节之间表现为中等程度的分化。

脑神经的神经节在形态上与脊神经节相同。参与调节心肌、平滑肌和腺体活动的自主神经系统完全是运动神经，包括中枢神经系统的神经元（灰质侧角或延髓）、连接这些神经元与自主神经节的节前神经纤维（有髓鞘）、自主神经节（交感神经和副交感神经）和连接自主神经节与效应器官的节后神经纤维（无髓鞘）。交感神经节和副交感神经节（周围运动神经节）包含多极神经元的胞体及其突起（神经节后神经纤维）。

根据节后神经元的位置和分布，自主神经节有交感神经节和副交感神经节 2 种类型。交感神经节包括沿脊柱靠近椎间孔的节段性椎旁神经节（交感神经链）和位于脊柱腹侧和靠近背主动脉的椎前神经节（包括腹腔神经节和肠系膜神经节）。副交感神经节包括第 III 脑神经（动眼神经）、第 VII 脑神经（面神经）、第 IX 脑神经（舌咽神经）、第 X 脑神经（迷走神经）和位于内脏壁内的壁内神经节。若想全面了解自主神经系统，读者可以参考合适的解剖学和生理学书籍。副神经节是与自主神经系统密切相关的宏观小体或微观细胞群。副神经节广泛分布在舌咽、迷走神经、交感神经及其分支内或附近的头部、颈部、胸部或腹部。在感觉神经节和自主神经节内也发现类似的细胞簇。副神经节在其解剖分布的基础上通常细分为鳃节副神经节、迷走神经内副神经节、主动脉交感神经副神经节（包括主动脉旁器）和内脏自主神经副神经节。颈动脉体和主动脉体是鳃节副神经节（副神经节化学感受器），介导化学感受反射。主动脉旁器（organ of Zuckerkandl）位于主动脉的腹侧，在肾动脉分支的稍后方，在胎仔中发育到最大后逐渐消退，直到出生后 15 天几乎完全消失。所有副神经节，

包括充当化学感受器的副神经节，似乎都储存儿茶酚胺。

1.3　取材和组织学

能清楚显示神经系统解剖结构的良好解剖学书籍对取材有帮助（Cassella et al., 1996）。收集所有神经系统标本时，应将因操作、挤压和固定不完全而产生组织结构上的人工假象降至最小。将人工假象降至最小的关键是标本取材过程中尽量避免挤压和牵拉。

如果背根神经节也要取材，最好将大鼠的脊髓原位固定，从尸体上分离脊柱，并尽可能地去除软组织。将整个脊柱浸泡在中性福尔马林缓冲液（neutral buffered formalin, NBF）中固定 24~48 小时或更长时间。为了有助于固定，可以在一些椎节［颈段、胸段和（或）颅腰段的 3~4 椎弓］上进行部分椎板切除术。大鼠的硬脊膜较薄，在椎板切除过程中通常不会受到影响。或者，包含待评估的脊髓节段的特定脊柱节段可在剖检时取出，并通过浸泡固定，无需行椎板切除术。

固定脊髓有 2 种方法，第 1 种是进行部分椎板切除术，以便可以取出整个脊髓；第 2 种是对周围的脊柱进行脱钙，对脊髓进行原位处理。这种方法的潜在优点是中枢神经系统 / 周围神经系统（CNS/PNS）的界面（包括背根神经节）在显微切片中可以保持完整。这种方法的主要缺点是神经结构可能因固定不完全和（或）长期脱钙而扭曲变形（Morawietz et al., 2004）。

应取材和评估脊髓的颅颈段、胸中段和腰膨大段。颅颈段（约 C_1）是评估白质中长上行感觉束损伤的敏感部位（如主要通路：楔束和薄束；次要通路：脊髓小脑束）。胸中段（T_6~T_8）可以评估侧角（中间外侧细胞柱）自主神经系统神经节前的交感神经元。腰膨大段（L_4~L_5）包含运动神经元，提供坐骨神经的长轴突和下行运动通路的远端部分（如皮质脊髓束）。腰髓节段的颅骨位移程度因物种而异，因此，L_4~L_5 节段

实际上发生在大鼠的 L_1~L_2 节段椎骨内（Bolon et al., 2006）。

应检查横向和纵向或斜向的切面。横切面可以对灰质和白质进行分析，并且可以非常容易地确定体位排列的纤维束和核柱的位置。还应检查纵向 / 斜向平面，因为它们有助于检测仅影响少数轴突（尤其是胸段）的损伤。纵切面代表一个中线外侧的旁矢状面，也可以是一个斜切面，与中线呈一定的角度。斜切面的优点是可暴露更大面积的灰质和中央管及所有白质束以进行检查。然而，在毒理学研究中，为了在所有剂量组中获得相对一致的脊髓切片，一致性取材是必需的。

类似于已出版的脑图谱，目前有大鼠的脊髓图谱可供使用（Watson et al., 2008; Sengul, 2012）。Watson 出版的著作可在 Christopher 和 Dana Reeve 基金会网站上找到，网址是 www.christopherreeve.org。

在一般毒性研究中，应对主要的躯体感觉神经［如坐骨神经和（或）胫神经］在纵向和横向进行标本制作和检查。横切面可以评估有髓和无髓纤维的密度和数量。纵切面可更好地评估轴突损伤，因为可以检查神经纤维的多个结间体。神经标本的长度应大约 1 cm。病理学家应该注意检查是否存在髓轴突缺失？选择性影响的是大纤维还是小纤维？是否存在轴突再生？是否存在活动性脱髓鞘？是否存在脱髓鞘 - 髓鞘再生？受累及的神经是局灶性的还是弥漫性的？

标本应首先采用常规石蜡包埋法检查。但是，如果怀疑神经毒性，则需要进行塑料包埋、冷冻切片和（或）纤维分离。理想的固定剂是预冷的溶于 pH 7.4 和渗透压为 300~330 mOsm 的 0.025mol/L 二甲胂酸盐缓冲液中的 2.5% 戊二醛。当认为没有周围神经毒性时，常规毒理学研究使用中性福尔马林缓冲液浸泡固定。在常规毒理学研究中，大鼠周围神经标本取自坐骨神经，可以取自一侧肢体，理想情况下可取自两侧肢体。新鲜的神经可以冷冻在液氮中储存，用于生

物化学研究。神经通过反射和（或）移除其上覆盖的骨骼肌而暴露。未固定的神经可被分离并放置在盒中，在固定前使用索引卡片，或钉在醋酯纤维条或硬纸条上。如有必要解决特定的问题，可通过标记样本一端来确定样本的部位（如近端与远端）。或者将整个后肢浸泡在中性福尔马林缓冲液中固定，以避免因张力引起的结构上的人工假象。摘取更远端的后肢神经并用戊二醛固定，然后在四氧化锇中进行再固定，以更好地稳定髓鞘脂质（Bolon et al., 2008），这是在专门的神经毒性研究（"Ⅱ级"）中使用的常规实践。这些特殊的标本制作程序目前不是一般毒性研究（"Ⅰ级"）的常规组成部分。观察周围神经纤维周围的真实髓鞘，评估 G 比（轴突的直径 / 有髓神经纤维的总直径），确定细微神经纤维变性的机制可能需要锇再固定、树脂包埋及神经横截面的甲苯胺蓝染色。每个单位横断束状区域的纤维数量及平均神经纤维直径可根据每个神经标本随机视野以大于 1 000 条纤维的计数来确定。这些信息有助于量化周围神经病中神经纤维的耗减。无髓鞘神经纤维需要透射电镜来检查。

分离神经纤维制备是研究周围有髓神经损伤的最佳方法。这项技术能够评估由每个施万细胞形成的髓鞘节段大小，也可以评估结旁区和轴突。分离神经纤维制备是所有组织病理学的补充，用于阐明在标准组织病理学切片中识别或怀疑的变化。约 10 mm 长的标本在 2.5% 戊二醛中固定 15 分钟，然后经 0.05 mol/L 二甲胂酸盐缓冲液（pH 7.4）冲洗。随后神经束在 1% 四氧化锇中再固定 2 小时，然后转移到 45% 甘油中，在 45 ℃下软化 24 小时，随后放入 66% 甘油中放置 24 小时。然后将其储存在 100% 甘油中直至可以制备。撕开神经束，在解剖显微镜下用细镊子剥去神经外膜 / 神经束膜，使其成为更小的纤维束，从中分离单个纤维。这些单个纤维被安装在蛋白化载玻片或 "superfrost" 载玻片上，在烤箱中干燥，并加入甘油明胶（对于冷冻切片）。15~20 个分离的神经纤维可以贴附在同一张载玻片上。节段性脱髓鞘和早期轴突变性可通过这些分离神经纤维制备进行识别。可为每个神经标本确定各种异常（脱髓鞘、髓鞘再生和轴突坏死）的百分比，也可以评估结间长度和纤维直径。以单个纤维图的形式呈现的数据有助于区分正常纤维与从节段性 / 结旁脱髓鞘（在同一纤维上有异常短的结间体和正常长度的结间体）恢复期的纤维，以及沃勒变性（其中所有结间体都短且长度一致）后再生的纤维（Braund, 1991; Krinke et al., 2000b）。

在大多数一般毒性研究中（"Ⅰ级"），脑神经节、背根神经节、副交感神经节（位于器官内的除外）和交感链神经节不进行取材，除非有充分的理由（如存活期神经功能障碍的证据）。

背根神经节（dorsal root ganglia, DRG）可在脱钙脊柱中原位检查，纵切面（副矢状面或水平面）是理想的取材方法，许多 DRG 明显可见。最适合评估的区域是 L_4~L_5（接收坐骨神经来源的最多纤维）（Devor et al., 1985; Schmalbruch, 1987; Aldskogius et al., 1988）或颈膨大部（C_4~C_7）。

1.4 先天性病变

大鼠脊髓和周围神经的先天性病变非常罕见。然而，由于周围神经系统（peripheral nervous system, PNS）的组分非常小，常规检查方法很容易忽略 PNS 的异常。因此，先天性病变可能比文献报道的数据更常见。

1.4.1 神经管缺陷

脊柱裂（脊髓脊膜膨出）、脊髓裂或脊髓发育不良是由于神经管未闭合、细胞分化停滞和（或）子宫内环境导致的损伤造成，这些病变也是人类和其他动物相对常见的畸形，但在大鼠中是罕见的自发性病变。母体高血糖可导致神经元和胶质细胞数量减少、灰质与白质比降低，以及胎儿脊髓中白质和灰质的直径改变（Khasar et al.,

2010; Hematian et al., 2013）。脊柱裂可由母体高血糖 / 糖尿病引起（Cunningham et al., 2005）。台盼蓝（Lendon, 1968）或丙戊酸（Ceylan et al., 2001）可诱导大鼠出现神经管缺陷。

1.4.2 表皮样囊肿

表皮样（或鳞状上皮）囊肿偶尔见于大鼠，主要位于尾端脊髓的白质中，由神经管闭合不良引起，并导致胚胎发育后期出现包含上皮残留的包涵物。囊肿主要是单发性病变，多为圆形至椭圆形，内衬扁平至复层鳞状上皮，包含角化碎片。尽管它们可能压迫脊髓，但通常与临床症状或大体病变无关，通常是偶发性病变。据报道，表皮样囊肿在大鼠罕见，但是一般认为该病变比文献报道的更常见。有作者（Bradley）认为表皮样囊肿在慢性研究（52~104 周）中不常见。如果研究方案要求对脊髓进行详细检查，表皮样囊肿通常仅在毒性研究中被看作偶发性病变。雄、雌性动物之间的发病率没有差异，在 104 周的研究中，Han Wistar 大鼠和 Sprague-Dawley 大鼠的发病率均为 0.3%（该研究包含 670 只 Sprague-Dawley 大鼠和 957 只 Han Wistar 大鼠）。尚不清楚 F344 大鼠的自发性表皮样囊肿的发生率。Levine（1966）在一项毒理学研究中报道一个相对高的大鼠脊髓表皮样囊肿的发生率。未经处理的 CD F 大鼠的发生率为 2.5%，Lewis 大鼠的发生率为 1.3%，随机繁殖的 HH Wistar 大鼠的发生率为 1.3%。尚不清楚 F344 大鼠的表皮样囊肿的发生率（Kulwich, 1994）。

1.5 退行性病变

已经在几个品系的大鼠中描述了脊髓和 PNS 中各种自发性或与年龄相关的退行性病变。在大鼠脊髓和神经中发现的退行性病变和老龄化病变包括一系列非特异性的形态学改变。回顾文献可能会令人困惑，很少有特异性、自发性、退行性"实体"，反而用各种形态学术语来描述病变。例如，可以在大鼠的脊髓腹角运动神经元中看到尼氏体溶解，这是核周质内的非特异性、退行性改变（Kaufmann et al., 2012），通常发生在非特异性轴突损伤的急性期。在没有其他变化或功能相关的情况下，脊髓腹侧运动神经元中可见形态上表现为尼氏体溶解或卫星现象的神经元，这被认为没有任何生物学意义。

1.5.1 神经元脂褐素沉积

脂褐素是一种金褐色的颗粒状色素，在老龄化大鼠神经元的细胞质中蓄积。脊髓腹角、脊髓神经节和自主神经节的大神经元是脂褐素沉积的常见部位，但 CNS/PNS 内的其他神经元和胶质细胞群及各种器官的其他细胞也发生同样的变化。脂褐素在 Schmorl 染色、过碘酸希夫染色、油红 O 染色、劳克坚牢蓝染色、苏丹黑染色时呈阳性，抗酸染色呈弱阳性，在紫外线下呈自发性荧光。这种色素由自噬溶酶体未消化的残余物组成，这些残余物是由神经元对引起脂质过氧化的各种副产物（脂质、磷脂、蛋白质，包括线粒体成分）的清除效率年龄相关性降低所致（Sulzer et al., 2008）。在电子显微镜下表现为脂褐素由磷脂和蛋白质碎片的混合组成，形成膜结合的旋涡和（或）颗粒状沉积物。

脂褐素沉积被认为是一种老龄化改变，因此，在慢性毒性研究和致癌研究中的大鼠常规组织病理学检查中通常不报告，除非当脂褐素沉积出现在异常早或大量出现（暴露于酒精、铅或顺铂，维生素 E 缺乏所诱发，应激或慢性疾病的各种大鼠模型）和（或）与神经元变性相关的情况下才被报告。

1.5.2 神经根神经病（神经根髓鞘神经病）

神经元 / 轴突变性可以发生在所有年龄组，但随着年龄的增长发生率会变得更高一些。其发生没有特定的部位，好发部位包括脊髓长轴突（主要在外侧索和腹索）和神经根（特别是从腰部到马尾部的腹根）及毒理学研究中通常进行取材的周围神经（坐骨神经）。脊髓背根神经节和腹角的神经元（这些神经纤维的起源）一般不显著。它是大鼠神经系统的一种自发性变化，其发病机制尚不完全清楚，但与轴突萎缩有关。临床上，这可能导致后肢不全性麻痹和（或）瘫痪及后肢肌肉萎缩。这种病变的发生时间和严重程度具有品系差异性，早在 13~14 月龄 Sprague-Dawley 大鼠的脊髓神经根就可发生轻微的变化，而 Wistar 和 F344 大鼠的病变发生时间较晚。Sprague-Dawley 和 Wistar 大鼠的病变通常比 F344 大鼠更严重（Krinke et al., 1981; Krinke, 1983）（图 12.4）。

用来描述这个病变的术语差异很大且有重叠，包括脊神经根病、神经根髓鞘神经病、神经变性、（逆死性）轴突病、老龄大鼠原发性脱髓鞘、沃勒变性和沃勒样变性。最近有人建议后 2 个术语仅限于在轴突远端观察到的形态学变化，这些变化由轴突处置过程中的物理性原因（沃勒）或其他原因（沃勒样）引起（Kaufman, 2012）。

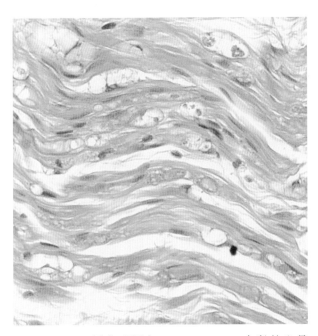

图 12.4　104 周致癌研究 Sprague-Dawley 大鼠的坐骨神经。重度神经根神经病引起临床症状（运动阻抗）。HE 染色，×400

轴突变性的病因是非特异性的，代表原发性轴突或髓鞘损伤后观察到的形态描述。早期可见轴突肿胀、嗜酸性，但更常见（与轴突营养不良相反）的是这些病变由萎缩的 / 断裂的轴突组成，其周围有空泡化的髓鞘或脱髓鞘，伴随巨噬细胞浸润（当其细胞质空泡化并充满髓鞘碎片时，有时称为格子细胞）。可能与包括胶质细胞增生和（或）髓鞘再生的轴突修复灶相邻，可在塑料包埋的半薄切片上通过其相对薄的髓鞘识别（Kaufmann et al., 2012; McInnes, 2011）。有时在严重受累的节段可见胆固醇裂隙（King, 1994）。Eisenbrand 和 Stebbins（1999）报道 F344 大鼠与年龄相关的三叉神经根髓鞘病。这种髓鞘病变的特点是髓鞘空泡化，常伴有含髓鞘碎片的巨噬细胞，运动根的发生比感觉根更广泛。雄性动物比雌性动物更容易受影响。随着时间推移，病变的严重程度明显增加，几乎所有动物在 2 年的研究后都受影响。

1.5.3　与老龄化有关的轴突萎缩（背索、周围神经）

轴突萎缩是老龄大鼠的另一种非特异性变化，长轴突远端更易感。可能的发病机制包括神经丝从核周质向轴突的顺向运输不足和（或）传递因子的逆向运输受到抑制。轴突萎缩可为自限性的，发生在轴突变性之前或继发于原发性髓鞘损伤（Kaufmann et al., 2012）。

1.5.4　轴突营养不良

老龄大鼠的脊髓和神经中常常可见圆形或不规则形状、嗜酸性、透明或颗粒状肿胀的轴突（常称为小球体）。脊髓背索和延髓上核下游（薄束核和楔束核）是大鼠和其他物种的好发部位（Fujisawa and Shiraki,1978; Fujisawa, 1994）。在老龄化 Sprague-Dawley 和 F344 大鼠的交感神经节中也描述了显著的轴突异常，交感神经系统的神经节没有受到一致性的影响，并且病变在椎前神经节比椎旁神经节更严重，尚不清楚上述好发部位的原因。这些变化与功能变化没有系统的相关性，但在感觉神经元受到影响的情况下很难评估这些变化。小球体的存在并不是营养不良的特异性改变，而是各种轴突病中的异常轴突形态。然而，在轴突营养不良中，小球体一般位于突触前末梢的位置。在超微结构下，小球体由神经丝的局灶性蓄积组成，有时混有其他细胞器。轴突营养不良是老龄大鼠的特异性病变，还是自发性神经根神经病的一部分，目前尚不清楚。除非非预期地发生在一只年轻动物身上，否则一般不会被诊断。

1.6 炎症性和血管性病变

大鼠细小病毒、大鼠泰勒病毒（rat theilovirus, RTV）（Drake et al., 2008）、肺炎链球菌、脑胞内原虫属、广州管圆线虫和刚第弓形虫等感染原均可引起大鼠的中枢神经系统炎症性改变。然而，在屏障条件下饲养的大鼠感染上述感染原的可能性极低。目前未见任何关于感染原选择性影响大鼠周围神经的报道。

出血、炎症、坏死、软化和胶质细胞增生在大鼠的脊髓中偶见，但很少被观察到。这些病变通常偶发、局灶性，严重程度为轻微或轻度。即便如此，脊髓出血是一些品系大鼠的共同特点，如自发性高血压大鼠（Lee and Berry,1978; Churchill et al., 2002）。

通过插管将化合物直接输送到中枢神经系统鞘内（蛛网膜下腔）后可观察到炎症，在这种情况下必须将与该程序相关的炎症反应与化合物诱导的炎症区分开来。插管导致的细胞浸润通常是孤立存在的，没有其他提示组织损伤的变化（Butt, 2011）。

结节性多动脉炎是一种特异性动脉炎症变化，最常发生于老龄雄性大鼠。该变化的一个有用的诊断特点是神经系统的血管一般不受影响（Cutts, 1966）。

坏死和软化的特征为神经毡局灶性凝固性坏死伴含有脂质的巨噬细胞聚集（图 12.5 和 12.6）。尽管通常无法确定这些偶发性坏死灶的原因，但一些可以归因于单核细胞白血病引起的梗死，特别是在 F344 大鼠中。胶质细胞增生是一种修复性病变，其特征是神经毡坏死后胶质细胞增殖和肥大。

胶质细胞增生和早期胶质瘤有时很难区分，可通过炎症、坏死或诱发因素加以区别。大胶质瘤的中心有时会出现坏死，伴含有脂质巨噬细胞聚集。当无法确定是 CNS 哪一群胶质细胞

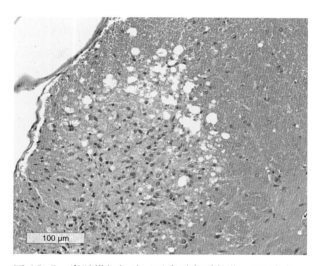

图 12.5 脊髓横切切片显示脊髓灰质软化。HE 染色，×200

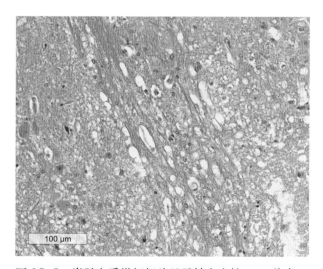

图 12.6 脊髓白质纵切切片显示轴突变性。HE 染色，×200

时，胶质细胞增生可用作诊断术语。然而，随着免疫组织化学的常规使用增加，可将胶质细胞分类为不同的表型（如小胶质细胞或星形胶质细胞），已发表多篇有关这些标志物的综述文章（Kaufmann et al., 2012）。

1.7　增生性和肿瘤性病变

常用品系大鼠的临床前毒性研究中，较少诊断脊髓和周围神经的自发性癌前增生性和肿瘤性病变，大多数病变只在 52~104 周的长期研究中出现。原发性脊髓肿瘤在 F344 大鼠中极为罕见。星形细胞瘤、施万细胞瘤、脂肪瘤性错构瘤已经在 Han Wistar 大鼠脊髓中有报道。星形细胞瘤、施万细胞瘤、脑膜肉瘤和转移性骨肉瘤在 Sprague-Dawley 大鼠的脊髓中有报道（Bradley，未公开发表数据）。在 9 周龄雌性大鼠［Brlhan:wist@Jcl（GALAS）］的脊髓腰段，有研究报道了 1 例自发性少突神经胶质瘤（Takeda et al., 2014）。

肿瘤的生物学行为应被认为是一种相对而非绝对的特征。例如，很小的施万细胞瘤也可能具有提示恶性肿瘤的形态学特征的肿瘤细胞和沿神经纤维浸润性生长的迹象。由于终末解剖或提前解剖动物是一个时间点，故无法明确界定一些肿瘤是否真正为恶性。为此，老龄大鼠的胶质细胞肿瘤根据形态可分类为恶性、低度恶性或高度恶性肿瘤。

1.7.1　周围神经鞘肿瘤——施万细胞肿瘤性病变（施万细胞瘤、神经鞘瘤、神经鞘膜瘤）

周围神经鞘肿瘤（peripheral nerve sheath tumor, PNST）包括一系列肿瘤性病变，从良性的神经纤维瘤和施万细胞瘤到高度恶性的 PNST（Bernthal et al., 2013）。尽管尚不清楚所有物种中 PNST 的明确组织发生，但良性和恶性的施万细胞瘤、神经纤维瘤和神经纤维肉瘤来源于施万细胞是目前的共识（Kaufmann et al., 2012; Kim

et al., 2011）。施万细胞被认为起源于神经外胚层，具有表达间充质细胞特性的兼性分化能力。施万细胞瘤始于神经内的细胞数量增多灶。施万细胞肿瘤可能出现在颅穹窿，毗连大的周围神经和神经丛，或在软组织内（图 12.7 和 12.8）。

文献和 NTP 数据库中 PNST 的发生率均较低，据报道施万细胞瘤在老龄动物中的发生率为 1%（Kaufmann et al., 2012; Kim et al., 2011; Weber et al., 2011; Zwicker et al., 1992）。这些肿瘤的报告与专题病理学家倾向于明确诊断 PNST 而不使用肉瘤的广泛分类有关。尽管如此，越来越多地使用标志物，如 S100 蛋白免疫染色、胶质纤维酸性蛋白（glial fibrillary acidic protein, GFAP）、神经元特异性烯醇化酶（neuron-specific enolase, NSE）（图 12.9）、髓鞘特异性蛋白——蛋白脂质蛋白（proteolipid protein, PLP）和外周髓鞘蛋白 22kDa（peripheral myelin protein 22kDa, PMP22），提高了进行明确诊断的可能性（Kaufmann et al., 2012）。

良性和恶性 PNST 的术语也令人困惑，在人类中，施万细胞瘤是良性肿瘤，而具有神经鞘分化或来自周围神经的肿瘤则被归类为恶性肿瘤（Bernthal et al., 2013; Weber et al., 2011）。在大鼠和其他实验动物中，PNST 历来根据在人类建立的形态学标准进行分类（Krinke et al, 2000a）。但是，目前已经发表了关于啮齿类动物神经肿瘤术语的国际建议 [大鼠和小鼠病变术语和诊断标准的国际协调（International Harmonization of Nomenclature and Diagnostic Criteria for Lesions in Rats and Mice, INHAND）神经系统工作组]，以促进啮齿类动物研究中使用术语的全球标准化和统一（Kaufmann et al., 2012）。

在组织学上，施万细胞瘤通常发生在周围神经或神经丛附近，通常是有包膜的膨胀性、压迫性肿瘤，通常生长而不引起临床症状。良性肿瘤通常有包膜。恶性的施万细胞瘤无包膜，通常无临床症状，除非压迫和侵袭 CNS 或其他组织

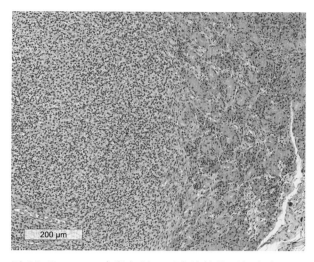

图 12.7 Wistar 大鼠起源于唾液腺的施万细胞瘤。HE 染色，×100

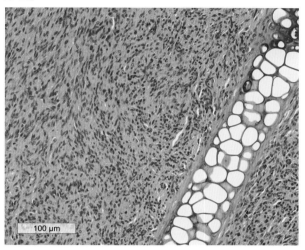

图 12.8 Sprague-Dawley 大鼠起源于耳郭的施万细胞瘤。HE 染色，×200

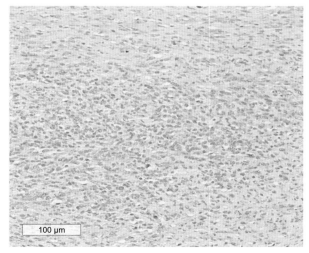

图 12.9 Wistar 大鼠的施万细胞瘤。NSE 免疫组化染色，×200

浸润而引起功能改变。恶性肿瘤的特征包括有丝分裂率高、细胞或有丝分裂异型性和（或）局部侵袭性生长或远处转移（Koestner et al., 1971; Stewart et al., 1974; Mandybur and Brunner, 1982; Gough et al., 1986; Alison et al., 1987; Laber-Laird et al., 1988; Landes et al., 1988; Rice and Ward, 1988; Cardesa et al., 1989; Russel and Rubinstein, 1989; Landes et al., 1990; Maekawa and Mitsumori, 1990; White et al., 1990; Yoshitomi et al., 1990; Yoshitomi and Boorman, 1991; Greaves et al., 1992; Jensen et al., 1993; Walker et al., 1994; Krinke et al., 1996; Yoshizawa et al., 1996; Kleihues and Cavenee, 1997; Ernst et al., 2001; Ikeda et al., 2003; Greaves et al., 2004; Stemmer-Rachamimov et al., 2004; Teredai and Wöhrmann, 2005; Nagatani et al., 2009）。

施万细胞瘤有 2 种结构模式：Antoni A 型和 Antoni B 型。这 2 种模式并不总是单独地明显地存在于一个肿瘤中，如一个肿瘤可以一种模式为主，但在某些区域又显示另一种模式的特征。一般来说，小的施万细胞瘤只表现出 Antoni A 型，较大的施万细胞瘤可包括 Antoni A 型和 Antoni B 型 2 种类型。

Antoni A 型（密集排列）生长模式的特点是细胞边界不清，由平行、细长的施万细胞轴突束组成，细胞间物质稀少，有少量网状或胶原纤维和毛细血管（图 12.10）。心壁内的施万细胞瘤常有这种表现。细胞核偶尔排列成栅栏状，由均质、无核、嗜酸性的细胞间物质分隔开，形成特征性的 Verocay 小体，在大鼠中相对罕见，在人类中更常见。

Antoni B 型（疏松排列）生长模式的特点是细胞区稀疏，基质透明，形成假囊腔（图 12.11）。这种类型肿瘤的细胞较少，且广泛地被 HE 染色不佳的基质分隔。假囊腔可能是由变性和坏死灶形成的，可能含有无定形的嗜酸性物质或红细胞。一般认为 Antoni B 型是退行性改变的一种特征，很少见于良性肿瘤，通常比 Antoni A

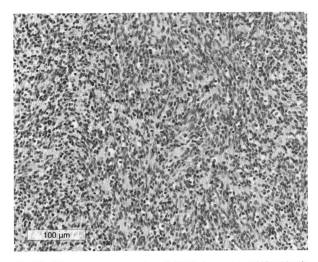

图 12.10　Sprague-Dawley 大鼠的 Antoni A 型施万细胞瘤，起源于脑神经的颅内肿瘤。HE 染色，×200

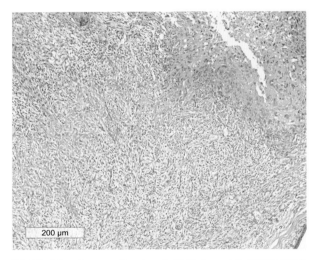

图 12.11　Sprague-Dawley 大鼠的 Antoni B 型施万细胞瘤，起源于周围神经的子宫肿瘤。HE 染色，×100

型分化更低、恶性程度更高（Weber et al., 2011）。

　　一些施万细胞瘤亚型也通过其形态学特征来定义：细胞型亚型，主要由细胞性 Antoni A 型组织组成，没有 Verocay 小体；颗粒细胞型亚型，具有与脑膜颗粒细胞瘤相似的细胞质颗粒；黑色素型亚型，含有黑色素小体，常见于耳郭肿瘤；丛状型亚型，具有一个多结节（"丛状"）模式，可能涉及一个神经丛的不同分支。

　　恶性施万细胞瘤的形态通常与良性肿瘤的形态相似，但也有区别，如核分裂指数高、细胞异型性或核分裂象异常、出现局部侵袭性生长或远处转移等特征。良性施万细胞瘤缺乏这些特征。大鼠施万细胞瘤通常是间变性和恶性的。施万细胞的分化可以通过 S100、PLP 或 PMP22 等免疫组织化学阳性来诊断。大鼠施万细胞瘤的 S100 染色结果可能并不总具有决定性。S100 蛋白在大鼠自发性和诱导性周围施万细胞瘤中都呈现阳性表达。然而，大鼠的心脏施万细胞瘤大多为 S100 蛋白免疫染色阴性。通过电子显微镜鉴定是否存在螺旋状的细胞质突起和连续的基板，可用于确定施万细胞的起源（Kaufmann et al., 2012）。人类的恶性施万细胞瘤（神经纤维瘤）通常见于 von Recklinghausen 神经纤维瘤病（von Recklinghausen's neurofibromatosis, NF1）患者，主要由与轴突相关的施万细胞或游离于细胞外基质中的施万细胞组成。这些施万细胞瘤内的癌前 NF1 施万细胞产生血管生成因子并侵袭基底膜（Sheela et al., 1990）。在活跃的施万细胞增殖和髓鞘形成过程中，NF1 mRNA 存在于正常发育的大鼠坐骨神经中（Wrabetz et al., 1995）。Harkin 和 Reed（1982）主张不区分恶性神经纤维肉瘤和恶性施万细胞瘤，但更倾向于使用后一术语。孤立的神经纤维瘤 / 神经纤维肉瘤与良性 / 恶性施万细胞瘤的区别，通常是根据施万细胞束的密度、生长方式、胶原存在的数量和细胞间基质的性质的相对细微差异来区分的。S100 蛋白免疫染色阴性和纤连蛋白阳性免疫组织化学染色也有助于诊断神经纤维瘤 / 神经纤维肉瘤。大鼠具有施万细胞分化的独特特征的肿瘤应诊断为施万细胞瘤，而不是神经纤维瘤。主要由产生胶原的成纤维细胞组成的肿瘤应诊断为纤维瘤或纤维肉瘤，即使其含有类似于 Antoni A 型生长模式的小块区域，因为没有确凿的证据证明其起源于神经。神经鞘的恶性纤维肉瘤也可以这样区分和诊断。

　　施万细胞瘤发生在心脏（图 12.12 和 12.13：心内膜施万细胞瘤、神经鞘瘤病、心脏神经鞘

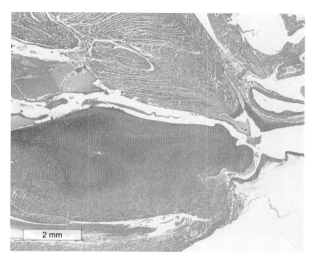

图 12.12　Sprague-Dawley 大鼠的心内膜施万细胞瘤。HE 染色，×1

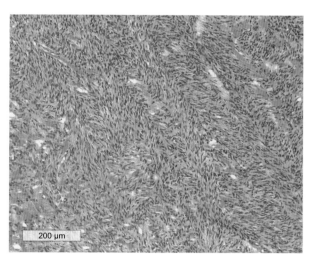

图 12.13　Sprague-Dawley 大鼠的心内膜施万细胞瘤。HE 染色，×100

瘤）、耳郭附近（图 12.8：神经纤维瘤／神经纤维肉瘤、无黑色素型施万细胞瘤／黑色素型施万细胞瘤）、眼内和眼眶内、颌下腺（图 12.7：可能来源于三叉神经）、皮肤的周围神经，很少出现在来自脑神经根的大脑腹侧（图 12.9）。所有受试品系大鼠的施万细胞癌发生率都很低（Novilla et al., 1991）。Hosoi 等（1999）报告雄性 F344/ DuCrj 大鼠的施万细胞癌发生率高于雌性大鼠，并且唾液腺、心脏和皮下组织均受影响。Maekawa 和 Mitsumori（1990）在 F344/DuCrj 大鼠中报道了自发性恶性施万细胞瘤（神经鞘瘤）。

在 F344/DuCrj 大鼠中报道了恶性 Antoni A 型心脏施万细胞瘤（Idogawa et al., 1995）。

良性施万细胞瘤的鉴别诊断包括纤维瘤（施万细胞标志物阴性，波形蛋白阳性）、神经纤维瘤（S100 蛋白免疫染色阴性）、恶性施万细胞瘤和平滑肌瘤（结蛋白阳性）。恶性神经鞘瘤的鉴别诊断包括神经瘤、纤维肉瘤（施万细胞标志物阴性，波形蛋白可为阳性）、神经纤维肉瘤（S100 蛋白免疫染色阴性）、良性神经鞘瘤和平滑肌瘤（结蛋白阳性）（Kaufmann et al., 2012）。

1.7.2　神经母细胞肿瘤：神经母细胞瘤、神经节神经母细胞瘤、神经节瘤、副神经节瘤（化学感受器瘤、血管球瘤）

这些是交感神经系统的胚胎性肿瘤，来源于神经嵴，见于肾上腺髓质、椎旁交感神经节和交感神经副神经节，如主动脉旁器（organ of Zuckerkandl）。在胚胎发生过程中，神经嵴产生未来肾上腺髓质细胞、自主神经系统的神经元细胞、施万细胞、黑色素细胞、头颈部一些类型的神经内分泌细胞和间充质组织。Joshi 等（1992）已经发表了人类的这些类型的肿瘤分类的文章。

副神经节瘤是一个术语，用来指起源于肾上腺髓质以外的嗜铬阴性血管球细胞的肿瘤（在肾上腺髓质它们被称为嗜铬细胞瘤）。大鼠副神经节瘤大多发生在主动脉体或腹腔。血管球细胞具有化学感受器的功能，沿着血管分布，特别是在颈动脉体和主动脉体，以及主动脉旁器（organ of Zuckerkandl）的肾尾端（Weber et al., 2011）。在大多数品系的大鼠中，副神经节瘤是极为罕见的神经内分泌肿瘤，Wistar 大鼠的一个亚系（WAG/Rij）除外，据报道，其雌性大鼠主动脉体病变的发生率超过 10%（Vanzweiten et al.,1979）。据报道，副神经节瘤见于 F344/N 大鼠邻近肾附近的主动脉，以及心脏基底部，其发生率低于 0.03%，而在雄性动物中较常见（Weber et al., 2011; Hall et al., 1987）。在 一 只

Han Wistar 大鼠中也描述了起源于主动脉体的副神经节瘤（Li et al., 2013）。

F344 大鼠的副神经节瘤大多发生在腹膜后组织，通常见于沿着靠近肾的主动脉，据报道，大体观察其直径为 5~20 mm（Hall et al., 1987）。在组织学上，副神经节瘤通常被胶原纤维包裹。肿瘤呈致密的巢状排列；或由纤细的纤维血管间质分隔成小叶状，小叶可由扩张的薄壁血管分隔。肿瘤细胞内含有中等数量的颗粒状嗜酸性或双嗜性细胞质，以及圆形至椭圆形的细胞核。细胞核大小不一，偶尔有非常大、深染的核。核分裂象罕见。嗜银颗粒银染（如 Grimelius 银染和 Bielschowsky 银染）呈阳性，可在细胞质中被证实（图 12.14）。在超微结构上，副神经节瘤主要由 2 种类型的细胞组成：明细胞和暗细胞。明细胞是主要类型，具有球形至纺锤形的核、细颗粒状染色质，以及圆形至椭圆形的电子致密的细胞质颗粒。暗细胞与明细胞相似，但细胞质高渗，含有更致密的颗粒。F344/N 大鼠报道的 11 例腹膜后副神经节瘤中有 6 例出现肿瘤小叶的中央坏死，这 6 例中有 5 例出现肺转移，这 5 例恶性肿瘤的细胞学特征与未发生转移的肿瘤无明显差异。因此，虽然细胞形态学并不总是生物学行为的可靠指标，但坏死可能是一个有用的指标

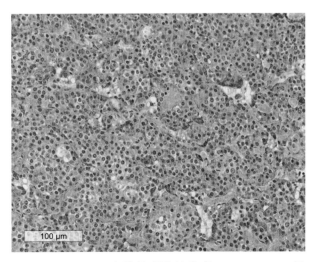

图 12.14　Wistar 大鼠的副神经节瘤。Bielschowsky 银染，×200

（Hall et al., 1987）。

腹部副神经节瘤的主要鉴别诊断是异位肾上腺或转移性肾上腺嗜铬细胞瘤。因此，发生副神经节瘤动物的肾上腺的大体观察和显微镜检查结果有助于诊断。例如，肿瘤的位置也有助于诊断（Hall et al., 1987），尤其是位于主动脉或大动脉附近的肿瘤出现神经内分泌肿瘤的典型特征（明显的肿瘤细胞巢或团块）时。肾上腺髓质神经母细胞瘤在大鼠中非常常见，其中一些可分化为神经节细胞瘤（Krinke et al., 2000a; Todd et al., 1970; Reznik and Ward,1983; Reznik and German,1983; Goelz et al., 1998）。

2　人工假象

周围神经很容易受到人工假象的影响。有髓神经纤维的髓鞘主要由脂蛋白组成，在常规组织处理用于随后石蜡包埋的过程中部分脂蛋白被使用的溶剂溶解。因此，常规检查的神经组织中的脂质物质被部分去除了。由于这个原因，当髓鞘或其变化的检查是研究的主要目的时，制备甲苯胺蓝染色、塑料包埋的半薄切片可提供更好的分辨率，易于观察髓鞘轮廓和髓鞘物质，也可用于随后的电子显微镜检查（Jortner, 2011）。

脊髓和（或）神经切片中出现的许多人工假象是非特异性的，全面综述可参考发表文章（Kaufmann et al., 2012; McInnes, 2005; Wohlsein et al., 2012）。在脊髓或神经中经常观察到的其他人工假象通常是由于固定不良或是组织摘取过程中的机械性压迫造成的，将在下文中阐述。

脊髓白质的淡染区域可能是由于脱水不足（试剂陈旧或不足）（McInnes, 2005）或使用冷灌流固定剂（Fix and Garman, 2000）所致。

皱缩是脊髓腹角和背根神经节大神经元的常见人工假象。受累神经元变小，核和细胞质强嗜碱性，通常称为暗神经元或嗜碱性神经元（Kaufmann et al., 2012; Jortner, 2006; Garman,

2011）。剖检时粗暴操作产生的机械性挤压，以及缺血和兴奋性中毒等因素被认为是导致暗神经元形成的因素（Kaufmann et al., 2012）。这种在浸泡固定的组织中很常见的人工假象，在灌流固定的组织中也偶尔可见。然而，剖检时小心操作／摘除脊髓可减少这种人工假象，例如，用锋利的手术刀片切割先前通过部分椎板切除术暴露的一段脊髓，并避免使用镊子将脊髓从椎管中提起或拉出。区分这种人工假象与神经元坏死很重要，后者有时也称为缺血性神经元坏死。神经元坏死的特征通常包括苍白、嗜酸性细胞质、核固缩和（或）核碎裂。此外，处于坏死不同阶段的相邻神经元的存在，并伴随有噬神经元现象和胶质细胞增生都是有用的鉴别特征。另外，坏死神经元的其他染色（银染或 Fluoro-Jade 染色）也可用于确认病变。除诊断病例外，在进行毒理学或表型研究的过程中，也不应低估适当的对照试验因素在协助区分人工假象和病变时的价值（如每组有足够的动物数量，同时处理对照组组织）。

脊髓或神经节的神经元空泡变性人工假象可能是由于死后自溶、组织收集和操作不当、固定延迟或者在脱水过程中长时间（如整个周末）浸泡在乙醇中（Kaufmann et al., 2012）。组织冷冻固定也会导致组织空泡变性和破裂（称为冷冻人工假象）（McInnes, 2005）。帮助减少这种人工假象的技术已有描述（Fix and Garman, 2000）。

神经毡和单个神经元或血管之间常可见间隔甚至空泡，称为皱缩或收缩的人工假象。神经元周围的空泡或间隔最常见于浸泡固定的组织中，当使用高渗固定剂时，可能会更加严重（Fix and Garman, 2000）。这些间隔对应于星形胶质细胞与神经元和（或）血管之间的紧密接触区域，可能与星形胶质细胞突起的肿胀有关（Garman, 2011）；也可以在灌流固定的组织中见到，由于灌流时压力过高所致。Krinke 和 Eisenbrandt（1994）也描述了老龄动物的灌流固定失败率增加，其需要更长的固定前冲洗期，并建议这些变

化可能反映老龄动物的循环系统受损。

白质空泡变性是神经组织最常见的人工假象之一。在髓鞘密集区域，如胼胝体或小脑深部白质出现一种相当广泛而均匀的小空泡。这与组织处理过程及溶剂相关的脂质溶解有关从而导致细小白质空泡变性。将福尔马林固定后的组织长时间（如整个周末）放置在 70% 乙醇中（Wells and Wells, 1989），会加重空泡变性人工假象。将空泡变性人工假象与年龄相关的空泡变性、星形胶质细胞肿胀和空泡变性，以及髓鞘内水肿区分开来很重要。白质空泡变性人工假象往往呈随机、片状分布，而真正的病理变化一般呈双侧对称分布。

神经束在体内是圆形的，这是由神经束膜的弹性特征及神经内膜和神经束膜之间的压力梯度造成的。任何偏离此形状的情况都可能是人工假象。体内有髓的结间体的横切面通常是圆形的，但正常的结旁区呈现锯齿状外观。髓鞘通常发生部分或全周的裂隙，这些裂隙与 Schmidt Lanterman（SL）裂隙相似，是极为脆弱的结构，由于神经取材时创伤引起其扩大和扭曲。在正常大的有髓纤维中，SL 裂隙出现在 33%~50% 的横切切片上；而在小的有髓纤维中，SL 裂隙出现在 5%~10% 的横切切片上（Midroni and Bilbao, 1995）。髓鞘扩张（或髓鞘空泡）通常出现在 10% 福尔马林溶液浸泡固定和石蜡包埋的神经组织中，很少出现在灌流固定塑料包埋的组织中。该发现包括形成清晰的轴周间隙，在大的有髓周围神经中常见。在福尔马林固定的纵切切片上，有髓纤维的人字形外观称为"神经角蛋白"人工假象。在戊二醛固定的组织中未发现这一现象，表明这是由固定剂渗透不良导致的自溶性髓鞘空泡变性（Midroni and Bilbao, 1995）。这种髓鞘空泡人工假象也可能由剖检时神经组织的机械性拉伸和收缩引起，可以通过仔细的组织制备加以控制（Jortner, 2011）。由于这一人工假象与自发性神经根神经病的老龄大鼠脊神经根的

髓鞘扩张有些相似，因此神经根神经病与人工假象的区分很重要。扩张的髓鞘内有巨噬细胞浸润和髓鞘再生都有助于区分神经根神经病与该人工假象。

黏液变细胞（Buscaino 小体、异染小体）为淡蓝色 / 灰色无定形小体（PAS 阳性），是一种罕见的人工假象，被认为是髓鞘和固定剂之间异常反应的结果（McInnes, 2005; Fix and Garman, 2000; Ibrahim and Levine, 1967; Summers et al., 1995）。黏液变细胞被认为是由一些髓鞘成分溶解和随后沉淀（通过固定）引起的。在偏振光下观察可能折射，是由于脊髓福尔马林固定后过早操作引起的，在含有乙醇的福尔马林固定剂中固定的组织更常见（Garman, 2011）。黏液变细胞不应与嗜酸性营养不良性轴突相混淆。

在脊髓原位固定后用酸脱钙以便切割的动物中，偶尔会在脊髓灰质内发现小的矿物质沉积（图 12.15）。虽然这些矿物质类似于老龄动物的脑中所见的矿化，但实际上这些矿物质沉积是一种人工假象。矿物质沉积往往只出现在酸浓度较高（≥ 5% 硝酸）或快速脱钙的动物中，很少出现在酸浓度较低（≤ 5% 硝酸）或 EDTA 脱钙的动物中。

周围神经根检查可以发现 CNS 含有少突胶

质细胞形成髓鞘的轴突和 PNS 含有施万细胞形成髓鞘的轴突之间的骤然转变。尽管这不是一种人工假象，但在此提起是不应将其与任何病理变化相混淆（Garman, 2011）。

3　毒理学病变

脊髓的毒性病变与脑的毒性病变类似，因此，本节仅提及周围神经系统的毒性病变。神经毒性物质经常对神经系统的特定部位产生有选择性的病变。

选择性毒性的原因尚不完全清楚，但血管通透性程度（如血 - 脑屏障或血 - 神经屏障）被假定认为起到一定的作用。在脊髓背根和自主神经节中存在有孔内皮和不连续的毛细血管基底膜，但在周围神经中没有上述结构特点。

化学诱导的毒性病变根据病变的主要部位分为 3 种不同的类型：周围神经元核周质的原发性损伤（神经元病）、周围神经元轴突的原发性损伤（轴突病）和髓鞘或施万细胞的原发性损伤（髓鞘质病）。这些毒物的作用机制通常不太清楚。病理学所见是可变的，可能延伸到神经纤维的近端区域，神经再生也可能存在（Jortner, 2000）。

3.1　周围神经元核周质的原发性损伤

由于脊神经节具有有孔内皮，脊神经节的神经元可能比 CNS 的神经元更易受到各种化学品和毒素的损伤。

髓鞘病是毒性原发性靶向髓鞘或产生髓鞘的施万细胞（如碲中毒），并继发性损伤周围神经的髓鞘。在碲中毒中，摄入后的第 1 周出现内质网扩张和膜性旋涡隔离细胞质。施万细胞变性和髓鞘沿着周期内线分裂，形成髓鞘内空泡。最终，髓鞘碎片被巨噬细胞清除，并开始髓鞘再生，因此，周围神经的髓鞘形成通常在麻痹发生后的 6 个月（Lampert et al., 1970; Reuhl, 1988）。

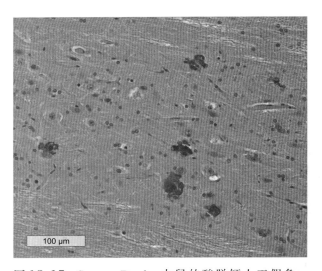

图 12.15　Sprague-Dawley 大鼠的酸脱钙人工假象。HE 染色，×200

这种毒素会干扰施万细胞中的胆固醇合成，导致脱髓鞘。影响周围神经的其他变化包括由血 - 神经屏障破坏引起的神经内膜水肿和巨噬细胞浸润（Kaufmann et al., 2012; Jortner, 2000）。在这些情况下，毒性原发性靶向神经元细胞体，但轴突损伤可能会继发性发生。当受累的细胞位于周围神经节，或位于 CNS 并有轴突延伸进入周围神经时，周围神经将受到影响。

吡哆醇中毒（维生素 B₆ 过多症）是一种以背根神经节或三叉神经节感觉神经元坏死为特征，伴有外周和感觉神经纤维继发性变性的神经元病。其主要累及大直径的神经元。神经元细胞体的改变包括细胞核偏心移位、细胞质改变，如空泡变性、致密体增加、尼氏体在周边重新排列成环状区、明显的神经丝蓄积和尼氏体溶解；也可以见到神经元细胞死亡和卫星现象。神经元的超微结构特征包括细胞质空泡变性、大量粗面内质网缺失（尼氏体溶解）、溶酶体样致密体数量增加、神经丝团块、异常且有时聚集的线粒体和神经细胞胞体的颗粒变性。被破坏的神经细胞胞体被增殖的成群排列的卫星细胞取代，称为"Nageotte 小结"（nodules of Nageotte）。神经细胞突起的变性在给药后的 2~3 天变得明显。首先影响的区域是那些包含最大和最长感觉神经元末端的部分，即脊髓颈段薄束和周围足底神经。受累及的脊髓纤维初始表现为髓鞘膨胀，伴轴突肿胀或皱缩，随后髓鞘塌陷、轴突消失。大多数神经元在停止给予过量的维生素 B₆ 后可以恢复。然而，没有证据表明脊髓中受损的中枢突可以再生（Krinke, 1988）。

据报道，脊髓可发生多种毒性、退行性改变。细胞质内的空泡通常被认为是由细胞内的细胞器肿胀引起的，包括线粒体、粗面内质网和高尔基体。在给予多柔比星（阿霉素）和顺铂的大鼠脊神经节中可见细胞内质网扩张，可能是由于蛋白质合成受到抑制所致。多柔比星引起的尼氏体溶解病变在背根神经节最明显，三叉神经节发生缓慢且不太严重，自主神经节的病变轻微（Eddy and Nathaniel, 1982; Jortner, 1988）。顺铂主要影响大直径、有髓感觉神经轴突，导致知觉和本体感受受损。顺铂诱导许多来源于受损线粒体的小神经元细胞质空泡。重度扩张在光学显微镜下观察为大空泡。在大鼠顺铂模型中，神经营养素 3（neurotropin 3, NT3）逆转大直径感觉轴突的传导速度减慢。预防药物性神经病可使更高剂量的化疗药物得以使用，从而产生更有效的抗肿瘤作用。线粒体肿胀也可能由化学品引起，如氯碘羟喹、异烟酸酰肼和甲醇，最有可能是由氧化磷酸化的抑制所引起。辣椒素、乙醇和链霉蛋白酶也能诱导大背根神经节神经元空泡。慢性 3- 邻 - 甲苯基磷酸酯（tri-ortho-tolylphosphate, TOTP）暴露可导致周围神经远端轴突病，但也可导致背根神经节的细胞质空泡变性，这与轴突运输受损相一致（Ozawa et al., 1986; Tomiwa et al., 1986; Rogers-Cotrone et al., 2010）。

在暴露于烷基汞的大鼠中可观察到周围尼氏体溶解，以部分脊神经节细胞质外围粗面内质网和核糖体分散或缺失为特征。

氯化甲基汞（methylmercury chloride, MMC）毒性还导致 CNS 和 PNS 的退行性改变，具有明显的区域差异和细胞差异（Herman et al., 1973）。其主要累及的部位为周围神经的感觉支。在大鼠周围神经系统（PNS）MMC 中毒亚急性模型中，背根神经节（dorsal root ganglion, DRG）神经元变性被证明通过 2 种不同的机制发生。神经毒性发生在 A 型神经元的细胞体中，导致坐骨神经纤维的下游或者顺行变性。然而，在 B 型神经元中会发生逆死性轴突变性，首先影响神经末梢，随后轴突变性向细胞体进展。已证明 DRG 细胞蓄积大量的 MMC（Cao et al., 2013）。

在一项关于产前暴露于双氯芬酸钠对大鼠正中神经发育影响的研究中，对 4 周龄和 20 周龄的子代仔鼠进行检查。结果表明，双氯芬酸钠可引起正中神经的一些形态学改变，但对轴突数量无影响。与未给药的动物相比,给予双氯芬酸钠的动物的轴突边缘更不规则及轴突变性(Ayranci et al., 2013)。

虽然这些案例中描述的大多数退行性改变只能通过电子显微镜观察到,但如果变化严重,则可能导致可通过光学显微镜观察到的细胞坏死和巨噬细胞浸润。

脊神经节细胞的中央尼氏体溶解偶见于神经元病中。其特征是神经细胞胞体中心区域的尼氏体丢失,通常是对原发性轴突损伤的反应。因此,神经节细胞中出现中央性尼氏体溶解则提示存在原发性轴突损伤,有助于确定毒性神经病变的发病机制。

3.2 周围神经元轴突的原发性损伤

轴突病是 PNS 中最常见的神经毒性损伤模式,并包括对周围神经元轴突的原发性损伤。在这些情况下,较大、较长的有髓神经纤维最易受影响,病变主要见于远端(远端轴突病)。原发性病变包括轴突变性,可导致继发性髓鞘损伤。神经元细胞体通常不受影响,因此轴突再生是可能的。这种类型的损伤称为"逆死性神经病"(dying-back neuropathy),因为变性开始于纤维的远端,并向前进展。沃勒变性也可能发生在原发性损伤部位的远端。远端轴突病的例子包括有机磷酸酯和对溴苯基乙酰脲中毒引起的神经病(Kaufmann et al., 2012; Jortner, 2000)。

有机磷(organophosphorus, OP)化合物诱导的迟发性神经病(compound-induced delayed neuropathy, OPIDN)是 OP 所致的神经毒性的一种表现形式,这种疾病的特点是在共济失调和瘫痪发作之前出现延迟。神经病理学病变涉及 PNS 和 CNS 大束神经纤维远端轴突和髓鞘的沃勒变性(Jortner, 2000)。

神经毒物对溴苯基乙酰脲(p-bromophenylacetylurea, BPAU)产生一种影响有髓感觉和运动神经纤维的中央 - 外周的远端轴突病。这种疾病还包括毒物暴露与后肢共济失调和虚弱等临床症状之间的延迟性反应,毒性机制与 BPAU 对快速轴突运输的影响有关,该过程开始于这个时期。这种毒物与神经元高尔基体中蛋白质的加速处理有关,与顺行性快速轴突运输的过早发生及轴突传递蛋白的减少有关。这是一种进行性远端轴突病,影响 PNS 和 CNS 中的长感觉和运动纤维。随后发生沃勒变性,轴突及其髓鞘发生降解和吞噬作用,形成这种变性特征性的髓鞘质球(myelin ovoid)(Jortner, 2000; Griffin et al., 1977)。

以远端轴突病为特征的神经病也是丙烯酰胺中毒的一个特征。丙烯酰胺毒性导致 A 型背根神经节细胞体选择性萎缩,其周围轴突同时萎缩;而 B 型神经元细胞体和运动轴突则不受影响(Tandrup and Jakobson, 2002)。有些轴突呈梭形肿胀,直径为正常直径的几倍。已经证实在神经病的早期阶段,轴突远端神经丝呈多灶性蓄积而导致轴质和髓鞘的破坏(图 12.16)。在成年雄性 Wistar 大鼠中,给予丙烯酰胺导致坐骨神经提取物的颗粒部分和上清液部分中的神经丝

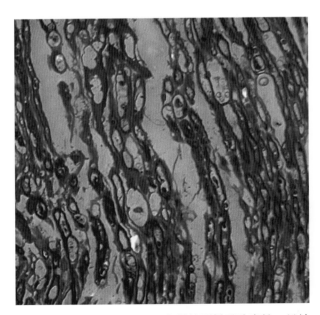

图 12.16 Sprague-Dawley 大鼠的丙烯酰胺毒性,尺神经包埋于 Araldite 树脂中。甲苯胺蓝染色,×400

亚单位（NF-L、NF-M、NF-H）水平降低。上清液中的 α- 微管蛋白、β- 微管蛋白和 β- 肌动蛋白水平升高，且上清液部分中的 α- 微管蛋白和 β- 微管蛋白增加。坐骨神经细胞骨架蛋白水平改变被认为是丙烯酰胺诱导周围神经病的一种机制（Yu et al., 2006）。超微结构检查显示神经丝排列成旋涡状团块，充满局灶性肿胀部位。这些肿胀最常出现在郎飞结附近，被覆轴突肿胀的髓鞘可能变薄。这种轴突变性最近在经唑尼泊利处理的雄性 Sprague-Dawley 大鼠中有报道，唑尼泊利是钠氢交换蛋白亚型 1（sodium-hydrogen exchanger isoform 1, NHE-1）的选择性抑制剂。大的有髓神经纤维发生改变，近端轴突变性在背根神经节的神经元细胞体轴丘处更为明显。在大鼠中报道了一种周围感觉神经病——轻度一过性感觉异常（Pettersen et al., 2008）。远端轴突病也可能是由暴露于许多其他化学品所致。

据报道，F344 大鼠暴露于 N- 羟甲基丙烯酰胺后，其周围神经的轴突纤维丝和髓鞘也发生变性，致使后肢共济失调，导致瘫痪（Bucher et al., 1990）。

周围砷神经毒性也表现为周围神经病。暴露于砷的雄性 Wistar 大鼠的坐骨神经同样显示出蛋白质成分变化，由于其降解，导致 NF-M 和 NF-L 亚单位和成纤维细胞蛋白水平降低（Vahidnia et al., 2006）。

最近的另一项研究记录了与大鼠慢性鱼藤酮暴露相关的周围神经病的第一个报告。出现尾运动神经的运动传导速度降低，这种功能缺陷伴随着坐骨神经神经丝 B 和髓鞘碱性蛋白结构缺失（Binienda et al., 2013）。

紫杉醇和奥沙利铂等化疗药物会产生慢性感觉周围神经病，有时会引起神经性疼痛。大鼠研究表明，这些神经病是由药物性有丝分裂毒性引起的。给予上述药物会导致周围神经轴突中的肿胀和空泡化线粒体显著增加。这种线粒体功能障碍导致慢性感觉轴突能量缺乏，这是神经性症状

的主要原因（Zheng et al., 2011）。

近端轴突病偶尔发生，涉及轴突近端部分变性，这是由暴露于亚氨基二苯丙腈引起的。这种神经病的特点是神经丝在靠近脊髓腹角运动神经细胞的轴突近端区域蓄积。在受累轴突的远端，轴突萎缩可能继发于近端轴突肿胀（轴突运输受损）（Jortner, 2000）。

除这些原发性神经轴突病外，在周围神经还可观察到继发于原发性神经细胞体损伤的神经纤维变性。通常与神经受挤压后发生的沃勒变性相同。神经纤维可见不同阶段的退行性改变，包括轴突断裂、分离成一系列不连续的髓鞘质球（myelin ovoid），伴有巨噬细胞浸润。

一项研究表明，以局部麻醉药于坐骨神经束内注射的毒性效应模拟周围神经阻滞的影响，局部麻醉药注射可导致神经损伤。特别是根据大直径纤维明显缺失的程度及损伤程度的分级，可得出受影响最严重的区域距离注射部位最近、未受影响的区域距离注射部位最远的研究结论。布比卡因比利多卡因或罗哌卡因造成的损伤更多（Farber et al., 2013）。

成年雄性 Sprague-Dawley 大鼠长期暴露于鱼藤酮已被证明会导致周围运动神经功能障碍，伴后肢不全麻痹，运动神经的传导速度显著降低。这表现为坐骨神经的时间依赖性神经变性（Binienda et al., 2013）。

在 F344 大鼠中，二硫化碳神经毒性已被证明可导致胫后神经（posterior tibial nerve, MBPTN）的肌支和脊髓的轴突肿胀。超微结构检查显示肿胀的轴突内有大量的神经丝蓄积（Sills et al., 1998）。

3.3 髓鞘或施万细胞的原发性损伤

每种中毒性神经病的退行性改变的形态学和分布都不相同。然而，一些化学品会对髓鞘和（或）施万细胞造成原发性损伤。线粒体功能障碍和随后的施万细胞脂质代谢改变会导致髓

鞘脂质成分的耗减和诱导轴突变性的酰基肉碱蓄积（Viader et al., 2013）。已知铅、碲和六氯酚会引起周围神经的节段性脱髓鞘（Pleasure et al., 1974）。

铅中毒引起的脱髓鞘开始于郎飞结。铅（中毒性）神经病对累及人类上肢有明显的倾向性，尤其是桡神经。连续几个月饲喂大鼠 4% 碳酸铅，由于干扰施万细胞代谢而出现脱髓鞘性神经病（Windebank and Dyck, 1984）。各种脱髓鞘变化如髓鞘扩张、泡状溶解、髓鞘质球（myelin ovoid）形成、巨噬细胞浸润以消除降解的髓鞘产物都出现在病变的晚期（Lampert and Schochet, 1968）。脱髓鞘过程导致髓鞘完全破坏，但多数受累的轴突没有退行性改变，这是原发性脱髓鞘过程的最典型的特征。暴露于铅的大鼠周围神经系统的超微结构显示出特异性的形态学变化。这些变化在周围运动系统的所有组分都可见，包括施万细胞突起的延长、神经末梢肿胀和一些神经末梢退缩（Badawoud and Hassan, 2013）。

六碳神经病（hexacarbon neuropahty）（正己烷、甲基正丁基酮、2, 5- 己烷二酮、1, 4- 二酮）以多灶性巨大轴突肿胀为特征。最初这些肿胀主要局限在坐骨神经远端分支。含有神经丝团块的巨大轴突肿胀出现在郎飞结附近，伴继发性髓鞘及轴质密度的衰减和减少。当最初的轴突肿胀经历皱缩和髓鞘再生时，远端轴突变性成一串髓鞘质球（myelin ovoid）（Stoltenburg-Didinger and Altenkirck, 1988）。

长期暴露于 2- 溴丙烷（2-bromopropane, 2-BP）也会导致大鼠的周围神经病。雄性 Wistar 大鼠在连续 12 周每天暴露于 2-BP 8 小时后，在腓总神经中检测到髓鞘异常（Yu et al., 1999）。

由于微管和内质网池增殖，溴化乙锭（一种用于分子生物学技术的红色染料，也可用于牛锥体虫病的兽医治疗）导致施万细胞中的核染色质分散，髓鞘的透明空泡和髓鞘层崩解形成蜂窝状

结构。许多轴突在暴露第 6 天完全脱髓鞘，自发性髓鞘再生发生在暴露后的 9~12 天（Suzuki, 1988）。

基于对毒性损伤原发性部位的识别，在一定程度上可以了解毒性病变的性质。在 NTP 进行的慢性研究前（prechronic）（90 天）研究中，经磷酸三甲苯酯、N- 羟甲基丙烯酰胺和溴乙烷处理的大鼠的脊髓腹索和侧索发生神经纤维变性，经磷酸三甲苯酯和 N- 羟甲基丙烯酰胺处理的大鼠的坐骨神经也出现神经纤维变性、神经纤维缺失和纤维化。然而，这些动物的脊髓运动神经元近端轴突或脊髓神经节细胞没有明显的病变。根据毒性病变的解剖学部位，这些毒性病变可归类为远端轴突病。在石蜡包埋组织的常规组织病理学检查中观察到髓鞘的退行性改变时，经常使用"脱髓鞘"这一术语。然而，我们在使用这个术语时应该谨慎，因为继发性脱髓鞘常见于中毒性神经病，损伤的主要部位是神经细胞胞体或其轴突。

继发性脱髓鞘是神经纤维变性的表现之一，应尝试将其与原发性脱髓鞘过程区分开来。在 HE 染色切片的光镜检查中，有时很难区分真正的脱髓鞘和神经纤维变性。神经纤维分离制备技术和检查环氧树脂包埋、甲苯胺蓝染色的切片有助于确认毒性变化的性质。

3.4　诱发的肿瘤性病变

化学诱导的施万细胞瘤在形态上与自发性施万细胞瘤相似，但即使在早期也经常表现为恶性（Kaufmann et al., 2012）。

化学致癌物诱发的施万细胞瘤即使在早期也表现出高度恶性。可通过直接作用的烷化剂如 N- 亚硝基乙基脲或甲基磺酸甲酯作为经胎盘致癌物在大鼠诱导施万细胞瘤。常见的起源部位是脑神经和脊神经根，形态学从具有典型 Antoni A 型和 Antoni B 型特征的高分化的施万细胞瘤到低分化肉瘤。除低分化肿瘤外，化学诱导的施万

细胞瘤在形态上与自发性施万细胞瘤相似。据报道，类似于人类神经纤维瘤的纤维瘤样区域和囊肿也在这些诱导的肿瘤中出现。出生前暴露于乙基亚硝脲（ethylnitrosourea, ENU）后，在脊神经根内诱发施万细胞瘤。脊髓中也可诱发少突神经胶质瘤、星形细胞瘤和混合性胶质瘤（Zook and Simmens, 2005）。大鼠出生后暴露于 7, 12- 二甲基苯并［a］蒽或 N- 亚硝基甲基脲后也可诱发施万细胞瘤。对于妊娠期 BD IX 大鼠，甲基磺酸甲酯和 N- 亚硝基乙基脲等烷化剂可作为经胎盘致癌物诱发恶性施万细胞瘤。肿瘤发生在子代的三叉神经和脊神经中，并且可以很容易地移植到同品系的大鼠中（Mennel and Rickert, 1994）。

在一项为期 2 年的研究中，用粗麦角饲喂大鼠，在 Osborne-Mendel 大鼠的耳诱发施万细胞瘤。停止饲喂麦角后，肿瘤明显消退，再次饲喂后复发（Nelson et al., 1942）。

4　周围神经病的动物模型

吉兰 - 巴雷综合征（Guillain-Barre syndrome, GBS）和慢性炎症性多发性神经根神经病（chronic inflammatory polyradiculoneuropathy, CIPD）是人类最常见的炎症性脱髓鞘神经病。实验性变态反应性神经炎（experimental allergic neuritis, EAN）可通过给动物接种周围神经髓鞘蛋白来诱导，以构建大鼠的脱髓鞘疾病模型。进行性肢体瘫痪的临床症状在接种后约 10 天出现，在第 17 天左右达高峰。在组织学上，病变特征为节段性脱髓鞘，可能伴有轴突变性和类似于 GBS 所见的重度炎症细胞浸润。临床恢复发生在急性期后的 14~21 天。Lewis 大鼠是最敏感和最常用的 EAN 模型（Notterpek and Tolwani, 1999）。

运动和感觉神经周围神经病是糖尿病（diabetes mellitus, DM）长期高血糖的一个常见并发症。妊娠糖尿病母亲的胎盘葡萄糖转运增加，导致胎儿高血糖。给予四氧嘧啶和链脲霉素可诱导类似于胰岛素依赖型糖尿病的糖尿病模型。BioBreeding（BB）Wistar 大鼠是一种非胰岛素依赖型糖尿病的自发性遗传啮齿类动物模型（Sima, 1985）。随着疾病发生，所有这些模型都会出现神经传导缺陷和周围神经的形态学改变，包括轴突萎缩和结旁肿胀。然而，大鼠的寿命较短限制了神经病的进展，代表这些模型的局限性。

参考文献

Aldskogius, H., Wiesenfeld-Hallin, Z., Kristensson, K., 1988. Selective neuronal destruction by *Ricinus communis* agglutinin I and its use for the quantitative determination of sciatic nerve dorsal root ganglion cell numbers. Brain. Res. 461, 215-220.

Alison, R.H., Elwell, M.R., Jokinen, M.P., et al., 1987. Morphology, immunohistochemistry, and classification of primary cardiac neoplasms in F344 rats. Vet. Pathol. 24, 488-494.

Ayranci, E., Altunkaynak, B.Z., Aktas, A., et al., 2013. Prenatal exposure of diclofenac sodium affects morphology but not axon number of the median nerve of rats. Folia. Neuropathol. 51, 76-86.

Badawoud, M.H., Hassan, S.M., 2013. Effects of exposure to lead on the peripheral motor system of the rat. An ultrastructural study. Neurosciences (Riyadh). 18, 52-87.

Bernthal, N.M., Jones, K.B., Monument, M.J., et al., 2013. Lost in translation: ambiguity in nerve sheath tumor nomenclature and its resultant treatment effect. Cancer. 5, 519-528.

Binienda, Z.K., Sarkar, S., Mohammed-Saeed, L., et al., 2013. Chronic exposure to rotenone, a dopaminergic toxin, results in peripheral neuropathy associated with dopaminergic damage. Neurosci. Lett. 541, 233-237.

Bolon, B., Garman, R., Jensen, K., et al., 2006. A best practices approach to neuropathologic assessment in developmental neurotoxicity testing for today. Toxicol. Pathol. 34, 296-313.

Bolon, B., Anthony, D.C., Butt, M., et al., 2008. Current pathology techniques symposium review: advances and issues in neuropathology. Toxicol. Pathol. 36, 871-889.

Bolon, B., Garman, R.H., Pardo, I.D., et al., 2013. STP position paper: recommended practices for sampling and processing the nervous system (brain, spinal cord, nerve and eye) during nonclinical general toxicity studies. Toxicol. Pathol. 41, 1028-1048.

Braund, K.G., 1991. Nerve and muscle biopsy techniques. Prog. Vet. Neurol. Rev. 2 (1), 35-56.

Brumovsky, P., Villar, M.J., Hokfelt, T., 2006. Tyrosine hydroxylase is expressed in a subpopulation of small dorsal root ganglion neurons in the adult mouse. Exp. Neurol. 200, 153-165.

Bucher, J.R., Huff, J., Haseman, J.K., et al., 1990. Neurotoxicity and carcinogenicity of N-methylolacrylamide in F344 rats and B6C3F1 mice. J. Toxicol. Environ. Health. 31, 161-177.

Butt, M.T., 2011. Morphologic changes associated with intrathecal catheters for direct delivery to the central nervous system in preclinical studies. Toxicol. Pathol. 39, 213-219.

Cao, B., Lu, W., Jin, S., et al., 2013. Degeneration of peripheral nervous system in rats experimentally induced by methyl mercury intoxication. Neurol. Sci. 34, 663-669.

Cardesa, A., Ribalta, T., VonSchilling, B., et al., 1989. Experimental model of tumors associated with neurofibromatosis. Cancer. 63, 1737-1749.

Cassella, J.P., Hay, J., Lawson, S., 1996. The Rat Nervous System: An Introduction to Preparatory Techniques. John Wiley & Sons, New York, NY.

Ceylan, S., Duru, S., Ceylan, S., 2001. Valproic acid sodium-induced spina bifida occulta in the rat. Neurosurg. Rev. 24 (1), 31-34.

Churchill, P.C., Brooks, W.W., Hayes, J.A., et al., 2002. Increased genetic susceptibility to renal damage in the stroke-prone spontaneously hypertensive rat. Kidney. Int. 61 (5), 1794-1800.

Cunningham, F.G., Lolo, K.G., Blome, A.L., et al., 2005. William's Obstetrics. twenty second ed. McGraw-Hill, New York, NY.

Cutts, J.H., 1966. Vascular lesions resembling polyarteritis nodosa in rats undergoing prolonged stimulation with estrogen. Br. J. Exp. Pathol. 47, 401-404.

DeLahunta, A., Glass, E., 2009. Development of the Nervous system, Veterinary Neuroanatomy and Clinical Neurology. third ed. Saunders Elsevier, St. Louis, Missouri.

Devor, M., Govrin-Lippman, R., Frank, I., et al., 1985. Proliferation of primary sensory neurons in adult rat dorsal root ganglion and the kinetics of retrograde cell loss after sciatic nerve section. Somatosens. Res. 3, 139-167.

Drake, M.T., Riley, L.K., Livingston, R.S., 2008. Differential Susceptibility of SD and CD Rats to a Novel Rat Theilovirus. Comp. Med. 58 (5), 458-464.

Eddy, E.L., Nathaniel, E.J.H., 1982. An ultrastructural study of the effects of Adriamycin on the dorsal root ganglia of young and adult rats. Exp. Neurol. 77, 275-285.

Eisenbrandt, D.L., Stebbins, K.E., 1999. Spontaneous age-related myelinopathy of trigeminal nerve roots in rats and mice. Poster presentation abstract. Toxicol. Pathol. 27 (6), 698.

Ernst, H., Carlton, W.W., Courtney, C., et al., 2001. Soft tissue and skeletal muscle, Springer, Heidelberg, Berlin New York. In: Mohr, U. (Ed.), International Classification of Rodent Tumors: The Mouse. WHO IARC, Lyon, France, pp. 361-387.

Farber, S.J., Saheb-Al-Zamani, M., Zieske, L., et al., 2013. Peripheral nerve injury after local anesthetic injection. Anesth. Analg. 117, 731-739.

Fix, A.S., Garman, R.H., 2000. Practical aspects of neuropathology: a technical guide for working with the nervous system. Toxicol. Pathol. 28, 122-131.

Fujisawa, K., 1994. Aging of spinal ganglion neuron, Pathobiology of the Aging Rat, Vol. 2. ILSI Press, Washington, DC.

Fujisawa, K., Shiraki, H., 1978. Study of axonal dystrophy. I. Pathology of the neuropil of the gracile and the cuneate nuclei in aging and old rats: A stereological study. Neuropathol. Appl. Neurobiol. 4, 1-20.

Garman, R.H., 2011. Histology of the central nervous system. Toxicol. Pathol. 39 (1), 22-35.

Goelz, M.F., Dixon, D., Myers, P.H., et al., 1998. Ganglioneuroma in the adrenal gland of a rat. Contemp. Top. Lab. Anim. Sci. 37 (2), 75-77.

Gough, A.W., Hanna, W., Barsoum, N.J., et al., 1986. Morphologic and immunohistochemical features of two spontaneous peripheral nerve tumors in Wistar rats. Vet. Pathol. 23, 68-73.

Greaves, P., Faccini, J.M., Courtney, C.L., 1992. Proliferative lesions of soft tissues and skeletal muscle in rats. Guides for Toxicologic Pathology. STP/ARP/AFIP, Washington, DC.

Greaves, P., Carlton, W.W., Courtney, C.L., et al., 2004. Nonproliferative and proliferative lesions of soft tissues and skeletal muscle in mice. Guides for Toxicologic Pathology. STP/ARP/AFIP, Washington, DC.

Griffin, J.W., Price, D.L., Drachman, D.B., 1977. Impaired axonal

regeneration in acrylamide intoxication. J. Neurobiol. 8, 355-370.

Hall, L.B., Yoshitomi, K., Boorman, G.A., 1987. Pathologic features of abdominal and thoracic paragangliomas in F344/N rats. Vet. Pathol. 24, 315-322.

Harkin, J.M., Reed, R.J., 1982. Tumors of the peripheral nervous system, Fasc. 3 .Atlas of Tumor Pathology. 2nd Series AFIP, Washington, DC

Hematian, H., Khasar, Z., Jelodar, G., 2013. Morphometric study of the spinal cord in fetuses of diabetic pregnancies. Vet. Arch. 83, 453-462.

Herman, S.P., Klein, R., Talley, F.A., et al., 1973. An ultrastuctural study of methyl mercury-induced primary sensory neuropathy in the rat. Lab. Invest. 28, 104-118.

Hosoi, M., Hasegawa, T., Kihara, R., et al., 1999. Incidence sites and differences in species or sex of spontaneous Schwannoma in F344 rats and B6C3F1 mice. Poster presentation abstract. Toxicol. Pathol. 27 (6), 698.

Hyttel, P., Sinowatz, F., Vejsted, M., 2010. Essentials of Domestic Animal Embryology. first ed. Saunders Elsevier, London.

Ibrahim, M.Z.W., Levine, S., 1967. Effect of cyanide intoxication on the metachromatic material found in the central nervous system. J. Neurol. Neurosurg. Psychiat. 30, 545-555.

Idogawa, H., Nakatsuji, S., Hirakawa, K., Nagano, M., et al., 1995. A case of spontaneous cardiac malignant schwannoma in an F344/DuCrj rat. J. Toxicol. Pathol. 8, 311-316.

Ikeda, A., Sato, Y., Sueyoshi, S., 2003. Spontaneously occurring intracranial malignant cystic schwannoma in rat. J. Toxicol. Pathol. 16, 77-79.

Jensen, N.A., Rodriguez, M.L., Garvey, J.S., et al., 1993. Transgenic mouse model for neurocristopathy: schwannomas and facial bone tumors. Proc. Natl. Acad. Sci. U.S.A. 90, 3192-3196.

Jortner, B., 2000. Mechanisms of toxic injury in the peripheral nervous system: neuropathologic considerations. Toxicol. Pathol. 28, 54-69.

Jortner, B.S., 1988. Neurotoxic effects of doxorubicin, Rat. In: Jones, T.C., Mohr, U., Hunt, R.D. (Eds.), Monographs on the Pathology of Laboratory Animals: Nervous System. Sprier-Verlag, Berlin, pp. 25-28.

Jortner, B.S., 2006. The return of the dark neuron. A histological artefact complicating contemporary neurotoxicologic evaluation. Neurotoxicology. 27, 628634, and 1126.

Jortner, B.S., 2011. Preparation and analysis of the peripheral nervous system. Toxicol. Pathol. 39, 66-72.

Joshi, V.V., Cantor, A.B., Altshuler, A., et al., 1992. Recommendations for modification of terminology of neuroblastic tumors and prognostic significance of Shimada classification: a clinicopathologic study of 213 cases. Cancer. 69, 2183-2196.

Kaufmann, W., Bolon, B., Bradley, A., et al., 2012. Proliferative and nonproliferative lesions of the rat and mouse central and peripheral nervous systems. Toxicol. Pathol. 40, 87S-157S.

Khasar, Z., Jelodar, G.A., Hematian, H., 2010. Morphological changes in the brachial enlargement of the spinal cord in offspring of diabetic rat. Iran J. Vet. Res. 11 (2), 119-124.

Kim, B.H., Cho, W.S., Han, B.S., 2011. Spontaneous multicentric malignant schwannoma in a male Fischer 344 rat. Toxicol. Res. 3, 149-152.

King, R.H.M., 1994. Changes in the peripheral nervous system. In: Mohr, U., Dungworth, D.L., Capen, C.C. (Eds.), Pathobiology of the Ageing Rat, Vol. 2. ILSI Press, Washington, DC, pp. 35-53.

Kleihues, P., Cavenee, W.K., 1997. Pathology and Genetics of Tumors of the Nervous System. IARC, Lyon, France.

Koestner, A., Swenberg, J.A., Wechsler, W., 1971. Transplacental production with ethylnitrosourea of neoplasms of the nervous system in SpragueDawley rats. Am. J. Pathol. 63, 37-56.

Krinke, G., 1983. Spinal radiculoneuropathy in aging rats: demyelination secondary to neuronal dwindling? Acta. Neuropathol. 59, 63-69.

Krinke, G., 1996. Nonneoplastic and neoplastic changes in the peripheral nervous system. In: Mohr, U., Dungworth, D.L., Capen, C.C., et al., Pathobiology of the Aging Mouse, Vol 2. Nervous System. ILSI Press, Washington, DC, pp. 83-93.

Krinke, G., Suter, J., Hess, R., 1981. Radicular myelinopathy in aging rats. Vet. Pathol. 18, 335-341.

Krinke, G.J., 1988. Neurotoxic effects of pyridoxine (megavitaminosis B6), Rat. In: Jones, T.C., Mohr, U., Hunt, R.D. (Eds.), Monographs on the Pathology of Laboratory Animals: Nervous System. Springer-Verlag, Berlin, pp. 17-24.

Krinke, G.J., Eisenbrandt, D.L., 1994. Nonneoplastic changes in the brain, Pathobiology of the Aging Rat, Vol 2. ILSI press, Washington, DC.

Krinke, G.J., KaufmannW, Mahrous, A.T., et al., 2000a. Morphologic classification of spontaneous nervous system tumours in mice and rats. Toxicol. Pathol. 28 (1), 178-192.

Krinke, G.J., Vidotto, N., Weber, E., 2000b. Teased fiber technique for peripheral myelinated nerves: methodology and interpretation. Toxicol. Pathol. 28 (1), 113-121.

Kulwich, B.A., 1994. Epidermoid cysts in the central nervous system of rats and mice: an incidental finding in toxicity/oncogenicity studies. Vet. Pathol. 31, 475-478.

Laber-Laird, K.E., Jokinen, M.P., Jerome, C.P., 1988. Naturally occurring schwannoma in an F344 rat. Vet. Pathol. 1988 (25), 320-322.

Lampert, P.W., Schochet, S.S., 1968. Demyelination and remyelination in lead neuropathy. J. Neuropathol. Exp. Neurol. 27, 527-545.

Lampert, P.W., Garro, F., Pentshew, A., 1970. Tellurium neuropathy. Acta. Neuropathol. 15, 308-317.

Landes, C.H., Ruefenacht, H.J., Naylor, D.C., et al., 1988. Rat endomyocardial disease: a neural origin? Exp. Pathol. 34, 65-69.

Landes, C.H., Heider, K., Krinke, Al, et al., 1990. Contribution of immunohistochemistry toward the diagnosis of tumors of laboratory rats. Exp. Pathol. 40, 239-250.

Lee, J., Berry, C.L., 1978. Cerebral micro-aneurysm formation in the hypertensive rat. J. Pathol. 124, 7-11.

Lendon, R.G., 1968. Studies on the embryogenesis of spina bifida in the rat. Dev. Med. Ch. Neurol. 10 (S16), 54-61.

Levine, S., 1966. Epidermoid cysts of the spinal cord: a spontaneous disease of rats. J. Neuropathol. Exp. Neurol. 25, 498-504.

Li, Y., Shiraiwa, K., Ko, K.N., et al., 2013. A paraganglioma in the posterior wall of the left atrium originating from the aortic body in a Wistar Hannover rat. Exp. Toxicol. Pathol. 65, 631-636.

Maekawa, A., Mitsumori, K., 1990. Spontaneous occurrence and chemical induction of neurogenic tumors in rats2 influence of host factors and specificity of chemical structure. Crit. Rev. Toxicol. 20, 287-310.

Mandybur, T.I., Brunner, G.D., 1982. Experimental hematogenic metastases of malignant schwannoma in the rat. Acta. Neuropathol. 57, 151-157.

McInnes, E., 2005. Artefacts in histopathology. Comp. Clin. Pathol. 13, 100-108.

McInnes, E., 2011. Wistar and Sprague-Dawley rats, Background lesions in laboratory animals. A color Atlas. first ed. Saunders.

Mennel, H.D., Rickert, D., 1994. AgNOR content and PCNA expression in transplanted malignant neurinoma in RATS. Pathol. Res. Pract. 190 (5), 423-428.

Midroni, G., Bilbao, J.M., 1995. Examination of the peripheral nerve biopsy. Biopsy Diagnosis of Peripheral Neuropathy. Butterworth-Heinemann, Boston.

Morawietz, G., Ruehlfehlert, C., Kittel, B., et al., 2004. Revised guyides for organ sampling and trimming in rats and mice Part 3. A joint publication of the RITA and NACAD groups. Exp. Toxicol. Pathol. 55, 433-449.

Nagatani, M., Yamakawa, S., Ando, R., Edamoto, H., Saito, T., Tamura, K., 2009. Highly invasive intracranial malignant schwannoma in a rat. J. Toxicol. Pathol. 22, 139-142.

Nelson, A.A., Fitzhugh, O.G., Morris, H.J., et al., 1942. Neurofibromas of rat ears produced by prolonged feeding of crude ergot. Cancer. Res. 2, 11-15.

Notterpek, L., Tolwani, R.J., 1999. Experimental models of peripheral neuropathies. Lab. Anim. Sci. 49, 588-599.

Novilla, M.N., Sandusky, G.E., Hoover, D.M., et al., 1991. A retrospective survey of endocardial proliferative lesions in rats. Vet. Pathol. 28 (2), 156-165.

Ozawa, K., Saida, K., Saida, T., 1986. Experimental clioquinol intoxication in rats: abnormalities in optic nerves and small nerve cells of dorsal root ganglia. Acta. Neuropathol. 69, 272-277.

Pettersen, J.C., Chouinard, L., Kerlin, R.L., et al., 2008. Neurotoxic effects of zoniporide: a selective inhibitor of the NA1/H1 exchanger isoform 1. Toxicol. Pathol. 36, 608-619.

Pleasure, D., Towfighi, J., Silberg, D., et al., 1974. The pathogenesis of hexachlorophene neuropathy: in vivo and. in vitro studies. Neurology. 24, 1068-1075.

Reuhl, K.R., 1988. Tellurium poisoning, rat. In: Jones, T.C., Mohr, U., Hunt, R.D. (Eds.), Monographs on the Pathology of Laboratory Animals: Nervous System. Springer-Verlag, Berlin, pp. 101-103.

Reznik, G., Germann, P.G., 1983. Ganglioneuroma, adrenal, rat. In: Jones, T.C., Mohr, U., Hunt, R.D. (Eds.), Monographs on the Pathology of Laboratory Animals: Endocrine System. Springer-Verlag, Berlin, pp. 427-432.

Reznik, G., Ward, J.M., 1983. Neuroblastoma, adrenal, rat. In: Jones, T.C., Mohr, U., Hunt, R.D. (Eds.), Monographs on the Pathology of Laboratory Animals: Endocrine System. Springer-Verlag, Berlin, pp. 30-34.

Rice, J.M., Ward, J.M., 1988. Schwannomas (induced), cranial, spinal, and peripheral nerves, rat. In: Jones, T.C., Mohr, U., Hunt, R.D. (Eds.), Monographs on Pathology of Laboratory Animals. Nervous System. Springer, Berlin, pp. 154-160.

Rogers-Cotrone, T., Burgess, M.P., Hancock, S.H., et al., 2010. Vacuolation of sensory ganglion neuron cytoplasm in rats with long-term exposure to organophosphates. Toxicol. Pathol. 38, 554-559.

Russel, D.S., Rubinstein, L.J., 1989. Schwannoma, Pathology of Tumors of the Nervous System, 797. Edward Arnold, London.

Schmalbruch, H., 1987. The number of neurons in dorsal root ganglia L4-L6 of the rat. Anat. Rec. 219, 322-345.

Sengul, G., 2012. Atlas of the Spinal cord: Mouse, Rat, Rhesus, Marmoset and Human. first ed. Academic Press.

Sheela, S., Riccardi, V., Ratner, N., 1990. Angiogenic and invasive properties of neurofibroma Schwann cells. J. Cell. Biol. 111, 645-653.

Sills, R.C., Harry, G.J., Morgan, D.L., et al., 1998. Carbon disulfide neurotoxicity in rats: V. Morphology of axonal swelling in the muscular branch of the posterior tibial nerve and spinal cord. Neurotoxicology. 19, 117-121.

Sima, A.A., 1985. Can the BB-rat help to unravel diabetic neuropathy?. Neuropathol. Appl. Neurobiol. 11, 253-264.

Stemmer-Rachamimov, A.O., Louis, D.N., Nielsen, G.P., et al., 2004. Comparative pathology of nerve sheath tumors in mouse models and humans. Cancer. Res. 64, 3718-3724.

Stewart, H.L., Deringer, M.K., Dunn, T.B., et al., 1974. Malignant schwannomas of nerve roots, uterus and epididymis in mice. J. Natl. Cancer. Inst. 53, 1749-1758.

Stoltenburg-Didinger, G., Altenkirck, H., 1988. Neurotoxic effects of hexacarbons (*n*-hexane; methyl-*n*-butylketones; 2,5-hexane-dione; 1,4-diketones). In: Jones, T.C., Mohr, U., Hunt, R.D. (Eds.), Monographs on the Pathology of Laboratory Animals: Nervous System. Springer-Verlag, Berlin, pp. 32-40.

Sulzer, D., Mosharov, E., Talloczy, Z., et al., 2008. Neuronal pigmented autophagic vacuoles: lipofuscin, neuromelanin, and ceroid as macroautophagic responses during aging and disease. J. Neurochem. 106 (1), 24-36.

Summers, B.A., Cummings, J.F., De Lahunta, A., 1995. Veterinary neuropathology. Mosby Year Book, St. Louis, Missouri.

Suzuki, K., 1988. Neurotoxic effects of Ethidium bromide, Rat. In: Jones, T.C., Mohr, U., Hunt, R.D. (Eds.), Monographs on the Pathology of Laboratory Animals: Nervous System. Springer-Verlag, Berlin, pp. 47-52.

Takeda, S., Asano, H., Ihara, R., Ogata, K., Kushida, M., 2014. A spontaneous oligodendroglioma in the lumbar portion of the spinal cord in a young BrlHan:WIST@Jcl(GALAS) rat. J. Toxicol. Pathol. 27 (2), 143-146.

Tandrup, T., Jakobsen, J., 2002. Long-term acrylamide intoxication induces atrophy of dorsal root ganglion A-cells and of myelinated sensory axons. J. Neurocytol. 31, 79-87.

Teredesai, A., Wöhrmann, T., 2005. Endocardial schwannomas in the Wistar rat. J. Vet. Med. Ser. A. 52, 403-406.

Todd, G.C., Pierce, E., Clevinger, W.G., 1970. Ganglioneuroma of the adrenal medulla in rats. Pathol. Vet. 7, 139-144.

Tomiwa, K., Nolan, C., Cavanagh, J.B., 1986. The effects of cisplatin on rat spinal ganglia: a study by light and electron microscopy and by morphometry. Acta. Neuropathol. 69, 295-308.

Vahidnia, A., Romijn, F., Tiller, M., et al., 2006. Arsenic-induced toxicity: effect on protein composition in sciatic nerve. Hum. Exp. Toxicol. 25, 667-674.

VanZweiten, M.J., Burek, J.D., Zurcher, C., et al., 1979. Aortic body tumors and hyperplasia in the rat. J. Pathol. 128, 99-112.

Viader, A., Sasaki, Y., Sungsu, K., et al., 2013. Aberrant Schwann cell lipid metabolism linked to mitochondrial deficits leads to axon degeneration and neuropathy. Neuron. 77, 886-898.

Walker, V.E., Morgan, K.T., Zimmerman, H.M., et al., 1994. Tumors of the central and peripheral nervous system. In: Turusov, V.S., Mohr, U. (Eds.), Pathology of Tumors in Laboratory Animals. Vol 2. Tumors of the Mouse, second ed. IARC Scientific Publications No. 111, Lyon, France, pp. 731776. , 1994.

Watson, C., Paxinos, G., Gulgun, K., et al., 2008. The Spinal Cord: A Christopher and Dana Reeve Foundation Text and Atlas. first ed. Academic Press.

Weber, K., Garman, R.H., Germann, P.-G., et al., 2011. Classification of neural tumors in laboratory rodents, emphasizing the rat. Toxicol. Pathol. 39, 129-151.

Wells, G.A.H., Wells, M., 1989. Neuropil vacuolation in brain: a reproducible histological processing artefact. J. Comp. Pathol. 101, 355-362.

White, W., Shiu, M.H., Rosenblum, M.K., et al., 1990. Cellular schwannoma. Cancer. 66, 1266-1275.

Windebank, A.J., Dyck, P.J., 1984. Lead intoxication as a model of primary segmental demyelination. In: Dyck, P.J., Thomas, P.K., et al., Peripheral Neuropathy, second ed. WB Saunders, Philadelphia, PA, pp. 650-665.

Wohlsein, P., Deschl, U., Baumgartner, W., 2012. Nonlesions, unusual cell types and post mortem artefacts in the central nervous system of domestic animals. Vet. Pathol. 50 (1), 122-143.

Wrabetz, L., Feltri, M.L., Kim, H., et al., 1995. Regulation of neurofibromin expression in rat sciatic nerve and cultured Schwann cells. Glia. 15, 22-32.

Yoshitomi, K., Boorman, G.A., 1991. Intraocular and orbital malignant schwannomas in Fischer 344 rats. Vet. Pathol. 28, 457-466.

Yoshitomi, K., Brown, H.R., 1990. Ear and pinna. In: Boorman, et al., (Eds.), Pathology of the Fischer Rat. Reference and Atlas. Academic Press, San Diego, CA, pp. 227-238.

Yoshizawa, K., Oishi, Y., Makino, N., et al., 1996. Malignant schwannoma of the intracranial trigeminal nerve in a 19 week old female Sprague-Dawley rat. J. Toxicol. Pathol. 9, 107-112.

Yu, S., Son, F., Yu, J., et al., 2006. Acrylamide alters cytoskeletal protein level in rat sciatic nerves. Neurochem. Res. 31, 1197-1204.

Yu, X., Ichihara, G., Kitoh, J., et al., 1999. Effect of inhalation exposure to 2-bromopropane on the nervous system in rats. Toxicol. 135, 87-93.

Zheng, H., Xiao, W.H., Bennett, G.J., 2011. Functional deficits in peripheral nerve mitochondria in rats with paclitaxel and oxaliplatinevoked painful peripheral neuropathy. Exp. Neurol. 232, 154-161.

Zook, B.C., Simmens, S.J., 2005. Neurogenic tumors in rats induced by ethylnitrosurea. Exp. Toxicol. Pathol. 57, 7-14.

Zwicker, G.M., Ester, R.C., Sells, D.M., et al., 1992. Spontaneous brain and spinal cord/nerve neoplasms in aged Sprague-Dawley rats. Toxicol. Pathol. 20, 576-584.

第 13 章

耳和耳郭

Katsuhiko Yoshitomi[1] and Phaedra Cole[2]

[1]Sandoz Pharmaceuticals Ltd, Tsukuba-shi, Japan, [2]Zoetis, Kalamazoo, MI, USA

1 引言

在临床前药物安全性评价或化学品的慢性或慢性前研究中，常规评价不包括中耳和内耳。由于中耳和内耳的组织构成体积小、不易获取、结构精细而复杂，使其难以在毒理学筛选研究中进行常规切片光学显微镜检查。尽管存在这些困难，但几类化合物已被证明具有耳毒性。随着神经行为评价在毒性研究中的广泛应用，有必要对选定的动物进行形态学检查来阐明临床观察（如条件回避的改变）和内耳损伤之间的关系。

2 正常的耳和耳郭

2.1 胚胎学

耳郭和外耳道由外胚层的第一鳃沟发育而来。在妊娠第 11 天，内胚层的第一咽囊与外胚层的第一鳃沟接触形成鼓膜。到妊娠第 12 天，外胚层内陷形成耳泡或听泡（内耳原基）。妊娠第 14 天，半规管和耳蜗管发育为听囊的外露管状部分，原始的椭圆囊和球囊被一条褶皱分开。到妊娠第 15 天，完整的半规管形成，耳蜗管形成半环形。

在妊娠第 15 天耳郭前倾，第 17 天覆盖耳道，第 18 天耳道完全闭合。在出生后的前 16 天，外耳仍旧被胎皮填塞。

2.2 解剖学和组织学

外耳道是从耳郭的内表面延伸到鼓膜的部分。其外部由耳郭软骨形成，内部为 1~2 mm 长的骨道（图 13.1）。外耳道内层为复层鳞状上皮，偶见毛囊和单纯性皮脂腺（图 13.2）。大鼠没有类似于人类的盯聍腺。Zymbal 腺是一种复合的皮脂腺，位于耳的吻侧和腹侧及颞骨的内侧。分泌管位于颞骨和耳的软骨板之间，进入靠近鼓膜的耳道。

鼓膜的直径为 4~6 mm，将外耳道和中耳分开。外表面由鳞状上皮覆盖，与耳道表皮相连。中间为一层薄的胶原结缔组织，内表面被一层单纯的非角化鳞状上皮所覆盖，与鼓室黏膜连续。

中耳的组成包括鼓膜、被颞骨包围的鼓室、听小骨（锤骨、砧骨和镫骨）和咽鼓管。咽鼓管连接鼓室和鼻咽部（图 13.3 和 13.4）。锤骨嵌在鼓膜中与砧骨的体部相连。镫骨插入颞骨岩部的

膜上（卵圆窗，又称前庭窗），将中耳和内耳分开。听小骨由 2 个联动关节连接。

大鼠的鼓室包括听小骨，上覆单层扁平状至低立方状的上皮，其下为薄的固有层，附着于骨膜。从咽鼓管的开口沿着内壁覆有纤毛柱状细胞和非纤毛立方或柱状细胞，有些含有分泌颗粒；没有腺体存在。大鼠的咽鼓管长约 4.5 mm，接近水平。咽鼓管的黏膜由假复层状柱状上皮构成，包括纤毛细胞、杯状细胞、非纤毛非分泌细胞和基底细胞；也可见浆液腺和黏液腺。

内耳由颞骨岩部内相应的腔室（骨迷路）内

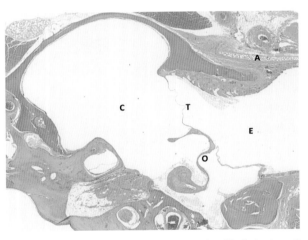

图 13.1 外耳道（E）伴耳软骨（A）、鼓膜（T）、听小骨（O）、鼓室（C）。图片由美国 NTP 提供

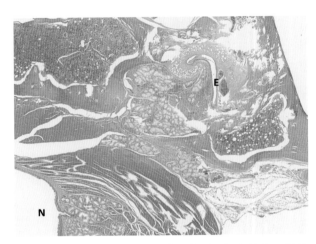

图 13.3 咽鼓管（E）连接鼻咽部（N）和鼓室。图片由美国 NTP 提供

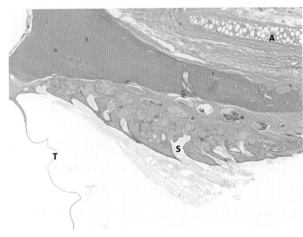

图 13.2 图 13.1 的高放大倍数图。外耳道与耳软骨（A）、鼓膜（T）和单纯性皮脂腺（S）。图片由美国 NTP 提供

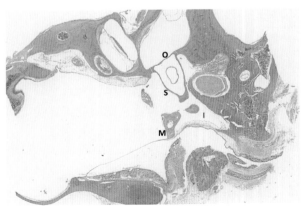

图 13.4 听小骨、锤骨（M）、砧骨（I）、镫骨（S）、卵圆窗（O）

的一系列膜囊和导管（膜迷路）（图 13.5）组成。膜迷路含有内淋巴，膜迷路与骨迷路分离的狭小间隙含有外淋巴。膜迷路通过血管化的结缔组织束附着在骨膜上。膜迷路由 3 个半规管（管腔显示周围骨组织）、椭圆囊、球囊及包含 Corti 器的膜蜗管组成。椭圆囊和球囊内除感觉区外，都被单层扁平或低立方的上皮所覆盖。感觉细胞具有动纤毛和静纤毛，嵌入在表面含有碳酸钙结晶和蛋白质的凝胶状物质（耳石）中。感觉细胞的基部边缘被来源于听神经的前庭分支的神经末梢所包围。非纤毛柱状细胞（支持细胞）散布于感觉细胞之间。

半规管除局部增大的壶腹外，上皮细胞也为单层扁平或低立方的，壶腹含有感觉上皮。壶腹嵴为感觉区，由覆盖在结缔组织脊状突起上的特殊神经上皮组成，其感觉细胞类似于椭圆囊斑和球囊斑内的感觉细胞。而动纤毛和静纤毛则伸入凝胶状物质团中，称为壶腹帽。

耳蜗是一块薄的圆锥形骨，锥顶朝向鼻侧，稍微向外（图 13.6）。它有一个骨性的中心，也就是蜗轴，在蜗轴周围是一条呈螺旋形向顶点盘绕的螺旋骨架，称骨螺旋板。纤维结缔组织从骨螺旋板向外延伸至骨迷路外壁，形成基底膜。

螺旋骨架将耳蜗分成 2 个主要区域，即鼓室阶和前庭阶，都与包围在椭圆囊、球囊和半规管的外淋巴空间相连。另一薄的纤维鞘从骨螺旋板伸出到骨迷路的外壁（前庭膜或赖斯纳膜），形成前庭阶和鼓室阶之间的膜蜗管（图 13.7）。这 3 个管状结构以螺旋方式围绕蜗轴 2.25~2.5 周。

膜蜗管是一个内淋巴腔，与椭圆囊和球囊腔相连。前庭膜表面为单层扁平上皮。膜蜗管的外侧壁（血管纹）由基底膜的立方状或柱状细胞的双层细胞层所覆盖。基底膜是 Corti 器的支撑结构，Corti 器由感觉细胞（毛细胞）、支持细胞及盖膜组成（图 13.8）。

毛细胞为高柱状细胞，在游离末端有大量小纤毛（静纤毛）。Corti 器的形态较为复杂，具有多种不同类型的支持细胞。大鼠的 Corti 器中也存在 2 种螺旋神经节细胞，即 I 型和 II 型，为毛细胞提供神经纤维。1~2 月龄大鼠神经节细胞的中位数为 15 800 个。相比之下，人类有

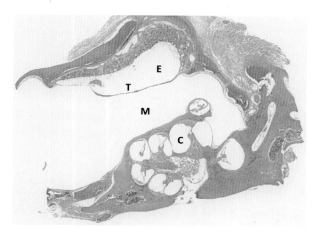

图 13.5 外耳道（E）、鼓膜（T）、中耳（M）、耳蜗（C）

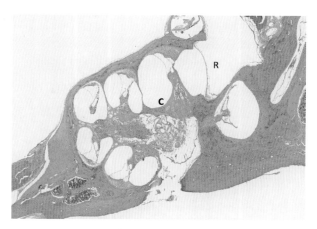

图 13.6 图 13.5 的高放大倍数图。耳蜗（C）和圆窗（R）

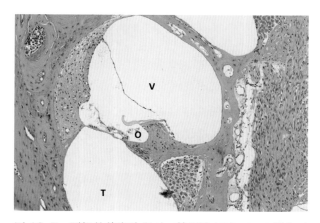

图 13.7 耳蜗的前庭阶（V）、鼓室阶（T）、Corti 器（O）

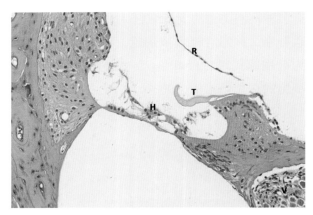

图 13.8　图 13.7 的高放大倍数图。Corti 器带赖斯纳膜（Reissner 膜）（R）、盖膜（T）、毛细胞（H）、血管纹（V）

25 000~30 000 个，而猫有 50 000 个左右。更多关于 Corti 器和耳的其他结构的内容请参阅本章末的参考文献。

2.3　功能作用

声波经外耳道达鼓膜。鼓膜的振动经听小骨传至卵圆窗，通过卵圆窗的镫骨运动引起前庭阶流体压力增加。增加的流体压力通过前庭膜进入膜蜗管，刺激 Corti 器中的毛细胞。毛细胞产生的神经冲动由听觉神经传导至脑干的耳蜗核。

半规管提供旋转的敏感度，椭圆囊和球囊提供线性运动和重力敏感度，它们沿着 3 个几乎相互垂直的轴，反射性地控制眼睛。

3　先天性病变

F344 大鼠耳的自发性先天性病变报道很少，其部分原因是毒理学试验中缺乏对耳结构的常规检查。偶见小耳畸形。

化学致畸剂可导致多种耳的先天性病变，包括持续性的外耳道闭塞、外耳道原基分支、鼓室狭窄、仅有 1~2 个中耳听小骨原基、镫骨动脉发育不全、耳蜗最多 2 转，以及分化不完全的 Corti 器和半规管。

4　退行性病变

在老龄的 F344 大鼠中，在鼓室的固有层或基底膜下可发生局部矿化。矿物质沉积通常与胶原纤维的玻璃样变性、炎症、纤维化或新生骨形成无关。已发现在 SD 大鼠中，鼓室上皮下的结缔组织中具有类似的沉积物。在 F344 和 SD 大鼠中，甲苯胺蓝染色呈异染性，而 PAS 染色呈阳性。这些沉积物类似于老龄大鼠角膜中的矿物质沉积。慢性炎症发生后，鼓室壁也可见矿化。

随着年龄增长，大鼠 Corti 器的毛细胞会发生变性，外毛细胞（OHC）比内毛细胞（IHC）损失得更快。指细胞（支持细胞的一种）替代损失的毛细胞，产生"指瘢痕"。31~33 月龄 SD 大鼠的内毛细胞损失率最高可达 4%，而外毛细胞损失率最高达 23%。毛细胞损失最严重的部位是耳蜗轴的顶端，据报道，人类耳蜗毛细胞减少最多的部位是在基部末端。

随着年龄增长，大鼠耳蜗的螺旋神经节细胞也发生变性和损失，可能与毛细胞损失有关。神经节细胞损失最多的是在耳蜗的基底部和顶端，30 月龄 SD 大鼠的神经节细胞损失率可能达到 30%。

大鼠毛细胞的变性也与自发性化脓性中耳炎有关。毛细胞损失可能取决于病原体的毒性和（或）中耳炎的持续时间。

5　炎症性和血管性病变

5.1　外耳

耳郭炎症可由笼养动物咬伤或耳号标记操作导致。细菌感染引起慢性化脓性炎症和纤维化伴发皮肤溃疡。

SD 大鼠衍生的 Crl:CD 品系老龄大鼠和 fawn-hooded 大鼠常见自发性耳软骨病，而在 F344 大鼠中则未见该病变。这种病变的特点是耳软骨变性和溶解，并伴有再生性增生和纤维化。骨化生也见于病变晚期。被感染的耳朵可能发生慢性肉芽肿性炎症，伴有不同数量的淋巴细胞和浆细胞，并与人类的复发性多软骨炎进行比较。虽然在大鼠中这种病变被认为是有遗传基础的，但其他部位未见软骨病变。

外耳炎症时常发生，特别是可作为恶性肿瘤的一种继发性病变。黏膜下层出现中性粒细胞和数量不等的巨噬细胞、淋巴细胞和浆细胞浸润。严重的长时间的病变可发生表皮纤维化和溃疡。

肉芽肿偶见于外耳道壁，位于鼓膜附近的病变可部分突出进入中耳的鼓室（图 13.9）。肉芽肿的组成包括组织细胞、异物巨细胞及数目不等的中性粒细胞、淋巴细胞和浆细胞，有时存在上皮细胞纤维化和增生。

5.2　中耳

中耳炎在大鼠中一般不常见，但饲养不善时可能会发生。中耳炎与鼻和（或）外耳的炎症有关。亚临床感染往往由支原体引起，通过鼻咽部的咽鼓管进入中耳。中耳炎可通过接种支原体而进行实验性诱导。

中耳的慢性细菌感染常伴有严重的上呼吸道感染，耵聍塞或外耳道肿瘤可引起鼓膜破裂。

无菌和特定菌群的大鼠的中耳在固有层有很

少量的淋巴细胞，无炎症反应。相比之下，常规饲养的大鼠经常有轻至中度的淋巴细胞，偶尔发生炎症浸润。

化脓性中耳炎的特点是在鼓室中积聚中性粒细胞和细胞碎片（图 13.10~13.12）。当鼓膜破裂时，也可发现耵聍和异物。鼓室内的上皮发生增生时，细胞呈立方状至柱状伴随轻度空泡化。固有层中包含中性粒细胞、淋巴细胞和浆细胞。随着感染加重，整个鼓室几乎被肉芽组织取代，可能含有胆固醇结晶。可发生鳞状上皮化生伴角化，固有层中形成囊肿和腺体。新形成的腺体是类似于咽鼓管的固有层的黏液腺。

卡他性中耳炎的特点是鼓室内为非细胞的浆液性渗出物，这种病变通常是单侧的。在晚期，

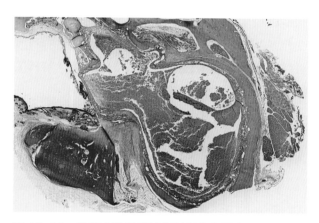

图 13.10　鼓室内注射受试物引起的中耳炎

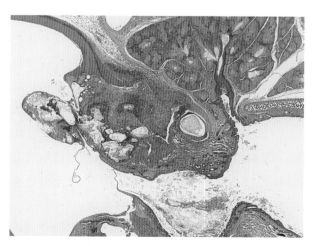

图 13.9　外耳道壁肉芽肿。图片由美国 NTP 提供

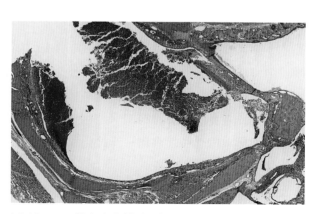

图 13.11　鼓室内注射受试物引起的中耳炎

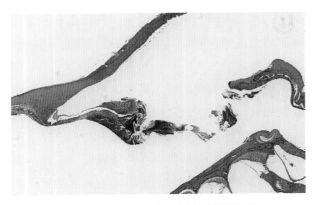

图 13.12 鼓室内注射受试物引起的鼓膜破裂

鼓室完全被嗜酸性沉淀物填满,与外耳道空腔形成鲜明的对比。渗出液中偶尔能看到少量脱落的上皮细胞。鼓室上皮增生,细胞也呈立方状至柱状。有时上皮细胞呈现假复层,许多细胞含有细胞质空泡。固有层中腺体结构扩张并含有相同的嗜酸性物质。固有层中血管扩张而无炎症。这些变化在咽鼓管口周围尤为明显。中耳持续的积液可继发于细菌感染导致的化脓性中耳炎,与其他原因导致的中耳炎难以相区分。

通过咽鼓管阻塞可以实验性诱导卡他性中耳炎。当鼻咽炎症时而引起咽鼓管堵塞时,或外耳道被肿瘤或耳垢堵塞时,卡他性中耳炎也会自发性发生。当外界压力增加时,如飞机或潜水快速下降时,人的鼓室也会出现类似的低黏度黏液。

角蛋白囊肿内层为复层鳞状上皮,周围有纤维结缔组织,可能是由鼓膜穿孔,鳞状上皮从外耳迁移至中耳所致。这种情况在人类中被称为胆脂瘤,但它们不是肿瘤性的,也不一定含有胆固醇。鼓室的上皮囊肿可见于大鼠中耳炎,尤其是观察到明显的鳞状上皮化生时。这些囊肿与其他部位被表皮包裹的囊肿在组织学上相似。鼓室细菌感染而形成的化脓性渗出、纤维化和上皮增生的组织学表现复杂。

5.3 咽鼓管

通常咽鼓管炎症与鼓室或鼻咽部感染有关。上皮如未受损,则增厚并折叠;杯状细胞不同程

度的增生。严重的炎症引起鼻咽口扩张并可能被渗出物堵塞。

5.4 内耳

严重的慢性中耳炎有时会累及内耳。迷路炎类似于中耳炎性病变。

6 增生性和肿瘤性病变

6.1 增生

外耳、中耳和内耳的各种组织增生或化生通常继发于损伤或炎症,通常不认为这些病变是肿瘤前病变。耳道单纯性皮脂腺增生可以是化学性相关的病变,这可能是肿瘤前病变。

软骨细胞增生很少发生在耳郭,但通常是创伤或侵袭性耳郭肿瘤相关的一个再生过程。变形的软骨板局灶性增大,并在发育良好的软骨基质内形成软骨细胞巢。

6.2 肿瘤

耳郭的复层鳞状上皮和间质组织可发生各种肿瘤,但一般比较罕见,在组织形态上与发生在其他部位的皮肤和皮下组织肿瘤相似。在 F344 大鼠中,典型的嗜酸性粒细胞瘤通常发生在肾脏,但嗜酸性粒细胞肿瘤或化生也可能发生在耳郭。

神经嵴肿瘤具有无黑色素性黑色素瘤和黑色素性神经鞘瘤的超微结构特征,它可能是最常见的发生在耳郭的自发性肿瘤。该肿瘤通常被诊断为神经纤维瘤或神经纤维肉瘤。最近的研究表明,倾向于发生在皮肤的 4 个部位(耳郭、眼睑、阴囊和肛周区域)的无黑色素性黑色素瘤是 F344 大鼠皮肤新的肿瘤实体。耳郭是无黑色素性黑色素瘤最常见的部位。

化学诱导的肿瘤可发生在耳道的皮脂腺或表面上皮。起源于耳道黏膜的鳞状细胞肿瘤很难与

Zymbal 腺肿瘤相区分。然而，Zymbal 腺肿瘤常有皮脂腺分化区。单纯性皮脂腺增生性病变可发生于耳郭和耳道，但 Zymbal 腺体是更常见的原发部位。

Zymbal 腺肿瘤及来源于外耳及周围组织（如皮下组织、骨、鼻腔和口腔）的其他转移性肿瘤可向中耳和内耳浸润。

7　耳郭神经嵴肿瘤

未知组织起源的神经嵴肿瘤是 F344 大鼠耳郭最常见的肿瘤（图 13.13）。因其光学显微镜下的形态学特征，它通常被诊断为神经纤维瘤、神经纤维肉瘤、神经鞘瘤、纤维瘤或纤维肉瘤。然而，免疫组织化学染色和电镜清晰显示无黑色素性黑色素瘤和黑色素性神经鞘瘤两者的病变特征。

肿瘤可长至 1 cm 或更大，质地坚硬均一，呈白色至浅褐色。较大的肿瘤常伴随外覆表皮的溃疡。肿瘤通常界限清晰，但无被膜包裹，并可不同程度地向周围组织浸润。转移少见，但可以转移至肺。

神经嵴肿瘤主要由纺锤形细胞组成，细胞边界模糊，细胞核细长，有少到中等含量的嗜酸性纤维样细胞质。此外，偶见上皮样细胞，呈圆形至多边形，含有丰富、清晰或淡染的嗜酸性细胞质。通常很少量的胶原纤维散布在肿瘤细胞中。纺锤形细胞呈交叉或实心片状排列，有时可观察到细胞核呈栅栏样排列的 Verocay 小体（图 13.14）。在较大的肿瘤中可观察到细胞异型性（大的、泡状、多形性核）和大量有丝分裂象。肿瘤细胞通常含有丰富的前黑素体（Ⅱ 期黑素体），可能有不连续的基底板层。然而，这些特性变化较多。因为 F344 大鼠为白化病变种，所以观察不到成熟的黑色素颗粒。细胞 Sl00 蛋白染色阳性。

神经嵴肿瘤必须与纤维瘤 / 纤维肉瘤和神经鞘瘤相区分。纤维瘤含有更多的胶原纤维，而纤维肉瘤通常不表现出编织状和栅栏样核的"神经模式"。此外，肿瘤性成纤维细胞不含前黑素体或无 S100 蛋白免疫染色阳性。在大鼠中，神经鞘瘤通常是 Antoni B 型组织，偶尔可见囊肿，而神经嵴肿瘤中则未见 Antoni B 型。此外，肿瘤性施万细胞通常不含前黑素体，尽管其 S100 蛋白免疫染色阳性并具有基底板层。

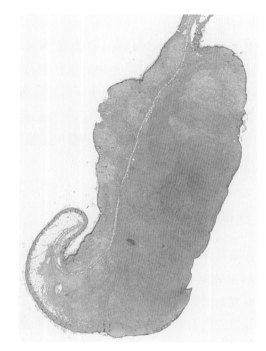

图 13.13　耳郭神经嵴肿瘤。图片由美国 NTP 提供

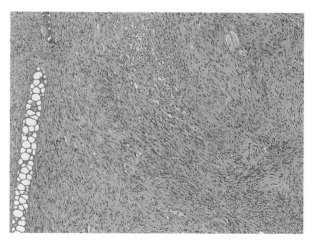

图 13.14　图 13.13 的高放大倍数图。显示粗大的、交错的梭形细胞束。图片由美国 NTP 提供

神经嵴肿瘤具有的超微结构特征包括前黑素体、不连续性基底板层、指突状细胞质突和细胞桥粒，它们是黑色素瘤和黑色素性神经鞘瘤的典型特征。在大鼠其他部位的自发性神经鞘瘤还未见报道具有前黑素体。

该肿瘤之所以被诊断为神经纤维瘤或神经纤维肉瘤，是因为它们与人类神经纤维瘤或神经纤维肉瘤具有相似的生长模式。后者被认为起源于施万细胞，但我们还没有在 F344 大鼠中观察到相似的肿瘤。

用麦角碱在 OsborneMendel 大鼠的耳郭已诱导出形态学上类似于神经嵴肿瘤的肿瘤，但超微结构还未见报道。黑色素性黑色素瘤在 BN/Bi 大鼠品系中已被报道，发生于耳、眼睑、嘴唇和尾，与 F344 大鼠的自发性肿瘤相比较小（< 8 mm），常发生转移。

8 其他病变

金属耳标可引起耳郭软骨的慢性炎症并伴有软骨增生和骨化生，在 Wistar 大鼠中该部位有骨肉瘤发生的报道。

耳道腔内有时可见异物，通常包括毛发、食物残渣或垫料。虽然大鼠耳道不存在与人类耵聍腺相似的腺体，一般也将外耳道分泌物和角蛋白的混合物描述为耵聍。在老龄 F344 大鼠中偶见耵聍栓塞阻塞外耳道（图 13.15）。虽然少量的耵聍是常见的，但大多数耵聍的积累不会形成栓塞。栓塞的形成有时与皮脂腺囊性扩张，使耳道腔变窄或闭塞有关。栓塞的成分包括由皮脂腺分泌的蜡样物质和来自耳道表皮的角蛋白，其组分变化较多。耵聍填满相邻鼓膜的耳道腔后，可引起鼓膜变形，鼓膜外的鳞状上皮可发生增生性增厚。

鼓膜破裂往往由 Zymbal 腺瘤导致，偶尔因耵聍栓塞压迫所致。耵聍栓塞导致鼓膜破裂可引发中耳炎，可在病变中发现耵聍栓塞的残留物。

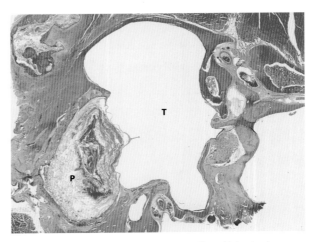

图 13.15 外耳道耵聍栓塞（P），靠近鼓室（T）

9 毒理学病变

用显微镜观察中耳和内耳的组织成分时，制备的切片需要特殊处理。特别是大鼠的耳蜗非常小，很难通过手术暴露。此外，耳蜗螺旋韧带与基底膜的粘连性很强，在摘出耳蜗时 Corti 器很容易被分离开。

对于评价 Corti 器的形态学变化，扫描电镜是一种被证明特别有用的技术。

豚鼠比大鼠更常用于耳毒性的研究。已被证实在多数品系中存在年龄依赖性的耳毒性，且存在品系间的易感性差异。在 F344 大鼠中，吸入混合性二甲苯、苯乙烯或甲苯类产品会使刚离乳的大鼠比青年大鼠产生更多的毛细胞变性。相对于大鼠（刚离乳的大鼠比成年大鼠更容易受到耳毒性影响），对人类来说，老年人似乎比年轻人更容易受到耳毒性的影响。

通过鼓膜给药可诱导中耳的形态学变化（图 13.16 和 13.17）。毒性反应导致的耳蜗的形态学改变主要见于毛细胞、血管纹和（或）耳蜗神经节和耳蜗神经纤维。氨基糖苷类抗生素是一类重要的耳毒性药物。在大鼠中，首先观察到的退行性改变发生在外毛细胞，角质层板变形，静纤毛异常（包括形状不规则、完全或部分融合、巨大纤毛形成、细胞质表面突起等）。这些发生

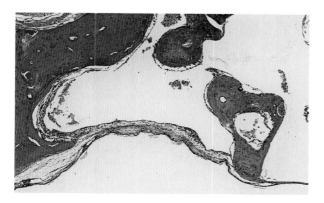

图 13.16　继发于鼓室内给药的炎症、纤维增生、水肿引起中耳腔内膜增厚

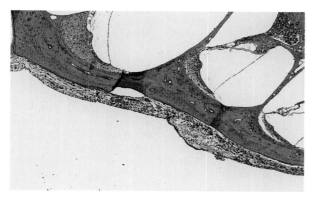

图 13.17　鼓室内给药诱导的鼓室内邻近听小骨的泡沫巨噬细胞团

变化的毛细胞最终会损失。外毛细胞损失开始于 Corti 器的基部转折处，与对高频声音的听力下降相关，并逐渐发展到顶部，从而对低频声音的听力下降；然后是内毛细胞变性，最终消失。耳毒性物质引起的毛细胞变性和损失一般是不可逆性的。最初，毛细胞损失指新的细胞替代失去的毛细胞，但随着损伤加重和毛细胞完全丧失，整个 Corti 器被一层覆盖在基底膜上的低立方细胞所代替。Corti 器萎缩后，随后发生耳蜗神经节变性。毛细胞周围的螺旋神经节、神经纤维或神经末梢（不影响毛细胞）的原发性毒性损伤是罕见的。

主要影响血管纹的物质是罕见的。在豚鼠中，循环利尿药如呋塞米和布美他尼可引起血管纹的边缘细胞和中间细胞的细胞质空泡化、细胞肿胀和细胞间水肿。无论血管纹受到何种类型的毒性损伤，其基底细胞保持完整。在大鼠中，嘌呤霉素氨基核苷可引起血管纹的微小形态学改变。其他会引起短暂或永久毒性的药物包括氮芥和水杨酸盐。

内耳黑色素的数量与眼的虹膜相关。在 hooded 大鼠中，含黑色素的细胞主要存在于耳蜗的血管纹和壶腹的半月形平面，但是在白化大鼠的内耳中不存在色素细胞。血管纹和半月形平面被认为是形成内淋巴的部位。根据最近研究，某些化合物通过与含黑色素的细胞间的亲和力而产生毒性。根据体外研究，卡那霉素与黑色素的亲和力最高（89%），其次是氯喹（85%）、奎宁（68%）和链霉素（60%）。卡那霉素引起黑色素颗粒聚集在色素沉着动物的纹状细胞内，相比之下，正常动物纹状细胞内的颗粒分布均匀。含黑色素的细胞功能的异常改变可导致内淋巴成分的改变，进而导致感觉细胞变性。在这些病例中，内耳的损害程度与毒性作用靶点的黑色素含量呈正相关。由于白化病大鼠的内耳缺乏含黑色素的细胞，因此可能最不易受这些化合物的影响，但尚无文献报道证实。

经口给予二氢速甾醇的大鼠显示骨化增强及大量的类骨质沉积于迷路囊的骨内间隙和中耳的听小骨。这种病变类似于人耳硬化症的某种发展阶段，是一种特殊的骨迷路营养不良。

参考文献

Albin, N., Hellstrom, S., Salen, B., Stenfors, L.-E., Soderberg, O., 1983. The anatomy of the eustachian tube in the rat: a macroand microscopical study. Anat. Rec. 207, 513-521.

Albin, N., Hellstrom, S., Stenfors, L.-E., Cerne, A., 1986. Middle ear mucosa in rats and humans. Ann. 0101. Rhinol. Laryngol. 95 (Suppl. 126), 1-15.

Anniko, M., 1985. Principles in cochlear toxicity. Arch. Toxicol. Suppl. 8, 221-239.

Anniko, M., Moller, A.R., 1978. A physiological and morphological study of the cochlea of the rat following treatment with atoxyl and neomycin. Acta Oto-Laryngol. 86, 201-211.

Balogh, K., 1988. The head and neck. In: Rubin, E., Farber, J.L. (Eds.), Pathology. Lippincott, Philadelephia, Pennsylvania, pp. 1260-1303.

Brown, R.D., Henley, C.M., Penny, I.E., Kupetz, S., 1985. Link between functional and morphological changes in the inner ear-functional changes produced by ototoxic agents and their interactions. Arch. Toxicol. (Suppl. 8), 240-250.

Chiu, T., Lee, K.P., 1984. Auricular chondropathy in aging rats. Vet. Pathol. 21, 500-504.

Curthoys, I.S., 1981. The organization of the horizontal semicircular duct, ampulla and utricle in the rat and guinea pig. Acta OtoLaryngol. 92, 323-330.

Dencker, L., Lindquist, N.G., Ullberg, S., 1973. Mechanism of druginduced chronic otic lesions. Role of drug accumulation on the melanin of the inner ear. Experientia 29, 1362-1364.

Eamens, G.I., 1984. Bacterial and mycoplasmal flora of the middle-ear of laboratory rats with otitis media. Lab. Anim. Sci. 34, 480-483.

Giddens Ir., W.E., Whitehair, C.K., Carter, G.R., 1971. Morphologic and microbiologic features of nasal cavity and middle ear in germfree, defined-flora, conventional, and chronic respiratory disease-affected rats. Am. J. Vet. Res. 32, 99-114.

Henley III, C.M., Schacht, I., 1988. Pharmacokinetics of aminoglycoside antibiotics in blood, inner ear fluids and tissues and their relationship to ototoxicity. Audiology 27, 137-146.

Iahnke, V., Daly, I.F., 1966. Histopathology of the ear in a progeria-like syndrome of the rat. Arch. Otolaryngol. 84, 51-55.

Kanjo, M., Mitsumori, K., Maita, K., Shirasu, Y., 1990. Pinnal oncocytoma in a rat. Vet. Pathol. 27, 292-294.

Keithley, E.M., Feldman, M.L., 1979. Spiral ganglion cell counts in an age-graded series of rat cochleas. J. Compo. Neurol. 188, 429-442.

Keithley, E.M., Feldman, M.L., 1982. Hair cell counts in an age-graded series of rat cochleas. Hear. Res. 8, 249-262.

Khan, K.M., Marovitz, W.F., 1982. Effects of fluorodeoxyuridineon the developing inner ear of the rat. Anat. Rec. 202, 359-370.

Kuijpers, W., van der Beek, I.M., lap, P.H., Tonnaer, E.L., 1984. The structure of the middle ear epithelium of the rat and the effect of eustachian tube obstruction. Histochem. J. 16, 807-818.

Lawrence, M., 1985. Structure and function of the ear and auditory nervous system. In: Hayes, A.W. (Ed.), Toxicology of the Eye, Ear, and Other Special Senses. Raven Press, New York, pp. 17-23.

Maeda, S., 1976. Fine structures of the normal mucosa in developing rat middle ear. Ann. Otol., Rhinol. Laryngol. 85, 1-19.

Marovitz, W.F., Khan, K.M., Shulte, T., 1977. Ultrastructural development of the early rat otocyst. Ann. Otol., Rhinol. Laryngol. 86, 9-28.

Meyer zum Gottesberge, A.M., 1988. Physiology and pathophysiology of inner ear melanin. Pigment Cell Res. 1, 238-249.

Myhre, I.L., DePaoli, A., 1985. A glycol methacrylate method for the routine histologic evaluation of rat inner ear. Stain Technol. 60, 63-68.

Nadol Jr., I.B., 1988. Comparative anatomy of the cochlea and auditory nerve in mammals. Hear. Res. 34, 253-266.

Nakashima, N., Mitsumori, K., Maita, K., Shirasu, Y., 1991. Amelanotic melanocytic tumors of the pinna in six F344 rats. J. Vet. Med. Sci. 53, 291-296.

Nelson, A.A., Fitzhugh, O.G., Morris, H.I., Calvery, H.O., 1942. Neurofibromas of rat ears produced by prolonged feeding of crude ergot. Cancer Res. 2, 11-15.

Penny, I.E., Hodges, K.B., Henley, C.M., Brown, R.D., 1984. The effects of chronic otitis media on the rat organ of Corti. Anat. Rec. 208, 135A-136A.

Pryor, G.T., Dickinson, I., Feeney, E., Rebert, C.S., 1984. Hearing loss in rats first exposed to toluene as weanlings or as young adults. Neurobehav. Toxicol. Teratol. 6, 111-119.

Pryor, G.T., Rebert, C.S., Howd, R.A., 1987. Hearing loss in rats caused by inhalation of mixed xylenes and styrene. J. Appl. Toxicol. 7, 55-61.

Radi, Z.A., 2006. Auricular rhabdomyosarcoma in a rat. J. Vet. Med. A. Physiol. Pathol. Clin. Med. 53, 246-248.

Voelker, F.A., Henderson, C.M., Macklin, A.W., Tucker, W.E., 1980. Evaluating the rat inner ear. A technique using scanning electron microscopy. Arch. Otolaryngol. 106, 613-617.

Yoshitomi, K., Brown, H.R., 1990. The ear and pinna. In: Boorman, G. A., Eustis, S.L., Elwell, M.R., Montgomery Jr., C.A., Mackenzie, W.F. (Eds.), Pathology of the Fischer Rat. Reference and Atlas. Academic Press, San Diego, California, pp. 227-238.

Yoshitomi, K., Boorman, G.A., 1993. Palpebral amelanotic melanomas in F344 rats. Vet. Pathol. 30, 280-286.

Yoshitomi, K., Elwell, M.R., Boorman, G.A., 1993. Spontaneous amelanotic melanomas of the skin in Fischer-344/N rats. Toxicol. Pathol. 21, 591.

Yoshitomi, K., Elwell, M.R., Boorman, G.A., 1995. Pathology and incidence of amelanotic melanomas of the skin in F-344/N rats. Toxicol. Pathol. 23, 16-25.

第 14 章

眼和相关腺体

Dale G. Dunn[1], Julia F.M. Baker[2] and Steven D. Sorden[3]

[1]*Covance Laboratories, Inc., Chantilly, VA, USA*, [2]*Charles River Laboratories, Inc., Frederick, MD, USA*, [3]*Covance Laboratories, Inc., Madison, WI, USA*

1　引言

眼容易受到直接使用、无意的眼接触或全身暴露于化合物或其代谢产物的不良毒性影响。人类眼的不良效应已经引起广泛的关注，通常进行化学诱导眼毒性评估，但这类评估试验常在非啮齿类动物中进行。因光毒性视网膜病带来的问题、色素上皮层缺乏色素、自发性视网膜病变的发生率相对较高，故白化大鼠是欠理想的视网膜毒性模型。但是，由于啮齿类动物随时可获得、成本相对较低、寿命较短及其对实验和遗传操作的适用性，故常用在青光眼的研究中。大鼠毒性和致癌性研究通常包括对每只眼的单张组织切片进行镜检，这种做法只能被认为是明显的眼毒性的筛选程序。当一种化学物质被认为可能具有眼毒性时，应考虑用其他种属的动物进行额外的评价。

2　正常眼和相关腺体

2.1　胚胎学

2.1.1　眼

眼主要由神经外胚层和外胚层发育而来。大部分颅面间叶组织来源于神经嵴细胞。因此，就眼而言，中胚层很可能只形成眼外肌和血管内皮。

大鼠妊娠第 11 天，当视泡形成前脑神经管外胚层的侧憩室时，眼开始发育。当视泡接近表面外胚层时，内陷形成视杯。视杯内层（倒置）将发育成视网膜、无色素的睫状上皮和虹膜后上皮，而外层则分化为视网膜色素上皮（retinal pigment epithelium, RPE）、色素睫状上皮和虹膜前上皮。视泡与表面外胚层的接触刺激形成晶状体板，晶状体板内陷形成晶状体泡。到了妊娠第 14 天，晶状体泡已经与表面外胚层分离，并仍位于视杯中。在分离的晶状体泡中，后上皮细胞分化并伸长成为初级纤维，仅在前表面留下上皮。大鼠终身由这些前上皮细胞持续分化形成次级纤维（图 14.1）。

到了妊娠第 14 天，视网膜内层存在的轴突侵入视柄。到了妊娠第 16 天，大体可见视神经。在出生后的第 1 周内，由许多血管围绕着视神经组成的蛛网膜丛开始发育。随后硬脑膜出现，与此同时表现为未成熟的间叶组织细胞围绕着视神经（图 14.2）。

所有成熟的视网膜层在出生后的第 8 天就存在。虽然黑素体在胎仔的色素上皮中形成，但白化大鼠出生几周后黑素体消失。除色素上皮外，成熟的视网膜由几种不同类型的神经元（感光细胞、水平细胞、双极细胞、无长突细胞和神经节细胞）和一种特化的胶质细胞（米勒细胞）组成，分为 3 个不同的细胞层。神经元细胞和米勒细胞来源于一个共同的多能视网膜祖细胞池。在脊椎动物种属中，这些类型的细胞的发育顺序高度保守。虽然在胚胎发育过程中的任何时间点不同类型的视网膜细胞的产生有相当大的重叠，但是首先产生神经节细胞，随后产生锥状感光细胞、水平细胞和大多数无长突细胞。出生后产生的是双极神经元、米勒细胞、其他无长突神经元和大多数杆状感光细胞。视网膜也含有星形胶质细胞、内皮细胞和小胶质细胞。然而，这些细胞产生于不同的谱系。

血管和间叶组织浸润到视杯中形成发育中的胎仔的初级玻璃体和晶状体血管膜。这种玻璃体血管为玻璃体和胎仔晶状体提供营养。这些血管在大鼠生命的最初几天持续存在，通常在出生后的 10~20 天通过毛细血管凋亡而退化。眼的生长与年龄和脑重量成比例，与体重无关。

2.1.2　附属器

泪腺，包括哈氏腺，在妊娠第 19 天由未分化细胞的实性条索从表面外胚层内陷发育而来。出生后的第 9 天，在哈氏腺腺泡中首次观察到色素。

2.2　解剖学和组织学

2.2.1　眼

大鼠的眼近球形，直径为 5~6 mm，18 周龄时重 110~145 mg。与人类妊娠 26 周时的胎儿相比，新生大鼠出生时未睁眼，视觉系统也不成熟。新生大鼠的视觉系统从出生起就逐渐发育成熟，第一个表现是睁眼，通常发生于出生后的第 14 天。视网膜和视觉通路成熟通常在出生后的第 1 个月内完成（图 14.3）。

眼最外层的纤维膜由角膜和巩膜组成。角膜由外层非角化、覆盖在基底膜上的复层鳞状上皮，层状胶原纤维组成的基质、角膜基质细胞和肌成纤维细胞，Descemet 膜（又称后界层，译者注）和内皮组成。基质和内皮是神经嵴衍生物。角膜上皮表面覆盖着微绒毛。角膜不含血管，在大鼠中不存在人类所有的鲍曼膜（又称前界层，译者注）（图 14.4 和 14.5）。

葡萄膜为几乎所有眼内组织提供血管供应，由虹膜、睫状体和脉络膜组成。虹膜产生于睫状体的前部，是脉络膜的前部延续。虹膜在白化大鼠中完全没有色素，主要由松散的、血管丰富的结缔组织组成。前表面被覆内皮细胞，内皮细胞是角膜内皮的延续；后表面被类似于睫状体的双层上皮所覆盖。睫状体位于虹膜根部和脉络膜前末端之间，被覆 2 层上皮细胞。由内睫状上皮基底膜产生并延伸到晶状体囊的微原纤维形成睫状小带或悬韧带。大鼠的睫状肌发育不良。脉络膜位于巩膜和视网膜色素上皮层之间，由结缔组织、毛细血管和有色物种的黑色素细胞组成。啮齿类动物通常没有反光膜，大鼠也没有。然而，在 Long-Evans 大鼠中可能会出现残余的反光色素层，一个仅被确定为视网膜表面黑素体减少

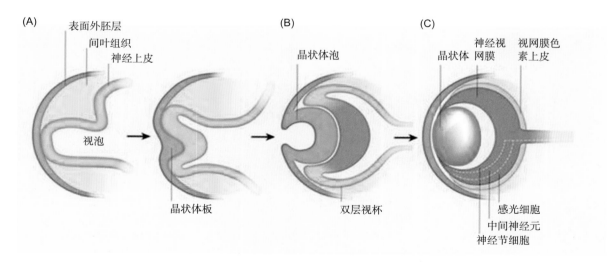

图 14.1　眼发育。（A）在眼发育的早期阶段，表面外胚层增厚并与其下方视泡的神经上皮一起内陷。（B）双层视杯的内层产生神经视网膜，外层产生视网膜色素上皮（RPE）。（C）成熟的神经视网膜包括 3 个细胞层：感光细胞、中间神经元（水平细胞、无长突细胞和双极细胞）和神经节细胞。Ali 和 Sowden（2011），经 Elsevier 许可转载

的区。

哺乳动物的视网膜的组分已非常明确。基于 6~12 个细胞模块的视网膜的经典观点已被一个更复杂的模型所取代，该模型的特征是多个并行组合，其中包含 5 种主要类型的神经元和至少 60 种不同功能的细胞类型。虽然其中的绝大多数细胞不能通过常规的光镜来区分，这里仍对其与自发性和毒理学病变的病理生理学和（或）发病机制的潜在相关性进行一个简要的总结。

视网膜的主要细胞类型是色素上皮、杆状和锥状感光细胞、水平细胞、双极细胞、无长突细胞、米勒胶质细胞和神经节细胞，这些细胞组成 3 个不同的细胞层。与大多数夜间活动的动物一样，大鼠没有像黄斑和中央凹这样的增加视觉敏锐区。

RPE 细胞位于 Bruch 膜上，是由 RPE 的基底膜、弹性 - 胶原蛋白层和脉络膜毛细血管层下的内皮基板成分组成的 3 层结构。这种显微解剖排列在不同的物种中高度保守。色素上皮由立方形至柱状细胞组成，核位于基底部，顶端表面的圆柱状鞘伸入杆状和锥状感光细胞的尖端。色素细胞通过将维生素 A 加工成 11- 顺视黄醛（感光

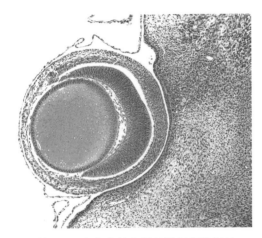

图 14.2　妊娠第 15 天发育中的大鼠的眼组织学切片

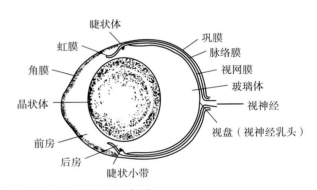

图 14.4　大鼠的眼示意图

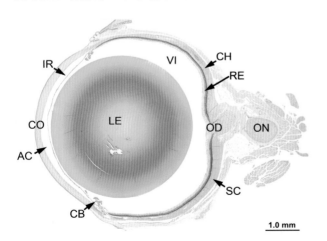

图 14.3　雌性 F344 大鼠的正常眼的组织切片：角膜（CO 所示）、前房（AC 所示）、晶状体（LE 所示）、睫状体（CB 所示）、虹膜（IR 所示）、脉络膜（CH 所示）、视网膜（RE 所示）、玻璃体（VI 所示）、视盘（视神经乳头）（OD 所示）和视神经（ON 所示）。图片由美国 NTP 提供

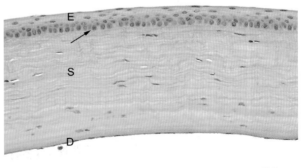

图 14.5　角膜为上皮（E 所示）所覆盖，上皮通过一厚层基底膜（箭头所示）与基质（S 所示）分离。Descemet 膜（D 所示）是由一薄层内皮覆盖基质内表面的均匀薄层

细胞中的视觉色素再生所必需的分子）而在视觉周期中起重要作用。

每个感光细胞都有一个树突，呈杆状或锥状（感光层），并含有许多扁平的膜性囊泡，视觉色素位于囊泡脂质双层的外表面。双极神经元与树突突触的极性相反。哺乳动物的视网膜一般含有一种杆状感光细胞和两种锥状感光细胞。一种锥状感光细胞对短波长光敏感，另一种锥状感光细胞对长波长光敏感。对两种锥状感光细胞输出的比较为彩色视觉提供支撑。大鼠的主要感光细胞是杆状感光细胞。杆状和锥状感光细胞的细胞核形成外核层。

双极细胞、水平细胞、无长突细胞和米勒胶质细胞的细胞核构成内核层。在哺乳动物物种中，水平细胞、双极细胞和无长突细胞的比例相似。哺乳动物的视网膜包含单一类型的杆状感光细胞相关的双极细胞和十几种不同类型的接收锥状感光细胞输入的双极细胞。特殊类型的双极细胞与特殊类型的神经节细胞形成突触。大多数哺乳动物具有两种水平细胞。第一种（A 型）有一个简单的树突棘（dendritic arbor），与锥状感光细胞的轴突末端相连；第二种（B 型）仅见于大鼠、小鼠和沙鼠中，有两个树突棘（dendritic arbor），一个与锥状感光细胞有关，另一个与杆状感光细胞有关。无长突细胞至少有 29 个不同的类型，是最多样化的视网膜神经元类型，其功能显然与其形式一样具有多样性。

神经节细胞有与双极细胞形成突触的树突和结合形成视神经的轴突。与其他任何类型的视网膜细胞相比，神经节细胞形态学的物种间差异较大。哺乳动物的视网膜被认为包含至少 20 种不同类型的神经节细胞。一个自主感光神经节细胞的发现极大地改变了长期以来的观点，即光传导只发生在杆状和锥状感光细胞。这些新型的神经节细胞表达感光色素视黑蛋白，并被分为几个亚型。

视网膜神经元被间隔开，使得相同类型的神经元彼此之间保持最小的距离。视网膜的支持细胞包括神经胶质细胞和米勒细胞，米勒细胞的末端膨胀构成内、外界膜。虽然啮齿类动物的视神经头（乳头、盘）有一个发育不良的胶原筛板，但其与灵长类动物有一些共同的解剖学特征。因此，大鼠和小鼠的长期眼压升高模型已被证明越来越有用（图 14.6）。

晶状体是一个无血管、透明、双凸球面体，占据大约 2/3 的眼内腔。晶状体由特化（modified）的上皮细胞形成的层状纤维组成，并为晶状体囊所包裹。单层立方上皮存在于晶状体囊下方的前面和赤道面。前极的细胞相对不活跃。赤道面周围生发区的晶状体上皮细胞可见有丝分裂，其子代细胞向后移位到过渡区，并在那里开始分化成为可形成晶状体物质的皮质纤维细胞，此过程受成纤维细胞生长因子梯度调节。纤维分化导致不同的分子和形态学变化，例如，退出细胞周期、伸长、细胞质细胞器和细胞核丢失，以及晶体蛋白蓄积。晶状体蛋白具有典型的器官和物种特异性。核弓由纤维形成过程中丢失的核残余物组成。分化中纤维的尖端最终结合形成可通过裂隙灯生物显微镜观察到的前、后缝线。由于球体的直径较小，因此晶状体需要较高的屈光度。与人类相比，大鼠的晶状体大小相对于眼而言非常大。大鼠被认为无适应，由于大鼠是夜行动物，视觉能力相对较差，因此几乎不需要适应（图 14.7）。

哺乳动物的玻璃体是位于晶状体和视网膜之间，并提供支撑和保护的透明凝胶状物质。由约 99% 的水组成，但由于含有胶原蛋白和含糖醛酸的聚阴离子大分子（即透明质酸、多能蛋白聚糖和 IX 型胶原蛋白）而具有黏弹性和凝胶状性质。透明质酸是一种主要的含糖醛酸分子，与水分子结合并散布在胶原纤维束之间，产生交联聚合物网。与最接近视网膜的区域相比，晶状体后的玻璃体由于透明质酸浓度较高而黏度增加。同样，由于以胶原蛋白为主，周边的硬度增加。透

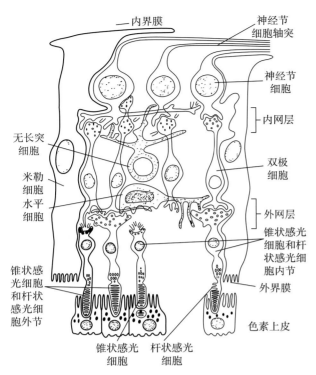

图 14.6　显示不同层的视网膜示意图

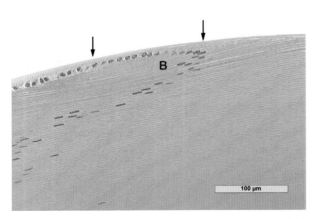

图 14.7　晶状体上皮细胞在弓区（B 所示）变长并转化为晶状体纤维。晶状体囊（箭头所示）

明细胞来源于骨髓组织的巨噬细胞，见于玻璃体的周边或邻近视网膜的皮质区域。透明细胞向前集中在玻璃体基底（视网膜睫状缘附近的最强附着区域），并且向后集中在视盘附近。

眼动脉的眼内分支位于视神经鞘的鼻下象限中，供应大鼠眼的大部分血液。该血管形成视网膜中央动脉和睫状动脉。视网膜中央动脉

在视神经纤维之间继续向前，在视盘上方出现。从那里开始，与其他具有全血管型血管模式（holangiotic vascular pattern）的其他物种一样，对称排列的视网膜动脉（大约 6 条）向赤道面辐射，向内层视网膜提供 2 层毛细血管：一个在外网层中，另一个在内网层中。脉络膜由来自 2 条睫后长动脉的分支、1 条鼻支和 1 条颞支及几条睫后短动脉的分支供应。这些血管直接在 Bruch 膜下形成微动脉和毛细血管（脉络膜毛细血管）。脉络膜循环滋养外层视网膜（RPE 和感光细胞）。在前面，主睫状血管分成两部分并形成虹膜的主动脉环。主动脉环的分支形成供应虹膜和睫状体的动脉。在睫状体区域中，并且在形成主动脉环之前，每个睫后长动脉与角膜巩膜血管环的动脉部分连通。角膜缘血管丛也由睫状前动脉向外供应，为类似于灵长类动物的前段提供潜在的侧支血液供应。血液主要通过 4 个涡静脉从眼流出，刚好位于赤道后方的背侧、腹侧、鼻侧和颞侧，通过视网膜中央静脉流出视网膜（图 14.8）。

大鼠眼前段接受来自三叉神经第一分支眼神经的感觉神经支配。这些感觉神经的细胞体位于三叉神经节中。感觉神经末梢位于角膜、虹膜和睫状体中。交感神经纤维通过许多途径到达眼，例如眼神经、动眼神经和外展神经。大鼠前段交感神经支配主要来源于颈上神经节。大多数交感神经纤维通过睫状体的基部到达虹膜和睫状体。虹膜具有密集的神经支配，在开大肌和括约肌中具有神经末梢，并且与血管相邻。

2.2.2　附属器

眼睑外表面包括毛发和相关的皮脂腺。位于眼睑内缘的皮脂腺（睑板腺）有 12~15 个分支。第三眼睑位于睑裂鼻角，由透明软骨支撑的结缔组织基质组成。结膜从眼睑边缘延伸到角膜缘的眼球前段（图 14.9）。

大鼠的哈氏腺较大，覆盖深部眼球周长的

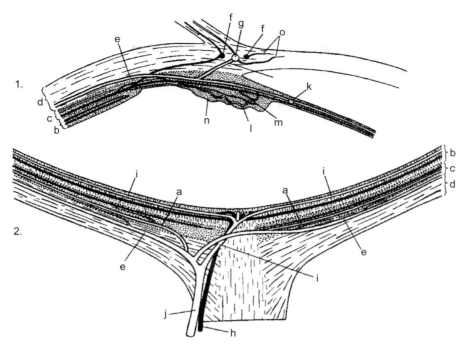

图 14.8　1. 大鼠的眼前段血管示意图。2. 眼后段血管分布示意图。（a）睫后短动脉。（b）视网膜。（c）脉络膜。（d）巩膜。（e）睫后长动脉。（f）角膜巩膜静脉。（g）角膜巩膜动脉。（h）视网膜静脉。（i）视网膜动脉。（j）眼动脉。（k）大动脉环。（l）睫状动脉。（m）睫状静脉。（n）睫状体。（o）角膜缘血管。Janes 和 Bounds（1955），经 Wiley 许可转载

7/8。形状极不规则，内侧统一，外侧分为 3 个裂缝，从中穿过视神经和几个眼外肌。哈氏腺紧邻眼眶静脉窦。18 周龄大鼠的腺体重 290~360 mg（体重的 0.07%~0.08%）。单排泄管起源于门部，开口于第三眼睑的外（鼻）侧。腺体是分支管泡状腺，没有明显的小叶内导管。腺泡衬覆柱状细胞，含许多透明细胞质空泡和圆形核位于底部。腺泡腔为空或含有黄褐色卟啉分泌物的细束或层状凝结物。基于分泌颗粒的大小和形状，可以区分 2 种类型的分泌细胞；A 型细胞的数量较多，含有较大的分泌性空泡；而 B 型细胞含有丰富的线粒体和滑面内质网。扁平的肌上皮细胞位于分泌细胞和腺泡周围的基板之间，但在组织切片中不易区分。哈氏腺分泌产物主要由脂质（蜡酯）组成，通过胞吐作用（局部分泌）释放到腔内。哈氏腺是已知唯一通过这种方法分泌脂质的哺乳动物的腺体。上皮细胞也产生并分泌卟啉。吲哚胺的产生是哈氏腺与松果腺和视网膜共有的功能。在大鼠的主要头颈部腺体中，哈氏腺具有最高密度的淋巴管（图 14.10）。

大鼠有 2 对泪腺。在 18 周龄的大鼠中，在腮腺前部的眶外泪腺略扁平，呈豆状，重 175~205 mg。三角形的眶内泪腺位于哈氏腺的后外侧附近，位于颧弓和眼之间，重 20~40 mg。

眶外泪腺有 4 或 5 个排泄管，融合成 2 或 3 个主导管。在进入结膜囊之前，主导管与眶内泪腺的 2 个导管融合在一起，形成一个共同导管。泪管开始于睑裂鼻角外侧（泪点），融合成鼻泪管，在上颌鼻甲前末端的腹内侧开口于鼻前庭。

眶外泪腺呈分叶状，由含有窄腺腔的浆液性腺泡和 1 个类似于唾液腺的小叶内导管（闰管）分支导管系统、小叶间导管及排泄导管组成。腺泡细胞为多面体或锥状，圆形至椭圆形核。一些腺泡细胞增大，并含有 2~4 倍典型细胞核大小的深染核（巨大细胞和巨大核，图 14.11）。雄性动物比雌性动物更明显，并随着年龄的增长而更常见。雄性动物的腺泡通常比雌性动物大。

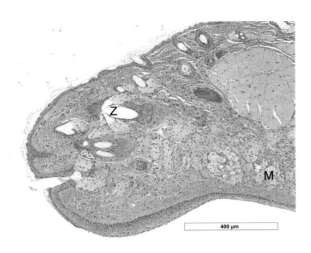

图 14.9　眼睑的外表面含有 Zeis 皮脂腺（Z 所示），而内表面含有睑板腺（M 所示）

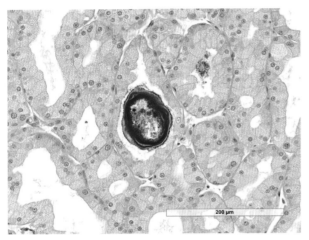

图 14.10　哈氏腺腺泡由小空泡化上皮组成，注意管腔内有层状凝结物

2.3　生理学

2.3.1　眼

眼的正常功能取决于角膜和晶状体的透明性和折射率、视网膜对光刺激的接收和传导，以及这些信号以神经冲动的形式传递到脑的适当部分。眼的生理学复杂，有很多关于这个主题的文献，但很少有专门针对大鼠的。对视觉的完整讨论超出本章的范围，本章简要提及常见的自发性和毒理学病变的病理生理学中的重要因素。

眼受血眼屏障系统的保护：血 - 房水屏障和血 - 视网膜屏障。血 - 房水屏障包括阻止大分子从血液中进入虹膜气孔的虹膜内皮及保护房水后房的睫状体和虹膜上皮。非极性脂溶性化合物可以穿透血 - 房水屏障，而高极性化合物通常被排除在外。血 - 视网膜屏障也由两部分组成，这两部分都由紧密连接的细胞组成：视网膜血管内皮和色素上皮。

几种适应使视网膜血管能够将血流与视网膜的高代谢需求相匹配。视网膜血管完全由微血管（微动脉和毛细血管）组成。视网膜毛细血管具有高密度的周细胞，有研究人员认为其通过收缩而改变毛细血管的直径来调节局部灌注。毛细血管前第三微动脉及其相关的毛细血管网可能构成一个操作单元，导致视网膜血流的分散调节。视网膜血管缺乏自主神经支配，因此不会因其他组织的代谢需要而减少。

角膜上皮和内皮对保持正常的透明性很重要，这些细胞层的坏死和缺失导致吸水和不透明。角膜前部的高渗性泪液和其他分泌物，以及后部的高渗性房水使角膜保持相对脱水的状态，这是透明性所必需的。角膜炎症也与水（及白细胞）增加有关。重度炎症、血管形成和纤维化可能导致永久的透明性丧失。

晶状体的透明性取决于高度有序的排列、大小、形状和尺寸的均匀性及晶状体纤维的分子结构。晶状体代谢的主要功能是保持有组织的结构和透明性。干扰晶状体代谢或跨细胞膜的主动转运、晶状体囊破裂和其他类型的损伤可改变晶状体的折射率和光学特性，导致白内障。

晶状体以葡萄糖作为其主要的，也许是唯一的能量来源。大多数葡萄糖通过糖酵解进行代谢，因为晶状体在低氧环境中发挥作用，并且含有与葡萄糖有氧氧化相关的较低水平的酶。水进出晶状体的运动是被动的，由阳离子的运输来调节，主要是在前上皮。这种转运的能量来源于 Na^+-K^+ 活化的 ATP 酶对 ATP 的水解。晶状体保持较高的内部钾浓度和较低的钠浓度。

因为晶状体没有血液供应，依赖房水供应氧

和营养物质。房水在晶状体前表面和虹膜之间流向前房。因此，赤道附近的晶状体前表面可能首先暴露于最高浓度的有毒化学物质中，这或许可以解释为什么中毒性白内障首先见于该区域。晶状体暴露于外源性物质或潜在致白内障物质的量是由物理化学相互作用及这些物质可能主动转运到房水中决定的。

作为血液的一种超滤液，房水中的蛋白质浓度远低于血清，因此，血浆蛋白对外源性物质或药物的吸附会阻碍其渗透进入房水。此外，由于分子筛的作用，大多数水溶性小分子在房水中的稳态浓度低于在血浆中的浓度。分子通过睫状上皮细胞膜的渗透性随脂质的溶解度增加而增加。因此，物质渗透进入房水中的速率及其在房水中相对于血浆中的稳态浓度随着脂质溶解度的增加和分子量的减小而增加。

维持眼压在生理范围内取决于房水产生和流出之间的平衡。睫状突通过扩散、血液超滤和主动分泌到后房扩散组合产生房水。房水通过瞳孔流入前房，房水通过连接虹膜角膜角的梳状韧带内的间隙进入睫状裂。房水继续通过睫状裂的胶原纤维框架和嵌在巩膜中的角膜巩膜网流出。角膜巩膜网与角状房水丛的收集血管密切相关，这种结构类似于灵长类动物的 Schlemm 管（又称巩膜静脉窦，译者注）。依靠压力梯度，液体被转运到巩膜内静脉丛，然后进入巩膜和脉络膜静脉。通过睫状体间质到脉络膜上腔和涡静脉的另一条葡萄膜巩膜途径占房水分流出的一小部分（图 14.12）。

胶原和透明质酸形成的玻璃体结构构成大分子的扩散屏障，但小分子可自由扩散。玻璃体中的小分子组分和酶活性（如乙酰胆碱酯酶）存在种属差异。大鼠体内的半胱氨酸持续存在，抗坏血酸水平低于其他物种，谷胱甘肽（glutathione，GSH）、尿酸和酪氨酸的浓度高于其他物种。这些电化学活性成分可能起到抗氧化剂的作用。饮食可能影响玻璃体的成分和代谢产物。玻璃体细

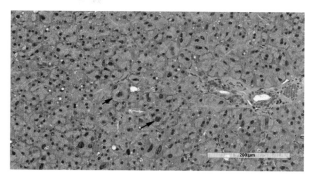

图 14.11　眶外泪腺显示巨大细胞和巨大核（箭头所示），这是老龄大鼠的常见特征

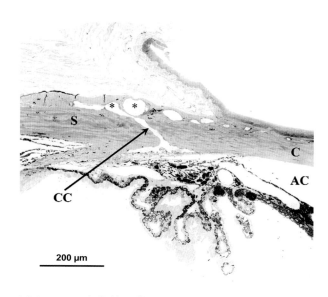

图 14.12　大鼠的眼缘组织切片，显示实验性房水流出阻塞部位。本切片偶然展示一条穿过巩膜缘并连接 Schlemm 管与巩膜缘血管（* 所示）的房水收集通道（CC 所示）：前房（AC 所示）、巩膜（S 所示）和角膜（C 所示）。Morrison et al. (2011)，经 Elsevier 许可转载

胞是在玻璃体周围发现的骨髓源性组织巨噬细胞，可抑制内皮细胞和 RPE 增殖。

光传导和视觉过程开始于光通过角膜和晶状体，到达视网膜，被视杆细胞（视紫红质）和视锥细胞的视色素（锥视蛋白）所吸收。视色素是附着在高度光敏的发色团（11- 顺视黄醛）上的整合膜结合蛋白。光捕获导致 11- 顺视黄醛异构化为全反视黄醛，形成光活性视色素，并激活传导级联。视色素的漂白增加泡状膜的钙传导，促进钙向细胞内空扩散，作用于细胞膜，降低其对

钠的渗透性，促进超极化。产生的信号被传送到双极细胞，然后是神经节细胞，沿着轴突产生动作电位，并将信息传递到中枢神经系统。水平细胞接收来自锥状感光细胞的兴奋性突触输入，并抑制性输出反馈到锥状感光细胞。无长突细胞接收来自双极细胞的直接兴奋性输入，并抑制性输入反馈到双极细胞的轴突末端。每种不同类型的神经节细胞被认为是将视觉场景的不同方面传递给大脑。

持续的光传导需要通过一个称为视觉周期的过程连续替换 11- 顺视黄醛。这主要是通过在感光细胞和 RPE 之间循环维生素 A 类似物来实现的，RPE 是由全反视黄醇（维生素 A）合成 11- 顺视黄醛的主要部位。色素上皮细胞顶端与感光细胞外节密切相关。色素上皮表面的微绒毛包裹并吞噬感光细胞外节的远端末梢。这些内部的膜盘包含可循环利用的分子，随后重新传递到感光细胞。RPE 也通过脉络膜循环转移感光细胞必需的营养物（如葡萄糖、维生素 A、二十二碳六烯酸）。锥状感光细胞色素替代尚不太清楚，但已知包括一个与 RPE 分离的替代途径，涉及米勒胶质细胞。感光细胞外节的近端部分每天由细胞体合成，外节顶端以昼夜节律脱落。这一过程导致大约每 9 天就完成 1 次外节的完全更新。

表达视黑蛋白的本质为感光性视网膜神经节细胞是一些非成像视觉活动（包括昼夜光诱导和瞳孔光反射）的必需细胞。胶质细胞（米勒细胞和星形胶质细胞）部分通过水通道蛋白水通道维持视网膜的体液稳态。

2.3.2 附属器

泪腺分泌泪液，滋润角膜，清洁整个结膜囊和浅表角膜，为角膜和结膜上皮提供营养。泪膜的含水组分负责保持角膜缓冲、润滑、营养和保护，并从主泪腺和副泪腺产生和分泌。眶外泪腺是大鼠的主泪腺，类似于人类的泪腺。大约80% 的正常泪腺由分泌蛋白质、电解质和水的浆液性腺泡组成。泪腺腺泡分泌的主要蛋白质是脂质运载蛋白，其他分泌的蛋白质包括溶菌酶、过氧化物酶、乳铁蛋白、β- 赖氨酸和分泌型免疫球蛋白 A 和 G。免疫球蛋白 A 99% 由眶外泪腺提供，存在于泪腺产生的泪液中。泪液中的蛋白质可能起到表面活性剂的作用，会随着大鼠老龄化而减少，24 月龄大鼠的蛋白质含量仅为 4 月龄大鼠的 65%。

哺乳动物的哈氏腺具有多种功能，主要目的很可能是促进眼前部分泌。除其他可能的作用外，哈氏腺被认为是免疫反应部位、光保护器官、信息素的来源和视网膜 - 松果体轴的一部分。浆细胞存在于大鼠哈氏腺的间质中。作为对光强度快速增加的反应，卟啉在啮齿类动物的哈氏腺中含量减少，而在结膜囊中含量增加，提示卟啉具有光保护作用（原卟啉能够将紫外线范围内的光转换成可见的红色）。通过吸收紫外线，卟啉也可以保护抗原提呈细胞。性激素会影响卟啉水平，而哈氏腺分泌物可能起到信息素的作用。哈氏腺也可作为视网膜外光感受器，影响松果体内的 5- 羟色胺水平，并可能影响新生大鼠的视皮层的发育。哈氏腺是褪黑激素的非松果体来源之一。

3 先天性病变

此部分描述大鼠的多种先天性眼疾病，其中一些常见。尽管存在几种小眼畸形的实验模型，但这种情况也会自发性发生。在 Fischer 344（F344）大鼠中，小眼畸形的发生频率相当高，雌性动物比雄性动物更常见，左眼比右眼更常见。大鼠有先天性无眼畸形的报道，但通常是在特定的无眼畸形品系中。据报道，角膜包涵物囊肿可为先天性病变或外伤后发生。大鼠角膜皮样囊肿（dermoid）非常罕见。在 Sprague-Dawley、F344 大鼠及老龄化动物中可发生先天性白内障。

胎仔的眼血管异常在大鼠中很常见，包括瞳孔膜滞留、玻璃体血管滞留、视网膜前环和视网膜血管囊性动脉瘤。偶见瞳孔膜滞留，但发生率随着年龄的增长而降低。瞳孔膜是虹膜的残留，完全覆盖胎仔的晶状体，瞳孔膜通常在出生时退化。临床上，瞳孔膜滞留被认为是穿过瞳孔开口的多股组织，但在常规组织学制片中通常见不到。瞳孔膜黏附在晶状体前表面可能导致局部不透明或白内障。玻璃体血管残留，通常退化，在老龄化大鼠中不常见。罕见原发性玻璃体增生滞留。视网膜血管和视网膜前小动脉环纡曲是大鼠常见的视网膜异常。

缺损是由于视杯和视柄底部的胚胎裂不完全闭合导致的神经外胚层外翻。视盘缺损相对常见，可能与小眼畸形或虹膜缺损有关。虹膜缺损不常见，与脉络膜和视神经缺损一起被报道过。不累及视神经的脉络膜缺损也会发生。

常见大鼠视网膜皱襞或玫瑰花环状结构，可能是先天性的，但也可能由局灶性视网膜脱离引起。无论是自发性还是先天性视网膜脱离，大鼠均罕见。视网膜变性可被视为遗传性缺陷或环境引起的病变（图 14.13）。

完全性视神经发育不全或未发育也被视为先天性缺陷。在年轻 Sprague-Dawley 大鼠中观察到发育不良（结节状增厚、弯曲、分叉）和脑膜缺损相关的视神经异常。

4　退行性病变

4.1　眼

4.1.1　角膜矿物质沉积

钙在角膜基质中的含量接近饱和水平，血钙水平的轻微增加可能导致沉淀，甚至由于眼球突出或麻醉导致的角膜脱水也可能导致矿物质沉积。

在许多品系的大鼠中，包括 Fischer 344、Sprague-Dawley、Wistar 及 Long-Evans，角膜中的小矿物质沉积可能在眼科检查时检测为混浊。这种病变的发生率往往随着年龄的增长而增加。在年轻 Sprague-Dawley 大鼠中，这种病变并不常见（<1%）；但在 110 周龄时，雄性的这种病变发生率会上升到 25%，雌性的这种病变发生率会上升到 10%。在显微镜下，这些病变与基质-上皮交界区域的嗜碱性颗粒度相关，偶尔也与周围基质中的纺锤状细胞轻度增殖有关。更罕见的是，这种矿物质可能与 Descemet 膜有关。这种矿物沉积经常被临床医师称为角膜营养不良。未见其他眼疾病的证据，重要的是要将这种病变与继发于伴炎症和坏死的角膜病中发育不良性矿化区分开来。据报道，在年轻大鼠中的矿物质沉积也与氯胺酮-甲苯噻嗪麻醉有关（图14.14 和 14.15）。

4.1.2　巩膜骨化生 / 软骨化生

以单灶性到多灶性斑块样的软骨沉积或分化良好的矿化骨为特征，巩膜骨化生 / 软骨化生通常发生于老龄化 F344 大鼠。这种病变类似于人类所见的老年透明巩膜斑，邻近的眼组织不明显。这种变化在其他品系的大鼠中较少见（图14.16）。

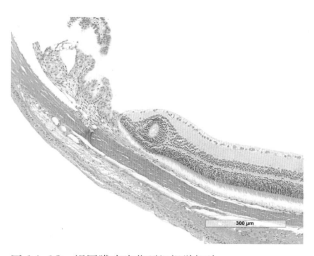

图 14.13　视网膜玫瑰花环组织学切片

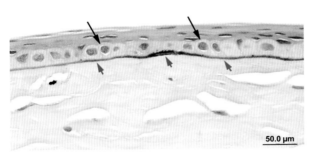

图 14.14 上皮基底膜内部和下方轻微、线性角膜矿化（绿箭头所示）。可见被覆角膜上皮弥漫性变薄及角膜上皮基底细胞肿胀（黑箭头所示）。图片由美国 NTP 提供

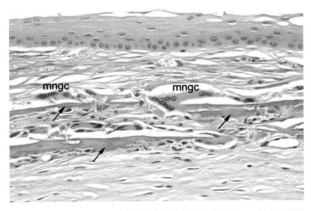

图 14.15 角膜基质深处矿化（箭头所示）。存在轻微的继发性肉芽肿性炎症［注意矿化斑块附近的多核巨细胞（mngc 所示）］。图片由美国 NTP 提供

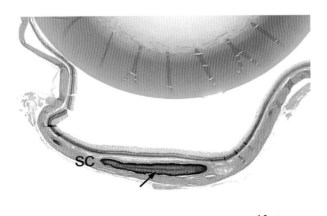

图 14.16 巩膜骨化生（箭头所示）。邻近的眼组织不明显。图片由美国 NTP 提供

4.1.3 白内障

晶状体和视网膜是眼退行性改变的最常见的部位。晶状体核的密度与不溶性蛋白质的浓度有关。在年轻大鼠中，晶状体蛋白主要是可溶性的，而晶状体吸收很少的紫外线。事实上，年轻大鼠的眼吸收光谱与无晶状体眼相似。在老龄大鼠中，不溶性蛋白质的浓度增加，可溶性蛋白质的浓度降低，导致细胞核密度增加。核密度的增加导致皮质区和核之间的光学不连续，这种现象在裂隙灯生物显微镜下可以识别。与皮质纤维相比，老化核内的晶状体纤维对伊红的亲和力降低，导致苏木精-伊红染色切片的晶状体中心苍白。大鼠晶状体中其他与年龄相关的变化包括与前、后缝线相关的小空泡形成，以及在前皮质中存在不规则膨胀的晶状体纤维和细颗粒细胞质，这被认为是起源于周围的节段性条纹，在裂隙灯检查时形成弓形图。

任何导致晶状体不透明的改变都可以归类为白内障。这种病变可为单侧或双侧，可能累及晶状体囊、前或后皮质或核。任何导致光线在穿过晶状体时散射的因素都会导致不透明，这些因素包括晶状体上皮破坏、不规则增大的晶状体纤维、晶状体纤维的颗粒变性或液化变性及矿物质沉积。大卵圆形或圆形细胞（气球样细胞）可能明显地与变性的晶状体纤维相邻，切面上可包括或不包括核。位于核弓区的核变得杂乱无章，开始向晶状体中心迁移，而赤道上皮细胞则向后极迁移。随着白内障成熟，皮质会被破坏，通常伴碎片的进行性矿化。晶状体上皮细胞可能丢失或发生纤维化生。随着正常皮质结构的丧失，晶状体囊变形，可能显现与虹膜或睫状体粘连（后粘连形成）（图 14.17~14.23）。

年龄相关性白内障的形成在大鼠中得到公认，最常发生的区域是核或后皮质，但是后囊下和前皮质白内障也可见。Sprague-Dawley 大鼠的晶状体后皮质和囊的病变最为常见，附着在晶状

体后表面的斑块不透明在老龄大鼠中相当常见，在 100~110 周龄时 8%~14% 的雄性大鼠和 3%~8% 的雌性大鼠出现这种特征。这种效应被认为是光氧化的结果，热量限制（具有抗氧化作用）已被证明能显著延缓有色素的啮齿类动物白内障的形成，而白化动物因缺乏与色素相关的任何光保护，则无延缓。皮质白内障被下文所述的与视网膜变性相同的因素所促进。紫外光被晶状体上皮和晶状体纤维吸收，并被认为可导致小鼠和人

类的皮质白内障。Long-Evans 大鼠被给予光敏剂（与晶状体上皮结合的 8- 甲氧基补骨脂素），随后暴露于紫外线照射下，可能会出现上皮细胞增生，导致白内障形成。

4.1.4　视网膜变性和萎缩

年轻成年大鼠的视网膜的外核层在中央区约有 12 个核厚，在视网膜周围变薄至 6~8 个核厚。退行性病变的分布和模式可能有助于确定可

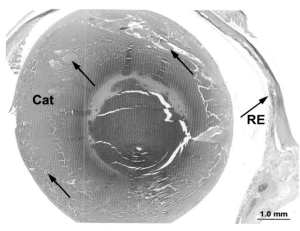

图 14.17　晶状体显示皮质白内障（Cat 所示），其特征是晶状体纤维肿胀和断裂（箭头所示）。视网膜（RE所示）表现为萎缩 / 变性。图片由美国 NTP 提供

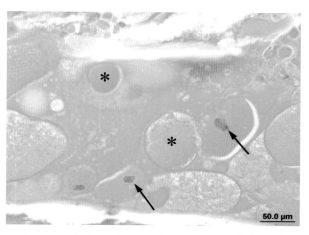

图 14.19　白内障中的圆形、肿胀的纤维有时称为Morgagnian 球状体（＊所示）。晶状体纤维肿胀伴核异常滞留，有时称为膀胱样或气球样细胞（箭头所示）。图片由美国 NTP 提供

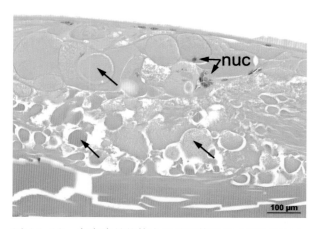

图 14.18　白内障晶状体中的晶状体纤维（箭头所示）表现出各种异常的特征，包括分离、肿胀、颗粒性、凝聚、破碎和缺少正常有序的构型。注意晶状体纤维核（nuc 所示）在多个肿胀的晶状体纤维中的异常滞留。图片由美国 NTP 提供

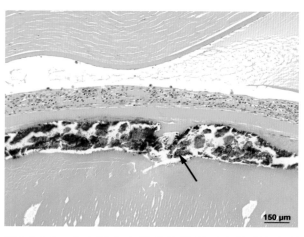

图 14.20　白内障中有明显的前囊下矿化（箭头所示）。图片由美国 NTP 提供

能的原因。视网膜变性可自发性发生，由于过度暴露于光线下，随着年龄增长，或继发于眼内压升高。前 3 种原因中的任何一种均可导致病变发生，其特征是感光细胞进行性缺失，伴被覆核层的变薄和最终缺失。相反，眼压升高导致视网膜变性，变性从神经节细胞和内核层开始，由内向外进展。

在正常大鼠的视网膜中可观察到移位的感光细胞核（感光细胞核在外界膜外、感光层和视网

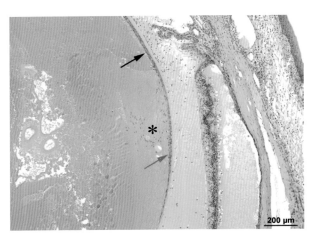

图 14.21　白内障晶状体在晶状体弓部（* 所示）显示增生（黑箭头所示）和前上皮细胞向后迁移（绿箭头所示）超出其正常范围。视网膜表现萎缩 / 变性、脱离，玻璃体含有蛋白性液体和炎症细胞。图片由美国 NTP 提供

膜下区）。这些外围移位的核最常见于年轻、发育中和老龄视网膜的周边和后极周围。移位的细胞核通常染色质密度正常，但是有时也会观察到固缩的细胞核。该现象的生物学意义尚不完全清楚，然而，它被认为是正常视网膜中的感光细胞逐渐缺失的一个因素。除大鼠外，许多种属中也观察到的感光细胞移位，包括人类、猴、猪、猫、犬、家兔、豚鼠、小鼠、仓鼠、鲸和海豚。

4.1.4.1　自发性视网膜病

皇家外科学院（Royal College of Surgeons）大鼠患有遗传性视网膜营养不良，已成为生物仿制药或基于细胞疗法进行视网膜治疗的广泛使用的模型。RPE 细胞中的 1 个基因突变可阻止感光细胞外节膜盘的正常吞噬作用，并在 25 日龄时启动这些动物的感光细胞凋亡。这种程序性细胞死亡仅限于感光细胞，并导致感光细胞迅速缺失，到 60 日龄时后极外核层的细胞数量减少 70%。在 1 岁龄以下的 F344 大鼠中观察到自发性单侧视网膜和视神经变性，无其他眼病变。

脉络膜视网膜萎缩或局灶性线性视网膜病已在 1%~5% 的 Sprague-Dawley 大鼠中被描述过，且偶见于 Wistar 大鼠。在间接检眼镜检查中，这些病变表现为高反射率的不规则区域，伴显著

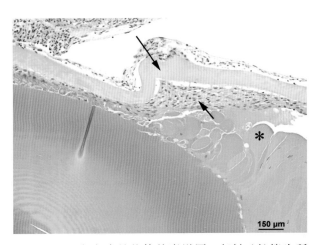

图 14.22　白内障晶状体前囊增厚、起皱（长箭头所示）和前晶状体上皮（短箭头所示）囊下增生。注意白内障中肿胀、浓缩或不规则的晶状体纤维（* 所示）。图片由美国 NTP 提供

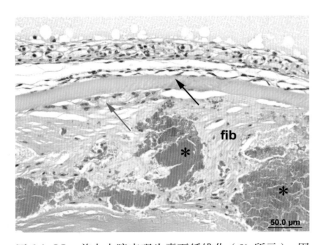

图 14.23　前白内障表现为囊下纤维化（fib 所示），围绕破碎、凝聚的晶状体纤维物质粗团（* 所示）。前囊下（黑箭头所示）晶状体上皮增生（绿箭头所示）。图片由美国 NTP 提供

的大脉络膜血管，直径较小的血管减少。组织学病变特征是视网膜变性伴感光细胞和核缺失，脉络膜下的细胞数量增多。最初病变似乎位于RPE 中，但为一过性，且极少被诊断。一些受影响的动物有既往前葡萄膜炎病史。虽然这种病变可能有一定的遗传基础，但遗传率难以预测。在 Wistar 来源的 WNIN/Ob 肥胖模型中也报道了自发性视网膜变性。

4.1.4.2　光暴露

　　在长期毒理学和致癌性研究中引入常规笼具轮换之前，在离光源最近的笼具中的白化大鼠中，视网膜变性和白内障的发病率和严重程度均较高。光诱导的视网膜损伤的部位往往反映光路，可见视网膜后极的损伤比外周视网膜更严重。暴露于 32 英尺（约 9.75 m）烛光的 12 小时明暗周期下的大鼠，中央上视网膜（视网膜睫状体缘和视神经之间的中间区）的外核层变薄。6月龄的正常 12 个核层，到 9 月龄、18 月龄、24

月龄细胞数量分别进行性减少到 10 个、8 个、6个或更少的核层。更强烈的光暴露（与明周期时间增加或光强度增加有关）或体温升高可能导致感光细胞和外核层几乎完全缺失。视网膜毛细血管的直径增大，基底膜增厚。随着时间推移，内核层也会消失，毛细血管可能会侵入玻璃体和晶状体。对于视网膜变性，白化大鼠比有色素品系的大鼠更易感，因为 RPE 和葡萄膜中的黑色素限制视网膜中的光通量。然而，瞳孔扩张可以抵消黑色素的保护作用。如果引起瞳孔放大的受试物加重因光暴露所致的感光细胞缺失，则可能会混淆毒性研究的解释（图 14.24 和 14.25）。

　　光毒性研究中，光暴露 3 天后，在大鼠间接检眼镜检查结果中，经常会在下视网膜区域发现局灶性的视网膜病变，与麻醉和抑制动物的这一区域的光的局部强度有关。这些光引起病变的特征表现为感光细胞缺失和外核层细胞数量减少，伴轻微的细胞浸润。病变也出现在未经处理的对

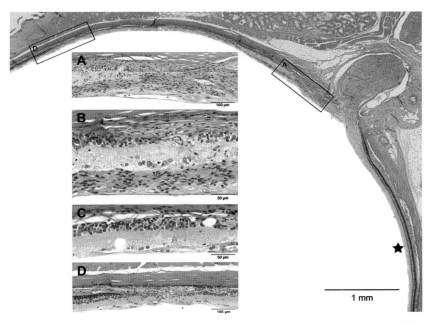

图 14.24　2 年致癌性研究中白化大鼠的光诱导视网膜变性。视盘两侧的视网膜厚度有明显的差异。★标志着相对正常的下视网膜。大约 50% 的上视网膜厚度明显减少，并显示不同程度的视网膜萎缩。这些改变从邻近视盘（方框区 A，图 14.24A）开始并延伸至视网膜的赤道部（方框区 D，图 14.24D）；中间区域如图 14.24B 和图 14.24C 所示。（A）最靠近视盘的视网膜显示视网膜层组织结构的全层缺失和变性视网膜的玻璃体面的纤维结缔组织。（B）同一组织覆盖神经节细胞层；内核层中度减少，毗邻脉络膜和巩膜；外视网膜层和 RPE 缺失。（C）残留的视网膜内层内有微囊泡。（D）突然转变为受影响较小的视网膜，保留 RPE、外核层和感光层。de Vera Mudry et al. (2013)，经 Sage 出版社许可转载

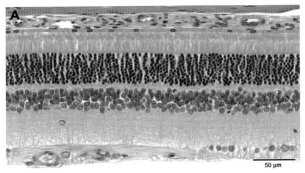

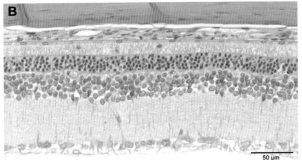

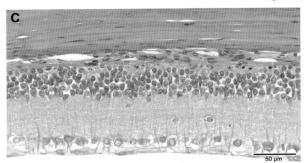

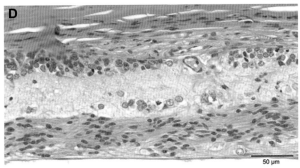

图 14.25　大鼠毒性研究中评估视网膜萎缩的普遍接受的程度分级（正常→轻微→轻度→中度→重度）示例。（A）正常视网膜：视网膜各层明确，感光细胞内、外节延长，外核层完整。（B）轻度视网膜萎缩：不同层仍然明确，但外核层的厚度减小，感光层中存在巨噬细胞。（C）中度视网膜萎缩：RPE、感光层和大部分外核层缺失，缺少外网层；内核层相对完整，但不规则。（D）重度视网膜萎缩：正常视网膜的结构明显破坏，视网膜层组织结构缺失；内核层和神经节细胞层残存。de Vera Mudry et al.（2013），经 Sage 出版社许可转载

照动物身上，不应与诱发的光毒性病变相混淆。

4.1.4.3　年龄相关性视网膜变性

大鼠常见与年龄相关的视网膜变性，可能与衰老变化以及环境因素有关。即使暴露在非常低强度的荧光灯下，老龄大鼠的视网膜也会发生选择性和进行性感光细胞缺失及视网膜 3 个核层细胞密度的降低。这些变化涉及整个视网膜，但可能更容易在周边视网膜中检测到。这一变化伴视网膜葡萄糖利用率、牛磺酸含量、蛋白质溶解度以及 GSH 和抗坏血酸盐（ascorbate, AsA）水平的下降。对胶质纤维酸性蛋白的染色表明，在这些病变中，米勒细胞在感光细胞变性之前发生变化。热量限制已被证明可以减少氧化应激，并维持 GSH 和 AsA 等保护因子库，从而延缓有色素棕色挪威（Brown-Norway, BN）大鼠的神经视网膜的这种变性，但在白化大鼠中没有这种作用（图 14.26 和 14.27）。

4.1.4.4　继发于眼压升高的视网膜变性

眼压升高（青光眼）可导致一种特殊形式的缺血，其特征是释放谷氨酸到玻璃体中。这引发神经节细胞和一些无长突细胞（含有离子通道型谷氨酸受体）死亡。由此产生的视网膜萎缩在对外核层和感光细胞产生可见的影响之前会影响神经节细胞和内核层；病变由内向外进展，而非其他由外向内进展的视网膜萎缩。

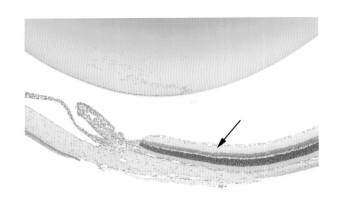

图 14.26　正常的外周视网膜（箭头所示）

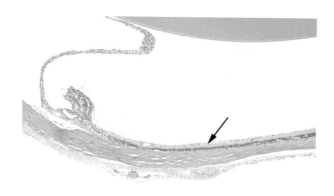

500 μm

图 14.27　外周萎缩的视网膜（箭头所示）。注意由于细胞数量减少或视网膜层缺失导致视网膜明显变薄（与图 14.26 所示的正常视网膜相比）

4.1.5　视网膜微囊样变性

微囊样变性（microcystoid）是小空泡，缺乏内容物，偶尔会与大鼠的外周视网膜年龄相关的视网膜变性同时出现，通常位于内网层的外部区域。这种病变可偶尔融合，形成更大的囊样变（cystoid），有或没有细胞突起到囊腔内。皇家外科学院（Royal College of Surgeons）大鼠从 3 月龄开始，营养不良视网膜的内网层和内核层可见微囊样变，观察到微囊样变与光诱导的视网膜变性或视网膜脱离有关。

4.1.6　色素蓄积

随着大鼠年龄增长，脂褐素在 RPE 中蓄积，但在常规切片上这种情况不易被识别，在未进行特殊染色的情况下不建议进行特异性诊断。在 28~117 周龄，细胞质脂褐素颗粒增加到 70%。RPE 在维生素 A 的摄取过程中起重要作用，高水平的维生素 A 或维生素 E 缺乏导致脂褐素沉积在 RPE 的细胞质中。

4.1.7　脉络膜空泡变性

在老龄大鼠的脉络膜中不常观察到小空泡。空泡可能会导致脉络膜略微变厚，但被覆的视网膜正常。空泡可能是由于脉络膜毛细血管间空间的扩大所致，其意义尚不清楚。

4.2　附属器

大鼠的泪腺腺泡随年龄增长逐渐改变，由浆液性腺泡变为浆黏液性腺泡至黏液性腺泡。年轻大鼠的腺泡细胞类型主要是浆液性。9 月龄大鼠的泪腺腺泡细胞亦是浆液性，但是与稍年轻大鼠的泪腺腺泡细胞相比，浆液性腺泡的总体分布明显减少，结果为浆黏液性和黏液性腺泡均有增加。至 12 月龄时，浆黏液性腺泡的相对发生率显著增加，而浆液性腺泡有所减少。连续的荧光照射可导致哈氏腺和眼外肌变性。

5　炎症性和血管性病变

5.1　眼

角膜炎（角膜炎症）偶尔发生，可能继发于创伤、脱水、细菌感染或涎泪腺炎病毒（sialodacryoadenitis virus, SDAV）感染所致的泪液分泌减少。急性病变的特征是上皮和基质中有中性粒细胞浸润，前房可能含有炎症细胞和纤维蛋白。角膜上皮可能有局灶性至弥漫性增生，基质中偶有增生的上皮细胞巢。重度角膜炎与出血、坏死、溃疡、血管形成、纤维化和结膜炎有关。有证据表明支原体与结膜炎有关，并可能导致结膜炎（图 14.28）。

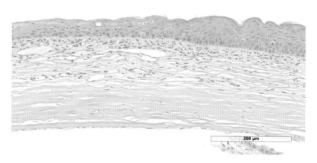

200 μm

图 14.28　角膜上皮增生。注意基质中的炎症细胞浸润和血管形成

葡萄膜炎罕见自发性病变，但可以通过注射某种眼抗原试验诱导一种自身免疫性葡萄膜视网膜炎，其特征是视网膜和脉络膜内有中性粒细胞和淋巴细胞局灶性至弥漫性浸润。视网膜炎罕见原发性病变，但视网膜可继发性受累于眼的其他炎症过程。母体接触淋巴细胞性脉络丛脑膜炎病毒可引起先天性视网膜炎。幼鼠表现为不同程度的炎症伴视网膜变性（感光细胞缺失），重度病例可出现视网膜脱离。

全眼球炎的特征是炎症累及全眼。在某些情况下，可能与高光强度有关的眼部损伤有关，也可继发于此。可能出现慢性葡萄膜炎、角膜炎和白内障形成，重度病变可能导致眼球痨（眼球皱缩、纤维化）。

玻璃体纤维血管化或机化见于晚期视网膜变性的大鼠。最初，玻璃体内形成一个纤细的纤维血管网，伴出血、色素巨噬细胞和其他炎症细胞。可见新形成的毛细血管伸入玻璃体内。病变进展导致矿化，甚至软骨化生（图 14.29）。

有时可见视网膜的外核层和色素上皮之间出血及血液蓄积。血肿大小可接近视网膜半球的一半，血肿上方的视网膜组织与色素上皮完全分离，其原因未明。前段或玻璃体出血常与胎仔的血管滞留有关。

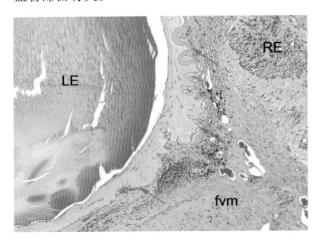

图 14.29　纤维血管膜（fvm 所示）填充玻璃体并附着于白内障晶状体（LE 所示）及脱离、变性的视网膜（RE 所示）上。绿色箭头示后晶状体囊明显皱褶和局灶性增厚。图片由美国 NTP 提供

5.2　附属器

病毒感染（大鼠冠状病毒和 SDAV）是导致泪腺和哈氏腺的临床显著炎症过程的最常见的原因。急性感染 SDAV 的大鼠表现为腺体肿胀、溢泪伴眼周和鼻周毛发红染（血泪症）及一过性眼睑痉挛。组织学表现包括分泌细胞变性和坏死，伴水肿及中性粒细胞和巨噬细胞浸润。慢性病变的特征是淋巴细胞浸润和鳞状上皮化生（图 14.30）。

有时在老龄大鼠的哈氏腺中发现色素蓄积、纤维化和炎症细胞浸润。同样，随着年龄增长，Sprague-Dawley 大鼠泪腺发生的变化增加，包括导管周围纤维化、腺泡萎缩和炎症细胞浸润（包括淋巴细胞和肥大细胞）。睑板腺常见少量的淋巴细胞或中性粒细胞浸润（图 14.31）。

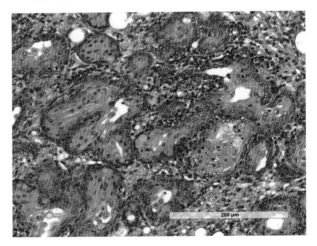

图 14.30　SDAV 感染后的哈氏腺鳞状上皮化生

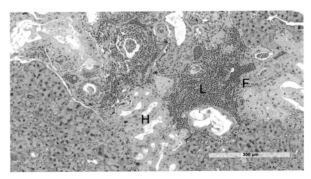

图 14.31　老龄 Wistar 大鼠的眶外泪腺显示纤维化（F 所示）、多灶性淋巴细胞浸润（L 所示）和哈氏腺变异（H 所示）

6 增生性和肿瘤性病变

可观察到眼睑皮肤起源的上皮和间叶细胞肿瘤，这些肿瘤通常与其他部位皮肤发生的肿瘤相似。这将在第 17 章中描述，本文不进一步讨论。神经嵴来源的恶性肿瘤与发生在眼睑和耳郭的黑色素瘤和黑色素施万细胞瘤罕见相似，已在第 13 章中描述了这一肿瘤。

罕见自发性泪腺或哈氏腺肿瘤，但可以成功地在大鼠眼部诱导哈氏腺腺瘤。大鼠的自发性眼内肿瘤罕见，但眼部肿瘤最常见于葡萄膜（虹膜、睫状体和脉络膜）。眼内注射致癌物可诱导肿瘤。

6.1 眼

6.1.1 皮样囊肿

大鼠皮样囊肿是一种罕见的病变。这种先天性病变大体表现为隆起的白色斑块，有许多细毛，起源于正常无毛的角膜或结膜。在组织学上，这种囊肿由纤维结缔组织基质组成，包含毛囊和皮脂腺，被覆复层鳞状上皮。

6.1.2 鳞状细胞乳头状瘤和鳞状细胞癌

大鼠的角膜、结膜和眼睑均可见鳞状细胞肿瘤，其组织学特征与发生在皮肤和其他部位的鳞状细胞肿瘤相似。鳞状细胞乳头状瘤与癌的区别在于其没有非典型鳞状细胞侵袭基质；典型的外生性生长，但倒置黏液表皮样乳头状瘤可能是内生性生长。癌表现为侵袭破坏基底膜，非典型上皮细胞除表现出乳头状生长模式外，还可能向下生长到角膜基质中。常常在鳞状细胞癌中观察到角化不良和上皮角化珠形成，角膜基质可能因纤维化和混合性炎症细胞浸润而明显增厚。

6.1.3 黑色素细胞增生

非肿瘤性黑色素细胞增生在 BN 大鼠的葡萄膜和 BN 与 F344 杂交大鼠的眼睑中有报道。正常结构移位轻微，病变特征是轻微的异型性，存在由色素、多角形黑色素细胞形成的小聚集灶。

6.1.4 葡萄膜恶性黑色素瘤

大鼠的自发性葡萄膜黑色素瘤最常发生于睫状体区，通常为单侧，已报道 F344、Wistar 和 Sprague-Dawley 大鼠的此类自发性肿瘤，累及虹膜、睫状体或脉络膜。化学诱导的黑色素瘤可能来自葡萄膜的任何部位，由玻璃体内滴注（F344 大鼠滴注亚硫化镍，August Copenhagen Irish 大鼠滴注硫化镍）、经口给药（Wistar 大鼠经口给药乙硫氨酸和 N-2-芴基乙酰胺）、皮下注射（August 大鼠皮下注射氨基甲酸乙酯和 N-羟基氨基甲酸酯）诱发。在白化大鼠中，这些肿瘤无黑色素。

黑色素瘤通常由梭形细胞组成，这些细胞多平行排列，并形成旋涡，有时有血管周倾向。梭形细胞的细胞界限不清，细胞质极少到中等，梭形核，核仁不清。其他肿瘤可能包括松散分布在梭形细胞间的低分化上皮样细胞的合并区。这种上皮样细胞细胞质染色苍白，细胞界限不清，有大而呈卵圆形的核，有或无核仁。罕见增大的上皮样细胞，具有大的奇异形核，核仁突出。有丝分裂象常见，可能出现坏死区。细胞中可能含有嗜银细丝和少量棕黄色色素。当用 S100 蛋白和波形蛋白中间丝的免疫组织化学标志物染色时，肿瘤细胞通常呈阳性。在超微结构中，肿瘤细胞含有细胞质内微管，包括丝状或膜状结构。这种免疫组织化学染色和电子显微镜检查通常是区分无黑色素瘤与施万细胞瘤或平滑肌瘤所必需的。化学诱导的黑色素瘤含有前黑素体和黑素体，两者对黑色素 Fontana 反应染色阳性（图 14.32）。

6.1.5 葡萄膜平滑肌瘤

已报道 Wistar 和 Sprague-Dawley 大鼠的虹膜平滑肌瘤。肿瘤由梭形细胞组成，颗粒状嗜酸

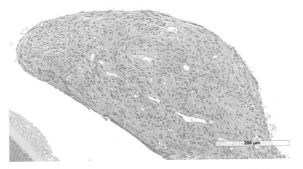

图 14.32　Wistar 大鼠的虹膜无黑色素性黑色素瘤

性细胞质，细胞界限不清，核细长、末端呈圆形（雪茄状），点状染色质。这些细胞排列成紧密的交错束状和旋涡状，在血管丰富的基质中围绕血管形成栅栏状。细胞结蛋白标志物染色阳性，S100 蛋白免疫染色阴性。

6.1.6　平滑肌肉瘤和血管肉瘤

罕见大鼠的眼平滑肌肉瘤及血管肉瘤的报道。

6.1.7　眼内恶性施万细胞瘤

已报道 Wistar 和 F344 大鼠的葡萄膜恶性施万细胞瘤。这些肿瘤由肥胖的梭形细胞组成，这些细胞具有丰富的嗜酸性、空泡状细胞质和正色素性、卵圆形到短细长的细胞核，其中可能包括一个小的嗜酸性核仁。细胞呈束状位于血管周围，偶尔形成假玫瑰花环样结构。可见坏死区和有丝分裂象。细胞对 S100 蛋白免疫染色阳性。

6.1.8　视网膜母细胞瘤

未见大鼠的自发性视网膜母细胞瘤的报道，但镍化合物、12 型人类腺病毒和 5- 碘脱氧尿苷可诱发该肿瘤。肿瘤特征是小的、均一、未分化的细胞增殖，细胞核深染，轮廓不规则、圆形或稍长，细胞质稀疏，细胞边界不清。有时可见神经上皮玫瑰花环或血管周假玫瑰花环样结构。有丝分裂常见，可见出血和坏死区。超微结构可存在特征性的三重膜结构，包括核膜，可见通过黏着连接和闭锁斑的细胞黏附。

6.2　哈氏腺

6.2.1　腺泡增生

哈氏腺增生可作为对变性和炎症的再生反应或作为原发性增生性病变而发生。没有变性证据的增生不常见。腺泡结构可保持，但腺泡细胞增多，这可能导致上皮出现假复层或折叠。如果增生严重，腺泡壁可形成小乳头状突起，扭曲腺泡规则排列。通常不压迫相邻实质。增生的腺泡细胞通常增大，染色特征不一。核的大小和形状不受影响，有丝分裂象罕见。

6.2.2　腺瘤

罕见大鼠哈氏腺肿瘤，有自发性腺瘤的报道。向医学研究理事会（Medical Research Council, MRC）大鼠反复注射氨基甲酸乙酯，以及维持含 2- 乙酰氨基芴低脂饮食的大鼠可诱发哈氏腺肿瘤。腺瘤的特征是膨胀性生长和压迫邻近组织，但这些肿瘤通常无被膜包裹，由增大、可能浅染的细胞组成。细胞核也可能增大，但保持一致，有丝分裂活动很少。肿瘤可呈乳头状生长，腺泡上皮可呈假复层或复层。

6.2.3　腺癌

已报道过大鼠哈氏腺腺癌。腺癌是一种膨胀性、增大的病变，使周围组织变形。腺癌与腺瘤的区别在于缺乏正常的小叶模式，细胞多形性和异型性增加，有局部侵袭的证据。硬癌反应的发生也提示恶化。分化较好的腺癌由排列成管状或腺状结构的立方形到柱状上皮细胞组成。低分化或间变性肿瘤表现为上皮分层或细胞实性片状。可见坏死和纤维化灶（图 14.33 和 14.34）。

6.3　泪腺

6.3.1　腺泡增生

泪腺增生通常继发于变性或炎症性病变（如

与 SDAV 感染相关的再生性增生）。尚未见原发性自发或化学诱导大鼠的泪腺增生的报道。

6.3.2　腺瘤

大鼠的泪腺腺瘤已有报道，是压迫或使正常实质移位的膨胀性病变。肿块内正常的小叶和腺泡排列扭曲和（或）不规则，但腺泡细胞分化良好，均匀的立方细胞形成管状和腺泡结构。通常观察不到闰管。有丝分裂不常见。

6.3.3　腺癌

大鼠也有泪腺腺癌的报道，与腺瘤的区别在于泪腺腺癌缺乏正常的小叶模式，细胞多形性和异型性增加，以及具有局部侵袭的证据。腺泡细胞中等至低分化，含有分泌（浆液性）空泡。细胞多形性和异型性可变。

6.3.4　血管瘤

据报道，罕见大鼠泪腺血管瘤的发生。

6.3.5　泪道鳞状细胞增生、鳞状细胞乳头状瘤和鳞状细胞癌

泪道常见鳞状细胞增生，常伴炎症。罕见泪道的自发性鳞状细胞乳头状瘤或鳞状细胞癌，但可在暴露于某些致癌物蒸气的大鼠鼻泪管中观察到。这些肿瘤与发生于其他部位的肿瘤相似。

6.4　视神经

罕见大鼠的自发性视神经肿瘤。脑膜瘤、施万细胞瘤、神经节细胞瘤和胶质瘤可能累及视神经。视神经胶质瘤也可由注射镍化合物诱发。

6.4.1　脑膜瘤

影响视神经的脑膜瘤（见第 9 章）可由呈旋涡状排列的多形性梭形细胞组成，通常有血管周倾向；或主要由上皮样细胞组成，形成类似于胸腺哈氏小体（Hassall's corpuscles）的同心状旋涡。

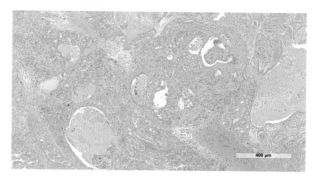

图 14.33　Wistar 大鼠的哈氏腺腺癌。显示管状和实性生长模式、浸润性生长和硬癌反应

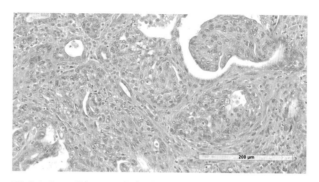

图 14.34　图 14.33 的高放大倍数图

肿瘤显示 S100 蛋白免疫染色阳性。超微结构显示肿瘤细胞具有交叉的细胞突起和许多桥粒。

6.4.2　恶性施万细胞瘤

眼眶的恶性施万细胞瘤可发生在周围神经和视神经，其形态与其他脑神经或脊神经来源的恶性施万细胞瘤相似（见第 10 章）。

6.4.3　神经节细胞瘤

在 Copenhagen 大鼠中已有视神经神经节细胞瘤的报道。

6.4.4　神经胶质瘤

已有 Sprague-Dawley 大鼠的视神经自发性神经胶质瘤的报道。F344 大鼠的胶质瘤也可由镍化合物诱发，诱发的胶质瘤类似于星形细胞瘤。

7 其他病变

7.1 眼

7.1.1 上皮（包涵）囊肿

上皮囊肿极少发生在大鼠的角膜基质中，通常为单侧，可为先天性或创伤的结果。囊肿壁由多层厚的角化复层鳞状上皮组成。

7.1.2 粘连及其他眼内炎症后遗症

粘连通常是角膜炎、虹膜睫状体炎（虹膜和睫状体炎症）或结膜炎的后遗症，在老龄大鼠中很少观察到。后粘连为虹膜后表面与晶状体囊的粘连，常与白内障有关；前粘连为虹膜前表面与角膜内皮的粘连，通常由重度角膜炎所致。粘连可伴有不同程度的出血和炎症，前房和后房有渗出物或絮状物。前房渗出物机化可能导致虹膜前纤维血管膜形成，该膜通常扭曲虹膜；后房或前玻璃体内的渗出物机化可导致晶状体后纤维血管（睫状体）膜的形成，睫状体与晶状体的周围粘连。

7.1.3 视网膜脱离

大鼠罕见视网膜脱离。在组织处理过程中，常见视网膜与色素上皮的人工假象脱离。真正的视网膜脱离与人工假象脱离的区别在于前者视网膜下间隙（感光细胞和色素上皮之间）有液体存在、感光细胞层部分或完全缺失和（或）色素上皮肥大。视网膜下间隙通常含有蛋白样物质、少量含有含铁血黄素的巨噬细胞和细胞碎片。下层色素上皮通常是单层立方细胞，有大小不一的细胞质空泡。上覆视网膜可能出现微囊和（或）外视网膜变性。视网膜再附着可能导致萎缩、视网膜折叠和玫瑰花环形成。

7.1.4 视网膜胶质细胞增生

眼内注射镍化合物可诱发大鼠的视网膜胶质细胞增生。在组织学上，胶质细胞增生见于神经节细胞层，由数量增加、无序的神经胶质细胞组成。眼内注射镍化合物也可诱导大鼠的 RPE 纤维化生，并可诱发胶质瘤。胶质细胞增生是老龄大鼠的一种不常见的变化。

7.2 附属器

7.2.1 血泪症

血泪症是一种临床体征，其特征是砖红色的泪液，有时被误认为是出血。泪液是由于哈氏腺分泌过多的卟啉引起的，可由非特异性刺激（如应激）和特异性药物（如胆碱能药物）引起。在大鼠的哈氏腺中，原卟啉IX是腺泡细胞细胞质中合成的主要形式。卟啉的分泌随着大鼠年龄增长、并受给予雌二醇加黄体酮的刺激而增加；随持续光照或持续黑暗而降低。卟啉的过量生成可能是由于线粒体酶的合成调节失败所致。在组织学上，卟啉被视为腺泡腔内的黄棕色色素（图 14.10）。

7.2.2 泪腺巨大细胞（巨大核）

大鼠的眶外泪腺常见腺泡巨大细胞伴巨大核，但眶内泪腺不常见，通常雌性动物比雄性动物少见。巨大细胞呈多灶性分布，受累的细胞核大至 3 倍正常大小。这种变化可能是自发性的（发生在没有已知鼠病毒的大鼠中），也可能是由鼠巨细胞病毒感染引起的（图 14.11）。

7.2.3 泪腺核内包涵体

泪腺腺泡细胞可见核内假包涵体。包涵体被证明是细胞质向细胞核内陷的成果，可在青春期和接受睾酮处理的雄性动物的泪腺中看见，但可通过去势进行预防。

7.2.4 泪腺哈氏腺变异

眶外泪腺中有时可见具有哈氏腺的组织学特征的腺泡。这种变化可发生在 3 月龄的雌、雄性动物中，但只在雄性动物中持续并增加。目前认为雌激素可介导雌性动物的哈氏腺样病灶退化。受累的腺泡由立方形到柱状细胞组成，细空泡状细胞质，腺泡腔明显。大体观察显示病变呈小苍白灶（图 14.35）。

7.2.5　鼻泪管上皮囊肿

通常与炎症相关的上皮囊肿偶见于鼻泪管黏膜下层。囊肿通常出现在上切齿根部外侧的导管部分。囊肿衬覆复层鳞状上皮，通常含有角蛋白和细胞碎片。

8　毒理学病变

眼含有几个独特的结构，包括透明、无血管的角膜和晶状体，复杂代谢活跃的视网膜，产生房水的睫状体。因此，眼毒性病变是多种多样的。对各种化学物质毒性的敏感性方面存在种属和品系差异，猴、犬和兔比大鼠更常用于研究眼毒性。影响眼睛的各种致畸因素和母体缺锌可导致高发生率的胎仔眼畸形。

全身给予化学物质罕见引起眼肿瘤，但眼内注射不同的化合物后可观察到眼肿瘤。化学物质暴露和辐射诱导的小鼠的哈氏腺肿瘤相对常见，但诱导引起的肿瘤在大鼠的哈氏腺中未发生过。

8.1　眼

8.1.1　角膜

三环类抗抑郁药可引起年轻 F344 大鼠的角膜轻微混浊，但不会引起 Wistar、Sprague-Dawley、Long-Evans 或 Buffalo 大鼠的这种改变。在组织学上，角膜后表面点状病变，包括角膜内皮局灶性损伤，其中含有坏死细胞、成纤维细胞、胶原和矿物质。随着年龄增长，对该病变诱导的敏感性降低，成年 F344 大鼠不敏感。铊可引起大鼠和犬的角膜炎，但在包括人类在内

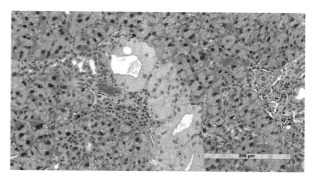

图 14.35　Wistar 大鼠的眶外泪腺显示哈氏腺变异

的其他物种中铊不会引起角膜炎。在 F344 大鼠中，二甲胺可诱发角膜炎。

丙二醇单丙醚（propylene glycol monopropyl ether, PGPE）诱发 F344 大鼠的钙化性角膜病。角膜病的特征是角膜上皮坏死和分裂，基质纤维化、矿化和血管形成。F344 大鼠对丙二醇单丙醚（PGPE）的敏感性高于 SD 大鼠、Hartley 豚鼠或新西兰白兔。PGPE 角膜病与硫酸吗啡（morphine sulfate, MS）诱导的 Sprague-Dawley 大鼠的角膜病相似。与局部应用四氧嘧啶和（或）二氢速固醇产生的矿物质沉积相比，PGPE 和 MS 暴露产生的矿物质沉积是不可逆的，后者数周后从有大量血管的角膜基质中消失。

大鼠的角膜水肿可能为上皮性、基质性或内皮性的。缺乏蛋白饮食可致大鼠的所有 3 层的角膜水肿。上皮基底细胞空泡化明显，基质膜与基底膜分离。大鼠暴露于一氧化碳会诱发内皮水肿，但这种水肿是一过性的，在 24 小时内可完全消退。在组织学上，水肿的特征为内皮肿胀和脱落，后界膜增厚。虹膜静脉窦和睫状体淤血。

脂质性角膜病（角膜脂肪沉积）是由两性阳离子药物诱导的大鼠全身性脂肪沉积的一部分。人类角膜比大鼠角膜受到的影响更严重，不同品系大鼠的易感性也不同。在组织学上，由于细胞质包涵物（磷脂）染色强，基质细胞呈珠状。内皮和上皮（基底细胞）层也有类似的包涵物。超微结构显示基底细胞的细胞质中含有层状包涵

物，而基质细胞和内皮细胞含有层状和结晶状包涵物。

8.1.2 葡萄膜

环磷酰胺可导致大鼠的睫状体炎。睫状体和睫状突被含有纤维蛋白和炎症细胞的嗜酸性液体所膨胀。被覆上皮可能表现出退行性变化。眼内注射亚硫化镍可诱导大鼠的虹膜、睫状体和脉络膜黑色素瘤。眼内注射（N-羟基）氨基甲酸乙脂和-甲基-N-亚硝基脲可引起其他白化大鼠和Hooded 大鼠的眼黑色素瘤。

8.1.3 晶状体

当给予大鼠和小鼠干扰眨眼的化合物如麻醉药时，晶状体会出现白色混浊，几小时内这些混浊是可逆性的。

大鼠的白内障可由不同的化合物诱导产生，但大鼠似乎是唯一给予铊后可发性白内障的动物。化学诱发的白内障通常从赤道面附近开始，延伸到前、后皮质，但可能发生在任何地方。

Bisulfan 明显可以通过阻止上皮细胞有丝分裂而导致大鼠的白内障。在细胞周期 G 期发挥作用，允许正常的 DNA 合成，但阻止有丝分裂。其中一些细胞发生变性和坏死。由于赤道区的细胞的分裂间期时间最短，因此首先受到影响，导致核弓和晶状体纤维的排列紊乱。曲帕拉醇为一种抑制胆固醇合成的降血脂药，也能诱发大鼠发生白内障。随着晶状体纤维水化和肿胀，钠含量增加 10 倍。停止处理后，随着周围新纤维形成，过量的 Na^+ 和水被泵出，K^+ 水平恢复正常，白内障恢复。将亚硒酸钠在第 16 天左右的晶状体成熟关键期结束前给予乳鼠，可在 4~6 天内诱发核性白内障。亚硒酸钠似乎可以改变晶状体上皮的代谢，导致钙蓄积、钙蛋白酶激活、细胞核中的晶体蛋白水解和沉淀。大鼠也可通过饲喂含有高水平的半乳糖饮食来实验性诱发白内障。半乳糖被磷酸化为半乳糖 -6- 磷酸或被醛糖

还原酶还原为半乳糖醇，由于半乳糖醇不能进一步代谢，它在晶状体中蓄积并产生强大的渗透力，将水吸入晶状体。晶状体的过度水合作用导致最初的空泡变性和混浊。然而，持续喂养会导致不可逆性的成熟核白内障。

8.1.4 视网膜

未见成年大鼠的视网膜细胞有丝分裂，但可通过红藻氨酸或由实验性阻塞视网膜中央血管再灌注引发。这说明了人类增生性视网膜病的因果关系，即视网膜缺血与视网膜胶质细胞和血管细胞增殖一致。

毒性视网膜病的主要靶细胞是感光细胞或色素上皮。大鼠的感光细胞毒性可能是由细胞所需的关键物质耗竭或毒物的直接作用所致。牛磺酸在维持感光细胞的结构和功能方面起重要作用。在大鼠的视网膜中，超过一半的牛磺酸储存在感光层中，耗竭会导致大鼠和猫的这些细胞变性。氨己烯酸为一种用于治疗癫痫的 GABA 氨基转移酶抑制剂，其诱导的视网膜牛磺酸缺乏可导致大鼠的周围视网膜外层组织排列紊乱和广泛的锥状感光细胞变性。牛磺酸转运拮抗剂如胍基乙基磺酸盐抑制牛磺酸被色素上皮吸收，并使感光细胞变性。最初的组织学异常是外节囊泡化和排列紊乱，以及内节肿胀，最终失去感光细胞。

大鼠出生后的早期发育期间的铅暴露有选择性地导致杆状感光细胞变性。组织学可见外核层和内核层细胞缺失，进而使视网膜的总厚度减少 10%~20%。超微结构可见杆状感光细胞外节肿胀和排列紊乱，线粒体中存在大量 β- 糖原颗粒蓄积。

多种化合物对大鼠的感光细胞毒性有选择性，但其发病机制在很大程度上仍然未知。硝硫氰胺（4- 异硫氰酸 -4′- 硝基二苯胺）和碘乙酸酯可导致大鼠的感光细胞选择性变性。硝硫氰胺也会对侧脑室附近的脑局限区域造成选择性损伤。犬和猴不会发生任何形态学变化。烷化剂 N- 甲

基 -*N*- 亚硝基脲和 *N*- 乙基 -*N*- 亚硝基脲也会诱发感光细胞坏死。

毒性视网膜病也可能由色素上皮的变化引起。锌是大鼠神经视网膜中含量最丰富的金属，在环境光下，锌主要位于感光细胞内节的内部以及内核层和内网层中。缺锌饮食会导致暗适应受损，并导致 RPE 中的脂褐素（有色素大鼠）或非脂褐素、嗜铌包涵物（白化大鼠）蓄积。给予微量的过渡金属螯合剂（如二硫腙）可产生相似的作用，导致感光细胞外节排列紊乱和变性。相反，锌的存在会增强光或缺血诱导的视网膜损伤。

为治疗阿尔茨海默病而开发的 β- 分泌酶抑制剂可能由于自体荧光物质的细胞质蓄积而导致大鼠的 RPE 肥大，并伴随（可能是继发性）感光细胞变性。严重的 RPE 肥大可导致视网膜脱离。阳离子型两性药物如三环类抗抑郁药和各种氨基糖苷类可干扰磷脂降解，导致 RPE 和其他视网膜细胞中的类晶体细胞质包涵物蓄积。氯喹对溶酶体磷脂降解的抑制发生在神经节细胞中，并较小程度上在 RPE 和感光细胞中诱导膜性磷脂包涵物产生。大鼠的玻璃体内给予曲安奈德，细胞死亡前，RPE 和米勒细胞的细胞质扩张和空泡变性，空泡对应变性的线粒体。口服驱血吸虫药氨基苯氧基烷烃如 1, 4 - 双（4- 氨基苯氧基）-2- 联苯、静脉注射高剂量的碘酸钠或碘酸钾、玻璃体内注射 L- 盐酸鸟氨酸（一种人类的视网膜和脉络膜回旋状萎缩模型）可导致色素上皮坏死。对新生大鼠给予 D, L-2- 氨基 -3- 磷酸丙酸酯可改变代谢型谷氨酸受体，诱导多种视网膜外层细胞类型的变性和坏死。5- 碘脱氧尿苷诱导大鼠的视网膜母细胞瘤。

8.1.5 玻璃体

大鼠眼内注射镍化合物可诱导玻璃体软骨化生。玻璃体的胶状物质几乎被纤维组织和化生的软骨所取代。

8.1.6 视神经

注射镍化合物可诱发大鼠的视神经神经胶质瘤和脑膜瘤。神经胶质瘤的组织学表现类似于人类的神经纤维瘤病中的星形细胞胶质瘤。

8.2 附属器

大鼠的哈氏腺变性和坏死有时是由于注射局部麻醉药或从球后区采血引起的。受影响的腺泡和导管充满细胞碎片并衬覆嗜碱性上皮细胞，可能代表早期再生。

参考文献

Ackerman, L.J., Yoshitomi, K., Fix, A.S., Render, J.A., 1998. Proliferative lesions of the eye in rats, OSS. Guides for Toxicologic Pathology. STP/ARP/AFIP, Washington, DC.

Albert, D.M., Gonder, J.R., Papale, J., Craft, J.L., Dohlman, H.G., Reid, M.C., et al., 1982. Induction of ocular neoplasms in Fischer rats by intraocular injection of nickel subsulfide. Invest. Ophthalmol. Visual. Sci. 22, 768-782.

Albert, D.M., Puliafito, C.A., Haluska, F.G., Kimball, G.P., Robinson, N.L., 1986. Induction of ocular neoplasms in Wistar rat by *N*methyl-*N*-nitrosourea. Exp. Eye Res. 42, 83-86.

Alexander, J.H., Young, J.A., van Lennep, E.W., 1973. The ultrastructure of the duct system in the rat extraorbital lacrimal gland. Z. Zel/forsch. Mikrosk. Anat. 144, 453-466.

Ali, Sowden, 2011. Regenerative medicine: DIY eye. Nature. 472, 42-43.

Apple, D.J., Naumann, G.O.H., 1986. Pathology of the Eye. Springer-Verlag, New York, NY.

Artal, P., De Tejada, P.H., Tedós, C.M., Green, D.G., 1998. Retinal image quality in the rodent eye. Vis. Neurosci. 15, 597-605.

Balazs, T., Ohtake, S., Noble, J.F., 1970. Spontaneous lenticular changes in the rat. Lab. Anim. Care. 20, 215-219.

Baskin, S.I., Cohen, E.M., 1978. Senile cataract model: biochemistry and morphology of the aging lens. Adv. Exp. Med. Biol. 97, 308.

Bassett, E.A., Wallace, V.A., 2012. Cell fate determination in the vertebrate retina. Trends Neurosci. 35, 565-573.

Beaumont, S.L., 2002. Ocular disorders of pet mice and rats. Vet. Clin. Exot. Anim. 5, 311-324.

Bellhorn, R.W., Korte, G.E., Abrutyn, D., 1988. Spontaneous corneal degeneration in the rat. Lab. Anim. Sci. 38, 46-50.

Boros, J., Newitt, P., Wang, Q., McAvoy, J.W., Lovicu, F.J., 2006. *Sef* and *Sprouty* expression in the developing ocular lens: implications for regulating lens cell proliferation and differentiation. Semin. Cell Dev. Biol. 17, 741-752.

Braekevelt, C.R., Hollenberg, M.J., 1970. The development of the retina of the albino rat. Am. J. Anat. 127, 281-302.

Brock, W.J., Somps, C.J., Torti, V., Render, J.A., Jamison, J., Rivera, M.I., 2013. Ocular toxicity assessment from systemically administered xenobiotics: considerations in drug development. Int. J. Tox. 32, 171-188.

Bromberg, B.B., Welch, M.H., 1985. Lacrimal protein secretion:

comparison of young and old rats. Exp. Eye Res. 40, 313-320.

Brownscheidle, C.M., Niewenhuis, R.J., 1978. Ultrastructure of the harderian gland in male albino rats. Anat. Rec. 190, 735-754.

Bruner, R.H., Keller, W.F., Stitzel, K.A., Sauers, L.J., Reer, P.J., Long, P.H., et al., 1992. Spontaneous corneal dystrophy and generalized basement membrane changes in Fischer 344 rats. Toxicol. Pathol. 20, 357-366.

Chan, F.L., Choi, H.L., Underhill, C.B., 1997. Hyaluronan and chondroitin sulfate proteoglycans are colocalized to the ciliary zonule of the rat eye: a histochemical and immunocytochemical study. Histochem. Cell Biol. 187, 289-301.

Cia, D., Bonhomme, B., Azais-Braesco, V., Cluzel, J., Doly, M., 2004. Uptake and esterification of vitamin A by RCS rat retinal pigment epithelial cells in primary culture. Vision Res. 44, 247-255.

Cornell-Bell, A.H., Sullivan, D.A., Allansmith, M.R., 1985. Gender related differences in the morphology of the lacrimal gland. Invest. Ophthalmol. Vis. Sci. 26, 1170-1175.

Cunha-Vaz, J.G., 1997. The blood ocular barriers: past, present and future. Doc. Ophthalmol. 93, 149-157.

de Vera Mudry, M.C., Kronenberg, S., Komatsu, S., Aguirre, G.D., 2013. Blinded by the light: retinal phototoxicity in the context of safety studies.. Toxicol. Pathol. 41, 813-825.

D'Cruz, P.M., Yasumura, D., Weir, J., Matthes, M.T., Abderrahim, H., Lavail, M.M., et al., 2000. Mutation of the receptor tyrosine kinase gene Mertk in the retinal dystrophic RCS rat. Hum. Mol. Genet. 9, 645-651.

del Cerro, M., Grover, D., Monjan, A.A., Pfau, C., Dematte, J., 1984. Congenital retinitis in the rat following maternal exposure to lymphocytic choriomeningitis virus. Exp. Eye Res. 38, 313-324.

DiLoreto, D.A., Martzen, M.R., del Cerro, C., Coleman, P.D., del Cerro, M., 1995. Mueller cell changes precede photoreceptor cell degeneration in the age-related retinal degeneration of the Fischer 344 rat. Brain Res. 698, 1-14.

Dorfman, A.L., Joly, S., Hardy, P.l., Chemtob, S., Lachapelle, P., 2009. The effect of oxygen and light on the structure and function of the neonatal rat retina. Doc. Ophthalmol. 118, 37-54.

Draper, C.E., Adeghate, E.A., Lawrence, P.A., Pallot, D.J., Garner, A., Singh, J., 1998. Age-related changes in morphology and secretory responses of male rat lacrimal gland. J. Auton. Nerv. Syst. 69, 173-183.

Draper, C.E., Adeghate, E.A., Singh, J., Pallot, D.J., 1999. Evidence to suggest morphological and physiological alterations of lacrimal gland acini with ageing. Exp. Eye Res. 68, 265-276.

Drenckhahn, D., Jacobi, B., Lullmann-Rauch, R., 1983. Corneal lipidosis in rats treated with amphophilic cationic drugs. Arzneimittelforschung. 33, 827-831.

Dubielzig, R.R., Ketring, K.L., McLellan, G.J., Albert, D.M., 2010. Veterinary Ocular Pathology, a comparative review. Elsevier Ltd, New York, NY.

Duboc, A., Hanoteau, N., Simonutti, M., Rudolf, G., Nehlig, A., Sahel, J.A., et al., 2004. Vigabatrin, the GABA-transaminase inhibitor, damages cone photoreceptors in rats. Ann. Neurol. 55, 695-705.

Du¨nne, A.A., Steinke, L., Temoortash, A., Kuporpkat, C., Folz, B.J., Werner, J.A., 2004. The lymphatic system of the major head and neck glands in rats. Otolaryngol. Pol. 58, 121-130.

Fabian, R.J., Bond, J.M., Drobeck, H.P., 1967. Induced corneal opacities in the rat. Br. J. Ophthalmol. 51, 124-129.

Ferrara, D., Monteforte, R., Baccari, G.C., Minucci, S., Chieffi, G., 2004. Androgen and estrogen receptors expression in the rat exorbital lacrimal gland in relation to "harderianization". J. Exp. Zool. A Comp. Exp. Biol. 301, 297-306.

Fitch, K.L., Nadakavukaren, M.J., Richardson, A., 1982. Age-related

changes in the corneal endothelium of the rat. Exp. Gerontol. 17, 179-183.

Fix, A.S., Horn, J.W., Hall, R.L., Johnson, J.A., Tizzano, J.P., 1995. Progressive retinal toxicity in neonatal rats treated with D, L-2amino-3-phosphonopropionate (D, L-AP3). Vet. Pathol. 32, 521-531.

Fox, D.A., Chu, L. W.-F., 1988. Rods are selectively altered by lead. II. Ultrastructure and quantitative histology. Exp. Eye Res. 46, 613-625.

Gaertner, D.J., Lindsey, J.R., Stevens, J.O., 1988. Cytomegalic changes and "inclusions" in lacrimal glands of laboratory rats. Lab. Anim. Sci. 38, 79-82.

Gelatt, K.N., 2007. Veterinary Ophthalmology. Blackwell Publishing, Ames, IA.

Giknis, M., Clifford, C., 2004. Compilation of Spontaneous Neoplastic Lesions and Survival in Crl:CD (SD) Rats from Control Groups. Charles River Laboratories, Wilmington, MA.

Gregory, A.R., 1973. Ocular edema from carbon monoxide. Aerosp. Med. 44, 567-568.

Gruebbel, M., Hoenerhoff, M., 2010. P-38 Nonneoplastic eye lesions in rats and mice. Toxicol. Pathol. 38, E7-E12.

Gudmundsson, O.G., Sullivan, D.A., Bloch, K.J., Allansmith, M.R., 1985. The ocular secretory immune system of the rat. Exp. Eye Res. 40, 231-238.

Guillet, R., Wyatt, J., Baggs, R.B., Kellogg, C.K., 1988. Anestheticinduced corneal lesions in developmentally sensitive rats. IOVS. 29, 949-954.

Hanna, C., Jarman, R.V., Keatts, J.G., Duffy, C.E., 1968. Virus induced cataracts. Arch. Ophthalmol. (Chicago). 79, 59-63.

Harkness, J.E., Ridgeway, M.D., 1980. Chromodacryorrhea in laboratory rats *(Rattus norvegicus):* etiologic considerations. Lab. Anim. Sci. 30, 841-844.

Hassel, J.R., Birk, D.E., 2010. The molecular basis of corneal transparency. Exp. Eye Res. 91, 326-335.

Heath, J.E., Rahemtullah, F., Fine, W.D., 2000. Case report: carcinoma of the extraorbital lacrimal gland in a female Fischer 344 rat. Toxicol. Pathol. 28, 824-826.

Heywood, R., 1975. Glaucoma in the rat. Br. Vet. J. 131, 213-221.

Heywood, R., Gopinath, C., 1990. Morphological assessment of visual dysfunction. Toxicol. Pathol. 18, 204-217.

Hubert, M.F., Gillet, J.P., Durand-Cavagna, G., 1994. Spontaneous retinal changes in SpragueDawley rats. Lab. Anim. Sci. 44, 561-567.

Hughes, A., 1977. The refractive state of the rat eye. Vision Res. 17, 927-939.

Iandiev, I., Pannicke, T., Reichenbach, A., Wiedemann, P., Bringmann, A., 2007. Diabetes alters the localization of glial aquaporins in rat retina. Neurosci. Lett. 421, 132-236.

Imai, H., Miyata, M., Uga, S., Ishikawa, S., 1983. Retinal degeneration in rats exposed to an organophosphate pesticide (fenthion). Environ. Res. 30, 453-465.

Inagaki, S., Kotani, T., 2002. Examination of the rat eye at the early stage of development with osmium tetroxide. Vet. Ophthalmol. 5, 193-196.

Jammoul, F., Dégardin, J., Pain, D., Gondouin, P., Simonutti, M., Dubus, E., et al., 2010. Taurine deficiency damages photoreceptors and retinal ganglion cells in vigabatrin-treated neonatal rats. Mol. Cell. Neurosci. 43, 414-421.

Janes, R.G., Bounds, G.W., 1955. The blood vessels of the rat's eye. Am. J. Anat. 96, 357-373.

Johnson, T.V., Tomarev, S.I., 2010. Rodent models of glaucoma. Brain Res. Bull. 81, 349-358.

Julien, S., Biesemeier, A., Kokkinou, D., Eibl, O., Schraemeyer, U., 2011. Zinc deficiency leads to lipofuscin accumulation in the retinal pigment epithelium of pigmented rats. PLOS One. 6, 1-8.

Katz, M.L., Robinson Jr., W.G., 1983. Lipofuscin response to the "aging-reversal" drug centrophenoxine in rat retinal pigment epithelium and frontal cortex. J. Gerontol. 38, 525-531.

Kendrey, G., Roe, F.J., 1969. Melanotic lesions of the eye in August hooded rats induced by urethane or N-hydroxyurethane given during the neonatal period: a histopathological study. J. Natl. Cancer Inst. 43, 749-755.

Kobayashi, S., Mukai, N., 1974. Retinoblastoma-like tumors induced by human adenovirus type 12 in rats. Cancer Res. 34, 1646-1651.

Koch, H.R., Fischer, A., Kaufmann, H., 1977. Occurrence of cataracts in spontaneously hypertensive rats. Ophthalmol. Res. 9, 189-193.

Kuno, H., Usui, T., Eydelloth, R.S., Wolf, D.E., 1991. Spontaneous ophthalmic lesions in young SpragueDawley rats. J. Vet. Med. Sci. 53, 607-614.

Kuszak, J.R., Zoltoski, R.K., Tiedemann, C.E., 2004. Development of lens sutures. Int. J. Dev. Biol. 48, 889-902.

Lai, Y.-L., 1980. Outward movement of photoreceptor cells in normal rat retina. Invest. Ophthalmol Vis. Sci. 19, 849-856.

Lai, Y.-L., Jacoby, R., Jonas, A.M., 1978. Age-related and lightassociated retinal changes in Fischer rats. Invest. Ophthalmol Vis. Sci. 17, 634-638.

Lai, Y.-L., Masuda, K., Mangum, M.D., Lug, R., Macrae, D.W., Fletcher, G., et al., 1982. Subretinal displacement of photoreceptor nuclei in human retina. Exp. Eye Res. 34, 219-228.

Lee, E.W., Render, J.A., Garner, C.D., Brady, A.N., Li, L.C., 1990. Unilateral degeneration of retina and optic nerve in Fischer-344 rats. Vet. Pathol. 27, 439-444.

Lehrer, S., 1981. Blindness increases life span of male rats: pineal effect on longevity. J. Chronic. Dis. 34, 427-429.

Lerman, S., Borkman, R., 1978. Ultraviolet radiation in the aging and cataractous lens. A survey. Acta Ophthalmol. 56, 139-149.

Leuenberger, P.M., 1970. Die Stereo—Ultrastruktur der Cornealoberflä̈che bei die Ratte. Albrecht Von Graefes Arch. Klin. Exp. Ophthalmol. 180, 182-192.

Leure-duPree, A.E., Mcclain, C.J., 1982. The effect of severe zinc deficiency on the morphology of the rat retinal pigment epithelium. Invest. Ophthalmol. Vis. Sci. 23, 425-434.

Levin, L.A., Nilsson, S.F.E., Ver Hoeve, J., Wu, S.M., Kaufman, P.L., Alm, A., 2011. Adler's Physiology of the Eye. eleventh ed. Elsevier Inc.

Li, D., Sun, F., Wang, K., 2003. Caloric restriction retards age-related changes in rat retina. Biochem. Biophys. Res. Commun. 309, 457-463.

Lin, W.L., Essner, E., 1987. An electron microscopic study of retinal degeneration in SpragueDawley rats. Lab. Anim. Sci. 37, 180-186.

Losco, P.E., Troup, C.M., 1988. Corneal dystrophy in Fischer 344 rats. Lab. Anim. Sci. 38, 702-710.

Magnusson, G., Majeed, S., Offer, J.M., 1978. Intraocular melanoma in the rat. Lab. Anim. 12, 249-252.

Mains, J., Tan, L.E., Zhang, T., Young, L., Shi, R., Wilson, C., 2012. Species variation in small molecule components of animal vitreous. Invest. Ophthalmol. Vis. Sci. 53, 4778-4786.

Masland, R.H., 2004. Neuronal cell types. Curr. Biol. 14, R497R500.

Masland, R.H., 2011. Cell populations of the retina: the Proctor lecture. Invest. Opthalmol. 52, 4581-4591.

Matsusaka, T., 1982. Cytoarchitecture of choroidal melanocytes. Exp. Eye Res. 35, 461-469.

May, P.C., Dean, R.A., Lowe, S.L., Martenyi, F., Sheehan, S.M., Boggs, L.N., et al., 2011. Robust central reduction of amyloid-beta in humans with an orally available, non-peptidic beta-secretase inhibitor. J. Neurosci. 31, 16507-16516.

McAvoy, J.W., 1981. The spatial relationship between presumptive lens and optic vesicle/cup during early eye morphogenesis in the rat. Exp. Eye Res. 33, 447-458.

McMartin, D.N., Sahota, P.S., Gunson, D.E., Han Hus, H., Spaet, R. H., 1992. Neoplasms and related proliferative lesions in control SpragueDawley rats from carcinogenicity studies. Historical data and diagnostic considerations. Toxicol. Pathol. 20, 212-225.

Mecklenburg, L., Schraermeyer, U., 2007. An overview on the toxic morphological changes in the retinal pigment epithelium after systemic compound administration. Toxicol. Pathol. 35, 252-267.

Monjan, A.A., Silverstein, A.M., Cole, G.A., 1972. Lymphocytic choriomeningitis virus-induced retinopathy in newborn rats. Invest. Ophthalmol. 11, 850-856.

Morrison, J.C., Fraunfelder, F.W., Milne, S.T., Moore, C.G., 1995. Limbal microvasculature of the rat eye. Invest. Ophthalmol. Vis. Sci. 36, 751-756.

Morrison, J.C., Cepurna Ying Guo, W.O., Johnson, E.C., 2011. Pathophysiology of human glaucomatous optic nerve damage: insights from rodent models of glaucoma. Exp. Eye Res. 93, 156-164.

Morse, E.D., McCann, P.S., 1984. Neuroectoderm of the early embryonic rat eye. Invest. Ophthalmol. Vis. Sci. 25, 899-907.

Nichols, C.W., Yanoff, M., 1969. Dermoid of a rat cornea. Pathol. Vet. 6, 214-216.

Obenberger, H., 1969. Calcification in corneas with alloxan-induced vascularization. Am. J. Ophthalmol. 68, 113-119.

Ogino, H., Ito, M., Matsumoto, K., Yagyu, S., Tsuda, H., Hirono, I., et al., 1993. Retinal degeneration induced by N-methyl-N-nitrosourea and detection of 7-methyldeoxyguanosine in the rat retina. Toxicol. Pathol. 21, 21-25.

Olliver, F.J., Samuelson, D.A., Brooks, D.E., Lewis, P.A., Kallberg, M. E., Komáromy, A.M., 2004. Comparative morphology of the tapetum lucidum (among selected species). Vet. Ophthalmol. 7, 11-22.

O'Steen, W.K., Brodish, A., 1985. Neuronal damage in the rat retina after chronic stress. Brain Res. 344, 231-239.

O'Steen, W.K., Kraeer, S.L., Shear, C.R., 1978. Extraocular muscle and harderian gland degeneration and regeneration after exposure of rats to continuous fluorescent illumination. Invest. Ophthalmol. Vis. Sci. 17, 847-856.

Patnakar, K.S., Gowreswaramma, P., 1982. Rat cornea in experimental protein deficiency. Ophthalmologica. 185, 46-50.

Payne, A.P., 1994. The harderian gland: a tercentennial review. J. Anat. 185, 1-49.

Peppard, J.V., Montgomery, P.C., 1987. Studies on the origin and composition of IgA in rat tears. Immunology. 62, 193-198.

Percy, D.H., Albert, D.M., 1974. Developmental defects in rats treated postnatally with 5-iododeoxyuridine (IUDR). Teratology. 9, 275-286.

Percy, D.H., Wojcinski, W., Schunk, M.K., 1989. Sequential changes in the harderian and exorbital lacrimal glands in Wistar rats infected with sialodacryoadenitis virus. Vet. Pathol. 26, 238-245.

Pfister, R.R., 1973. The normal corneal epithelium: a scanning electron microscopic study. Invest. Ophthalmol. 12, 654-668.

Price, C.J., Tyl, R.W., Marks, T.A., 1985. Teratologic and postnatal evaluation of aniline hydrochloride in the Fischer 344 rat. Toxicol. Appl. Pharmacol. 77, 465-478.

Puro, D.G., 2012. Retinovascular physiology and pathophysiology: new experimental approach/new insights. Prog. Retin. Eye Res. 31, 258-270.

Qiao, H., Hisatomi, T., Sonoda, K.-H., Kura, S., Sassa, Y., Kinoshita, S., et al., 2005. The characterization of hyalocytes: the origin, phenotype and turnover. Br. J. Ophthalmol. 89, 513-517.

Rao, G.N., 1988. Light intensity-related ophthalmitis of Fischer 344 rats in long-term studies. Lab. Anim. Sci. 38, 497.

Rapp, L.M., Thurn, L.A., Anderson, R.E., 1988. Synergism between environmental lighting and taurine depletion in causing photoreceptor cell degeneration. Exp. Eye Res. 46, 229-238.

Ratnakar, K.S., Gowreswaramma, P., 1982. Rat cornea in experimental protein deficiency. Ophthalmologica. 185, 46-50.

Robinson Jr., W.G., Kuwabara, T., Bieri, J.G., 1980. Deficiencies of vitamins E and A in the rat. Retinal damage and lipofuscin accumulation. Invest. Ophthalmol. Vis. Sci. 19, 1030-1037.

Rogers, J.M., Hurley, L.S., 1987. Effects of zinc deficiency on morphogenesis of the fetal rat eye. Development. 99, 231-238.

Rose, R.C., Gogia, R., Richer, S.P., 1997. Properties of electrochemically active components in mammalian vitreous humor. Exp. Eye Res. 65, 807-812.

Sakai, T., 1981. The mammalian harderian gland: morphology, biochemistry, function and phylogeny. Arch. Histol. Jpn. 44, 299-333.

Sand, A., Schmidt, T.M., Kofuji, P., 2012. Diverse types of ganglion cell photoreceptors in the mammalian retina. Prog. Retin. Eye Res. 31, 287-302.

Schaeppi, U., Krinke, G., FitzGerald, R.E., Ziel, R., 1987. Retinotoxicity of amoscanate in the albino rat. Conc. Toxicol. 4, 179-182.

Shearer, T.R., Ma, H., Fukiage, C., Azuma, M., 1997. Selenite nuclear cataract: review of the model. Mol. Vis. 3, 8.

Sheline, C.T., Zhou, Y., Bai, S., 2010. Light-induced photoreceptor and RPE degeneration involve zinc toxicity and are attenuated by pyruvate, nicotinamide, or cyclic light. Mol. Vis. 16, 2639-2652.

Shibuya, K., Tajima, N., Nunoya, T., 1998. Optic nerve Dysplasia associated with meningeal defect in SpragueDawley rats. Vet. Pathol. 35, 323-329.

Shinowara, N.L., London, E.D., Rapoport, S.I., 1982. Changes in retinal morphology and glucose utilization in aging albino rats. Exp. Eye Res. 34, 517-530.

Smith, R.S., Hoffman, H., Cisar, C., 1969. Congenital cataract in the rat. Arch. Ophthalmol. 81, 259-263.

Spencer, W.H., 1986. Ophthalmic Pathology, vol. 3. Saunders, Philadelphia, PA.

Steinhagen, W.H., Swenberg, J.A., Barrow, C.S., 1982. Acute inhalation toxicity and sensory irritation of dimethylamine. Am. Ind. Hyg. Assoc. J. 43, 411-417.

Tanaka, K., Inagaki, S., Ohmori, R., Kuno, H., Matsumoto, H., Usui, T., 1993. Focal chorioretinal atrophy in rats. J. Toxicol. Pathol. 93, 205-211.

Taniguchi, H., Kitaoka, T., Gong, H., Amemiya, T., 1999. Apoptosis of the hyaloid artery in the rat eye. Ann. Anat. 181, 555-560.

Taradach, C., Greaves, P., 1983. Spontaneous eye lesions in laboratory animals: incidence in relation to age. CRC Crit. Rev. Toxicol. 12, 121-147.

ten Tusscher, M.P., et al., 1989a. The allocation of nerve fibres to the anterior eye segment and peripheral ganglia of rats. I. The sensory innervation. Brain Res. 494, 95-104.

ten Tusscher, M.P., et al., 1989b. The allocation of nerve fibres to the anterior eye segment and peripheral ganglia of rats. II. The sympathetic innervation. Brain Res. 494, 105-113.

Theocharis, D.A., Skandalis, S.S., Noulas, A.V., Papageorgakopoulou, N., Theocharis, A.D., Karamanos, N.K., 2008. Hyaluronan and chondroitin sulfate proteoglycans in the supramolecular organization of the mammalian vitreous body. Connect. Tissue Res. 49, 124-128.

Thompson, D.A., Gal, A., 2003. Vitamin A metabolism in the retinal pigment epithelium: genes, mutations, and diseases. Prog. Retin. Eye Res. 22, 683-703.

Tso, M.O.M., Zhang, C., Abler, A.S., Chang, C.J., Wong, F., Chang, G.Q., et al., 1994. Apoptosis leads to photoreceptor degeneration in inherited retinal dystrophy of RCS rats. Invest. Ophthalmol. Vis. Sci. 35, 2693-2699.

Ugarte, M., Osborne, N.N., 2001. Zinc in the retina. Prog. Neurobiol. 64, 219-249.

Ugarte, M., Grime, G.W., Lord, G., Geraki, K., Collingwood, J.F., Finnegan, M.E., et al., 2012. Concentration of various trace elements in the rat retina and their distribution in different structures. Metallomics. 4, 1245-1254.

Ulrich, R., Yuwiler, A., Geller, E., Wetterberg, L., 1974. Effects of sex hormones and environmental lighting on rat harderian gland porphyrin. J. Endocrinol. 63, 99-102.

Valamanesh, F., Torriglia, A., Savoldelli, M., Gandolphe, C., Jeanny, J.-C., BenEzra, D., et al., 2007. Glucocorticoids induce retinal toxicity through mechanisms mainly associated with paraptosis. Mol. Vis. 13, 1746-1757.

von Voigtlander, P.F., Kolaja, G.J., Block, E.M., 1982. Corneal lesions induced by antidepressants: a selective effect upon young Fischer 344 rats. J. Pharmacol. Exp. Ther. 222, 282-286.

Wagner, N., Kanai, A., Harrington, J.S., Kaufman, H.E., Nakamoto, T., 1983. Cataract formation in newborn rats from feeding a liquid protein diet during gestation. Exp. Eye Res. 37, 129-138.

Wang, J.-S., Kefalov, V.J., 2011. The cone-specific visual cycle. Prog. Retin. Eye Res. 30, 115-128.

Wetterberg, L., Geller, E., Yuwiler, A., 1970. Harderian gland: an extraretinal photoreceptor influencing the pineal gland in neonatal rats? Science. 167, 884-885.

Wilcock, B.P., 2007. Pathology of Domestic Animals, vol. 1. Elsevier, Philadelphia, PA.

Williams, D.L., 2002. Ocular disease in rats: a review. Vet. Ophthalmol. 5, 183-191.

Wolf, N.S., Li, Y., Pendergrass, W., Schmeider, C., Turturro, A., 2000. Normal mouse and rat strains as models for age-related cataract and the effect of caloric restriction on its development. Exp. Eye Res. 70, 683-692.

Woolf, D., 1956. A comparative cytological study of the ciliary muscle. Anat. Rec. 124, 145-163.

Yoshizawa, K., Sasaki, T., Uehara, N., Kuro, M., Kimurai, A., Kinoshita, Y., et al., 2012. N-ethyl-N-nitrosourea induces retinal photoreceptor damage in adult rats. J. Toxicol. Pathol. 25, 27-35.

Young, C., Hill, A., 1974. Conjunctivitis in a colony of rats. Lab. Anim. 8, 301-304.

Young, C., Festing, M.F.W., Barnett, K.C., 1974. Buphthalmos (congenital glaucoma) in the rat. Lab. Anim. 8, 21-31.

Yu, C.Q., Schwab, I.R., Dubielzig, R.R., 2009. Feeding the vertebrate retina from Cambrian to the Tertiary. J. Zoo. 278, 259-269.

Zeiss, C.J., 2010. Review paper: animals as models of age-related macular degeneration: an imperfect measure of the truth. Vet. Pathol. 47, 396-413.

Zwicker, G.M., Fikes, J.D., Thruman, J.D., Rogers, B.A., Bucci, T.J., 1997. Spontaneous proliferative melanocytic lesions in ad libitum and forty percent dietary restriction fed Brown-Norway and F1BNF rats of Brown-Norway 3 Fischer 344 mating. The 16th International Symposium of the Society of Toxicologic Pathologists.

第五部分

肌肉骨骼系统

第 15 章

骨骼肌

Stacey L. Fossey[1], D. Greg Hall[2] and Joel R. Leininger[3]

[1]AbbVie, Inc., Worcester, MA, USA, [2]Eli Lilly and Company, Indianapolis, USA, [3]JRL Consulting, LLC, Chapel Hill, NC, USA

1　引言

近年来，对实验大鼠的骨骼肌的生物学和病理学已经有了比较深入的研究。由于肌肉来源丰富且易获得，在毒理学研究中，肌肉组织的采集非常方便；另外，新的分子技术使研究人员能更好地了解诸如肌肉损伤和再生等过程。即便如此，骨骼肌的病理学研究依然充满挑战。在标准实验笼具饲养的实验动物中，骨骼肌缺陷的临床评价以及其与原发性神经系统疾病对骨骼肌影响的鉴别还存在困难。此外，骨骼肌的形态学评价可能需要特殊的取材、处理和固定技术来制备诊断用标本。许多骨骼肌病变常常需要采用特殊染色、免疫组织化学和电子显微镜检查等加以识别。

已有研究报道，实验性饮食或激素失衡、手术操作或给予各种化学物质会导致实验大鼠的骨骼肌毒性和（或）退行性反应，但对自然发生的炎症、寄生虫性或退行性疾病通常鲜有报道。虽然自发性、原发性骨骼肌肿瘤在大鼠中罕见，但局部注射某些致癌性金属及其盐类可诱发横纹肌肉瘤。

2　正常骨骼肌

2.1　胚胎学

从每个体节的原始部分即皮肌节中脱离下来的前体细胞衍生出的原肌节经历多个步骤，最终将发育为躯干肌肉组织。四肢肌肉由位于皮肌节侧面的细胞发育而来，这些细胞经过上皮 - 间充质转化，然后迁移到肢芽，在那里增殖和分化形

279

成四肢肌肉。头部肌肉包括眼外肌、舌肌和颈部肌肉，均具有多个胚胎性起源。

肌原细胞表面分子与细胞外基质及相关因子的相互作用在引导和调节成肌细胞迁移、增殖和分化中起关键作用，但更深入的研究仍在进行中。发育期间激素的作用会影响肌肉，如雌性大鼠的肛提肌在发育过程中会消失，但给予睾酮则该肌肉可得以保留；甲状腺激素能影响骨骼肌发育和纤维特性。

原始成肌细胞聚集成细胞群，并由此经历几代肌纤维演化。这些聚集的成肌细胞有的融合形成细长的多核细胞，称为肌管。肌管由位于中央的核和外周的肌原纤维组成。原代肌管周围剩余的成肌细胞或融合形成第二代肌管，或形成卫星细胞群，它们能够增殖并在出生前与现有的肌管融合，或在出生后与肌纤维融合。卫星细胞为出生后的骨骼肌干细胞，位于基板和肌纤维质膜之间，在修复和再生过程中具有重要作用。其数量和位置在不同类型的肌肉和肌纤维、不同的发育阶段以及不同的种属之间存在相当大的差异。

在细胞质分化进程中，会发生丝状蛋白形成肌原纤维和特化的管状膜系统即肌浆网和横小管。在肌管形成之前的肌原细胞中可检测到这些细胞质结构的前体。肌原纤维蛋白由复杂的多基因家族转录而来，这些蛋白存在许多变体或亚型。不同亚型的表达随发育阶段而变化。肌球蛋白重链的亚型受支配运动神经的影响，并决定肌纤维的类型。

骨骼肌的神经支配随着脊神经分支向肌肉原基的生长而开始。最初，肌管接受来自多个神经元的突触联系，但最终一条成熟的肌纤维将成为仅由一个运动神经元支配的运动单位的一部分。早在大鼠妊娠第 14 天，就可以在肋间肌中检测到能引起单个肌纤维收缩的功能性神经突触联系。从小鼠胚胎模型获得的研究数据提示，在发育过程中骨骼和骨骼肌之间存在相互作用，骨骼的形状依赖肌肉收缩。

2.2 解剖学

每块肌肉由成簇的肌纤维束组成，被称为肌外膜或深筋膜的纤维结缔组织鞘包围。肌肉在肌 - 肌腱连接处与肌腱相连。肌腱将每块肌肉固定于骨骼，并与肌外膜相连。肌外膜向肌肉内延伸形成肌束膜，肌束膜将小群的肌纤维或肌束分隔开。血管和神经伴随这些结缔组织鞘进入肌肉。肌内膜（基底膜或基底层）包裹着单条肌纤维，它是由嵌入细胞外基质中的胶原纤维组成的。

2.3 组织学和超微结构

成熟的肌纤维是细长、管状、具有锥形末端的多核细胞。骨骼肌的肌膜（质膜）具有许多管状胞质内陷（横小管），横小管在兴奋收缩偶联中起重要作用；肌膜还在神经肌连接处形成折叠，从而增加与神经递质乙酰胆碱相互作用的表面积，并在肌腱连接处广泛折叠从而增加黏合强度。与心肌或平滑肌的细胞核居中不同，骨骼肌的细胞核特征性地位于细胞膜下方。

肌纤维的细胞质（肌浆）含有高度有序的丝状蛋白（肌丝），排列成圆柱形束，称为肌原纤维（图 15.1 和 15.2）。肌丝在超微结构上可分为粗肌丝和细肌丝。粗肌丝主要由肌球蛋白组成，而细肌丝主要由肌动蛋白、肌钙蛋白和原肌球蛋

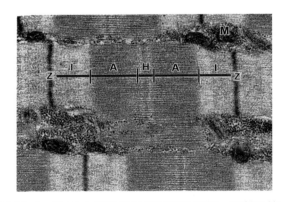

图 15.1 F344 大鼠的骨骼肌的超微结构。透射电镜，×1 845。请参考图 15.2 的示意图。Z 线（Z）、I 带（I）、A 带（A）、H 带（H）和线粒体（M）

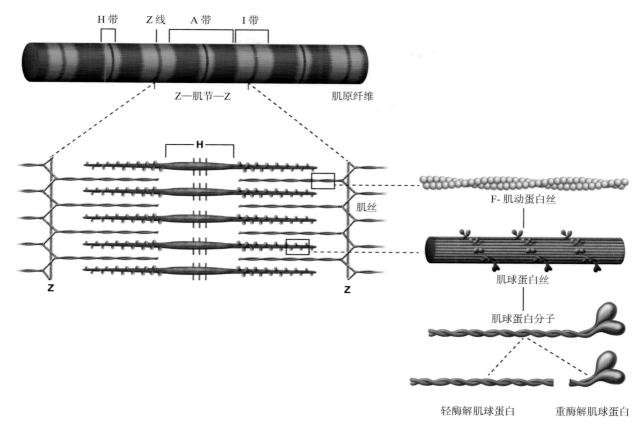

图 15.2 肌原纤维的结构以及粗肌丝和细肌丝在肌节中的位置示意图。改编自 Bloom W，Fawcett DW (1968). A Textbook of Histology. 9th ed. W.B. Saunders, Co., Philadelphia, PA (Bloom and Fawcett, 1968)

白组成。相互作用的肌丝排列成特有的六边形，6 根细丝围绕 1 根粗丝。肌原纤维中粗的肌球蛋白微丝和细的肌动蛋白微丝有序重叠排列，形成光镜所见的由明带（I 带或各向同性带）和暗带（A 带或各向异性带）交替组成的周期性横纹。在超微镜下观察，每条 A 带的中心有 1 个仅由粗丝组成的明区（H 带），而每条 I 带又被 1 条暗横线（Z 线）一分为二。Z 线将肌原纤维分成若干个功能性的收缩节段，称为肌节。位于肌节中央的 M 线对应于相邻的肌球蛋白丝之间的横向细胞骨架交叉连接。

横小管是肌膜内陷形成的指状结构，形成环绕每个肌节 A-I 连接的小管网络（图 15.3）。肌浆网由特化的滑面内质网组成，排列成分支状膜性终池，包围在每个肌原纤维周围。这些终池的末端膨大部分与两侧相应的横小管结合形成三联

体结构。

每个运动神经元支配一组肌纤维形成一个运动单位。在神经肌肉接头处，肌膜形成一个具有大量褶皱的浅槽，褶皱上含有乙酰胆碱受体。轴突末端被与肌纤维基板相延续的施万细胞基底膜包围，它存储和释放乙酰胆碱进入突触间隙。基底膜延伸进入突触间隙，将神经末梢与肌纤维分隔开。最近的研究表明施万细胞参与神经肌肉接头的发育和维持。

几乎所有肌肉都有称为肌梭的特化感觉结构，对肌肉牵拉作出反应，并对维持肌肉张力有重要作用。肌梭由数条细肌纤维（梭内纤维）组成，被包裹于薄的结缔组织囊内，与感觉和运动神经纤维相联系。肌梭的大小大致相当于一根梭外肌纤维的直径。嵌入肌腱内的高尔基腱器也对肌张力作出反馈。

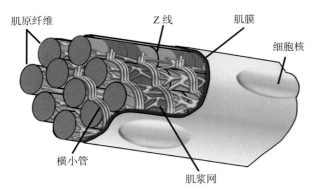

图 15.3　骨骼肌纤维节段示意图，示横小管、肌浆网与肌原纤维的关系。改编自 Lodish H，Berk A，Kaiser CA，Krieger M，Bretscher A，2012. Molecular Cell Biology. 7th ed. W.H. Freeman and Co. (New York) Lodish et al (2012)

　　根据某些结构、生物化学和功能特征，大鼠的肌纤维至少可分成 4 种类型。区分这 4 类肌纤维的特征包括肌球蛋白异构体组成、氧化酶含量（如琥珀酸脱氢酶）、Z 线宽度、特定 pH 值下的肌原纤维腺苷三磷酸酶（ATPase）含量、收缩率和疲劳度以及糖原含量。肌纤维通常表达一种肌球蛋白的重链亚型，但近期研究发现由 2 种亚型"杂合"而成的纤维。这些杂合纤维可能是在通过改变纤维类型组成来适应不断变化的需求过程中形成的肌细胞。另外，有报道称，肌纤维类型分布和直径等特征在成年大鼠和离乳大鼠之间并不能保持一致的相关性。

　　描述肌纤维类型的术语没有统一，且随着鉴别纤维特征的方法而变化。Ⅰ 型纤维也称为慢红、慢氧化或慢缩肌纤维，它们具有宽 Z 线、丰富的线粒体和肌红蛋白，以及高含量的琥珀酸脱氢酶，但碱稳定性肌原纤维 ATP 酶和糖原含量低。Ⅱ 型纤维存在多种亚型，它们都有高含量的碱稳定性 ATP 酶。ⅡA 型纤维也称为快红、快氧化 / 糖酵解或快缩肌纤维，具有高含量的琥珀酸脱氢酶、丰富的线粒体和糖原以及宽 Z 线。ⅡB 型纤维是白色或快速糖酵解型肌纤维，琥珀酸脱氢酶含量低，糖原含量高，线粒体较少，Z 线窄。ⅡC 型纤维或中间型肌纤维的琥珀

酸脱氢酶和线粒体含量中等，收缩时间快，Z 线窄。运动神经支配是确定这些肌纤维特征的重要因素。单个运动轴突仅与一种组织化学类型的肌纤维建立突触。在认识到这种复杂性的同时，基于肌球蛋白重链同型的免疫组织化学标记将肌细胞简单地分为 Ⅰ 型和 Ⅱ 型纤维，对于许多需要进行基本纤维类型判定的研究来说已经足够了。

　　每块肌肉所含的肌纤维类型不同。大鼠的趾长伸肌是一种典型的"白肌"或"快缩肌"，主要由 Ⅱ 型纤维组成；而膈肌和比目鱼肌是典型的"红肌"或"慢缩肌"，主要由 Ⅰ 型纤维组成。一些大肌肉如半腱肌和股四头肌被细分为红色和白色区域，分别由 Ⅰ 型和 Ⅱ 型纤维主导。大鼠的其他肌肉如颞肌、咬肌和二腹肌的纤维类型特征可参考上文所述。

　　一些实验操作和化学品会倾向性地损害 Ⅰ 型或 Ⅱ 型纤维。例如，Ⅱ 型肌细胞更易受某些他汀类药物的损伤，而某些 PPAR 激动剂主要损伤 Ⅰ 型纤维。对未知是否具有致肌肉损伤倾向的供试品进行安全性评价时，选取的肌肉样本应包含 2 种主要纤维类型（如腓肠肌或股四头肌群）。在纤维类型评估是重要的考虑因素的情况下，活检和（或）尸检样品的准确的解剖位置十分重要，通常会采集富含 Ⅰ 型纤维的肌肉（如比目鱼肌、股中间肌）和富含 Ⅱ 型纤维的肌肉（如股二头肌、趾长伸肌）用于组织学检查。

　　特殊染色和组织化学反应已被用于研究骨骼肌的病理变化。除用免疫组织化学标记肌球蛋白重链亚型外，肌纤维的分型也可以通过肌原纤维 ATP 酶反应来实现。在 9.4 或更高的 pH 值下进行孵育时，Ⅱ 型纤维出现反应且呈深染，而 Ⅰ 型纤维则呈淡染。在酸性条件下孵育时结果则相反，Ⅱ 型纤维呈淡染而 Ⅰ 型纤维呈深染。可通过改变实验条件来识别中间型纤维。肌纤维分型可能有助于确定损伤是否主要发生在某一特定的纤维类型，例如采用贝特类（Ⅰ 型）和他汀类（Ⅱ 型）治疗时。纤维分型染色可用于鉴别去

神经损伤后再生的纤维类型。简化的烟酰胺腺嘌呤二核苷酸四唑还原酶（nicotinamide-adenine dinucleotide tetrazolium reductase，NADH-TR）染色（也称为 NADH 黄递酶）可确定线粒体中的氧化酶活性。由于肌浆管系统 NADH-TR 染色也呈阳性，因此该反应也可用于描述肌原纤维间的结构。琥珀酸脱氢酶反应对线粒体中的氧化酶活性具有特异性。正常的肌肉具有线粒体氧化酶活性，可通过这些染色显示出来。在某些情况下，氧化酶活性降低与肌细胞变性 / 坏死有关。

采用针对糖原的过碘酸希夫（PAS）染色和针对中性脂肪的苏丹黑 B 和油红 O 染色有助于识别聚集在肌细胞内的物质，这些物质引起肌浆呈淡染（糖原）或空泡（脂质），在苏木精和伊红（HE）染色的组织切片中非常明显。磷钨酸苏木精（phosphotungstic acid-hematoxylin，PTAH）染色常用来鉴定骨骼肌肿瘤中的横纹，但某些异常的肌浆包涵体如杆状体也呈阳性。改良 Gomori 三色染色法常用于鉴别坏死的肌纤维、异常的线粒体以及某些肌浆包涵体如杆状体。采用三色染色法染色，正常的肌纤维呈现深蓝绿色，而坏死的纤维则呈淡绿色或灰色。Verhoeff-van Gieson 染色可显示其他肌肉成分，如胶原蛋白（呈粉红色）、周围神经髓鞘（呈黑色）和血管弹性蛋白（呈黑色）。

可运用这些染色方法和大量的其他组织化学、免疫组织化学和形态测量方法来了解病理学变化。

2.4　生理学

骨骼肌收缩是通过肌动蛋白细肌丝沿着肌节内的肌球蛋白粗肌丝滑动来实现的。单根细肌丝的长度不变，而是粗肌丝上的横桥反复附着到周围的细肌丝上，旋转、分离，然后沿细肌丝再附着。这一过程沿着粗肌丝拉动细肌丝，从而使每个肌节乃至整块肌肉缩短。

这种滑动肌丝机制的活动由终池内钙释放控制，而后者又由肌膜和 T 管膜的去极化控制。钙通常被膜结合的 ATP 依赖性钙泵隔离在肌浆网中。神经肌肉接头处的神经末梢释放乙酰胆碱引起肌膜去极化，其沿着 T 小管扩散到三联体和终池中。去极化期间，钙的膜通透性增高，使钙转移到肌浆中。细胞内的钙水平增高激活粗肌丝横桥上的细肌丝结合位点和 ATP 酶，为滑动肌丝机制提供能量。当钙重吸收入肌浆网后，细胞内的钙水平下降，收缩即终止。

3　先天性病变

在 F344 大鼠中，偶见部分肝脏通过横膈膜形成疝，但其确切的发病率并不清楚。疝出现于横膈膜缺损部位，通常靠近横膈膜裂隙。缺损的原因尚不清楚，通常认为是形成横膈膜的胚胎结构未完全融合而导致的先天畸形。孕期的遗传易感性和维生素 A 缺乏被认为是导致该大鼠近交系先天性膈疝高发病率的重要因素。

4　退行性病变

4.1　萎缩

导致肌细胞萎缩的常见原因包括去神经支配、废用和恶病质。萎缩纤维除其横截面积减小外，横截面上肌纤维的轮廓与正常（呈圆形）相比具有明显的锐角（图 15.4），肌细胞核明显并可形成团簇。报道称肌萎缩大鼠的肌核数明显减少。去神经性萎缩发生快，是由于营养作用丧失所致。再支配神经决定再生纤维的纤维类型，并负责纤维类型的分组，这是去神经支配后再生的特征。Ⅱ 型纤维似乎有选择性地受到废用或恶病质的影响。大鼠的皮肤灼伤可继发性引起骨骼肌细胞凋亡和萎缩并伴随卫星细胞活化。在一个癌症恶病质的案例中，荷瘤大鼠出现肌肉质量降低和干扰蛋白质更新的表现。

4.2　肥大

肥大或肌纤维增大通常是周围肌纤维丢失或萎缩后工作负荷增加的代偿性反应（图 15.4）。此时，收缩蛋白的合成速率高于降解速率，从而导致肥大。因此，有时在去神经支配的肌肉中可观察到肥大的肌纤维中混杂有萎缩的肌纤维。

肌纤维肥大也是对力量训练的主要生理性适应性反应，通常导致肌肉的重量增高。胰岛素样生长因子 Ⅰ（insulin-like growth factor Ⅰ，IGF-Ⅰ）随着肌肉活动水平的升高而增加，并据报道 IGF-1 可促进肌纤维肥大。然而，要了解这些机制尚需进一步研究。肌纤维增生（肌纤维数量增加）或"纤维分裂"（肌纤维纵向分裂）在适应工作负荷增加时的可能作用仍不清楚，但有研究者认为在骨骼肌肥大过程中卫星细胞受到了募集。

4.3　变性和坏死

在骨骼肌损伤中，肌细胞变性和坏死（以及随后的再生，见下文）是最常见的组织学变化。诊断术语"变性和坏死"（或"变性 / 坏死"）通常将二者结合在一起，以表达受损伤肌肉的组织学切片中可能出现的与肌细胞活力丧失有关的一系列形态变化。各种类型的损伤如创伤、缺血、感染因子和毒素都会导致肌纤维变性 / 坏死。依据其诱因，肌细胞变性 / 坏死可能以局灶性 / 区域性或更广泛的范围发生。创伤或肌内注射刺激性或肌毒性药物如局部麻醉药均可引起局灶性坏死，但生理盐水等无害物的注射部位也可观察到少量的肌纤维变性 / 坏死。由于肌细胞是长的多核细胞，它们常常表现出节段性肌浆坏死。节段性坏死必须与标本处理不当造成的过度收缩性人工假象相区别，过度收缩的肌纤维节段在光镜下仍可见到横纹，而坏死纤维则看不到。对照组动物骨骼肌坏死的发生率通常较低，只有少数个别纤维受影响。在明显的变性 / 坏死之前，可以观察到空泡变性，这是一种由于细胞器（例如线粒

体）肿胀引起的早期退行性改变（图 15.5）。肌纤维空泡也可因细胞内物质（如脂质或糖原）的蓄积而导致。

在 HE 染色切片中，凝固性坏死中的肌纤维肿胀、变圆、强嗜酸性、肌浆均质化且缺乏横纹（玻璃样变）（图 15.6）。Zenker 氏坏死是旧文献中常用于形容变性、玻璃样变肌纤维的术语，这可能是一种在组织切片中可见的仅累及肌细胞一部分的局灶性或节段性变化，可能观察到水肿和出血。肌纤维碎裂发生于 24 小时内，如肌膜溶解则通透性增高。变性的肌纤维迅速被多形核及随后的单核吞噬细胞（巨噬细胞）侵入，吞噬细胞碎片，最后通常会留下完整的肌膜。重

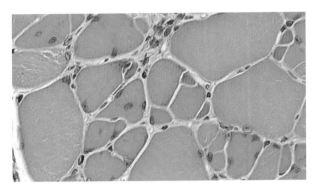

图 15.4　亚慢性研究中给药大鼠的肌纤维肥大伴随锐角化的萎缩肌纤维。HE 染色。图片由美国 NTP 提供

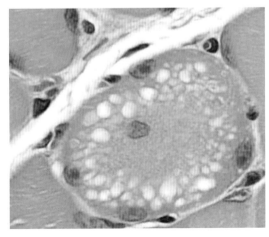

图 15.5　亚慢性研究中给药大鼠的肌纤维空泡化伴核中心化。HE 染色。图片由美国 NTP 提供

要的是要了解到，吞噬细胞进入肌细胞内是对肌浆坏死的预期反应，要使肌细胞再生就需要对细胞碎片进行清除；但这种反应并不意味着炎症是肌肉损伤的诱因。随着细胞器解体并被吞噬，肌浆变为弱嗜酸性。可发生矿化，但显然不是大鼠骨骼肌的常见反应（图 15.7）。横纹肌溶解有时用来表示肌纤维坏死，这是一种十分严重以致肌细胞内容物包括肌红蛋白被急剧释放到细胞外液

的情况。肌红蛋白尿性肾病是横纹肌溶解的常见并发症，丢失的细胞内蛋白如肌酸激酶（creatine kinase，CK）可在血清或血浆中检测到。其他骨骼肌毒性的生物标志物有谷草转氨酶（glutamic-oxaloacetic transaminase，GOT）、脂肪酸结合蛋白 3（fatty acid binding protein 3，FABP3）、肌球蛋白轻链 1 和 3、骨骼肌肌钙蛋白、肌红蛋白和小 RNA（如 miR-133a）。

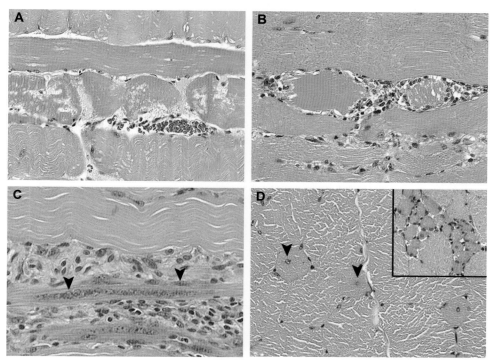

图 15.6　单次给予大鼠肌肉毒性物质 2,3,5,6 - 四甲基对苯二胺（TMPD）引起的退行性和修复性改变

给药后第 1 天，出现以细胞肿胀、空泡化、玻璃样变性和肌浆碎裂为特征的急性肌细胞变性 / 坏死（图 15.6A）。给药后第 2 天，巨噬细胞浸润累及肌细胞节段，以清除坏死的细胞碎片（图 15.6B）。给药后第 4 天，针对肌细胞变性的炎症反应仍在继续，可观察到在狭窄的嗜碱性肌浆管内有明显成行的、核大而深染的再生肌细胞（如箭号所示）（图 15.6C）。图 15.6D 为给药后第 8

天，肌细胞变性及伴发的炎症已消退，如这里的横截面所显示，许多小口径、核居中和肌浆嗜碱性的再生肌细胞为其显著特征，放大图像显示给药后第 14 天，几乎已完全恢复，可见以前损伤的证据即偶见局限的肌细胞，其口径较小、核居中（箭号所示），但肌浆基本正常。假以时日，细胞核将如正常骨骼肌细胞一样表现为典型的周围型分布，修复即完成。

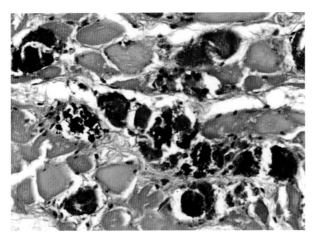

图 15.7　对照组大鼠的肌纤维变性和矿化。HE 染色。图片由美国 NTP 提供

4.4　再生

骨骼肌具有强大的再生能力，卫星细胞在这个过程中起重要作用。成年骨骼肌、骨髓和其他组织中的干细胞环境或生态也可以分化并支持体内稳态和再生。在坏死和单核吞噬细胞浸润活跃的区域附近和（或）内部，通常有明显的再生现象（图 15.6）。存活肌细胞区和相应卫星细胞的核增殖，并位于细胞中央。受损后第 3 天左右，可观察到细胞核增大、空泡状、核仁显著，排列成长链状。肌浆呈嗜碱性，并且沿着周围细胞的完整支架呈带状延伸。这些再生部分最终弥合原有纤维内因肌浆溶解所留下的空隙。

肌纤维的再生程度取决于最初损伤的严重程度。据报道，完全修复发生在损伤后的 3 周左右。广泛或持续的损伤会使纤维结缔组织增生超过或损害肌肉再生，导致瘢痕形成，无法恢复正常的结构和功能。严重坏死或萎缩的肌肉最终也可能有部分被脂肪组织替代。

骨骼肌再生是一个越来越受到关注的研究领域。免疫系统在肌肉再生中的作用已有报道，特定的巨噬细胞（M2 表型）在促进修复和支持卫星细胞活力中发挥作用。

4.5　激素紊乱

研究者们对不同激素对实验大鼠骨骼肌的影响进行研究。将分泌生长激素的垂体肿瘤移植到大鼠体内，导致 I 型纤维的直径增加，而 II A 型纤维不受影响。还观察到肌肉的重量增加，尤其是 I 型肌肉占主导的肌肉（如比目鱼肌）。肌肉中的 DNA 合成增加支持以下普遍接受的假说：生长激素通过介导 DNA 合成和蛋白质生成来发挥其作用。链脲菌素诱导的大鼠糖尿病常被用作研究人类糖尿病性肌病的模型。在糖尿病大鼠中，I 型纤维中有脂滴聚集，II 型纤维的横截面积减小，这些变化是由肌纤维的原发性代谢异常引起的，还是继发于周围神经病变，尚不清楚。

众所周知，皮质类固醇治疗有骨骼肌萎缩的副作用，通常认为是 RNA 和蛋白质合成受损所致。在给予地塞米松的大鼠中，主要由 II 型纤维组成的肌肉（如趾长伸肌）重量减轻、纤维直径变小，而主要由 I 型纤维组成的肌肉（如比目鱼肌）相对不受影响。大鼠每日腹腔注射给予曲安西龙，会导致比目鱼肌 I 型纤维坏死和趾长伸肌 II 型纤维萎缩。

实验诱导的甲状腺功能亢进主要影响 I 型纤维。在甲状腺功能亢进的大鼠中观察到 I 型纤维的多种生物化学和生理学变化，包括线粒体酶活性增高、肌浆内脂质增多、肌浆网钙摄取增加以及碱稳定性肌原纤维 ATP 酶活性增高。以 I 型纤维为主的比目鱼肌也表现出收缩特性改变，毛细血管增多，氧化能力增强。甲状腺功能亢进大鼠的骨骼肌出现局灶性坏死，超微结构检查可见明显的线粒体增大。

4.6　营养失调

大鼠对各种实验性膳食失衡敏感，膳食失衡可导致骨骼肌损伤。给大鼠持续喂食蛋白质缺乏的合成饲料会发生后肢无力、肌强直、肌纤维坏死且无法再生，补充蛋氨酸则会减轻相应的临床体征。其他研究表明，缺乏蛋白质的幼年大鼠主要出现ⅡB型肌纤维缩小，而肌膜下线粒体减少主要发生在ⅡA型纤维。有趣的是，将自由进食和限食的大鼠进行肌肉重量和增龄性病变比较时，发现1~2岁龄的自由进食的大鼠的股外侧肌Ⅱ型肌纤维数目和肌肉重量更低、肌肉变性和纤维血管改变更多。

喂食缺乏维生素D、蛋白质和矿物质饲料的大鼠会出现肌病，主要表现为ⅡB型纤维萎缩、纤维分裂和虫蛀型纤维。慢性维生素E缺乏会导致大鼠的肌肉变性以及脂肪浸润。超微结构检查，可观察到自噬空泡增多、肌管结构扩张、脂滴增多、肌丝紊乱和局灶性肌膜破裂。给大鼠喂食缺镁的饲料会发生骨骼肌多灶性坏死、白细胞浸润、肉芽肿形成和矿化，与其他喂食缺镁的饲料的动物不同，仅在大鼠的坏死肌纤维周围存在嗜酸性粒细胞浸润。缺钾的饮食会导致大鼠的肌纤维肿胀、空泡形成和变性，几乎不发生再生。

5　寄生虫性、炎症性和血管性病变

在野生大鼠的骨骼肌中发现过肉毒梭状芽孢杆菌、旋毛虫和弓形虫，但这些病原微生物在管理良好的实验性啮齿类动物中罕见。自然感染黄疸出血性钩端螺旋体的大鼠会发生肌炎。

给大鼠肌内注射各种药物，特别是那些免疫系统无法有效清除的药物，可能引起局部肉芽肿。

6　增生性和肿瘤性病变

大鼠的骨骼肌的自发性肿瘤很少见。美国国家毒理学项目中心（National Toxicology Program，NTP）研究课题使用的 Fischer 344 大鼠，对照组横纹肌肉瘤的发生率低于 0.2%。其他研究报道的 10 项致癌性试验中对照组 Wistar 大鼠的发病率与其相似，也较低（雄性为 0.15%，雌性为 0.29%）。骨骼肌的良性肿瘤尚未有报道。检测出这些肿瘤的大鼠年龄从 4 周龄到 15~19 个月龄不等，老龄大鼠的发病率更高。

大鼠的横纹肌肉瘤的诊断常常比较困难，多形性是其突出特征，肿瘤不同区域的细胞形态差异显著（图 15.8）。单个肿瘤性横纹肌肉瘤的细胞形态从球形到细长形再到多角形不等，细胞质稀疏或丰富。经常可见多核巨细胞。具有丰富的嗜酸性细胞质的带状细胞通常被认为是肌纤维分化的证据；然而，在间变性肿瘤中几乎找不到纤维形成的证据。恶性特征包括异常的有丝分裂象、侵袭和转移。肿瘤中常常存在出血和坏死。

在常规组织切片中，肿瘤细胞的细胞质出现横纹时，可以确认其起源于骨骼肌（图 15.8）。但肌肉肿瘤中的肌原纤维通常是无序和不完整的，使得横纹辨认困难。特殊染色如 PTAH 染色可能有助于显示横纹，但即使光学显微镜和 PTAH 染色的结果均为阴性，仍不能排除肉瘤起源于骨骼肌的可能性。必须注意避免将陷落于肉瘤内的既存肌纤维误读为肿瘤细胞。

在时间和费用允许的情况下，采用电子显微镜检查和免疫组织化学染色对这些肿瘤有辅助诊

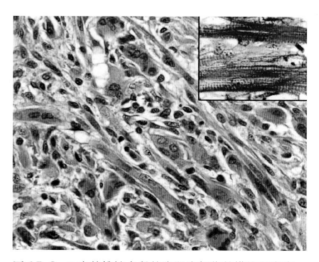

图 15.8　2 岁龄雄性大鼠的腹股沟部位的横纹肌肉瘤，HE 染色。肿瘤性肌细胞具有多形性，含有多核。肿瘤细胞呈 PTAH 阳性，横纹表明是肌节（插图）。图片由美国毒理学项目中心惠赠

断价值。对人类横纹肌肉瘤的超微结构诊断所需的最低标准存在一些分歧，保守的方式要求至少能辨认肌节的一些组分，如 Z 线、A-H-M 带复合物或横截面上粗细肌丝的六角形排列结构。

研究者们也采用多种免疫组织化学标志物来显示骨骼肌分化，包括 MyoD1、肌红蛋白、Z-蛋白、结蛋白、肌巨蛋白、肌动蛋白或肌球蛋白亚型。因为所有标志物都存在各种不足之处，所以标志物的组合使用比单个使用更好。结蛋白对识别亚硫化镍（nickel subsulfide，Ni_3S_2）诱导的大鼠的横纹肌肉瘤有帮助。结蛋白存在于横纹肌和平滑肌中，因此鉴别这两种肿瘤不能完全依赖结蛋白含量。长时间固定在甲醛溶液中会影响结蛋白的免疫反应性。有报道显示，固定在 10% 中性甲醛中 2 个月的肿瘤组织会呈现结蛋白和波形纤维蛋白阴性。在甲醛中长时间固定后，肿瘤胞核中的肌原性调节蛋白 MyoD1 蛋白染色呈阳性。MyoD1 蛋白在高分化的大鼠骨骼肌中表达极少甚至没有表达。据报道，肌巨蛋白、肌红蛋白和 α- 肌节肌动蛋白是横纹肌分化的特异性标志物，但可能比结蛋白更容易出现假阴性结果。

7 其他病变

7.1 老龄大鼠的后肢肌病

据报道，主要影响后肢的肌病多发于 Wistar 和 SD（Sprague-Dawley）等多个品系的老龄大鼠。在 Fischer 344 大鼠中显然未观察到这种情况，但有报道 Fischer 344 与 Brown-Norway 杂交而成的 FBN 大鼠，其腓肠肌存在年龄相关性萎缩。各品系大鼠的疾病表现相似，表明这是一种共同的疾病实体，但尚未证实。患病大鼠一般年龄超过 2 岁龄，后肢无力，可发展为后肢瘫痪。后肢肌肉的组织学改变包括肌纤维萎缩、变性和坏死，至疾病终末期肌肉最终被脂肪替代。其他退行性特征包括肌肉出现包涵体和脂褐素。

后肢肌病的发病机制尚不清楚。研究者基于一些患病大鼠伴随有脊髓、神经根和外周神经的轴突变性和脱髓鞘现象，提出神经原性机制的假说。补充维生素 E 对肌病无效。限制热量摄入会延迟肌病的发生，但不影响神经病变的发生率。有报道称老龄大鼠与老年人群均会发生增龄性的骨骼肌病变，如运动单元缺失和运动轴突数目减少。

7.2 其他

有一个不常见的例子是白色大鼠（而非色素化大鼠）经强烈的白炽光辐照和升高环境温度后，其眼外肌发生肌变性。眼外肌表现出多灶性坏死和白细胞浸润，在停止暴露后可完全再生。由于仅升高环境温度对大鼠的肌肉损伤轻微，因此暴露于白炽光可能是最重要的致病因素。

大鼠接种抗大鼠肌动蛋白、肌球蛋白或肌原纤维蛋白的抗体会导致肌纤维细胞核肿胀及横纹消失；在超微结构下可见异常的线粒体和肌丝排列紊乱。处于太空飞行失重环境的大鼠，其比目鱼肌和趾长伸肌出现广泛的肌纤维萎缩和局灶性坏死。剧烈运动如长时间的跑台运动也可导致大鼠的骨骼肌细胞凋亡、坏死和炎症。

在大鼠中发现在人类中不太常见的几种骨骼肌病变，其中大多数很难或者根本不可能用甲醛固定、石蜡包埋组织的常规 HE 染色切片检测出来，必须通过诸如冷冻切片的组织化学染色、相差显微镜和电子显微镜等技术来诊断。中心核（central cores）是指 I 型纤维中氧化酶和肌原纤维 ATP 酶缺失的标界清楚的区域，在人类的先天性"核"病（core disease）中可以见到，其中央区域苍白，在冷冻切片中用烟酰胺腺嘌呤二核苷酸四唑还原酶（NADH-TR）反应显示最清楚。在用硫酸三乙基锡或吐根碱染毒的大鼠、施行比目鱼肌腱切断术或制动的大鼠、处于太空飞行失重环境的大鼠中可观察到类似的酶缺失性核心样（core-like）病变。

在人体病理学中，"靶"是指位于中心的肌纤维异常，由具有不同的氧化酶和肌原纤维ATP酶活性的3个同心区组成。最中心的区域几乎没有活性，狭窄的中间区域活性有所增加，最外层的区域活性正常。超微结构显示，最中心的区域线粒体缺乏、肌原纤维排列无序，中间的区域线粒体和糖原较最中心的区域增多，最外层的区域在外观上相对正常。"靶"的形成主要见于Ⅰ型纤维，最常见于神经源性疾病，尤其是在急性去神经支配后和神经再支配期间。在大鼠的腓肠肌中，实验性肌腱切断术或神经切断术后，随着神经再支配的逐步建立，Ⅰ型纤维会出现类似的靶样结构。

杆状体是人类先天性杆状体性肌病的标志，但它们也见于其他多种肌肉疾病中。冷冻切片格莫瑞（Gomori）三色染色显示，杆状体在肌纤维的蓝绿色背景下表现为红紫色颗粒。在超微结构下，线状体是由异常的Z带物质组成的（2~5）mm×（0.15~1.50）mm的结构，为电子致密物，有横纹，呈细长形。杆状体可在实验性肌腱切断的大鼠比目鱼肌中发生。

格莫瑞（Gomori）三色染色的冷冻切片中的粗糙红纤维呈突出的粗颗粒状、暗红色的中间型肌原纤维网。这种颗粒状外观通常是由线粒体异常聚集引起的。粗糙红纤维是线粒体肌病的特征，但并非特异性的。线粒体肌病是一组以线粒体功能紊乱为特征的人类疾病，伴或不伴有形态异常。给大鼠注射2,4-二硝基苯酚（2,4-dinitrophenol）或其他使氧化磷酸化解偶联的药物可观察到粗糙红纤维，是异常线粒体在肌膜下沉积所致。

"虫蚀"纤维（"moth-eaten" fibers）表现为多个不规则的氧化酶活性降低灶，通常为超微结构下的肌原纤维破坏以及线粒体减少的区域。这种变化在Ⅰ型纤维中最常见，发生于多种人类的骨骼肌疾病中。在切断肌腱或制动的大鼠的腓肠肌中也可观察到类似的虫蚀状Ⅰ型纤维。

8　毒理学病变

实验大鼠常被用来研究多种化合物对骨骼肌的影响。

依据损伤发生后的时间，肌细胞变性/坏死是中毒性肌病中最常见的镜下病变。乙酰胆碱酯酶抑制剂（例如有机磷酸酯类的对氧磷和对硫磷、氨基甲酸酯类的吡啶斯的明以及其他药物）会导致骨骼肌纤维坏死，推断其致病机制与神经肌肉接头乙酰胆碱蓄积引起的肌肉活动过度有关。杀虫剂多杀菌素会引起 Fischer 344 大鼠的股四头肌变性/再生。离子载体如莫能菌素会导致大鼠的骨骼肌变性/坏死。

大鼠单次口服给予 2,3,7,8-四氯二苯并-p-二噁英后，可观察到肌肉萎缩。长期暴露于镉离子会导致大鼠的骨骼肌损伤。化疗药物多柔比星可引起氧化损伤和肌肉萎缩，大鼠全身给药会使比目鱼肌中与自噬有关的蛋白质水平升高。新生大鼠皮下给予巯嘌呤会引起比目鱼肌萎缩并伴有Ⅱ型纤维数量减少。腹腔注射乳酸铝会导致膈肌和腹壁肌肉坏死，但柠檬酸铝不会导致类似的结果。

幼龄大鼠给予喹诺酮类抗生素类化合物和其他化合物会导致肌肉、肌腱和滑膜水肿及单核细胞浸润增多（图 15.9）。

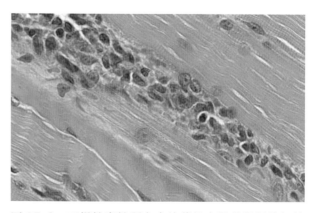

图 15.9　亚慢性毒性研究中给药组大鼠的肌纤维间的单核细胞浸润。图片由美国 NTP 提供

　　单次肌内注射局部麻醉药如布比卡因、甲哌卡因等会导致肌纤维变性并伴随快速再生；反复注射会导致慢性肌病继而纤维化。

　　口服各种高剂量的双亲性阳离子型药物（包括氯苯丁胺、氯喹和氯环嗪）会导致大鼠产生肌病，其特征是自噬空泡（磷脂沉积症）蓄积，这可能与肌纤维特别是Ⅰ型纤维分离、变性和坏死有关。在常规苏木精和伊红染色的肌肉中，自噬空泡呈无色至弱嗜碱性，是扩张的溶酶体并含有致密板层螺旋状膜性物质，可用超微结构检查和诸如甲苯胺蓝染色以充分显示空泡内容物的特征。目前尚不清楚肌细胞坏死是由药物直接引起的肌膜改变导致，还是继发于含磷脂的自噬溶酶体蓄积所致。给予其他双亲性阳离子型化合物（如长春新碱、吐根碱）和多巴胺 D_3 受体拮抗剂均会造成大鼠的肌肉发生类似的损伤。二氟二苯甲基哌啶可引起类似的空泡变性改变，出现细胞质内板层状包涵体，特别是在比目鱼肌和骨间肌中。

　　治疗血脂异常的过氧化物酶体增殖物激活受体（peroxisome proliferator- activated receptor, PPAR）激动剂可引发大鼠肌病。苯氧酸类调血脂药（如非诺贝特和氯贝丁酯）仅诱发Ⅰ型肌纤维中的骨骼肌变性、坏死和再生，如大鼠的比目鱼肌和膈肌。研究数据表明，其毒性机制可能与肌肉的脂肪酸 β- 氧化和氧化应激反应增加有关。相反，另一类被称为 β- 羟 [基]-β- 甲戊二酸单酰辅酶 A（HMG-CoA）还原酶抑制剂或他汀类的调血脂药仅诱导大鼠的Ⅱ型肌纤维中的骨骼肌变性和坏死。肌肉病变出现延迟，在初次口服给药约 10 天后才明显；快速糖酵解型ⅡB 型纤维特别容易受到累及，早期变化出现在线粒体中。

　　给大鼠注射氧化磷酸化解偶联剂（如 2,4-二硝基苯酚）后会产生影响Ⅰ型肌纤维的"线粒体肌病"。尽管在常规 HE 染色后切片中观察不到病变，但格莫瑞（Gomori）三色染色后可看到以线粒体异常凝集为特征的粗糙红纤维。超微结构显示线粒体在肌膜下凝集，含有同心板层小体和类结晶包涵体。在亚致死性缺血的大鼠骨骼肌中也观察到线粒体异常。

　　硫酸三乙基锡慢性中毒会导致大鼠的比目鱼肌的Ⅰ型肌纤维出现独特的核心样（core-like）病变。这些纤维中心区域的烟酰胺腺嘌呤二核苷酸四唑还原酶（NADH-TR）和肌原纤维 ATP 酶活性显著降低，且仅含有少数肌管膜和糖原颗粒。神经肌肉接头的超微结构也显示异常。长期摄入三乙基溴化锡会引起比目鱼肌纤维的萎缩和纤维类型的群集。这些肌肉损伤是三乙基锡化合物的直接毒性作用，还是继发于同时存在的严重神经系统损伤，目前尚不清楚。

　　给大鼠注射 5- 羟色胺和（或）丙米嗪出现主要累及Ⅰ型和ⅡA 型纤维的肌病，是由缺血所致。给大鼠皮下注射 β 肾上腺素受体激动剂异丙肾上腺素会引起比目鱼肌肌纤维坏死。皮下注射肾上腺素也会引起骨骼肌坏死。在 NTP 的一项盐酸肾上腺素 90 天吸入研究中，在暴露组的雌、雄性 F344 大鼠中都观察到喉部肌肉的慢性再生性肌病。其病变特征为轻至中度的多灶性肌纤维坏死、单核炎症细胞聚集、卫星细胞核数量增加、纤维再生和轻微的纤维化。在临床上，暴露组大鼠表现出呼吸困难，病变可能与同时存在的喉肌活动过度有关。

　　可通过肌内注射和皮下注射各种化学致癌物或鼠肉瘤病毒，以及局部植入重金属或物理因素（如塑料膜）来实验性诱导横纹肌肉瘤。大鼠长期给予野百合碱或其代谢产物脱氢表雄酮会产生横纹肌肉瘤并伴有转移。给新生 SD 大鼠皮下注射 7,12- 二甲基苯 [a] 蒽可产生横纹肌肉瘤。给 F344 和 SD 大鼠肌内注射 Ni_3S_2 可局部诱导横纹肌肉瘤已被广泛报道。给 F344 大鼠肌内注射 Ni_3S_2 合并锰粉会抑制镍的致癌作用，而合并 3,4- 苯并芘肌内注射则会促进横纹肌肉瘤的发生。报道过肌内注射后可引起横纹肌肉瘤的其他金属或金属化合物包括氧化镍、钴粉、氧化钴、硫化钴和镉粉。值得注意的是，这些化合物暴露后诱发的主要是横纹肌肉瘤，但同时也可观察到其他未分型的肉瘤或纤维肉瘤。

致谢

感谢 Beth Mahler、David Sabio、Robert Maronpot 和 Emily Singletary 提供图片。

参考文献

Adolfsson, J., 1986. Time dependence of dipyridamole-induced increase in skeletal muscle capillarization. Arzneimittelforschung. 36, 1768-1769.

Afifi, A.K., Hajj, G.A., Saad, S., Tekian, A., Bergman, R.A., Bahuth, N. B., et al., 1984. Clofibrate-induced myotoxicity in rats. Temporal profile of myopathology. Eur. Neurol. 23, 182-197.

Allen, J.R., Hsu, I.C., Carstens, L.A., 1975. Dehydroretronecine-induced rhabdomyosarcomas in rats. Cancer Res. 35, 997-1002.

Alleva, F.R., Haberman, B.H., Slaughter, L.J., Balazs, T., 1981. Muscular degeneration in rats after postnatal treatment with 6-mercaptopurine. Drug. Chem. Toxicol. 4, 133-146.

Altmannsberger, M., Weber, K., Droste, R., Osborn, M., 1985. Desmin is a specific marker for rhabdomyosarcomas of human and rat origin. Am. J. Pathol. 118, 85-95.

Altun, M., Besche, H.C., Overkleeft, H.S., Piccirillo, R., Edelmann, M. J., Kessler, B.M., et al., 2010. Muscle wasting in aged, sarcopenic rats is associated with enhanced activity of the ubiquitin proteasome pathway. J. Biol. Chem. 285, 39597-39608.

Anderson, D.H., 1949. Effect of diet during pregnancy upon the incidence of congenital hereditary diaphragmatic hernia in the rat. Am. J. Pathol. 25, 163-185.

Anderson, J.R., 1985. Atlas of Skeletal Muscle Pathology. MTP Press, Lancaster, UK.

Ariens, A.T., Meeter, E., Wolthuis, O.L., van Benthem, R.M., 1969. Reversible necrosis at the end-plate region in striated muscles of the rat poisoned with cholinesterase inhibitors. Experientia. 25, 57-59.

Armstrong, R.B., Ianuzzo, C.D., 1977. Compensatory hypertrophy of skeletal muscle fibers in streptozotocin-diabetic rats. Cell Tissue Res. 181, 255-266.

Armstrong, R.B., Ogilvie, R.W., Schwane, J.A., 1983. Eccentric exercise-induced injury to rat skeletal muscle. J. Appl. Physiol. 54, 80-93.

Armstrong, R.B., Phelps, R.O., 1984. Muscle fiber type composition of the rat hindlimb. Am. J. Anat. 171, 259-272.

Aspnes, L.E., Lee, C.M., Weindruch, R., Chung, S.S., Roecker, E.B., Aiken, J.M., 1997. Caloric restriction reduces fiber loss and mitochondrial abnormalities in aged rat muscle. FASEB J. 11, 573-581.

Babai, F., Skalli, O., Schurch, W., Seemayer, T.A., Gabbiani, G., 1988. Chemically induced rhabdomyosarcomas in rats. Ultrastructural, immunohistochemical, biochemical features and expression of alpha-actin isoforms. Virchows Arch. B. Cell

Pathol. Incl. Mol. Pathol. 55, 263-277.

Baker, D.G., 2007. Parasites of rats and mice. In: Baker, D.G. (Ed.), Flynn's Parasites of Laboratory Animals. Blackwell Publishing, Ames, IA, pp. 304-383.

Balducci, L., Collier, B., Markov, A., Hardy, C., 1986. Skeletal muscle changes during chronic doxorubicin administration. J. Exp. Clin. Cancer Res. 5, 155-164.

Ballantyne, B., 1988. Xenobiotic-induced rhabdomyolysis. In: Ballantyne, B. (Ed.), Perspectives in Basic and Applied Toxicology. Butterworth, Stoneham, MA, pp. 70-153.

Banker, B.Q., Engel, A.G., 1986. Basic reactions of muscle. In: Engel, A.G., Banker, B.Q. (Eds.), Myology, vol. 1. McGraw-Hill, New York, pp. 845-907.

Basrur, P.K., Sykes, A.K., Gilman, J.P., 1970. Changes in mitochondrial ultrastructure in nickel sulfide-induced rhabdomyosarcoma. Cancer. 25, 1142-1152.

Basson, M.D., Carlson, B.M., 1980. Myotoxicity of single and repeated injections of mepivacaine (Carbocaine) in the rat. Anesth. Analg. 59, 275-282.

Behan, W.M., Cossar, D.W., Madden, H.A., McKay, I.C., 2002. Validation of a simple, rapid, and economical technique for distinguishing type 1 and 2 fibres in fixed and frozen skeletal muscle. J. Clin. Pathol. 55, 375380, This reference describes methods for identifying myofiber types.

Benoit, P.W., 1978. Reversible skeletal muscle damage after administration of local anesthetics with and without epinephrine. J. Oral. Surg. 36, 198-201.

Berg, B.N., 1956. Muscular dystrophy in aging rats. J. Gerontol. 11, 134-139.

Berg, B.N., 1967. Longevity studies in rats. II. Pathology of aging rats. In: Cotchin, E., Roe, F.J.C. (Eds.), Pathology of Laboratory Rats and Mice, vol. 5. Blackwell, Oxford, pp. 749-786.

Berg, B.N., Wolf, A., Simms, H.S., 1962a. Nutrition and longevity in the rat. IV. Food restriction and the radiculoneuropathy of aging rats. J. Nutr. 77, 439-442.

Berg, B.N., Wolf, A., Simms, H.S., 1962b. Degenerative lesions of spinal roots and peripheral nerves in aging rats. Gerontologia. 6, 72-80.

Bestetti, G., Zemp, C., Probst, D., Rossi, G.L., 1981. Neuropathy and myopathy in the diaphragm of rats after 12 months of streptozotocininduced diabetes mellitus. A light-, electron-microscopic, and morphometric study. Acta Neuropathol. 55, 11-20.

Biering-Sorensen, B., Kristensen, I.B., Kjaer, M., Biering-Sorensen, F., 2009. Muscle after spinal cord injury. Muscle Nerve. 40, 499-519.

Bloom, W., Fawcett, D.W., 1968. A Textbook of Histology. ninth ed. W. B. Saunders, Co, Philadelphia, PA.

Bonewald, L.F., Kiel, D.P., Clemens, T.L., Esser, K., Orwoll, E.S., O'Keefe, R.J., et al., 2013. Forum on bone and skeletal muscle interactions: summary of the proceedings of an ASBMR workshop. J. Bone Miner. Res. 28, 1857-1865.

Boonyarom, O., Inui, K., 2006. Atrophy and hypertrophy of skeletal muscles: structural and functional aspects. Acta Physiol. 188, 77-89.

Boreham, C.A., Watt, P.W., Williams, P.E., Merry, B.J., Goldspink, G., Goldspink, D.F., 1988. Effects of ageing and chronic dietary restriction on the morphology of fast and slow muscles of the rat. J. Anat. 157, 111-125.

Boyd, E.M., Boulanger, M.A., 1969. Acute oral toxicity of cottonseed oil. Toxicol. Appl. Pharmacol. 14, 432-438.

Bradley, W.G., Fewings, J.D., Harris, J.B., Johnson, M.A., 1976. Emetine myopathy in the rat. Br. J. Pharmacol. 57, 29-41.

Braunstein Jr., P.W., DeGirolami, U., 1981. Experimental corticosteroid myopathy. Acta Neuropathol. 55, 167-172.

Brownell, A.K., Engel, A.G., 1978. Experimental lipid storage myopathy. A quantitative ultrastructural and biochemical study. J. Neurol. Sci. 35, 31-41.

Bruni, C., Rust, J.N., 1975. Fine structure of dividing cells and of nondividing, differentiating cells of nickel sulfide-induced rhabdomyosarcomas. J. Natl. Cancer Inst. 54, 687-696.

Bundtzen, J.L., Norback, D.H., 1982. The ultrastructure of poorly differentiated rhabdomyosarcomas: a case report and literature review. Hum. Pathol. 13, 301-313.

Burek, J.D., van der Kogel, A.J., Hollander, C.F., 1976. Degenerative myelopathy in three strains of aging rats. Vet. Pathol. 13, 321-331.

Caccia, M.R., Harris, J.B., Johnson, M.A., 1979. Morphology and physiology of skeletal muscle in aging rodents. Muscle Nerve. 2, 202-212.

Canal, N., Frattola, L., Scarlato, G., Pavani, M., 1973. Biochemical and morphological changes induced by triton-X 100 in skeletal muscle of rats after abdominal aorta ligation. Experientia. 29, 681-682.

Canepari, M., Pellegrino, M.A., D'Antona, G., Bottinelli, R., 2010. Skeletal muscle fibre diversity and the underlying mechanisms. Acta Physiol. 199, 465-476.

Caplan, A., 1988. Skeletal muscle. In: Woo, S.L.Y., Buckwalter, J.A. (Eds.), Injury and Repair of the Musculoskeletal Soft Tissues. American Academy of Orthopedic Surgeons, Park Ridge, IL, pp. 209-291.

Capo, L.A., Sillau, A.H., 1983. The effect of hyperthyroidism on capillarity and oxidative capacity in rat soleus and gastrocnemius muscles. J. Physiol. 342, 1-14.

Carmo-Araujo, E.M., Dal-Pai-Silva, M., Dal-Pai, V., Cecchini, R., Anjos Ferreira, A.L., 2007. Ischaemia and reperfusion effects on skeletal muscle tissue: morphological and histochemical studies. Int. J. Exp. Pathol. 88, 147-154.

Chang, S.C., Inui, K., Lee, W.C., Hsuan, S.L., Chien, M.S., Chen, C.H., et al., 2008. Spontaneous rhabdomyosarcoma in a young Sprague-Dawley rat. Toxicol. Pathol. 36, 866-870.

Chen, L.H., Lin, C.T., 1980. Some enzymatic changes associated with pathological changes in rats with long-term vitamin E deficiency. Nutr. Rep. Int. 21, 387-395.

Christie, K.N., Modi, B.V., 1984. Some histochemical observations on invasive cells in a myopathy induced in rats with 5-hydroxytryptamine. Neuropathol. Appl. Neurobiol. 10, 447-460.

Clarke, J.T., Karpati, G., Carpenter, S., Wolfe, L.S., 1972. The effect of vincristine on skeletal muscle in the rat. A correlative histochemical, ultrastructural and chemical study. J. Neuropathol. Exp. Neurol. 31, 247-266.

Clinton, M.E., Dettbarn, W.D., 1987. Prevention of phospholine-induced myopathy with d-tubocurarine, atropine sulfate, diazepam, and creatine phosphate. J. Toxicol. Environ. Health. 21, 435-444.

Conner, M.W., 1994. Spontaneous rhabdomyosarcoma in a young Sprague-Dawley rat. Vet. Pathol. 31, 252-254.

Cooper, J.M., Petty, R.K., Hayes, D.J., Challiss, R.A., Brosnan, M.J., Shoubridge, E.A., et al., 1988. An animal model of mitochondrial myopathy: a biochemical and physiological investigation of rats treated in vivo with the NADH-CoQ reductase inhibitor, diphenyleneiodonium. J. Neurol. Sci. 83, 335-347.

Corbett, A.J., Pollock, M., 1981. Experimental potassium depletion myopathy. J. Neurol. Sci. 49, 193-206.

Cornachione, A.S., Benedini-Elias, P.C., Polizello, J.C., Carvalho, L.C., Mattiello-Sverzut, A.C., 2011. Characterization of fiber types in different muscles of the hindlimb in female weanling and adult Wistar rats. Acta Histochem. Cytochem. 44, 43-50.

Corson, J.M., Pinkus, G.S., 1981. Intracellular myoglobin: a specific marker for skeletal muscle differentiation in soft tissue

sarcomas. An immunoperoxidase study. Am. J. Pathol. 103, 384-389.

Cummins, A.G., Duncombe, V.M., Bolin, T.D., Davis, A.E., 1985. Reversible nutritional myopathy with myotonia in the protein-deficient rat given methionine. Aust. J. Exp. Biol. Med. Sci. 63 (Pt 2), 127-137.

D'Agostino, A.N., 1963. An electron microscopic study of skeletal and cardiac muscle of the rat poisoned by plasmocid. Lab. Invest. 12, 1060-1071.

Dacasto, M., Ceppa, L., Cornaglia, E., Valenza, F., Carletti, M., Bosio, A., et al., 1999. Effects of the ionophore antibiotic monensin on hepatic biotransformations and target organ morphology in rats. Pharmacol. Res. 39, 5-10.

Danon, J.M., Karpati, G., Carpenter, S., 1978. Subacute skeletal myopathy induced by 2,4-dichlorophenoxyacetate in rats and guinea pigs. Muscle Nerve. 1, 89-102.

De Reuck, J., De Coster, W., vander Eecken, H., 1977. The target phenomenon in rat muscle following tenotomy and neurotomy. A comparative light microscopic and histochemical study. Acta Neuropathol. 37, 49-53.

De Souza, A.T., Cornwell, P.D., Dai, X., Caguyong, M.J., Ulrich, R.G., 2006. Agonists of the peroxisome proliferator-activated receptor alpha induce a fiber-type-selective transcriptional response in rat skeletal muscle. Toxicol. Sci. 92, 578-586.

DeGirolami, U.U., Smith, T.W., 1982. Teaching monograph: pathology of skeletal muscle diseases. Am. J. Pathol. 107, 231-276.

Dennis, M.J., Ziskind-Conhaim, L., Harris, A.J., 1981. Development of neuromuscular junctions in rat embryos. Dev. Biol. 81, 266-279.

Deries, M., Collins, J.J., Duxson, M.J., 2008. The mammalian myotome: a muscle with no innervation. Evol. Dev. 10, 746-755.

Diehl, B., Hoheisel, U., Mense, S., 1988. Histological and neurophysiological changes induced by carrageenan in skeletal muscle of cat and rat. Agents Actions. 25, 210-213.

Drenckhahn, D., Lullmann-Rauch, R., 1976. Myopathy in rats treated with chlorphentermine or iprindole. Virchows Arch. B. Cell Pathol. 20, 343-346.

Drenckhahn, D., Lullmann-Rauch, R., 1979. Experimental myopathy induced by amphiphilic cationic compounds including several psychotropic drugs. Neuroscience. 4, 549-562.

Eddinger, T.J., Moss, R.L., Cassens, R.G., 1985. Fiber number and type composition in extensor digitorum longus, soleus, and diaphragm muscles with aging in Fischer 344 rats. J. Histochem. Cytochem. 33, 1033-1041.

Enesco, M., Puddy, D., 1964. Increase in the number of nuclei and weight in skeletal muscle of rats of various ages. Am. J. Anat. 114, 235-244.

Erlandson, R.A., 1987. The ultrastructural distinction between rhabdomyosarcoma and other undifferentiated "sarcomas". Ultrastruct. Pathol. 11, 83-101.

Eusebi, V., Ceccarelli, C., Gorza, L., Schiaffino, S., Bussolati, G., 1986. Immunocytochemistry of rhabdomyosarcoma. The use of four different markers. Am. J. Surg Pathol. 10, 293-299.

Everitt, A.V., Shorey, C.D., Ficarra, M.A., 1985. Skeletal muscle aging in the hind limb of the old male Wistar rat: inhibitory effect of hypophysectomy and food restriction. Arch. Gerontol. Geriatr. 4, 101-115.

Faiola, B., Falls, J.G., Peterson, R.A., Bordelon, N.R., Brodie, T.A., Cummings, C.A., et al., 2008. PPAR alpha, more than PPAR delta, mediates the hepatic and skeletal muscle alterations induced by the PPAR agonist GW0742. Toxicol. Sci. 105, 384-394.

Faulkner, J.A., Larkin, L.M., Claflin, D.R., Brooks, S.V., 2007. Agerelated changes in the structure and function of skeletal muscles. Clin. Exp. Pharmacol. Physiol. 34, 1091-1096.

Fenichel, G.M., Dettbarn, W.D., Newman, T.M., 1974. An experimental myopathy secondary to excessive acetylcholine release. Neurology. 24, 41-45.

Fischman, D.A., 1967. An electron microscope study of myofibril formation in embryonic chick skeletal muscle. J. Cell Biol. 32, 557-575.

Fischman, D.A., 1986. Myofibrillogenesis and the morphogenesis of skeletal muscle. In: Engel, A.G., Banker, B.Q. (Eds.), Myology, vol. 1. McGraw-Hill, New York, pp. 5-37.

Fitts, R.H., Brimmer, C.J., Troup, J.P., Unsworth, B.R., 1984. Contractile and fatigue properties of thyrotoxic rat skeletal muscle. Muscle Nerve. 7, 470-477.

Fitts, R.H., Winder, W.W., Brooke, M.H., Kaiser, K.K., Holloszy, J.O., 1980. Contractile, biochemical, and histochemical properties of thyrotoxic rat soleus muscle. Am. J. Physiol. 238, C14-C20.

Florini, J.R., Ewton, D.Z., Coolican, S.A., 1996. Growth hormone and the insulin-like growth factor system in myogenesis. Endocr. Rev. 17, 481-517.

Foster, A.H., Carlson, B.M., 1980. Myotoxicity of local anesthetics and regeneration of the damaged muscle fibers. Anesth. Analg. 59, 727-736.

Frost, R.A., Lang, C.H., 2012. Multifaceted role of insulin-like growth factors and mammalian target of rapamycin in skeletal muscle. Endocrinol. Metab. Clin. North. Am. 41, 297-322, vi.

Fujisawa, K., 1974. Some observations on the skeletal musculature of aged rats. I. Histological aspects. J. Neurol. Sci. 22, 353-366.

Furst, A., 1981. Bioassay of metals for carcinogenesis: whole animals. Environ. Health Perspect. 40, 83-91.

Gabow, P.A., Kaehny, W.D., Kelleher, S.P., 1982. The spectrum of rhabdomyolysis. Medicine. 61, 141-152.

Galluzzo, P., Rastelli, C., Bulzomi, P., Acconcia, F., Pallottini, V., Marino, M., 2009. 17beta-Estradiol regulates the first steps of skeletal muscle cell differentiation via ER-alpha-mediated signals. Am. J. Physiol. Cell Physiol. 297, C1249-C1262.

Garvey, S.M., Dugle, J.E., Kennedy, A.D., McDunn, J.E., Kline, W., Guo, L., et al., 2014. Metabolomic profiling reveals severe skeletal muscle group-specific perturbations of metabolism in aged FBN rats. Biogerontology. 15, 217-232.

Gauthier, G.F., 1983. The muscular tissue. In: Weiss, L. (Ed.), Histology, Cell, and Tissue Biology. Elsevier, Amsterdam, pp. 256-281.

Gauthier, G.F., 1986. Skeletal muscle fiber types. In: Engel, A.G., Banker, B.Q. (Eds.), Myology, vol. 1. McGraw-Hill, New York, pp. 255-283.

Gebbers, J.O., Lotscher, M., Kobel, W., Portmann, R., Laissue, J.A., 1986. Acute toxicity of pyridostigmine in rats: histological findings. Arch. Toxicol. 58, 271-275.

Gilman, J.P., 1962. Metal carcinogenesis. II. A study on the carcinogenic activity of cobalt, copper, iron, and nickel compounds. Cancer Res. 22, 158-162.

Glaister, J.R., 1981. Rhabdomyosarcoma in a young rat. Lab. Anim. 15, 145-146.

Gollnick, P.D., Timson, B.F., Moore, R.L., Riedy, M., 1981. Muscular enlargement and number of fibers in skeletal muscles of rats. J. Appl. Physiol. 50, 936-943.

Gopinath, C., Prentice, D.E., Lewis, D.J., 1987. Atlas of Experimental Toxicological Pathology. MTP Press, Lancaster, UK.

Gori, Z., De Tata, V., Pollera, M., Bergamini, E., 1988. Mitochondrial myopathy in rats fed with a diet containing beta-guanidine propionic acid, an inhibitor of creatine entry in muscle cells. Br. J. Exp. Pathol. 69, 639-650.

Graham, D.I., Bonilla, E., Gonatas, N.K., Schotland, D.L., 1976. Core formation in the muscles of rats intoxicated with triethyltin sulfate. J. Neuropathol. Exp. Neurol. 35, 1-13.

Greaves, P., Chouinard, L., Ernst, H., Mecklenburg, L., Pruimboom-Brees, I.M., Rinke, M., et al., 2013. Proliferative and nonproliferative lesions of the rat and mouse soft tissue, skeletal muscle and mesothelium. J. Toxicol. Pathol. 26, 1S-22S.

Greaves, P., Faccini, J.M., Courtney, C.L., 1992. Proliferative lesions of soft tissues and skeletal muscle in rats, MST-1. Guides for Toxicologic Pathology. STP/ARP/AFIP, Washington, DC.

Greaves, P., Seely, J.C., 1996. Non-proliferative lesions of soft tissues and skeletal muscle in rats, MST-1. Guides for Toxicologic Pathology. STP/ARP/AFIP, Washington, DC.

Grice, H.C., Mannell, W.A., 1966. Rhabdomyosarcomas induced in rats by intramuscular injections of blue VRS. J. Natl. Cancer Inst. 37, 845-857.

Grim, M., Rerabkova, L., Carlson, B.M., 1988. A test for muscle lesions and their regeneration following intramuscular drug application. Toxicol. Pathol. 16, 432-442.

Gupta, R.C., Patterson, G.T., Dettbarn, W.D., 1987a. Acute tabun toxicity; biochemical and histochemical consequences in brain and skeletal muscles of rat. Toxicology. 46, 329-341.

Gupta, R.C., Patterson, G.T., Dettbarn, W.D., 1987b. Biochemical and histochemical alterations following acute soman intoxication in the rat. Toxicol. Appl. Pharmacol. 87, 393-402.

Haagensen, C.D., Krehbiel, O.F., 1936. The morphology of the sarcomas produced by 1,2,5,6-dibenzanthracene. Am. J. Cancer. 26, 368-377.

Haddow, A., Timmis, G.M., Horning, E.S., 1954. Rhabdomyosarcomas in the albino rat. J. R. Microsc. Soc. 74, 59-63.

Haller, R.G., Drachman, D.B., 1980. Alcoholic rhabdomyolysis: an experimental model in the rat. Science. 208, 412-415.

Hanzlikova, V., Schiaffino, S., 1977. Mitochondrial changes in ischemic skeletal muscle. J. Ultrastruct. Res. 60, 121-133.

Heath, J.C., 1960. The histogenesis of malignant tumours induced by cobalt in the rat. Br. J. Cancer. 14, 478-482.

Heath, J.C., Daniel, M.R., Dingle, J.T., Webb, M., 1962. Cadmium as a carcinogen. Nature. 193, 592-593.

Heggtveit, H.A., 1969. Myopathy in experimental magnesium deficiency. Ann. N. Y. Acad. Sci. 162, 758-765.

Hicks, R., Oshodi, R.O., Pedrick, M.J., 1987. Cytotoxic, irritant and fibrogenic effects of metal-fume particulate materials investigated by intramuscular injection in the rat and guinea pig. Arch. Toxicol. Suppl. 11, 220-222.

Highman, B., Altland, P.D., Garbus, J., 1965. Pathological and serumenzyme changes after epinephrine in oil and adrenergic blocking agent. Arch. Pathol. 80, 332-344.

Hildebrand, H.F., Biserte, G., 1978. Ultrastructural investigation of NI3S2-induced rhabdomyosarcoma in Wistar rat: comparative study with emphasis on myofibrillar differentiation and ciliar formation. Cancer. 42, 528-554.

Ho, K.W., Roy, R.R., Tweedle, C.D., Heusner, W.W., Van Huss, W.D., Carrow, R.E., 1980. Skeletal muscle fiber splitting with weight-lifting exercise in rats. Am. J. Anat. 157, 433-440.

Hoh, J.F., 1991. Myogenic regulation of mammalian skeletal muscle fibres. News Physiol. Sci. 6, 1-6.

Hollway, G., Currie, P., 2005. Vertebrate myotome development. Birth Defects Res. C. Embryo Today. 75, 172-179.

Itoh, H., Kishida, H., Takeuchi, E., Tadokoro, M., Uchikoshi, T., Oikawa, K., 1985. Studies on the delayed neurotoxicity of organophosphorus compounds--(III). J. Toxicol. Sci. 10, 67-82.

Iwata, A., Fuchioka, S., Hiraoka, K., Masuhara, M., Kami, K., 2010. Characteristics of locomotion, muscle strength, and muscle tissue in regenerating rat skeletal muscles. Muscle Nerve. 41, 694-701.

Jasmin, G., Gareau, R., 1962. Histopathological study of muscle lesions produced by paraphenylenediamine in rats. Br. J. Exp. Pathol. 62, 592-596.

Jaweed, M.M., Alleva, F.R., Herbison, G.J., Ditunno, J.F., Balazs, T., 1985. Muscle atrophy and histopathology of the soleus in 6-mercaptopurine-treated rats. Exp. Mol. Pathol. 43, 74-81.

Jirmanova, I., Lukas, E., 1984. Ultrastructure of carbon disulphide neuropathy. Acta Neuropathol. 63, 255-263.

Karpati, G., Carpenter, S., Eisen, A.A., 1972. Experimental core-like lesions and nemaline rods. A correlative morphological and physiological study. Arch. Neurol. 27, 237-251.

Karpati, G., Eisen, A.A., Carpenter, S., 1975. Tetrabenazine-induced myopathy in the rat. Neurology. 25, 373.

Kashida, Y., Kato, M., 1997. Toxic effects of quinolone antibacterial agents on the musculoskeletal system in juvenile rats. Toxicol. Pathol. 25, 635-643.

Kelly, A.M., 1971. Sarcoplasmic reticulum and T tubules in differentiating rat skeletal muscle. J. Cell Biol. 49, 335-344.

Kelly, A.M., 1978. Satellite cells and myofiber growth in the rat soleus and extensor digitorum longus muscles. Dev. Biol. 65, 1-10.

Kelly, A.M., Zacks, S.I., 1969. The histogenesis of rat intercostal muscle. J. Cell Biol. 42, 135-153.

Kibler, W.B., 1973. Skeletal muscle necrosis secondary to parathion. Toxicol. Appl. Pharmacol. 25, 117-122.

Kim, D.H., Witzmann, F.A., Fitts, R.H., 1982. Effect of thyrotoxicosis on sarcoplasmic reticulum in rat skeletal muscle. Am. J. Physiol. 243, C151-155.

Kirkpatrick, C.J., Alves, A., Kohler, H., Kriegsmann, J., Bittinger, F., Otto, M., et al., 2000. Biomaterial-induced sarcoma: a novel model to study preneoplastic change. Am. J. Pathol. 156, 1455-1467.

Knochel, J.P., Cronin, R.E., 1984. The myopathy of experimental magnesium deficiency. Adv. Exp. Med. Biol. 178, 351-361.

Kocturk, S., Kayatekin, B.M., Resmi, H., Acikgoz, O., Kaynak, C., Ozer, E., 2008. The apoptotic response to strenuous exercise of the gastrocnemius and soleus muscle fibers in rats. Eur. J. Appl. Physiol. 102, 515-524.

Konagaya, M., Bernard, P.A., Max, S.R., 1986. Blockade of glucocorticoid receptor binding and inhibition of dexamethasone-induced muscle atrophy in the rat by RU38486, a potent glucocorticoid antagonist. Endocrinology. 119, 375-380.

Konigsberg, I.R., 1986. The embryonic origin of muscle. In: Engel, A. G., Banker, B.Q. (Eds.), Myology, vol. 1. McGraw-Hill, New York, pp. 39-71.

Korenyi-Both, A., 1976. Damage of skeletal muscle in rats by immunoglobulins. II. Ultrastructural studies. Acta Neuropathol. 34, 207-218.

Korenyi-Both, A., Kelemen, G., 1976. Damage of skeletal muscle in rats by immunoglobulins. I. Pathophysiological data and light microscopic observations. Acta Neuropathol. 34, 199-206.

Korenyi-Both, A., Korenyi-Both, I., Kayes, B.C., 1981. Thyrotoxic myopathy. Pathomorphological observations of human material and experimentally induced thyrotoxicosis in rats. Acta Neuropathol. 53, 237-248.

Kouyoumdjian, J.A., Harris, J.B., Johnson, M.A., 1986. Muscle necrosis caused by the sub-units of crotoxin. Toxicon. 24, 575-583.

Kugelberg, E., 1976. Adaptive transformation of rat soleus motor units during growth. J. Neurol. Sci. 27, 269-289.

Kuncl, R.W., Meltzer, H.Y., 1974. Pathologic effect of phencyclidine and restraint on rat skeletal muscle structure: prevention by prior denervation. Exp. Neurol. 45, 387-402.

Kwiecinski, H., 1981. Myotonia induced by chemical agents. Crit. Rev. Toxicol. 8, 279-310.

Kytta, J., Heinonen, E., Rosenberg, P.H., Wahlstrom, T., Gripenberg, J., Huopaniemi, T., 1986. Effects of repeated bupivacaine administration on sciatic nerve and surrounding muscle tissue in rats. Acta Anaesthesiol. Scand. 30, 625-629.

Laterza, O.F., Lim, L., Garrett-Engele, P.W., Vlasakova, K., Muniappa, N., Tanaka, W.K., et al., 2009. Plasma MicroRNAs as sensitive and specific biomarkers of tissue injury. Clin. Chem. 55, 1977-1983.

Levine, S., Saltzman, A., Drakontides, A.B., 1992. Parenteral aluminum compounds produce a local toxic myopathy in rats: importance of the anion. Toxicol. Pathol. 20, 405-415.

Lin, C.T., Chen, L.H., 1982. Ultrastructural and lysosomal enzyme studies of skeletal muscle and myocardium in rats with long-term vitamin E deficiency. Pathology. 14, 375-382.

Liu, Z.J., Zhuge, Y., Velazquez, O.C., 2009. Trafficking and differentiation of mesenchymal stem cells. J. Cell. Biochem. 106, 984-991.

Livingstone, I., Johnson, M.A., Mastaglia, F.L., 1981. Effects of dexamethasone on fibre subtypes in rat muscle. Neuropathol. Appl. Neurobiol. 7, 381-398.

Lodish, H., Berk, A., Kaiser, C.A., Krieger, M., Bretscher, A., 2012. Molecular Cell Biology. seventh ed. W.H. Freeman and Co, New York. Luff, A.R., 1998. Age-associated changes in the innervation of muscle fibers and changes in the mechanical properties of motor units. Ann. N. Y. Acad. Sci. 854, 92-101.

Machida, S., Narusawa, M., 2006. The roles of satellite cells and hematopoietic stem cells in impaired regeneration of skeletal muscle in old rats. Ann. N. Y. Acad. Sci. 1067, 349-353.

Machlin, L.J., Filipski, R., Nelson, J., Horn, L.R., Brin, M., 1977. Effects of a prolonged vitamin E deficiency in the rat. J. Nutr. 107, 1200-1208.

Maenza, R.M., Pradhan, A.M., Sunderman Jr., F.W., 1971. Rapid induction of sarcomas in rats by combination of nickel sulfide and 3,4-benzpyrene. Cancer Res. 31, 2067-2071.

Magri, K.A., Ewton, D.Z., Florini, J.R., 1991. The role of the IGFs in myogenic differentiation. Adv. Exp. Med. Biol. 293, 57-76.

Maltin, C.A., Duncan, L., Wilson, A.B., 1985. Rat diaphragm: changes in muscle fiber type frequency with age. Muscle Nerve. 8, 211-216.

Maltin, C.A., Harris, J.B., Cullen, M.J., 1983. Regeneration of mammalian skeletal muscle following the injection of the snake-venom toxin, taipoxin. Cell Tissue Res. 232, 565-577.

Manor, D., Sadeh, M., 1989. Muscle fibre necrosis induced by intramuscular injection of drugs. Br. J. Exp. Pathol. 70, 457-462.

Martin, J.T., Laskowski, M.B., Fenichel, G.M., 1977. Imidazole myopathy. Production of the myopathy and its dependence on acetylcholine. Neurology. 27, 484-489.

Mastaglia, F.L., 1982. Adverse effects of drugs on muscle. Drugs. 24, 304-321.

Max, S.R., Silbergeld, E.K., 1987. Skeletal muscle glucocorticoid receptor and glutamine synthetase activity in the wasting syndrome in rats treated with 2,3,7,8-tetrachlorodibenzo-p-dioxin. Toxicol. Appl. Pharmacol. 87, 523-527.

McCusker, R.H., Campion, D.R., 1986. Effect of growth hormonesecreting tumours on skeletal muscle cellularity in the rat. J. Endocrinol. 111, 279-285.

Meier, T., Wallace, B.G., 1998. Formation of the neuromuscular junction: molecules and mechanisms. Bioessays. 20, 819-829.

Melmed, C., Karpati, G., Carpenter, S., 1975. Experimental mitochondrial myopathy produced by in vivo uncoupling of oxidative phosphorylation. J. Neurol. Sci. 26, 305-318.

Meltzer, H.Y., 1973. Morphological effects of Compound 48-80, polymyxin B sulfate, and dextran on rat skeletal muscle. Arch. Pathol. 96, 118-123.

Mendell, J.R., Silverman, L.M., Verrill, H.L., Parker, J.M., Olson, W.H., 1976. Imipramine-serotonin induced myopathy. Neurology. 26, 968-974.

Miklosz, A., Chabowski, A., Zendzian-Piotrowska, M., Gorski, J., 2012. Effects of hyperthyroidism on lipid content and composition in oxidative and glycolytic muscles in rats. J. Physiol. Pharmacol. 63, 403-410.

Molon-Noblot, S., Hubert, M.F., Hoe, C.M., Keenan, K., Laroque, P., 2005. The effects of ad libitum feeding and marked dietary restriction on spontaneous skeletal muscle pathology in Sprague-Dawley rats. Toxicol. Pathol. 33, 600-608.

Moss, F.P., Leblond, C.P., 1971. Satellite cells as the source of nuclei in muscles of growing rats. Anat. Rec. 170, 421-435.

Mrak, R.E., 1982. Muscle granulomas following intramuscular injection. Muscle Nerve. 5, 637-639.

Mukai, M., Iri, H., Torikata, C., Kageyama, K., Morikawa, Y., Shimizu, K., 1984. Immunoperoxidase demonstration of a new muscle protein (Z-protein) in myogenic tumors as a diagnostic aid. Am. J. Pathol. 114, 164-170.

Munsat, T.L., Hudgson, P., Johnson, M.A., 1977. Experimental serotonin myopathy. Neurology. 27, 772-782.

Murakami, T., Hijikata, T., Yorifuji, H., 2008. Staging of disuse atrophy of skeletal muscles on immunofluorescence microscopy. Anat. Sci. Int. 83, 68-76.

Newsholme, S.J., Zimmerman, D.M., 1997. Immunohistochemical evaluation of chemically induced rhabdomyosarcomas in rats: diagnostic utility of MyoD1. Toxicol. Pathol. 25, 470-474.

Ng, Y., Goldspink, D.F., Burniston, J.G., Clark, W.A., Colyer, J., Tan, L.B., 2002. Characterisation of isoprenaline myotoxicity on slowtwitch skeletal versus cardiac muscle. Int. J. Cardiol. 86, 299-309.

Nicol, C.J., Bruce, D.S., 1981. Effect of hyperthyroidism on the contractile and histochemical properties of fast and slow twitch skeletal muscle in the rat. Pflugers Arch. 390, 73-79.

Nicol, C.J.M., Johnston, I.A., 1981. Energy metabolism of fast- and slow-twitch skeletal muscle in the rat: thyroid hormone induced changes. J. Comp. Physiol. 142, 465-472.

Noden, D.M., Francis-West, P., 2006. The differentiation and morphogenesis of craniofacial muscles. Dev. Dyn. 235, 1194-1218.

NTP, 2011. NTP Historical Controls Report, All Routes and Vehicles, F344/N Rats. National Toxicology Program, National Institute of Environmental Health Sciences, Research Triangle Park, NC.

O'Steen, W.K., Shear, C.R., Anderson, K.V., 1975. Extraocular muscle degeneration and regeneration after exposure of rats to incandescent radiant energy. J. Cell Sci. 18, 157-177.

Ohshima, S., Shibata, T., Sasaki, N., Okuda, H., Nishizawa, H., Ohsawa, M., et al., 1986. Clinico-pathological changes induced in rats treated with amine-curing agent for epoxy resin, bis(4-amino-3-methylcyclohexyl) methane. J. Toxicol. Sci. 11, 79-93.

Okada, M., Inoue, Y., Ube, M., Sano, F., Ikeda, I., Sugimoto, J., et al., 2007. Skeletal muscle susceptibility to clofibrate induction of lesions in rats. Toxicol. Pathol. 35, 517-520.

Okada, M., Sano, F., Ikeda, I., Sugimoto, J., Takagi, S., Sakai, H., et al., 2009. Fenofibrate-induced muscular toxicity is associated with a metabolic shift limited to type-1 muscles in rats. Toxicol. Pathol. 37, 517-520.

Oldfors, A., Mair, W.G., Sourander, P., 1983. Muscle changes in protein-deprived young rats. A morphometrical, histochemical and ultrastructural study. J. Neurol. Sci. 59, 291-302.

Oppenheimer, B.S., Oppenheimer, E.T., Danishefsky, I., Stout, A.P., Eirich, F.R., 1955. Further studies of polymers as carcinogenic agents in animals. Cancer Res. 15, 333-340.

Oppenheimer, B.S., Oppenheimer, E.T., Stout, A.P., 1952. Sarcomas induced in rodents by imbedding various plastic films. Proc. Soc. Exp. Biol. Med. 79, 366-369.

Oppenheimer, B.S., Oppenheimer, E.T., Stout, A.P., 1953. Carcinogenic effect of imbedding various plastic films in rats and mice. Surg Forum. 4, 672-676.

Osborn, M., Hill, C., Altmannsberger, M., Weber, K., 1986.

Monoclonal antibodies to titin in conjunction with antibodies to desmin separate rhabdomyosarcomas from other tumor types. Lab. Invest. 55, 101-108.

Patterson, G.T., Gupta, R.C., Misulis, K.E., Dettbarn, W.D., 1988. Prevention of diisopropylphosphorofluoridate (DFP)-induced skeletal muscle fiber lesions in rat. Toxicology. 48, 237-244.

Perk, K., Shachat, D.A., Moloney, J.B., 1968. Pathogenesis of a rhabdomyosarcoma (undifferentiated type) in rats induced by a murine sarcoma virus (Moloney). Cancer Res. 28, 1197-1206.

Pette, D., Staron, R.S., 2000. Myosin isoforms, muscle fiber types, and transitions. Microsc. Res. Tech. 50, 500-509.

Pettersen, J.C., Pruimboom-Brees, I., Francone, O.L., Amacher, D.E., Boldt, S.E., Kerlin, R.L., et al., 2012. The PPARalpha agonists fenofibrate and CP-778875 cause increased beta-oxidation, leading to oxidative injury in skeletal and cardiac muscle in the rat. Toxicol. Pathol. 40, 435-447.

Popescu, L.M., Manole, E., Serboiu, C.S., Manole, C.G., Suciu, L.C., Gherghiceanu, M., et al., 2011. Identification of telocytes in skeletal muscle interstitium: implication for muscle regeneration. J. Cell. Mol. Med. 15, 1379-1392.

Pritt, M.L., Hall, D.G., Recknor, J., Credille, K.M., Brown, D.D., Yumibe, N.P., et al., 2008. Fabp3 as a biomarker of skeletal muscle toxicity in the rat: comparison with conventional biomarkers. Toxicol. Sci. 103, 382-396.

Prysor-Jones, R.A., Jenkins, J.S., 1980. Effect of excessive secretion of growth hormone on tissues of the rat, with particular reference to the heart and skeletal muscle. J. Endocrinol. 85, 75-82.

Reijneveld, J.C., Koot, R.W., Bredman, J.J., Joles, J.A., Bar, P.R., 1996. Differential effects of 3-hydroxy-3-methylglutaryl-coenzyme A reductase inhibitors on the development of myopathy in young rats. Pediatr. Res. 39, 1028-1035.

Richman, E.A., Bierkamper, G.G., 1984. Histopathology of spinal cord, peripheral nerve, and soleus muscle of rats treated with triethyltin bromide. Exp. Neurol. 86, 122-133.

Riley, D.A., Ellis, S., Slocum, G.R., Satyanarayana, T., Bain, J.L., Sedlak, F.R., 1985. Morphological and biochemical changes in soleus and extensor digitorum longus muscles of rats orbited in Spacelab 3. Physiologist. 28, S207-S208.

Rivero, J.L., Talmadge, R.J., Edgerton, V.R., 1998. Fibre size and metabolic properties of myosin heavy chain-based fibre types in rat skeletal muscle. J. Muscle Res. Cell Motil. 19, 733-742.

Rubinstein, N.A., Kelly, A.M., 1981. Development of muscle fiber specialization in the rat hindlimb. J. Cell Biol. 90, 128-144.

Rudmann, D.G., McNerney, M.E., VanderEide, S.L., Schemmer, J.K., Eversole, R.R., Vonderfecht, S.L., 2004. Epididymal and systemic phospholipidosis in rats and dogs treated with the dopamine D3 selective antagonist PNU-177864. Toxicol. Pathol. 32, 326-332.

Sadeh, M., Czewski, K., Stern, L.Z., 1985. Chronic myopathy induced by repeated bupivacaine injections. J. Neurol. Sci. 67, 229-238.

Sahgal, V., Subramani, V., Hughes, R., Shah, A., Singh, H., 1979. On the pathogenesis of mitochondrial myopathies. An experimental study. Acta Neuropathol. 46, 177-183.

Sano, N., Shibata, M., Izumi, K., Otsuka, H., 1988. Histopathological and immunohistochemical studies on nickel sulfide-induced tumors in F344 rats. Jpn. J. Cancer Res. 79, 212-221.

Sano, R., Tanaka, E., Korfage, J.A., Langenbach, G.E., Kawai, N., van Eijden, T.M., et al., 2007. Heterogeneity of fiber characteristics in the rat masseter and digastric muscles. J. Anat. 211, 464-470, This reference characterizes masseter and digastric muscle myofibers.

Schiaffino, S., Reggiani, C., 1994. Myosin isoforms in mammalian skeletal muscle. J. Appl. Physiol. 77, 493-501.

Schmalbruch, H., 1980. The early changes in experimental myopathy induced by chloroquine and chlorphentermine. J. Neuropathol. Exp. Neurol. 39, 65-81.

Schmidt, R.A., Cone, R., Haas, J.E., Gown, A.M., 1988. Diagnosis of rhabdomyosarcomas with HHF35, a monoclonal antibody directed against muscle actins. Am. J. Pathol. 131, 19-28.

Schuschereba, S.T., Bowman, P.D., Vargas, J.A., Johnson, T.W., Woo, F.J., McKinney, L., 1990. Myopathic alterations in extraocular muscle of rats subchronically fed pyridostigmine bromide. Toxicol. Pathol. 18, 387-395.

Scott, W., Stevens, J., Binder-Macleod, S.A., 2001. Human skeletal muscle fiber type classifications. Phys. Ther. 81, 1810-1816.

Segawa, M., Fukada, S., Yamamoto, Y., Yahagi, H., Kanematsu, M., Sato, M., et al., 2008. Suppression of macrophage functions impairs skeletal muscle regeneration with severe fibrosis. Exp. Cell Res. 314, 3232-3244.

Seidal, T., Kindblom, L.G., 1984. The ultrastructure of alveolar and embryonal rhabdomyosarcoma. A correlative light and electron microscopic study of 17 cases. Acta Pathol. Microbiol. Immunol. Scand. [A]. 92, 231-248.

Shafiq, S.A., Gorycki, M.A., Asiedu, S.A., Milhorat, A.T., 1969. Tenotomy. Effect on the fine structure of the soleus of the rat. Arch. Neurol. 20, 625-633.

Shibata, M., Izumi, K., Sano, N., Akagi, A., Otsuka, H., 1989. Induction of soft tissue tumours in F344 rats by subcutaneous, intramuscular, intra-articular, and retroperitoneal injection of nickel sulphide (Ni3S2). J. Pathol. 157, 263-274.

Shorey, C.D., Everitt, A.V., Armstrong, R.A., Manning, L.A., 1993. Morphometric analysis of the muscle fibres of the soleus muscle of the ageing rat: long-term effect of hypophysectomy and food restriction. Gerontology. 39, 80-92.

Shumaker, R.C., Robertson, K.A., Hsu, I.C., Allen, J.R., 1976. Neoplastic transformation in tissues of rats exposed to monocrotaline or dehydroretronecine. J. Natl. Cancer Inst. 56, 787-790.

Sigler, R.E., Dominick, M.A., McGuire, E.J., 1992. Subacute toxicity of a halogenated pyrrole hydroxymethylglutaryl-coenzyme A reductase inhibitor in Wistar rats. Toxicol. Pathol. 20, 595-602.

Skalli, O., Gabbiani, G., Babai, F., Seemayer, T.A., Pizzolato, G., Schurch, W., 1988. Intermediate filament proteins and actin isoforms as markers for soft tissue tumor differentiation and origin. II. Rhabdomyosarcomas. Am. J. Pathol. 130, 515-531.

Smith, P.F., Eydelloth, R.S., Grossman, S.J., Stubbs, R.J., Schwartz, M. S., Germershausen, J.I., et al., 1991. HMG-CoA reductase inhibitorinduced myopathy in the rat: cyclosporine A interaction and mechanism studies. J. Pharmacol. Exp. Ther. 257, 1225-1235.

Smuder, A.J., Kavazis, A.N., Min, K., Powers, S.K., 1985. Exercise protects against doxorubicin-induced markers of autophagy signaling in skeletal muscle. J. Appl. Physiol. 111, 1190-1198.

Staron, R.S., Kraemer, W.J., Hikida, R.S., Fry, A.C., Murray, J.D., Campos, G.E., 1999. Fiber type composition of four hindlimb muscles of adult Fischer 344 rats. Histochem. Cell Biol. 111, 117-123.

Staron, R.S., Pette, D., 1993. The continuum of pure and hybrid myosin heavy chain-based fibre types in rat skeletal muscle. Histochemistry. 100, 149-153.

Stein, J.M., Padykula, H.A., 1962. Histochemical classification of individual skeletal muscle fibers of the rat. Am. J. Anat. 110, 103-123.

Stromer, M.H., Goll, D.E., Young, R.B., Robson, R.M., Parrish Jr., F.C., 1974. Ultrastructural features of skeletal muscle differentiation and development. J. Anim. Sci. 38, 1111-1141.

Sun, D., Hamlin, D., Butterfield, A., Watson, D.E., Smith, H.W., 2010. Electrochemiluminescent immunoassay for rat skeletal troponin I (Tnni2) in serum. J. Pharmacol. Toxicol. Methods.

61, 52-58.

Sunderman Jr., F.W., McCully, K.S., 1983. Effects of manganese compounds on carcinogenicity of nickel subsulfide in rats. Carcinogenesis. 4, 461-465.

Taguchi, S., Kuriwaki, K., Souda, M., Funato, M., Ninomiya, K., Umekita, Y., et al., 2006. Induction of sarcomas by a single subcutaneous injection of 7,12-dimethylbenz[a]anthracene into neonatal male Sprague-Dawley rats: histopathological and immunohistochemical analyses. Toxicol. Pathol. 34, 336-347.

Takahashi, K., Maita, K., Shirasu, Y., Taniguchi, H., Yoshikawa, Y., 1988. Anti-rat myoglobin antisera in the immunocytochemical diagnosis of rhabdomyosarcomas of rats. Vet. Pathol. 25, 337-342.

Takayama, S., Kuwabara, N., 1977. The production of skeletal muscle atrophy and mammary tumors in rats by feeding 2-(2-furyl)-3-(5-nitro-2-furyl)acrylamide. Toxicol. Lett. 1, 11-16.

Tanaka, E., Sano, R., Kawai, N., Korfage, J.A., Nakamura, S., Izawa, T., et al., 2008. Regional differences in fiber characteristics in the rat temporalis muscle. J. Anat. 213, 743748. This reference characterizes temporalis muscle myofibers.

Ten Broek, R.W., Grefte, S., Von den Hoff, J.W., 2010. Regulatory factors and cell populations involved in skeletal muscle regeneration. J. Cell. Physiol. 224, 7-16.

Teravainen, H., Larsen, A., Hillbom, M., 1977. Clofibrate-induced myopathy in the rat. Acta Neuropathol. 39, 135-138.

Tessitore, L., Bonelli, G., Isidoro, C., Kazakova, O.V., Baccino, F.M., 1986. Comparative studies on protein turnover regulations in tumor cells and host tissues: development and analysis of an experimental model. Toxicol. Pathol. 14, 451-456.

Thomas, C., Steinhardt, H.J., Kuchemann, K., Maas, D., Riede, U.N., 1977. Soft tissue tumors in the rat. Pathogenesis and histopathology. Curr. Top. Pathol. 64, 129-176.

Thorsteinsdottir, S., Deries, M., Cachaco, A.S., Bajanca, F., 2011. The extracellular matrix dimension of skeletal muscle development. Dev. Biol. 354, 191-207.

Thuilliez, C., Dorso, L., Howroyd, P., Gould, S., Chanut, F., Burnett, R., 2009. Histopathological lesions following intramuscular administration of saline in laboratory rodents and rabbits. Exp. Toxicol. Pathol. 61, 13-21.

Todd, G.C., Novilla, M.N., Howard, L.C., 1984. Comparative toxicology of monensin sodium in laboratory animals. J. Anim. Sci. 58, 1512-1517.

Tonomura, Y., Matsushima, S., Kashiwagi, E., Fujisawa, K., Takagi, S., Nishimura, Y., et al., 2012. Biomarker panel of cardiac and skeletal muscle troponins, fatty acid binding protein 3 and myosin light chain 3 for the accurate diagnosis of cardiotoxicity and musculoskeletal toxicity in rats. Toxicology. 302, 179-189.

Tonomura, Y., Mori, Y., Torii, M., Uehara, T., 2009. Evaluation of the usefulness of biomarkers for cardiac and skeletal myotoxicity in rats. Toxicology. 266, 48-54.

Toury, R., Stelly, N., Boissonneau, E., Dupuis, Y., 1985. Degenerative processes in skeletal muscle of Cd21-treated rats and Cd21 inhibition of mitochondrial Ca21 transport. Toxicol. Appl. Pharmacol. 77, 19-35.

Valtieri, M., Sorrentino, A., 2008. The mesenchymal stromal cell contribution to homeostasis. J. Cell. Physiol. 217, 296-300.

van Steenis, G., Kroes, R., 1971. Changes in the nervous system and musculature of old rats. Vet. Pathol. 8, 320-332.

Vandekerckhove, J., Osborn, M., Altmannsberger, M., Weber, K., 1987. Actin typing of rhabdomyosarcomas shows the presence of the fetal and adult forms of sarcomeric muscle actin. Differentiation. 35, 126-131.

VanderWiel, C.J., Hooker, C.W., 1983. Histology and biochemistry of muscle. In: Wilson, F.C. (Ed.), The Musculoskeletal System: Basic Processes and Disorders. Lippincott, Philadelphia, PA, pp. 169-190.

Vassallo, J.D., Janovitz, E.B., Wescott, D.M., Chadwick, C., Lowe-Krentz, L.J., Lehman-McKeeman, L.D., 2009. Biomarkers of druginduced skeletal muscle injury in the rat: troponin I and myoglobin. Toxicol. Sci. 111, 402-412.

Verheyn, A., Vlaminckx, E., Remeysen, P., Borgers, M., 1981. The influence of ketanserin, a new S2 receptor antagonist, on experimentally induced skeletal muscle myopathy in the rat. Virchows Arch. A. Pathol. Anat. Histol. 393, 265-272.

Vonderfecht, S.L., Stone, M.L., Eversole, R.R., Yancey, M.F., Schuette, M.R., Duncan, B.A., et al., 2004. Myopathy related to administration of a cationic amphiphilic drug and the use of multidose drug distribution analysis to predict its occurrence. Toxicol. Pathol. 32, 318-325.

Walker, R., Grasso, P., Gaunt, I.F., 1970. Myotoxicity of amine metabolites from Brown FK. Food Cosmet. Toxicol. 8, 539-542.

Walsh, K.M., Poteracki, J., 1994. Spontaneous neoplasms in control Wistar rats. Fundam. Appl. Toxicol. 22, 65-72.

Wecker, L., Dettbarn, W.D., 1976. Paraoxon-induced myopathy: muscle specificity and acetylcholine involvement. Exp. Neurol. 51, 281-291.

Weis, J., 1994. Jun, Fos, MyoD1, and myogenin proteins are increased in skeletal muscle fiber nuclei after denervation. Acta Neuropathol. 87, 63-70.

Westwood, F.R., Bigley, A., Randall, K., Marsden, A.M., Scott, R.C., 2005. Statin-induced muscle necrosis in the rat: distribution, development, and fibre selectivity. Toxicol. Pathol. 33, 246-257.

Westwood, F.R., Scott, R.C., Marsden, A.M., Bigley, A., Randall, K., 2008. Rosuvastatin: characterization of induced myopathy in

the rat. Toxicol. Pathol. 36, 345-352.

Worth, H.M., Meyers, D.B., Gibson, W.R., Todd, G.C., 1970. Acute and subacute toxicity of A204. Antimicrob. Agents Chemother (Bethesda). 10, 357-360.

Wu, X., Walters, T.J., Rathbone, C.R., 2013. Skeletal muscle satellite cell activation following cutaneous burn in rats. Burns. 39, 736-744.

Yablonka-Reuveni, Z., 1995. Development and postnatal regulation of adult myoblasts. Microsc. Res. Tech. 30, 366-380.

Yablonka-Reuveni, Z., 2011. The skeletal muscle satellite cell: still young and fascinating at 50. J. Histochem. Cytochem. 59, 1041-1059.

Yagiela, J.A., Benoit, P.W., Buoncristiani, R.D., Peters, M.P., Fort, N.F., 1981. Comparison of myotoxic effects of lidocaine with epinephrine in rats and humans. Anesth. Analg. 60, 471-480.

Yamanaka, Y., Shimada, T., Mochizuki, R., Suzuki, Y., Takenouchi, K., Takeda, T., et al., 1997. Neuronal and muscular inclusions in rats with hindlimb dysfunction after treating with difluorobenzhydrylpiperadine. Toxicol. Pathol. 25, 150-157.

Yamashiro, S., Basrur, P.K., Gilman, J.P., Hulland, T.J., Fujimoto, Y., 1983. Ultrastructural study of Ni3S2-induced tumors in rats. Acta Pathol. Jpn. 33, 45-58.

Yamashiro, S., Gilman, J.P., Hulland, T.J., Abandowitz, H.M., 1980. Nickel sulphide-induced rhabdomyosarcomata in rats. Acta Pathol. Jpn. 30, 9-22.

Yano, B.L., Bond, D.M., Novilla, M.N., McFadden, L.G., Reasor, M.J., 2002. Spinosad insecticide: subchronic and chronic toxicity and lack of carcinogenicity in Fischer 344 rats. Toxicol. Sci. 65, 288-298.

Yin, H., Price, F., Rudnicki, M.A., 2013. Satellite cells and the muscle stem cell niche. Physiol. Rev. 93, 23-67.

第 16 章

骨、关节和滑膜

Stacey L. Fossey[1], John L. Vahle[2] and Joel R. Leininger[3]

[1]AbbVie, Inc., Worcester, MA, United States, [2]Lilly Research Laboratories, Lilly Corporate Center, Indianapolis, IN, United States, [3]JRL Consulting, LLC, Chapel Hill, NC, United States

1 引言

在毒性和致癌性试验中，要对骨［通常为股骨和（或）胫骨近端］进行显微镜检查。标准的标本包括关节软骨、骨骺端、生长板（骺板）、干骺端、骨干和骨髓腔中的造血成分（图 16.1）。在对膝关节进行切片时，也会检查滑膜、髌骨和（或）半月板。

骨是一种代谢活跃的组织，其形成、塑形和重塑受许多因素和（或）条件的影响，特别是激素和饮食。过去，在常规毒性试验中，自发性和诱发性骨病变相对罕见。虽然事实仍然如此，但许多化学品和药物已被证明可以诱发一系列骨的变化，而骨和关节的改变或许比早前认识的更为普遍。

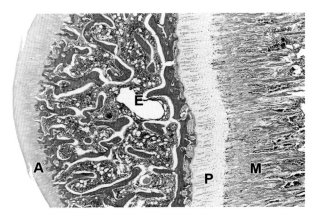

图 16.1　2 月龄大鼠的胫骨。A，关节软骨；E，骨骺端；P，骺板；M，干骺端。图片由美国 NTP 提供

2　正常骨、关节和滑膜

2.1　胚胎学

　　大鼠前肢于妊娠第 11 天开始发育，后肢在第 12 天开始发育。妊娠第 15 天，多个部位出现软骨结构。妊娠第 16 天，首先在锁骨、肋骨和颅骨出现骨化，妊娠第 17 天长骨出现骨化。在妊娠第 16 天，肢体的关节腔（肩、肘、髋、膝）发育，随后的 3~4 天内形成腕骨、跗骨和趾骨关节。颅骨的扁骨形成于纤维板上（膜内成骨），而长骨形成于软骨板上（软骨内成骨）。异位骨形成通常发生在纤维增生区域，在大多情况下它是一种膜内骨形成。早期，研究者们认为所有骨都源于中胚层，但如今，研究者们认为只有长骨或经软骨内成骨而发育的骨源于中胚层。形成颅骨、面部骨骼和锁骨的细胞则源于神经嵴，因此源于外胚层。膜内成骨的过程开始于原始成纤维样细胞的成簇聚集，而后它们转变为成骨细胞，分泌骨基质和碱性磷酸酶，碱性磷酸酶被视为磷酸钙沉积的诱因或信号。首先形成骨小梁，小梁不断分支并融合成网，在新形成骨的周围逐渐融合、塑形为密质骨。骨小梁居于新骨的中央，其间有血管分布。在软骨内成骨过程中，成骨发生在透明软骨内。该过程始于胎儿软骨板

中心部分（骨干）的矿化和变性，该区域为初级骨化中心。软骨板周围的成纤维样细胞转变为成骨细胞，成骨细胞通过膜内成骨方式，在软骨性骨的边缘形成一个骨领。这些成骨细胞形成皮质骨的大部分，是骨直径增加的主要原因。

　　血管自新形成的骨膜向初级骨化中心内生长并带去可分化为成骨细胞及造血细胞的干细胞。成骨细胞在矿化及变性的软骨上产生并沉积类骨质。随着时间推移，软骨仅在长骨的两端，在称为骨骺端的部位保留下来。随后，次级骨化中心在骨骺端形成，导致骨小梁形成。在出生后的长骨上，仅存的软骨是覆盖骨两端的关节软骨及增生和变性的骺板软骨。

2.2　解剖学

　　大鼠骨和关节的结构与其他哺乳动物相似。一个明显的区别是大鼠的长骨生长板（骺板）没有被完全吸收。生长板的保留并不意味着大鼠的骨骼终身都可纵向生长。事实上，在大鼠大约 12 月龄以后，骨骼长度的增长基本停止。在毒性和致癌性试验中，最常检查的骨是后肢骨和胸骨。在某些情况下，还可检查腰椎椎体，在鼻腔切片中会出现颅骨。成熟雄性 F344 大鼠的股骨从大转子顶部至远端关节面长约为 43 mm。股骨头和大转子各自有生长板。成熟雄性 F344 大鼠的胫骨长度约为 50 mm。胸骨有位于前面的胸骨柄和后面的四个胸骨节，以及尾端的剑突和剑突软骨。胸骨柄长约 10 mm。胸骨节从头至尾方向逐渐增宽、变短。成熟雄性 F344 大鼠的胸骨（不包括剑突软骨）全长 35 mm。2 月龄雄性大鼠的胫骨干皮质厚度约为 265 μm，而至 1 岁龄时增加至约 400 μm，并直至 16 月龄时保持相对不变。至 2 岁龄时，骨干厚度减少至 340 μm 左右。

　　大鼠的关节结构与其他哺乳动物基本相同。动关节（四肢自由活动的关节）由关节囊、软骨韧带和覆盖骨端的关节软骨组成。滑膜覆盖在关

节囊的内侧面、韧带和腱鞘上，但不覆盖关节软骨。半月板是关节间隙内的半月形软骨。大鼠和其他啮齿类动物的半月板通常会部分骨化，滑膜不覆盖半月板。

2.3 组织学

了解骨的不同区域或亚成分有助于毒性病理学家准确认识及描述骨的变化。典型的长骨由称为骨骺的 2 个宽骨端组成，中央由称为骨干的圆柱形区域连接。连接骨骺到骨干的是干骺端。在生长中的骨骼，骨骺被骺板或生长板从干骺端分开（图 16.1）。骺板是一种解剖结构复杂的组织，它与干骺端一起负责骨的纵向生长。在骨干中，骨主要由致密的皮质骨或密质骨组成，包围着含有造血骨髓的中央髓腔。在干骺端，皮质骨层变薄，骨的中心部分包含相互连接的骨杆、骨板和骨弓形成的复杂网络结构，这些不同形状的骨分别称为骨小梁、松质骨或海绵骨。骨小梁和皮质骨的比例会在全身骨骼中有所变化以适应特定骨所承受的生物机械力。例如为了赋予股骨在运动过程中发挥机械杠杆所需的刚性，股骨为圆柱状，并且骨干主要由皮质骨组成；相反，椎骨需要吸收压缩力而不发生开裂，因此富含骨小梁，仅有相对较薄的皮质壳。

骺板（生长板）负责出生后骨干的纵向生长，通过软骨内的成骨过程而实现（图 16.2）。由于许多常规毒性试验都是在处于快速生长期的啮齿类动物中开展的，因此常常检测到骺板的结构与厚度发生改变。3~4 月龄 F344 大鼠胫骨近端或股骨远端的骺板宽度为 275~350 μm（0.3 mm）。随着年龄增长，骺板厚度会发生变化，大多数情况是变薄；到 5 月龄时，厚度约为 225 μm；1 岁龄的大鼠的骺板厚度约为 165 μm。虽然存在年龄和性别差异，但成熟大鼠长骨的骺板通常不会被完全吸收；成年雄性大鼠的骺板骨化比雌性更多。年轻生长期大鼠的软骨内骨生长特别迅速，该年龄段的大鼠被用于大多数

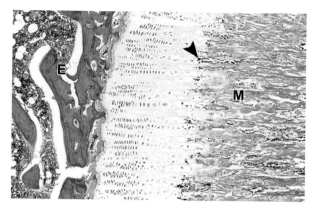

图 16.2　2 月龄大鼠的胫骨骺板。E，骨骺端；M，干骺端。箭号所示为矿化。图片由美国 NTP 提供

毒性试验中。6 周龄为常见的试验开始周龄，胫骨生长板以高达 300 μm/d 的速率纵向生长。尽管在 8 周龄后纵向生长开始减缓，但仍继续有一定程度的生长，并且直到 10 月龄，大鼠的骨骼才发育成熟。

骺板从骨骺侧向干骺侧可分为静息区、增生区、肥大区和矿化区（图 16.2）。软骨被吸收并被类骨质所取代发生在干骺端近端（初级松质骨）的骨化区。由于骨小梁远端的持续重吸收（塑形），干骺端与骨骼的其他部分保持恒定的比例。软骨重吸收的过程通过 2 种方式完成：横向软骨由于血管侵入而被重吸收，纵向软骨被破软骨细胞重吸收。当成熟大鼠的这种软骨生长过程停止时，骨长度增加便停止。

皮质或密质骨由多个被称为骨单位的单元组成。一个骨单位由位于中央的毛细血管和（或）静脉（于哈弗斯管内）及其周围同心圆包绕的板层类骨质组成。哈弗斯管一般平行于骨的长轴。垂直于哈佛斯管内血管的其他血管称为福尔克曼管。骨细胞被包埋在皮质骨板层内。骨单位的数量和结构存在种属差异；相对于其他种属，大鼠的骨单位更少。与密质骨一样，骨小梁由矿化的板层类骨质组成，但缺乏密质骨骨单位的中心性血管或哈弗斯管。雄性大鼠的骨小梁比雌性大鼠的更厚且数量更少。皮质骨和骨小梁主要由板层骨组成，其中胶原纤维高度有序呈层状平行排

列。与板层骨相反，编织骨是未成熟的骨，胶原纤维随机排列，没有板层骨的组织结构。编织骨形成迅速，通常是对损伤的反应，在正常情况下最终被结构更健全的层状骨代替。在常规脱钙、石蜡包埋的骨骼切片中，单纯的透射偏振光是病理学家观察胶原纤维走向的有效方法。

骨膜有 3 层结构，覆盖于骨干外表面。内层的细胞为成骨细胞，为骨干提供大部分类骨质。骨膜的中间区域为松散排列的纤维结缔组织，为内层成骨细胞与外层致密纤维提供血管和祖细胞。中间区也包含单核吞噬细胞，它们可能转化为破骨细胞。随着年龄增长，中间区不再显得突出，这可能由于对额外成骨细胞及增加外层厚度的需求减弱。成熟大鼠骨膜的致密纤维外层通过沙比（Sharpey's）纤维或穿通纤维附着于骨。

骨的细胞类型包括骨衬细胞、成骨细胞、骨细胞和破骨细胞。骨衬细胞被认为是骨祖细胞，形态学上为位于骨表面的扁平状静态细胞。成骨细胞与骨形成最为相关；这些细胞与其他骨细胞有复杂的通信联系，并且在骨形成与重吸收中发挥作用。在形态学上，活跃的成骨细胞在骨表面呈现为饱满、圆形至椭圆形的细胞。骨细胞是居于矿化骨基质中陷窝内的小细胞。尽管这些细胞小，并且组织学检查时未详细描述，但它们拥有的长突起呈辐射状穿过骨小管系统，并且在感知机械负荷和触发局部骨转换中具有重要功能。破骨细胞在本质上是多核巨噬细胞，在组织切片中容易看到，在骨基质重吸收中发挥作用。这些细胞可在骨表面凹陷（吸收陷窝、豪希普陷窝）内单独或以小簇状出现。当破骨细胞活性增强时，这些吸收陷窝使骨表面在常规光镜下呈现圆齿状外观。

滑膜由表面（内膜）单层扁平状至立方细胞及深部的纤维结缔组织和脂肪组织层组成（图 16.3）。滑膜的内膜下区域富含毛细血管。滑膜绒毛通常仅见于关节龛中，但在慢性刺激下可发生绒毛肥大，从而更为普遍及明显。关节软骨（如覆盖在胫骨近端和股骨远端的关节软骨）由软骨细胞和基质组成。关节软骨无神经和血管（图 16.4）。软骨细胞的大小、形态和分布各不相同，但根据区域不同，它们之间存在一致性。最表面的区域（第 1 层）也称为切向区或圆周区，具有梭形的软骨细胞，其长轴沿圆周排列。这些细胞和相关基质在软骨表面形成许多直径为 20~30 μm 的陷窝。中间（径向）区（第 2 层）由多边形至圆形的细胞组成，呈小簇状或柱状，代谢活

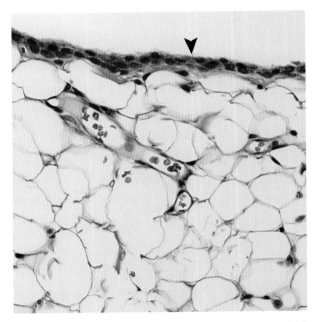

图 16.3　2 月龄 SD 大鼠的正常滑膜，有 1~2 层滑膜衬里细胞（箭号所示），下层是血管和脂肪组织

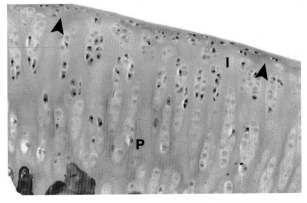

图 16.4　2 月龄大鼠的胫骨关节软骨。注意表面圆周区（箭号所示）、中间区（I）和最深的压力区（P）。图片由美国 NTP 提供

跃，具有细胞分裂和增殖能力。第 3 层也是最深的一层，称为压力区或钙化区，细胞最大，这些细胞通常垂直于关节表面排列，并通过矿化基质与下层的骨分隔开来。在成熟动物关节软骨的深部区域，通常可以看到矿化线，即潮标（图 16.5）。

软骨基质由大量的Ⅱ型胶原、被称为蛋白聚糖（PG）或糖胺聚糖（GAG）的蛋白质 - 多糖复合物和水组成，其中Ⅱ型胶原提供抗拉强度、蛋白质 - 多糖复合物提供弹性、水使软骨具有可塑性。GAG 主要是硫酸软骨素 A 和 C 及硫酸角质素。甲苯胺蓝染色因有氯化镁的存在，可用于染色硫酸化的 GAG 分子，从而有助于对其进行定性或定量评价。胶原纤维的排列方式通常与软骨细胞相同，在表面区域以圆周排列，而在中间区域呈网状排列，在最深的区域达到最厚且垂直于表面排列。大鼠细胞外软骨基质的组成随年龄而变化。随着年龄增长，水含量降低、胶原产生减少。剩余的胶原纤维由于 GAG 数量减少及其结构和成分的变化而失去遮蔽或变得更加突出。软骨基质中硫酸角蛋白的含量随年龄增长而增高。

胸骨的关节坚硬，由软骨连接，称为软骨结合（图 16.6）。年轻大鼠的关节软骨非常规则，含有成熟中的软骨细胞柱；到几月龄时，关节软骨变得不规则，表现出典型的线状矿化或潮标；最终 2 岁龄 F344 大鼠的大多数标本出现局灶性囊状变性。脊椎的关节存在些许活动度，由椎间盘连接。椎间盘的中央部位是通常质软的髓核，髓核被认为是胚胎脊索的残留物。

2.4　评价方法

对绝大多数常规毒性试验而言，甲醛固定、脱钙、石蜡包埋、苏木精和伊红染色的骨切片足以满足组织学评价的需要。常规使用磷酸盐缓冲的 10% 甲醛溶液固定可获得满意的效果。快速脱钙可使用无机酸，但会产生组织的人工假象。有机酸脱钙剂的作用比无机酸慢，但对组织染色

的质量影响较小。钙螯合剂如 EDTA 的脱钙速度更慢，但可获得更满意的组织学制片，特别是需要进行组织化学染色时。组织出现人工假象的一个主要原因是组织在脱钙剂中过度暴露，可通过检测脱钙液中的可溶性钙盐准确预估脱钙终点。

骨的标准切片在不同的实验室之间存在差异，但最常见的包括胸骨和 1 块长骨，大多是股骨远端和（或）胫骨近端。在一项试验中保持定位和取材的一致性很重要，这样可与试验对照组切片进行干骺端骨的相对骨量或骺板厚度的比较。长骨的取材应满足对关节面、骨骺端、骺板、干骺端和部分骨干区域的评价。在对切片进

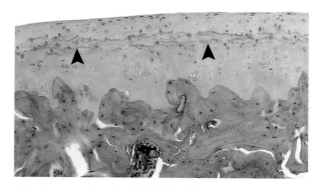

图 16.5　24 月龄大鼠的股骨关节软骨。注意深层和中间区域之间矿化的潮标（箭号所示）。图片由美国 NTP 提供

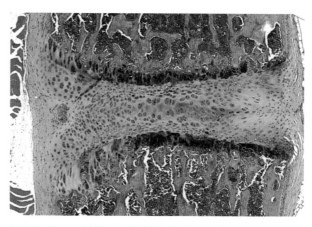

图 16.6　10 周龄 SD 大鼠的胸骨，正常的透明软骨结合。柱状软骨细胞呈有序成熟，类似长骨的骨骺

行初步评价的过程中，病理学家应注意确保切片中能看到上面各个区域有足够的代表区。

在某些情况下，需要对骨骼结构进行更深入的和定量化的研究。这些技术费时费力，最好在这一特殊组织学技术领域中有特殊专长的实验室中进行。这些技术如下。

（1）未脱钙切片——如果需要评估矿化状态，需要将标本用塑料如甲基丙烯酸甲酯包埋并制作未脱钙切片。在未脱钙切片中，常使用茜素红（染钙成分）或冯科萨（染磷酸盐成分）进行染色。

（2）组织化学染色——特殊染色不常用于常规石蜡包埋切片；然而，胶原可通过三色染色呈现，蛋白多糖可采用阿尔辛蓝或甲苯胺蓝呈现。这些染色方法更普遍用于关节软骨的评价，常用于关节炎动物模型评价。

（3）荧光素标记——四环素、茜素红或钙黄绿素等试剂对矿化表面具有亲和力，可作为活体染料，于解剖前以确定的时间间隔给予动物以进行标记。通过荧光观察切片来突显骨形成的区域。

（4）组织形态计量——骨组织形态计量为各种测量和衍生参数（如骨小梁体积、皮质面积、骨形成率和激活频率）提供重要的定量信息。骨组织形态计量的命名和实践较为规范，应按照既定的标准执行。当与荧光素标记相结合时，形态计量因提供骨形成率的信息，而被称为动态组织形态计量。

与骨相似，可采用特殊的技术来检测和描述关节结构的变化特征。虽然在常规毒性试验中不常用，但这些技术广泛用于各种关节炎动物模型。在许多模型中，优先采用冠状面取材以便检查关节的内侧和外侧成分。在标准的毒性试验中最常用的染色是苏木精和伊红染色，以对整个关节的组织学进行常规评价，阳离子型染色剂甲苯胺蓝用于评价透明软骨，包括蛋白聚糖含量变化的检测。可采用番红 O 和其他特殊染色及免疫组织化学技术来评价各种类型的胶原蛋白。

2.5 生理学

成年大鼠的密质骨或皮质骨主要提供结构刚性，并在长管状骨的骨干区域占主导地位。骨小梁通常位于干骺端和骨骺端的骨髓腔中，在椎骨和股骨颈等区域中占主导地位。除骨结构方面的作用外，骨在饮食和激素影响下的钙/磷稳态中也很重要。除产生骨基质的大分子成分（类骨质）外，成骨细胞还接收并处理来自甲状旁腺的甲状旁腺激素，刺激破骨细胞对骨的吸收。成骨细胞也可通过合成并分泌胶原酶和金属蛋白酶来参与基质的吸收。成骨细胞通过产生活化因子和抑制因子来调控这些酶的活性。破骨细胞吸收骨的矿物质和骨基质受多种激素及细胞因子的影响。

管状骨的长度随着骺板中软骨间质的生长而增加，这一过程受多种因素的影响，其中有些因素尚知之甚少。在软骨内骨化中一组复杂的通路和激素发挥关键作用，包括刺猬（hedgehog）信号通路、骨形态发生蛋白、生长激素、血管内皮生长因子、成纤维细胞生长因子及其他多种因素。

3 非增生性病变

3.1 先天性病变

实验大鼠的骨或关节发育缺陷相对罕见。尚不清楚有些已报道的病变如"尾巴弯曲"或"肢体畸形"是先天缺陷还是生命早期损伤的结果。骨囊肿常被认为是先天缺陷，常常由不同大小和形状的离散腔组成，通常发生在长骨的干骺端（图 16.7）。囊肿通常被覆 1 层薄薄的纤维膜，衬覆细胞或模糊不清。在骨骺端，或可检查到软骨下骨囊肿；然而，这些囊肿被视为假性囊肿，并且继发于关节的炎症或变性过程。在常规毒性试验中，基于已发表的文献，真正的骨囊肿似乎相对少见。美国国家毒理学项目中心病理数据库的 1 篇在线综述显示，在啮齿类动物实验中，雄

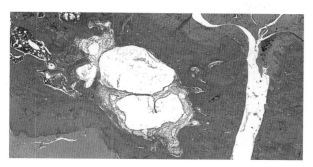

图 16.7　12 周龄 SD 大鼠的股骨骨囊肿。注意囊肿衬覆 1 层厚度不一的纤维结缔组织

性和雌性大鼠及小鼠各部位骨中仅有零星的骨囊肿报道。

3.2　生长或代谢紊乱

典型的代谢性骨病包括骨硬化症、骨质疏松症、骨软化症或佝偻病及纤维性骨营养不良；然而，在毒性试验背景下，提倡使用更具描述性的术语。代谢性骨病累及体内的多块骨，但病变严重程度在所有骨间未必一致。除典型代谢性骨病常见的形态学改变外，建议使用以下术语描述由药理或毒理干扰所致的骨结构变化，这些变化在组织学检查中很明显。

3.2.1　小梁和（或）皮质骨增多

在常规毒性试验中，可以在组织切片上检测到骨相对骨量的改变。小梁或皮质增多可以是自发性的，也可以由影响骨形成或重吸收的外源性

物质诱发产生。不同的术语被用来诊断这种变化，包括骨质增生和骨小梁肥大；然而，在毒性试验中更倾向于采用骨增多这一更具描述性的术语。骨小梁的变化以小梁数量增多和厚度增加并伴有随后的骨髓腔减小为特征（图 16.8）。骨皮质增厚尽管不太常见，但在常规切片上很明显。骨增多这种改变可以是轻微的小梁增多，也可以是骨骺端、干骺端和骨干由于骨的持续性沉积而几乎被完全填充。骺板的结构通常不受影响。常规评价方法无法确定骨增多是由骨吸收抑制还是因为骨形成增多所致。成熟、矿化骨的存在有助于将骨质增生与其他病变如类骨质增多症相鉴别，后者出现非矿化的类骨质异常增多。作为一种自发性病变，骨小梁增多在老龄啮齿类动物中最常报道，特别是在 2 年致癌性试验中的雌性大鼠中。局灶性骨小梁增多也可自发于任何种属，但这种改变通常是对陈旧性骨折、骨坏死或其他病症的反应性改变，一般不需要单独诊断。作为一种诱发性改变，广泛性骨增多已在抑制破骨细胞骨吸收的药物中（如双膦酸盐类）有报道，也在骨合成代谢药如甲状旁腺激素及其相关肽或骨硬化蛋白抑制剂中报道过。据报道，氟化钠在 2 年大鼠致癌性试验中会引起骨硬化；然而，骨小梁增多伴随骨内膜重吸收增多和骨膜增生区域增加而发生。尽管在常规组织切片上可检测到骨小梁或骨皮质骨增多，但采用更定量的方法如骨密度测定和组织形态计量来评估骨量的变化常常是

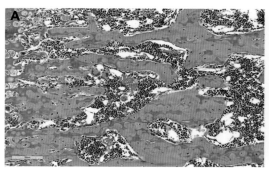
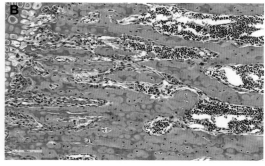

图 16.8　SD 大鼠的骨增多。试验开始时大鼠为 6~8 周龄。对照组（A）和给予骨合成代谢剂 4 周后的骨（B）。注意在干骺端小梁厚度增加

有价值的。

3.2.2　小梁和（或）皮质骨减少

　　广泛或局灶性相对骨量减少可在组织切片中检测到。尽管诸如萎缩和骨量减少的术语被用于描述其组织学表现，但在毒性试验中倾向于用更具描述性的骨减少这样的术语。骨量减少是一种疾病状态，最适合在通过骨密度测定确定骨量广泛减少的情况下使用。骨小梁萎缩或减少很容易在干骺端小梁骨内检测到（图 16.9）；然而，毒性病理学家在解释骨小梁相对量轻微降低时应当慎重，因为切片方向的细微差异可能产生误导。骨小梁或皮质骨减少作为背景性病变不太常见，但骨量减少作为一种自发性年龄相关的病变已有报道。较早报道的引起骨量减少的因素包括摄食量减少、可的松毒性、甲状腺毒症、吡哆醇缺乏症、肝素、B- 氨基丙腈和硫酸葡聚糖。骨量减少可以通过多种实验操作诱导，例如卵巢切除术或肢体固定；然而，这些情况广泛采用更定量的方法，而不是常规组织学方法。

3.2.3　类骨质增加 / 类骨质增多症

　　在类骨质矿化减少或矿化障碍的情况下，可观察到类骨质增多症。在未脱钙的组织切片中可明确诊断，组织学切片中的类骨质缝扩大和（或）着色特征改变将强烈提示骨基质矿化异常。类骨质增多症与实验性超生理剂量的维生素 D（1,25- 二羟基维生素 D）有关。类骨质增多症的其他原因包括铝、氟或镉毒性，或饮食中磷缺乏。骨软化症是另一种用于描述发生于各种疾病中的矿化缺陷的诊断，最显著的是佝偻病。除类骨质过量外，这些疾病状态下还常常伴随骺板显著增宽。严重病例的骺板变化在大体观察中就十分明显，表现为肋骨侧缘出现大肿块（肋骨串珠）。尽管骨软化症可作为诊断病理学术语，但在毒性病理学中更倾向于使用类骨质增多症来描述类骨质增多，以及一个独立的诊断（如骺板增

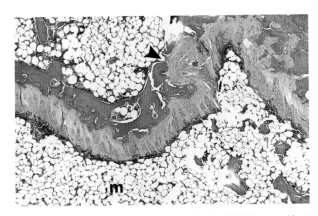

图 16.9　重度干骺端小梁萎缩。注意干骺端（m）缺乏初级和次级骨松质，骺板结构紊乱（箭号所示）。病变是由于营养不足 / 蛋白质缺乏。图片由美国 NTP 提供

厚）来描述任何骺板异常。

3.2.4　纤维性骨营养不良

　　许多大鼠品系包括 F344 大鼠都会发生与甲状旁腺功能亢进有关的纤维性骨营养不良，这些大鼠具有很高的与年龄相关的自发性退行性肾脏疾病发生率。各种骨骼的受累范围和程度尚不完全清楚，但长骨（股骨和肱骨）、椎骨和颅骨常常受到影响（图 16.10）。该病变可能累及密质或皮质骨。纤维性骨营养不良的特征是破骨细胞骨吸收增加并伴有纤维结缔组织增多。组织切片中可观察到骨吸收增加，表现为破骨细胞数量增加、骨小梁和骨皮质的表面凹陷增多且增大（图 16.10C）。在某些情况下这一过程可能将现有的骨小梁或骨皮质分割开。骨髓纤维结缔组织增多（骨小梁周围纤维化）可能是局限于覆盖骨内膜表面的薄层组织，也可能是一种骨髓腔内突出的宽的带状纤维化成分。当骨骼中出现这种纤维性骨营养不良的组织学特征时，注意寻找原发性或继发性甲状旁腺功能亢进（肾脏疾病晚期、甲状旁腺增生、弥漫性组织矿化等）的形态学或生物化学证据是非常重要的。

　　在毒理学试验中，纤维性骨营养不良最常在 2 年试验中发生，出现于慢性肾衰竭伴肾性继发

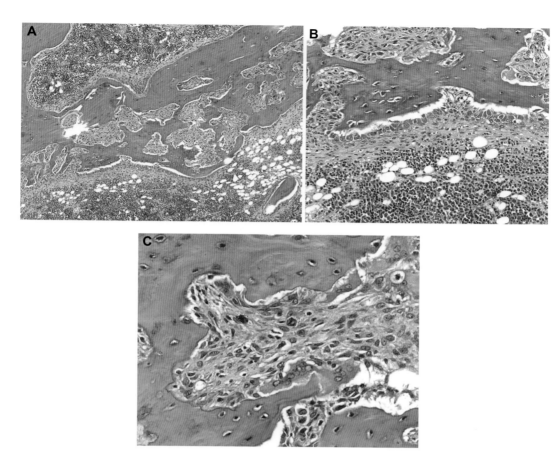

图 16.10 24 月龄 SD 大鼠的纤维性骨营养不良，同时伴发肾脏疾病。A. 低倍镜下显示骨小梁周围及其之间的纤维结缔组织增多。B. 高倍镜下显示成排的成骨细胞被覆于编织骨的小梁，1 束结缔组织将成骨细胞与骨髓分开。C. 多个吸收骨的破骨细胞灶

性甲状旁腺功能亢进症的情况。虽然循环中的甲状旁腺激素增多是重要的发病机制之一，但其他因素如代谢性酸中毒可能有助于刺激骨吸收。导致晚期肾脏疾病的操作（如给予镉或氢氯噻嗪，以及肾切除模型），会使纤维性骨营养不良症的发病率增高。

3.2.5 侵蚀面增大

尽管不是一种独立的疾病诊断，但由于破骨细胞在骨表面局灶性增多或聚集而形成表面陷窝，因此骨吸收增加可能在组织切片中很明显。在很多情况下，骨吸收增加是某个病程如纤维性骨营养不良的一个组成部分，或为清除坏死骨的一种反应。如果怀疑是受试物引起的广泛性骨吸收增加，则可能需要使用特殊试验（形态计量、

骨生物标志物）来对破骨细胞、骨形成和再吸收进行定量。虽然侵蚀面这一术语一般仅限于进行骨组织形态计量的试验，但侵蚀面增大也适用于常规组织学检查的诊断。

3.3 坏死

骨坏死的主要组织学特征是骨陷窝缺乏骨细胞，骨表面缺乏成骨细胞。在坏死早期，骨细胞成分的缺失可能是唯一可检查到的变化，但在许多情况下也有相邻骨髓成分的坏死。作为坏死骨的一种反应，可以观察到骨表面上的间充质细胞和毛细血管增多、骨小梁周围和（或）骨髓纤维化，或坏死骨边缘处表面有编织骨沉积。其他特征可能包括邻近骨的骨密度局灶性增大（硬化），在某些情况下坏死骨碎片为死骨片，可游

离开来。

典型的骨坏死最常见的原因是缺血，并且该机制已在股骨头无菌性坏死的动物模型上进行了研究。在大多数毒性试验中，股骨头不是常规检查的组织；同时在毒理学常用的动物品系中，骨坏死并不是常见的自发性病变。股骨头坏死在Wistar Kyoto（WKR）和自发性高血压（SHR）大鼠中有报道。常规毒理学试验中在未处理的年轻（6~8 周）SD 大鼠中观察到股骨头的小灶性骨坏死（个人观察）。皮质类固醇和双膦酸盐可在人体和多种动物中引起骨坏死。在给予 2-丁氧基乙醇后，可出现继发于血栓形成后的骨坏死和骺板改变。

3.4　骨折与骨痂形成

在毒性试验期间可能发生机械性损伤，出现肉眼和（或）镜下骨折的证据及随后的骨痂形成。若有导致骨质显著下降的毒性如矿化缺陷或骨形成严重抑制，也可能观察到骨折。如在早期观察，出血、纤维蛋白和坏死将非常突出。随着反应进展，出现细胞核增大、核分裂象增多的间充质细胞。依据骨膜完整与否，成熟的骨痂可通过软骨模式或经编织骨而形成。随着修复过程的完成，板层骨取代编织骨，骨折部位重塑完成。

3.5　骺板厚度增加和（或）骺板发育不良

在毒性病理学中，骺板的自发性改变并不常见，但许多化学物质和药物引起的骺板改变已有报道。根据分子的药理特性和分子靶点或通路的调节程度，采用骺板发育不良、骺板肥大和软骨内肥大等术语来描述一系列不同的变化。在毒理学试验中，最好是采用描述性术语来描述对骺板的影响，如骺板厚度增加或减少。血管侵入是软骨内骨化的关键步骤，因此抑制血管生成的药物通常会导致生长板的变化。在这些情况下，骺板增厚主要由软骨细胞肥大区的扩大所致，在关节表面下方的骨骺生长软骨中可以观察到类似的变化。初级和次级松质骨的小梁数量和厚度也可能降低，并在初级松质骨内有肥大软骨细胞的非正常滞留（图 16.11）。软骨内骨化中的其他重要通路的干扰，如 bFGF、ALK5 和 hedgehog 已被证实会导致骺板发育不良。给予氨基脲会导致一系列骺板和关节软骨的软骨病变。除生长板增厚外，还存在肥大软骨细胞变性，以及关节软骨变形和裂隙。马立马司他为一种广谱基质金属蛋白酶（MMP）抑制剂，已被证实可引起大鼠的骺板软骨显著增厚，主要由软骨细胞的成熟区和肥大区增大所致。紧邻生长板的干骺端骨增厚且结构紊乱。关节软骨不增厚，但有软组织的变化，包括形成血管翳、内衬于关节的滑膜层增厚。上述改变被认为是一种肌肉骨骼综合征模型，已在给予 MMP 抑制剂的患者中观察到。

骺板异常作为一种自发性改变似乎相对少见。在老龄 F344 大鼠中，有过生长板与骨骺间

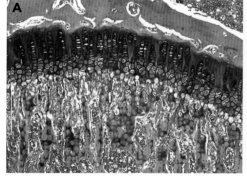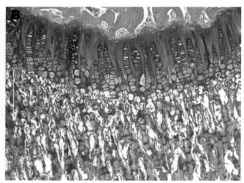

图 16.11　与年龄相同的对照组大鼠（A）相比，给药组大鼠（B）的生长板厚度增加。受影响的生长板增生区扩大，这种变化可能很轻微。图片由 Ken Frazier 博士提供

的局灶性变性及裂隙的报道。

3.6　骺板厚度降低

很多情况下可发生骺板厚度降低，常常与初级和次级松质骨明显减少伴发。曾采用生长板或干骺端萎缩来描述这些变化，它们常常在某些程度上影响骨的纵向生长。年轻大鼠的骨的纵向生长速度特别迅速，这使它们对这些影响特别敏感。禁食和影响甲状腺激素的药物，如丙硫氧嘧啶（PTU）可能对骺板及随后的骨生长产生影响。给予 PTU 会导致甲状腺的化学性消融并增强大鼠骺板的矿化，而单纯禁食则导致矿化减少。基质颗粒中矿物质的含量一般与矿化前沿区中软骨细胞和成骨细胞线粒体中矿物质的量呈负相关。同时给予 PTU 和禁食的最终结果为骨缩短。除维生素和矿物质外，饮食因素在正常的骨形成和骨结构维持中发挥重要作用。已证实，膳食蛋白质水平在 9% 及以下时不足以支撑成熟大鼠长骨的维持。如此低的蛋白质水平会使骨缩短。食物摄入量减少（营养不良），以及导致体重下降和（或）相对体重增加百分比显著降低（至少 20%）的毒物可能导致严重的骨病变。在这些情况下，骨通常较小，但更特异性的是干骺端骨小梁缺失，骺板尽管有某种程度的变窄和扭曲，但保持了下来。在用 2- 巯基苯并咪唑和亚硒酸钠及硒酸钠进行慢性试验的前期试验中，由于营养不良 / 蛋白质缺乏或可能干扰蛋白质合成，高剂量组出现干骺端骨的萎缩性病变。病变程度从轻微的干骺端小梁缩短，伴有骺板和干骺端连接处单核细胞（可能是成骨细胞）聚集，到干骺端骨小梁几乎完全消失。在 2- 巯基苯并咪唑试验中，干骺端区仅残存脂肪组织。类似的干骺端萎缩可见于 9 月龄或更老龄的淘汰的繁殖用雌性 SD 大鼠，可能是妊娠期和哺乳期对钙和（或）蛋白质的需求促发这一病变，因为处于同一年龄的未生产过的雌性大鼠显示骨小梁发育良好。

过量的维生素 A 会导致一系列的骨病变，

包括骺板缩小、骺板退行性病变及广泛的骨量降低（骨质疏松）。可的松毒性也可导致大鼠的骨生长减慢，并可导致骺板宽度减少大约 50%。

3.7　退行性关节疾病

退行性关节疾病（骨关节炎、骨关节病）是一种复杂的关节病变，大鼠的这种疾病的发病机制可能与人类或其他种属不同。退行性关节疾病传统上被认为是日常磨损或创伤的结果，但其发病机制可能是复杂的；毒物可通过改变软骨基质而产生病变（图 16.12 和 16.13）。据报道，F344 大鼠自发性退行性病变早在 13 月龄即可发生。电子显微镜显示软骨细胞随着年龄增长呈现进行性退行性改变；胶原蛋白和糖胺聚糖的量减少，表明软骨细胞的功能也降低。相比于年轻大鼠，光镜下偶尔可见老龄大鼠的软骨下骨骺有微骨折及骨骺骨增厚。在组织学上，最早的变化之一是基质中的黏多糖流失，导致胶原纤维裸露并使关节软骨出现有原纤维样外观。基质流失后，软骨细胞出现反应性肥大和增生，形成细胞簇或克隆。表面不再平滑，易受机械性创伤，导致软骨侵蚀。下方的骨骺骨可能裸露（骨质象牙化），导致含滑膜液囊肿的形成。在有些情况下，出现骨变厚或硬化。骨骺的骨髓可能失去其造血成分，并被纤维结缔组织取代。随着时间推移，周

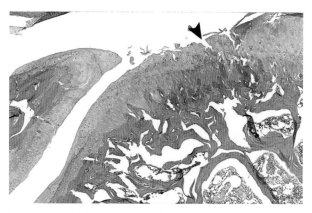

图 16.12　施用呋喃西林 2 年的大鼠发生退行性关节疾病。注意关节软骨增厚、关节软骨和骺骨微骨折（箭号所示）。图片由美国 NTP 提供

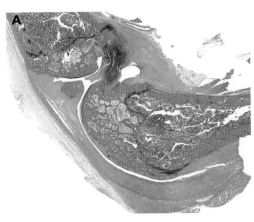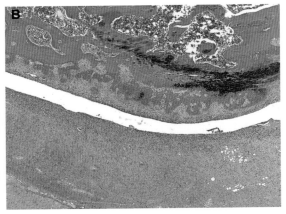

图 16.13　对照组（未给药）24 月龄 SD 大鼠的股 - 胫关节慢性关节炎。A. 低倍镜下显示关节囊增厚，伴随细胞成分增多和关节软骨丧失。B. A 图中关节表面的高倍镜下观，有弥漫性细胞浸润、纤维结缔组织增多，以及新编织骨形成和软骨丧失

围的关节软骨增生到发生跛行（骨赘发生）的程度。骨赘可分离而产生"关节鼠"(joint mice)，自由漂浮于关节腔内。病程的后期可见骨赘及韧带骨化。滑膜常常增生形成明显的绒毛，这些绒毛被增生的滑膜衬覆细胞所覆盖。

　　在 F344 大鼠的呋喃西林 2 年试验中诱发了退行性关节疾病（图 16.12）。解剖时可见后腿呈弓状弯曲，膝关节区域有坚硬的突起。病变包括滑膜肥大和增生，以及关节软骨变性。

3.8　软骨黏液变性

　　软骨的一种常见病变是软骨黏液变性，常见于胸骨，但也见于关节软骨和生长板软骨。较老的术语包括黏液变性、囊性变性和无菌性坏死。胸骨的病变最早见于 130~180 日龄的雄性和雌性大鼠，主要累及尾侧的 4 个胸骨间软骨。病变的特征是软骨基质中的 PAS 染色阳性和甲苯胺蓝染色阳性物质减少，基质中的胶原裸露和原纤维形成，软骨细胞变性和坏死，出现软骨细胞簇或克隆，形成裂隙样骨折和囊肿，以及软骨增生（图 16.14）。据报道，限制热量可减轻病变；然而，基于已发表的文献报道，在软骨黏液变性的发生率或严重程度方面，化合物诱导的病例似乎并不常见。

3.9　炎症

　　骨的炎症性疾病如骨膜炎和骨髓炎，在实验大鼠中不论是自发性还是诱发性均不常见。对于关节而言，存在多种炎症性关节炎动物模型；但它们是专门的模型，本章不再讨论。在皮肤溃疡发生率较高的老龄动物中，可能存在局部向骨膜蔓延的情况。穿通伤可能导致骨和（或）关节的继发感染。

3.10　反应性新骨形成

　　虽然不是一个独立的疾病，但反应性新骨形成是骨对局部损伤、外伤或感染的一种常见反应。反应性新骨最初由编织骨组成，随着时间推移，发展成平行于骨皮质的更加成熟的骨小梁（图 16.15）。反应性新骨可能在坏死骨的边缘观察到。与肿瘤性骨不同，反应性新骨形成的表面覆盖有分化良好的成骨细胞。

4　增生性和肿瘤性病变

4.1　增生性骨病变

　　增生是一个不常用于骨增殖性病变的术语。骨的增殖继发于创伤、骨折，或者严重的炎症性

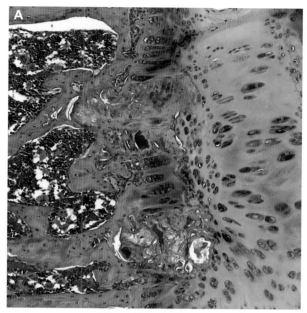

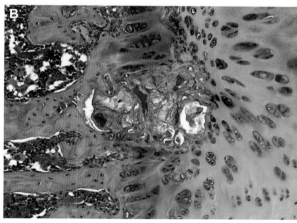

图 16.14　溶媒对照组雌性 Long-Evans 大鼠的胸骨显示软骨黏液变性，低倍镜下观（A）和高倍镜下观（B）。图片由 D. Greg Hall 博士提供

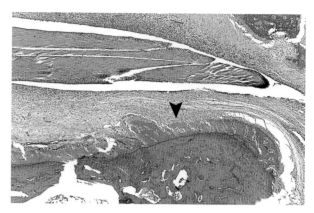

图 16.15　慢性炎症导致骨膜新骨形成（箭号所示）。注意骨生长垂直于原有的皮质骨。图片由美国 NTP 提供

生，被 1 个不规则排列的且通常肥大的软骨细胞帽覆盖（图 16.16）。板层骨被软骨覆盖的独特结构使该病变区别于继发于退行性关节疾病而产生的骨赘。已报道在辐射和氯乙烯试验中可诱发骨软骨瘤。

4.2　增生性滑膜病变

滑膜肥大及滑膜内衬细胞增生（图 16.17）通常是感染性或免疫介导的退行性或炎症性关节疾病的特征。滑膜增厚，含大量由肥大滑膜细胞覆盖的明显的绒毛。

4.3　骨肿瘤

4.3.1　骨肉瘤

骨和软骨的自发性肿瘤在大鼠中罕见；骨肉瘤最为常见，雄性的发生率比雌性高（4：1）。骨肉瘤也发生于皮下组织，而骨没有原发性肿瘤。基于组织学外观，在大鼠中描述的骨肉瘤有多种形态类型，包括单纯型、成纤维细胞型、成骨细胞型、毛细血管扩张型及混合型；但在绝大多数试验类型中，不需要进一步分类。单纯型或成骨细胞型骨肉瘤最为常见，主要由类骨质组成，并有散在的成骨细胞占优势的区域；生长活跃的肿瘤可能具有大量成骨细胞占据的十分突出

或退行性疾病。成骨细胞增生是一种罕见的局灶性病变，在甲状旁腺激素或给予相关肽的大鼠 2 年致癌性试验中有报道。成骨细胞增生的特征是单灶或多灶的分化良好的成骨样细胞。局部病变可能填充扩大的骨小梁间隙，但邻近骨未受明显影响。

4.1.1　骨软骨瘤

在实验大鼠中，骨软骨瘤不论是自发性还是诱发性均不常见。病变包括板层骨的局灶性增

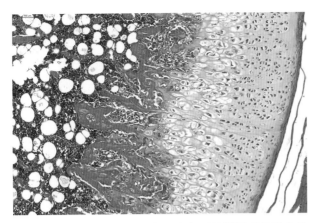

图 16.16　大鼠的骨软骨瘤。注意不规则排列的肥大的软骨细胞帽及其下方的板层骨。图片由 Heinrich Ernst 博士提供

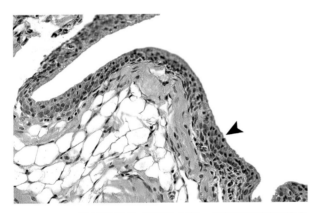

图 16.17　退行性关节疾病的大鼠，滑膜肥厚伴滑膜内衬细胞增生（箭号所示）。与图 16.3 比较。图片由美国 NTP 提供

的区域（图 16.18~16.20）。成纤维细胞型由梭形细胞和数量不定的类骨质组成，通常被肿瘤细胞分隔成小簇状（图 16.21）。成骨细胞型与成纤维细胞型相似，但细胞呈多边形或更圆；发现类骨质产生对确认诊断非常重要。毛细血管扩张型最常见于脊柱骨，并由大的充满血液的血窦和含类骨质的穿插组织组成。类骨质和成骨细胞的量在毛细血管扩张型的不同区域差异很大，通常具有大量的多核破骨细胞样细胞。毛细血管扩张型可能很难与骨的血管肉瘤相鉴别，可用细胞的组织与分化程度、成骨细胞和血管组分的异型性，以及血管肉瘤中存在的反应性骨来区分。由于具有体积大和破坏性强的特点，骨肉瘤通常在解剖时被发现，并且在大体或显微镜下可见肺转移。尽管骨肉瘤最常累及四肢骨骼，但也可发生在各种不同的部位，而且在罕见情况下会以骨外骨肉瘤的形式发生。多种因素包括辐射、病毒、糖皮质激素和甲状旁腺激素等可在啮齿类动物中诱导产生骨肉瘤。

4.3.2　骨瘤

骨瘤在 2 年试验的对照组大鼠中的发生率非常低。该病变起源于皮质骨的骨膜表面，由致密的硬化骨组成（图 16.22）。病变内部细胞稀少，骨陷窝内可能完全缺乏细胞。病变周围常有非常

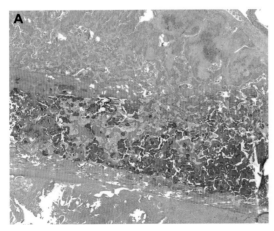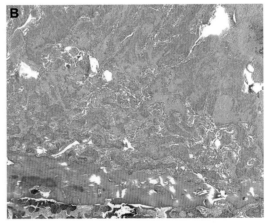

图 16.18　24 月龄 SD 大鼠的骨肉瘤。A. 低倍镜下显示骨膜扩张，肿瘤细胞与大量肿瘤类骨质相混合，肿瘤已取代皮质骨的多个区域和大部分骨髓。B. 图 A 的高倍镜下观

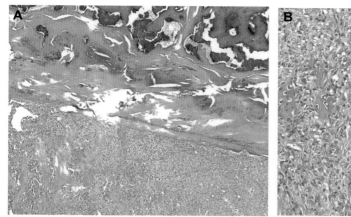
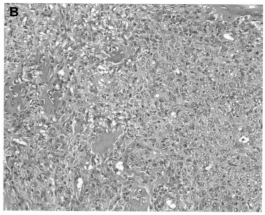

图 16.19　24 月龄 SD 大鼠的骨肉瘤。A. 肿瘤蔓延至骨膜，肿瘤细胞产生肿瘤性类骨质。B. 图 A 的高倍镜下观，肿瘤性成骨细胞形成不规则的类骨质岛

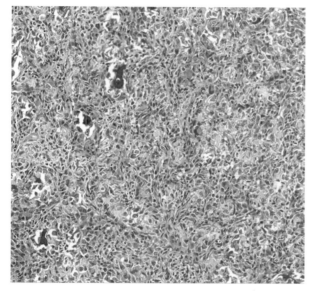

图 16.20　大鼠的骨肉瘤。尽管该肿瘤位于骨骼肌中，但恶性成骨细胞在外观上与图 16.19 中的类似，并形成矿化类骨质岛

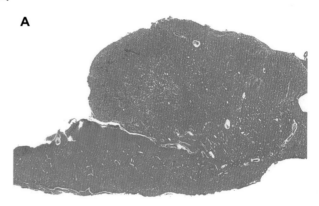

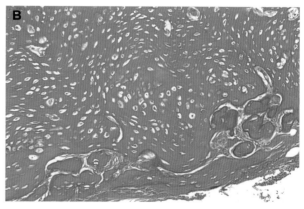

图 16.22　2 岁龄 Fischer 大鼠［为 CDF（F344）与 CrlBR 的近交系］的骨瘤，低倍镜下观（A）和高倍镜下观（B）。图片由 Heinrich Ernst 博士提供

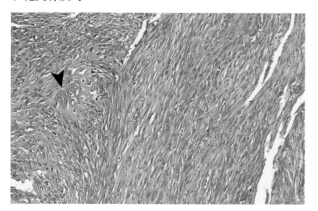

图 16.21　主要由梭形细胞组成的成纤维细胞型样骨肉瘤。肿瘤区域显示类骨质产生（箭号所示），但未达到成骨型骨肉瘤的程度。图片由美国 NTP 提供

纤细的骨小梁，被 1 层成骨细胞覆盖。给予糖皮质激素和甲状旁腺激素片段，可观察到骨瘤的发生率升高。

4.3.3　成骨细胞瘤

成骨细胞瘤仅在给予甲状旁腺激素或相关肽后的大鼠中有报道，该肿瘤是在人体中得到很好认识的良性骨肿瘤。在显微镜下，该病变的特征是髓内无序排列的未成熟骨小梁，表面被分化良好的成骨细胞覆盖。几乎没有细胞或核的多形性，有丝分裂象也较罕见。

4.4　软骨肿瘤

4.4.1　软骨瘤和软骨肉瘤

软骨瘤和软骨肉瘤也是较罕见的骨肿瘤。这些肿瘤仅由软骨细胞和基质组成，但基质中可能有骨化生区域。如果存在类骨质，肿瘤被归类为混合型骨肉瘤。软骨瘤是一种膜包裹性、膨胀性的肿物，偶见于鼻甲（图 16.23），由分化相对良好的软骨构成。软骨肉瘤显示核多形性、深染，并且每个陷窝内的细胞核通常至少为 1 个；其细胞学特征可能与正常软骨极其相似（图 16.24）。

4.4.2　滑膜肉瘤

滑膜肉瘤为毒性病理学中罕见的一种肿瘤。大鼠的滑膜肉瘤与人的滑膜肉瘤形态相似，同时表现为上皮细胞样和间叶细胞样分化。间叶区域由致密的梭形细胞束组成，上皮区域由立方状至柱状细胞形成实索状。这些病变可能在剖检时见到，使滑膜衬覆的表面呈现出粗糙的或叶片状外观（图 16.25）。自发性或诱发性肉瘤都较为罕见。对美国国家毒理学项目中心的在线数据库进行搜索，没有发现任何对照组动物发生滑膜肉瘤。

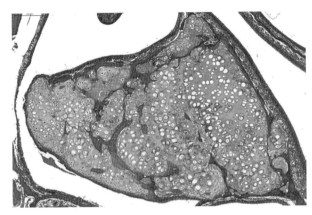

图 16.23　大鼠鼻甲软骨瘤。肿块由分化良好的软骨组成。图片由 Heinrich Ernst 博士提供

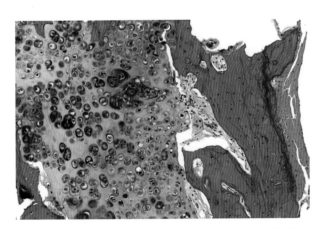

图 16.24　大鼠的软骨肉瘤。与图 16.23 中的肿瘤相比，肿瘤性软骨细胞的多形性及深染程度更高。图片由 Heinrich Ernst 提供

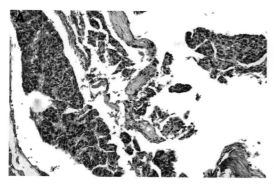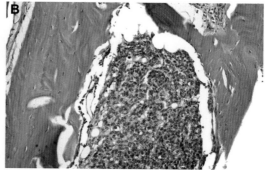

图 16.25　滑膜肉瘤由关节腔内和周围组织中的细胞性叶片状结构组成。低倍（A）与高倍（B）镜下观显示肿瘤细胞侵入皮质骨。图片由美国 NTP 提供

参考文献

Alspaugh, M.A., Van Hoosier Jr., G.L., 1973. Naturally-occurring and experimentally-induced arthritides in rodents: a review of the literature. Lab. Anim. Sci. 23, 722-742.

Alvarez, J., Horton, J., Sohn, P., Serra, R., 2001. The perichondrium plays an important role in mediating the effects of TGF-beta1 on endochondral bone formation. Dev. Dyn. 221, 311-321.

Anderson, H.C., 1989. Mechanism of mineral formation in bone. Lab. Invest. 60, 320-330.

Anderson, H.C., Shapiro, I.M., 2010. The epiphyseal growth plate. In: Bronner, F. (Ed.), Bone and Development. Springer-Verlag, London, pp. 39-64.

Angevine, D.M., Clemmons, J.J., 1957. The occurrence of multiple fractures in suckling rats injected with beta-aminopropionitrile (Lathyrus factor). Am. J. Pathol. 33, 175-187.

Baden, E., Bouissou, H., 1987. Experimental lathyrism: exostoses and aneurysmal-like bone cysts of the mandible in the rat. Ann. Pathol. 7, 297-303.

Ballock, R.T., O'Keefe, R.J., 2003. Physiology and pathophysiology of the growth plate. Birth Defects Res. C. 69, 123-143.

Banks, W.J., 1993. Applied Veterinary Histology. Mosby-Year Book, St. Louis, MO.

Bargman, R., Huang, A., Boskey, A.L., Raggio, C., Pleshko, N., 2010. RANKL inhibition improves bone properties in a mouse model of osteogenesis imperfecta. Connect. Tissue. Res. 51, 123-131.

Baron, R., Kneissel, M., 2013. WNT signaling in bone homeostasis and disease: from human mutations to treatments. Nat. Med. 19, 179-192.

Bendele, A., 2001. Animal models of rheumatoid arthritis. J. Musculoskelet. Neuronal. Interact. 1, 377-385.

Benke, P.J., Fleshood, H.L., Pitot, H.C., 1972. Osteoporotic bone disease in the pyridoxine-deficient rat. Biochem. Med. 6, 526-535.

Bernick, S., Ershoff, B.H., 1963. Histochemical study of bone in cortisone-treated rats. Endocrinology. 72, 231-237.

Bhaskar, S.N., Weinmann, J.P., Schour, I., Greep, R.O., 1950. The growth pattern of the tibia in normal and ie rats. Am. J. Anat. 86, 439-477.

Blair, H.C., Zaidi, M., Schlesinger, P.H., 2002. Mechanisms balancing skeletal matrix synthesis and degradation. Biochem. J. 364, 329-341.

Bonewald, L.F., Johnson, M.L., 2008. Osteocytes, mechanosensing and Wnt signaling. Bone. 42, 606-615.

Bonewald, L.F., Wacker, M.J., 2013. FGF23 production by osteocytes. Pediatr. Nephrol. 28, 563-568.

Boss, J.H., Misselevich, I., 2003. Osteonecrosis of the femoral head of laboratory animals: the lessons learned from a comparative study of osteonecrosis in man and experimental animals. Vet. Pathol. 40, 345-354.

Bourrin, S., Toromanoff, A., Ammann, P., Bonjour, J.P., Rizzoli, R., 2000. Dietary protein deficiency induces osteoporosis in aged male rats. J. Bone. Miner. Res. 15, 1555-1563.

Boyce, R.W., Weisbrode, S.E., 1983. Effect of dietary calcium on the response of bone to 1,25 (OH)2D3. Lab. Invest. 48, 683-689.

Boyle, W.J., Simonet, W.S., Lacey, D.L., 2003. Osteoclast differentiation and activation. Nature. 423, 337-342.

Bregman, C.L., Adler, R.R., Morton, D.G., Regan, K.S., Yano, B.L., 2003. Recommended tissue list for histopathologic examination in repeat-dose toxicity and carcinogenicity studies: a proposal of the Society of Toxicologic Pathology (STP). Toxicol. Pathol. 31, 252-253.

Brown, A.P., Courtney, C.L., King, L.M., Groom, S.C., Graziano, M.J., 2005. Cartilage dysplasia and tissue mineralization in the rat following administration of a FGF receptor tyrosine kinase inhibitor. Toxicol. Pathol. 33, 449-455.

Bucher, J.R., Huff, J., Haseman, J.K., Eustis, S.L., Elwell, M.R., Davis, W.E., et al., 1990. Toxicology and carcinogenicity studies of diuretics in F344 rats and B6C3F1 mice. 1. Hydrochlorothiazide. J. Appl. Toxicol. 10, 359-367.

Bucher, J.R., Hejtmancik, M.R., Toft II, J.D., Persing, R.L., Eustis, S.L., Haseman, J.K., 1991. Results and conclusions of the National Toxicology Program's rodent carcinogenicity studies with sodium fluoride. Int. J. Cancer. 48, 733-737.

Carlton, W.W., Ernst, H., Faccini, J.M., Greaves, P., Krinke, G.J., Long, P.H., et al., 1992. Soft tissue and musculoskeletal system. In: Mohr, U., Capen, C.C., Dungworth, D.L., Griesemer, R.A., Ito, N., Turusov, V.S. (Eds.), International Classification of Rodent Tumours. Part I: The Rat, vol. 122. IARC Scientific Publications, International Agency for Research on Cancer, Lyon, France.

Chai, Y., Jiang, X., Ito, Y., Bringas Jr., P., Han, J., Rowitch, D.H., et al., 2000. Fate of the mammalian cranial neural crest during tooth and mandibular morphogenesis. Development. 127, 1671-1679.

Chow, J.W., Wilson, A.J., Chambers, T.J., Fox, S.W., 1998. Mechanical loading stimulates bone formation by reactivation of bone lining cells in 13-week-old rats. J. Bone. Miner. Res. 13, 1760-1767.

Clark, L., 1971. Hypervitaminosis A: a review. Aust. Vet. J. 47, 568-571.

Coleman, R.D., Becks, H., Kohl, F.V., Copp, D.H., 1950. Skeletal changes in severe phosphorus deficiency of the rat. Arch. Pathol. (Chic). 50, 209-232.

Courtney, C.L., Kim, S.N., Walsh, K.M., Watkins, J.R., Dominick, M. A., 1991. Proliferative bone lesions in rats given anticancer compounds. Toxicol. Pathol. 19, 184-188.

Dallas, S.L., Prideaux, M., Bonewald, L.F., 2013. The osteocyte: an endocrine cell. . . and more. Endocr. Rev. 34, 658-690.

Dearden, L.C., Espinosa, T., 1974. Comparison of mineralization of the tibial epiphyseal plate in immature rats following treatment with cortisone, propylthiouracil or after fasting. Calcif. Tissue. Res. 15, 93-110.

Dearden, L.C., Mosier Jr., H.D., 1974. Growth retardation and subsequent recovery of the rat tibia, a histochemical, light, and electron microscopic study. I. After propylthiouracil treatment. Growth. 38, 253-275.

Delgado, E., Rodriguez, J.I., Serrada, A., Tellez, M., Paniagua, R., 1985. Radiation-induced osteochondroma-like lesion in young rat radius. Clin. Orthop. Relat. Res.(201), 251-258.

Delgado, E., Rodriguez, J.I., Rodriguez, J.L., Miralles, C., Paniagua, R., 1987. Osteochondroma induced by reflection of the perichondrial ring in young rat radii. Calcif. Tissue. Int. 40, 85-90.

Dhem, A., Goret-Nicaise, M., 1984. Effects of retinoic acid on rat bone. Food Chem. Toxicol. 22, 199-206.

Ellender, G., Feik, S.A., Carach, B.J., 1988. Periosteal structure and development in a rat caudal vertebra. J. Anat. 158, 173-187.

Ellis, H.A., Peart, K.M., 1971. Dextran sulphate osteopathy in parathyroidectomized rats. Br. J. Exp. Pathol. 52, 684-695.

Ellis, H.A., McCarthy, J.H., Herrington, J., 1979. Bone aluminium in haemodialysed patients and in rats injected with aluminium chloride: relationship to impaired bone mineralisation. J. Clin. Pathol. 32, 832-844.

EMEA, 2006. Guideline on the evaluation of medicinal products in the treatment of primary osteoporosis. In: European Medicines Agency Committee for Medicinal Products for Human Use (CHMP), London.

Enomoto, A., Harada, T., Maita, K., Shirasu, Y., 1989. Epiphyseal lesions of the femur and tibia in rats following oral chronic administration of zinc dimethyldithiocarbamate (ziram). Toxicology. 54, 45-58.

Erben, R.G., 1996. Trabecular and endocortical bone surfaces in the rat: modeling or remodeling? Anat. Rec. 246, 39-46.

Ernst, H., Sander, E., Karbe, E., Nolte, T., Mohr, U., 1992. Osteochondroma in laboratory rats: a report of 3 cases in a Fischer-344, a Sprague-Dawley, and a Wistar rat. Toxicol. Pathol. 20, 264-267.

Ernst, H., Long, P.H., Wadsworth, P.F., Leininger, J.R., Reiland, S., Konishi, Y., 2001. Skeletal system and teeth. In: Mohr, U., Capen, C.C., Dungworth, D.L., Griesemer, R.A., Ito, N., Turusov, V.S. (Eds.), International Classification of Rodent Tumours. Part II: The Mouse. Springer Verlag, Berlin, Heidelberg, pp. 389-415.

Estremera, H.R., Armstrong, W.D., 1948. Effect of protein intake on the bones of mature rats. J. Nutr. 35, 611-618.

Faccini, J.M., Teotia, S.P., 1974. Histopathological assessment of endemic skeletal fluorosis. Calcif. Tissue. Res. 16, 45-57.

Felix, R., Hofstetter, W., Cecchini, M.G., 1996. Recent developments in the understanding of the pathophysiology of osteopetrosis. Eur. J. Endocrinol. 134, 143-156.

Fischer, J.E., Rodan, G.A., Reszka, A.A., 2000. In vivo effects of bisphosphonates on the osteoclast mevalonate pathway. Endocrinology. 141, 4793-4796.

Follis, R.H., 1958. Deficiency Disease: Functional and Structural Changes in Mammalia Which Result from Exogenous or Endogenous Lack of One or More Essential Nutrients. Thomas, Springfield, IL.

Fossey, S., Vahle, J., Long, P., et al., 2016. Nonproliferative and Proliferative Lesions of the Rat and Mouse Skeletal Tissues (Bones, Joints, and Teeth). J Toxicol Pathol. 29 (3 Suppl), 49S-103S.

Frandsen, A.M., Nelson, M.M., Sulon, E., Becks, H., Evans, H.M., 1954. The effects of various levels of dietary protein on skeletal growth and endochondral ossification in young rats. Anat. Rec. 119, 247-265.

Frazier, K., Thomas, R., Scicchitano, M., Mirabile, R., Boyce, R., Zimmerman, D., et al., 2007. Inhibition of ALK5 signaling induces physeal dysplasia in rats. Toxicol. Pathol. 35, 284-295.

Gimbel, W., Schmidt, J., Brack-Werner, R., Luz, A., Strauss, P.G., Erfle, V., et al., 1996. Molecular and pathogenic characterization of the RFB osteoma virus: lack of oncogene and induction of osteoma, osteopetrosis, and lymphoma. Virology. 224, 533-538.

Gloobe, H., Nathan, H., 1971. Vertebral osteophytes in rats. J. Comp. Pathol. 81, 575-579.

Greaves, P., 2000. Musculoskeletal system, Histopathology of Preclinical Toxicity Studies: Interpretation and Relevance in Drug Safety Evaluation, vol. 2. Elsevier, Amsterdam, pp. 166-167.

Gregson, R.L., Offer, J.M., 1981. Metastasizing chondrosarcoma in laboratory rats. J. Comp. Pathol. 91, 409-413.

Gunson, D., Gropp, K.E., Varela, A., 2013. Bones and joints. In: Haschek, W.M., Rousseaux, C.G., Wallig, M.A. (Eds.), Haschek and Rousseaux's Handbook of Toxicologic Pathology, vol. 2. Academic Press, San Diego, CA, pp. 2761-2858.

Gyarmati, J., Foldes, I., Kern, M., Kiss, I., 1987. Morphological studies on the articular cartilage of old rats. Acta. Morphol. Hung. 35, 111-124.

Hahnel, H., Modis, L., Levai, G., 1978. Histological and histochemical investigations of the epiphyseal cartilage in rats after administration of heparin, coumarin as well as coumarin and diphosphonate (EHDP). Exp. Pathol. (Jena). 15, 196-207.

Hall, A.P., Westwood, F.R., Wadsworth, P.F., 2006. Review of the effects of anti-angiogenic compounds on the epiphyseal growth plate. Toxicol. Pathol. 34, 131-147.

Hall, B.K., 1988. The embryonic development of bone. Am. Sci. 76, 174-181.

Hall, C.E., Hall, O., Ayachi, S., 1971. Experimental hemorrhagic disease and hemarthrosis produced in the rat by dextran injections. Lab. Invest. 24, 67-73.

Hansson, L.I., Menander-Sellman, K., Stenstrom, A., Thorngren, K.G., 1972. Rate of normal longitudinal bone growth in the rat. Calcif. Tissue. Res. 10, 238-251.

Hartke, J., 1996. Have you seen this? Bone anti-resorptive properties of bisphosphonates. Toxicol. Pathol. 24, 799-800.

Hirano, T., Iwasaki, K., Yamane, Y., 1988. Osteonecrosis of the femoral head of growing, spontaneously hypertensive rats. Acta. Orthop. Scand. 59, 530-535.

Horne, W.C., Neff, L., Chatterjee, D., Lomri, A., Levy, J.B., Baron, R., 1992. Osteoclasts express high levels of pp60c-src in association with intracellular membranes. J. Cell. Biol. 119, 1003-1013.

Huffer, W.E., 1988. Morphology and biochemistry of bone remodeling: possible control by vitamin D, parathyroid hormone, and other substances. Lab. Invest. 59, 418-442.

Ingham, B., Brentnall, D.W., Dale, E.A., McFadzean, J.A., 1977. Arthropathy induced by antibacterial fused N-akyl-4-pyridone-3-carboxylic acids. Toxicol. Lett. 1, 21-26.

Isaksson, O.G., Lindahl, A., Nilsson, A., Isgaard, J., 1987. Mechanism of the stimulatory effect of growth hormone on longitudinal bone growth. Endocr. Rev. 8, 426-438.

Isgaard, J., Nilsson, A., Lindahl, A., Jansson, J.O., Isaksson, O.G., 1986. Effects of local administration of GH and IGF-1 on longitudinal bone growth in rats. Am. J. Physiol. 250, E367-E372.

Itakura, C., Iida, M., Goto, M., 1977. Renal secondary hyperparathyroidism in aged Sprague-Dawley rats. Vet. Pathol. 14, 463-469.

Izawa, Y., Sagara, K., Kadota, T., Makita, T., 1985. Bone disorders in spontaneously hypertensive rat. Calcif. Tissue. Int. 37, 605-607.

Jasty, V., Bare, J.J., Jamison, J.R., Porter, M.C., Kowalski, R.L., Clemens, G.R., et al., 1986. Spontaneous lesions in the sternums of growing rats. Lab. Anim. Sci. 36, 48-51.

Jee, W.S., Yao, W., 2001. Overview: animal models of osteopenia and osteoporosis. J. Musculoskelet. Neuronal. Interact. 1, 193-207.

Jee, W.S., Li, X.J., Li, Y.L., 1988. Flurbiprofen-induced stimulation of periosteal bone formation and inhibition of bone resorption in older rats. Bone. 9, 381-389.

Johnston, R.A., 1972. The relation of growth cartilage thickness to bone growth in the rat tibia. J. Anat. 111, 339-340.

Jolette, J., Wilker, C.E., Smith, S.Y., Doyle, N., Hardisty, J.F., Metcalfe, A.J., et al., 2006. Defining a noncarcinogenic dose of recombinant human parathyroid hormone 1-84 in a 2-year study in Fischer 344 rats. Toxicol. Pathol. 34, 929940, Osteoblastoma described in this reference.

Jones, L.C., Allen, M.R., 2011. Animal models of osteonecrosis. Clin. Rev. Bone Miner. Metab. 9, 63-80.

Kari, F.W., Huff, J.E., Leininger, J., Haseman, J.K., Eustis, S.L., 1989. Toxicity and carcinogenicity of nitrofurazone in F344/N rats and B6C3F1 mice. Food Chem. Toxicol. 27, 129-137.

Kaspareit-Rittinghausen, J., Rapp, K., Deerberg, F., Wcislo, A., Messow, C., 1989. Hereditary polycystic kidney disease associated with osteorenal syndrome in rats. Vet. Pathol. 26, 195-201.

Kato, M., Onodera, T., 1984. Spontaneous osteochondrosis in rats. Lab. Anim. 18, 179-187.

Kato, M., Onodera, T., 1987. Early changes of osteochondrosis in medial femoral condyles from rats. Vet. Pathol. 24, 80-86.

Kato, M., Onodera, T., 1988a. Morphological investigation of cavity formation in articular cartilage induced by ofloxacin in rats. Fundam. Appl. Toxicol. 11, 110-119.

Kato, M., Onodera, T., 1988b. Morphological investigation of osteochondrosis induced by ofloxacin in rats. Fundam. Appl. Toxicol. 11, 120-131.

Kawahara, T., Shimokawa, I., Tomita, M., Hirano, T., Shindo, H., 2002. Effects of caloric restriction on development of the proximal growth plate and metaphysis of the caput femoris in spontaneously hypertensive rats: microscopic and computer-assisted image analyses. Microsc. Res. Tech. 59, 306-312.

Kemm, J.R., 1976. The effect of aminoacetonitrile on calcium metabolism and bone in the rat. J. Physiol. 261, 1-14.

Kharode, Y.P., Sharp, M.C., Bodine, P.V., 2008. Utility of the ovariectomized rat as a model for human osteoporosis in drug discovery. Methods. Mol. Biol. 455, 111-124.

Kiebzak, G.M., Smith, R., Gundberg, C.C., Howe, J.C., Sacktor, B., 1988a. Bone status of senescent male rats: chemical, morphometric, and mechanical analysis. J. Bone. Miner. Res. 3, 37-45.

Kiebzak, G.M., Smith, R., Howe, J.C., Gundberg, C.M., Sacktor, B., 1988b. Bone status of senescent female rats: chemical, morphometric, and biomechanical analyses. J. Bone. Miner. Res. 3, 439-446.

Kilborn, S.H., Trudel, G., Uhthoff, H., 2002. Review of growth plate closure compared with age at sexual maturity and lifespan in laboratory animals. Contemp. Top. Lab. Anim. Sci. 41, 21-26.

Kimura, H., Ng, J.M., Curran, T., 2008. Transient inhibition of the Hedgehog pathway in young mice causes permanent defects in bone structure. Cancer. Cell. 13, 249-260.

Kohashi, O., Aihara, K., Ozawa, A., Kotani, S., Azuma, I., 1982. New model of a synthetic adjuvant, N-acetylmuramyl-L-alanyl-D-isoglutamine-induced arthritis: clinical and histologic studies in athymic nude and euthymic rats. Lab. Invest. 47, 27-36.

Komarkova, A., Bilyk, I., Zahor, Z., Czabanova, V., 1973. Effect of short-term starvation on bone structure in rats. Physiol. Bohemoslov. 22, 633-636.

Komori, T., Yagi, H., Nomura, S., Yamaguchi, A., Sasaki, K., Deguchi, K., et al., 1997. Targeted disruption of Cbfa1 results in a complete lack of bone formation owing to maturational arrest of osteoblasts. Cell. 89, 755-764.

Kronenberg, H.M., 2003. Developmental regulation of the growth plate. Nature. 423, 332-336.

Leininger, J.R., Riley, G.I., 1990. Bones, joints and synovia. In: Boorman, G.A., Eustis, S.L., Elwell, M.R., MacKenzie, W.F. (Eds.), Pathology of the Fischer Rat: Reference and Atlas. Academic Press, San Diego, CA, pp. 209-226.

Lelovas, P.P., Xanthos, T.T., Thoma, S.E., Lyritis, G.P., Dontas, I.A., 2008. The laboratory rat as an animal model for osteoporosis research. Comp. Med. 58, 424-430.

Li, X., Ominsky, M.S., Warmington, K.S., Morony, S., Gong, J., Cao, J., et al., 2009. Sclerostin antibody treatment increases bone formation, bone mass, and bone strength in a rat model of postmenopausal osteoporosis. J. Bone Miner. Res. 24, 578-588.

Li, X., Warmington, K.S., Niu, Q.T., Asuncion, F.J., Barrero, M., Grisanti, M., et al., 2010. Inhibition of sclerostin by monoclonal antibody increases bone formation, bone mass, and bone strength in aged male rats. J. Bone Miner. Res. 25, 2647-2656.

Liu, C.C., Baylink, D.J., 1977. Stimulation of bone formation and bone resorption by fluoride in thyroparathyroidectomized rats. J. Dent. Res. 56, 304-311.

Long, P.H., Leininger, J.R., 1999. Bones, joints, and synovia. In: Maronpot, R.R., Boorman, G.A., Gaul, B.W. (Eds.), Pathology of the Mouse: Reference and Atlas. Cache River Press, Vienna, IL, pp. 645-678.

Long, P.H., Leininger, J.R., Nold, J.B., Lieuallen, W.G., 1993. Proliferative lesions of bone, cartilage, tooth, and synovium in rats, MST-2. Guides for Toxicologic Pathology. STP/ARP/AFIP, Washington, DC.

Long, P.H., Leininger, J.R., Ernst, H., 1996. Non-proliferative lesions of bone, cartilage, tooth, and synovium in rats, MST-2. Guides for Toxicologic Pathology. STP/ARP/AFIP, Washington, DC.

Lotinun, S., Sibonga, J.D., Turner, R.T., 2005. Evidence that the cells responsible for marrow fibrosis in a rat model for hyperparathyroidism are preosteoblasts. Endocrinology. 146, 4074-4081.

Luz, A., Muller, W.A., Linzner, U., Strauss, P.G., Schmidt, J., Muller, K., et al., 1991. Bone tumor induction after incorporation of shortlived radionuclides. Radiat. Environ. Biophys. 30, 225-227.

Machado, E.A., Beauchene, R.E., 1976. Spontaneous osteogenic sarcoma in the WI/Ten rat: a case report. Lab. Anim. Sci. 26, 98-100.

Maekawa, A., Onodera, H., Tanigawa, H., Furuta, K., Takahashi, M., Kurokawa, Y., et al., 1984. Spontaneous tumors of the nervous system and associated organs and/or tissues in rats. Gann. 75, 784-791.

Mandalunis, P., Ubios, A., 2005. Experimental renal failure and iron overload: a histomorphometric study in rat tibia. Toxicol. Pathol. 33, 398-403.

Marks Jr., S.C., Popoff, S.N., 1988. Bone cell biology: the regulation of development, structure, and function in the skeleton. Am. J. Anat. 183, 1-44.

Meunier, P.J., Bianchi, G.S., Edouard, C.M., Eng, B.S., Bernard, J.C., Courpron, P., et al., 1972. Bony manifestations of thyrotoxicosis. Orthop. Clin. North. Am. 3, 745-774.

Mii, Y., Tsutsumi, M., Shiraiwa, K., Miyauchi, Y., Hohnoki, K., Maruyama, H., et al., 1988. Transplantable osteosarcomas with high lung metastatic potential in Fischer 344 rats. Jpn. J. Cancer. Res. 79, 589-592.

Minato, Y., Yamamura, T., Takada, H., Kojima, A., Imaizumi, K., Wada, I., et al., 1988. An extraskeletal osteosarcoma in an aged rat. Nihon Juigaku Zasshi. 50, 259-261.

Moore, T., Sharman, I.M., 1979. Hypervitaminosis A combined with calcium deficiency in rats. Int. J. Vitam. Nutr. Res. 49, 14-20.

Moutier, R., Toyama, K., Cotton, W.R., Gaines, J.F., 1976. Three recessive genes for congenital osteopetrosis in Norway rat. J. Hered. 67, 189-190.

Movsowitz, C., Epstein, S., Fallon, M., Ismail, F., Thomas, S., 1990. Hyperostosis induced by the bisphosphonate (2-PEBP) in the oophorectomized rat. Calcif. Tissue. Int. 46, 195-199.

Mullender, M.G., Huiskes, R., 1997. Osteocytes and bone lining cells: which are the best candidates for mechano-sensors in cancellous bone?. Bone. 20, 527-532.

Mundy, G.R., Shapiro, J.L., Bandelin, J.G., Canalis, E.M., Raisz, L.G., 1976. Direct stimulation of bone resorption by thyroid hormones. J. Clin. Invest. 58, 529-534.

Nakashima, T., Hayashi, M., Fukunaga, T., Kurata, K., Oh-Hora, M., Feng, J.Q., et al., 2011. Evidence for osteocyte regulation of bone homeostasis through RANKL expression. Nat. Med. 17, 1231-1234.

Nilsson, A., Stanton, M.F., 1994. Tumours of the bone. IARC Sci. Publ.681-729.

Noden, D.M., De Lahunta, A., 1985. Trunk muscles and connective tissues. The Embryology of Domestic Animals: Developmental Mechanisms and Malformations. Lippincott Williams & Wilkins, Baltimore, MD, p. 140.

Noguchi, C., Miyata, H., Sato, Y., Iwaki, Y., Okuyama, S., 2011. Evaluation of bone toxicity in various bones of aged rats. J. Toxicol. Pathol. 24, 41-48.

Nyska, A., Maronpot, R.R., Long, P.H., Roycroft, J.H., Hailey, J.R., Travlos, G.S., et al., 1999. Disseminated thrombosis and bone infarction in female rats following inhalation exposure to 2-butoxyethanol. Toxicol. Pathol. 27, 287-294.

Olson, H.M., Capen, C.C., 1977a. Intratibial Moloney sarcoma virusinduced osteosarcoma in the rat: tumor incidence and pathologic evaluation. J. Natl. Cancer. Inst. 58, 433-437.

Olson, H.M., Capen, C.C., 1977b. Virus-induced animal model of osteosarcoma in the rat: morphologic and biochemical studies. Am. J. Pathol. 86, 437-458.

Pace, V., Persohn, E., Heider, K., 1995. Spontaneous osteosarcoma of the meninges in an albino rat. Vet. Pathol. 32, 204-207.

Parfitt, A.M., Drezner, M.K., Glorieux, F.H., Kanis, J.A., Malluche, H., Meunier, P.J., et al., 1987. Bone histomorphometry: standardization of nomenclature, symbols, and units. Report of the ASBMR Histomorphometry Nomenclature Committee. J. Bone Miner. Res. 2, 595-610.

Patyna, S., Arrigoni, C., Terron, A., Kim, T.W., Heward, J.K., Vonderfecht, S.L., et al., 2008. Nonclinical safety evaluation of sunitinib: a potent inhibitor of VEGF, PDGF, KIT, FLT3, and RET receptors. Toxicol. Pathol. 36, 905-916.

Pelfrene, A., Mirvish, S.S., Gold, B., 1976. Induction of malignant bone tumors in rats by 1-(2-hydroxyethyl)-1-nitrosourea. J. Natl. Cancer. Inst. 56, 445-446.

Price, P.A., Williamson, M.K., Haba, T., Dell, R.B., Jee, W.S., 1982. Excessive mineralization with growth plate closure in rats on chronic warfarin treatment. Proc. Natl. Acad. Sci. USA. 79, 7734-7738.

Qi, H.L., Li, M., Wronski, T.J., 1995. A comparison of the bone

anabolic effects of parathyroid hormone at skeletal sites with moderate and severe osteopenia in aged ovariectomized rats. J. Bone Miner. Res. 10, 948-955.

Renkiewicz, R., Qiu, L., Lesch, C., Sun, X., Devalaraja, R., Cody, T., et al., 2003. Broad-spectrum matrix metalloproteinase inhibitor marimastat-induced musculoskeletal side effects in rats. Arthritis. Rheum. 48, 1742-1749.

Riesenfeld, A., 1981. Age changes on bone size and mass in two strains of senescent rats. Acta. Anat. (Basel). 109, 64-69.

Riminucci, M., Fischer, L.W., Shenker, A., Spiegel, A.M., Bianco, P., Gehron Robey, P., 1997. Fibrous dysplasia of bone in the McCune-Albright syndrome: abnormalities in bone formation. Am. J. Pathol. 151, 1587-1600.

Roach, H.I., Mehta, G., Oreffo, R.O., Clarke, N.M., Cooper, C., 2003. Temporal analysis of rat growth plates: cessation of growth with age despite presence of a physis. J. Histochem. Cytochem. 51, 373-383.

Russell, S.M., Spencer, E.M., 1985. Local injections of human or rat growth hormone or of purified human somatomedin-C stimulate unilateral tibial epiphyseal growth in hypophysectomized rats. Endocrinology. 116, 2563-2567.

Saxton Jr., J.A., Silberberg, M., 1947. Skeletal growth and ageing in rats receiving complete or restricted diets. Am. J. Anat. 81, 445-475.

Schell, H., Lienau, J., Epari, D.R., Seebeck, P., Exner, C., Muchow, S., et al., 2006. Osteoclastic activity begins early and increases over the course of bone healing. Bone. 38, 547-554.

Schenk, R.K., Spiro, D., Wiener, J., 1967. Cartilage resorption in the tibial epiphyseal plate of growing rats. J. Cell. Biol. 34, 275-291.

Schenk, R.K., Merz, W.A., Muhlbauer, R., Russell, R.G., Fleisch, H., 1973. Effect of ethane-1-hydroxy-1,1-diphosphonate (EHDP) and dichloromethylene diphosphonate (Cl 2 MDP) on the calcification and resorption of cartilage and bone in the tibial epiphysis and metaphysis of rats. Calcif. Tissue. Res. 11, 196-214.

Schenk, R.K., Eggli, P., Fleisch, H., Rosini, S., 1986. Quantitative morphometric evaluation of the inhibitory activity of new aminobisphosphonates on bone resorption in the rat. Calcif. Tissue. Int. 38, 342-349.

Sims, N.A., Gooi, J.H., 2008. Bone remodeling: multiple cellular interactions required for coupling of bone formation and resorption. Semin. Cell. Dev. Biol. 19, 444-451.

Singh, I.J., Tonna, E.A., Gandel, C.P., 1973. Some species differences in mammalian bone microstructure. Anat. Rec. 175, 443.

Sissons, H.A., Hadfield, G.J., 1955. The influence of cortisone on the structure and growth of bone. J. Anat. 89, 69-78.

Skottner, A., Clark, R.G., Robinson, I.C., Fryklund, L., 1987. Recombinant human insulin-like growth factor: testing the somatomedin hypothesis in hypophysectomized rats. J. Endocrinol. 112, 123-132.

Sokoloff, L., 1960. Comparative pathology of arthritis. Adv. Vet. Sci. Comp. Med. 6, 193-250.

Sokoloff, L., Habermann, R.T., 1958. Idiopathic necrosis of bone in small laboratory animals. AMA Arch. Pathol. 65, 322-330.

Stanton, M.F., 1979. Tumours of the bone. IARC Sci. Publ. 23, 577-609.

Stuart, J.M., Cremer, M.A., Townes, A.S., Kang, A.H., 1982. Type II collagen-induced arthritis in rats. Passive transfer with serum and evidence that IgG anticollagen antibodies can cause arthritis. J. Exp. Med. 155, 1-16.

Sutro, C.J., 1935. Changes in the teeth and bone in chronic fluoride poisoning. Arch. Pathol. (Chic). 19, 159-173.

Takahashi, M., Yoshida, M., Inoue, K., Morikawa, T., Nishikawa, A., 2010. Age-related susceptibility to induction of osteochondral and vascular lesions by semicarbazide hydrochloride in rats. Toxicol. Pathol. 38, 598-605.

Takashima, M., Moriwaki, S., Itokawa, Y., 1980. Osteomalacic change induced by long-term administration of cadmium to rats. Toxicol. Appl. Pharmacol. 54, 223-228.

Tapp, E., 1966a. The effects of hormones on bone in growing rats. J. Bone. Joint. Surg. Br. 48, 526-531.

Tapp, E., 1966b. Tetracycline labelling methods of measuring the growth of bones in the rat. J. Bone. Joint. Surg. Br. 48, 517-525.

Teitelbaum, S.L., Malone, J.D., Kahn, A.J., 1981. Glucocorticoid enhancement of bone resorption by rat peritoneal macrophages in vitro. Endocrinology. 108, 795-799.

Thompson Jr., R.C., 1973. Heparin osteoporosis. An experimental model using rats. J. Bone. Joint. Surg. Am. 55, 606-612.

Trentham, D.E., Townes, A.S., Kang, A.H., 1977. Autoimmunity to type II collagen an experimental model of arthritis. J. Exp. Med. 146, 857-868.

Tucker, M.J., 1986. A survey of bone disease in the Alpk/AP rat. J. Comp. Pathol. 96, 197-203.

Uchida, H., Kurata, Y., Hiratsuka, H., Umemura, T., 2010. The effects of a vitamin D-deficient diet on chronic cadmium exposure in rats. Toxicol. Pathol. 38, 730-737.

Vahle, J.L., Sato, M., Long, G.G., Young, J.K., Francis, P.C., Engelhardt, J.A., et al., 2002. Skeletal changes in rats given daily subcutaneous injections of recombinant human parathyroid hormone (1-34) for 2 years and relevance to human safety. Toxicol. Pathol. 30, 312-321.

Viola, P.L., Bigotti, A., Caputo, A., 1971. Oncogenic response of rat skin, lungs, and bones to vinyl chloride. Cancer. Res. 31, 516-522.

Wedge, S.R., Ogilvie, D.J., Dukes, M., Kendrew, J., Curwen, J.O., Hennequin, L.F., et al., 2000. ZD4190: an orally active inhibitor of vascular endothelial growth factor signaling with broad-spectrum antitumor efficacy. Cancer. Res. 60, 970-975.

Weise, M., De-Levi, S., Barnes, K.M., Gafni, R.I., Abad, V., Baron, J., 2001. Effects of estrogen on growth plate senescence and epiphyseal fusion. Proc. Natl. Acad. Sci. USA. 98, 6871-6876.

Wink, C.S., Armstrong, E., 1988. Femoral expansion in the adult male rat. Acta. Anat. (Basel). 131, 77-80.

Wronski, T.J., Dann, L.M., Scott, K.S., Cintron, M., 1989. Long-term effects of ovariectomy and aging on the rat skeleton. Calcif. Tissue. Int. 45, 360-366.

Wu, S., Levenson, A., Kharitonenkov, A., De Luca, F., 2012. Fibroblast growth factor 21 (FGF21) inhibits chondrocyte function and growth hormone action directly at the growth plate. J. Biol. Chem. 287, 26060-26067.

Yakar, S., Rosen, C.J., Beamer, W.G., Ackert-Bicknell, C.L., Wu, Y., Liu, J.L., et al., 2002. Circulating levels of IGF-1 directly regulate bone growth and density. J. Clin. Invest. 110, 771-781.

Yamaguchi, A., Komori, T., Suda, T., 2000. Regulation of osteoblast differentiation mediated by bone morphogenetic proteins, hedgehogs, and Cbfa1. Endocr. Rev. 21, 393-411.

Yamasaki, K., Inui, S., 1985. Lesions of articular, sternal and growth plate cartilage in rats. Vet. Pathol. 22, 46-50.

Zaidi, M., Blair, H.C., Moonga, B.S., Abe, E., Huang, C.L., 2003. Osteoclastogenesis, bone resorption, and osteoclast-based therapeutics. J. Bone. Miner. Res. 18, 599-609.

Zucker, T.F., Zucker, L.M., 1946. Bone growth in the rat as related to age and body weight. Am. J. Physiol. 146, 585-592.

Zuo, C.H., Huang, Y., Bajis, R., Sahih, M., Li, Y.P., Dai, K., et al., 2012. Osteoblastogenesis regulation signals in bone remodeling. Osteoporos. Int. 23, 1653-1663.

Zwicker, G.M., Eyster, R.C., 1996. Proliferative bone lesions in rats fed a diet containing glucocorticoid for up to two years. Toxicol. Pathol. 24, 246-250.

第六部分

皮肤系统

第17章

皮肤和皮下组织

Jyoji Yamate

Veterinary Pathology, Graduate School of Life and Environmental Sciences, Osaka Prefecture University, Osaka, Japan

1 引言

    本章描述在皮肤及其主要附属器（毛囊、皮脂腺、顶泌汗腺和外泌汗腺）中观察到的病变。金巴尔腺（外耳道皮脂腺）、包皮腺、阴蒂腺和肛周腺等特化皮脂腺及乳腺的病变在其他章节中进行介绍。

    体被组织的病变分为自发性病变和皮肤毒性

323

病变。自发性病变可能部分受饲养条件、年龄、性别和遗传等因素的影响。皮下组织及其附属器可能是经皮或胃肠外途径给药的化合物致癌效应的靶部位。受试物涂抹于皮肤表面后，涂抹部位和非涂抹部位的皮肤均应进行显微镜检查，镜检皮肤时每只大鼠涂抹部位和非涂抹部位的取材位置与蜡块中的标本包埋方向保持一致，这一点很重要。标准皮肤切片的取材方向应平行于身体长轴，纵切切片可使皮肤及其附属器结构的组织学更加均匀一致，便于评价。

2　正常皮肤和皮下组织

2.1　胚胎学

皮肤及其附属器来源于胚胎外胚层，外胚层 - 间充质的相互作用（图 17.1）从第 6~7 天开始，胚胎外胚层发育成表皮和皮下组织。

毛囊是皮肤的主要附属器，并处于动态周期。在妊娠第 17~21 天，大鼠胚胎皮肤复层表皮的基底细胞层出现内陷至下方的真皮层，形成毛发基板，基板向真皮方向延伸，发育成由大量上皮细胞组成的毛胚（图 17.1），毛胚的形成由下方真皮层的间充质细胞诱导。构成毛胚的上皮细胞逐渐增殖并向下生长进入真皮，形成毛栓。毛栓包绕真皮聚集结构（由毛栓下未成熟的间充

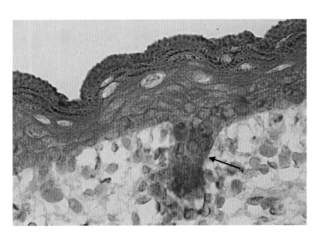

图 17.1　妊娠第 18 天胎仔的皮肤。基板向真皮延伸（箭头所示）

质细胞形成的小帽状聚集结构）形成真皮乳头。构成毛栓的细胞逐渐分化成毛囊的基质上皮细胞。在成熟的毛囊中，基质上皮细胞向上移动形成 3 层界限清晰的柱状结构：内根鞘、外根鞘和毛干。在毛栓中，表层毛囊由真皮聚集结构和真皮乳头形成的几层梭形间充质细胞包围，这些间充质细胞最终形成毛囊下部的结缔组织鞘（connective tissue sheath，CTS）。触须（tactile hair）的原基在妊娠第 14 天出现。

在妊娠第 17~21 天的大鼠胎仔和 1~10 日龄新生幼鼠中可同时观察到不同发育阶段的毛囊（如毛发基板、毛胚和毛栓），毛发基板和毛胚在胎仔中更常见，而在新生幼鼠中毛栓更常见；在 15~21 日龄新生幼鼠中主要是成熟的毛囊和少量的毛栓；约 21 日龄新生幼鼠的毛囊完全成熟，表皮和结缔组织成分组成与成年大鼠的毛囊相似。毛囊峡部的隆起处含有干细胞，可分化成皮脂腺、顶泌汗腺和毛发成分。与乳腺相似，外泌汗腺直接来源于胎仔表皮并向皮肤表面分泌。

到妊娠第 9 天，胎仔出现可识别的位于外胚层与内胚层之间的中胚层，中胚层分化形成脂肪组织、纤维结缔组织、血管内皮，以及真皮和皮下组织的骨骼肌和平滑肌。表皮基底细胞层的黑色素细胞和真皮层周围神经的施万细胞由神经嵴外胚层分化而来。

2.2　解剖学和组织学

皮肤由表皮（epidermis）和真皮（dermis）组成（图 17.2），其附属器包括毛囊、皮脂腺、顶泌汗腺和外泌汗腺。大鼠和人类的皮肤之间存在一些差异：人类有毛发的皮肤分布有外泌汗腺和顶泌汗腺，而大鼠的外泌汗腺仅分布于足垫，有毛皮肤没有外泌汗腺；人类的毛发数量相对比较少；钉突是人类表皮的显著特征，但在大鼠的皮肤中不明显。

皮肤的厚度不同，取决于所处的身体部位和毛发生长周期。大鼠的足垫表皮层最厚（图

17.3）。一般来说，大鼠和人类的表皮厚度分别为 10~20 μm 和 50~120 μm。在组织学上，表皮属于复层鳞状上皮，从基底到表面分别由基底层、棘层、颗粒层和角质层（角蛋白层）组成，表层细胞的分化称为角化。各层复层鳞状上皮细胞之间通过桥粒和黏着连接相互连接，表皮的基底层通过黏附结构（半桥粒）与下面的基底膜（主要是层粘连蛋白）连接。大鼠的正常表皮只有 2~3 层细胞，棘层和颗粒层通常不可见。角化是由于细胞间张力丝的形成，张力丝由细胞角蛋白组成，细胞角蛋白（成对的 I 型或 II 型）的成分随着角化过程而变化。基底层细胞向上进入由多边形至扁平细胞组成的棘层中。分化的角质形成细胞在颗粒层中形成细胞内透明角质颗粒，

其含有交联细胞角蛋白丝所必需的聚丝蛋白。在角质层中，细胞形成含脂质的板层小体，这些板层小体的脂质填充角质层的细胞间隙，并覆盖终末分化的角质形成细胞，角质形成细胞最终脱落形成皮屑。爪是由角化表皮组成的皮肤附属器，类似人类的指甲，其形成于覆盖在末端指骨上的突出含血管真皮上。长期辐射可能诱发趾甲基质（爪）的基底上皮和形成甲板的角化细胞的畸形。

表皮具有重要的免疫功能。在表皮中，存在专门的抗原呈递细胞（树突状细胞系的朗格汉斯细胞）（图 17.4）和 γδT 细胞。此外，神经内分泌来源的梅克尔细胞与神经末梢相互作用。梅克尔细胞集中在毛盘（Haarscheibe）（表皮的一种局灶性斑块样增厚）（图 17.5），被认为可能是

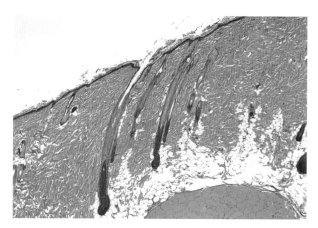

图 17.2　成年大鼠的皮肤由表皮和皮下组织构成。毛囊穿过真皮的致密胶原延伸到真皮深层和皮下组织的脂肪中

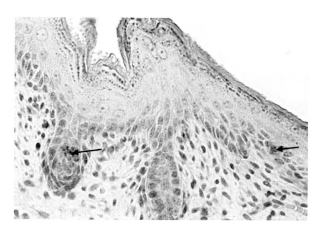

图 17.4　成年大鼠的皮肤。表皮内可见表达 MHC II 类分子的树突状细胞（朗格汉斯细胞）（箭头所示）。免疫组织化学染色

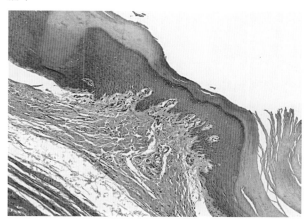

图 17.3　成年大鼠的足垫皮肤。表皮增厚，角蛋白层明显

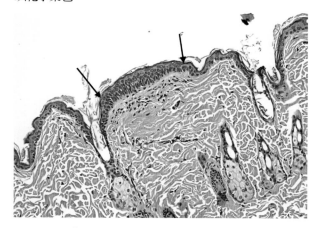

图 17.5　靠近毛囊开口处表皮的毛盘或斑块样增厚（箭头所示）

一种触觉感受器。有色或白化大鼠的表皮基底层分别存在有色素和无色素的黑色素细胞。

大鼠皮肤每平方厘米约有 8 000 个毛囊（图 17.2）。普通毛囊有 2 种类型：初级（大）毛囊［称为 tylotrich 毛囊或警卫（guard）毛囊］和次级（小）毛囊［称为非 tylotrich 毛囊或绒毛（wool）毛囊］。初级毛囊的毛较长、较粗，皮脂腺较大，神经支配突出，血供丰富，它们与毛盘（Haarscheibe）相联系（图 17.5）；次级毛囊的毛较短、较细，皮脂腺较小，大鼠以次级毛囊为主，约占毛囊的 70%。此外，大鼠的触须（位于面部的粗长触毛，含有血窦，由三叉神经支配，毛囊之间有横纹肌纤维）、纤毛（睫毛）、肛周 / 生殖器毛和尾毛等还具有特化的毛囊。

毛囊的结构复杂，由 3 个不同的节段组成。上段为漏斗部，与毛囊间的表皮相连，由充满毛干和角蛋白的中央腔组成，内衬复层鳞状上皮，靠近皮肤表面，细胞形成类似表皮的角化上皮；中段是由上皮鞘衬覆形成的峡部，具有明显的外毛根鞘角化现象，有皮脂腺导管的开口；下段（最深段）的下端含有毛球，在毛囊较深部分的外根鞘浅染细胞含有糖原（PAS 染色呈阳性）颗粒。毛球由间充质真皮乳头构成，真皮乳头中含有生成毛干的上皮基质细胞，基质细胞分化并向上迁移形成内根鞘和毛干，峡部来源的基底细胞则形成外根鞘。毛干由表皮毛囊覆盖，这些同心圆状的上皮组分被结缔组织鞘（CTS）围绕，形成毛囊的最外组分（真皮毛囊）。内根鞘由 3 层组织（小皮、亨勒层和赫胥黎层）组成，在毛从毛囊伸出之前，上皮细胞会从毛干脱落。

在毛的生长周期中，毛囊的上段保持不变，中段会显示形态变化，下段在退化期和休止期解体消失，被真皮乳头与上皮基质细胞分开。在毛的生长周期中，皮肤厚度会发生变化。峡部隆起的干细胞沿着外根鞘先向下再向上迁移，分化为上皮细胞，形成新的毛囊。

隆起的干细胞也会形成皮脂腺和顶泌汗腺，因此由腺体和导管成分组成的皮脂腺与毛囊的峡部相连。腺体成分是外周具有基底细胞的实性泡状腺，基底细胞向腺体中心分化时在细胞质内积累脂滴，在腺体进入毛囊处（开口处），分化程度较高的皮脂细胞呈泡沫样（图 17.5）。导管内衬角化鳞状上皮。细胞破裂和分解引起皮脂全浆分泌。顶泌汗腺存在于皮脂腺附近，排空到毛囊漏斗部，顶泌汗腺具有内衬立方上皮细胞的长导管，立方上皮细胞是分泌细胞，顶端具有丰富的颗粒状细胞质。外泌汗腺在组织学上与顶泌汗腺相似，但排空到皮肤表面。啮齿类动物的外泌汗腺仅位于趾足垫。

真皮由纤维结缔组织（粗大的胶原纤维、弹性纤维和纤细的网状纤维）和无定形基质组成。真皮层中可见纤维细胞、具有丰富细胞质颗粒的肥大细胞和组织细胞 / 间质树突状细胞，皮下组织附近的真皮深处可见脂肪细胞（图 17.2）以及毛细血管和周围神经。血管和神经在真皮深层和皮下组织中更大、更明显。虽然真皮层和皮下组织由于丰富的脂肪细胞和结缔组织的存在，界限并不总是很清晰，但是皮下组织并不属于皮肤。皮下组织普遍存在白色脂肪细胞，部分区域（如肩胛间区）存在棕色脂肪组织。皮肌中存在横纹肌纤维。真皮中可见附着于毛囊（一个毛囊单位）的一束平滑肌纤维组成的竖毛肌，平滑肌由自主神经系统的交感神经分支支配。肌肉收缩导致毛发竖立，俗称鸡皮疙瘩。

2.3　生理学

体被组织是身体最大的器官，构成身体与环境的屏障，保护身体免受外部化学性、物理性和微生物因素的损伤。此外，皮肤及其附属器充当电解质、水、维生素、脂质、碳水化合物和蛋白质的储存库，尤其对维生素 D 的产生至关重要。皮肤也具有免疫能力，可能是由于存在朗格汉斯细胞和 γδT 细胞。

表皮内的代谢（酶）活性和免疫活性细胞的

分布存在物种差异。局部给药的化学物质对皮肤可能无影响、被解毒或通过角质形成细胞中的微粒体酶代谢为活性致癌物，这些状态可能取决于皮肤中的 P450 酶抑制或诱导，诱导酶能够代谢局部给药的化学物质，从而使其失活或激活。此外，皮肤的吸收能力与其完整性和受试物的性质有关。角质层构成外源性物质吸收的机械屏障；皮肤表面有一层皮脂腺分泌的皮脂形成的油性屏障，尤其是针对极性、水溶性化合物。但是，许多脂溶性、非极性化合物可通过表皮和细胞间隙，甚至通过毛囊、皮脂腺和顶泌汗腺进入皮肤，吸收可能受到表皮层厚度和真皮层血管分布的影响。毛囊处于毛生长期时，真皮层血管分布增多，表明毛生长周期在皮肤对局部给药化学物质的反应中的重要性。皮肤对化学物质的吸收也可因年龄而有所不同，其原因是皮肤厚度、毛生长周期和代谢的差异。

毛生长周期大约为 34 天，包括 17 天的生长期和 17 天的静止期。生长周期始于腹部表面并向背侧和后侧延伸。在生长期，毛囊较长，毛干的毛球较大并位于真皮深处，此外真皮的脂肪层变厚；但当进入静止期时，毛囊的长度变短，毛球在毛囊皮脂腺开口下方呈较小的棒状，真皮层的脂肪组织也变薄。毛生长周期对受损皮肤的修复（再生）和仅单次或仅一段有限时间内给药的致癌物的肿瘤性反应具有重要作用。剃毛或拔毛可能诱导静止期的毛囊进入生长期，剃毛后局部给予化学药品时应考虑毛囊的生长期。环孢素处理可诱导皮肤进入生长期。热灼伤后，静止期皮肤的缺血深度更深，愈合所需的时间比在生长期中更长。

3 感染性疾病

毒理学研究中使用的实验大鼠应在无病原体的条件下饲养，并且没有感染原。大鼠在常规条件下饲养时可能发生感染性疾病，大鼠可能感染

皮肤癣菌如毛癣菌属（*Trichophyton spp.*）和小孢子菌属（*Microsporum spp.*）。在多数情况下是亚临床感染，但是少数可在感染部位出现脱毛、结痂和皮炎。可在漏斗部的毛干发现皮肤癣菌的节孢子和菌丝，病原体容易被 PAS 染色。大鼠易感染蠕形螨时，毛囊漏斗部易发现纵切的螨虫，并伴有毛囊周围炎症。

4 先天性病变

大鼠的皮肤罕见先天性病变或发育异常，可能出现类似于在其他器官（包括胸腺、脑和脊髓）中观察到的表皮囊肿，老龄大鼠皮肤可见的表皮囊肿并非先天性。大鼠的皮肤偶见发育不良，毛囊发育不良表现为毛干形状不规则和长度异常。未见毛囊形态学异常的毛干发育不良称为毛软化症。皮肤发育不良被认为是错构瘤性病变，根据主要的组织学类型，病变可被诊断为表皮性、胶原性、毛囊性、皮脂腺性、顶泌汗腺性或纤维附属器性（fibroadnexal）错构瘤。发育不良被认为是细胞和组织发育异常或结构异常，不存在异型性，应与被视为癌前增生性改变的表皮异型增生如原位鳞状细胞癌（异型增生型）相鉴别。鳞状细胞乳头状瘤的异型增生应被诊断为乳头状瘤。

5 非肿瘤性病变

5.1 萎缩

由于正常大鼠的表皮仅有 2~4 层细胞，所以表皮变薄或萎缩可能很难被发现。在老龄大鼠中，表皮变薄主要发生在背部，可能是年龄、营养不良或局部缺血导致的激素因素失衡所致。表皮萎缩常与其下有膨胀性生长的肿块有关。皮质类固醇会降低表皮细胞的代谢活性（图 17.6），引起表皮变薄，其特征是有核角质形成细胞体积

变小、数量减少，导致所有表皮层的厚度均减少，部分原因可能是基底细胞的更新减少，因此基底层、棘层和颗粒层之间明显的细胞边界变得模糊不清（图17.7）。

在正常的毛生理周期中，退化期的毛囊会发生细胞缺失，因此毛囊的病理性萎缩必须与退化期和静止期正常的生理性变化相鉴别。异常的毛囊萎缩超过生理性静止期的细胞丢失，并可能伴有皮脂腺和顶泌汗腺萎缩。病理性毛囊萎缩可由化学物质如抗增殖剂和类固醇激素等化合物引起，或者由血管病和自身免疫病引起的皮肤缺血所致。由于毛囊萎缩或完全缺失（毛囊凋萎）而引起的脱毛可见于皮下组织，与受损皮肤处的瘢痕形成（纤维化）或膨胀性肿瘤的进展有关。萎缩的毛囊体积明显变小，少量残留的角质形成细胞束被增厚的结缔组织鞘（CTS）和增多的胶原纤维包围（图17.8）。

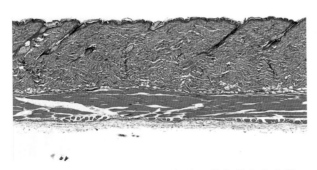

图17.6 给予皮质类固醇激素处理的大鼠表皮变薄、毛囊萎缩

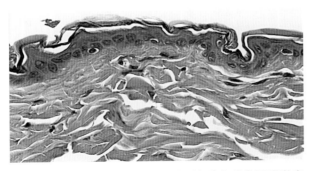

图17.7 图17.6的高倍放大图。给予皮质类固醇激素处理的大鼠表皮变薄，其特征为有核角质形成细胞体积变小、数量减少

5.2　表皮变性

表皮的退行性病变包括水疱性改变、海绵样水肿、裂隙、角化过度和囊肿。水疱性改变是一种细胞内病变，特征是表皮积液、基底层中的受累细胞水样变性或空泡变性，以及基底层上部的表皮细胞层（主要是棘细胞）发生气球样变。重度细胞质肿胀可能导致细胞破裂或缺失，形成表皮内裂隙。海绵样改变（海绵样水肿）的特征是表皮内和表皮细胞间的水肿导致细胞间隙形成，伴有细胞体积增大、细胞核位于周边，但角质形成细胞间仍通过桥粒互相连接。严重的表皮细胞间水肿可能导致桥粒断裂形成表皮内裂隙。裂隙（大疱、小疱或网状变性）是指表皮内或表皮下充满液体的微小空隙，可由水疱性变性或海绵样水肿引起的重度表皮水肿破裂所致，摩擦、烧伤和刺激性化学物质也可形成裂隙。皮肤裂隙也可能发生在基底层和下层间充质之间。过氧化氢处理或免疫介导的损伤（自身免疫病如天疱疮）可能引起水疱性改变、海绵样水肿和裂隙。

角化过度是正常的无核角化细胞组成的角质层厚度增加，角化不全由有核角化细胞增生引起。角化过度和角化不全可能由表皮细胞更新改变或角质细胞脱落减少引起。角化过度可能是皮肤刺激性的表现之一，是慢性皮肤炎症的一种常

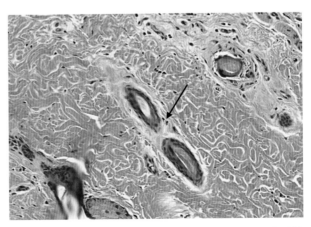

图17.8 注射博来霉素的皮肤。毛囊萎缩，被增厚的结缔组织和增多的胶原纤维包围（箭头所示）

见的结局（图 17.9），当混有白细胞和蛋白性渗出液时会形成痂。角化过度也可见于毛囊漏斗部或皮脂腺导管中，当脱落的角蛋白充满毛囊管或皮脂腺导管时，管腔会扩张或呈囊状，由此产生的角蛋白栓中可能含有残留毛或分泌物。缺锌等营养不良可能导致角化不全。角化过度和角化不全应与鳞状细胞增生相鉴别，后者的特征为表皮的非角化层厚度增加。

真皮上层的囊肿称为鳞状上皮囊肿、角囊肿或角蛋白囊肿，由复层角化上皮层呈同心圆层状排列而成。通常不将这些囊肿视为单纯性增生性病变，一般在受损或发炎的毛囊皮脂腺单位中由鳞状上皮细胞和产生的角蛋白内陷后形成。这种囊状病变与犬皮肤的毛囊漏斗部和峡部囊肿类似。

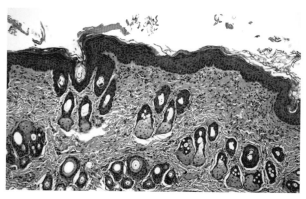

图 17.9　由慢性炎症引起的表皮角化过度并伴有皮脂腺增生

5.3　真皮变性

皮下组织中的自发性退行性病变并不常见。非特异性变化有矿化、含铁血黄素沉积（出血后吞噬含铁血黄素的巨噬细胞）、纤维化（受损皮肤和萎缩毛囊周围）和骨化生，与慢性炎症、瘤形成或创伤有关。

5.4　糜烂和溃疡

糜烂是指浅表表皮细胞层缺失，溃疡是指表皮完全缺失并伴随基底膜和部分真皮受损。擦伤等轻微外伤可能造成糜烂，然后结痂。溃疡主要由重度、深部外伤引起（图 17.10）。继发于创伤性损伤的糜烂和溃疡可能发生在任何部位，也可见于膨胀性生长的皮肤肿瘤。溃疡也可能继发于免疫学和（或）毒理学原因，如坏死性皮炎伴随整个表皮脱落。中毒性、坏死性皮炎中出现的表皮溃疡应与自发性或创伤性皮炎的溃疡相鉴别。通常在糜烂和溃疡周围区域的表皮出现角化过度。皮肤感染细菌可能导致深部化脓性皮炎，偶尔引起持续性的皮下皮炎（蜂窝织炎）和溃疡。

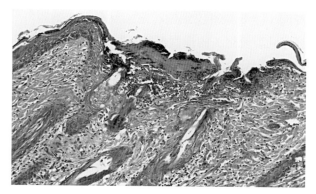

图 17.10　皮肤溃疡

5.5　组织坏死和细胞凋亡

溃疡是用于描述表皮和皮下组织坏死的术语。表皮经紫外线照射后可见凋亡的角质形成细胞，称为晒伤细胞。基底细胞层表皮角质形成细胞凋亡是多形红斑（erythema multiforme，EM）的典型特征，可使犬出现界面皮炎。凋亡的角质形成细胞的细胞质透明且呈强嗜酸性，细胞核固缩。角化不良这一术语常被用来描述凋亡的角质形成细胞，因为角质形成细胞在角化末期会经历程序性细胞死亡的过程。

大鼠与药物处理相关的皮下组织脂肪坏死尚未见报道。脂肪坏死可能偶尔发生在皮下组织，特别是在腹部，剖检时该病变通常为黄褐色结节，显微镜下可见出血、巨噬细胞吞噬含铁血黄素、坏死的脂肪细胞及其周围炎症。坏死和炎症灶内的脂肪细胞大小不一、形状不规则，细胞质呈深染，外观呈颗粒状，在病程较长的病变中还可见矿化、胆固醇裂隙和异物巨细胞。皮下组织脂肪坏死与腹部脂肪组织坏死的组织学表现相似。

5.6　炎症性病变

作为身体与外界的屏障，皮肤暴露于多种毒性物质中，这些物质直接损伤皮肤，最终引起刺激或腐蚀（坏死）。炎症反应从明显的中性粒细胞浸润、水肿（包括纤维蛋白渗出物）、充血/出血、糜烂/坏死的急性炎症到混合性炎症细胞浸润（主要是淋巴细胞、浆细胞和巨噬细胞）、纤维化（硬化）的慢性炎症（图17.11）。溃疡后发生的纤维化病变是一种愈合过程，免疫组织化学染色显示纤维化病变由含有α-平滑肌肌动蛋白的肌成纤维细胞组成（图17.12）。在过敏性炎症中，可能出现肥大细胞和嗜酸性粒细胞。肉芽肿性炎症（肉芽肿）是对穿透表皮的异物，或对皮脂腺、毛囊或脂肪细胞被破坏产生的碎屑的反应。脂肪细胞的脂肪肉芽肿性炎症（肉芽肿性脂膜炎）会在皮下组织中形成，坏死脂肪组织位于中心，周围是多核巨细胞和上皮样细胞。细菌菌落可能在某些炎症性病变中为继发性或机会性感染，深部感染有时会导致脓肿形成（微脓肿或蜂窝织炎）。屏障系统中饲养的大鼠皮肤的炎症性病变中未发现特异性感染原。无菌性肉芽肿可能在没有任何可检测的感染原的情况下发生。

脓疱（微脓肿）通常出现在表皮内腔（图17.13）或表皮下腔（图17.14），腔内充满白细胞，主要是中性粒细胞，或罕见嗜酸性粒细胞。充满具有正常核的孤立圆形角质形成细胞的脓疱称为棘层松解性脓疱，是天疱疮的常见特征。表皮层内可见白细胞浸润。这些脓疱应与嗜上皮性淋巴瘤（epitheliotrophic lymphoma）（蕈样肉芽肿病）相鉴别。

发生在皮肤附属器内及其周围的炎症被诊断为毛囊内炎、毛囊周炎、腺炎和腺周炎。界面毛囊炎指与毛囊角质形成细胞坏死有关的毛囊周和毛囊壁的炎症。疖病指穿透性和穿孔性毛囊炎症，意味着毛囊壁被炎症性过程破坏。大鼠的皮肤附属器炎症可能与皮肤癣菌病有关。化学物质局部或全身处理引起的炎症将在本章毒理学病变中讨论。

6　增生性和肿瘤性病变

皮肤及其附属器的非肿瘤性增生可能是生理

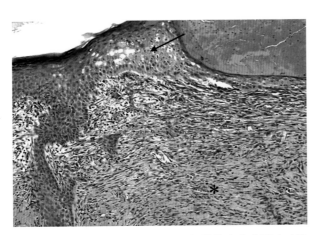

图17.11　损伤后皮肤纤维化（*）并伴有表皮增生（箭头所示）

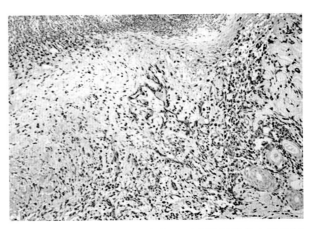

图17.12　免疫组织化学染色显示皮肤纤维化中的纺锤细胞是呈α-平滑肌肌动蛋白阳性的肌成纤维细胞。创伤后肉芽组织中可见大量肌成纤维细胞

性的，也可能是对损伤的反应。但是，增生也可能是癌前增生性反应。生理性增生反应包括生长期毛囊拉长、突出和足垫上皮增厚（角化过度）。局部应用皮肤刺激物和致癌物可致鳞状上皮增生或皮脂腺增生。表皮、附属器或真皮和皮下组织肿瘤的特征将在后文介绍。

6.1 增生

6.1.1 鳞状上皮增生

表皮鳞状细胞增生发生在皮表层，偶尔会延伸到毛囊漏斗部和皮脂腺导管。在组织学上，鳞状上皮增生的特征为表皮中的所有有核细胞层（基底层、鳞状细胞层、颗粒层）增厚，其中鳞

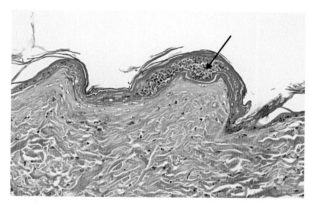

图 17.13　由中性粒细胞组成的表皮内微脓肿（箭头所示）

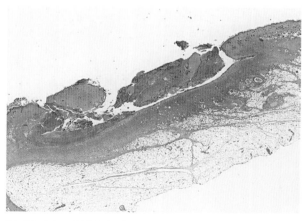

图 17.14　皮肤组织中的脓疱伴有广泛的组织坏死。由于脓疱上有溃疡，导致表皮缺失

状细胞层最明显（图 17.15）。棘细胞增生常为棘皮病伴钉突形成，是否具有完整的基底膜是区分增生和恶性肿瘤的重要特征。鳞状上皮增生常见于对炎症、表面角质层的反复擦伤、毒性刺激或长时间暴露于紫外线的反应。膨胀性皮肤肿瘤也可见鳞状上皮增生伴特征为角化过度和角化不全的重度表皮增厚。

6.1.2 皮脂腺增生

皮脂腺增生通常伴随皮肤炎症发生，因此大鼠在皮肤给予刺激物后会出现皮脂腺细胞增生。皮脂腺细胞增生也可能见于没有明显的刺激物／炎症作用的皮肤。在皮肤慢性炎症中，毛囊漏斗部及其相邻的表皮中会发生鳞状细胞增生。增生的皮脂腺体积增大，单个腺泡的皮脂细胞数量增加，单个腺泡由许多成熟的腺细胞围绕中央导管形成一个清晰的小叶，同时基底细胞数量增加。皮脂腺增生有时称为肥大。一些被诊断为皮脂腺增生的病变包括变质，有可能发展为良性或恶性皮脂腺细胞肿瘤，这种皮脂腺增生可能由几个小叶组成，小叶中细胞有轻微不典型的细胞核。

6.1.3 表皮囊肿

表皮囊肿不是单纯性增生性病变，病因通常未知。自发于老龄大鼠的皮肤，囊肿表现为仅显

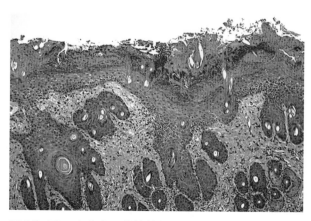

图 17.15　表皮表面的鳞状细胞增生，延伸到毛囊漏斗部和皮脂腺导管

微镜下可见到直径为数毫米的结节不等。囊肿呈圆形至椭圆形，有1个衬覆单层鳞状上皮细胞的空腔（很少有多个空腔），腔内充满角蛋白（图17.16）。如果囊肿破裂，在囊肿附近的真皮中可见炎症，包括肉芽肿伴有内含吞噬角蛋白碎片的多核巨细胞。必须将表皮囊肿这种膨胀性病变与鳞状上皮肿瘤和角化棘皮瘤相鉴别，详述见下文。

6.2 上皮性肿瘤

上皮性肿瘤来源于鳞状细胞、基底细胞和皮脂腺细胞。雄性大鼠自发性基底细胞和鳞状细胞肿瘤的发生率高于雌性大鼠。由这些细胞组分混合而成的肿瘤通常根据主要细胞类型和（或）最高分化的细胞类型进行分类。

6.2.1　鳞状细胞乳头状瘤和鳞状细胞癌

鳞状细胞乳头状瘤是一种良性的上皮性肿瘤，表现为界限清楚的外生性乳头状或菜花状肿块。肿瘤由增生的鳞状上皮组成，鳞状上皮排列形成显著的褶皱并伴有纤维血管间质（图17.17）。外生型鳞状细胞乳头状瘤是一种有蒂乳头状瘤。肿瘤性鳞状上皮分化良好，外观一致，均具有完整但不规则的基底膜。基底细胞呈柱状，细胞质呈嗜碱性。基底细胞以上的鳞状细胞逐渐角化，颗粒细胞层增厚，并伴有不规则增大的透明角质颗粒。核分裂象可能常见，特别是在

基底细胞层。乳头状瘤表面存在不规则、增厚的角化层（角化不全），表面可能有糜烂或溃疡，周围组织中可见炎症。内生型鳞状细胞乳头状瘤与邻近的增生性表皮相连，内陷呈火山口样，无蒂，不侵袭和压迫周围组织。自发性鳞状细胞乳头状瘤发生于老龄大鼠，与乳头状瘤病毒无关。纤维乳头状瘤是一种纤维组织成分增多的乳头状瘤（类似纤维瘤），见于牛、马和龟，但在大鼠中未观察到。

鳞状细胞癌可能起源于鳞状细胞乳头状瘤，但角化棘皮瘤或毛发上皮瘤较少进展成鳞状细胞癌。鳞状细胞癌的部分肿瘤为外生型，表面有溃疡或糜烂；但大部分肿瘤表现为边界不清的内生型肿块（图17.18）。肿瘤通常在周围真皮中出现结缔组织增生性反应（硬化反应）。肿瘤由细

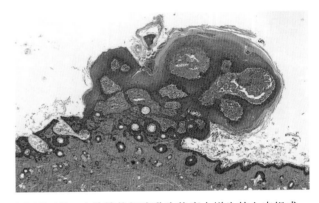

图 17.17　皮肤鳞状细胞乳头状瘤由增生的上皮组成，排列形成明显的褶皱，并伴有纤维血管间质

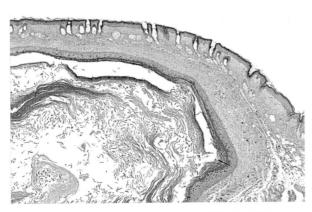

图 17.16　表皮囊肿，衬覆呈同心圆排列的鳞状上皮层，囊腔内有毛干碎片

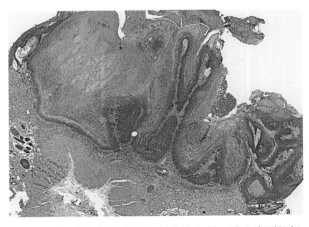

图 17.18　鳞状细胞癌显示侵袭性生长，进入皮下组织

胞岛、细胞索或细胞巢组成，穿透基底膜并侵袭真皮深处，甚至可能到达皮下组织和肌肉中。肿瘤组织内或邻近组织可能有中性粒细胞浸润，基底层附近可能存在个别角化细胞（角化不良）及基底细胞层紊乱。肿瘤细胞通常呈多角形，大部分细胞边界清楚，细胞质呈嗜酸性。在鳞状分化区域容易观察到细胞间桥。与鳞状细胞乳头状瘤相比，鳞状细胞癌的肿瘤细胞多形性明显，细胞核增大、怪异、大小不一，核仁明显，同时可见大量核分裂象。其典型特征为在整个肿瘤组织中可见逐渐鳞状分化的癌细胞融合岛和位于其中心的同心圆状排列的角蛋白层（角化珠）。一些肿瘤小叶可能有 1 个中央腔，腔内为几层肿瘤性上皮细胞包裹（假腺样模式）的独立的（棘层松解性）角质形成细胞。根据鳞状细胞分化、核异型性（核质比和核分裂象）和细胞/细胞核大小不均的程度，鳞状细胞癌可分为高分化型、中分化型和低分化型（间变型）。在高度间变型鳞状细胞癌中，细胞可能呈梭形外观，类似未分化肉瘤。鳞状细胞癌具有局部侵袭性，转移灶可能见于局部淋巴结和肺。位于头侧或腹股沟区域的鳞状细胞癌必须与特化或变性的皮脂腺（外耳道皮脂腺、包皮腺和阴蒂腺）癌相鉴别，因为这类特化的皮脂腺癌除具有典型的皮脂腺分化成分外，还有鳞状细胞成分。大鼠未见原位鳞状细胞癌（癌细胞未穿透基底膜）的报道。

6.2.2　基底细胞肿瘤（腺瘤和癌）

　　基底细胞肿瘤在皮肤中形成隆起的结节，表面粗糙、不规则，经常伴有溃疡。一般来说，基底细胞肿瘤是外生性的，或是在真皮中向下和向侧面延伸（图 17.19）。较大的肿瘤可能具有中央囊性区域。在有色大鼠的品系中，肿瘤细胞中通常可发现黑色素沉着。区分腺瘤和癌比较困难，基底细胞腺瘤可能会发展成恶性基底细胞癌。可能存在界限清楚、膨胀性生长的无侵袭迹象的基底细胞肿瘤，而外周可见不典型基底细

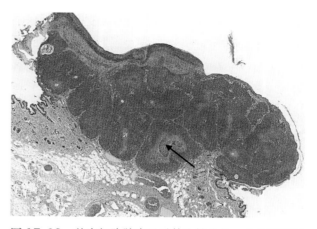

图 17.19　基底细胞肿瘤显示外生性生长，由具有核深染的基底细胞组成；肿瘤组织中可见 1 个含细胞碎片的囊腔（箭头所示）

的实性区域和局部侵袭。因此，术语基底细胞肿瘤指来源于基底细胞的上皮性肿瘤。基底细胞肿瘤通常被认为是源自表皮基底细胞的上皮性肿瘤，但肿瘤的某些区域表现出皮脂腺细胞分化，或者形成导管/腺泡，表明其可能来源于毛囊隆起的毛生殖上皮或干细胞。

　　基底细胞腺瘤是一种位于表皮、边界清楚的多分叶状肿块，不侵袭进入基底膜，周围真皮组织未见压迫与结缔组织增生。肿块由排列紧密的细胞均匀的小叶、岛或索组成，由不同程度的纤维血管间质支持。间质由致密的胶原纤维组成，或外观透明。肿瘤的生长模式和细胞形态多变。肿瘤细胞呈圆形至多角形，细胞质较少（类似正常的基底细胞），周围呈栅栏状排列，肿瘤细胞偶尔呈梭形。肿瘤细胞缺乏细胞间桥，罕见核分裂象。基底细胞腺瘤可能表现出鳞状细胞或皮脂腺分化，因此腺瘤可分为基底鳞状细胞型（可见多个角化灶）、毛母细胞瘤型［可见皮脂腺细胞和（或）毛生成小灶］和颗粒型（细胞含有 PAS 染色呈阳性的颗粒）。

　　基底细胞癌是一种边界不清的肿块，由圆形至多角形的肿瘤细胞组成，细胞质少，类似有细胞异型性和细胞核异型性的基底细胞。另外，可能存在混合皮脂腺细胞分化和鳞状细胞分化的多

形性基底细胞。在间变型程度较高的基底细胞癌中，肿瘤细胞可能呈细长或梭形。常见周围间质中结缔组织增生（desmoplasia）。基底细胞癌具有侵袭性，有坏死和炎症区域；部分形成含有血清和坏死碎片的中央囊腔（假性囊肿）。常见核分裂象。常见局部侵袭，但罕见局部淋巴结和肺的转移灶。在组织学上，基底细胞癌可以分为基底鳞状细胞癌型和实体型（solid type）。在基底鳞状细胞癌型中，角化鳞状细胞（偶尔类似皮脂腺导管）是主要的细胞类型。实体型则形成局限性、致密的肿瘤细胞巢。

6.2.3　皮脂腺细胞腺瘤和皮脂腺细胞癌

皮脂腺细胞腺瘤和皮脂腺细胞癌来源于储备皮脂腺细胞。皮脂腺细胞腺瘤没有侵袭性生长或转移倾向，细胞分化良好，无核异型性。而皮脂腺癌可能存在局部侵袭，肿瘤细胞分化不良，存在细胞异型性和核异型性。大鼠的自发性皮脂腺细胞腺瘤和皮脂腺细胞癌罕见。

通常，皮脂腺细胞腺瘤是真皮内边界清楚的肿瘤，也有皮脂腺细胞腺瘤形成膨胀性外生性分叶状肿块，从皮下组织延伸至表皮基底细胞层（图 17.20）。皮脂腺细胞腺瘤由小叶和腺泡组成，有纤维血管间质支持。小叶外围由大量基底样细胞组成，从外围到中心显示皮脂腺细胞成熟的所有阶段（细胞质呈泡沫状至透明、核固缩）。较大的小叶可能有内衬角化鳞状细胞（皮脂腺导管）的中央囊肿。小叶周边可能存在核分裂象（生发基底样细胞）。皮脂腺细胞腺瘤与皮脂腺增生很难相鉴别。增生最多由 2 或 3 个小叶组成，小叶具有规则的皮脂腺结构，其中大部分是成熟的腺细胞，周边仅有少量未成熟的生发细胞。增生一般继发于慢性炎症或膨胀性间叶性肿瘤，但是也可能是癌前病变。

皮脂腺细胞癌表现为具有侵袭性生长模式的真皮结节，由大而形状不规则的小叶组成，小叶由具有细胞异型性和细胞核异型性的皮脂腺基底

样细胞组成（图 17.21）。融合的小叶和腺泡由多角形细胞组成，细胞大小不等，细胞质内有可变的脂质空泡。肿瘤小叶也可能含有细胞质脂质丰富的单个分化良好的皮脂腺细胞或皮脂腺细胞簇，这些细胞有大量的不典型核分裂象。局部侵袭性生长可能导致相关的炎症反应和坏死。在大的小叶或融合小叶中，可见充满无定形细胞碎片（脱落的角蛋白）的囊腔。在皮脂腺癌中，有未分化的基底细胞灶和低分化的皮脂腺细胞，应与基底细胞癌中偶见的皮脂腺分化相鉴别。

6.2.4　毛发上皮瘤

毛发上皮瘤是一种毛囊基质上皮细胞来源的肿瘤，表现出可生成内根鞘、外根鞘和毛干的毛

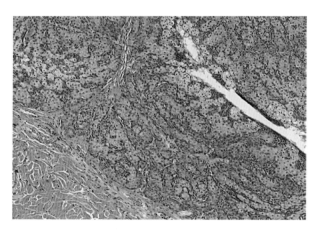

图 17.20　显示膨胀性生长的皮脂腺细胞腺瘤，由结构良好的皮脂腺上皮腺泡组成

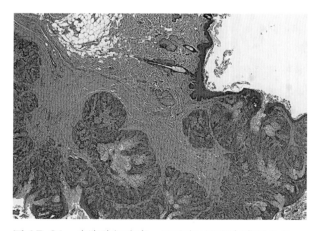

图 17.21　皮脂腺细胞癌，显示皮下组织侵袭性生长

囊形成细胞分化（图 17.22）。与基底细胞肿瘤不同，毛发上皮瘤没有皮脂腺分化。毛发上皮瘤表现为界限清楚的真皮结节，无包膜或侵袭性。结节由有纤维血管基质分隔的不规则小叶和细胞巢组成，间质成分可能与毛囊结缔组织鞘（CTS）相似。巢和小叶由基底样细胞构成，周围细胞突然角化（无透明角质颗粒），细胞质呈淡染，这些细胞形成含有角蛋白或形成不良的毛干的毛囊腔（角囊肿）。在小叶和巢内，基底样上皮细胞表现出明显但不规则的分化，形成外根鞘、内根鞘、毛母质（有强嗜酸性的透明毛质颗粒）和不同阶段的毛分化。小叶和巢周围、基底膜通常内陷，类似毛真皮乳头。罕见核分裂象。

除毛发上皮瘤外，根据分化或起源，毛囊衍生的肿瘤可以分为毛囊瘤型、毛根鞘瘤型和毛母质瘤型。毛囊瘤型中央有较大的囊腔，内含角蛋白和毛干，管腔内衬鳞状上皮，辐射形成分化良好的含毛干的毛囊。毛根鞘瘤型是由外根鞘的上皮细胞小岛组成的，细胞排列成圆形，并被显著的基底膜包围，外周细胞呈栅栏状和基底样，而中央细胞产生呈强嗜酸性的无定形角蛋白（外毛根鞘角化）。外毛根鞘瘤在大鼠中可被化学物质诱导发生。与毛发上皮瘤不同，外毛根鞘瘤的特征是基底层上皮细胞存在细胞质淡染，细胞质内含有与正常毛囊的外根鞘上皮相似的 PAS 染色呈阳性的糖原颗粒。毛母质瘤型由不规则的多层嗜碱性细胞组成，细胞核染色深，细胞质少，这些细胞围绕充满角蛋白和"影"细胞的中央腔，"影"细胞被突然角化的上皮包围，含有残余核。肿瘤周围可见继发于小叶破裂的多核巨细胞和上皮样细胞，偶尔形成肉芽肿。

恶性毛囊肿瘤在人类中有报道，但在大鼠中未见描述。

6.2.5　角化棘皮瘤

角化棘皮瘤是一种良性的上皮性肿瘤，呈火山口状或内陷入真皮和皮下组织（图 17.23）。

肿瘤表现为在真皮浅层的界限清楚的肿块，与表皮和毛囊漏斗部直接相连。肿瘤来源于毛囊漏斗部的鳞状上皮细胞，因此可见开口于表皮的孔（图 17.24）。在肿块内有一个大的充满同心圆状排列的角蛋白层的中央腔，周围是分化良好的增生性鳞状上皮，管腔内偶见乳头状突起。腔壁也有不规则的基底细胞层，在上皮和真皮连接处有厚的鳞状细胞增生褶皱。致密层状角蛋白栓通常位于火山口样腔的中心，腔内也含有与角蛋白相混合的胆固醇裂隙。肿瘤经常压迫周围的真皮基质，但无包膜。周围组织可能出现炎症或肉芽

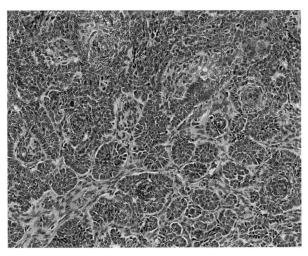

图 17.22　毛发上皮瘤，由立方形至柱状上皮细胞组成，形成毛囊结构，内含形成不良的毛干

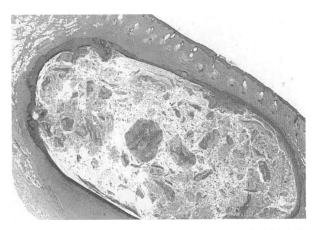

图 17.23　角化棘皮瘤，呈皮下囊性生长。囊内衬分化良好的复层鳞状上皮，但与图 17.16 所示的表皮囊肿相比，上皮更不规则

肿。角化棘皮瘤常见于大鼠背部、胸部和尾部。

6.2.6 汗腺肿瘤

汗腺肿瘤来源于顶泌汗腺或外泌汗腺的上皮。大鼠的外泌汗腺只存在于足垫。汗腺的自发性肿瘤在大鼠中极为罕见。腺瘤有不同程度扩张的囊肿，内衬1~2层上皮细胞，偶有乳头状突起突入腔内。未见大鼠恶性汗腺肿瘤的报道。

6.3 中胚层非肿瘤性增生和肿瘤性病变

真皮和皮下组织来自中胚层，含有血管和周围神经。皮下组织有密集的脂肪细胞。这些组成成分增强了皮肤的弹性、柔韧性和拉伸度。真皮的细胞外基质主要由Ⅰ型和Ⅱ型胶原纤维组成，伴有网状和弹性纤维，并有糖胺聚糖、蛋白聚糖、透明质酸和硫酸皮肤素等基质支持。

有色大鼠真皮中的色素细胞增生表现为在毛囊和皮脂腺之间有黑色素细胞聚集，这可能是黑色素瘤的癌前病变。

起源于间叶细胞的肿瘤分为纤维瘤（包括黏液瘤型和硬纤维瘤型）/纤维肉瘤（包括黏液瘤型）、恶性纤维组织细胞瘤（malignant fibrous histiocytoma，MFH）、脂肪瘤/蛰伏脂肪瘤/脂肪肉瘤、横纹肌肉瘤和平滑肌瘤/平滑肌肉瘤。此

外，在皮肤中可见到来自神经组织（神经鞘瘤和神经嵴肿瘤）、血管组织（血管瘤、血管肉瘤、血管外皮细胞瘤）和淋巴组织（淋巴肉瘤、肥大细胞瘤、浆细胞瘤和组织细胞肉瘤）的肿瘤。这些肿瘤的描述见其他章节。中胚层或神经嵴起源的肿瘤，特别是恶性型通常难以分类。许多分化良好的肿瘤在光镜下有独特的特征，但低分化肿瘤可能需要免疫组织化学染色或电子显微镜来确诊。对于没有特定形态学特征或无法确定来源的肿瘤，可以使用"肉瘤，未特定分类"（not otherwise specified, NOS）表示。

6.3.1 纤维瘤和纤维肉瘤

纤维瘤和纤维肉瘤是皮下组织中的常见肿瘤，最常见于腹部或胸部。纤维瘤比纤维肉瘤的发生率更高，雄性动物的发生率高于雌性动物。

纤维瘤是一种非侵袭性、膨胀性生长的结节，由增生的成纤维细胞和胶原纤维组成（图17.25）。胶原纤维和成纤维细胞的比例差异较大（图17.26）。肿瘤细胞和胶原纤维形成交织束或旋涡状模式。纤维瘤与纤维肉瘤相比，细胞数量少，但胶原纤维较多。纤维瘤罕见核分裂象，细胞无异型性。因此，分化良好的纤维瘤可能难以与真皮或局灶性纤维化（硬化）中的正常纤维组

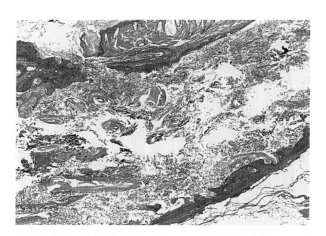

图17.24 角化棘皮瘤，图17.23的高倍放大图。显示分化良好的复层鳞状上皮，中央腔含有"影"细胞碎片

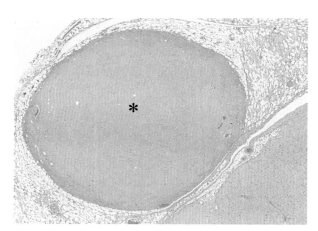

图17.25 皮下纤维瘤（*），由增生的分化良好的成纤维细胞和丰富的胶原纤维组成

织相鉴别，纤维化可继发于溃疡和慢性炎症。由于纤维瘤常见于腹部或胸部，因此要注意与乳腺纤维腺瘤相鉴别，乳腺纤维腺瘤含有丰富的胶原基质和数量不等的乳腺上皮细胞。

与纤维瘤相比，纤维肉瘤中的细胞数量更多，而成熟的胶原纤维束数量较少。纺锤细胞密集排列呈交织状束或人字形束（图 17.27）；偶见核大或多核的多形性细胞。细胞核呈不典型性，核分裂象常见。有时可见大的或快速生长的纤维肉瘤发生变性或坏死。无纤维包膜，常见局部侵袭，偶尔会浸润到骨骼肌。可能有肺转移灶。

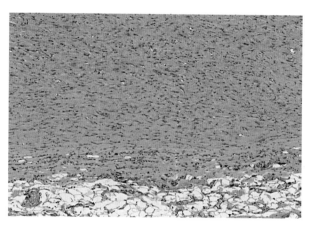

图 17.26 图 17.25 的高倍放大图。纤维瘤的界限清楚，由分化良好的成纤维细胞组成

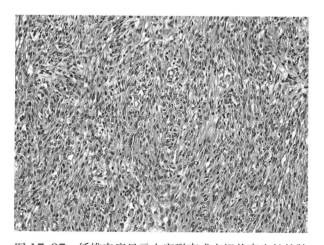

图 17.27 纤维肉瘤显示人字形束或交织状束生长的肿瘤性成纤维细胞。细胞数量和细胞多形性大于图 17.26 所示的纤维瘤。肿瘤细胞间的胶原纤维稀疏

6.3.2 黏液瘤和黏液肉瘤

真正的黏液瘤和黏液肉瘤在大鼠中罕见报道。肿瘤由有黏多糖基质支持的星形原始间叶细胞组成。与黏液瘤相比，黏液肉瘤的细胞更多、异型性更大。一些恶性间叶性肿瘤如恶性神经鞘瘤、恶性纤维组织细胞瘤（MFH）和脂肪肉瘤具有由松散水肿样基质支持的星形细胞灶，这些病灶包括黏液样或水肿样变性和坏死的少细胞区域，病变在组织学上类似其他动物的黏液瘤和黏液肉瘤。

6.3.3 恶性纤维组织细胞瘤或多形性未分化肉瘤

MFH 的组织学特征是未分化的间叶细胞、组织细胞和成纤维细胞不同程度混合，偶尔呈席纹状生长模式（图 17.28），但确切的组织发生和来源仍不清楚。据报道，除皮下外，具有 MFH 样组织学特征的肉瘤还可发生在内脏器官和骨骼中。MFH 样组织学表现可见于人类纤维肉瘤、平滑肌肉瘤、骨肉瘤、恶性神经鞘瘤和脂肪肉瘤部分病例中。MFH 也可能仅仅代表多种低分化多形性肉瘤共有的形态学模式。基于这些观察结果，MFH 被认为是起源于间充质干细胞

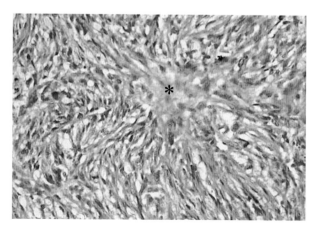

图 17.28 皮肤恶性纤维组织细胞瘤（MFH），显示间叶性肿瘤细胞呈席纹状生长模式（＊）

的肿瘤，这种干细胞可多潜能分化形成各种分化良好的间叶细胞。已经证明 MFH 衍生的细胞系在体外可以分化为成纤维细胞、组织细胞、成脂细胞、肌成纤维细胞和成骨细胞。

MFH 分类中的混乱可能由术语的混乱导致，因此近来 MFH 通常称为多形性未分化肉瘤。MFH 被认为来源于间充质（基质）干细胞，如诱导性多能干（induced pluripotent stem, iPS）细胞。此外，MFH 是与其他高分化间叶性肿瘤如纤维肉瘤、脂肪肉瘤、骨肉瘤、恶性神经鞘瘤、横纹肌肉瘤和平滑肌肉瘤相并行的诊断。与高分化间叶性肿瘤相比，MFH 应该在间充质分化谱系中的去分化阶段进行诊断（如低分化的肉瘤）。

在大鼠中，真皮或皮下组织中的 MFH 由成纤维细胞和组织细胞混合组成，纵横交错或旋涡状排列，内含数量不同的纤维组分，在电镜下经常可见细胞质中细胞器发育不良的未分化间叶细胞。偶见具有大分叶状核的巨细胞或多核巨细胞。有时存在黏液样变性或坏死灶和炎症细胞浸润灶。皮肤 MFH 可发生局部侵袭并可能转移至肺。

6.3.4 组织细胞肉瘤

组织细胞肉瘤发生于皮下组织，侵袭邻近组织，并可发生远处转移（如肺、肝脏和脾脏）。该肿瘤常见于肝脏和骨髓中，偶见于子宫或其他腹部器官等多种组织中。因此，组织细胞肉瘤可能表现出多中心性发生。皮肤通常不是主要原发部位。免疫细胞化学和电镜已确定肿瘤细胞的组织细胞特征。组织细胞肉瘤中的肿瘤细胞对巨噬细胞标志物如 CD68 和 CD163 免疫组织化学反应呈阳性的程度不同，细胞质中的溶酶体数量也不同。组织细胞肉瘤在形态上与 MFH 不同，MFH 具有未分化的间充质细胞，成纤维细胞呈席纹状生长模式。在 MFH 中的可能不是真正的组织细胞，仅在形态学和免疫组织化学

上与组织细胞和巨噬细胞类似。因为一些 MFH 细胞的细胞质中有发育良好的溶酶体，CD68 和 CD163 反应也呈阳性。但是组织细胞肉瘤中的 CD68 和 CD163 阳性细胞率要远高于 MFH。因此，MFH 中 CD68 和 CD163 呈阳性的细胞可能并不是真正的肿瘤细胞，而是浸润的巨噬细胞，尽管培养的 MFH 细胞对这些组织细胞标志物有反应。典型的组织细胞肉瘤是由成片的圆形至梭形的肿瘤细胞组成的，偶尔会发生肉芽肿样病变，并有中心坏死区。在坏死区域可能存在少量多核细胞，组织细胞肉瘤中无 MFH 典型的显著巨细胞和胶原基质，而 MFH 中无肉芽肿性病变。

6.3.5 血管瘤和血管肉瘤

在小鼠中，偶尔可在皮下及内脏器官中观察到血管来源的肿瘤，但在大鼠中不常见。大体观察显示肿瘤为红色至黑色肿块。血管瘤的特征是不同大小的充满血液的血管空腔和血管裂隙增生。由于胶原沉积和平滑肌增大，肿瘤性血管壁会增厚，增厚的血管壁可能呈玻璃样变。通常肿瘤性血管内衬扁平或肥胖的单层内皮细胞，细胞一致而无细胞异型性。有时肿瘤性空腔和裂隙中可见血栓形成。

在血管肉瘤中，肿瘤性血管的增生更广泛且局部侵袭，其形成的血管结构不如血管瘤中的好，且血管内皮细胞多层或成簇，常见内皮细胞瘤样生长，没有明显的裂隙和空腔。肿瘤细胞呈多形性，细胞核不典型，常见核分裂象。肿瘤可能有不同程度的出血、血栓形成、坏死、间质纤维化及含铁血黄素沉积，并且可能发生淋巴结和肺转移。

6.3.6 血管外皮细胞瘤

血管外皮细胞瘤是一种非常罕见的大鼠皮下组织肿瘤，被认为来源于血管周围的周细胞（一种来源不明的细胞）。周细胞可能具有全能分化

潜能，提示其来源于间质干细胞。这种肿瘤通常分化良好，但有可能局部侵袭真皮和皮下组织。典型的特征为肿瘤细胞呈旋涡状排列在毛细血管周围，细胞核为椭圆形至细长形（图 17.29）。在超微结构上，同心圆样排列的细胞被纤细的胶原原纤维和基板分隔。肿瘤中可能存在鹿角状结构（包括空腔形成）。MFH 中存在类似的旋涡状结构，但血管外皮细胞瘤没有 MFH 的多核巨细胞和明显的胶原成分等特征。

6.3.7　脂肪瘤、脂肪肉瘤和蛰伏脂肪瘤

脂肪组织的肿瘤最常见于皮下组织，也见于腹腔中的脂肪组织。脂肪瘤和脂肪肉瘤是白色脂肪组织的肿瘤，脂肪瘤更常见，且雄性动物的脂肪瘤发生率比雌性动物高。罕见棕色脂肪的良性和恶性肿瘤（蛰伏脂肪瘤）。

脂肪瘤是由脂肪细胞组成的界限清楚的膨胀性肿物，通常与正常的脂肪细胞难以相区分。脂肪瘤膨胀性生长会压迫真皮和皮下组织中的结缔组织（图 17.30）。细胞具有大而透明的空泡，细胞核被压而紧贴细胞质膜。较大的脂肪瘤内可能发生脂肪坏死伴炎症反应，成熟的胶原纤维间质束将肿瘤性脂肪细胞分隔成多个小叶。

尽管存在分化良好的脂肪细胞区域，但脂肪肉瘤多由多形性和非典型的细胞组成，肿瘤细胞呈梭形或星形、细胞质空泡化（图 17.31）。由于在高度间变型间叶性肿瘤中常见黏液样变性区，所以通过特殊染色或超微结构确认成脂肪细胞很重要。

棕色脂肪组织肿瘤发生于肩胛间皮下组织及胸腔。蛰伏脂肪瘤由片状和小叶的棕色脂肪细胞组成，具有丰富的毛细血管网。蛰伏脂肪瘤细胞呈泡沫状或细小空泡化，细胞质呈嗜酸性，其特征与正常的棕色脂肪细胞相似（图 17.32）。肿瘤细胞对脂肪特殊染色呈强阳性。在恶性蛰伏脂肪瘤（可能包括在脂肪肉瘤中）中，许多细胞的细胞质染色更强，空泡更大、更不规则，细胞核呈深染，核仁明显，常见核分裂象。在超微结构

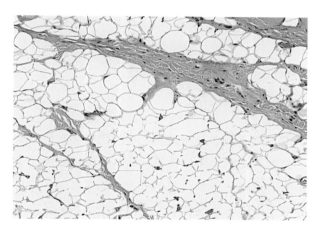

图 17.30　脂肪瘤，由高分化的成脂肪细胞和不规则的胶原纤维组成

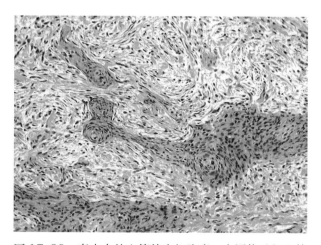

图 17.29　真皮中的血管外皮细胞瘤，由围绕毛细血管的呈同心圆层状排列的周细胞组成

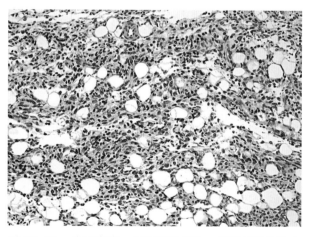

图 17.31　脂肪肉瘤，与脂肪瘤相比，细胞多形性和非典型性更明显，同时还具有分化良好的脂肪细胞区域

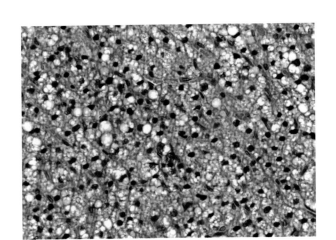

图 17.32　蛰伏脂肪瘤，由具有泡沫状至多空泡状细胞质的细胞组成

上，棕色脂肪和白色脂肪的恶性肿瘤都具有许多不融合的脂肪空泡。在电子显微镜下，恶性蛰伏脂肪瘤与脂肪肉瘤的区别是前者具有丰富的多形性线粒体、有伸长的横嵴和基质内颗粒。恶性蛰伏脂肪瘤可侵袭胸壁，并转移至肺。

6.3.8　未分化肉瘤

未分化肉瘤是用于描述中胚层或神经嵴来源的恶性肿瘤的术语，这些肿瘤不能通过常规光学显微镜检查来分类，因此形态学特征各异。这种肉瘤通常细胞数量较多，呈侵袭性，有时较大的肿块内会出现坏死。可见与神经鞘瘤类似的囊性、黏液瘤样变性区域。生长快速的肉瘤伴有广泛的坏死，可能在血管周围有细胞呈旋涡状排列，类似血管外皮细胞瘤。肿瘤通常由梭形、星形或怪异巨细胞组成，核分裂象常见。可用电子显微镜和免疫组织化学研究肿瘤的可能起源和特征。但如果无法获得更多的证据，则应该归类为"肉瘤 -NOS"。

6.4　神经源性肿瘤

6.4.1　恶性神经鞘瘤

周围神经鞘瘤（peripheral nerve sheath tumor, PNST）包括神经鞘瘤（schwannoma/

neurilemoma）、神经束膜瘤（perineurioma）和神经纤维瘤（neurofibroma）。神经鞘瘤在大鼠中更常见，神经束膜瘤和神经纤维瘤则非常罕见。神经鞘瘤最常见于唾液腺附近侧腹或颈部的皮下组织中，呈灰色或红色斑驳的水肿性肿块，雄性动物的发生率高于雌性动物。神经鞘瘤也发生于胸腔和腹腔、脊髓和颅腔（与脑神经相关）及心脏（出现在心内膜下和肌壁内）。皮下组织的神经鞘瘤通常被认为是恶性的。同一肿瘤中可存在束状型（Antoni A 型）和网状型（Antoni B 型）2 种组织学模式。Antoni A 型表现为细胞高度富集（图 17.33），Antoni B 型表现为肿瘤性增生排列松散伴有微囊性组织。在较大的恶性神经鞘瘤中常有囊性或微囊性病变，由梭形或多形性细胞组成，有淡染的水肿样或黏液瘤样基质支持（图 17.34）。一些神经鞘瘤中含有与颗粒细胞瘤相类似的颗粒肿瘤细胞。神经鞘瘤细胞的超微结构特征为存在数量可变的外板、细胞质内细胞器丰富、有指突状细胞突起。分裂的外板可能是恶性程度更高类型的特征之一。神经鞘瘤细胞的 S100 蛋白免疫染色呈阳性。

6.4.2　神经嵴肿瘤（可能为无黑色素性黑色素瘤）

在大鼠中，神经嵴肿瘤最常见于耳郭，肉眼检查可见耳郭上增厚的皮肤或结节。较大的肿块可能直径超过几厘米，会延伸到头部的软组织中，并伴有溃疡、组织坏死和出血。许多病例显示出恶性肿瘤的组织学特征，如局部侵袭、大量核分裂象，可能发生肺转移。神经嵴肿瘤主要由圆形或梭形细胞交织束和胶原混合组成（图 17.35），肿瘤细胞的 S100 蛋白免疫染色呈强阳性。由于这些组织病理学特征，神经嵴肿瘤可能被诊断为神经鞘瘤、神经纤维瘤或神经纤维肉瘤。但该肿瘤在组织学上部分与人类的蓝痣（无黑色素性黑色素瘤）或结缔组织增生性黑色素瘤非常相似。在超微结构上，神经嵴肿瘤细

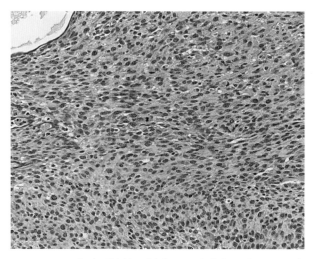

图 17.33 皮肤恶性神经鞘瘤，细胞富集区由圆形和多角形细胞组成，核呈深染（Antoni A 型）

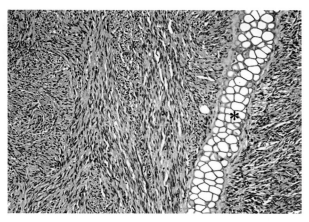

图 17.35 耳郭中的神经嵴肿瘤（＊为耳郭原有的软骨组织）。多形性肿瘤细胞呈交织状生长模式，伴有不同数量的胶原纤维

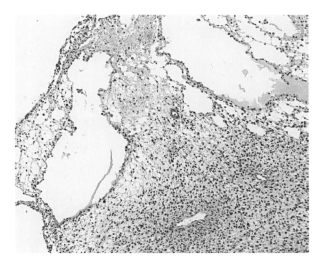

图 17.34 皮肤恶性神经鞘瘤，由梭形或多形性细胞组成，有淡染的水肿样或黏液瘤样基质支持，含囊腔（Antoni B 型）

胞具有黑色素细胞的特征，包括指突状细胞质突起、细胞间桥粒和大量前黑素体。但外周神经鞘瘤（PNST）中尚未发现存在前黑素体。基于以上所见，神经嵴肿瘤被认为是白化大鼠中的无黑色素性黑色素瘤。恶性神经鞘瘤、纤维肉瘤和 MFH 可能具有与这种神经嵴肿瘤相似的交织束区域，因此当只使用光学显微镜诊断时要注意仔细鉴别。其他部位发生神经嵴肿瘤时可能存在多角形或上皮样细胞区域，这是无黑色素性黑色素

瘤的特征。黑素体可用 Masson-Fontana 染色和酪氨酸酶相关蛋白 2（tyrosinase-related protein 2, TRP-2）染色进行识别。除耳郭外，大鼠无黑色素性黑色素瘤的好发部位还包括眼睑、虹膜、阴囊和肛周区域。

6.5 其他肿瘤

淋巴结中的淋巴肉瘤可以看作是其在皮下组织中的浸润性生长。在 F344 大鼠中，单核细胞白血病（mononuclear cell leukemia, MCL）会在真皮、皮下组织和骨骼肌中出现肿瘤性浸润，延伸到真皮是由于 MCL 累及血管或周围淋巴结。皮肤中的原发性 MCL 不常见，在没有出现肝脏和脾脏广泛累及的情况下也不会在真皮中出现 MCL 细胞。来源于骨骼肌的横纹肌肉瘤和来源于骨的骨肉瘤可以扩散至真皮和皮下组织中。在未分化的肉瘤中可出现骨化生的区域，不要误诊为骨肉瘤。同样，在未分化的肉瘤内也可见内陷的多核细胞，含有丰富的嗜酸性细胞质（可能是骨骼肌纤维的退行性变）。尚未在大鼠的真皮或皮下组织中发现起源于竖毛肌的平滑肌瘤和平滑肌肉瘤。其他器官（甲状腺、肝、肾上腺髓质）的恶性肿瘤很少会侵袭或转移到皮下组织。

7 毒理学病变

7.1 非肿瘤性病变

7.1.1 刺激

在皮肤刺激试验中，皮肤涂抹化学物质可能导致炎症。因为不会产生抗体，许多化学物质产生的刺激被认为是非免疫激活。肥大细胞和补体激活或前列腺素合成偶尔会导致皮肤的可逆性损伤，这被认为是产生刺激的部分原因。通常在局部给予刺激物质后的 4 小时内发生刺激反应。在组织学上，皮肤刺激表现为充血、真皮层细胞反应、表皮角化过度和增生，偶尔伴有糜烂、溃疡、坏死或水疱样改变。皮肤的不可逆性损伤称为腐蚀，其特征在于表皮全层坏死并渗透到下面的真皮中。给予刺激性小的化学物质或给予低浓度的刺激性化学物质时仅引起轻微充血，表皮轻微增生，角化过度极少或没有；给予高浓度的刺激性化学物质时，表皮增生和真皮炎症会更明显，给药部位的毛囊中可能存在毛囊上皮增生和鳞状细胞化生。中性粒细胞、单核细胞和肥大细胞浸润更为明显，靠近基底膜的胶原纤维嗜酸性降低，基底细胞层下可能存在纤维化。随着刺激作用增强，坏死、角化过度和炎症的严重程度也会升高。在表皮表面的干燥血清（痂）中可能内陷炎症细胞和细胞碎片。给予不恰当的高浓度强刺激性物质会导致腐蚀。

将 12-*O*-14- 烷 酰 佛 波 醇 -13- 乙 酸 酯（12-*O*-tetradecanoylphorbol-13-acetate, TPA）应用于大鼠皮肤后出现皮肤增厚，表皮细胞增厚为 3~5 层（对照组为 2~4 层），伴有真皮充血、水肿和细胞反应。大鼠皮内注射多柔比星会诱发皮肤溃疡，随后发生皮下纤维化；注射博来霉素会引起皮肤纤维化，伴有毛囊萎缩。在受损或坏死的皮肤部位，肌成纤维细胞形成纤维化，肌成纤维细胞可能来源于之前存在的成纤维细胞、血管周细胞（周细胞、基间质干细胞）和毛囊结缔组织鞘（CTS）中的间充质细胞。浸润的巨噬细胞产生促纤维化因子（主要是转化生长因子 β），诱导肌成纤维细胞产生胶原蛋白。

7.1.2 营养和激素

脱毛可能由外部刺激所致，也可能是全身毒性反应的结局。营养物质缺乏或因激素失调引起的毛周期紊乱可引起毛发软化症。毛发软化症（trichomalacia）表现为皮肤脱毛部位的毛囊生长周期异常、皮肤附属器萎缩及毛囊炎症或坏死，但其潜在的发病机制往往无法确定。环孢素或角质细胞生长因子处理可诱导多毛症，但很少发生在啮齿类动物毒性研究中。在缺乏维生素 E 的饲料中补充鱼油会导致皮肤和腹腔内白色脂肪组织变性（色素沉着）、炎症和坏死。

7.1.3 免疫介导的皮肤毒性

免疫介导的病变分为过敏反应（Ⅰ型超敏反应）、细胞溶解性反应（Ⅱ型超敏反应）、免疫复合物型反应（Ⅲ型超敏反应）和迟发型反应（Ⅳ型超敏反应）。Ⅰ型超敏反应由在 IgE 特异性 T 细胞的控制下被 IgE 抗体刺激肥大细胞释放的因子（组胺和血清素）介导产生。Ⅱ型和Ⅲ型超敏反应主要与 IgG 或 IgM 抗体的免疫反应有关，前者通过 IgG 或 IgM 抗体与细胞表面或抗原吸附组织的抗原表位结合所致的细胞毒性反应介导，后者由抗原、抗体和补体相互作用形成的可溶性免疫复合物诱导。Ⅳ型超敏反应由致敏 T 细胞和特异性抗原之间相互作用导致的细胞介导的组织损伤产生。

所有类型的超敏反应中免疫介导的皮肤毒性可以由化学物质的全身吸收引起。与过敏性发病机制有关的药物性重要皮肤反应包括多形红斑（erythema multiforme, EM）、中毒性表皮坏死松解症（toxic epidermal necrolysis, TEN）、重症多形红斑（Stevens-Johnson syndrome, SJS）和药物性超敏反应综合征（drug-induced hypersensitivity syndrome, DIHS）。这些免疫介导的皮肤毒性反应可能部分通过Ⅳ型超敏反应介导，其中细胞毒性 T 细胞和自然杀伤细胞在发病机制中起重要作用。这些细胞可诱导表皮角质形成细胞凋亡或坏死，主要组织学所见是表皮坏死，为单细胞型（EM）或全层型（TEN 和 SJS）。但 DIHS 的详细机制尚未完全阐明。

化学物质与皮肤直接接触时也会发生Ⅳ型超敏反应。皮肤中的Ⅳ型超敏反应称为过敏性接触性皮炎，可出现红斑、水肿、瘙痒、小疱或大疱。皮肤致敏病变在组织学上与皮肤刺激相似。

7.1.4 光毒性

皮肤光毒性可以通过毒物与紫外线的直接反应来介导。如果毒物改变内源性蛋白质，从而使其与紫外线发生间接反应也可介导光毒性。光毒性被认为由免疫介导的光过敏反应或非免疫性光刺激引起。在组织学上，紫外线诱导的皮肤病变与由刺激和免疫介导的皮肤毒性反应的病变非常相似。药用化学物质必须进行光安全试验，尤其是与紫外线相关的潜在皮肤致癌性（光致癌作用）化学物质更应该进行此试验。

7.2 肿瘤性病变

7.2.1 上皮性肿瘤

大鼠经口给予联苯胺衍生物可引起皮肤肿瘤，主要的皮肤肿瘤包括基底细胞肿瘤和鳞状细胞肿瘤，且雄性动物的发生率高于雌性动物。对皮肤有致癌作用的化学物质称为诱变剂（沙门菌试验），其也可以诱发外耳道皮脂腺、包皮腺和阴蒂腺的良性和恶性肿瘤。

二甲基苯并［a］蒽［dimethylbenz(a)anthracene，DMBA］经角质形成细胞代谢活化后成为强效皮肤致癌物。大鼠化学诱导的皮肤肿瘤由基底细胞产生，偶有皮脂腺或鳞状细胞分化。常见的肿瘤为基底细胞腺瘤或基底细胞癌，或为基底细胞、皮脂腺细胞和鳞状细胞混合的基底细胞肿瘤。也可能诱发鳞状细胞癌，偶见小区域内有基底细胞和鳞状细胞混合。在肿瘤发生之前，在表皮和皮脂腺中可看到癌前病变（给药相关的增生）。

暴露于紫外线下会诱发鳞状细胞癌，主要发生在耳郭和背部。给予大鼠 4- 乙烯基 -1- 环己烯二环氧化物（诱变剂）可诱发给药部位皮肤的鳞状细胞癌，肿瘤大多数是高分化型，但也有一些癌为间变型鳞状细胞和基底细胞相混合。表皮增生和皮脂腺增生被认为是癌前增生性病变，前者可进展为癌。

7.2.2 间叶性肿瘤

在皮下注射或肌内注射金属盐类如钴盐、镍盐和镉盐，可诱导间叶性肿瘤。皮下组织植入金属耳标或塑料多聚体等固体物质也可诱发大鼠的间叶性肿瘤。诱导间叶性肿瘤需要很长时间，在大鼠中超过 1 年。间叶性肿瘤可能起源于多能性间质干细胞。由于细胞间或细胞与基质的相互作用，肿瘤有多种组织学表现，被诊断为纤维肉瘤、脂肪肉瘤、骨肉瘤、恶性神经鞘瘤和横纹肌肉瘤，以及这些间叶性肿瘤的组合。其他诊断为 MFH 和 "肉瘤，NOS"。间叶性肿瘤的发病机制仍有待研究，但肿瘤进展可能与给药部位皮肤的长期炎症有关。

参考文献

Amoh, Y., Hamada, Y., Aki, R., et al., 2010. Direct transplantation of uncultured hair-follicle pluripotent stem (hfPS) cells promotes the recovery of peripheral nerve injury. J. Cell. Biochem. 110, 272-277.

Ash, G.W., 1971. An epidemic of chronic skin ulceration in rats. Lab. Anim. 5, 115-122.

Bader, R., Gembardt, C., Kaufmann, W., et al., 1993. Integumentary system. In: Mohr, U., Capen, C.C., Dungworth, D.L., et al., International Classification of Rodent Tumours, Part I: The Rat. IARC Scientific Publications No. 122. International Agency for Research on Cancer, Lyon, pp. 1-21.

Balsari, A., Bianchi, C., Cocilovo, A., et al., 1981. Dermatophytes in clinically healthy laboratory animals. Lab. Anim. 15, 75-77.

Beaver, D.L., 1963. Electron microscopy of the acinar cell of the rat preputial gland. Anat. Rec. 146, 47-60.

Bondoc, A., Katou-Ichikawa, C., Golbar, H.M., et al., 2016. Establishment and characterization of a transplantable tumor line (RMM) and cell line (RMM-C) from a malignant amelanotic melanoma in the F344 rat, with particular reference to galectin-3 expression in vivo and in vitro. Histol. Histopathol. 31, 1195-1207.

Brown, A.P., Dunstan, R.W., Courtney, C.L., et al., 2008. Cutaneous lesions in the rat following administration of an irreversible inhibitor of erbB receptors, including the epidermal growth factor receptor. Toxicol. Pathol. 36, 410-419.

Bruner, R., Kuettler, K., Baer, R., et al., 2001. Integumentary system. In: Mohr, U. (Ed.), International Classification of Rodent Tumors: The Mouse. Springer-Verlag, Berlin, pp. 2-22.

Cerundolo, R., Mecklenburg, L., 2009. Hair follicle dystrophy and atrophy. In: Mecklenburg, L., Linek, M., Tobin, D.J. (Eds.), Hair Loss Disorders in Domestic Animals. Wiley-Blackwell, Ames, IA, pp. 177-184.

Courtney, C.L., Hawkins, K.L., Graziano, M.J., 1992. Granular basal cell tumour in a Wistar rat. Toxicol. Pathol. 20, 122-124.

Crippa, L., Gobbi, A., Ceruti, R.M., et al., 2000. Ringtail in suckling Munich Wistar Fromter rats: a histopathologic study. Comp. Med. 50, 536-539.

Deerberg, F., Knu¨p, F., Rehm, S., 1986. Spontaneous epithelial tumours of the skin in Han: WIST- and DA/Han rats. Z. Versuchstierkd. 28, 45-57.

Elwell, M.R., Stedham, M.A., Kovatch, R.M., 1990. Skin and subcutis. In: Boorman, G.A., Eustis, S.L., Elwell, M.R., et al., Pathology of the Fischer Rat. Reference and Atlas. Academic Press, San Diego, CA, New York, London, pp. 261-277.

EMEA, 2002. Note for guidance on photosafety testing. CPMP/SWP/398/01, June 27, 2002, The European Agency for the Evaluation of Medicinal Products, London.

Evans, M.G., Cartwright, M.E., Sahota, P.S., et al., 1997. Proliferative lesions of the skin and adnexa of rats. ISI. Guides for Toxicologic Pathology. STP/ARP/AFIP, Washington, DC, pp. 1-14.

Faccini, J.M., Abbott, D.P., Paulus, G.J.J., 1990. Integumentary system. Mouse Histopathology: A Glossary for Use in Toxicity and Carcinogenicity Studies. Elsevier, Amsterdam, New York, Oxford, pp. 1-17.

FDA/CDER, May 2003. Guidance for industry: photosafety testing. U.S. Department of Health and Human Services, Food and Drug Administration, Center for Drug Evaluation and Research.

Fletcher, C.D., 2006. The evolving classification of soft tissue tumors: an update based on the new WHO classification. Histopathology. 48, 3-12.

Forbes, P.D., 1996. Relevance of animal models of photocarcinogenesis to humans. Photochem. Photobiol. 63, 357-362.

Gopinath, C., Prentice, D.E., Lewis, D.T., 1987. Atlas of Experimental Toxicological Pathology. MTP Press Limited, Boston, MA, pp. 159-166.

Greaves, P., Faccini, J.M., 1984. Rat histopathology. A Glossary for Use in Toxicity and Carcinogenicity Studies. Elsevier, Amsterdam, New York, Oxford, pp. 1-3.

Gross, T.L., Ihrke, P.J., Walder, E.J., 2005. Skin Diseases of the Dog and Cat. Blackwell Science Ltd, Oxford, UK, pp. 105-115.

Hargis, A.M., Ginn, P.E., 2007. The integument. In: McGavin, M.D., Zachary, J.F. (Eds.), Pathologic Basis of Veterinary Disease. Mosby Elsevier, St. Louis, MO, pp. 1107-1261.

Haschek, W.M., Rousseaux, C.G., Wallig, M.A., 2010. Fundamentals of Toxicologic Pathology. second ed., Elsevier, Amsterdam, pp.

135-159.

Hasegawa, R., Miyakawa, Y., Sato, H., 1989. Basal cell tumour, skin, mouse. In: Jones, T.C., Mohr, U., Hunt, R.D. (Eds.), Integument and Mammary Glands. Monographs on Pathology of Laboratory Animals. Springer, Berlin, Heidelberg, New York, London, Tokyo, pp. 52-55.

Hashimoto, H., Daimaru, Y., Tsuneyoshi, M., et al., 1990. Soft tissue sarcoma with additional anaplastic components: a clinicopathologic and immunohistochemical study of 27 cases. Cancer. 66, 1578-1589.

Hendrix, S., Handjiski, B., Peters, E.M., et al., 2005. A guide to assessing damage response pathways of the hair follicle: lessons from cyclophosphamide-induced alopecia in mice. J. Invest. Dermatol. 125, 42-51.

Hill, L.R., Kille, P.S., Weiss, D.A., et al., 1999. *Demodex musculi* in the skin of transgenic mice. Contemp. Top. Lab. Anim. Sci. 38, 13-18.

Hirose, M., 1989. Squamous cell carcinoma, skin, rat. In: Jones, T.C., Mohr, U., Hunt, R.D. (Eds.), Integument and Mammary Glands. Monographs on Pathology of Laboratory Animals. Springer, Berlin, Heidelberg, New York, London, Tokyo, pp. 25-30.

Hofstetter, J., Suckow, M.A., Hickman, D.L., 2006. Morphophysiology. In: Suckow, M.A., Weisbroth, S.H., Franklin, C.L. (Eds.), The Laboratory Rat. Elsevier, Amsterdam, pp. 94-120.

Hsu, Y.C., Pasolli, H.A., Fuchs, E., 2011. Dynamics between stem cells, niche, and progeny in the hair follicle. Cell. 144, 92-105.

Ichikawa, C., Izawa, T., Juniantito, V., et al., 2013. Rat hair follicleconstituting cells labeled by a newly-developed somatic stem cellrecognizing antibody: a possible marker of hair follicle development. Histol. Histopathol. 28, 257-268.

Jeong, M.S., Lee, C.M., Jeong, W.J., et al., 2010. Significant damage of the skin and hair following hair bleaching. J. Dermatol. 37, 882-887.

Jones, T.C., Mohr, U., Hunt, R.D. (Eds.), 1989. Integument and Mammary Glands. Monographs on Pathology of Laboratory Animals. Springer-Verlag, Berlin, Heidelberg, New York, London, Tokyo.

Juniantito, V., Izawa, T., Yamamoto, E., et al., 2011. Heterogeneity of macrophage populations and expression of galectin-3 in cutaneous wound healing in rats. J. Comp. Pathol. 145, 378-389.

Juniantito, V., Izawa, T., Yuasa, T., et al., 2012. Immunophenotypical analyses of myofibroblasts in rat excisional wound healing: possible transdifferentiation of blood vessel pericytes and perifollicular dermal sheath cells into myofibroblasts. Histol. Histopathol. 27, 515-527.

Juniantito, V., Izawa, T., Yuasa, T., et al., 2013. Immunophenotypical analysis of myofibroblasts and mesenchymal cells in the bleomycininduced rat scleroderma, with particular reference to their origin. Exp Toxicol Pathol. 65, 567-577.

Kort, W.J., Zondervan, P.E., Hulsman, L.O.M., et al., 1984. Incidence of spontaneous tumours in a group of retired breeder female Brown-Norway rats. J. Natl. Cancer. Inst. 72, 709-713.

Kovatch, R., 1990. Neoplasms of the integument. In: Stinson, S.F., Schuller, H.M., Reznik, G.K. (Eds.), Atlas of Tumour Pathology of the Fischer Rat. CRC Press, Boca Raton, FL, pp. 19-32.

Krinke, G.J., 2004. Normative histology of organs: skin. In: Hedrich, H., Bullock, G.R. (Eds.), The Laboratory Mouse. Elsevier, Amsterdam, p. 156.

Laws, J.O., Rudali, G., Royer, R., et al., 1955. The early changes produced in the auditory sebaceous gland (Zymbal's gland) of the rat by 2-acetylaminofluorene. Cancer. Res. 15, 139-142.

Loser, K., Beissert, S., 2007. Dendritic cells and T cells in the regulation of cutaneous immunity. Adv. Dermatol. 23, 307-333.

Maekawa, A., 1989. Trichopeithelioma, skin, rat. In: Jones, T.C., Mohr, U., Hunt, R.D. (Eds.), Integument and Mammary Glands. Monographs on Pathology of Laboratory Animals. Springer-Verlag, Berlin, Heidelberg, New York, London, Tokyo, pp. 56-63.

Mahl, J.A., Vogel, B.E., Court, M., et al., 2006. The minipig in dermatotoxicology: methods and challenges. Exp. Toxicol. Pathol. 57, 341-345.

Matushansky, I., Charytonowicz, E., Mills, J., et al., 2009. MFH classification: differentiating undifferentiated pleomorphic sarcoma in the 21st century. Expert Rev. Anticancer Ther. 9, 1135-1144.

Mecklenburg, L., 2009. How to approach alopecia diseases: histopathological aspects. In: Mecklenburg, L., Linek, M., Tobin, D.J. (Eds.), Hair Loss Disorders in Domestic Animals. Wiley-Blackwell, Ames, IA, pp. 77-92.

Mecklenburg, L., Kusewitt, D., Kolly, C., et al., 2013. Proliferative and non-proliferative lesions of the rat and mouse integument. J. Toxicol. Pathol. 26, 27S-57S.

Morrow, D.T., Robinette, L.R., Saubert IV, C.W., et al., 1977. Poditis in the rat as a complication of experiments in exercise physiology. Lab. Anim. Sci. 27, 679-681.

Nakamura, K., Johnson, W.C., 1968. Ultraviolet light induced connective tissue changes in rat skin: a histopathologic and histochemical study. J. Invest. Dermatol. 51, 253-258.

Noonan, F.P., Otsuka, T., Bang, S., et al., 2000. Accelerated ultravioletradiation-induced carcinogenesis in hepatocyte growth factor/scatter factortransgenic mice. Cancer. Res. 60, 3738-3743.

OECD, April 24, 2002. OECD guideline for testing of chemicals no. 404: acute dermal irritation/corrosion.

OECD, July 22, 2010a. OECD guideline for testing of chemicals no. 429: skin sensitization: local lymph node assay.

OECD, October 22, 2010b. OECD guideline for testing of chemicals no. 442A: skin sensitization: local lymph node assay: DA.

OECD, October 22, 2010c. OECD guideline for testing of chemicals no. 442A: skin sensitization: local lymph node assay: BrdU-ELISA.

Paus, R., Mueller-Roever, S., van der Veen, C., et al., 1999. A comprehensive guide for the recognition and classification of distinct stages of hair follicle morphogenesis. J. Invest. Dermatol. 113, 523-532.

Peckham, J.C., Heider, K., 1999. Skin and subcutis. In: Maronpot, R.R., Boorman, G.A., Gaul, B.W. (Eds.), Pathology of the Mouse. Reference and Atlas. Cache River Press, Vienna, pp. 555-612.

Peper, R.L., 1994. Diagnostic exercise: mite infestation in a laboratory rat colony. Lab. Anim. Sci. 44, 172-174.

Percy, D.H., Barthold, S.W., 2007. Pathology of Laboratory Rodents and Rabbits. third ed. Blackwell Publishing, Ames, IA.

Poteracki, J., Walsh, K.M., 1998. Spontaneous neoplasms in control Wistar rats: a comparison of reviews. Toxicol. Sci. 45, 1-8.

Rudmann, D., Cardiff, R., Chouinard, L., et al., 2012. Proliferative and non-proliferative lesions of the rat and mouse mammary, Zymbal's, preputial, and clitoral glands. Toxicol. Pathol. 40, 7s-39s.

Sells, D.M., Gibson, J.P., 1987. Carcinogticenicity studies with medroxalol hydrochloride in rats and mice. Toxicol. Pathol. 15, 457-467.

Sher, S.P., 1982. Tumours in control hamsters, rats and mice: literature tabulation. Crit. Rev. Toxicol. 10, 49-79.

Sommer, M.M., 1997. Spontaneous skin neoplasms in Long-Evans rats. Toxicol. Pathol. 25, 506-510.

Squire, R.A., Goodman, D.G., Valerio, M.G., et al., 1978. Tumours. In: Benirschke, K., Garner, F.M., Jones, T.C. (Eds.), Pathology of Laboratory Animals, vol. II. Springer, Berlin, Heidelberg,

New York, Tokyo, pp. 1051-1283.

Szabo, E., Sugar, J., 1989. Basal cell carcinoma, skin, rat. In: Jones, T.C., Mohr, U., Hunt, R.T. (Eds.), Integument and Mammary Glands. Monographs on Pathology of Laboratory Animals. Springer-Verlag, Berlin, Heidelberg, New York, London, Tokyo, pp. 43-51.

Veldman, C., Feliciani, C., 2008. Pemphigus: a complex T celldependent autoimmune disorder leading to acantholysis. Clin. Rev. Allergy. Immunol. 34, 313-320.

Walberg, J.A., Stark, D.M., Desch, C., 1981. Demodicosis in laboratory rats (Rattus norvegicus). Lab. Anim. Sci. 31, 60-62.

Yamate, J., Tajima, M., Shibuya, K., et al., 1989. Morphologic characteristics of a transplantable tumor derived from a spontaneous malignant fibrous histiocytoma in the rat. Jpn. J. Vet. Sci. 51, 587-596.

Yamate, J., Tajima, M., Shibuya, K., et al., 1996. Heterogeneity in the origin and immunophenotypes of "Histiocytic" cells in transplantable rat malignant fibrous histiocytoma. J. Vet. Med. Sci. 58, 603-609.

Yamate, J., Iwaki, M., Kumagai, D., et al., 1997a. Characteristics of rat fibrosarcoma-derived transplantable tumor line (SS) and cultured cell lines (SS-P and SS-A3-1), showing myofibroblastic and histiocytic phenotypes. Virchows. Arch. 431, 431-440.

Yamate, J., Tsujino, K., Kumagai, D., et al., 1997b. Morphological characteristics of a transplantable histiocytic sarcoma (HS-J) in F344 rats and appearance of renal tubular hyaline droplets in HS-J-bearing rats. J. Comp. Pathol. 116, 73-86.

Yamate, J., Maeda, M., Tsukamoto, Y., et al., 2001. Macrophage-like cell line (HS-P) from a rat histiocytic sarcoma. J. Comp. Pathol. 124, 183-191.

Yamate, J., Yasui, H., Benn, S.J., et al., 2003. Characterization of newlyestablished tumor lines from a spontaneous malignat schwannoma in F344 rats: nerve growth factor production, growth inhibition by transforming growth factor-β1, and macrophage-like phenotype expression. Acta. Neuropathol. 106, 221-233.

Yamate, J., Yokoyama, Y., Kumagai, D., et al., 2004. Tumor lines from a spontaneous rat endometrial stromal sarcoma, showing dendritic cell- and myofibroblastic cell-like phenotypes. J. Comp. Pathol. 131, 38-51.

Yamate, J., Fumimoto, S., Kuwamura, M., et al., 2007a. Characterization of a rat subcutaneous malignant fibrous histiocytoma and its tumor lines, with reference to histiocytic features. Vet. Pathol. 44, 151-160.

Yamate, J., Ogata, K., Yuasa, T., et al., 2007b. Adipogenic, osteogenic and myofibrogenic differentiations of a rat malignant fibrous histiocytoma (MFH)-derived cell line, and a relationship of MFH cells with embryonal mesenchymal, perivascular and bone marrow stem cells. Eur. J. Cancer. 43, 2747-2756.

Yamate, J., Sakamori, M., Kuwamura, M., et al., 2007c. Neoplastic and non-neoplastic cell lines from a malignant peripheral nerve sheath tumour of the cervix of a rat. J. Comp. Pathol. 137, 9-21.

Yoshitomi, K., Boorman, G.A., 1994. Granular cell basal cell tumour of the eyelid in an F344 rat. Vet. Pathol. 31, 106-108.

Yoshitomi, K., Elwell, M.R., Boorman, G.A., 1995. Pathology and incidence of amelanotic melanomas of the skin in F-344/N rats. Toxicol. Pathol. 23, 16-25.

Zackheim, H.S., 1992. Cutaneous basal cell carcinomas in the rat. J. Natl. Cancer. Inst. 84, 811-812.

Zackheim, H.S., Zurcher, C., Krutovskikh, V.A., et al., 1990. Tumours of the skin. In: Turusov, V.S., Mohr, U. (Eds.), Pathology of Tumours in Laboratory Animals, Vol. I. Tumours of the Rat. IARC Scientific Publications No. 99, 2nd edn. International Agency for Research on Cancer, Lyon, pp. 1-35.

Zurcher, C., Roholl, P.J.M., 1989. Melanocytic tumours, rat. In:

Jones, T.C., Mohr, U., Hunt, R.D. (Eds.), Integument and Mammary Glands. Monographs on Pathology of Laboratory Animals. Springer-Verlag, Berlin, Heidelberg, New York, London, Tokyo, pp. 76-86.

Zwicker, G.M., Eyster, R.C., Sells, D.M., et al., 1992. Spontaneous skin neoplasms in aged Sprague-Dawley rats. Toxicol. Pathol. 20, 327-340.

第 18 章

特化皮脂腺——外耳道皮脂腺、包皮腺、阴蒂腺和肛周腺

Katsuhiko Yoshizawa

Department of Food Sciences and Nutrition, Mukogawa Women's University, Nishinomiya, Hyogo, Japan

1 引言

大鼠有 5 种特化皮脂腺：外耳道中的外耳道皮脂腺（zymbal 腺）、雄性包皮的包皮腺、雌性阴蒂的阴蒂腺、肛门的肛周腺（肛门周围腺）和眼睑结膜中的睑板腺。本章将重点阐述前 4 种腺体，睑板腺已在第 14 章中详细描述。这些腺体通过全质分泌过程产生分泌物，而实质细胞蓄积特定脂质、变性，然后分解成为最终的分泌产物（皮脂）。人类没有相应的腺体，因此不熟悉啮齿类动物解剖学的学者偶尔会将正常腺体误诊为皮脂腺肿瘤或畸胎瘤。外耳道皮脂腺、包皮腺和阴蒂腺易受各种化学致癌物的诱导形成肿瘤。在 26 周和更短期的大鼠毒理学试验中，自发性肿瘤性病变极为罕见。

2 正常特化皮脂腺

2.1 胚胎学

特化皮脂腺（外耳道皮脂腺、包皮腺、阴蒂腺和肛周腺）起源于外胚层。在胚胎发育后期，可见表面上皮中的基底细胞增殖，伴有腺体原基内陷入真皮和黏膜下层。在出生后的前几周分化为相应的腺体。腺泡细胞起源于基底细胞层的有丝分裂，其中一个子细胞保留为干细胞。随着腺泡细胞成熟，细胞逐渐蓄积细胞质脂滴，并被增殖细胞推向腺泡中心。成熟细胞最终死亡，并且作为全质分泌过程形成的分泌产物被排入导管。

2.2　解剖学和组织学

2.2.1　外耳道皮脂腺

外耳道皮脂腺在大鼠中最常被描述。腺体为黄粉色，直径为 3~5 mm，位于耳道前腹侧（图 18.1）。在制备外耳道皮脂腺的组织切片时，可在外耳道水平穿过颅骨底部的切面处取材，通常可取得外耳道皮脂腺组织的 1 个或多个小叶的切面。腺体由 3~4 个三角形小叶组成，每个小叶都有一个明显的小叶内导管，开口于一根较短的排泄管。排泄管穿过耳壁的软骨板，开口于鼓膜附近的耳道（图 18.1）。2 组单纯性皮脂腺位于耳道前部和后部的鳞状上皮下，也被认为是外耳道皮脂腺的一部分（图 18.1）。外耳道皮脂腺是一种复合分支泡状腺（图 18.2）。细长的囊状腺泡成簇排列围绕小叶内导管并将分泌物排入其中。腺泡被基底膜包围，并被纤薄的结缔组织间质分隔。每个腺泡都由不完整的外围层组成，外围层细胞是扁平的未分化基底细胞，细胞核呈椭圆形或扁平、深染，细胞质少。靠近腺泡中心，细胞大，呈多角形，具有苍白、规则的颗粒状至泡沫状细胞质，细胞核居中，含有 1 个窄的异染色质的边缘带，有 1 或 2 个核仁（图 18.2）。随着细胞成熟，脂质逐渐蓄积，形成泡沫状外观的细胞质。小叶内导管和排泄管内衬复层角化鳞状上皮（图 18.2）。

2.2.2　包皮腺 / 阴蒂腺

包皮腺和阴蒂腺是分别位于靠近阴茎和阴道腹股沟区域的成对改性（modified）皮脂腺。雄性大鼠的包皮腺是阴茎底部外侧的皮下组织中成对的组织，向颅侧延伸（图 18.3）。腺体呈棕黄色，背腹面扁平，在性成熟大鼠中长 20 mm、宽 5~8 mm、重约 70 mg（在老龄大鼠中高达 150 mg）。排泄管开口于包皮壁层上皮和皮肤的联合处的包皮口附近。雌性动物的阴蒂腺与雄性的包皮腺同源，故雌性的阴蒂腺偶尔使用包皮腺

这一名称；然而，阴蒂腺应被用于大鼠毒理学试验中。每个腺体位于阴蒂的底部，阴道颅侧和腹侧约 5 mm 处（图 18.4）。腺体邻近腹股沟乳腺的排泄管开口于尿道口附近的阴蒂上。

包皮腺 / 阴蒂腺的形态学（尤其是导管），与其他特化皮脂腺略有不同。排泄管的腺外部分是连续的，有一个大的中央导管，在腺体全长中延伸。大量具有小分支的侧导管开口于中央导管。这些导管内衬复层鳞状上皮，常因分泌物蓄积而扩张。腺泡簇围绕侧导管，被含有血管、淋巴管和神经纤维（肾上腺素能和胆碱能）的纤细的结缔组织基质分隔。单个腺泡由扁平状、细胞

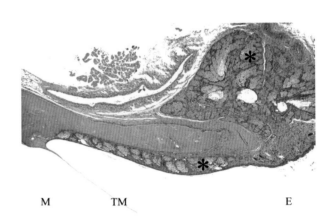

图 18.1　年轻成年雌性 Sprague-Dawley 大鼠的正常外耳道皮脂腺（*），部分外耳道皮脂腺位于鼓膜（TM）附近。E，外耳道；M，中耳道

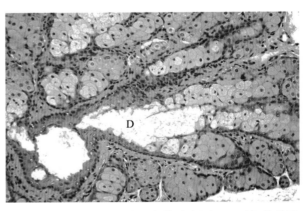

图 18.2　外耳道皮脂腺的高倍放大图，显示细长腺泡和小叶内导管（D）的起始部。每个腺泡由不完整的扁平基底细胞外围层组成

核呈致密深染、细胞质少的基底细胞（干细胞）的不完全外围层，以及有明显嗜酸性颗粒的改性（modified）皮脂腺细胞组成（图18.5和18.6）。由于细胞质外围分布脂滴和核周分布分泌颗粒的特点，包皮腺/阴蒂腺呈现特有的组织学外观

（图18.5和18.6）。腺泡细胞中的分泌颗粒是膜结合性溶酶体，内含葡糖苷酶和酸性磷酸酶。磷脂和酸性水解酶在细胞裂解和崩解过程中随脂滴释放到皮脂中。

在致癌试验中，一般在剖检时常规摘出包皮

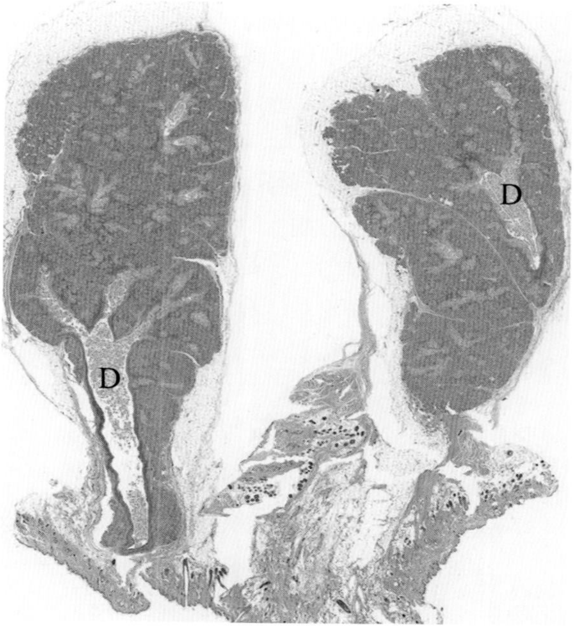

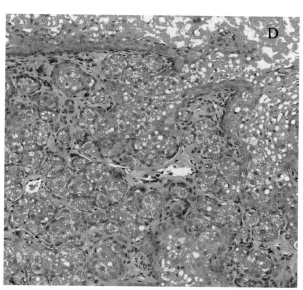

图18.5 高倍放大的包皮腺，可见侧导管（D）的分支。注意由皮脂腺细胞组成的圆形至不规则状腺泡，内含脂滴和嗜酸性分泌颗粒

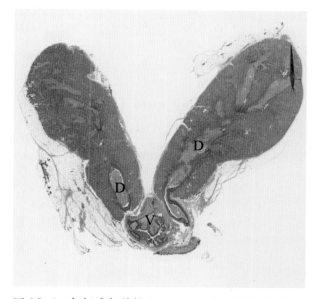

图18.3 年轻成年雄性 Sprague-Dawley 大鼠的正常双侧包皮腺，可见大的中央排泄管（D）

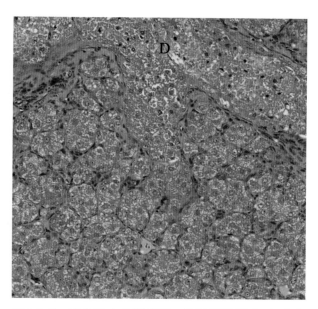

图18.6 高倍放大的阴蒂腺，可见侧导管（D）的分支。注意由皮脂腺细胞组成的圆形至不规则状腺泡，内含脂滴和嗜酸性分泌颗粒

图18.4 年轻成年雌性 Sprague-Dawley 大鼠的正常双侧阴蒂腺，显示大的中央排泄管（D）。排泄管开口于尿道口附近（V）

腺/阴蒂腺，采取纵向和横向取材。在短期毒性试验中，在组织切片上腹股沟乳腺组织周围可见到这些腺体。在人类中没有相应的腺体，故不熟悉啮齿类动物解剖学的研究人员偶尔会将其误诊为皮脂腺肿瘤或畸胎瘤。

2.2.3 肛周腺（肛门周围腺）

肛周腺由若干个小的独立分叶状腺体组成，位于肛门括约肌和复层鳞状上皮之间的皮下组织中（图18.7）。分泌物通过内衬鳞状上皮的导管排到肛门黏膜表面。该腺体的组织学与外耳道皮脂腺相似（图18.8）。与大鼠相比，犬的肛门周围有3个腺体区域：肛周（肝样）腺、肛门腺和肛门囊腺。在老龄犬中常见肛周肿瘤。人类的肛门腺和顶质分泌汗腺（肛门生殖器汗腺）位于肛管和肛周皮肤的过渡区。

2.3 生理学

特化皮脂腺的分泌是全质分泌过程，由成熟的腺泡细胞变性崩解形成分泌产物（图18.2，18.5和18.6）。外耳道皮脂腺的特定功能和激素调节机制尚不清楚，可通过细胞色素P450依赖的酶促途径发生羟基化。

啮齿类动物的包皮腺/阴蒂腺产生信息素或信息素样物质，可能影响性行为的各个方面，如识别、吸引、动情期开始、主导和顺从的社会行为及领地标记。包皮腺表达雄激素受体，阴蒂腺表达雌激素受体。用相应的激素刺激腺体会导致腺泡细胞增生和导管过度形成，伴随分泌活动增强。如果分泌活动持续增强，会出现导管扩张和多房性囊肿形成。包皮腺/阴蒂腺的生长和分泌

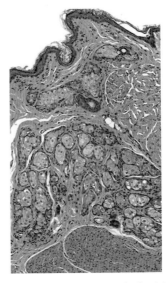

图18.8 肛周腺的高倍放大图，由若干个小的独立分叶状皮脂腺组成

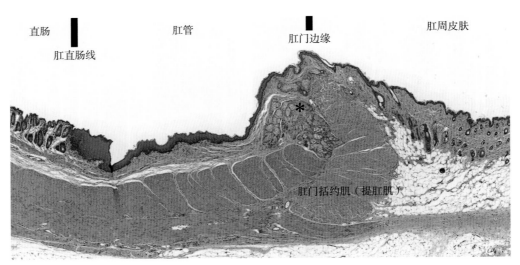

图18.7 年轻成年雌性 Sprague-Dawley 大鼠的肛周腺。注意肛管和周围组织的结构，特别是位于肛门边缘下方的肛周腺（＊）

活动主要受睾酮和垂体激素（包括促肾上腺皮质激素、生长激素和催乳素）的调节。雄性或雌性大鼠给予睾酮会导致腺泡细胞肥大和增生，但雌激素无此作用。成年雄性大鼠的去势会导致腺体腺泡变小，伴有纤维组织增多和淋巴细胞浸润，表明分泌活动受抑制，回到以腺泡萎缩为特征的无活动状态。垂体切除术比去势引起的萎缩更明显。包皮腺和阴蒂腺的绝对重量增加，直到3~4月龄，然后逐渐降低，这可能反映腺体的功能状态，血清雄激素和垂体激素水平降低，或细胞上的激素受体数量减少。

3　先天性病变

特化皮脂腺的先天性病变尚未见报道。包皮腺和阴蒂腺的生长和分泌活动主要受几种因素的调节，如睾酮，这些因素先天性紊乱可能导致先天性病变。

4　退行性病变

特化皮脂腺的退行性病变包括变性、单细胞坏死、导管或皮脂腺上皮嗜碱性（再生）和导管扩张。导管或皮脂腺上皮变性的特征是上皮细胞肿胀、上皮空泡化、水泡形成、细胞层次结构丧失，以及腺泡或导管扩张伴随分泌物质蓄积。导管或皮脂腺上皮单细胞坏死（凋亡）的特征是细胞皱缩、细胞膜明显和胞膜出芽、凝聚核。导管或皮脂腺上皮坏死的特征是细胞肿胀/收缩、细胞质呈嗜酸性、核固缩/核破裂和细胞脱落。坏死可能与炎症有关，伴有管腔中纤维蛋白或细胞碎片蓄积。

在老龄大鼠中可见导管或皮脂腺上皮细胞呈嗜碱性（再生），以正常上皮细胞出现嗜碱性细胞质、核质比增高及有丝分裂为特征。在变性、坏死、增生或化生上皮内部或附近的上皮结构不规则。在重复化学物质损伤后，外耳道皮脂腺的

变性、坏死和再生通常一起发生。

导管扩张［导管扩张、囊性变性和（或）囊性变］是老龄大鼠的常见病变，充满腺体分泌物的扩张导管有时被诊断为潴留囊肿。腔内扩张可伴或不伴有上皮肥大或增生。腔内经常可见与炎症相关的角蛋白或细胞碎片。报告应描述病变严重程度及包皮腺（图18.9）、阴蒂腺（图18.10）、外耳道皮脂腺（图18.11）导管和皮脂腺受累及的程度以及受累管腔直径的大小。囊性变的导管内衬变薄的鳞状上皮或腺上皮（图18.12），腔内充满皮脂，可能有一层薄的胶原结缔组织包膜，可能伴肉芽肿性炎症。随着年龄增长，可观察到伴有腺泡肥大或增生的导管囊性变，有研究者认为这些变化可能是肿瘤的诱发因素。在小鼠包皮腺中可见骨化生和矿化，但在大鼠中没有观察到。

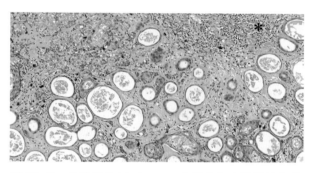

图18.9　老龄雄性Fischer 344大鼠的包皮腺腺泡细胞萎缩和导管扩张。注意扩张的导管数量增加，并伴有慢性炎症和间质纤维化

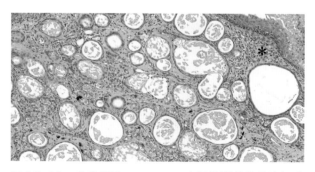

图18.10　老龄雌性Fischer 344大鼠的阴蒂腺腺泡细胞萎缩和导管扩张。注意扩张的导管数量增加，并伴有慢性炎症和间质纤维化

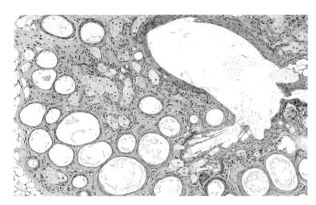

图 18.11   老龄雌性 Sprague-Dawley 大鼠的外耳道皮脂腺腺泡细胞萎缩和导管扩张。注意扩张的导管数量增加，并伴有间质纤维化

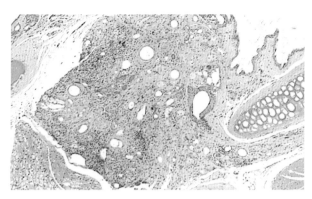

图 18.13   老龄雌性 Fischer 344 大鼠的外耳道皮脂腺慢性炎症。注意腺泡细胞缺失（萎缩）、扩张的导管数量增加和间质纤维化

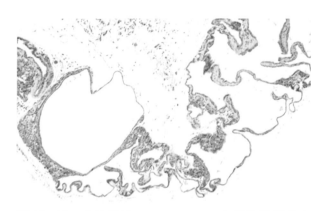

图 18.12   老龄雌性 Sprague-Dawley 大鼠的外耳道皮脂腺囊性导管扩张。注意腺泡细胞缺失（萎缩）

5   炎症性病变

在外耳道皮脂腺中，更为常见的组织学变化限于小叶固有层及相关组织中出现相对单一的淋巴细胞、浆细胞、中性粒细胞、嗜酸性粒细胞、巨噬细胞浸润，或以上细胞混合出现（图18.13）。

在任何年龄段的包皮腺和阴蒂腺中，炎症是最常见的非肿瘤性病变。但是，炎症在老龄大鼠尤其是雄性大鼠中更为常见和严重。急性炎症的特征是血管淤血、水肿，管腔中有浆液性、黏液性或纤维蛋白性渗出物，中性粒细胞和脱落的上皮细胞。在一些慢性毒理学试验中，相对频繁出现的临床观察所见是由炎症（尤其是形成）引起的腺体反复增大。在慢性炎症中，也可能出现以淋巴细胞、浆细胞和巨噬细胞为主的细胞浸润，受累及上皮的再生性、增生性和（或）化生性改变，以及纤维组织增生。在慢性活动性炎中则为粒细胞、淋巴细胞和组织细胞的混合浸润。大多数 2 岁龄大鼠在包皮腺（图 18.9）或阴蒂腺（图 18.10）中具有局灶性、弥漫性的慢性或慢性活动性炎症。肉芽肿性炎症的特征是以饱满的巨噬细胞（上皮样细胞）为主，这些巨噬细胞可能形成交织束，伴有淋巴细胞、浆细胞和纤维化，取决于持续时间和病原体。肉芽肿性炎症常见于大鼠，与含有角蛋白样物质（异物）的扩张导管发生破裂有关。

6   生长障碍（非肿瘤性）

老龄大鼠的外耳道皮脂腺最常见的自发性病变是腺泡萎缩，伴有不同程度的导管扩张（图18.11 和 18.12）和间质纤维化（图 18.13）。包皮腺 / 阴蒂腺萎缩的组织学特征与外耳道皮脂腺相似，但在包皮腺（图 18.9）和阴蒂腺（图18.10）中病变更为严重和广泛。受累及的腺泡体积变小，重度萎缩时仅由单层立方细胞或鳞状细胞组成。每个腺泡细胞的细胞质减少，细胞质颗粒很少，可能含有少量的黄褐色颗粒状色素（脂褐素）。导管可能扩张，充满浓缩分泌物和炎症细胞。

外耳道皮脂腺增生有 2 种亚型，即皮脂腺细胞型和鳞状细胞型（导管细胞型）。皮脂腺细胞型增生的特征是保留小叶模式，轻度压迫邻近组织，受累及的腺泡增大或部分融合（图 18.14）。增生性皮脂腺细胞含更多的嗜碱性细胞质，泡沫化比正常细胞轻，细胞核增大，有 1 个或多个明显的核仁。从外围到中心的正常细胞成熟顺序不明显。鳞状细胞型增生的特征是鳞状上皮厚度局灶性增大，形成褶皱和短乳头状突起伸向管腔中，通常形成网嵴（图 18.15）。当重度增生时，须与乳头状瘤相鉴别。几乎没有形态学

证据表明增生是受累及腺体的原发性变性变退行性或炎症性疾病的再生型反应，并且增生被认为是癌前病变。据报道，一些大鼠给予 3，3- 二甲氧基联苯胺 2 年，会导致外耳道皮脂腺肥大。腺体肥大可能是细胞数量增加及细胞肥大（图 18.16）的结果，因此也构成弥漫性增生。

包皮腺 / 阴蒂腺增生也有 2 种亚型，即腺泡细胞型增生和导管细胞型增生。增生性腺泡细胞与正常腺泡上皮细胞相似，含有位于中央的圆形细胞核，细胞核具有 1 个或 2 个（少见）大核仁，细胞质含有小空泡和典型的嗜酸性透明颗粒。局灶性腺体增生的特征是皮脂腺细胞及可能的基底细胞数量增加，腺泡可能显得更大并且密集（图 18.17），但细胞的定向和形态正常。导

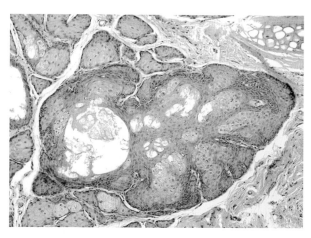

图 18.14　外耳道皮脂腺细胞型增生。图片由美国 NTP 提供

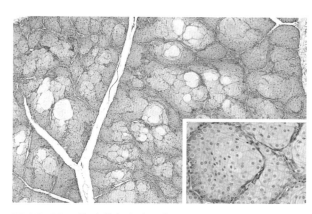

图 18.16　外耳道皮脂腺肥大。图片由美国 NTP 提供

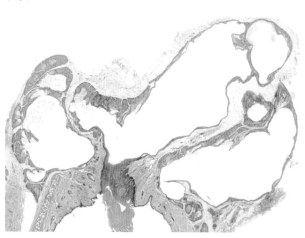

图 18.15　外耳道皮脂腺鳞状细胞型增生。图片由美国 NTP 提供

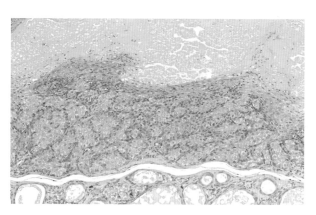

图 18.17　局灶性腺体增生。图片由美国 NTP 提供

管的复层鳞状上皮增生伴或不伴有导管和（或）腺泡的囊性扩张，腔内充满分泌物和（或）角蛋白。导管增生由常继发于炎症的导管鳞状上皮的棘层肥厚和角化过度组成。增生的上皮由 3~7 层扁平鳞状上皮细胞组成（图 18.18）。这些增生性病变通常为自发性病变，主要见于老龄大鼠，可能被误诊为乳腺病变，特别是剖检时报告的解剖部位具有误导性时。

7 生长障碍（肿瘤性）

7.1 外耳道皮脂腺

外耳道皮脂腺的自发性肿瘤并不常见。早期研究已报道的发病率可能有误导，因为外耳道皮脂腺肿瘤会被诊断为皮肤、头部或耳的鳞状细胞癌。外耳道皮脂腺肿瘤应与耳根附近皮肤的皮脂腺肿瘤相区别。鉴别诊断可通过仔细的大体检查，确定肿瘤的确切部位。位于耳道底部附近的乳头状瘤如果是含有皮脂腺细胞的，则更可能来源于外耳道皮脂腺。肿瘤早期表现为可移动的、坚硬的皮下肿块，位于面部耳下部前侧。较大的肿瘤经常出现溃疡并可能延伸到耳道中，或表现为累及头部整个侧面的干酪样肿块。自发性和化学诱导性的外耳道皮脂腺生长可分为增生（局灶性）、腺瘤和癌，形成一个形态学上的连续性过程。已知的可诱导外耳道皮脂腺肿瘤的致癌物也可引起早期阶段的局灶性增生。因此，在没有退行性病变和组织缺失的情况下发生的增生（如再生反应的证据）被认为是一种癌前病变。

外耳道皮脂腺腺瘤（皮脂腺细胞型）具有类似正常腺体的小叶结构（缺乏规则的皮脂腺结构），边界清楚但没有包膜，具有外生性和内生性生长的特征（图 18.19）。腺瘤由皮脂腺细胞（表现为明显的细胞质空泡变）、不同比例的基底细胞及介于排列成实性细胞簇结构和腺泡样结构形态学之间的细胞组成（图 18.20）。尽管分泌细胞的正常成熟顺序被扰乱和破坏，但细胞形态类似局灶性增生。小腺瘤通常具有扩张的中央腔，其内含有数量可变的分泌物，伴有外周的腺体组织增生。较大的腺瘤或呈更显著的实性，但

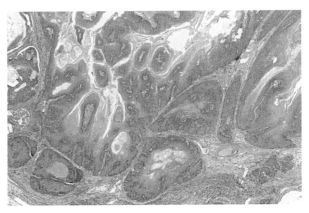

图 18.19　老龄雌性 Sprague-Dawley 大鼠的外耳道皮脂腺腺瘤（皮脂腺细胞型）。注意肿瘤细胞的外生性和内生性生长

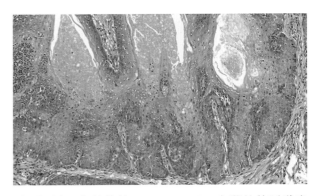

图 18.20　老龄雌性 Sprague-Dawley 大鼠的外耳道皮脂腺腺瘤（皮脂腺细胞型）的高倍放大图。注意分化为皮脂腺结构

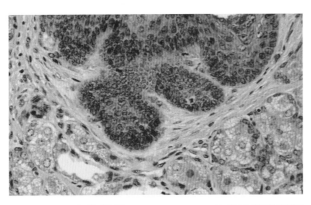

图 18.18　老龄雌性 Sprague-Dawley 大鼠的阴蒂腺鳞状细胞增生。注意鳞状细胞的核

有扩张的管道或囊性空间，部分内衬复层鳞状上皮，内含坏死细胞（无定形的嗜酸性物质，类似正常的分泌物）和炎症细胞（图18.21）。

鳞状细胞乳头状瘤起源于主导管上皮，由复杂的树枝状结构组成，复层鳞状上皮被覆结缔组织轴，无细胞异型性，可见角化的鳞状上皮细胞呈乳头状生长伸向管腔（图18.22）。导管的单纯性鳞状细胞乳头状瘤极为罕见，某种程度的腺体增生通常也与复层鳞状上皮的乳突有关。鳞状细胞乳头状瘤可根据结构复杂性与增生相鉴别。根据切面和生长模式，鳞状上皮可能呈现厚的相互连接的索状，由疏松的血管结缔组织分隔。

外耳道皮脂腺癌与腺瘤相比边界较不清楚，并且容易侵袭周围组织。癌起源于皮脂腺和导管上皮，因此通常含有2种亚型的混合，其中鳞状细胞和皮脂腺细胞的比例可变。皮脂腺细胞型由大的不规则腺泡组成，通常没有导管，有囊腔，内含皮脂、退化细胞和白细胞，通常有溃疡（图18.23）。在较大的囊腔中可能有鳞状上皮的乳头状突起。基底层的肿瘤细胞较小，细胞质呈深染，有丝分裂多；而上层的细胞则表现出多形性（图18.24）。通常存在皮脂腺上皮的鳞状上皮化生。间质中出现成纤维细胞增生，细胞具有多形性，可侵袭邻近组织。

鳞状细胞型的特征是鳞状细胞形成的巢或索穿透基底层，侵袭真皮和横纹肌（图18.25）。

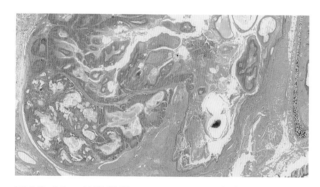

图18.21 老龄雌性Sprague-Dawley大鼠的外耳道皮脂腺腺瘤（皮脂腺细胞型）。注意囊腔内肿瘤细胞呈外生性和内生性生长，其内有类似正常分泌物的无定形的嗜酸性物质

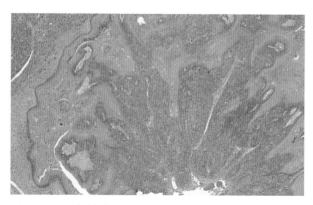

图18.22 老龄雌性Fischer 344大鼠的鳞状细胞乳头状瘤，显示鳞状细胞的乳头状生长

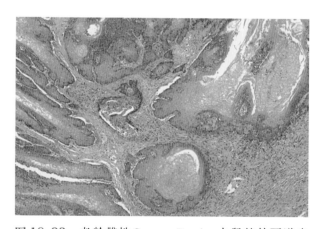

图18.23 老龄雌性Sprague-Dawley大鼠的外耳道皮脂腺癌（皮脂腺细胞型）。注意囊腔内肿瘤细胞的外生性和内生性生长，显示分化为皮脂腺结构

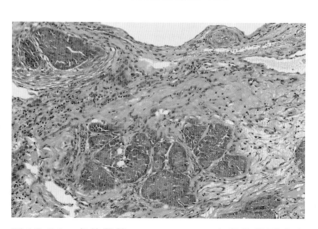

图18.24 老龄雌性Sprague-Dawley大鼠的外耳道皮脂腺癌（皮脂腺细胞型）侵袭性生长的高倍放大图。注意嗜碱性肿瘤细胞的侵袭

肿瘤细胞显示出可变数量的鳞状细胞分化，并且可能有或无角化（图 18.26 和 18.27）。鳞状细胞型可能难以与起源于邻近皮肤的鳞状细胞癌相鉴别。

恶性肿瘤的进一步发展的特征是细胞核大小和核染色可变，出现不典型的核分裂象，细胞间桥缺失，肿瘤性皮脂腺细胞和鳞状细胞的比例可

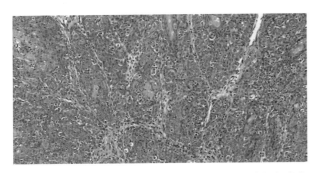

图 18.25　老龄雌性 Fischer 344 大鼠的外耳道皮脂腺癌（鳞状细胞型）。注意鳞状细胞巢或索

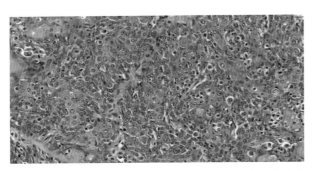

图 18.26　老龄雌性 Fischer 344 大鼠的外耳道皮脂腺癌（鳞状细胞型）的高倍放大图。注意鳞状细胞分化伴有角化

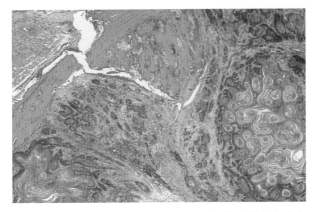

图 18.27　老龄雌性 Fischer 344 大鼠的外耳道皮脂腺癌（鳞状细胞型）的局部侵袭。注意鳞状细胞分化良好，有癌珠，侵袭颅骨

变，肿瘤细胞呈多形性和间变性。没有证据表明主要由皮脂腺细胞与鳞状细胞组成的肿瘤在诱导机制或生物学行为方面存在差异，因此没有必要在常规致癌试验中根据主要细胞类型对癌进行进一步分类。因此，癌的诊断对监管型毒性试验已足够。肿瘤可能局灶侵袭邻近组织和穿过颅骨进入脑（图 18.27），但在 2 岁龄大鼠中很少见到局部（颌下）淋巴结或肺的转移（图 18.28）。

7.2　包皮腺 / 阴蒂腺

自发性包皮腺 / 阴蒂腺肿瘤很少发生。在 2 岁龄或 < 2 岁龄大鼠中这些肿瘤一般不是死亡的原因，但大的溃疡性肿瘤可能导致濒死或被安乐死。包皮腺 / 阴蒂腺肿瘤一般发生于阴茎外侧的会阴或阴道口的腹侧，表现为坚硬的皮下肿块。包皮腺 / 阴蒂腺肿瘤性病变为一类形态学的延续性过程，主要基于细胞学特征和生长模式的改变程度分为增生、腺瘤和癌（腺癌）3 类。腺瘤和癌可通过生长模式（实性、囊性、乳头状）和细胞分化（腺细胞、基底细胞、鳞状细胞和混合细胞）进行亚型分类。肿瘤根据主要生长模式进行分类。然而，这些肿瘤的亚型分类是非常武断的，并且由于没有证据表明不同形态学模式的肿瘤在诱导机制或生物学潜能方面存在差异，因此没有必要在常规致癌试验中对肿瘤进行进一步的亚型分类。

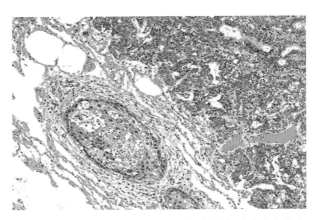

图 18.28　老龄雌性 Fischer 344 大鼠的外耳道皮脂腺癌（皮脂腺细胞型）的肺转移

良性肿瘤由 2 种类型的细胞组成，即腺泡细胞和导管细胞。包皮腺腺瘤（图 18.29）和阴蒂腺腺瘤（图 18.30）是位于外生殖器附近的下腹壁上的边界清楚的肿块。肉眼观察可见这些肿块经常双侧都有发生，质硬，呈棕褐色，有包膜，呈多叶状。腺瘤呈膨胀性生长，可能压迫周围组织。肿瘤性腺体仍然保留一些类似腺泡的结构（图 18.31 和 18.32），但腺泡较不分散，呈球形至细长形，大小不一。肿瘤细胞具有分化为皮脂腺细胞和鳞状细胞的潜能，有时在细胞质中出现嗜酸性颗粒（图 18.33）。可见复层腺泡上皮形成，伴有深染的皮脂腺细胞，细胞异型性或结构异型性少见。常见扩张的导管样结构，一些导管样结构内衬鳞状上皮。当存在重度囊性扩张时，

可诊断为囊腺瘤（图 18.29）。

包皮腺 / 阴蒂腺的鳞状细胞乳头状瘤很少发生。肿瘤起源于主导管上皮，包含由复层鳞状上皮覆盖结缔组织轴形成的乳头状突起，或者互相连接成索的上皮细胞由疏松的血管结缔组织分隔

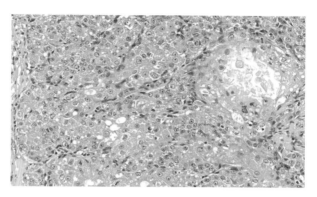

图 18.31　老龄雄性 Fischer 344 大鼠的包皮腺腺瘤的高倍放大图。注意皮脂腺细胞的细胞分化，含有嗜酸性颗粒

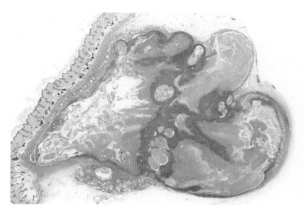

图 18.29　老龄雄性 Fischer 344 大鼠的包皮腺腺瘤。注意囊腔内呈外生性和内生性生长的腺泡结构，含有类似正常分泌物的无定形的嗜酸性物质

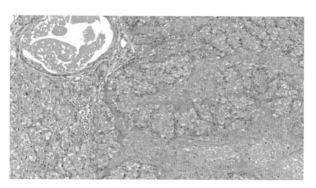

图 18.32　老龄雌性 Fischer 344 大鼠的阴蒂腺腺瘤的高倍放大图。右侧为腺瘤，左侧为正常的腺泡区域伴有导管扩张。注意皮脂腺细胞的细胞分化，含有嗜酸性颗粒

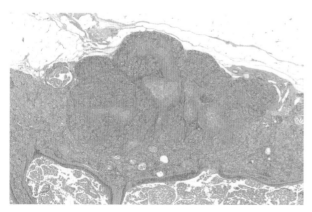

图 18.30　老龄雌性 Sprague-Dawley 大鼠的阴蒂腺腺瘤。注意类似腺泡的结构扩张、压迫周围组织

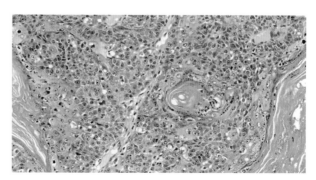

图 18.33　老龄雌性 Fischer 344 大鼠的阴蒂腺腺瘤的高倍放大图。肿瘤细胞具有分化为皮脂腺细胞和鳞状细胞的潜能，细胞质中含有嗜酸性颗粒

（图 18.34 和 18.35）。鳞状上皮细胞乳头状生长伸向导管腔，可伴或不伴有角化（图 18.35）。

　　包皮腺 / 阴蒂腺腺癌的界限不清楚，通常比腺瘤大，多叶，有溃疡。肿瘤的边界不规则，有时被致密的纤维结缔组织包围（有包膜），包膜被肿瘤细胞形成的小叶或簇浸润。罕见转移，但可能见于局部淋巴结或肺。

　　包皮腺 / 阴蒂腺腺癌来源于腺泡细胞，其特征是不规则的腺泡细胞巢由薄的结缔组织包围，丧失典型的腺泡结构（图 18.36 和 18.37），伴有细胞异型性（图 18.38）。肿瘤细胞显示出高度的有丝分裂活动，可能存在鳞状细胞分化区域，特别是与囊性区域或导管样通道相邻的区域，或者肿瘤可能主要由鳞状上皮组成（图 18.39 和 18.40）。

　　尽管在监管毒性试验中不推荐亚型分类，但应了解腺癌有 5 种形态学亚型：实性型、囊状型、乳头状型、乳头状囊状型和混合细胞型。实性型形成小梁状索或实性片状，失去典型的腺泡结构（图 18.36 和 18.37）。实性型腺癌中的腺体

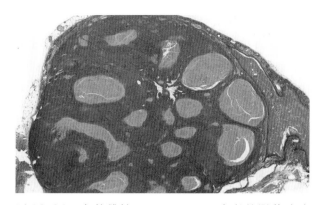

图 18.36　老龄雌性 Sprague-Dawley 大鼠的阴蒂腺腺癌。注意由薄层结缔组织包围的大肿块占据阴蒂腺

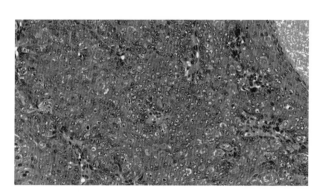

图 18.37　老龄雌性 Fischer 344 大鼠的阴蒂腺腺癌的高倍放大图。注意不规则皮脂腺细胞的细胞分化，含有嗜酸性颗粒

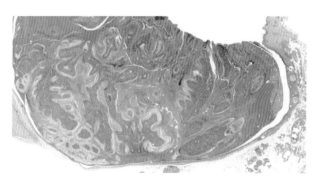

图 18.34　老龄雄性 Fischer 344 大鼠的包皮腺鳞状细胞乳头状瘤。注意囊性结构伴有鳞状细胞乳头状生长

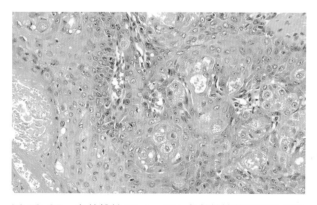

图 18.35　老龄雄性 Fischer 344 大鼠的鳞状细胞乳头状瘤的高倍放大图。注意鳞状上皮细胞的细胞分化伴有角化

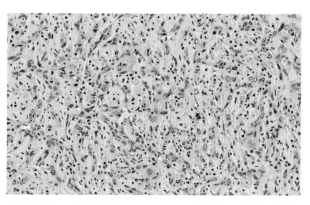

图 18.38　老龄雄性 Fischer 344 大鼠的包皮腺腺癌的高倍放大图。注意间变的梭形细胞，典型的腺泡结构缺失

的导管系统表现为鳞状细胞增生、扩张，充满炎症细胞和坏死细胞碎片。囊状型包含不同大小的多灶性囊腔，代表着腺泡或小导管的管腔扩张。囊腔内通常充满坏死物质和炎症细胞（图18.41）。乳头状型腺癌的大体观察显示腺泡细胞在增大的腺体内形成不规则的乳头状结构，在一些区域可见明显的基底细胞受累（基底细胞增生）。乳头状囊状型腺癌与囊状型腺癌具有相同的细胞成分，但前者在乳头状结构内形成囊腔。混合细胞型的特征是由皮脂腺细胞和鳞状细胞混合形成。

包皮腺/阴蒂腺肿瘤必须与皮肤皮脂腺肿瘤相鉴别。同时，其与乳腺组织的密切联系意味着不能将肿瘤的发生部位作为判定肿瘤类型的可靠指标之一。与皮肤皮脂腺肿瘤和乳腺肿瘤相比，包皮腺/阴蒂腺肿瘤细胞的细胞质有独特的嗜酸性颗粒，是包皮腺/阴蒂腺肿瘤的最明确的

特征。

化学诱导的腺癌可能含有不同比例的细胞质少的基底细胞，无典型的细胞质颗粒。包皮腺/阴蒂腺的基底细胞肿瘤（基底细胞癌）具有恶性潜能，起源于腺泡的基底细胞。这种极为罕见的肿瘤由呈深染的嗜碱性细胞组成，这些细胞具有长的或卵圆形的细胞核，有丝分裂率很高。细胞排列成环形细胞巢，其间有间充质组织束，肿瘤周围有腺泡细胞和导管。相比之下，皮肤的基底细胞肿瘤周围缺少类似包皮腺/阴蒂腺肿瘤周围的嗜酸性结构。包皮腺/阴蒂腺的纤维瘤尽管有报道，但也非常罕见。

7.3 肛周腺（肛门周围腺）

肛周腺具有肿瘤性转化的潜力，这与其他改性（modified）皮脂腺类似。但是在啮齿类动物中，肛周腺肿瘤极为罕见。据报道，仅在给予甲基偶氮基甲醇醋酸酯和1,2-二甲基肼的小鼠可诱导肛周腺肿瘤。

8 毒理学病变

在特化皮脂腺中罕见化学诱导的非肿瘤性病变，部分原因可能是在新药的许多毒理学和致癌试验中没有制作这些腺体的常规切片，只选择对大体观察到的变化（如肿块或颜色变化）进行组织学检查。

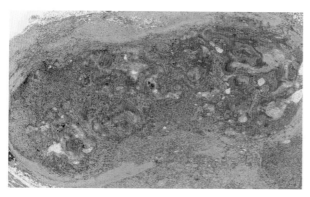

图 18.39 肿瘤组织内存在鳞状细胞分化区域（译者注）。图片由美国 NTP 提供

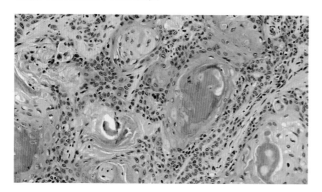

图 18.40 肿瘤组织内鳞状细胞分化区域的高倍镜成像（译者注）。图片由美国 NTP 提供

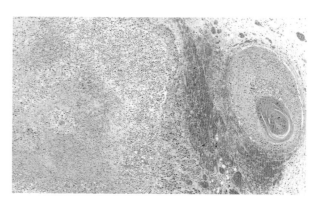

图 18.41 囊肿内可见坏死物质、炎性细胞、出血（译者注）。图片由美国 NTP 提供

在毒理学试验中，高剂量组大鼠中观察到包皮腺 / 阴蒂腺发育不全或萎缩，但受影响的大鼠通常外形虚弱伴有重度体重减轻。这些大鼠的性腺和附属性器官本身也萎缩和（或）发育不全。由于包皮腺 / 阴蒂腺的生长和功能依赖于睾酮，发育不全或萎缩可能继发于性腺病变。

外耳道皮脂腺肿瘤易被多种致癌物诱导，特别是芳香胺类。据报道，外耳道皮脂腺缺乏磺基转移酶和酰基转移酶活性，但能够通过细胞色素 P450 依赖性酶促途径使化合物羟基化。不同的物种对芳香胺类致癌作用的敏感性取决于 n- 羟基化胺取代基的能力。与大鼠相比，小鼠外耳道皮脂腺的致癌反应较低，据报道与细胞色素 P450 活性水平降低和单位面积分化的细胞较少有关。

根据美国国家毒理学项目中心（National Toxicology Program, NTP）的致癌试验（bioassay）和其他信息，已经证明几种化学物质可导致大鼠的外耳道皮脂腺肿瘤或包皮腺 / 阴蒂腺肿瘤（表 18.1）。在 26 周和更短期的毒理学试验中，大鼠的这些腺体的自发性肿瘤性病变极为罕见。

在 NTP 的长期化学致癌试验中，化学诱导大鼠肿瘤形成的前 10 个器官 / 系统中，外耳道皮脂腺、包皮腺和阴蒂腺分别排在第 3、第 6 和第 7 位。来自美国加利福尼亚大学伯克利分校的致癌力数据库（Carcinogenic Potency Database）的数据显示，526 种致癌物中分别有 41 种和 21 种化学物质能分别诱导大鼠的外耳道皮脂腺肿瘤或包皮腺 / 阴蒂腺肿瘤。总体来说，这些化学物质中的 76% 对沙门菌的致突变性检测呈阳性。在美国国立癌症研究所（National Cancer Institutes, NCI）和 NTP 在大鼠中评估的 222 种化学物质的致癌性调查中报道了这种情况。总之，在改性（modified）皮脂腺中引起肿瘤的化学物质通常对沙门菌具有致突变性。

仅发生在啮齿类动物特有器官（如外耳道皮脂腺和包皮腺 / 阴蒂腺）的肿瘤，通常被认为与人类无关。研究者们认为这些器官由于化学诱导而发生的肿瘤与人类风险的相关性不重要。应重视大鼠的这些腺体与人类的皮脂腺的相似性，对皮肤和皮肤附属器具有致癌性的化学物质也可能是这些腺体的致癌物。

表 18.1　对特化皮脂腺有化学致癌作用的化学物质

化学物质	对大鼠的致癌作用			参考文献
	外耳道皮脂腺	包皮腺	阴蒂腺	
2- 乙酰氨基芴	○	○		Ito and Shirai (1990)，Laws et al. (1955) and Skoryna et al. (1951)
丙烯酰胺			○	NTP（2012）
丙烯腈	○			Pliss (1990)
α, β- 侧柏酮		○		NTP（2011）
4- 氨基联苯	○			Pliss (1990)
2- 氨基 -3,4- 二甲基咪唑并 [4,5-f] 喹啉	○			Kato et al. (1989)
2- 氨基 -3,8- 二甲基咪唑并 [4,5-f] 喹喔啉（MeIQx）	○		○	Kato et al. (1988) and Kushida et al. (1994)
3- 氨基 -9- 盐酸乙咔唑	○			NTP (1978)
2- 氨基 -3- 甲基咪唑并 [4,5-f] 喹啉（IQ）	○	○		Ito and Shirai (1990) and Pliss (1990)
2- 氨基 -5- 硝基苯酚		○	○	NTP (1988a)
4- 氨基二苯乙烯	○			Pliss (1990)

续表

化学物质	对大鼠的致癌作用			参考文献
	外耳道皮脂腺	包皮腺	阴蒂腺	
氧化偶氮甲烷	○			Gold et al. (2001)
苯	○	○		NTP (1986b)
联苯胺	○			Pliss (1990)
乙酸苄酯		○		NTP (1986c)
β- 硫鸟嘌呤脱氧核苷	○			Gold et al. (2001)
2,2- 双（溴甲基）-1,3- 丙二醇	○			NTP (1996)
1,3- 丁二烯		○		NTP (1993d)
苯丁酸氮芥	○			Gold et al. (2001)
氯菌酸		○		NTP (1987)
吡啶甲酸铬单水合物		○		NTP (2010)
温石棉			○	NTP (1985)
C.I. 酸性红 114	○		○	NTP (1991b)
C.I. 直接蓝 15	○	○		NTP (1992b)
C.I. 碱性红 9 单盐酸盐	○			NTP (1986a)
C.I. 颜料红 3	○			NTP (1992a)
铜铁试剂	○			Copeland-Hanes and Eustis (1990)
2,4- 二氨基苯甲醚硫酸盐	○	○	○	Pliss (1990)
2,3- 二溴 -1- 丙醇	○		○	NTP (1993c)
3,3′- 二氯联苯胺	○			Pliss (1990)
2,5- 二甲氧基 -4′- 氨基二苯乙烯	○			Gold et al. (2001)
3,3′- 二甲氧基联苯胺 -4,4′ 二异氰酸酯	○	○	○	Copeland-Hanes and Eustis (1990)
3,3′- 二甲氧基联苯胺二盐酸盐	○	○	○	NTP (1990a)
3,2′- 二甲基 -4- 氨基联苯		○		Ito and Shirai (1990)
4- 二甲氨基二苯乙烯	○			Pliss (1990)
3,3′- 二甲基联苯胺二盐酸盐	○	○	○	NTP (1991a)
1,2- 二甲基肼二盐酸盐	○			NTP (1985)
7,12- 二甲基苯并 [a] 蒽	○	○		Ito and Shirai (1990) and Pliss (1990)
二甲基氯乙烯		○		Huff et al. (1991)
1,4- 二噁烷	○			Kasai et al. (2009)
2- 芴基乙酰胺	○			Pliss (1990)
甲酸 2- [4-（5- 硝基 -2- 呋喃基）-2- 噻唑基] 酰肼	○			Gold et al. (2001)
谷氨酸 -P-1	○		○	Gold et al. (2001) and Parker and Grabau (1987a、b)
谷氨酸 -P-2	○		○	Gold et al. (2001) and Parker and Grabau (1987a、b)
缩水甘油	○		○	NTP (1990b)
二苯肼	○			Copeland-Hanes and Eustis(1990)

化学物质	对大鼠的致癌作用			参考文献
	外耳道皮脂腺	包皮腺	阴蒂腺	
异佛尔酮		○		NTP (1986d)
2- 巯基苯并噻唑		○		NTP (1988b)
3- 甲氧基 -4- 氨基偶氮苯	○			Pliss (1990)
2- 甲氧基 -3- 氨基二苯并吡喃	○			Gold et al. (2001)
8- 甲氧基补骨脂	○			NTP (1989a)
甲基（乙酰氧基甲基）亚硝胺	○			Pliss (1990)
3- 甲基胆蒽	○			Pliss (1990)
4,4′- 亚甲基 - 双（2- 氯胺）	○			Gold et al. (2001)
萘啶酸		○	○	NTP (1989b)
1,5- 萘二胺			○	Copeland-Hanes and Eustis (1990)
N-1- 二乙酰氨基芴	○			Gold et al. (2001)
N-（2- 芴基）-2,2,2- 三氟乙酰胺	○			Gold et al. (2001)
5- 硝基苊	○		○	Copeland-Hanes and Eustis(1990)
对硝基苯酸			○	NTP (1994)
呋喃西林		○		NTP (1988c)
5- 硝基邻茴香胺	○		○	Copeland-Hanes and Eustis(1990)
N- 正丁基 -N- 亚硝基脲	○			Gold et al. (2001)
N-（N- 甲基 N- 亚硝基氨基甲酰）左旋鸟氨酸	○			Gold et al. (2001)
N-（9- 氧代 -2- 芴基）乙酰胺	○			Gold et al. (2001)
N,N′- 二乙酰联苯胺	○			Pliss (1990)
邻联甲苯胺	○			Pliss (1990)
非那西丁	○			Gold et al. (2001)
对硝基甲苯			○	NTP (2002)
松龙苯芥	○			Gold et al. (2001)
对盐酸玫瑰苯胺	○			Gold et al. (2001)
4,4′- 硫代二苯胺	○			Copeland-Hanes and Eustis (1990)
硫脲	○			Pliss (1990)
反式 -4- 二甲基氨基芪	○			Pliss (1990)
1,2,3- 三氯丙烷	○	○	○	NTP (1993b)
三（氮丙啶基）- 膦硫化物	○	○		Huff et al. (1991)
三（对氨基苯基）碳鎓双羟萘酸酯	○			Pliss (1990) and Schardein and Kaump (1966)
姜黄油树脂（姜黄素）			○	NTP (1993a)
乌拉坦	○			Pliss (1990)
溴代乙烯	○			Pliss (1990)
氯乙烯	○			Pliss (1990)
氟乙烯	○			Gold et al. (2001)

注：○代表可诱发。

致谢

感谢日本玛路弘株式会社的 T. Sasaki、日本工业安全与健康协会的 S. Aiso、日本环境毒理学研究所的 T. Harada、美国国立环境卫生科学研究所的 David Malarkey 和 Robert Herbert，以及美国科文斯实验室公司的 Andrew Suttie 提供的科学性建议和图片。作者声明无竞争性经济利益。

参考文献

Ashby, J., Tennant, R.W., 1988. Chemical structure, *Salmonella* mutagenicity and extent of carcinogenicity as indicators of genotoxic carcinogenesis among 222 chemicals tested in rodents by the U.S. NCI/NTP. Mutat. Res. 204, 17-115.

Beaver, D.L., 1963. Electron microscopy of the acinar cell of the rat preputial gland. Anat. Rec. 146, 47-60.

Copeland-Haines, D., Eustis, S.L., 1990. Specialized sebaceous glands. In: Boormen, G.A., Montgomery Jr., C.A., MacKenzie, W.F. (Eds.), Pathology of the Fischer Rat. Reference and Atlas. Academic Press, San Diego, CA, pp. 279-293.

Dixit, V.P., Niemi, M., 1974. The action of testosterone administered neonatally on a rat preputial gland. Folia Endocrinol. 27, 328-334.

Evans, H.E., 1993. The anal canal, Miller's Anatomy of the Dog. third ed. W.B. Saunders Company, Philadelphia, PA.

Fenger, C., 2007. Anal canal. In: Mills, S.E. (Ed.), Histology for Pathologists, third ed. Lippincott Williams & Wilkins, Philadelphia, PA, pp. 663-683.

Gold, L.S., Manley, N.B., Slone, T.H., Ward, J.M., 2001. Compendium of chemical carcinogens by target organ: results of chronic bioassays in rats, mice, hamsters, dogs, and monkeys. Toxicol. Pathol. 29, 639-652.

Haseman, J.K., Arnold, J., Eustis, S.L., 1990. Tumor incidences in Fischer 344 rats: NTP historical data. In: Boorman, G.A., Montogomery Jr, C.A., MacKenzie, W.F. (Eds.), Pathology of the Fischer Rat. Reference and Atlas. Academic Press, San Diego, CA, pp. 555-564.

Huff, J., Cirvello, J., Haseman, J., Bucher, J., 1991. Chemical associated with site-specific neoplasia in 1394 long-term carcinogenesis experiments in laboratory rodents. Environ. Health Perspect. 93, 247-270.

Ikezaki, S., Takagi, M., Tamura, K., 2011. Natural occurrence of neoplatic lesions in young SpragueDawley rats. J. Toxicol. Pathol. 24, 37-40.

Ito, N., Shirai, T., 1990. Tumours of the accessory male sex organs, IARC Scientific Publications No.99. In: Turusov, V.S., Mohr, U. (Eds.), Pathology of Tumours in Laboratory Animals. Volume I—Tumours of the Rat, second ed. International Agency for Research on Cancer, Lyon, pp. 421-443.

Kasai, T., Kano, H., Umeda, Y., Sasaki, T., Ikawa, N., Nishizawa, T., et al., 2009. Two-year inhalation study of carcinogenicity and chronic toxicity of 1,4-dioxane in male rats. Inhal. Toxicol. 21, 889-897.

Kato, T., Ohgaki, H., Hasegawa, H., Sato, S., Takayama, S., Sugimura, T., 1988. Carcinogenicity in rats of a mutagenic compound, 2-amino-3,8-dimethylimidazo[4,5-*f*]quinoxaline. Carcinogenesis. 9, 71-73.

Kato, T., Migita, H., Ohgaki, H., Sato, S., Takayama, S., Sugimura, T., 1989. Induction of tumors in the Zymbal gland, oral cavity, colon, skin and mammary gland of F344 rats by a mutagenic compound, 2-amino-3,4-dimethylimidazo[4,5-*f*]quinoline. Carcinogenesis. 10, 601-603.

Kawamura, A., Kumagai, H., Shibata, M., Izumi, K., Otsuka, H., 1981. Tumors of the anal region induced in mice painted with methalazoxymethanol acetate. Gann. 72, 886-890.

Kumagai, H., Kawamura, A., Furuya, K., Izumi, K., Otsuka, H., 1982. Perianal lesions of BALB/c mice induced by 1,2-dimethylhydrazine dihydrochloride and methylazoxymethanol acetate: their classification and histogenesis. Gann. 73, 358-364.

Kushida, H., Wakabayashi, K., Sato, H., Katami, M., Kurosaka, R., Nagao, M., 1994. Dose-response study of MeIQx carcinogenicity in F344 male rats. Cancer Lett. 83, 31-35.

Laws, J.O., Rudali, G., Royer, R., Mabille, P., 1955. The early changes produced in the auditory sebaceous gland (Zymbal's gland) of the rat by 2-acetylaminofluorene. Cancer Res. 15, 139-142.

Maronpot, R.R., Flake, G., Huff, J., 2004. Relevance of animal carcinogenesis findings to human cancer predictions and prevention. Toxicol. Pathol. 32, 40-48.

Martin-Alguacil, N., Schober, J., Kow, L.M., Pfaff, D., 2008. Oestrogen receptor expression and neuronal nitric oxide synthase in the clitoris and preputial gland structures of mice. BJU Int. 102, 1719-1723.

Martins, A.M., Vasque-Peyser, A., Torres, L.N., Matera, J.M., Dagli, M.L., Guerra, J.L., 2008. Retrospective-systematic study and quantitative analysis of cellular proliferation and apoptosis in normal, hyperplastic and neoplastic perianal glands in dogs. Vet. Comp. Oncol. 6, 71-79.

Mesquita-Guimaraes, J., Coimbra, A., 1974a. Acid hydrolases in the perinuclear secretion granules of the rat preputial gland. A light and electron microscope study. Histochem. J. 6, 685-692.

Mesquita-Guimaraes, J., Coimbra, A., 1974b. The perinuclear secretion granules of the rat preputial gland. An electron microscope cytochemical study. J. Ultrastruct. Res. 47, 242-254.

Miyake, K., Ciletti, N., Liao, S., Rosenfield, R.L., 1994. Androgen receptor expression in the preputial gland and its sebocytes. J. Invest. Dermatol. 103, 721-725.

Montagna, W., Noback, C.R., 1946a. The histology of the preputial gland of the rat. Anat. Rec. 96, 41-54.

Montagna, W., Noback, C.R., 1946b. The histochemistry of the preputial gland of the rat. Anat. Rec. 96, 111-127.

National Toxicology Program, 1978. Bioassay of 3-amino-9-ethylcarbazole hydrochloride for possible carcinogenicity (CAS No.132-32-1). Natl. Toxicol. Program Tech. Rep. Ser. 93, 1-194.

National Toxicology Program, 1985. NTP toxicology and carcinogenesis studies of chrysotile asbestos (CAS No.12001-29-5) in F344/N rats (feed studies). Natl. Toxicol. Program Tech. Rep. Ser. 295, 1-390.

National Toxicology Program, 1986a. NTP toxicology and carcinogenesis studies of C.I. Basic Red 9 monohydrochloride (pararosaniline) (CAS No.569-61-9) in F344/N rats and B6C3F1 mice (feed studies). Natl. Toxicol. Program Tech. Rep. Ser. 285, 1-228.

National Toxicology Program, 1986b. NTP toxicology and carcinogenesis studies of benzene (CAS No.71-43-2) in F344/N rats and B6C3F1 mice (gavage studies). Natl. Toxicol. Program Tech. Rep. Ser. 289, 1-277.

National Toxicology Program, 1986c. NTP toxicology and

carcinogenesis studies of benzyl acetate (CAS No.140-11-4) in F344/N rats and B6C3F1 mice (gavage studies). Natl. Toxicol. Program Tech. Rep. Ser. 250, 1-204.

National Toxicology Program, 1986d. NTP toxicology and carcinogenesis studies of isophorone (CAS No.78-59-1) in F344/N rats and B6C3F1 mice (gavage studies). Natl. Toxicol. Program Tech. Rep. Ser. 291, 1-198.

National Toxicology Program, 1987. NTP toxicology and carcinogenesis studies of chlorendic acid (CAS No.115-28-6) in F344/N rats and B6C3F1 mice (feed studies). Natl. Toxicol. Program Tech. Rep. Ser. 304, 1-225.

National Toxicology Program, 1988a. NTP toxicology and carcinogenesis studies of 2-amino-5-nitrophenol (CAS No.121-88-0) in F344/N rats and B6C3F1 mice (gavage studies). Natl. Toxicol. Program Tech. Rep. Ser. 334, 1-158.

National Toxicology Program, 1988b. NTP toxicology and carcinogenesis studies of 2-mercaptobenzothiazole (CAS No.149-30-4) in F344/N rats and B6C3F1 mice (gavage studies). Natl. Toxicol. Program Tech. Rep. Ser. 332, 1-172.

National Toxicology Program, 1988c. NTP toxicology and carcinogenesis studies of nitrofurazone (CAS No.59-87-0) in F344/N rats and B6C3F1 mice (feed studies). Natl. Toxicol. Program Tech. Rep. Ser. 337, 1-186.

National Toxicology Program, 1989a. Toxicology and carcinogenesis-studies of 8-methoxypsoralen (CAS No.298-81-7) in F344/N rats-(gavage studies). Natl. Toxicol. Program Tech. Rep. Ser. 359, 1-130.

National Toxicology Program, 1989b. NTP toxicology and carcinogenesis studies of nalidixic acid (CAS No.389-08-2) in F344/N rats and B6C3F1 mice (feed studies). Natl. Toxicol. Program Tech. Rep. Ser. 368, 1-195.

National Toxicology Program, 1990a. NTP toxicology and carcinogenesis studies of 3, 3′-dimethoxybenzidine dihydrochloride (CAS No.20325-40-0) in F344/N rats (drinking water studies). Natl. Toxicol. Program Tech. Rep. Ser. 372, 1-201.

National Toxicology Program, 1990b. NTP toxicology and carcinogenesis studies of glycidol (CAS No.556-52-5) in F344/N rats and B6C3F1 mice (gavage studies). Natl. Toxicol. Program Tech. Rep. Ser. 374, 1-229.

National Toxicology Program, 1991a. NTP toxicology and carcinogenesis studies of 3,3′-dimethylbenzidine dihydrochloride (CAS No.612-82-8) in F344/N rats (drinking water studies). Natl. Toxicol. Program Tech. Rep. Ser. 390, 1-238.

National Toxicology Program, 1991b. Toxicology and carcinogenesis studies of C.I. Acid Red 114 (CAS No.6459-94-5) in F344/N rats (drinking water studies). Natl. Toxicol. Program Tech. Rep. Ser. 405, 1-236.

National Toxicology Program, 1992a. Toxicology and carcinogenesis studies of C.I. Pigment Red 3 (CAS No.2425-85-6) in F344/N rats and B6C3F1 mice (feed studies). Natl. Toxicol. Program Tech. Rep. Ser. 407, 1-289.

National Toxicology Program, 1992b. NTP toxicology and carcinogenesis studies of C.I. Direct Blue 15 (CAS No.2429-74-5) in F344/N rats (drinking water studies). Natl. Toxicol. Program Tech. Rep. Ser. 397, 1-245.

National Toxicology Program, 1993a. NTP toxicology and carcinogenesis studies of turmeric oleoresin (CAS No.8024-37-1) (major component 79%-85% curcumin, CAS No.458-37-7) in F344/N rats and B6C3F1 mice (feed studies). Natl. Toxicol. Program Tech. Rep. Ser. 427, 1-275.

National Toxicology Program, 1993b. NTP toxicology and carcinogenesis studies of 1, 2, 3-trichloropropane (CAS No.96-18-4) in F344/N rats and B6C3F1 mice (gavage studies). Natl. Toxicol. Program Tech. Rep. Ser. 384, 1-348.

National Toxicology Program, 1993c. NTP toxicology and carcinogenesis studies of 2, 3-dibromo-1-propanol (CAS No.96-13-9) in F344/N rats and B6C3F1 mice (dermal studies). Natl. Toxicol. Program Tech. Rep. Ser. 400, 1-202.

National Toxicology Program, 1993d. NTP toxicology and carcinogenesis studies of 1, 3-butadiene (CAS No.106-99-0) in F344/N rats and B6C3F1 mice (inhalation studies). Natl. Toxicol. Program Tech. Rep. Ser. 434, 1-389.

National Toxicology Program, 1994. NTP toxicology and carcinogenesis studies of p-nitrobenzoic acid (CAS No.62-23-7) in F344/N rats and B6C3F1 mice (feed studies). Natl. Toxicol. Program Tech. Rep. Ser. 442, 1-306.

National Toxicology Program, 1996. NTP toxicology and carcinogenesis studies of 2,2-bis(bromomethyl)-1,3-propanediol (FR-1138R) (CAS No.3296-90-0) in F344/N rats and B6C3F1 mice (feed studies). Natl. Toxicol. Program Tech. Rep. Ser. 452, 1-465.

National Toxicology Program, 2002. Toxicology and carcinogenesis studies of p-nitrotoluene (CAS No.99-99-0) in F344/N rats and B6C3F1 mice (feed studies). Natl. Toxicol. Program Tech. Rep. Ser. 498, 1-277.

National Toxicology Program, 2010. NTP toxicology and carcinogenesis studies of chromium picolinate monohydrate (CAS No.27882-76-4) in F344/N rats and B6C3F1 mice (feed studies). Natl. Toxicol. Program Tech. Rep. Ser. 556, 1-194.

National Toxicology Program, 2011. NTP toxicology and carcinogenesis studies of thujone (CAS No.76231-76-0) in F344/N rats and B6C3F1 mice (gavage studies). Natl. Toxicol. Program Tech. Rep. Ser. 570, 1-260.

National Toxicology Program, 2012. NTP toxicology and carcinogenesis studies of acrylamide (CAS No.79-06-1) in F344/N rats and B6C3F1 mice (drinking water studies). Natl. Toxicol. Program Tech. Rep. Ser. 575, 1-234.

Ninomiya, K., Brown, R.E., 1995. Removal of the preputial glands alters the individual odors of male MHC-congenic mice and the preferences of females for these odors. Physiol. Behav. 58, 191-194.

Orsulak, P.J., Gawienowski, A.M., 1972. Olfactory preferences for the rat preputial gland. Biol. Reprod. 6, 219-223.

Ozegovic, B., Milkovic, S., 1972. Effects of adrenocorticotrophic hormone, growth hormone, prolactin, adrenalectomy and corticoids upon the weight, protein and nucleic acid content of the female rat preputial glands. Endocrinology (Baltimore). 90, 903-908.

Parker, G.A., Grabau, J., 1987a. Adenoma and adenocarcinoma, preputial gland, rat. In: Jones, T.C., Mohr, U., Hunt, R.D. (Eds.), Monographs on Pathology of Laboratory Animals Sponsored by the International Life Sciences Institute, Genital System. Springer-Verlag, Berlin, pp. 275-281.

Parker, G.A., Grabau, J., 1987b. Adenoma and adenocarcinoma, clitoral gland, rat. In: Jones, T.C., Mohr, U., Hunt, R.D. (Eds.), Monographs on Pathology of Laboratory Animals Sponsored by the International Life Sciences Institute, Genital System. Springer-Verlag, Berlin, pp. 169-176.

Pisani, G., Millanata, F., Lorenzi, D., Vannozzi, I., Poli, A., 2006. Androgen receptor expression in normal, hyperplastic and neoplastic hepatoid glands in the dog. Res. Vet. Sci. 81, 231-236.

Pliss, G.B., 1990. Tumours of the auditory sebaceous glands, IARC Scientific Publications No.99. In: Turusov, V.S., Mohr, U. (Eds.), Pathology of Tumours in Laboratory Animals. Volume I—Tumours of the Rat, second ed. International Agency for Research on Cancer, Lyon, pp. 37-46.

Pohl, R.J., Fouts, J.R., 1983. Cytochrome P450-dependent xenobiotic metabolizing activity in Zymbal's gland, a specialized sebaceous gland of rodents. Cancer Res. 43, 3660-

3662.

Reznik, G., Reznik-Schuller, H., 1980. Pathology of the clitoral and preputial glands in aging F344 rats. Lab. Anim. Sci. 30, 845-850.

Reznik, G., Ward, J.M., 1981a. Morphology of hyperplastic and neoplastic lesions in the clitoral and preputial gland of the F344 rat. Vet. Pathol. 18, 228-238.

Reznik, G., Ward, J.M., 1981b. Morphology of neoplastic lesions in the clitoral and preputial gland of the F344 rat. J. Cancer Res. Clin. Oncol. 101, 249-263.

Rudmann, D., Cardiff, R., Chouinard, L., Goodman, D., Kuttler, K., Marxfeld, H., et al., 2012. Proliferative and non-proliferative lesions of the rat and mouse mammary, Zymbal's, preputial, and clitoral glands. Toxicol. Pathol. 40, 7S-39S.

Ruehl-Fehlert, C., Kittel, B., Morawietz, G., Deslex, P., Keenan, C., Marhrt, C.R., et al., 2003. Revised guides for organ sampling and trimming in rats and mice—Part 1. A joint publication of the RITA and NACAD groups. Exp. Toxicol. Pathol. 55, 91-106.

Schardein, J.L., Kaump, D.H., 1966. Auditory canal structures in rats as altered by aging and by the administration of tris(p-aminophenyl) carbonium paomate. Cancer Res. 26, 1625-1632.

Seely, J.C., 1991a. Adenoma of the auditory sebaceous glands, rat. In: Jones, T.C., Mohr, U., Hunt, R.D. (Eds.), Monographs on Pathology of Laboratory Animals Sponsored by the International Life Sciences Institute, Eye and Ear. Springer-Verlag, Berlin, pp. 143-145.

Seely, J.C., 1991b. Carcinoma of the auditory sebaceous glands, rat. In: Jones, T.C., Mohr, U., Hunt, R.D. (Eds.), Monographs on Pathology of Laboratory Animals Sponsored by the International Life Sciences Institute, Eye and Ear. Springer-Verlag, Berlin, pp. 145-149.

Seely, J.C., Boorman, G.A., 1999. Mammary gland and special sebaceous glands (Zymbal, preputial, clitoral, anal). In: Maronpot, R.R., Boorman, G.A., Gaul, B.W. (Eds.), Pathology of the Mouse. Cache River Press, Vienna, pp. 613-635.

Skoryna, S.C., Ross, R.C., Rudis, L.A., 1951. Histogenesis of sebaceous gland carcinomas produced in rats by 2-acetylaminofluorene. J. Exp. Med. 94, 1-17.

Son, A.C., Gopinath, C., 2004. Early occurrence of spontaneous tumors in CD-1 mice and SpragueDawley rats. Toxicol. Pathol. 32, 371-374.

Sundberg, J.P., Nanney, L.B., Fleckman, P., King, L.E., 2012. Modified sebaceous glands. In: Treuting, P.M., Dintzis, S.M., Frevert, C.W., Liggitt, D., Montine, K.S. (Eds.), Comparative Anatomy and Histology. A Mouse and Human Atlas. Elsevier, San Diego, CA, pp. 446-448.

Tanaka, E., Noguchi, T., Nagai, K., Akashi, Y., Kawahara, K., Shimada, T., 2012. Morphology of the epithelium of the lower rectum and the anal canal in the adult human. Med. Mol. Morphol. 45, 71-92.

Turusov, V.S., 1980. Morphology and histogenesis of anal region and clitoral gland tumors induced in mice by 1, 2-dimethylhydrazine. J. Natl. Cancer Inst. 64, 1161-1167.

第七部分

乳腺

第 19 章

乳腺

Johnnie J. Eighmy[1], Alok K. Sharma[1] and Pamela E. Blackshear[2]

[1]Covance Laboratories, Inc., Madison, WI, USA, [2]Covance Laboratories, Inc., Greenfield, IN, USA

1 引言

大鼠的乳腺作为癌症模型已广泛应用于研究中。研究表明，在暴露于具有遗传毒性的化学物质、辐射和环境因子后，不同品系的实验大鼠对乳腺肿瘤的易感性不同。此外，不同的大鼠品系的乳腺增生性病变的自发率也不相同，使用 Sprague-Dawley（SD）大鼠进行肿瘤发生率的背景值研究，对照组雌性大鼠的发生率接近 50%。由于大鼠的乳腺肿瘤的发生和发展受年龄、生产次数、激素和饮食等因素的影响，因此在合理地解释化学诱导乳腺肿瘤的发病率增高时，必须考虑所有这些因素。在大鼠中也可观察到非肿瘤性乳腺改变，大鼠经某些有毒物质处理后会出现增生、萎缩和特定的分化改变，这些变化必须与自发性病变相区分。在评估药物的相关毒性时，特别是在终身和致癌性研究中，准确评估乳腺的变化及其相关意义尤为重要。

2 正常乳腺

2.1 胚胎学和发育

妊娠第 11 天，胎鼠的中线两侧平行的外胚层嵴从肩部延伸至腹股沟区形成乳腺条纹。乳腺条纹的外胚层上皮向下生长形成 12 个初芽，发育成 6 对乳腺（图 19.1）。

大鼠的乳腺发育时间主要在出生后和青春期之间，雄性和雌性的乳腺发育在出生后的前 3 周内基本相似。皮下脂肪组织聚集在颈、胸、腹和腹股沟区域，形成环绕和支持腺体发育的乳腺脂肪垫。脂肪垫由脂肪细胞、前脂肪细胞和成纤维细胞组成，薄的基质细胞层将脂肪垫与形成乳腺的上皮细胞隔开。出生后的第 1 周，每个乳腺由单个初级乳管或主乳管（其中有 3~5 个次级导管）组成。第 2 周时，随着乳腺表面积占体表面积比例的增大，次级导管分支形成第三、第四和第五级导管。最初，导管狭窄并终止于末端小管或小的棒状末端芽（terminal end buds，TEBs），导管也分支形成短侧芽（short lateral buds，LBs）。在 20 日龄时，TEBs 的数量最多，而后随着其分化为末端小管和腺泡芽（alveolar buds，ABs）而减少。每个 TEBs 在形成小叶前分化为 3~5 个较小的 ABs。因此，TEBs、LBs 和 ABs

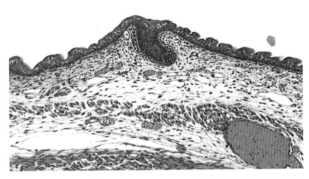

图 19.1　妊娠第 18 天 Han-Wistar 胎鼠的向下生长的乳腺条纹上皮

是形态发生和细胞分化的主要位点（图 19.2）。

临近第 3 周结束时，雌性乳腺的发育速度加快并超过身体的发育速度。随着卵巢功能和发情周期的形成，在 5~6 周龄时 ABs 分化为腺泡。每个 ABs 发育成 10~12 个腺泡，形成 1 个小叶。第 85 天时，未交配雌鼠有相对恒定数量和比例的 TEBs、ABs 和小叶。1 年后，乳腺开始退化，小叶变小，TEBs 退化成为末端小管。

由于 TEBs 是乳腺发育中对激素如催乳素、雌激素和黄体酮最敏感的部分，妊娠可诱导青年大鼠的 TEBs 迅速分化成 ABs 和小叶。到分娩时，TEBs 几乎完全消失（图 19.3）。离乳后，腺体退化使小叶的体积缩小至 1/3 但数量仍然较多，腺体再也无法恢复到同龄未交配雌鼠的分化水平。

约 8 周龄时，雄鼠的乳管停止生长，导管分支更少也更不规则。乳管盲端靠近表皮，雄鼠的乳头在胎儿期内陷退化而停止发育。

乳腺的发育和功能受许多激素和生长因子的影响。雌激素主要刺激导管的生长和分支，而黄体酮与雌激素、催乳素协同作用以促进小叶腺泡和小叶的发育。其他影响腺体发育和功能的激素

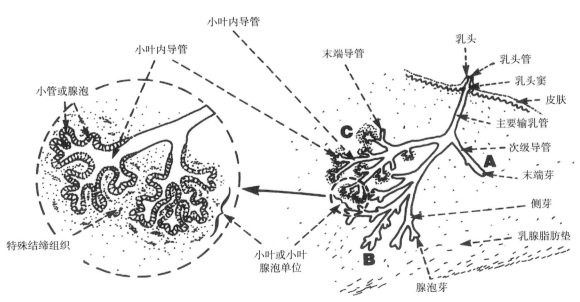

图 19.2　大鼠的乳腺示意图，约 1 周龄时的发育程度（A）；3~4 周龄时的发育情况（B）；5~6 周龄时的发育情况（C）。本图由 van Zwieten（1984）和 Russo（1978）修订

和生长因子包括生长激素、促肾上腺皮质激素（adrenocorticotrophic hormone，ACTH）、肾上腺皮质激素、胰岛素、胰岛素样生长因子、儿茶酚胺、成纤维细胞衍生生长因子、表皮生长因子、转化生长因子 β 和胎盘促乳素。乳腺相关激素如催乳素、雌激素、雄激素失衡会导致雄性和雌性的乳腺转化为典型的异性形态（见本章毒理学病变部分）。

2.2 解剖学

大鼠有 6 对乳腺。第一对或可称为颈乳腺，向前延伸至唾液腺（图 19.4）；而最后一对为近尾部的腹股沟乳腺，延伸至肛周区域。大鼠的乳腺按部位常称为颈部、胸腔上部、胸腔下部、腹部、腹股沟上部和腹股沟下部乳腺，或者从前到后依次用数字表示为 L1、R1、L2、R2 等。乳腺腺体可延伸身体的侧面分布，特别是处于哺乳期的腺体。

2.3 组织学

雌鼠乳腺是由高度分支的导管系统和排列在小叶中的末端分泌腺泡组成的复合管泡状腺泡。人类乳腺由 15~20 个独立的且单独开口于乳头上的腺体组成，而大鼠的每个乳腺都有 1 个（主）乳管通向乳头。导管增宽形成乳头窦，而后通过乳头管开口于表面。乳头、乳头管和乳头窦的内皮由与表皮相连的鳞状上皮构成。

在雌鼠中，导管和腺泡的组织结构随着在乳腺内的位置、年龄、发情周期的阶段和妊娠情况而变化。在青年未交配雌鼠（急性和亚慢性毒性研究常用的年龄段）中，导管系统是最重要的部分，腺泡小叶稀疏且小（图 19.5），近端的小叶（靠近乳头的小叶）通常体积较大且更发达。导管由 1 层细胞质稀疏且被细长的肌上皮细胞包围的 1 层立方上皮 / 柱状上皮细胞组成。TEBs 和 LBs 的末梢通常由 3~6 层细胞组成，包括大量排列松散且未分化的帽细胞，覆盖紧密堆积的形态

类似于导管内皮的上皮细胞群。在 TEBs 的颈部区域，位于外周的帽细胞具有肌上皮细胞的超微结构和免疫组织化学特征。肌上皮细胞的超微结构通常具有中等电子密度的细胞质，内含大量的张力丝束，沿着质膜分布的大量胞饮小泡，以及连接细胞膜和基底层的半桥粒。α- 平滑肌肌动

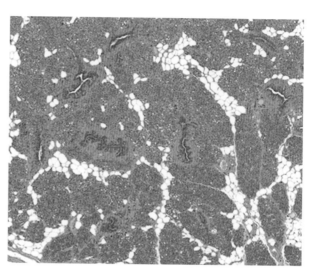

图 19.3 妊娠第 20 天雌性 SD 大鼠的乳腺切片

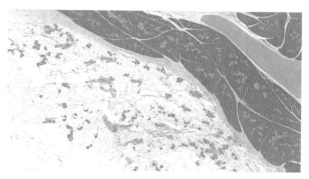

图 19.4 3 月龄雌性 Han-Wistar 大鼠的腮腺唾液腺切片显示周边纤维脂肪组织中的乳腺

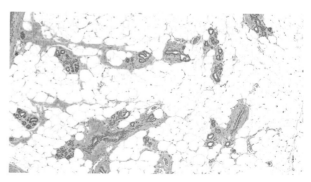

图 19.5 典型的 3 月龄雌性 Han-Wistar 大鼠的乳腺切片

蛋白的免疫组织化学标记可以鉴定组织切片中的肌上皮细胞。大鼠肌上皮细胞对 LP34 也有亲和力，在大鼠中 LP34 仅存在于肌上皮细胞，但在人乳腺中，LP34 同时存在于管腔上皮细胞和肌上皮细胞中。

从 TEBs 和 LBs 发育而成的 ABs 由 1 或 2 层细胞组成。管腔内皮为具有圆形或椭圆形核的立方形或柱状细胞。存在肌上皮细胞，但数量不同且未形成完整的细胞层。腺泡内皮由内层的柱状细胞和外层的完全分化的不连续的肌上皮组成。

乳腺导管主要由 2 种类型（外层的肌上皮细胞和内层的上皮细胞）的细胞组成，可通过常规光学显微镜进行区分。上皮细胞的 3 种表型亚型为透明细胞或淡染细胞（LCs）、中间细胞（ICs）和暗细胞（DCs），可通过超微结构和组织化学特征来区分。LCs 具有圆形 / 椭圆形核、少量异染色质和苍白的电子透光细胞质，而 DCs 具有不规则的核、致密的异染色质和电子致密的细胞质。ICs 具有椭圆形略凹陷的核、均匀的异染色质和中等电子密度的细胞质。核糖体、脂滴、线粒体和分泌颗粒的数量变化也可使它们出现不同的形态表现。导管、末端小管和 TEBs 中约 3/4 的上皮细胞是 DCs，1/4 由数量大约相同的 ICs 和肌上皮细胞组成，LCs 的占比不到总数的 1%。

在组织学上，雄鼠的乳腺的小管特征与雌鼠的管泡状排列不同，其排列特征称为小叶腺泡状排列，这种差异在发情期变得明显。在成年雄鼠中，腺组织通常排列成相对较大且连续的且常缺乏明显的管状或导管结构的小叶细胞群。一些小叶中很少或不存在导管，且不像在青年未交配雌鼠中那样占主导地位。雄鼠乳腺腺泡内的细胞通常具有丰富的泡沫状嗜酸性细胞质，常含有大小不同的空泡（图 19.6 和 19.7）。腺泡腔通常不明显，但可能含有分泌物质。通常很难看到在形态上与雌鼠非常相似的腺泡。

3　先天性病变

据笔者所知，目前尚未见实验品系大鼠的乳腺自发先天性病变的报道，可以见到其他物种的关于多乳头、乳腺腺体增多以及腺体数量减少的报道。

4　退行性病变

导管和腺泡上皮变性很少见，但某些毒性物质可引起，也可自发于老龄大鼠中（图 19.8）。上皮细胞肿胀且空泡化，沿着管腔表面形成空泡，细胞层杂乱，腺泡排列紊乱。通常，在腺泡或小管腔中没有相关的炎症或细胞碎片聚集。伴随着导管和腺泡膨胀或扩张，可出现分泌物质或棕色胞质色素沉着。空泡化是雄鼠乳腺上皮的正常组织学特征，也可以被认为是雌鼠背景性变化的证据。

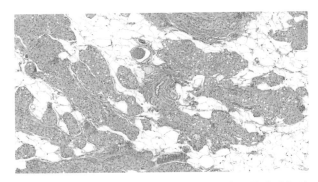

图 19.6　3 月龄雄性 Han-Wistar 大鼠的典型的乳腺切片

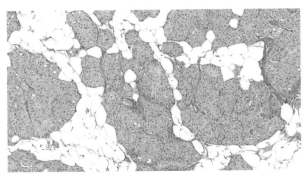

图 19.7　高倍放大的 3 月龄雄性 Han-Wistar 大鼠的典型的乳腺切片

在大鼠中很少见到由于外源性物质处理而引起的腺泡或导管上皮坏死，此类变化被归类为退行性乳腺变化。坏死可能与炎症相关，特征是细胞肿胀或萎缩、细胞质呈嗜酸性深染和核固缩或核碎裂。坏死的细胞可能脱落到腺泡和管腔内，导致上皮变薄、管腔内的细胞碎片和纤维蛋白聚集。单个细胞坏死（凋亡）也被认为是一种退行性改变，但与典型的坏死不同，其受影响的细胞皱缩，细胞膜变化明显，可能发生胞膜出芽，且核出现浓缩。单个乳腺细胞坏死很少与炎症相关，其通常发生在哺乳后乳腺退化的乳腺上皮，也可见于发情周期的发情后期和发情间期之间。

导管或腺泡上皮细胞的嗜碱性深染（如 HE 染色切片中所见）是一种可能伴随变性或坏死的退行性改变，特别是在被毒性物质反复损伤的乳腺中。在显微镜下，除细胞质中的嗜碱性深染和核质比增高外，细胞在外观上相对正常。可能存在或不存在分裂象，上皮结构可能出现不规则的改变。增生或化生的上皮细胞亦可见嗜碱性深染。

在老龄大鼠中通常可见导管和腺泡扩张，常被认为是正常的年龄相关性退行性病变（图 19.9 和 19.10），特别是在雌性大鼠中还可观察到严重的扩张（图 19.11）和乳腺囊肿（图 19.12 和 19.13）。乳腺囊肿（galactocele，前缀 galacto- 指乳，后缀 -cele 指肿胀、肿瘤）通常用于描述尸检时发现的囊性结节或肿块，显微镜下发现与明显扩张的导管和（或）充满分泌物的腺泡相关。扩张的导管通常含有分泌物、细胞碎片，有时也含有炎症细胞。如果导管壁破裂，空泡状、泡沫状细胞质的巨噬细胞则在该部位聚集。

老龄大鼠的乳腺的大导管周围常有大量的纤维结缔组织，偶尔可见乳腺小叶内或小叶间纤维化。虽然在某些情况下可能继发于慢性炎症，但也可能是纤维腺瘤发展的早期阶段。

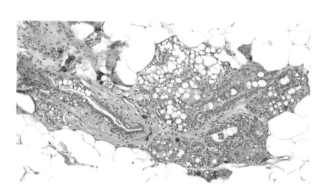

图 19.8　老龄雌性 Han-Wistar 大鼠的腺泡变性

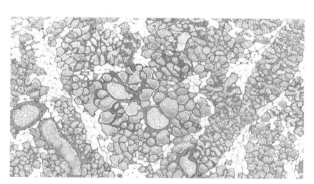

图 19.10　老龄雌性 Han-Wistar 大鼠的轻度扩张的腺泡（乳腺也是增生性）

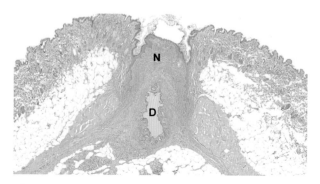

图 19.9　8 月龄雌性 Han-Wistar 大鼠的轻度扩张的主乳管（D）和乳头（N）

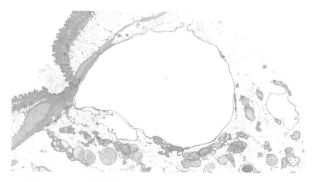

图 19.11　老龄雌性大鼠的明显扩张的导管

5　炎症性和血管性病变

尽管乳腺的原发性炎症在实验大鼠中并不常见，但在繁殖群体中可偶见由嗜肺巴斯德杆菌（*Pasteurella pneumotropica*）引起的慢性坏死性乳腺炎，也可能出现异物对导管外释放的分泌物质的反应。此外，在常规的乳腺切片中，尤其在老龄雌鼠中，乳腺腺泡和导管内或附近偶尔可见导管慢性炎症和纤维化（图 19.14）、单核或混合性炎症细胞浸润［淋巴细胞、浆细胞、巨噬细胞和（或）中性粒细胞浸润］（图 19.15）。乳腺及其血管系统、乳腺脂肪垫或相关组织中很罕见如充血、出血、水肿、血管扩张和血栓形成等血管变化。

6　增生性和肿瘤性病变

乳腺组织由导管、末梢小管、TEBs、ABs

或小叶以不同的比例组成，其分化程度由性别、年龄、发情期和生产次数决定。年轻和老龄大鼠的常规组织切片中的乳腺组织数量因性别不同而存在很大的个体间差异，雄鼠的导管或腺体组织数量通常少于雌鼠。这些因素使得区分轻微的小叶增生与正常、激素相关或年龄相关的乳腺生理变化的难度增加。只有将处理大鼠与对照大鼠或具有确定状态（性别、年龄等）的大鼠进行密切对比，才能够有把握地诊断病变。

由于绝大多数的常规毒理学方案仅要求制作 1 或 2 个乳腺的单张切片，以及肉眼可见病变的切片，因此肿瘤的检查在很大程度上依赖尸检时仔细的大体检查。肿瘤多样性在评估化学作用或致癌作用方面非常重要，必须仔细记录乳腺肿瘤的部位、大小和数量。较大的肿瘤应每间隔约 1 cm 切开并在尸检时仔细观察，这样的操作既能帮助固定，又能鉴别具有明显的形态学差异的区域。对大体所见异常的部位应进行组织学检

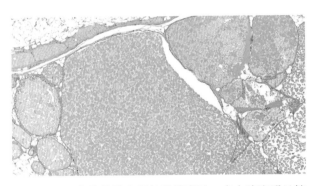

图 19.12　老龄雌性大鼠的乳腺囊肿。多个腺泡明显扩张并充满分泌物

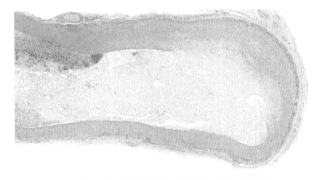

图 19.14　扩张性乳腺导管的慢性炎症和纤维化

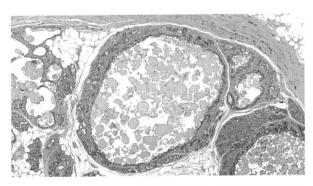

图 19.13　老龄雌性大鼠的乳腺囊肿。乳腺导管明显扩张，分泌物、炎症细胞和管腔内的细胞碎片聚集

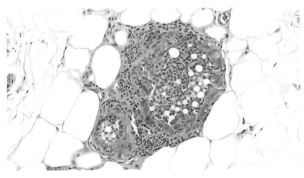

图 19.15　8 月龄雌性 Han-Wistar 大鼠的乳腺的混合性炎症细胞浸润

查。通常增生性病变在大体检查中观察不到，但可在常规组织切片中观察到。

不同实验品系的大鼠的肿瘤自发率不同，在暴露于特定的遗传毒性化学物质、辐射和环境因素后，对乳腺肿瘤的敏感性也是不同的。通常SD 和 Wistar 衍生的品系较近交系 Fischer 344/N（F344）易感性更高。在美国国家毒理学项目中心（National Toxicology Program，NTP）的研究中，Harlan SD 大鼠与 Fischer 344 大鼠的自发性乳腺纤维腺瘤发生率分别为 67.4% 和 44.4%，自发性乳腺癌发生率分别为 10.2% 和 2.4%。

未处理和玉米油灌胃对照的雌雄 Fischer 344 大鼠的乳腺肿瘤发生率相似。与许多其他实验品系的大鼠一样，纤维腺瘤是最常见的肿瘤，雌鼠的发生率（27%~29%）为雄鼠（3%~4%）的7~10 倍，而腺癌的发生率要低得多。与许多器官不同，乳腺常见的增生性病变不具有明确的连续形态。小叶或小叶腺泡增生可能是腺瘤、纤维腺瘤或腺癌的前驱病变。化学诱导的乳腺癌的研究表明，导管增生先于腺癌发生且进展相对较快，未见明显的良性形态阶段。自发性纤维腺瘤通常是终末期良性肿瘤，发展到腺癌或与腺癌相关的病例所占的比例很低。NTP 对 800 多只雌性自发性乳腺肿瘤 Fischer 344 大鼠的研究显示，756 例中有 16 例（2%）患有纤维腺癌，而这 16 例纤维腺癌占所有腺癌的比例相当大（在 76 例腺癌中，16 例即约 20% 发生在纤维腺瘤内或与纤维腺瘤密切相关）。尽管纤维腺瘤内发生腺癌的病例不多，但不能排除这些腺癌可能一开始就与良性肿瘤同时存在于乳腺中。化学诱导的纤维腺瘤中极有可能包含腺癌区域。给予未交配的雌鼠强遗传毒性致癌物可诱导其发生腺癌，而不是腺瘤或纤维腺瘤。本章毒理学病变将进一步讨论化学诱导的乳腺肿瘤。

6.1 小叶或小叶腺泡增生

"小叶或小叶腺泡增生"适用于相对正常的腺泡组成的增大的小叶（图 19.16）。由于个体差异以及大鼠正常的发情期中内源性激素对乳腺的影响，很难将轻微的小叶增生与正常情况相区分。增生小叶内的腺泡通常被纤细的胶原纤维基质和偶见的纤维细胞分开。

小叶增生的病因和生物学行为尚不清楚，但该病变可能是腺瘤和（或）纤维腺瘤的前驱病变。化学诱导的小叶增生似乎不是腺癌的前驱病变。表 19.1 列出的标准有助于区分这些增生性病变。小叶结构正常、结缔组织基质少见以及不压迫周边组织是区分小叶增生与纤维腺瘤的重要特征。

6.2 局灶性增生伴细胞异型性（不典型增生）

在老龄雌性大鼠中偶见导管或腺泡上皮细胞局灶性增生伴细胞异型性，在雄性中更为少见（图 19.17）。导管上皮增生的特征为形成乳头状折叠和（或）上皮细胞层数增加。增生的细胞体积增大伴随核极度深染，细胞质呈嗜碱性，与之紧密相连的导管可能受影响。

腺泡上皮局灶性增生主要根据细胞异型性分为小叶和小叶腺泡增生。增生的腺泡形状可能相对正常，或者不规则和体积增大。小腺泡可能充满细胞且呈实性，较大的扩张的腺泡具有 1 层或多层上皮。增生的细胞体积较大，具有呈浓染或含囊泡的核，细胞质呈强嗜酸性或嗜碱性。具有

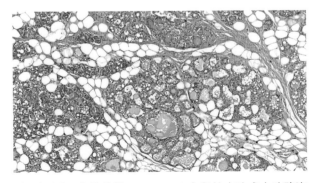

图 19.16 老龄雌性 Fischer 344 大鼠的小叶或小叶腺泡增生

表 19.1 乳腺增生性病变的诊断标准

小叶或小叶腺泡增生

正常腺泡的数量显著增加导致小叶增大
存在小叶内导管；腺泡大小不一，但仍保持规则的小叶结构
腺泡上皮分化良好，大多由单层立方细胞组成
上皮细胞的大小随分泌活动的程度和脂质空泡的数量而变化
无细胞异型性
结缔组织基质量少

局灶性非典型增生

发生在导管、腺管和腺泡（可发生于增生的小叶中）
上皮细胞的增生产生乳头状内陷、拱形和（或）细胞分层
细胞异型性和（或）多形性（细胞核可能增大且呈泡状，或小而深染；细胞质可能是分泌性的或缺少脂质空泡，并呈嗜碱性或
 嗜酸性深染）

腺瘤

圆形或不规则的肿块，直径通常为 2 mm 或更小
与相邻的乳腺组织边界清晰，可能压迫相邻的乳腺组织
可能有小叶间结缔组织间隔比小叶内稍厚的小叶型形态
由单层上皮和（或）分支乳头状结构排列的单层立方 / 柱状上皮的腺泡构成
上皮细胞一般是均匀的，分化良好的，没有异型性；脂质空泡可能导致细胞变形和大小改变，但不是非典型性的
如果存在细胞异型性，则是局灶性的且受影响的上皮不形成扩大的肿块
通常不存在与基底膜相连的上皮细胞分层，如果存在则为局灶性的，为 2~3 层细胞
通常结缔组织基质量少且均匀分布，腺泡间的量少于腺泡上皮的宽度

乳腺纤维腺瘤

圆形或不规则椭圆形肿块，直径通常 >5 mm
界限清晰，可能被囊包裹；腺泡和腺管周围有明显的成熟结缔组织间质
由腺上皮［导管、腺管和（或）腺泡］和纤维结缔组织组成，上皮和纤维成分的比例不同
腺泡在较小的肿瘤中呈小叶型，但在较大的肿瘤中可能呈多种形态，可能存在一些扩张的和囊性的导管
上皮通常是均匀和单层的，可能存在局灶性非典型性或分层，罕见有丝分裂象，异型性细胞不形成扩大的肿块
肿瘤中心可能存在坏死区

腺癌

界限不清晰，可能侵入邻近的组织、肌肉或皮肤
可能由导管、腺管或腺泡的局灶性非典型增生引起，也可能由腺瘤或纤维腺瘤中的非典型病灶引起
当存在于腺瘤或纤维腺瘤中或与其相关时，恶性部分一定会形成扩大的肿块压迫和替代良性部分
由腺泡、腺管、乳头状的或实质性结构，或以上这些结构组合的上皮细胞组成
肿瘤上皮表现为细胞异型性、多形性、弥漫性分层，有实体巢或细胞小叶
细胞异型性包括细胞大小或形状的改变，细胞核质比的改变，细胞核的大小、形状或染色质含量的改变，核仁突出，细胞质的
 染色性状的改变
可能出现坏死、皮肤溃疡和出血

嗜酸性细胞质的细胞通常含有透明的脂质空泡（分泌细胞），而嗜碱性细胞更类似导管上皮且通常不含空泡。

6.3 纤维腺瘤

纤维腺瘤是大鼠的乳腺最常见的良性肿瘤，呈圆形到不规则椭圆形的块状，其最大直径的范围从几毫米到超过 8 cm。纤维腺瘤由导管和（或）腺泡上皮和纤维结缔组织构成，结构和坚实度与存在的胶原蛋白的量有关。较小的肿瘤通常含有较高比例的腺体组织，大的肿瘤几乎全部由结缔组织组成，因此更坚实而有弹性。

腺泡型纤维腺瘤的体积较小，通常具有小叶生长模式（图 19.18~19.20）。小叶内的腺泡完整、分化良好，由含有透明脂质空泡的单层上皮构成。腺泡腔常扩张并含有分泌物，有时会观察到大小不一的小叶间导管。分化良好的纤维细胞和丰富的胶原蛋白组成的纤维结缔组织相对均匀地分布在小叶内和小叶间，小叶内的腺泡可能被少量的基质分隔，单个小叶被宽而密的结缔组织带分隔（图 19.21）。在较大的肿瘤中，小叶形态可能不明显，散在的导管被致密的结缔组织层层包围（图 19.22 和 19.23）。较大肿瘤的某些区域的上皮通常是萎缩的，这表明胶原蛋白的不断

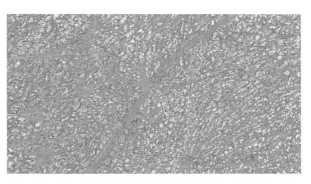

图 19.19　高倍放大的纤维腺瘤（腺泡型）结缔组织基质弥漫性分布于单个腺泡周围

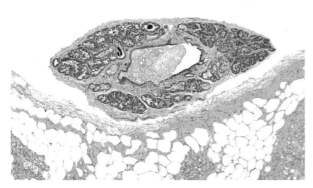

图 19.17　老龄雌性 F344 / N 大鼠的局灶性增生伴细胞异型性。图片由美国 NTP 提供

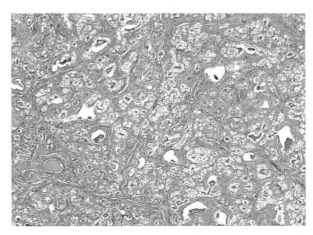

图 19.20　纤维腺瘤的小叶内导管和腺泡的分泌细胞常空泡化，腺泡腔内有浓缩的分泌物。注意结缔组织的弥漫性分布。图片由美国 NTP 提供

图 19.18　分叶状纤维腺瘤（腺泡型）有明显的腺体成分

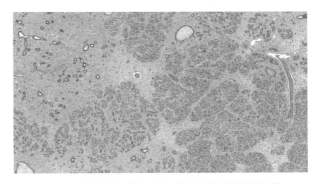

图 19.21　纤维腺瘤的小叶间有明显的结缔组织带

累积延迟或抑制了上皮细胞的活性和（或）生长（图 19.24）。裂隙型纤维腺瘤具有长而狭窄的分支导管，伸入结缔组织而呈现息肉样外观。硬化性纤维腺瘤的体积较大，肿瘤的结缔组织基质通常表现为致密的透明胶原蛋白和少量散在的纤维细胞，常存在肥大细胞，大的肿块中可能出现坏死（图 19.25）。增生性纤维腺瘤的上皮有病灶，显示异常的生长模式，细胞具有多形性和异型性，上皮可能排列成乳头状或相对致密的小叶状，由呈强嗜碱性并伴高核质比的细胞组成。偶尔发现腺癌与纤维腺瘤密切相关或发生在纤维腺瘤中，提示较小的细胞异型性病灶可能代表癌症早期（图 19.26），但纤维肉瘤很少发生在纤维腺瘤中。

　　根据前面提到的组织学特征，纤维腺瘤可以细分为腺泡型、硬化性、增生性和裂隙型，但是单个肿瘤内的上述组织学特征差异很大，所以这种亚分类不适用或者不推荐用于常规毒理学或致癌性研究。腺纤维瘤是指上皮组织数量多于纤维组织的肿瘤。因为基质或上皮组织的量随着取材位置的不同而变化，所以这种与其他纤维腺瘤的区别不是特别有用，而且在生物学上也没有意

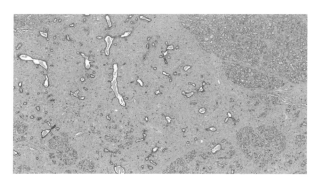

图 19.22 由增厚的结缔组织带分隔的纤维腺瘤管状结构

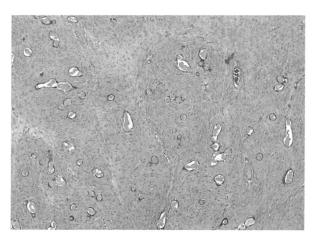

图 19.24 硬化性纤维腺瘤中的萎缩性管状残余物。注意含少量纤维细胞的玻璃样化结缔组织。图片由美国 NTP 提供

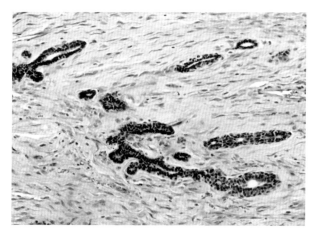

图 19.23 高倍放大的由增厚的结缔组织带分隔的纤维腺瘤管状结构。图片由美国 NTP 提供

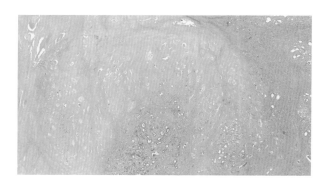

图 19.25 大纤维腺瘤中心附近的广泛性坏死区域

义。在大多数大的纤维腺瘤中，纤维结缔组织增生最终会超过、压迫和破坏大部分腺体组织，因此组分的相对比例可能更多地与肿瘤的大小和生长的持续时间相关，而不是与固有的生物学差异相关。

由于较大的纤维腺瘤中致密纤维结缔组织占优势，单个组织切片中可能未包含腺体组织，因此难以与纤维瘤相区分。大型肿瘤的多位点的切片有可能显示腺体组织区域，有助于纤维腺瘤的诊断；相反，如果未发现腺体成分，诊断为纤维瘤的可能性增高。这一区别很重要，因为对于发生在乳腺区域的纤维瘤是否应该与其他皮下肿瘤（纤维瘤或纤维肉瘤）或乳腺纤维腺瘤合并进行数值计算以解释治疗相关效果，还存在一些争议。

纤维腺瘤通常是可移植的，它们在不同的宿主中表现出不同的发展潜能，可能是受不同的激

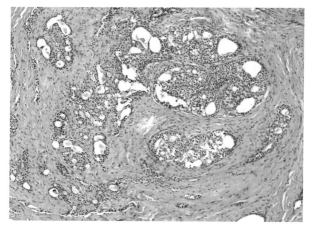

图 19.26 纤维腺瘤中发生的腺癌，注意图片上部细胞集中的扩张区。图片由美国 NTP 提供

素影响所致。当移植到幼年雌性大鼠时，瘤组织中的上皮成分生长占优势；而在年龄较大的雌性大鼠中，脂肪或软骨组织更丰富。移植于雄性大鼠的纤维腺瘤可能发展为纤维肉瘤。

6.4　腺瘤

腺瘤是不连续的、球形的或盘状的，通常是无包膜的肿块，几乎全部由腺上皮和少量的结缔组织基质构成（图 19.27 和 19.28）。腺瘤通常界限清楚并有压迫邻近组织的倾向，与纤维腺瘤的区别在于腺瘤缺乏增生的基质。大多数腺瘤的体积小（直径≤ 2 cm），若体积增大则可能是由于纤维结缔组织增生并向纤维腺瘤发展，或恶化为腺癌。

腺瘤通常由规则的圆形腺泡或单层上皮细胞排列的小管组成，不一定可见不连续的肌上皮细胞。腺泡腔小而空，或因有分泌物而变大。上皮通常是均匀的，呈立方形至柱状，未见细胞异型

性，当分泌物丰富时，细胞通常空泡化。

偶见腺瘤中形成乳头，称为乳头状腺瘤或乳头状囊腺瘤，是多房的、囊性的管状结构松散地聚集成边界不清晰的块状。结缔组织小梁将管状结构细分为较小的腔室，复杂的乳头状分支通过每层边缘的一层清晰的上皮细胞向内延伸，中间的腔室明显扩张。乳头结构由立方至柱状上皮构成，覆盖在纤细的结缔组织基质上，上皮细胞可能空泡化。

腺瘤中有时出现具有细胞异型性和（或）多形性改变的区域（乳头状或实性），表明向腺癌发展（图 19.29）。腺瘤也可能发生局灶性鳞状细胞化生。

6.5　腺脂瘤

腺脂瘤是一种大鼠乳腺中少见的由腺体和脂肪组织构成的良性肿瘤（图 19.30）。肿瘤中这 2 种成分的比例各不相同，有些区域主要包含脂肪细胞，有些则完全是腺体。大多数纤维腺瘤和腺瘤中缺乏脂肪细胞，这说明腺脂瘤是一种独特的实体肿瘤。

6.6　腺癌

大鼠的乳腺恶性肿瘤很少转移，且大多数都没有明显的浸润或破坏周围组织的表现。然

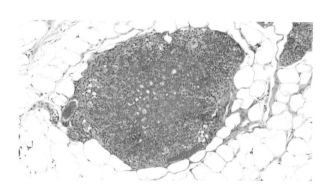

图 19.27　8 月龄雌性 Han-Wistar 大鼠小的、体积扩张的、界限分明的腺瘤轻微压迫邻近的组织

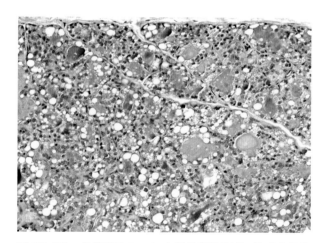

图 19.28　老龄雌性 F344/N 大鼠的乳腺腺瘤。注意少量的结缔组织基质和腺泡覆盖有分泌上皮。图片由美国 NTP 提供

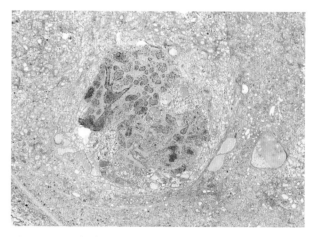

图 19.29　老龄 F344/N 大鼠的腺瘤中出现的腺癌。图片由美国 NTP 提供

而，当上述特征存在时，就是确诊为腺癌的重要证据。公认的组织学和细胞学特征是确诊恶性肿瘤的最有效的标准（表 19.1），包括已改变和可变的生长模式、细胞异型性（核质比增高、染色质含量改变、核仁明显）、细胞和细胞核多形性。

乳腺癌表现出多样的组织学形态变化，肿瘤上皮通常排列成乳头状、导管状、腺泡结构或这些形态的混合（图 19.31~19.38）。单层或多层上皮细胞，有时形成小的坚实的肿瘤细胞巢或肿瘤细胞结节。越是恶性的肿瘤通常肿瘤细胞更易形成实片状和结节状肿块，其中一些有分散的、圆形的、清晰的区域（筛状形态，

cribriform pattern）或坏死的中央区域（粉刺状形态，comedo pattern）。

腺癌可发生在纤维腺瘤或腺瘤内（图 19.29），是良性肿瘤内的局灶性腺癌变化。腺癌的组织学形态随着单个细胞或细胞巢浸润于腺瘤或纤维腺瘤的间质中而发生变化。

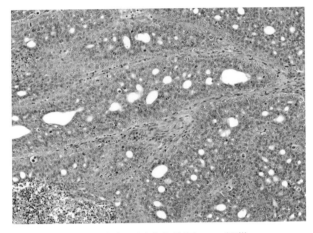

图 19.32 筛状腺癌。图片由美国 NTP 提供

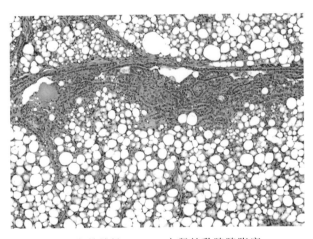

图 19.30 老龄雌性 F344/N 大鼠的乳腺腺脂瘤

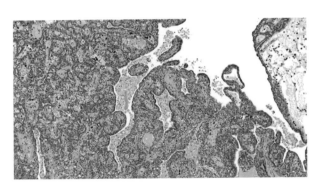

图 19.33 腺癌细胞形成不规则的腺泡状、索状、巢状和突入相邻的扩张导管中的乳头状结构

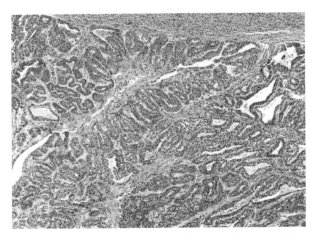

图 19.31 乳头状高分化腺癌。图片由美国 NTP 提供

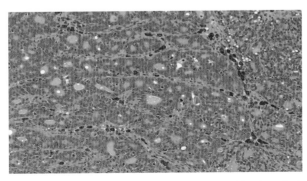

图 19.34 腺癌有分支，腺泡结构的细胞核深染，嗜碱性细胞质少

虽然腺癌中存在鳞状化生（图 19.39），但笔者的实验室中尚未在自发性肿瘤中观察到以鳞状细胞分化为主的癌。鳞状上皮细胞肿瘤可发生在任何部位，包括乳腺覆盖区域，但需注意不能与原发性乳腺肿瘤相混淆。大鼠的乳腺肿瘤的软骨化生比在其他动物（如犬）中少得多。腺癌中偶尔可见肥大细胞浸润（图 19.36），比纤维腺瘤中少见得多。

通过免疫组织化学和电子显微镜可以检测到一些乳腺癌中的肌上皮细胞，这些细胞通常在肿瘤的小管周围形成连续或不连续的单层细胞层。具有明显的增生性肌上皮成分的肿瘤在大鼠中非常罕见。增生性的肌上皮（立方形至柱状上皮）排列形成不规则的分支小管，由含有星形肌上皮的疏松的细胞间基质分隔开。转移到肺的乳腺腺癌可能包含上述 2 种肌上皮成分。虽然肌上皮细胞的组织学和细胞学特征很独特，但对 α- 平滑肌肌动蛋白的免疫组织化学染色和（或）细胞内纤丝的超微结构检测均可证实肌上皮细胞的存在。

6.7　癌肉瘤

癌肉瘤是罕见的恶性乳腺肿瘤，含有组织学上恶性的上皮细胞和间充质细胞 2 种成分（图 19.40），且其中 1 种占主导。可能发生浸润性生长、血管浸润和转移。癌肉瘤可能与低分化癌相似，其间变性上皮细胞具有纺锤状外观，但并不是真正的间充质细胞。

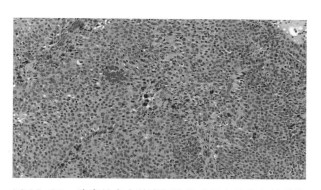

图 19.35　腺癌具有由肿瘤细胞组成的实片状和结节状肿块

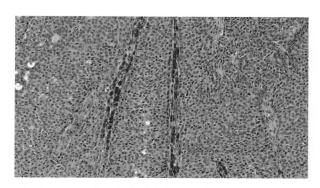

图 19.36　腺癌具有由肿瘤细胞组成的实片状和结节状肿块，偶尔可见明显的管状结构，且肥大细胞存在于分隔肿瘤的薄层结缔组织带中

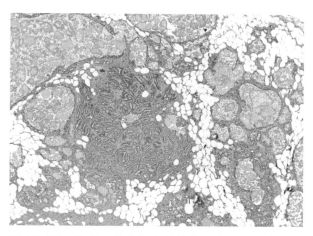

图 19.37　腺癌，乳头状生长结构，来源于正常的结构，存在导管扩张。图片由美国 NTP 提供

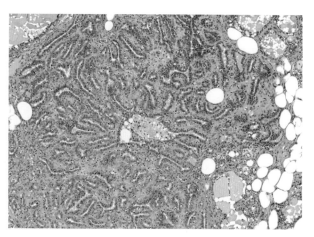

图 19.38　高倍放大的正常结构中的腺癌。图片由美国 NTP 提供

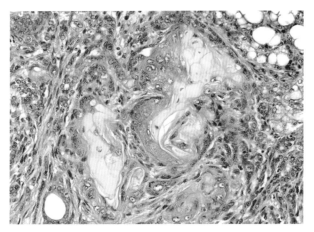

图 19.39 乳腺腺癌鳞状化生。图片由美国 NTP 提供

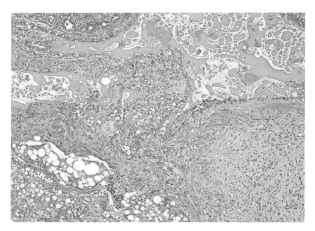

图 19.40 雌性大鼠的乳腺癌肉瘤。来自 Rudmann 等（2012），版权由毒理病理学会（2012）所有，经 SAGE 出版社许可转载

7　其他病变

在正常腺体的腺泡或导管、增生小叶或肿瘤中有时可见同心层状体（淀粉样小体，corpora amylacea）。淀粉样物质经 HE 染色可能呈嗜酸性、嗜碱性或双嗜性（图 19.41）。在 Wistar 大鼠中，淀粉样小体经 HE 染色呈嗜酸性，刚果红染色呈橙色，并表现出绿色双折射性，在硫黄素 S 染色切片中显示黄色荧光。超微结构检查显示，其淀粉样纤维与其他品系的大鼠类似。HE 染色显示嗜碱性的淀粉样物质中通常含有钙，刚果红或硫黄素 S 染色不着色。

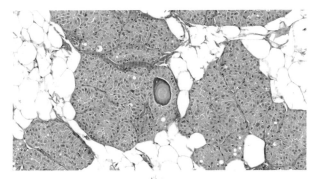

图 19.41　正常雄性大鼠的乳腺腺泡中的淀粉样小体

乳腺内可见色素沉着，通常为褐色或金黄色，是脂褐素、含铁血黄素或其他血红蛋白崩解产物等内源性物质累积造成的（图 19.42）。特殊的组织化学、免疫组织化学或电子显微镜检查均有助于鉴定色素的类型。乳腺脂肪垫中偶见伴有肉芽肿性炎症和纤维化的脂肪坏死。

8　毒理学病变

许多生物药物和其他因素可导致大鼠的乳腺出现病理学变化。毒理学变化通常是由影响下丘脑 - 垂体 - 性腺轴，或对激素〔主要是雌激素、孕酮、催乳素、生长激素、胰岛素、儿茶酚胺和促肾上腺皮质激素（adrenocorticotropic hormone，ACTH）〕等造成干扰的化合物引起的。化合物在大鼠体内产生的相关毒理学变化主要是萎缩、增生、分化改变（雄性化 / 雌性化）和肿瘤形成。其中，肿瘤可能是乳腺的最重要的毒理学终点。

雄性大鼠的乳腺小叶在给予雄激素受体拮抗剂氟他胺后发生萎缩，具有相似机制的其他化合物也可能诱导大鼠的乳腺发生相同的变化；而雌性大鼠的乳腺在给予氟他胺后没有显示任何形态学变化。结构多样的选择性雌激素受体调节剂（selective estrogen receptor modulators，SERMs）在某些组织中产生雌激素激动剂的效应，在其他组织中起雌激素拮抗作用，还具有诱导大鼠的

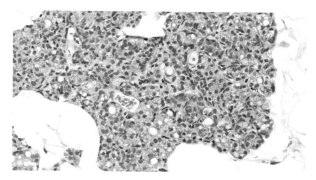

图 19.42 老龄雌性 Han-Wistar 大鼠的乳腺细胞内的褐色色素沉积。色素通常反映内源性物质的积累，如脂褐素、含铁血黄素或其他血红蛋白崩解产物

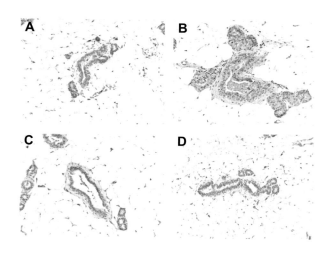

图 19.43 给予雌性 Fischer 344 大鼠溶媒（A）、175 mg/kg LY2066948（B）、175 mg/kg LY2066948 和 20 mg/kg 氟他胺（C）、20mg/kg 氟他胺（D）1 个月。给予溶媒（A）或氟他胺（D）的雌性大鼠的小叶内导管和腺泡排列有单层立方上皮细胞，细胞质稀少。给予 LY2066948（B）的雌性大鼠的小叶内导管排列有 2 层或多层上皮细胞，含有丰富的、空泡化的嗜酸性细胞质。给予 LY2066948 处理的大鼠氟他胺（C）后的导管和腺泡与溶媒（A）或氟他胺（D）对照。来自 Rudmann 等（2005），版权由毒理病理学会（2005）所有，经 SAGE 出版社许可转载

乳腺萎缩的作用。例如，他莫昔芬和托瑞米芬是 2 种在大鼠的乳腺中具有雌激素拮抗作用的 SERMs，可导致雌、雄性大鼠的乳腺萎缩。

某些外源性化合物可导致雌性的分化改变，也称为雄性化。雌激素拮抗剂（例如 LY2066948）引起高雄激素血症，从而导致雌性乳腺的雄性化，这种变化的特征是更典型的雄性小叶腺泡形态代替了通常存在的雌性小管腺泡形态。给予雌性大鼠雄性激素可能产生类似的变化。在给予大鼠 LY2066948 的同时给予雄激素受体拮抗剂氟他胺可防止雄性化，证实雌性大鼠的雄性化在本质上是雄激素的性质造成的（图 19.43）。

在雄性大鼠中，雌激素、催乳素、雌激素化合物和催乳素化合物可引起乳腺腺体的形态从雄性型的小叶腺泡向雌性型的小管腺泡的分化改变（雌性化）。而且这些外源性化合物可导致雌性大鼠的腺泡增生和（或）以导管扩张为特征的乳腺增生。此外，还可导致腺泡和导管中的分泌物增加。多巴胺消耗药物（如利血平）和多巴胺受体拮抗剂（如吩噻嗪类镇静药）可导致未交配雌性大鼠的腺泡发育和刺激其乳腺泌乳。某些抗精神病药对雌性大鼠的乳腺也有相似的作用。

与其他几种常用于毒性研究的大鼠品系相比，Fischer 344 大鼠对辐射或化学诱导的乳腺肿瘤较不敏感。雌性 Fischer 344 大鼠对二甲基苯并 [a] 蒽（dimethylbenz [a]anthracene, DMBA）诱导的乳腺癌发生的敏感性低于远交系 SD 大鼠和近交系 Wistar-Furth、Lewis 和 SD 大鼠。近交系 Copenhagen 2331 大鼠比 Fischer 344 大鼠更具抵抗力。当 Fischer 344 大鼠与 Wistar-Furth（更易感的品系）交配后，检查 F1、F2 和回交世代可观察到对乳腺癌的易感性增强，说明这似乎是作为显性性状遗传。对嵌合体的进一步移植研究表明，控制易感性的基因在乳腺细胞中存在表达。

尽管乳腺组织中表达的遗传因子对化学物质诱导肿瘤的易感性有明显的影响，但是其他因素也在易感性、肿瘤反应程度、诱导的肿瘤类型或肿瘤的生长速度中发挥重要作用。这些因素包括在暴露于化学物质时乳腺的分化程度、生理 / 激素状态和饮食。许多大鼠的乳腺致癌性研究都是用相对有效的遗传毒性致癌物在远交系 SD 大鼠中进行的。因此，下文中关于许多乳腺癌的论述

可能适用于其他大鼠品系，但存在特异性，而不是适用于所有乳腺致癌物。

大鼠乳腺对化学致癌物的敏感性随着年龄的增长而降低，并且在妊娠期和哺乳期也有所下降。易感性的降低不仅表现为诱导肿瘤数量的减少，而且表现为良性肿瘤（纤维腺瘤和腺瘤）相对于恶性（腺癌）肿瘤的比例增高。因此，给予 DMBA 的年轻未交配雌性大鼠比经产雌性大鼠发生腺癌的数量更多、比例更高，并且随着大鼠年龄的增长，诱发纤维腺瘤的百分比增高。

乳腺不同的分化程度影响细胞周期长度和乳腺增生部分相对体积的大小，这可能可以解释先前描述的一些易感性差异。年轻未交配雌性大鼠的 TEBs 细胞周期最短、增生细胞的比例（生长分数）最高，而 ABs 具有最长的细胞周期和最低的生长分数；终末导管介于上述两者之间。随着年龄的增长，TEBs 转变为终末导管，退化中的终末导管细胞周期变长、生长分数降低。同样，妊娠和哺乳导致 TEBs 和 ABs 加速分化形成腺泡小叶。哺乳期后，乳腺退化到与同年龄未交配大鼠不同的形态和分化程度，这与细胞周期的显著延长和这些结构中生长分数的降低有关，经产大鼠的终末导管的生长分数比年轻未交配大鼠小 40 倍、比老龄未交配大鼠小 6 倍。

从形态学上可以观察到乳腺分化程度和细胞动力学在化学性致癌过程中起重要作用。给予 Sprague-Dawley 或 Lewis 大鼠 DMBA 引起 TEBs 和末端小管终末导管中的细胞增生。SD 大鼠导管内增生时，电镜下可见 ICs 数量显著增加、DCs 数量相应减少。DMBA 引起的腺癌被认为是由导管内增生的病灶引起的。

相反，DMBA 诱导的增生性腺泡小叶与腺癌的相关性不高。虽然老龄大鼠比年轻大鼠对肿瘤诱导的敏感度低，但它们更易受化学诱导产生增生性小叶。移植增生性小叶不能形成肿瘤，而是发展成导管或导管腺泡。此外，体外培养增生的乳腺小叶细胞暴露于 DMBA 中培养后移植，

可诱发肿瘤，但与以相同方式处理后的正常乳腺组织相比，肿瘤的数量要更少。

完整的雌性大鼠比雄性或卵巢切除的雌性大鼠对化学诱导形成乳腺肿瘤更敏感，并且卵巢切除会引起诱发的癌消退。中等剂量的雌激素会刺激 DMBA 诱导的癌生长，而大剂量则抑制生长。尽管中等剂量的刺激作用似乎依赖功能性垂体（如通过释放催乳素），但肿瘤生长与肿瘤细胞上的雌激素受体水平之间密切相关。卵巢切除术还能抑制辐射诱导的肿瘤的发展，而给予雌二醇可增加肿瘤的数量和恶性 / 良性比。给予雄激素受体拮抗剂氟他胺和（或）双氢睾酮也可抑制 DMBA 诱导的大鼠乳腺肿瘤的生长。给予氟他胺不影响血浆类固醇水平，表明雄激素受体在氟他胺的抗增生中起作用。

类似地，化学垂体切除术（给予抑制腺垂体的催乳素分泌的药物）也有抑制乳腺肿瘤产生和生长的作用。而且催乳素不仅在完整的雄性和雌性大鼠中刺激肿瘤生长，而且在卵巢切除的、卵巢 - 肾上腺切除的、卵巢 - 肾上腺 - 垂体切除的大鼠中也是如此。显然，催乳素和雌激素在 DMBA 诱导的肿瘤的发生和发展中起重要作用。相反，雄激素对化学诱导的乳腺肿瘤具有抑制作用，给予雌性大鼠双氢睾酮会使诱发的癌发生退行性变。

关于饮食对肿瘤反应的影响，高脂肪水平的膳食在乳腺肿瘤的发展阶段增强了化学诱导作用，但对肿瘤的发生没有影响。其中起主要作用的是多不饱和脂肪酸，特别是亚油酸，可能还有油酸和亚麻酸。脂肪酸顺式异构化似乎也是这种效应的先决条件。在 NTP 的研究中，Fischer 344 大鼠对照组的体重与乳腺肿瘤发病率呈极显著的正相关，但这种关联的原因未知。

高类维生素 A 或硒水平的膳食能抑制乳腺肿瘤的发展。虽然维生素 E 似乎可以增强硒抑制肿瘤发展的能力，但是单独给予维生素 C 或维生素 E（α- 生育酚，α-tocopherol）是无效的。

柑橘皮油的主要成分 D- 柠檬烯（D-limonene）能抑制 DMBA 诱导的乳腺肿瘤的发展并使其发生退行性变。

降低下丘脑多巴胺能活性的药物如利血平、奋乃静、舒必利、甲基多巴、氟哌啶醇等可增强化学诱导的乳腺癌的发生和发展；相反，刺激多巴胺能活性的药物如 L- 多巴（L-dopa）、异丙嗪、帕吉林、麦角生物碱类等会抑制肿瘤的发生和发展。这些作用可能是由催乳素介导的，因为多巴胺能的活性功能主要是抑制垂体释放催乳素。

对 NTP 研究的 500 多种化学品在 Fischer 344、Osborne-Mendel 和 SD 大鼠品系中测试致癌性，其中 37 种化学物质对雌性大鼠诱导乳腺肿瘤呈阳性或疑似阳性；6 种化学物质对雄性和雌性呈阳性，1 种仅对雄性起作用（表 19.2，甲基丁子香酚，methyl eugenol 未包括在表中）。如表 19.2 所示，37 种化学物质的试验结果是明确的，16 种化学品能引发雌性大鼠的纤维腺瘤和（或）腺瘤（雄性 4 例），11 种化学品可诱导雌性大鼠的腺癌（雄性 1 例），3 种化学品可诱发雌性大鼠的良性［纤维腺瘤和（或）腺瘤］和恶性（腺癌）肿瘤（雄性 1 例）。此外，在至少 1 种鼠伤寒沙门菌（*Salmonella typhimurium*，SP）致突变试验中，22 种化学物质呈强阳性或弱阳性。

表 19.2 在 NTP 致癌性研究中，诱发雌性大鼠的乳腺肿瘤的化学物质

化学物质	品系[a]	鼠伤寒沙门菌测定[b]	乳腺[c]	其他部位[d]	TR[e]
阿克罗宁（山油柑碱）	SD	NT	A	M	TR-049
丙烯酰胺	F344	−、W+	F	SK、O、LV、C、TH	TR-575
2,2- 双（溴甲基）-1,3- 丙二醇	F344	+、−、+	F、（F）	O、E、TH	TR-452
2- 氯苯乙酮	F344	−	F ±	−	TR-379
氯丁	F344	−	F	O、TH、K、U ±、LV ±	TR-467
Clonatrid	F344	NT	A ±	GS ±	TR-091
溴茴丙烯酸钠（色他巴）	F344	+	F	−	TR-207
2,4- 二氨基甲苯	F344	+	A、F	LV	TR-162
1,2- 二溴 -3- 氯丙烷	F344	+	A ±、F ±	N、O	TR-028
1,2- 二溴乙烷	F344	+	F	L、N、V	TR-210
2,3- 二溴 -1- 丙醇	F344	+	A	SK、N、O、E、F、I、Z、LV、K、C	TR-400
1,1- 二氯乙烷	O-M	−	A ±	V ±	TR-066
1,2- 二氯乙烷	O-M	+	A	UT、L	TR-055
1,2- 二氯丙烷	F344	W+、W+	A ±	−	TR-263
敌敌畏	F344	+	F ±	P	TR-342
3,3'- 二甲氧基联苯胺盐酸盐	F344	NT	A	C、I、O、SK、Z、U、LV	TR-372
3,3'- 二甲基联苯胺盐酸盐	F344	+	A	C、I、O、SK、Z、L、LV	TR-390
2,4- 二硝基甲苯	F344	+	F	−	TR-054
缩水甘油（环氧丙醇）	F344	+	A、F、（F）[f]	BR、C ±、F、O	TR-374
氢化偶氮苯	F344	+	A	LV	TR-092
异磷酰胺	SD	NT	F	UT	TR-032
异戊二烯	F344	−	F,（A、F）[f]	−	TR-486
孔雀石绿	F344	−	A ±	LV ±、TH ±	TR-527
二氯甲烷	F344	+	F、（F）[f]	−	TR-306
硝乙脲噻唑	F344	+	F	SK	TR-146

续表

化学物质	品系 [a]	鼠伤寒沙门菌测定 [b]	乳腺 [c]	其他部位 [d]	TR [e]
5- 硝基苊	F344	+	A	C、L、Z	TR-118
呋喃西林	F344	+	F	–	TR-337
硝基甲烷	F344	–	A,F	–	TR-461
邻硝基甲苯	F344	–	F,（F）[f]	SK、LV ±	TR-504
赭曲霉毒素 A	F344	–	F	K	TR-358
苯乙酮	SD	–	A	–	TR-060
盐酸丙卡巴肼	SD	–	A,（A）[f]	H、BR	TR-019
莠草畏（草克死）	O-M	+	A	–	TR-115
邻甲苯胺盐酸盐	F344	+,–	F	S、U	TR-153
2,4- 和 2,6- 甲苯二异氰酸酯	F344	+	F	PI、LV、SC	TR-251
1,2,3- 三氯丙烷	F344	+	A	C、F、O、Z、I ±	TR-384
水消毒副产品（溴氯乙酸）	F344	NT	F	I、LV ±	TR-549

注：[a] 品系：SD, Sprague-Dawley; F344, Fischer 344/N; O-M, Osborne-Mendel。
　　[b] 鼠伤寒沙门菌致突变实验：+，阳性；–，阴性；W+，弱阳性；NT，未测。
　　[c] A，腺癌；F，纤维腺瘤和（或）腺瘤；±，可疑结果。
　　[d] 雌性大鼠的其他部位的化学物质诱发的相关肿瘤：BR，脑；C，阴蒂腺；E，食管；F，前胃；GS，腺胃；H，造血系统；I，肠；K，肾；L，肺；LV，肝；M，间皮；N，鼻黏膜；O，口腔黏膜；P，胰腺；PI，胰岛。S，脾脏；SC，皮下，SK，皮肤；TH，甲状腺；U，膀胱；UT，子宫；V，血管系统；Z，外耳道腺；–，阴性；±，可疑结果。
　　[e] TR, NTP 技术报告。
　　[f] 雄性和雌性均受化学物质影响，在雄性大鼠中诱发肿瘤。

参考文献

Beems, R.B., Gruys, E., Spit, B.J., 1978. Amyloid in the corpora amylacea of the rat mammary gland. Vet. Pathol. 15, 347-352.

Ben-David, M., 1968. Mechanism of induction of mammary differentiation in Sprague-Dawley female rats by perphenazine. Endocrinology. 83, 1217-1223.

Biegel, L.B., Flaws, J.A., Hirshfield, A.N., O'Connor, J.C., Elliott, G.S., Ladics, G.S., et al., 1998. 90-day feeding and one-generation reproduction study in Crl:CD BR rats with 17 beta-estradiol. Toxicol. Sci. 44, 116-142.

Blankenstein, M.A., Broerse, J.J., van Zwieten, M.J., van der Molen, H.J., 1984. Prolactin concentration in plasma and susceptibility to mammary tumors in female rats from different strains treated chronically with estradiol-17β. Breast Cancer Res. Treat. 4, 137-141.

Boccuzzi, G., Tamagno, E., Brignardello, E., Monaco, M.D., Aragno, M., Danni, O., 1995. Growth inhibition of DMBA-induced rat mammary carcinomas by the antiandrogen flutamide. J. Cancer Res. Clin. Oncol. 121, 150-154.

Cardy, R.H., 1991. Sexual dimorphism of the normal rat mammary gland. Vet. Pathol. 28, 139-145.

Dao, T.L., 1964. Carcinogenesis of mammary gland in rat. Prog. Exp. Tumor Res. 5, 157-216.

Dinse, G.E., Peddada, S.D., Harris, S.F., Elmore, S.A., 2010. Comparison of NTP historical control tumor incidence rates in female Harlan Sprague-Dawley and Fischer 344/N rats. Toxicol. Pathol. 38, 765-775.

Dulbecco, R., Allen, W.R., Bologna, M., Bowman, M., 1986. Marker evolution during the development of the rat mammary gland: stem cells identified by markers and the role of myoepithelial cells. Cancer Res. 46, 2449-2456.

Dunning, W.F., Curtis, M.R., Maun, M.E., 1945. Spontaneous malignant mixed tumors of the rat, and the successful transplantation separation of both components from a mammary tumor. Cancer Res. 4, 644-651.

Elegbede, J.A., Elson, C.E., Tanner, M.A., Qureshi, A., Gould, M.N., 1986. Regression of rat primary mammary tumors following dietary D-limonene. J. Natl. Cancer Inst. 76, 323-325.

Fischer, E.R., Shoemaker, R.H., Sabnis, A., 1975. Relationship of hyperplasia to cancer in 3-methylcholanthrene-induced mammary tumorigenesis. Lab Invest. 33, 33-42.

Gold, L.S., Manley, N.B., Slone, T.H., Ward, J.M., 2001. Compendium of chemical carcinogens by target organ: results of bioassays in rats, mice, hamsters, dogs, and monkeys. Toxicol. Pathol. 29, 90-107.

Gould, M.N., 1986. Inheritance and site of expression of genes controlling susceptibility to mammary cancer in an inbred rat model. Cancer Res. 46, 1199-1202.

Grahame, R.E., Bertalanffy, F.D., 1972. Cell division in normal and neoplastic mammary gland tissue in the rat. Anat. Rec. 174, 1-7.

Greaves, P., 2007. Histopathology of Preclinical Toxicity Studies: Interpretation and Relevance in Drug Safety Evaluation. 3rd ed. Elsevier Science, Amsterdam, pp. 69-91.

Gusterson, B.A., Warburton, M.J., Monaghan, P., 1989. Histologic/immunocytochemical markers, mammary gland, rat. Integument and Mammary Glands. Springer-Verlag, Berlin, Germany, pp. 233-252.

Harvey, P.W., Everett, D.J., Springall, C.J., 2008. Adverse effects of prolactin in rodents and humans: breast and prostate cancer. J. Psychopharmacol. 22 (2 Suppl.), 20-27.

Haslam, S.Z., 1980. The effect of age on the histopathogenesis of 7,12-dimethylbenz(a)anthracene-induced mammary tumors in the Lewis rat. Int. J. Cancer. 26, 349-356.

Hong, C.C., Ediger, R.D., 1978. Chronic necrotizing mastitis in rats caused by *Pasteurella pneumotropica*. Lab. Anim. Sci. 28, 317-320.

Hovey, R.C., McFadden, T.B., Akers, R.M., 1999. Regulation of mammary gland growth and morphogenesis by the mammary fat pad: a species comparison. J. Mammary Gland Biol. Neoplasia. 4, 53-68.

Hvid, H., Thorup, I., Sjogren, I., Oleksiewicz, M.B., Jensen, H.E., 2012. Mammary gland proliferation in female rats: effects of the estrous cycle, pseudo-pregnancy and age. Exp. Toxicol. Pathol. 64, 321-332.

Imagawa, W., Pedchenko, V.K., Helber, J., Zhang, H., 2002. Hormone/growth factor interactions mediating epithelial/stromal communication in mammary gland development and carcinogenesis. J. Steroid Biochem. Mol. Biol. 80, 213-230.

Imperato-McGinley, J., Binienda, Z., Gedney, J., Vaughan Jr., E.D.,1986. Nipple differentiation in fetal male rats treated with an inhibitor of the enzyme 5 alpha-reductase: definition of a selective role for dihydrotestosterone. Endocrinology. 118, 132-137.

Isaacs, J.T., 1986. Genetic control of resistance to chemically induced mammary adenocarcinogenesis in the rat. Cancer Res. 46, 3958-3963.

Joshi, K., Ellis, J.T., Hughes, C.M., Monaghan, P., Neville, A.M., 1986. Cellular proliferation in the rat mammary gland during pregnancy and lactation. Lab. Invest. 54, 52-61.

Kennel, P., Pallen, C., Barale-Thomas, E., Espuna, G., Bars, R., 2003. Tamoxifen: 28-day oral toxicity study in the rat based on the Enhanced OECD Test Guideline 407 to detect endocrine effects. Arch. Toxicol. 77, 487-499.

Kleinberg, D.L., Ruan, W., 2008. IGF-1, GH, and sex steroid effects in normal mammary gland development. J. Mammary Gland Biol. Neoplasia. 13, 353-360.

Komitowski, D., Sass, B., Laub, W., 1982. Rat mammary tumor classification: notes on comparative aspects. J. Natl. Cancer Inst. 68, 147-156.

Lotz, W., Krause, R., 1978. Correlation between the effects of neuroleptics on prolactin release, mammary stimulation and the vaginal cycle in rats. J Endocrinol. 76, 507-515.

Lucas, J.N., Rudmann, D.G., Credille, K.M., Irizarry, A.R., Peter, A., Snyder, P.W., 2007. The rat mammary gland: morphologic changes as an indicator of systemic hormonal perturbations induced by xenobiotics. Toxicol. Pathol. 35, 199-207.

Maltzman, T.H., Hurt, L.M., Elson, C.E., Tanner, M.A., Gould, M.N., 1989. The prevention of nitrosomethylurea induced mammary tumors by D-limonene and orange oil. Carcinogenesis (London). 10, 781-783.

Mann, P.C., Boorman, G.A., Lollini, L.O., McMartin, D.N., Goodman, D.G., 1996. Proliferative lesions of the mammary gland in rats, IS-2. Guides for Toxicologic Pathology. Society of Toxicologic Pathologists/Armed Forces Registry of Pathology/Armed Forces Institute of Pathology, Washington, DC.

Masso-Welch, P.A., Darcy, K.M., Stangle-Castor, N.C., Ip, M.M., 2000. A developmental atlas of rat mammary gland histology. J. Mammary Gland Biol. Neoplasia. 5, 165-185.

Nagasawa, H., Yanai, R., 1974. Frequency of mammary cell division in relation to age: its significance in the induction of mammary tumors by carcinogen in rats. J. Natl. Cancer Inst. 52, 609-610.

Noble, R.L., Cutts, J.H., 1959. Mammary tumors of the rat: a review. Cancer Res. 19, 1125-1139.

Okada, M., Takeuchi, I., Sobue, M., Kataoka, K., Inagaki, Y., Shigemura, M., et al., 1981. Characteristics of 106 spontaneous mammary tumours appearing in Sprague-Dawley female rats. Br. J. Cancer. 43, 689-695.

Ormerod, E.J., Rudland, P.S., 1984. Cellular composition and organization of ductal buds in developing rat mammary glands: evidence for morphological intermediates between epithelial and myoepithelial cells. Am. J. Anat. 170, 631-652.

Ose, K., Miyata, K., Yoshioka, K., Okuno, Y., 2009. Effects of hyperprolactinemia on toxicological parameters and proliferation of islet cells in male rats. J. Toxicol. Sci. 34, 151-162.

Phares, C.K., 1986. Regression of rat mammary tumors associated with suppressed growth hormone. Anticancer Res. 6, 845-848.

Purnell, D.M., 1980. The relationship of terminal duct hyperplasia to mammary carcinoma in 7,12-dimethylbenz(a)anthracene-treated LEW/Mai rats. Am. J. Pathol. 98, 311-324.

Radnor, C.J.P., 1972. Myoepithelial cell differentiation in rat mammary glands. J. Anat. 111, 381-398.

Rao, G.N., Haseman, J.K., Grumbein, S., Crawford, D.D., Eustis, S.L., 1990. Growth, body weight, survival, and tumor trends in F344/N rats during an eleven-year period. Toxicol. Pathol. 18, 61-70.

Rose, D.P., Pruitt, B., Stauber, P., Erturk, E., Bryan, G.T., 1980. Influence of dosage schedule on the biological characteristics of N-nitrosomethylurea-induced rat mammary tumors. Cancer Res. 40, 235-239.

Rothschild, T.C., Boylan, E.S., Calhoon, R.E., Vonderhaar, B.K., 1987. Transplacental effects of diethylstilbestrol on mammary development and tumorigenesis in female ACI rats. Cancer Res. 47, 4508-4516.

Rudland, P.S., 1987. Stem cells and the development of mammary cancers in experimental rats and in humans. Cancer Metab. Rev. 6, 55-83.

Rudland, P.S., Bennett, D.C., Warburton, M.J., 1980. Isolation and characterization of epithelial stem-cell lines from the rat mammary gland. Br. J. Cancer. 41, 666-668.

Rudland, P.S., Paterson, F.C., Monaghan, P., Davies, A.C., Warburton, M. J., 1983. Isolation and properties of rat cell lines morphologically intermediate between cultured mammary epithelial and myoepithelial-like cells. Dev. Biol. 113, 388-405.

Rudmann, D., Cardiff, R., Chouinard, L., Goodman, D., Küttler, K., Marxfeld, H., et al., 2012. Proliferative and nonproliferative lesions of the rat and mouse mammary, zymbal's, preputial, and clitoral glands. Toxicol. Pathol. 40, 7S-39S.

Rudmann, D.G., Cohen, I.R., Robbins, M.R., Coutant, D.E., Henck, J. W., 2005. Androgen dependent mammary gland virilism in rats given the selective estrogen receptor modulator LY2066948 hydrochloride. Toxicol. Pathol. 33, 711-719.

Russo, I.H., Russo, J., 1996. Mammary gland neoplasia in long-term rodent studies. Environ. Health Perspect. 104, 938-967.

Russo, I.H., Medado, J., Russo, J., 1989a. Endocrine influences on the mammary gland. Integument and Mammary Glands. Springer-Verlag, Berlin, Germany, pp. 252-266.

Russo, I.H., Tewari, M., Russo, J., 1989b. Morphology and development of the rat mammary gland. Integument and Mammary Glands. Springer-Verlag, Berlin, Germany, pp. 233-252.

Russo, J., Russo, I.H., 1978. DNA labeling index and structure of the rat mammary gland as determinants of its susceptibility to carcinogenesis. J. Natl. Cancer Inst. 61, 1451-1459.

Russo, J., Russo, I.H., 1980. Influence of differentiation and cell kinetics on the susceptibility of the rat mammary gland to carcinogenesis. Cancer Res. 40, 2677-2687.

Russo, J., Russo, I.H., 1987. Biological and molecular bases of mammary carcinogenesis. Lab. Invest. 57, 112-137.

Russo, J., Tay, L.K., Russo, I.H., 1982. Differentiation of the mammary gland and susceptibility to carcinogenesis. A review. Breast Cancer Res. Treat. 2, 5-73.

Russo, J., Tait, L., Russo, I.H., 1983a. Susceptibility of the mammary gland to carcinogenesis. III. The cell of origin of rat mammary carcinoma. Am. J. Pathol. 113, 50-66.

Russo, J., Tay, L.K., Ciocca, D.R., Russo, I.H., 1983b. Molecular and cellular basis of the mammary gland to susceptibility to carcinogenesis. Environ. Health Perspect. 49, 185-199.

Silberstein, G.B., 2001. Postnatal mammary gland morphogenesis. Microsc. Res. Tech. 52, 155-162.

Sinha, D.K., Dao, T.L., 1974. Induction of mammary tumors in aging rats by 7,12-dimethylbenz(a)anthracene: role of DNA synthesis during carcinogenesis. J. Natl. Cancer Inst. 64, 519-521.

Sinha, D.K., Dao, T.L., 1977. Hyperplastic alveolar nodules of the rat mammary gland: tumor-producing capability *in vivo* and *in vitro*. Cancer Lett. 2, 153-160.

Strange, R., Westerlind, K.C., Ziemiecki, A., Andres, A.C., 2007. Proliferation and apoptosis in mammary epithelium during the rat oestrous cycle. Acta Physiol. 190, 137-149.

Toyoda, K., Shibutani, M., Tamura, T., Koujitani, T., Uneyama, C., Hirose, M., 2000. Repeated dose (28 days) oral toxicity study of flutamide in rats, based on the draft protocol for the 'Enhanced OECD Test Guideline 407' for screening for endocrine-disrupting chemicals. Arch. Toxicol. 74, 127-132.

van Zwieten, M.J., 1984. The Rat as Animal Model in Breast Cancer Research. Martinus Nijhoff, Boston, MA.

Vogel, H.H., Turner, J.E., 1982. Genetic component in rat mammary carcinogenesis. Radiat. Res. 89, 264-273.

Wang, X.J., Bartolucci-Page, E., Fenton, S.E., You, L., 2006. Altered mammary gland development in male rats exposed to genistein and methoxychlor. Toxicol. Sci. 91, 93-103.

Warburton, M.J., Mitchel, D., Ormerod, E.J., Rudland, P., 1982. Distribution of myoepithelial cells and basement membrane proteins in the resting, pregnant, lactating, and involuting rat mammary gland. J. Histochem. Cytochem. 30, 667-676.

Welsch, C.W., 1985. Host factors affecting the growth of carcinogeninduced rat mammary carcinomas: a review and tribute to Charles Brenton Huggins. Cancer Res. 45, 3415-3443.

Yokoro, K., Nakano, M., Ito, A., Nagao, K., Kodama, Y., Hamada, K., 1977. Role of prolactin in rat mammary carcinogenesis: detection of carcinogenicity of low-dose carcinogens and of persisting dormant cancer cells. J. Natl. Cancer Inst. 58, 1777-1783.

第八部分

呼吸系统

第 20 章

鼻、喉和气管

Ronald A. Herbert[1], Kyathanahalli S. Janardhan[2], Arun R. Pandiri[1], Mark F. Cesta[1] and Rodney A. Miller[3]

[1]*National Institute Of Environmental Health Sciences, Research Triangle Park, NC, USA,* [2]*Integrated Laboratory Systems Inc., Research Triangle Park, NC, USA,* [3]*Experimental Pathology Laboratories, Inc., Research Triangle Park, NC, USA*

1 引言

上呼吸道（鼻、咽和喉）和气管的形态学复杂，具备多种功能。尽管在吸入研究中已特别关注这些组织，但在其他给药途径如灌胃给药后，鼻有时也会出现与给药相关的反应。鼻道的解剖结构可变，鼻位于上颌骨，在其摘取、固定、取材及切片时要特别注意以便获得一致性切片。恰当的脱钙、冲洗等处理对于获得染色良好的鼻切片进行组织病理学评价至关重要。为了保证切片质量，取材时的解剖标志、包埋必须一致，这些解剖标志在本章正常上呼吸道中进行图示和阐述。通常鼻检查3或4个切面，喉检查3个切面，气管检查1个切面。本章简要概述鼻、喉和气管的形态学，并对毒性试验及致癌试验中观察到的自发性病变和给药相关病变进行阐述。

2　正常上呼吸道

2.1　胚胎学

在妊娠第10~15天，鼻道结构由外胚层表面的双侧、椭圆形增厚结构，即鼻基板发育而来。基板边缘的间质增生形成凹陷即鼻窝，凹陷加深形成最初的鼻腔。在妊娠第14天左右呼吸上皮首先出现微绒毛，到妊娠第18天纤毛明显可见。鼻道顶部的嗅板的外胚层发育成嗅上皮。原始神经上皮细胞先演变为成神经细胞，然后形成感觉神经细胞，而后分化成支持细胞和嗅觉神经元。在妊娠第18天，嗅上皮明显分化形成感觉细胞和支持细胞，与成年大鼠相似。

喉和气管由咽及前肠腹壁的喉气管沟发育而成。在妊娠第13或第14天，气管前部及发育中的喉即独立于咽。这些结构的结缔组织、软骨和平滑肌由前肠周围的脏层间质发育而来。内衬喉气管管腔的内胚层发育形成喉和气管的上皮及腺体。气管上皮细胞中的纤毛发育时间大约比鼻腔的纤毛晚2天，分泌细胞在妊娠第19~20天出现。出生后黏膜纤毛上皮继续发育。

2.2　解剖学和组织学

2.2.1　鼻腔

鼻道的结构可通过解剖、组织学检查和鼻铸型检查等相结合的观察过程理解（Morgan and Monticello, 1990; Morgan et al., 1989; Schreider and Raabe, 1981）。鼻道主要由鼻中隔分隔开的2个鼻腔及3组发育良好的鼻甲（包括鼻甲、上颌鼻甲及筛骨鼻甲）组成（图 20.1），这些鼻甲

突入鼻腔（Harkema et al., 2006）。左、右鼻道及鼻咽管通过鼻腔后腹侧部的鼻中隔窗直接连接。鼻中隔窗是空气和黏液流的汇合点。呼吸气流通过背鼻道、中鼻道、腹鼻道及侧鼻道4条主要途径吸入肺内（图 20.1）（Morgan et al., 1989）。毒理学研究中鼻气流模式是影响鼻病变分布的诸多因素之一（Morgan and Monticello, 1990）。侧鼻道具有特征性的中间向腹侧弯曲的轮廓，以及一个向背侧弯曲的外侧隐窝，反映其与门齿牙根的解剖结构有关。

双侧对称的鼻腭管穿过连接鼻腔与口腔的硬腭切牙管。成年 F344 大鼠的切牙管直径约为 0.5 mm，可以为鼻腔分泌物或空气提供通道。这些切牙管的颊侧具有阀门样的皮瓣，以防止物质从口腔进入鼻腔。

鼻腔的显微解剖结构随着其长度变化很大。由于气流、吸入毒物和化学物质的区域性沉积及局部组织对这些物质的敏感性或易感性，鼻的病变往往存在部位特异性（Morgan and Monticello,

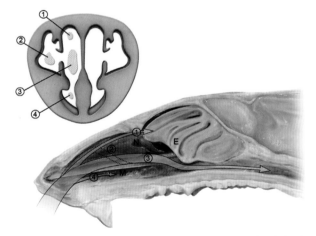

图 20.1　鼻腔示意图。显示筛骨鼻甲（E）、鼻甲（N）和上颌鼻甲（M）及吸气过程中4种主要的气流路径（箭头及虚线所示）。①，背鼻道；②，侧鼻道；③，中鼻道；④，腹鼻道。修改自 Morgan,K.T., Monticello, T.M., Patra, A.L., Fleishman, A., 1989，Preparation of rat nasal airway casts and their application to studies of nasal airflow. In: Crapo, J.D., Smolko, E.D., Miller, F.J., Graham, J.A., Hayes, W.A. (Eds.), Extrapolation of Dosimetric Relationships for Inhaled Particles and Gases. Academic Press, Inc., San Diego, California, pp. 45-58.

1990）。在毒理学研究中，根据区域性差异对
鼻腔进行取材和评价是至关重要的。美国国家
毒理学项目中心（National Toxicology Program,
NTP）开展的试验常规显微镜检查鼻腔 3 个切
面，但可根据具体研究所需的细节程度调整切面
数（Mery et al., 1994）。特定的上腭标志用于获
取所需的切面（图 20.2）。第 I 水平切片，紧邻
上门齿后部进行取材；第 II 水平切片，在第一腭
嵴前的门齿乳头处取材；第 III 水平切片，在第二
上臼齿的中间处取材。使用这些标志制片仍可见
一些差异。有时，取材仅仅相差几毫米，也会导
致切片上鼻甲及牙齿的数量和形状、鼻腭管和附
属腺的部位以及上皮类型的不同。

　　在最佳的第 I 水平切片中，黏膜主要由呼吸
上皮和鳞状上皮组成（图 20.3）。第 I 水平切面
的侧面衬覆移行上皮。如果第 I 水平切片的取材
水平面稍后于图 20.3 所示的位置，其背鼻道会
出现嗅上皮。鼻泪管出现在第 I 水平切片最接近
鼻腔处。

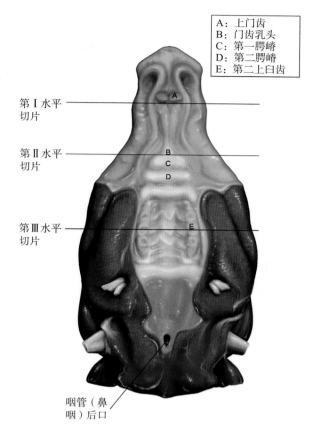

A：上门齿
B：门齿乳头
C：第一腭嵴
D：第二腭嵴
E：第二上臼齿

第 I 水平
切片

第 II 水平
切片

第 III 水平
切片

咽管（鼻
咽）后口

图 20.2　头骨腹侧面的示意图，显示 3 个鼻切片的标志

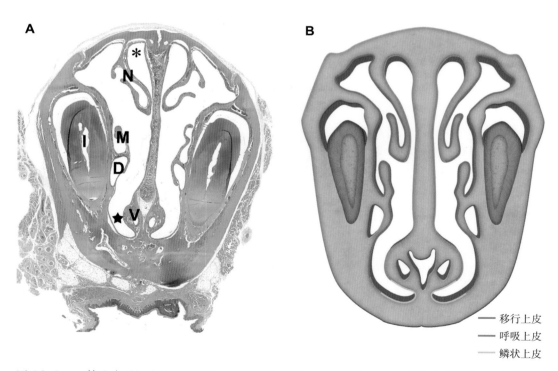

——移行上皮
——呼吸上皮
——鳞状上皮

图 20.3　A. 第 I 水平切片的显微图片，可见鼻甲（N）、上颌鼻甲（M）、侧钩和鼻泪管（D）位于门齿（I）的内侧至
腹内侧，犁鼻器（V）位于鼻中隔的基部，还可见背鼻道（*）和腹鼻道（★）。B. 第 I 水平切片通常存在的上皮类型

第Ⅱ水平切片主要存在3种上皮（鳞状上皮、呼吸上皮和嗅上皮）（图20.4）。门齿的牙根非常明显，且鼻泪管位于第Ⅱ水平切片门齿的外侧。该切片还存在部分切牙管。

位于最后侧的第Ⅲ水平切片含有嗅上皮区域，筛骨鼻甲处的嗅上皮最明显（图20.5）。鼻道的左、右两侧被位于鼻腔背侧2/3处纤细的鼻中隔分开。两侧鼻道在腹侧通过鼻中隔窗相连，合并成1条位于中间的鼻咽道，通过鼻咽管延伸到鼻咽部。

16周龄F344大鼠的鼻道总表面积大约为1 340 mm²（Gross et al., 1982），其他出版物中也介绍了鼻腔的各项形态测量数据（Parent, 2015）。大约50%的鼻道衬覆感觉嗅神经上皮，46%衬覆呼吸上皮和移行上皮，3.5%~4%衬覆鳞状上皮。中隔嗅器官（马赛若鼻中隔器）是一块孤立的嗅上皮区，被呼吸上皮包围，位于

鼻咽管入口附近的鼻中隔基部，约占表面积的2%（Bojsen-Møller, 1975; Katz and Merzel, 1977; Weiler and Farbman, 2003）。除这些上皮类型外，鼻道衬覆黏膜在生理学和生物化学方面也表现出高度特异的区域性特征。

鼻孔的轮廓呈螺旋状，鼻前庭（被软骨包绕的鼻腔部分）内被覆的全部是轻度角化的复层鳞状上皮，其功能是保护其下面的组织免受有毒气体和蒸气的潜在损伤。该上皮由位于基底膜的单层基底细胞和几层鳞状上皮细胞组成，由下至前庭腔鳞状上皮逐渐变扁平。衬覆鼻前庭内的鳞状上皮沿着腹鼻道底部穿过鼻腭（切牙）管与口腔黏膜的鳞状上皮相融合。

呼吸上皮是假复层纤毛立方上皮至柱状上皮，从前庭鳞状上皮的边缘通过鼻咽管延伸到鼻咽部，衬覆大部分侧壁、大部分上颌鼻甲的内侧面、大部分鼻甲的内侧面及筛骨鼻甲的前侧和腹

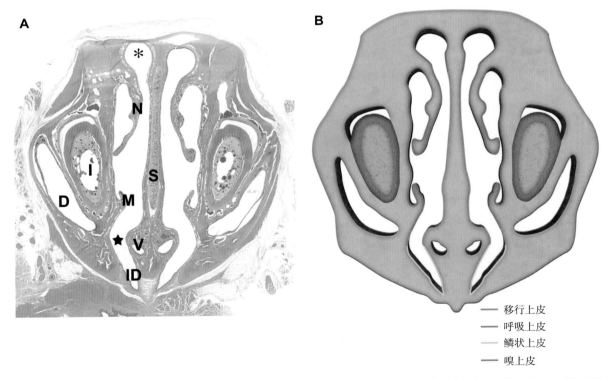

— 移行上皮
— 呼吸上皮
— 鳞状上皮
— 嗅上皮

图20.4 A.第Ⅱ水平切片的显微图片，可见鼻甲（N）及上颌鼻甲（M），上颌鼻甲无特征性的侧钩。鼻泪管（D）位于门齿（I）的外侧，切牙管（ID）位于鼻中隔（S）的基部、犁鼻器（V）的腹侧，还可见背鼻道（*）和腹鼻道（★）。B.第Ⅱ水平切片通常存在的上皮类型

侧，与嗅上皮形成复杂的镶嵌连接区域。

鼻呼吸上皮由 6 种不同形态的细胞组成（Monteiro-Riviere and Popp, 1984; Uraih and Maronpot, 1990）：纤毛柱状细胞、无纤毛柱状细胞、杯状（黏液）细胞、刷细胞、立方细胞和基底细胞。这些细胞沿着黏膜表面不均匀分布，位于网状纤维和胶原纤维的基底膜上（图 20.6）。上皮具有广泛的部位特异性特征，包括

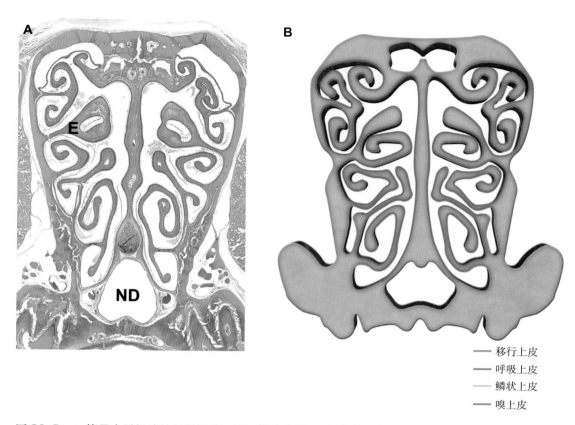

移行上皮
呼吸上皮
鳞状上皮
嗅上皮

图 20.5　A.第Ⅲ水平切片的显微图片，可见筛骨鼻甲（E）的广泛弯曲和鼻咽管（ND）。B.第Ⅲ水平切片通常存在的上皮细胞

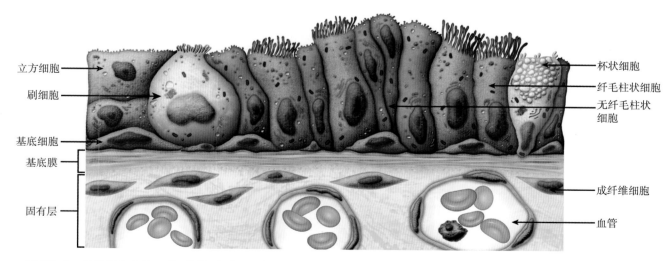

立方细胞
刷细胞
基底细胞
基底膜
固有层

杯状细胞
纤毛柱状细胞
无纤毛柱状细胞
成纤维细胞
血管

图 20.6　鼻呼吸上皮的 6 种不同细胞类型及与固有层位置关系的示意图

上皮高度、纤毛细胞和杯状细胞的密度及酶活性的差异。呼吸上皮细胞从鼻中隔近端到远端均匀分布；上皮细胞有很多纤毛并含有大量杯状细胞（图 20.7）。相比之下，侧鼻道和鼻甲尖端衬覆上皮（移行上皮）则无纤毛、纤毛稀疏或仅有短的微绒毛（图 20.8）。

　　呼吸上皮固有层是血管丰富、疏松的纤维弹性结缔组织，含有许多黏液性和浆液性腺体（Bojsen-Møller, 1964; Katz and Merzel, 1977; Uraih and Maronpot, 1990）。鼻中隔前半部分的腺体（前鼻中隔腺）是管泡状腺体，由许多独立的腺泡和开口于前庭的单一长导管组成，其分泌物主要为浆液性。后鼻中隔腺位于呼吸上皮和鼻中隔嗅器交界处的腹侧、邻近犁鼻器的骨套，其黏液性分泌物排入犁鼻器。对后鼻中隔腺进行过碘酸希夫（periodic acid-Schiff, PAS）染色，可以清楚地与前鼻中隔腺相区分。鼻甲的固有层和侧壁都包含管状和复合腺泡腺体，这些腺体的导管直接开口于上颌窦或鼻腔。

　　膨胀小体位于呼吸上皮区固有层的海绵状静脉丛，可以通过扩张从而改变两侧鼻道的气流（Bojsen-Moller and Fahrenkrug, 1971; Uraih and Maronpot, 1990）。最大的膨胀小体位于鼻甲和上颌鼻甲之间的侧壁，而上颌鼻甲（图 20.9）和鼻中隔的膨胀小体较小。

　　移行呼吸上皮位于鼻腔近端的狭窄区域，远离鳞状上皮，靠近纤毛呼吸上皮，衬覆鼻甲和上颌鼻甲尖端和侧面及鼻道侧壁（Harkema et al., 2006）。移行上皮薄（1~2 层细胞）、呈立方状或低柱状、无纤毛、表面有微绒毛，位于 1 层基底细胞上（图 20.8）。其固有层与呼吸上皮的固有层相似。

　　嗅上皮衬覆鼻中隔后上 1/3、大部分背鼻道，包括鼻甲附着部、部分鼻后外侧壁和筛骨鼻甲（Katz and Merzel, 1977）。嗅上皮是假复层上皮，包括 3 种上皮细胞类型——嗅觉神经元（神经上皮）、支持细胞和基底细胞（图 20.10 和

20.11）（Mendoza, 1993; Vollrath et al., 1985）。感觉神经元是双极神经元，夹在支持细胞之间。嗅觉神经元的细胞核及核周体位于上皮层的中 1/3 处。顶端的树突延伸到每个上皮细胞表面之上形成球状隆起，即嗅泡。嗅泡具有 10~15 个基体，基体发出长约 50 μm、直径为 0.1~0.3 μm、不动的感觉纤毛（Harkema et al., 2006; Jenkins et al., 2009; Menco, 1997; Naguro and Iwashita, 1992）。纤毛之间及纤毛与表面微绒毛相互交

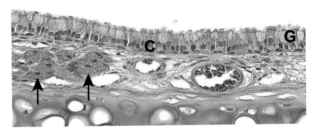

图 20.7　鼻中隔呼吸上皮的显微图片，可见纤毛细胞（C）、杯状细胞（G）和黏膜下腺体（箭头所示）

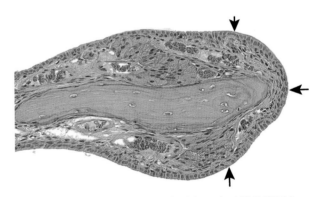

图 20.8　鼻甲的尖端被覆立方移行上皮（箭头所示）

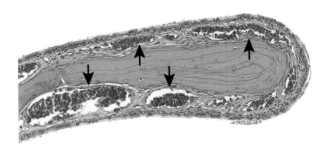

图 20.9　上颌鼻甲黏膜中的膨胀小体由明显的血管性间隙组成（箭头所示）

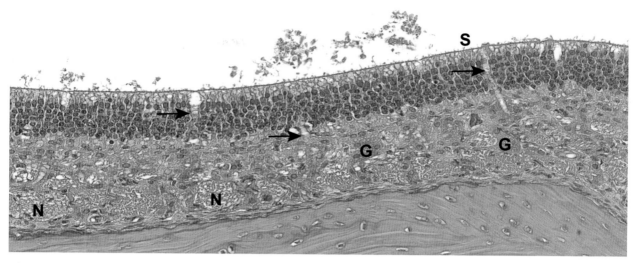

图 20.10　嗅上皮的显微图片。显示固有层中的神经束（N）和黏膜下腺体（G）。腺体导管（箭头所示）延伸穿过嗅上皮，开口于鼻腔表面（S）

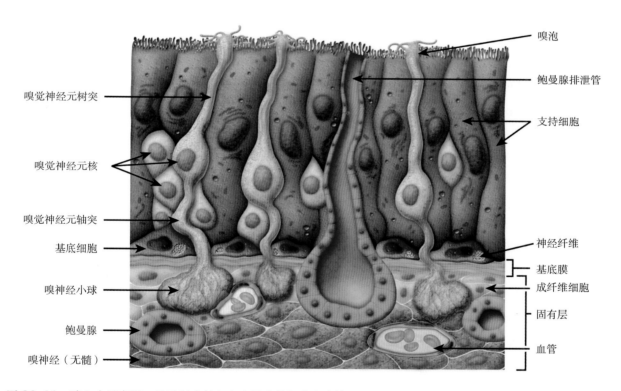

图 20.11　嗅上皮示意图。显示组成复杂上皮的多种细胞和腺体

织，为感知气味物质提供广阔的表面积。轴突起源于每个嗅觉神经元的基部，通过基底膜与相邻的神经细胞的轴突连接，在固有层形成无髓神经束。嗅觉神经的轴突穿过筛板的孔与形成嗅球嗅神经层外层的神经元形成突触。

围绕嗅觉感受神经元的柱状支持上皮细胞，从气道表面横跨整个嗅上皮至基底膜。支持细胞的细胞核沿着嗅上皮的上 1/3 排列成 1 排。细胞的核上部分宽、核下部分窄，形成黏附于基底膜的足状突起。支持细胞的胞质突起包绕并支持感

觉神经元。支持细胞的顶部表面排列着很多长微绒毛，这些微绒毛与上皮表面的嗅觉神经元的纤毛相互交织（Naguro and Iwashita, 1992; Nomura et al., 2004）。感觉细胞的树突及支持细胞的核上部分在超微结构下很容易识别，支持细胞含有发达的滑面内质网，而树突含有微管、线粒体和稀疏的滑面内质网（Mendoza, 1993）。

嗅上皮有 2 种基底细胞，即水平状基底细胞和球状基底细胞（Graziadei and Graziadei, 1979）。这些细胞在形态上与呼吸上皮中的基底细胞相似，但具有延伸的细胞质突起，突起常包绕嗅觉神经元的轴突。水平基底细胞位于基底膜上，具有长形的细胞核。球状基底细胞为椭圆形或圆形，有一个圆形的细胞核，位于水平基底细胞的上方。基底细胞通常被认为是再生嗅觉神经上皮的祖细胞（Huard and Schwob, 1995; Jang et al., 2014）。与其他神经元相比，嗅觉神经元可以再生，更新周期为 28~30 天（Harkema and Morgan, 1996）。

嗅觉区域固有层含明显的神经束、血管和黏膜下腺体，即鲍曼腺。腺体是单纯管状腺，由夹在嗅神经束之间的小而致密的腺泡组成（图 20.10 和 20.11）。黏膜下腺体的导管以一定的间隔穿过基底膜，延伸穿过嗅上皮，开口于嗅黏膜的腔面（Nomura et al., 2004）。这些腺体包含产生浆液和黏液的细胞，可能对嗅上皮再生很重要。

鼻相关淋巴组织（nasal-associated lymphoid tissue, NALT）散在、局灶性聚集，位于左、右侧鼻道尾腹侧的黏膜下层内，邻近鼻咽管开口（Cesta, 2006; Spit et al., 1989）。这些局灶性的淋巴细胞聚集被覆特化的淋巴上皮，淋巴上皮由纤毛立方细胞、少量黏液细胞及大量无纤毛立方细胞（微皱褶细胞或 M 细胞）组成，无纤毛立方细胞缺乏微绒毛或有短而不规则的微绒毛（Corr et al., 2008）。M 细胞与肠相关淋巴组织（gut-associated lymphoid tissue, GALT）和支气管相关淋巴组织（bronchus-associated lymphoid tissue, BALT）的 M 细胞相似。大部分鼻腔分泌物经过这个区域通往鼻咽部。NALT 被认为在上呼吸道局部黏膜免疫中起核心作用。M 细胞的功能是从鼻上皮表面向黏膜下层的淋巴细胞聚集摄取和转运抗原。B 淋巴细胞和 T 淋巴细胞在 NALT 中呈现明显的带状分布，其中以 B 淋巴细胞为主，T 淋巴细胞区域的 CD4/CD8 比高（Cesta, 2006; Harkema et al., 2006）。

2.2.2　犁鼻器

犁鼻器（雅各布逊器）位于鼻中隔腹侧部的犁骨中，由成对的管状憩室组成。犁鼻器是哺乳动物的一个辅助性嗅觉器官，参与探测信息素的裂唇嗅反应。犁鼻器是散在的化学感受器结构。犁鼻器的一侧衬覆高纤毛柱状上皮，另一侧衬覆与嗅觉区域相似的神经上皮，但不存在基底细胞（Mendoza, 1993）（图 20.3、20.4 和 20.12）。犁鼻器的上皮组分沿鼻长轴呈螺旋状排列。犁鼻器的感觉神经元具有嗅泡，这些嗅泡缺乏嗅上皮的

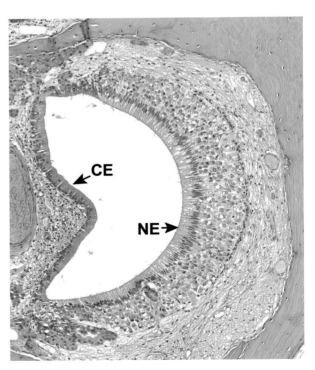

图 20.12　犁鼻器的显微图片，显示神经上皮（NE 所示）和纤毛上皮（CE 所示）

长纤毛，但是有很多长的微绒毛（Harkema and Morgan, 1996; Mendoza, 1993; Vaccarezza et al., 1981）。神经元的轴突向后延伸并集聚形成犁鼻神经，与副嗅球形成突触。

2.2.3　鼻泪管

成对的鼻泪管起源于眼睑的内眦边缘，开口为椭圆形，将泪腺分泌物从眼输送到鼻腔。每个鼻泪管沿着泪骨的侧面向颅腹面延伸，通过眶下裂进入骨性鼻泪管，可在鼻道的组织切片中观察到。鼻泪管起始部小且呈圆形，到了中部直径增大，外观呈椭圆形及囊状。在鼻泪管进入腹外侧的鼻前庭、鼻孔尾侧约 2 mm 的门齿根部内侧之前，其直径减小。

鼻泪管在组织学切片中的位置依据检查的切片而变化，其衬覆上皮从鳞状上皮到低柱状上皮有所不同。在第 I 切片，鼻泪管出现在门齿根部的腹侧或内侧，衬覆鳞状上皮（图 20.3）；在第 II 切片，鼻泪管位于门齿牙根的外侧，衬覆立方状至鳞状上皮，呈椭圆形或囊状（图 20.4）。

2.2.4　上颌窦

大鼠的鼻腔侧壁有 1 对鼻旁窦（上颌窦）。上颌窦衬覆含有少量杯状细胞的纤毛柱状上皮，包绕上颌窦的固有层含有明显的腺体（Steno 腺），Steno 腺延伸到上颌窦开口腹侧壁的结缔组织中。腺体导管开口于鼻前庭。

2.2.5　喉

喉位于咽和近端气管之间，主要具有在吞咽过程中防止食物进入气管的机械功能。喉也是发声器官。喉为双侧对称的器官，是由 3 个单一软骨（会厌软骨、甲状软骨和环状软骨）、2 组成对的软骨（杓状软骨和楔状软骨），以及喉腹侧凹陷处的包绕喉腔的 U 形软骨组成的软骨性框架（Hebel and Stromberg, 1976; Smith, 1977）。喉腔从喉部前端向尾侧一直延伸到气管入口。2 对横向

褶襞（喉室襞和声襞或声带）将其分成 3 个腔室（前庭、左右室和声门下腔）。会厌呈叶状，主要由弹性软骨组成。会厌底部有喉小囊。内面及外面的横纹肌附着于喉软骨以控制其运动及功能。

喉腔内衬覆具有区域特异性的上皮（Renne et al., 1992）。会厌的前表面和后上方表面、喉前表面的上半部分、一部分喉室襞及声带的上皮均为非角化复层鳞状上皮。喉腔的其余部分大多衬覆假复层纤毛柱状上皮，鳞状上皮和纤毛上皮之间有一段无纤毛柱状上皮。喉腹侧部的上皮细胞有不明显的微绒毛或没有纤毛。过渡区中的特定部位更易受到吸入性毒物的损伤，常常是最先表现出病变的部位。暴露诱发的病变最常发生的部位是会厌基部的上皮。其他敏感部位为衬覆鳞状上皮的杓状软骨的声带突内侧，以及内侧喉隐窝或腹囊（Lewis, 1981, 1991; Renne and Gideon, 2006）。

喉固有层含有浆液性和黏液性腺体，其组成根据部位而变化。会厌的腺体大多含有黏液性细胞，浆液性细胞较少；而喉其他部位的腺体为含有浆液性细胞和黏液性细胞的混合型腺体。

目前已有在特定解剖部位进行精确和一致性制片的特殊方法，以便对喉进行准确评价，亦有助于对暴露组和研究之间的比较。喉的切片应至少从 3 个特定的水平进行制备。第 I 水平切片在会厌底部，包括杓状软骨（图 20.13）。在这个水平，喉背侧衬覆非角化复层鳞状上皮（图 20.13）。该上皮逐渐转变成无纤毛或纤毛稀疏的扁平上皮至椭圆形、立方形或柱状（呼吸型）上皮，衬覆在腹侧会厌的侧面及基底部（图 20.13）。在这个水平的切片中，中线腹侧上皮下可见浆液黏液性腺体聚集，这是准确地进行第 I 水平切片制片的重要参考（图 20.13）。第 II 水平切片应包含腹囊（主要衬覆立方及纤毛柱状上皮细胞混合上皮）及杓状软骨的声带突［被覆 2~3 层非角化的鳞状上皮或无纤毛立方上皮和（或）纤毛稀疏的低柱状上皮细胞］（图 20.14）。第 III

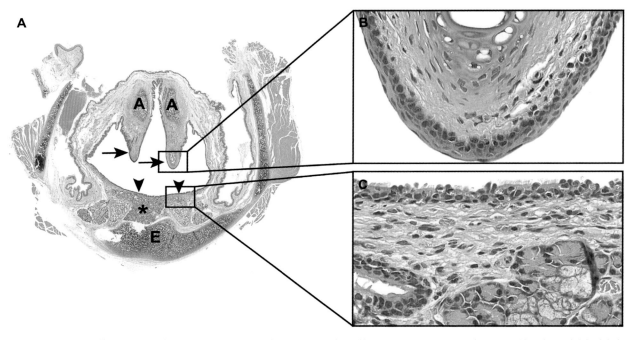

图 20.13 A. 喉第 Ⅰ 水平切片的显微图片，包含会厌（E）基部和杓状软骨（A）。在此水平面，杓状软骨内衬覆非角化复层鳞状上皮（箭号所示），该上皮逐渐转变成无纤毛或纤毛稀疏的扁平上皮，至椭圆形、立方形或柱状（呼吸型）上皮，衬覆在腹侧会厌的侧面及基底部（箭头所示）。该水平切片的中线腹侧上皮下可见浆液黏液性腺体（*），这是准确进行第 Ⅰ 切片制片的重要参考。B. 杓状软骨的衬覆上皮的放大图片。C. 会厌底部衬覆上皮的放大图片

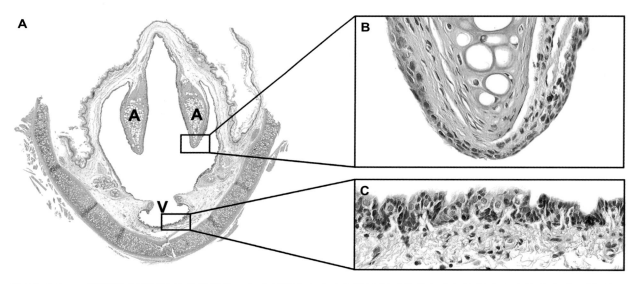

图 20.14 A. 喉第 Ⅱ 水平切片的显微图片。包含衬覆立方上皮细胞及纤毛柱状上皮细胞混合上皮的腹囊（V 所示），以及衬覆 2~3 层非角化的鳞状上皮的杓状软骨（A）的声带突。B. 杓状软骨的衬覆上皮的放大图片。C. 腹囊的衬覆上皮的放大图片

水平切片应含有尾侧喉、声带突的尾腹侧部分及声襞，衬覆含有无纤毛立方上皮细胞和纤毛低柱状上皮细胞的混合型上皮细胞（图20.15）。

2.2.6　气管

气管是呼吸系统最长的肺外传导气道，是一个由平滑肌束末端相连的 24 个 C 形透明软骨构成的中空管状结构（Hebel and Stromberg, 1976）。气管起始于喉尾侧端并延伸进入胸腔，在隆突处向远端分叉形成主要的肺外气道。

气管上皮与鼻腔和喉部远端的呼吸上皮相似，主要为假复层柱状上皮，由纤毛细胞、无纤毛细胞和基底细胞组成（Jeffery and Reid, 1975; Marin et al., 1979）（图20.16）。在气管近端，大部分细胞是无纤毛细胞（基底细胞、杯状细胞和神经分泌细胞）。随着气管接近分叉处，纤毛细胞的数量也随之增多。基底上皮细胞与鼻腔和喉的基底细胞相似。棒状细胞曾被称为克拉拉细胞（Winkelmann and Noack, 2010），在大鼠气管中尚未见报道（Plopper et al., 1983; Reynolds et al., 2015）。

固有层由内层纤维结缔组织（富含淋巴细胞和血管）和外层纵向排列的弹性纤维（纤维弹性膜）组成。黏膜下层由疏松结缔组织组成，有浆液黏液性（主要是浆液性）腺体的导管开口于上皮表面。气管上段腺体较多，甲状腺水平以下的气管腺体很少，气管下 1/3 段基本上没有腺体。

2.3　生理学

鼻道的功能复杂，其主要功能包括调节吸入和呼出的气体、嗅觉、化学感觉和代谢。作为吸入空气的主要入口，鼻道的功能是温暖、湿润及过滤吸入的空气，为空气进入肺做好准备。调节空气也防止黏膜表面过度干燥并有助于嗅觉刺激物的吸收。鼻道通过吸收和（或）代谢有毒和刺激性气体及蒸气，并过滤各种大小的颗粒物来净化吸入的空气。外鼻孔的短粗毛可以清除掉较大的吸入颗粒物，而较小的颗粒物、有毒气体和化学杂质则被覆盖在黏膜表面的浆液黏膜层捕获，并被黏液纤毛结构高效清除。

呼吸上皮覆盖一层连续的黏液毯（表相），该黏液毯具有明确的流动模式及部位特异性流速。黏液毯漂浮在一层液体（下相）上，随着纤毛摆动而移动。鼻中的纤毛具有部位特异性的长度和摆动频率。相对于吸入的空气，大鼠鼻前背部的黏液为逆流交换系统模式。逆流交换系统维持着 2 种流体之间的浓度梯度，以便两者最大限度地移动。复杂的黏液流汇聚在鼻咽管，再进入

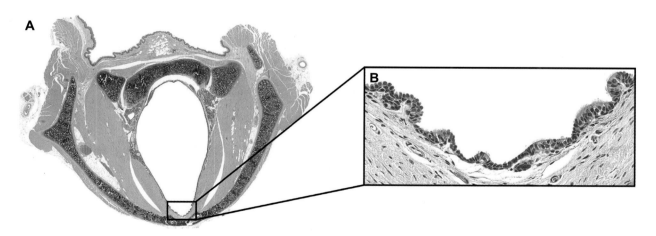

图20.15　A.喉第Ⅲ水平切片的显微图片，黏膜衬覆无纤毛、立方上皮细胞和纤毛低柱状上皮细胞混合上皮。B.黏膜衬覆上皮的放大图片

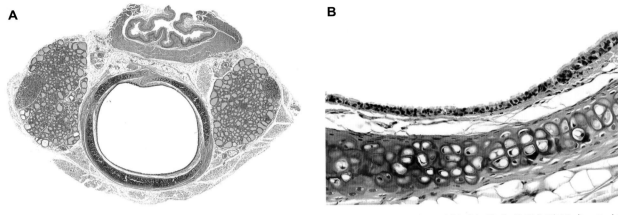

图 20.16　正常气管的显微图片。A.上皮主要为假复层柱状上皮，由纤毛细胞、无纤毛细胞和基底细胞组成。B.衬覆上皮的放大图片

咽部，进而与被捕获的物质一起吞咽下去。黏液是嗅觉分子溶解的介质，除清除来自上呼吸道的颗粒物外，还可防止流体从组织中过度地渗出到管腔中，并在呼气时防止凝结在表面的水分向内渗透，同时有助于嗅觉。

嗅觉对于获取食物，识别天敌、领地和同物种个体间进行性或非性交流是非常重要的。鼻腔内与嗅觉相关的特化器官包括嗅觉神经上皮、犁鼻器、鼻中隔嗅觉器官和嗅觉神经（嗅丝）。鼻中隔嗅觉器官是化学感受系统的一个功能部分，主要是预警功能，即提供与气味刺激评估相关的信息。犁鼻器通过识别信息素并影响垂体激素的分泌对年轻动物的吮吸反射及成年动物的繁殖起重要作用。与呼吸上皮不同，嗅上皮中含有高水平的细胞色素 P450 酶，这些酶对代谢和去除气味很重要。黏膜下腺体的高代谢能力可以促进嗅上皮中的某些化学诱导的病变的发生。上颌窦黏膜下腺体也具有广泛的代谢能力，其细胞是某些化学物质的特异性靶细胞，这些化学物质需要代谢才能转化接近致癌物。

喉的功能主要是机械性的。在吞咽期间，会厌关闭气管开口，以防止吞咽的食物与液体进入气管。喉也起到发声器官的作用。喉软骨内面及外面的肌肉控制并协同调节喉软骨的运动。外面的肌肉定位并稳定喉部，内面的肌肉调节声襞张

力，调节气管入口的开合。吸气时，会厌与软腭紧密相对，使得喉入口敞开。当空气通过喉，声襞振动产生声波。声音的音高通过声襞的直径、长度和张力进行调节，声襞的张力则通过收缩肌肉改变甲状软骨和杓状软骨的相对位置来控制。

3　先天性病变

鼻结构、喉及气管的先天性病变罕见，偶见鼻中隔偏曲。鼻中隔腹部偶尔会出现穿孔，但这可能是一种已消退炎症性病变或损伤的结果，而不是一种先天性病变。

4　退行性、再生性和适应性病变

在毒理学研究中，归类为退行性病变的病变可能是由于老化、物理性创伤或暴露于有毒物质导致的。退行性病变可能包括最初的损害，炎症性、修复性、适应性或化生性病变，通常不被认为是癌前病变的增生性病变，以及瘤形成形态学连续性变化的病变。上呼吸道的任何部位都可能受到影响，但是黏膜上皮最常受累及。暴露于刺激性气体、气雾剂和蒸气后，最先受到影响的是鼻腔背侧、内侧和外侧的呼吸上皮或移行上皮。病变的程度取决于损伤的性质及持续时间。鼻

结构的附属器（鲍曼腺和 Steno 腺、鼻泪管、犁鼻器）、喉、气管及相关的黏膜下腺体不常受累及。偶见基底膜、黏膜下结缔组织、血管、神经和骨的退行性病变。会厌基部是喉的敏感靶部位，气管较其他部位不常受到累及。

退行性病变在对照组大鼠中并不常见，即便观察到，通常也与年龄有关，或是与物理性创伤（异物）或感染原有关损伤的结果。退行性病变更常是吸入蒸气、气雾剂或微粒物的毒性作用的结局，或是摄入 / 注射化合物和（或）其代谢物的全身性作用的结局。

4.1　鼻腔

4.1.1　鳞状上皮

相对而言，鼻腔中的复层鳞状上皮对吸入性毒性物质有较强的抵抗力，因此鼻前庭和鼻道的鳞状上皮的自发性和暴露相关性病变并不常见。然而，当暴露于浓度足够高的刺激性气体时，鼻中隔腹侧和前庭腹侧的鳞状上皮可出现局灶性糜烂或溃疡。

4.1.2　呼吸上皮

退行性改变在呼吸上皮中最常见，表现出 1 种或多种变化，包括小的不规则的细胞质空泡、细胞的嗜酸性增强、正常的立方 / 柱状细胞肿胀和变圆、纤毛缺失、细胞起泡、细胞间连接缺失、上皮细胞不同程度的缺失及上皮组织排列紊乱（图 20.17）。黏膜下腺体的上皮细胞变性较少见。变性通常伴有黏膜炎症和可变的渗出物渗入鼻道。暴露于低毒性、低刺激性物质、低浓度的毒性或刺激性更强的化学物质而导致的退行性病变可能很轻微且难以检测到，这种轻度病变可能仅表现为纤毛缺失和正常立方 / 柱状细胞轻微变平或变圆。有些区域通常纤毛很少，而无纤毛上皮细胞通常存在于呼吸上皮中，这可能使病变难以检测。当黏膜下腺体的上皮受到影响时，可

能观察到腺体扩张和导管中分泌物蓄积。呼吸上皮萎缩可能继发于变性，受累及的上皮变薄且可能不是假复层上皮（图 20.18）。第 I 水平切片鼻腔侧壁处的移行上皮和呼吸上皮对吸入刺激性物质最敏感。

呼吸上皮的常见病变是在呼吸上皮无纤毛细胞的细胞质中、黏膜下腺体及其导管中蓄积直径为 2~10 μm、均质、明亮的嗜酸性或透明小滴（图 20.19）。透明小滴蓄积是老龄大鼠常见的自发性变化，而在暴露于一些刺激性化学物质后小滴常数量增加且体积增大。作为自发性改变，透明小滴常蓄积，尤其常见于呼吸上皮和嗅上皮的交界处，但在吸入暴露于各种化合物和化学物质后则常发生在多个部位或遍布整个鼻黏膜（尤其是腹侧）。在吸入研究中，这种与暴露相关改变加重的意义尚未确定，但被认为是长期吸入化学刺激物后的一种非特异性的、适应性或保护性反应，且常伴有上皮增生。这种位于细胞核下或核上细胞质中的小滴被认为是自然分泌物。据报道，小鼠中透明小滴含有 Ym1/2 壳多糖酶蛋白（Ward et al., 2001）。

在毒理学研究中，暴露于刺激性化学物质或毒物之后，呼吸上皮最常见的病变是坏死、糜烂和溃疡。在屏障条件下饲养或未给药的对照组大鼠很少观察到这些病变，即使有，也最可能与物理性因素（异物）或感染性因素（细菌或真菌）有关。呼吸和腺上皮坏死可能伴或不伴有表皮剥

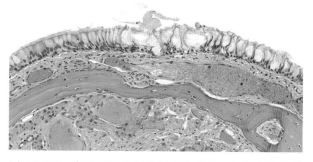

图 20.17　鼻腔呼吸上皮的退行性改变，细胞空泡化并肿胀

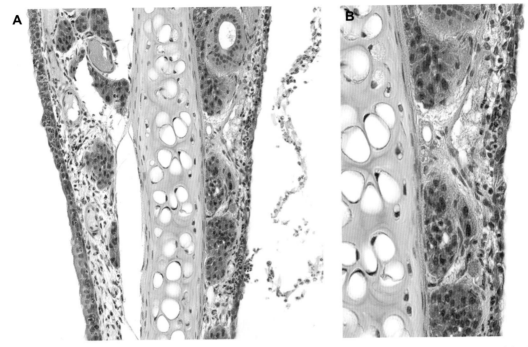

图 20.18　鼻中隔衬覆的呼吸上皮萎缩（与图 20.7 对比）。A. 上皮薄且不是假复层上皮，纤毛和黏液细胞不明显。B. 萎缩的呼吸上皮的放大图片

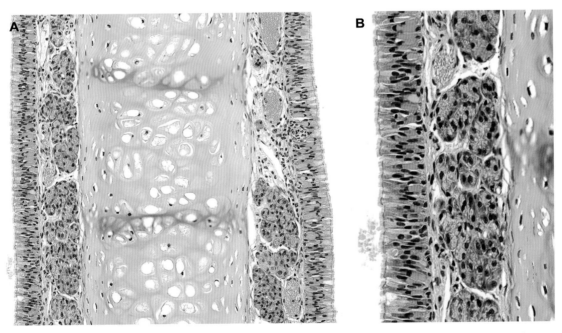

图 20.19　透明小滴蓄积。A. 呼吸上皮的细胞质中含有均质、嗜酸性透明小滴。B. 呼吸上皮的放大图片，显示细胞质中的透明小滴

脱（图 20.20），均可能导致糜烂或溃疡。重度坏死可一直延伸到鼻甲骨。糜烂的特征仅表现为表面上皮剥脱（图 20.21）。溃疡的特征是上皮和基底膜完全缺失，暴露其下的黏膜下层（图 20.22）。溃疡或坏死可能伴有固有层和黏膜下层的水肿和炎症。累及到鼻甲时可能同时发生深层骨的萎缩、肥大或重塑，或与侧壁或其他鼻甲粘连。

呼吸上皮的反复或长期损伤可能导致修复性、增生性或适应性改变。在修复反应的早期，邻近的未受损伤的上皮迅速增殖并迁移形成薄的细胞层，部分或完全覆盖受累区域。缺失或受损的上皮可能被单层扁平至低立方再生细胞所代替（图 20.23），或在持续性损伤的情况下由 2 层或多层的未分化多角形细胞所代替。在持续或反复损伤的情况下，再生细胞灶可能进展为鳞状上皮化生（图 20.24）。轻度鳞状上皮化生时细胞是未角化的，可能难以与未分化的再生细胞相区分。鳞状上皮化生进一步进展，其特征是 3 层或 3 层以上的高分化鳞状上皮细胞，细胞界限及细胞间桥相对清楚，有中度丰富的嗜酸性细胞质，一些晚期病变可能有不同数量的角化。

呼吸上皮增生是黏膜损伤的常见反应。在某些情况下，正常的上皮细胞可能被多层排列紊乱的扁平或立方细胞所代替。更典型的是，呼吸上

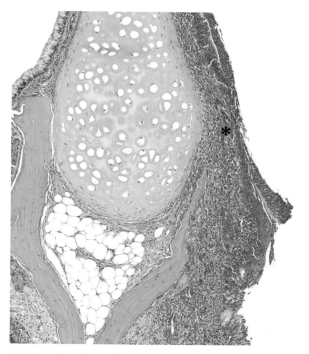

图 20.20　呼吸上皮坏死（＊）。细胞细节缺失，表皮剥脱和炎症

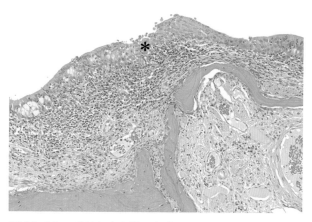

图 20.21　呼吸上皮糜烂。仅表层上皮细胞剥脱（＊）

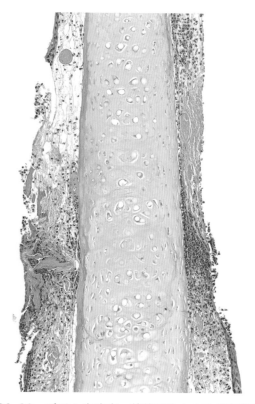

图 20.22　呼吸上皮溃疡。其特征为上皮和基底膜完全缺失，暴露其下的黏膜下层

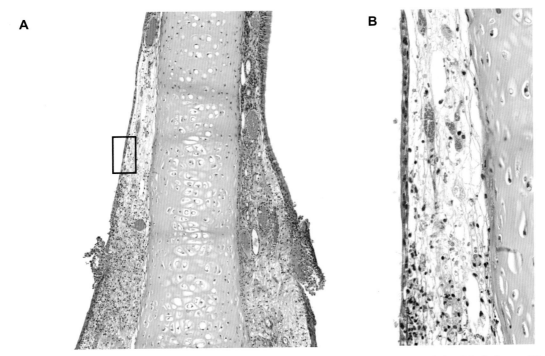

图 20.23　呼吸上皮再生。A.黏膜衬覆薄层扁平再生上皮细胞，邻近上皮和黏膜下层有坏死和炎症。B.图 A 中方框区域的放大图片，显示薄层的再生上皮

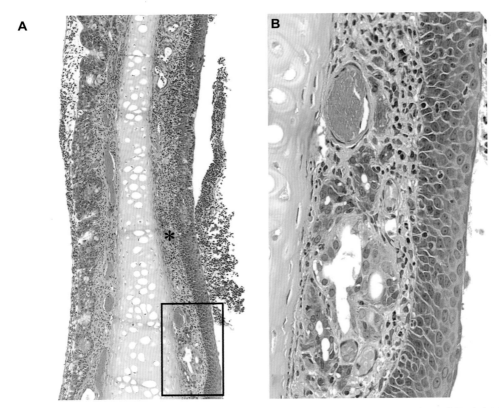

图 20.24　呼吸上皮鳞状化生。A.受累及的上皮（＊）被复层鳞状上皮取代。B.图 A 中方框区域的放大图片，显示高分化、化生的鳞状上皮，细胞界限清楚

皮由于细胞数量增加而变厚，并且可能由于增生性上皮的内陷而呈不规则的波浪状、折叠或褶皱外观，上皮内可能存在"假隐窝"或"假腺体"（图20.25）。黏液分泌细胞（杯状细胞）增生和肥大常伴有呼吸上皮细胞增生。杯状细胞较大而且数量较多，上皮呈腺样（图20.26）。上皮中的杯状细胞簇围绕挤压黏液形成上皮内隐窝，并相互融合形成黏液囊肿。

　　鼻上皮重度退行性和坏死性病变，尤其是暴露于强刺激性物质后，可能导致鼻中隔软骨和鼻甲坏死。广泛性坏死可能引起鼻中隔破裂和穿孔（图20.27）。

　　黏膜下腺体扩张可能与上述病变同时发生，但也可能为自发性的年龄相关性病变。受累及的腺体出现不同程度的扩张，腺体可能中空或含有可变数量的弱嗜酸性或双嗜性分泌物（图20.28）。

　　呼吸上皮还可见其他类型的偶发性退行性变化，包括淀粉样小体、局灶性矿物质和淀粉样物质沉积。淀粉样小体是在上皮、固有层或黏膜下腺体管腔内的小的、嗜碱性或双嗜性的层状小体（图20.29）。矿物质在上皮或固有层中呈局灶性、不规则、嗜碱性沉积（图20.30）。

4.1.3　嗅上皮

　　在形态学上，嗅上皮和相关腺体的退行性、再生性病变及鳞状上皮化生与呼吸上皮的所见类似。这些病变罕见，在老龄和对照大鼠中多为自发性，但常见于吸入刺激物之后。变性和坏死可能是暴露于有毒气体、气雾剂和蒸气后最常见的变化。感觉神经元对损伤最易感，通常细胞最先受累及。支持细胞和黏膜下腺体的上皮对损伤更耐受。但是，当受到长期及重度损伤时，嗅上皮的所有细胞类型都会受累及。常伴有变性和坏死的炎症是继发性变化，但有时也作为主要反应。炎症细胞浸润主要发生于固有层，随着病变程度加重，也常出现在上皮中。变性最早的表

现可能是细胞质空泡形成及细胞间隙增加（图20.31）。随着退行性病变进展，可能出现纤毛和上皮细胞缺失和（或）上皮排列紊乱及破坏。退

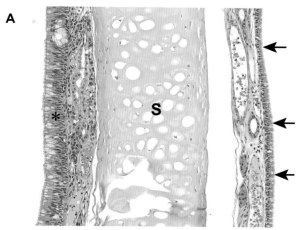
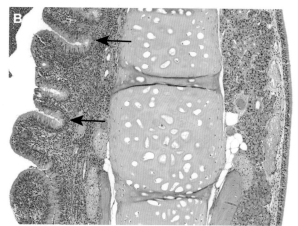
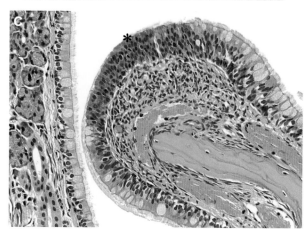

图 20.25　呼吸上皮增生。A. 与鼻中隔（S）对侧（箭头所示）相对正常的呼吸上皮相比，呼吸上皮（＊）的细胞数量增多且排列紊乱。B. 增生性呼吸上皮，伴有黏膜不规则的褶皱折叠和假隐窝形成（箭头所示）。C. 局灶性呼吸上皮增生（＊），对侧上皮正常

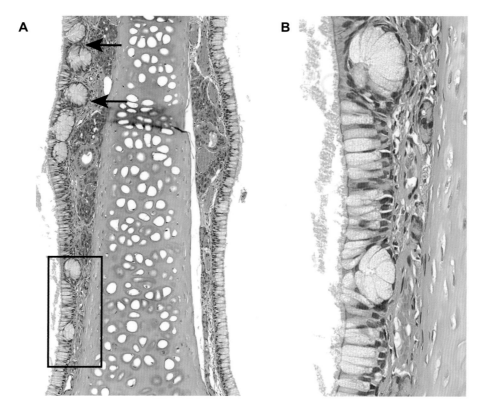

图 20.26　呼吸上皮中杯状细胞增生。A.杯状细胞数量增加且伴有假隐窝形成（箭头所示）。B.图 A 中方框区域的放大图片

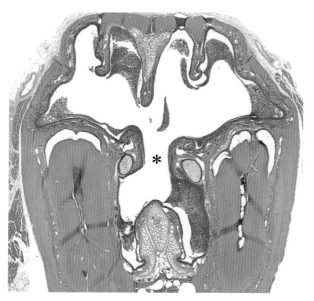

图 20.27　鼻甲坏死和鼻中隔穿孔。鼻甲缺失、鼻中隔软骨及骨缺失导致穿孔（＊）

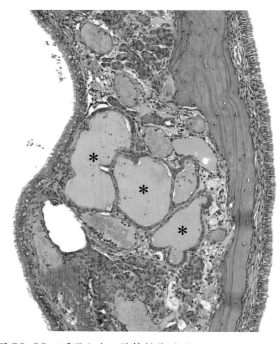

图 20.28　呼吸上皮，腺体扩张（＊）

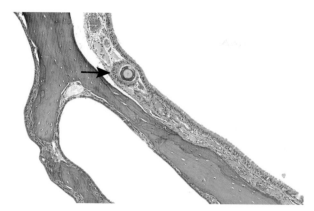

图 20.29　呼吸上皮，淀粉样小体。黏膜下层中含有嗜碱性层状小体（箭头所示）

行性病变进展可导致上皮细胞坏死，部分致完全剥脱（图 20.32）。筛骨鼻甲萎缩可伴随着严重的上皮病变，与鼻甲和上颌鼻甲的病变相似（图 20.33）。

嗅上皮具有很强的再生能力（图 20.34）。同呼吸上皮一样，变性和坏死之后是修复阶段，4~5 周内可以完全恢复。然而，再生性修复经常是不完全的，这时则可能发生适应性修复。随着更严重的上皮损伤，感觉和支持细胞可能完全缺失，取而代之的是类似鼻甲和上颌鼻甲呼吸上皮

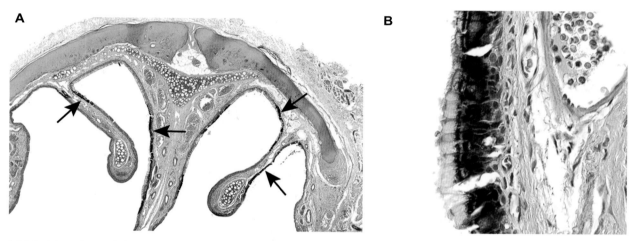

图 20.30　呼吸上皮中的矿物质。A. 在鼻甲和鼻中隔的衬覆上皮中有多灶性矿物质沉积物（箭头所示）。B. 图 A 的放大图片，显示嗜碱性矿物质沉积物

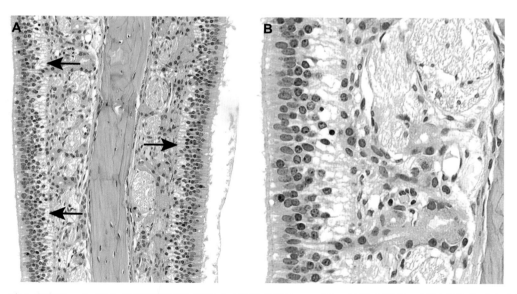

图 20.31　嗅上皮变性。A. 嗅上皮的细胞质空泡形成（箭头所示）。B. 图 A 的放大图片，显示空泡化嗅上皮细胞。与图 20.10 中的正常嗅上皮进行比较

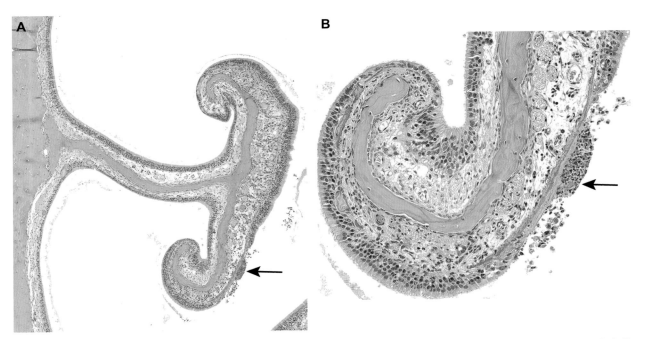

图 20.32　嗅上皮坏死，图 B 为图 A 的放大图片。坏死的上皮细胞存在缺失和剥脱（箭头所示）。注意坏死上皮内的炎症细胞

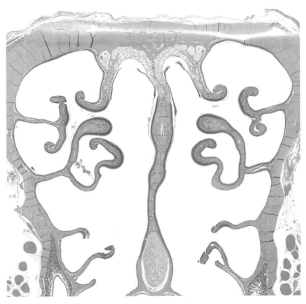

图 20.33　筛骨鼻甲萎缩。与图 20.5 相比，筛骨鼻甲短、薄且钝，且鼻道内的空间增大

的假复层柱状上皮，但杯状细胞通常不存在（图 20.35）。这种变化可用呼吸上皮化生这一术语来描述。这种化生性转化常影响黏膜下腺体及其导管的上皮。长期的嗅上皮损伤可能导致鳞状上皮

化生（图 20.36）。化生性鳞状上皮角化不常见，但在反复受损的情况下可能出现角化。

　　在未处理的老龄大鼠中，偶尔可见嗅上皮局灶性萎缩伴有感觉细胞缺失。然而，萎缩也是嗅上皮变性和坏死的常见后果，吸入某些刺激性化学物质后可能出现广泛性萎缩。萎缩最常见于第 II 水平切片的背鼻道，但是在更严重的损伤时筛骨鼻甲也会受累及。受累及的上皮变薄主要是由于感觉细胞数量减少，在某些情况下支持细胞数量也减少（图 20.37）。在更严重的损伤后支持细胞数量减少可能为主，或感觉和支持细胞可能完全缺失，萎缩的上皮可能主要衬覆基底上皮细胞。继发于变性和坏死的嗅上皮萎缩，常伴有固有层中嗅神经轴突束萎缩，有时甚至缺失。

　　老龄大鼠的嗅上皮少量支持细胞的细胞质中通常蓄积透明的嗜酸性小滴，与呼吸上皮的嗜酸性小滴相类似（图 20.38）。与呼吸上皮一样，在暴露于多种吸入性毒物后，这种改变的发生率、范围和严重程度可能增高。在嗅上皮中偶尔可见小的上皮内黏液隐窝，这些隐窝的黏液细胞

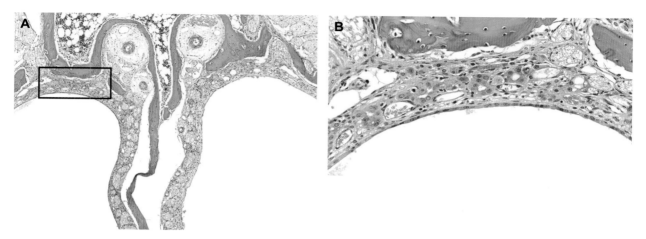

图 20.34　A. 嗅上皮再生，注意单薄的嗅上皮。B. 图 A 中方框区域的放大图片，嗅黏膜衬覆单层扁平上皮细胞

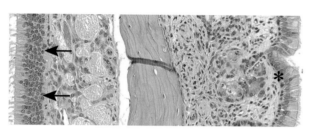

图 20.35　嗅上皮的呼吸上皮化生。假复层纤毛柱状呼吸上皮（＊）替代了正常的嗅上皮。注意对侧的正常嗅上皮（箭头所示）

很明显是由横贯整个上皮的黏膜下腺体（鲍曼腺）的导管衍生而来的。年轻成年大鼠和老龄大鼠的嗅上皮的基底膜可能存在矿物质沉积灶（图20.39）。

4.1.4　附属结构

老龄大鼠可能存在附属结构的变性。嗅黏膜的黏膜下腺体（鲍曼腺）萎缩和扩张（图20.40）虽然在老龄大鼠中常见，但是更常与吸入刺激性物质后嗅上皮重度变性和坏死有关（NTP, 2012）。黏膜下腺体（鲍曼腺）上皮增生（图 20.41）和鳞状上皮化生（图 20.42）常伴有诱发的上皮病变。黏膜下腺体（鲍曼腺）的黏液细胞肥大和增生可能是黏膜损伤的结果。Steno腺变性不常见，但是可能出现化学诱导的坏死和萎缩。

鼻泪管上皮发生的变性和坏死通常与炎症有关（图 20.43）。重度炎症性病变可能发生鳞状上皮化生。犁鼻器上皮也会出现变性和坏死或鳞状上皮化生，但是不常见，可能与鼻腔中更严重和更广泛的病变一起发生（图 20.44）。

4.2　喉和气管

喉和气管及相关腺体的病变在形态学上与鼻道的病变相似，并取决于吸入暴露的强度和持续时间。喉的坏死和慢性炎症可能引发炎症性息肉，且常伴有上层上皮表面的鳞状上皮化生。喉或气管黏膜下腺体扩张是一种常见的自发性或年龄相关性变化（图 20.45 和 20.46）。但是异常的腺体扩张可能与重度黏膜上皮增生、鳞状上皮化生或炎症同时发生，这可能是由导管堵塞和管腔中分泌物蓄积所引起的。

老龄大鼠的喉和气管中的局灶性矿物质沉积物可能是背景性变化。这些沉积物位于上皮和（或）黏膜下层中，大小不一，呈强嗜碱性（图 20.47 和 20.48）。一般而言，这些沉积物没有病理学意义。但是矿物质沉积可能继发于长期存在与炎症相关的变性和坏死（营养不良性钙化 / 矿化），也可能是继发于终末期慢性进行性肾病或甲状腺功能减退症引起的血清钙水平升高（转移性钙化 / 矿化）的一个指标。

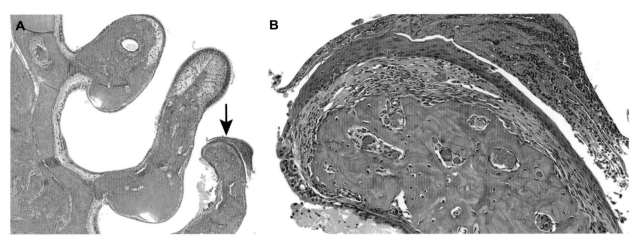

图 20.36　A. 嗅上皮的鳞状上皮化生（箭头所示）。B. 图 A 的放大图片，显示正常的嗅上皮被复层鳞状上皮所替代

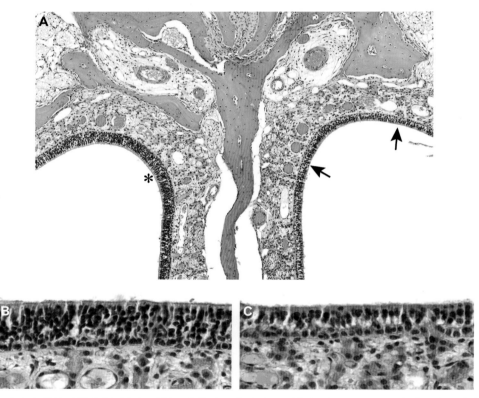

图 20.37　A. 嗅上皮萎缩（箭头所示）与对侧正常的嗅上皮（＊），可参考图 20.10。B. 正常嗅上皮的放大图片。C. 萎缩的嗅上皮较薄且细胞数量减少。注意黏膜下层神经束萎缩和缺失

5　炎症性和血管性病变

创伤、吸入异物和暴露于刺激性毒物后的损伤会引起大鼠鼻腔的炎症性反应。炎症过程也可能影响鼻的附属结构，尤其是鼻泪管。局灶性、轻微的炎症细胞浸润为对照组和暴露组大鼠中常见的偶发性所见。炎症细胞浸润可能由单核细胞和中性粒细胞的混合物组成。炎症表现为 1 种或多种炎症细胞存在的一系列变化，包括血管淤血、血浆液体和蛋白质渗出（水肿）、组织损伤 /

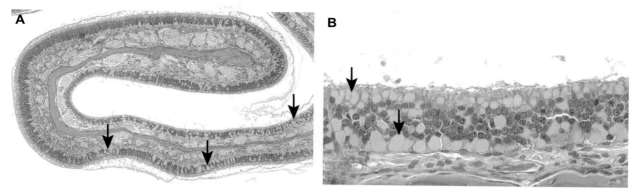

图 20.38 A.透明小滴在嗅上皮中蓄积。B.图 A 的放大图片，显示嗅上皮细胞质中蓄积的均质、嗜酸性小滴（箭头所示）

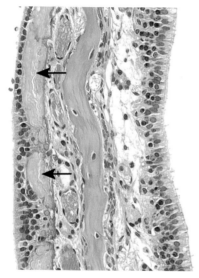

图 20.39 嗅上皮中的矿物质。上皮和基底膜中存在嗜碱性的矿物质沉积物（箭头所示）

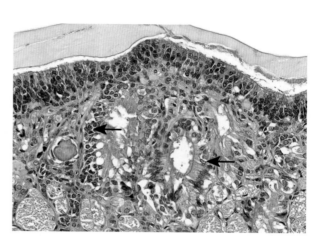

图 20.41 嗅上皮黏膜下腺上皮增生（箭头所示）

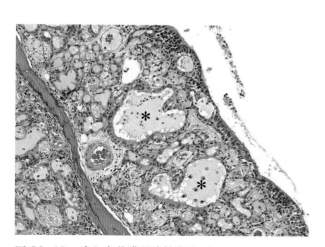

图 20.40 嗅上皮黏膜下腺扩张（＊）

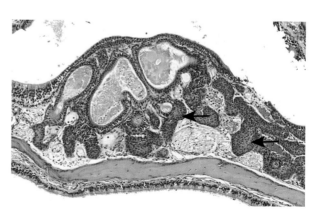

图 20.42 嗅上皮黏膜下腺上皮鳞状化生（箭头所示）

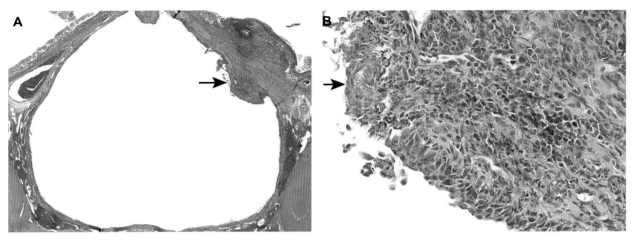

图 20.43　A. 鼻泪管炎症伴有上皮局灶性坏死（箭头所示）。B. 图 A 的放大图片

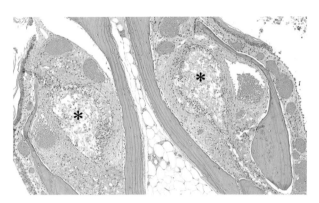

图 20.44　犁鼻器上皮坏死（＊）。双侧的神经和纤毛上皮完全坏死。与图 20.12 中的正常犁鼻器比较

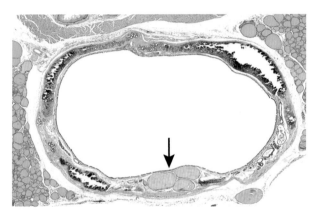

图 20.46　气管、黏膜下腺体扩张（箭头所示）

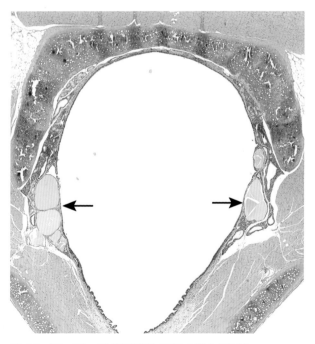

图 20.45　喉、黏膜下腺体扩张（箭头所示）

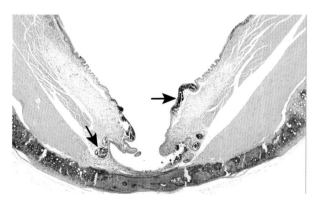

图 20.47　喉、上皮和黏膜下层中存在嗜碱性的矿物质沉积物（箭头所示）

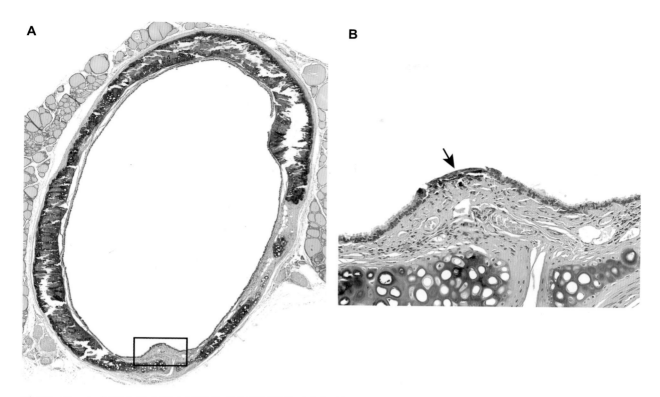

图 20.48　A.气管上皮中存在局灶性矿物质沉积物（方框所示）。B.图 A 方框区域的放大图片，显示嗜碱性的矿物质沉积物

破坏，组织和炎症细胞碎片聚集，成纤维细胞增殖（如果长期存在可伴有胶原沉积）是慢性炎症的标志。

　　在吸入暴露研究中，炎症反应的特征和强度往往反映吸入物质的性质和暴露的持续时间。轻度刺激物可能引起的最初反应是急性炎症，主要的浸润细胞类型是中性粒细胞，轻微至轻度水肿、淤血和轻微组织损伤可较常见。暴露于刺激性强的物质可能引发持续性的早期化脓性反应。在化脓性炎症中，中性粒细胞明显增多，其中多数发生变性。明显可见受损组织及变性和死亡中性粒细胞的细胞碎片、纤维蛋白和蛋白质渗出。慢性炎症是对损伤的持续反应。随着损伤反应进展，可能以单形核炎症细胞（大多为巨噬细胞、淋巴细胞）为主，中性粒细胞少见。组织破坏证据仍较明显，同时愈合的倾向也较明显，包括结缔组织（纤维化）和内皮细胞（新生血管形成）增殖。长期的重度坏死性损伤使组织无法修复时

可能引起慢性活动性炎症，其中巨噬细胞仍为主要细胞类型，但中性粒细胞仍占炎症细胞的很大比例。吸入异物、某些感染原或暴露于不易降解和清除的吸入物质可引起肉芽肿性炎症。浸润的炎症细胞主要是活化的巨噬细胞，其中一些是上皮样细胞和多核巨细胞，伴有淋巴细胞、浆细胞和嗜酸性粒细胞。

　　并发感染性疾病可能对实验动物毒理学研究的实施和实验结果的阐释造成不利影响。

　　肺炎支原体（*Mycoplasma pulmonis*）可导致高度传染性、炎症性综合征，该综合征会影响鼻道和鼻窦、中耳、喉、气管、支气管和肺。通常感染会引起重度慢性活动性炎症，以中性粒细胞为主，但也掺杂有大量的巨噬细胞、淋巴细胞和浆细胞。感染明显时会出现重度纤维化。黏膜表面、黏膜下腺体和导管有可变的脓性黏液渗出物，上皮细胞缺失、杯状细胞增生且黏膜下层淋巴细胞聚集。

仙台病毒（副黏病毒 - 副流感病毒 1）、涎泪腺炎病毒（sialodacryoadenitis virus, SDAV）和大鼠冠状病毒可能引起鼻甲和上颌鼻甲上皮的轻至重度炎症、坏死和糜烂。随着感染阶段的不同，浸润的细胞也有所变化，但主要是淋巴细胞浸润，少数为淋巴细胞和巨噬细胞浸润。感染 SDAV 后，淋巴细胞浸润有时可在鼻黏膜下层观察到，通常发生在鼻泪管周围。仙台病毒可能与肺炎支原体协同作用引起炎症反应，这种炎症反应比仙台病毒或肺炎支原体单独引起的炎症反应更严重。

鼻道固有层含有许多血管，这些血管可能受到化学物质暴露的影响。刺激物可能引起固有层水肿或有时出现几乎没有炎症细胞的嗜酸性浆液性渗出物。由于创伤与感染和吸入刺激性气体、蒸气及气雾剂，鼻道、喉、气管的管腔和组织中可能观察到出血。血液学检查眼眶采血后，鼻泪管常见出血。血管扩张和（或）血栓形成有时可在鼻中隔的固有层、鼻甲或侧壁的血管中观察到，常见于单核细胞白血病或虚弱、濒死的动物中。在死亡、虚弱或濒死时进行安乐死的大鼠中观察到的淤血与终末期被动性淤血有关。

6 增生性和肿瘤性病变

大鼠罕见上呼吸道自发性的增生性和肿瘤性病变。在急性、亚慢性和慢性吸入研究中，鼻腔、喉和气管的鳞状上皮、呼吸上皮和嗅上皮的常见反应是增生。鼻腔是最常受累的部位。目前尚未明确增生是再生性反应还是瘤形成形态学连续性变化的一个病变。在某些情况下，初期肿瘤可能表现为增生，伴有上皮排列紊乱和细胞异型性。但是目前对该增生性病变进展或消退的可能性和速率均未知。

美国国家毒理学项目中心（National Toxicology Program, NTP）的研究发现 F344 大鼠的鼻腔、喉和气管的自发性肿瘤罕见。在对照组雌性和雄性各约 13 500 只大鼠中发现鼻腔肿瘤分别仅为 19 只及 46 只。在雌性约 3 500 只、雄性约 13 500 只的对照组大鼠中均未发现喉和气管肿瘤。但是，全身性或吸入性给予化学物质会增加鼻腔肿瘤的发病率。一些化学物质会优先诱导嗅上皮（NTP，1979）、呼吸上皮（NTP，1985）或鳞状上皮（NTP，1978）的肿瘤，而其他化学物质则影响至少 1 种细胞类型（NTP，1982a，1986，1990，2000）。在 NTP 进行的 589 项毒理学 / 致癌试验中，有 15 项研究可诱导鼻腔肿瘤（NTP，1978，1979，1982a、b，1985，1986，1988，1990，1993，1999a、b，2000，2008，2009，2012）。

6.1 鼻腔

6.1.1 鳞状上皮

6.1.1.1 鳞状细胞增生

鼻道前部的复层鳞状上皮增生是罕见的自发性病变。即使在刺激物或反应性化学物质的吸入研究中，鳞状上皮增生性病变也比呼吸上皮或嗅上皮更少见。在鼻前庭、腹鼻道、鼻泪管和切牙管出现的复层鳞状上皮增生，特征为局灶性至弥漫性细胞层数增多。上皮厚度因鼻前庭的部位而稍有不同，因此可能很难识别细微病变或是轻微至轻度病变。增生性上皮通常分化良好，但是受累及区域的细胞可能细胞核更大、核仁更突出及细胞质更丰富。长期性暴露可能导致轻微至轻度角化过度。鳞状上皮增生区域可能出现局灶性细胞异型性，其特征为细胞和细胞核多形性及核仁增大。这些变化可能因暴露于致癌物而出现，并可能进展成鳞状细胞癌。

6.1.1.2 鳞状细胞乳头状瘤和鳞状细胞癌

鼻的自发性鳞状细胞肿瘤是非常罕见的，通过吸入和其他途径暴露于致癌物可诱导大鼠鼻道和鼻泪管的上述肿瘤，可能起源于鼻前庭的复层鳞状上皮，但更常起源于呼吸上皮或嗅上皮的鳞状化生区域。

鼻鳞状细胞乳头状瘤的体积较小，很少发生阻塞，其组织学特征与其他部位的鳞状细胞乳头状瘤相似（图 20.49）。鼻鳞状细胞乳头状瘤呈外生性，常为带蒂的肿块，通常由分支状、乳头状或丝状突起组成，其纤细结缔组织间质轴被覆高分化、不同程度角化的复层鳞状上皮。鼻鳞状细胞乳头状瘤的乳头状结构通常较短，分支或褶皱较少。偶尔也可能向黏膜下生长（倒置或内生性乳头状瘤，图 20.50）。上皮内可能存在小范围的细胞异型性或异型增生。

鼻鳞状细胞癌最常见于鼻腔前部，其生长方式和形态学外观与其他部位的鳞状细胞癌相似。这些肿瘤可能高分化或低分化，通常具有高度侵袭性，可能导致周围的鼻组织和骨骼消失（图 20.51）。偶尔可能向尾侧延伸侵袭脑。高分化的鳞状细胞癌通常由成熟的角化鳞状上皮组成，可能具有或不具有明显的细胞间桥（图 20.51）。肿瘤性上皮的细胞成熟呈异型增生及结构紊乱。低分化的鳞状细胞癌通常具有明显的细胞和细胞核多形性和异型性，异常的核分裂象增多，细胞间桥缺失的细胞增多。通常鳞状细胞癌（高分化和低分化）的组织学类型都含有数量不等的纤维组织。

6.1.2　移行上皮、呼吸上皮和嗅上皮及相关腺体

6.1.2.1　增生和增生伴有异型性（不典型增生、基底细胞增生、异型增生）

鼻甲和上颌鼻甲的侧壁和侧面衬覆移行呼吸上皮的增生和增生伴有异型性（不典型增生、基底细胞增生、异型增生）的表现稍有不同。在损伤引起的反应中，这些部位正常的 1~2 层立方、假复层上皮被 3 层或 3 层以上的扁平上皮细胞（某些区域可出现鳞状上皮）所取代（图 20.52）。在这样的情况下，通常没有黏液细胞的移行上皮可能发生黏液细胞化生。

嗅上皮增生必须与嗅上皮中的呼吸上皮化生相鉴别，后者是吸入毒物后的一种常见的适应性反应。这种病变作为一种局灶性的自发性变化，偶尔也可见于老龄大鼠。呼吸上皮化生仅限于第 Ⅱ 水平切片的背鼻道和筛骨鼻甲的嗅上皮，特征为嗅上皮细胞被形态学上与鼻呼吸上皮相似的高柱状上皮细胞所代替（图 20.35）。

基底细胞增生的特征是呼吸上皮、移行上皮、嗅上皮或鳞状上皮的基底细胞沿着基底膜呈局灶性、多灶性或节段性增生。基底细胞可以形态相对一致或具有多形性，并且经常形成起源于基底上皮的小的不规则细胞簇和（或）结节性增殖（图 20.53）。增生因受到基底膜的限制而无法向下方的固有层延伸。通常细胞的细胞质稀少、呈嗜碱性，细胞核具有点彩状染色质。

局灶性、多灶性或更大范围的低分化或多形性上皮细胞增生（不典型增生、增生伴异型性）可能见于增生的呼吸上皮内或伴有呼吸上皮增生。不应将具有细胞异型性的上皮增生区域误诊为急性上皮损伤后的上皮再生。当增生的上皮细

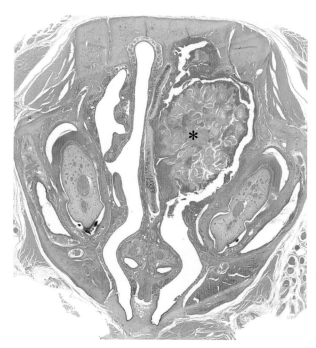

图 20.49　起源于鼻中隔上皮的鳞状细胞乳头状瘤（*）阻塞鼻道

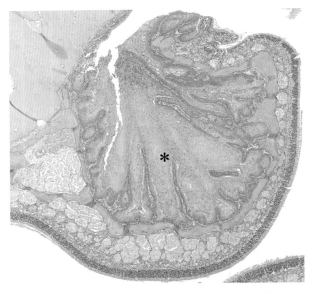

图 20.50 起源于嗅上皮的倒置的鳞状细胞乳头状瘤（＊）

胞在基底膜下发生且在固有层内增殖时诊断为不典型增生（图 20.54），这种病变可能是癌前病变。

6.1.2.2 腺瘤（腺瘤性或绒毛状息肉、绒毛状或息肉样腺瘤）

鼻腔的自发性或化学诱导的腺瘤均非常罕见，可能起源于移行上皮和呼吸上皮的前部或起源于鼻腺体的上皮。呼吸上皮的腺瘤常起源于鼻甲和上颌鼻甲的游离缘（图 20.55 和 20.56），而移行上皮的腺瘤则来自侧壁（图 20.57）。这些腺瘤通常呈外生性生长，且延伸到鼻道的腔中，但罕见完全阻塞。其体积可能非常大，通过 1 个相对狭窄的蒂或无柄却具有较宽的基底附着于黏

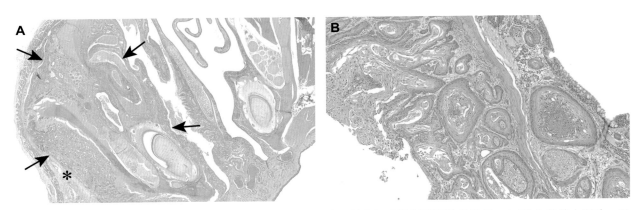

图 20.51 A. 单侧鳞状上皮细胞癌导致鼻腔消失（箭头所示），肿瘤细胞浸润周围的软组织。B. 图 A 的放大图片，显示不同数量的角蛋白的肿瘤性鳞状上皮

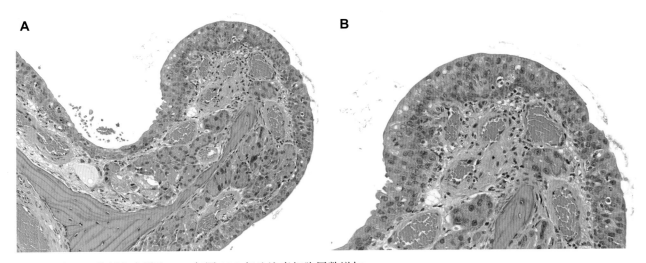

图 20.52 A. 移行上皮增生。B. 与图 20.8 相比注意细胞层数增加

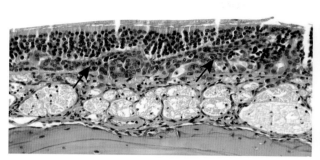

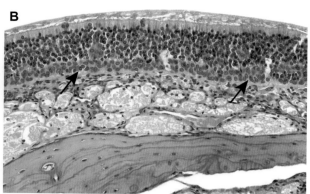

图 20.53　嗅上皮的基底细胞（箭头所示）

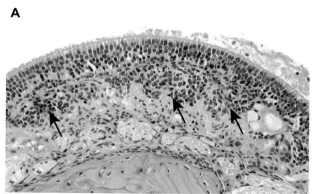

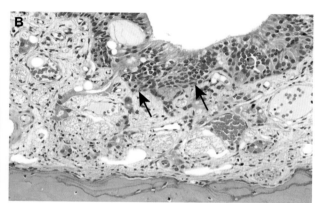

图 20.54　嗅上皮的不典型增生（箭头所示）

膜。腺瘤可能呈乳头状模式，伴有一些内陷的腺样结构或小管，或呈息肉样具有不规则的表面，并主要由小管或腺样结构组成。纤毛状和腺体结构内衬单层或假复层上皮［由立方至低柱状无纤毛、纤毛和（或）分泌细胞组成］，但是少数细胞可能不典型。上皮中可能偶尔出现局灶性的鳞状上皮区域。内生性腺瘤可能是压迫性的，由腺泡或腺样结构组成，被纤细的纤维血管间质分隔开，衬覆无纤毛立方上皮细胞。

移行上皮腺瘤通常为小的外生性肿块，起源于鼻甲或上颌鼻甲和鼻甲之间的侧壁（图 20.57），可由化学物质诱导形成（NTP，2012）。肿瘤细胞中等大小，呈多角形，含有适量的轻度嗜酸性细胞质。细胞核大小适中，呈圆形或椭圆形，有轻度点彩状染色质和 1 或 2 个明显的嗜碱性或双嗜性核仁。

鼻腺体的腺瘤（图 20.58）在形态学上可能无法与内生性腺瘤相鉴别，很难确定较大的腺瘤的确切起源部位。暴露于鼻致癌物后，在鼻中隔和黏膜下腺体（鲍曼腺）的固有层内会出现腺样小结节或实性细胞簇，推测其可能来源于这些腺体。这些腺瘤的界限清楚，具有轻微的细胞多形性和异型性。

6.1.2.3　腺癌

自发性和化学诱导的鼻腔腺癌非常罕见。腺癌可能来源于鼻腔前部的移行上皮（图 20.59）和呼吸上皮（图 20.60）、嗅上皮、黏膜下层腺体的上皮或腺瘤的恶性转化。腺癌大小不一，具有高度侵袭性、膨胀性的腺癌的确切上皮来源往往很难确定，尤其是那些生长并占据两侧鼻腔的肿瘤。位于侧壁的腺癌起源于移行上皮。尽管移行细胞癌少见，但可通过化学物质暴露诱导形成

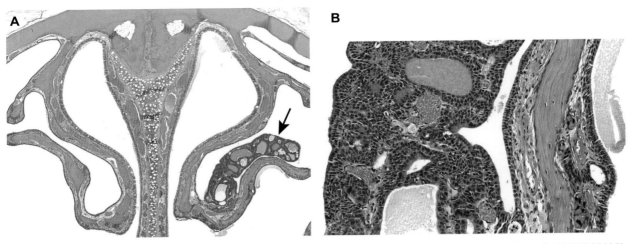

图 20.55 A.起源于鼻甲呼吸上皮的腺瘤（箭头所示）。B.图 A 的放大图片，显示肿瘤细胞形成的不规则的腺样结构

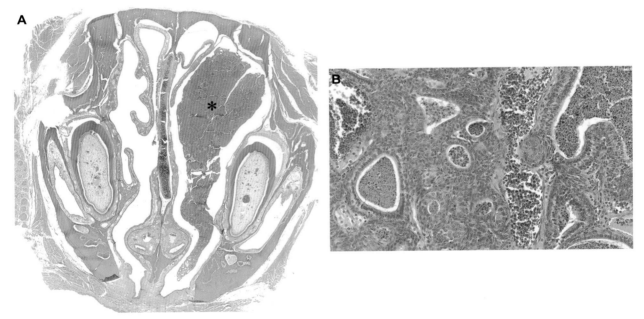

图 20.56 A.起源于呼吸上皮的腺瘤（＊）部分阻塞一侧鼻腔。B.图 A 腺瘤的放大图片，显示不规则的腺样结构

（NTP, 2012）。

　　与腺瘤相似，呼吸上皮的腺癌呈外生性或内生性生长，或可能沿着鼻腔壁或鼻甲蔓延。可能呈乳头状、腺样、假腺样或实性生长模式。高分化腺癌为腺样和（或）乳头状结构，由立方状至柱状上皮细胞组成，被数量不等的、疏松排列的支持间质所包围。

　　移行细胞癌呈膨胀性生长，并可能阻塞鼻腔。肿瘤细胞呈多角形，细胞质呈嗜酸性，核仁明显。肿瘤细胞倾向于排列成片状或腺样结构，有中度的血管间质。

　　无法确定上皮来源的高度恶性腺癌通常为低分化腺癌。这些肿瘤通常呈明显的多形性生长模式，细胞排列呈不太规则的乳头状、腺样结构和（或）呈无序的条索状、片状。细胞为立方状至柱状或圆形至多角形，具有数量不等的细胞质及

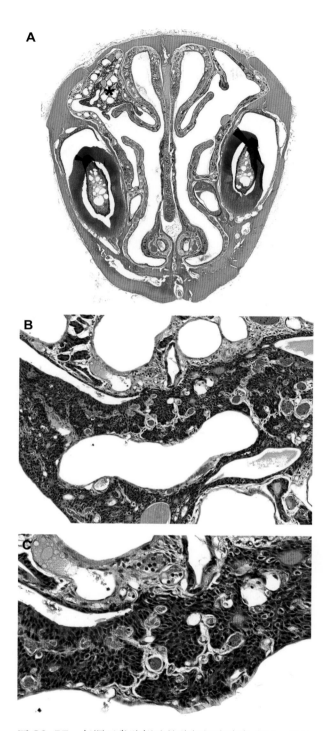

图 20.57　起源于鼻腔侧壁的移行细胞腺瘤（＊）。图 B 和图 C 为图 A 中腺瘤的放大图片

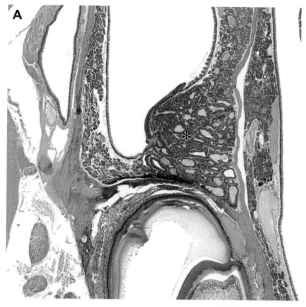

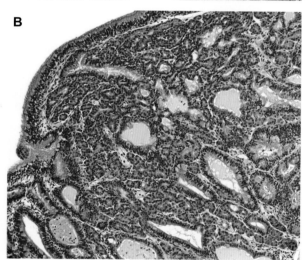

图 20.58　腺上皮黏膜下层腺瘤（＊）。图 B 为图 A 中腺瘤的放大图片

6.1.2.4　腺鳞癌

腺鳞癌与腺癌在形态学上具有相似的组织学特征。然而，肿瘤的主要组成部分为低分化至高分化的肿瘤性鳞状上皮。鳞状上皮成分可能形成角蛋白珠（Renne et al., 2009）。

6.1.2.5　嗅神经母细胞瘤

自发性和化学诱导的嗅上皮肿瘤极其罕见，仅在 NTP 实施的一项研究中报道了与暴露相关的嗅上皮恶性肿瘤。由于这些肿瘤的形态学有很

深染或泡状细胞核。一些癌细胞呈纺锤形。可能存在大量的核分裂象和广泛的坏死。可广泛侵袭邻近的组织，包括骨组织。

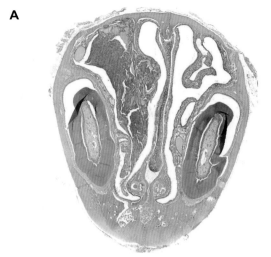

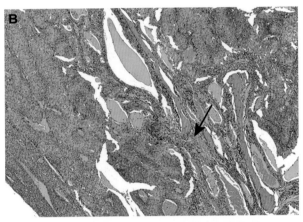

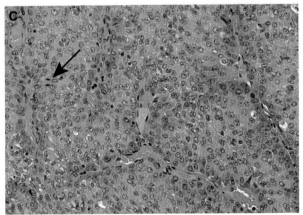

图 20.59 起源于鼻腔侧壁的移行细胞癌。图 B 和图 C 为图 A 的放大图片。肿瘤细胞侵袭到包括鼻甲骨在内的下层组织（图 B 中箭头所示）。肿瘤细胞为多角形，排列成不规则的片状和岛状，被纤细的纤维血管间质分隔开。偶尔出现核分裂象（图 C 中箭头所示）

大的差别，如果不使用免疫组织化学（嗜铬粒蛋白 A 和突触小泡蛋白）或电子显微镜技术，仅基于细胞类型很难对这些肿瘤进行分类。用于诊断嗅神经上皮肿瘤的术语有很多。含有真菊形团（具有中央管腔的 Flexner-Wintersteiner 型菊形团）的肿瘤称为嗅神经上皮瘤，那些有假菊形团（没有真腔的 Homer-Wright 型菊形团）的肿瘤称为嗅神经母细胞瘤。没有菊形团，但是具有神经纤维背景和小叶模式的肿瘤称为嗅神经细胞瘤。由于分类困难，目前在啮齿类动物毒性病理学中，嗅上皮低分化肿瘤的通用术语为嗅神经母细胞瘤。

嗅神经母细胞瘤的大小可变，且具有高度侵袭性，可能单侧或双侧发生（图 20.61）。大的肿块可能取代鼻结构，通过筛板侵袭神经、鼻骨及脑的嗅叶。其他肿块可能沿着黏膜延伸，取代筛骨鼻甲和鼻中隔的上皮。肿瘤细胞可能为圆形、多角形或纺锤形，呈不规则的腺样、岛状和索状排列，由纤维血管间质分隔开（图 20.61）。细胞具有嗜酸性或双嗜性细胞质、淡染的卵圆形或多角形泡状核及明显的中央核仁。可能存在鳞状上皮异型增生区域和角蛋白珠。通常可见大量的核分裂象和坏死区域。也可观察到真菊形团（细胞核位于基底部，有丰富淡染细胞质的柱状细胞围绕中央腔）和假菊形团（位于外周细胞核和细胞质的圆形细胞簇，围绕界限不清的管腔汇聚）。

6.1.2.6 鼻息肉

鼻息肉是相对不常见的自发性增生性病变，罕见与化学物质暴露相关。息肉可能呈外生性生长并阻塞鼻腔。鼻息肉通常游离于鼻道内，与鼻道的形状一致。主要由增生性、疏松、含血管的结缔组织组成其轴，被覆正常、增生性或化生性黏膜上皮（图 20.62）。

6.1.2.7 间叶性肿瘤

纤维瘤（图 20.63）、纤维肉瘤（图 20.64）、血管瘤、血管肉瘤、软骨瘤（图 20.65）、软骨肉

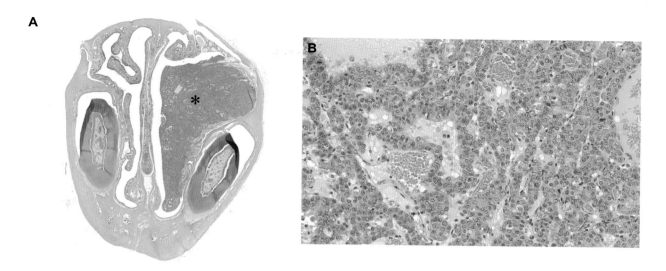

图 20.60　A. 起源于呼吸上皮的腺癌（＊），肿瘤完全消除并阻塞一侧鼻道。B. 图 A 的放大图片，显示相对一致的肿瘤细胞，形成不规则的索状和腺样结构

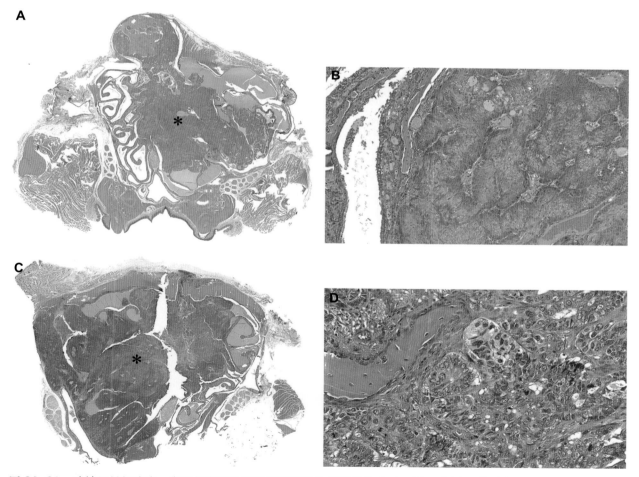

图 20.61　嗅神经母细胞瘤，高度侵袭性肿瘤取代了正常的组织结构（＊）。图 B 和图 D 分别为图 A 和图 C 的放大图片。肿瘤细胞形成厚的、不规则的条索状（A）和腺样结构（C），由纤维血管间质分隔开

瘤（图 20.66）、骨瘤、骨肉瘤和神经鞘瘤均为鼻腔罕见的自发性肿瘤，这些肿瘤具有其他部位的间叶性肿瘤的形态学特征。

6.2 喉和气管

大鼠喉和气管不常见自发性、年龄相关性病变，但因化学物质吸入暴露所致的退行性、再生性、增生性及炎症性病变在喉常见，在气管中则相对较少。这些病变在形态学上与鼻腔中的同名病变相似。喉的病变最常见于会厌基部的上皮。

喉会厌基部和气管的黏膜下腺体扩张可能是最常见的年龄相关性病变，且该病变常伴有喉部其他化学诱导的改变。病变的特征为腺体出现不同程度的扩张，衬覆扁平上皮（图 20.45 和 20.46）。受累及的腺体管腔中可能存在炎症细胞和分泌物的混合物。

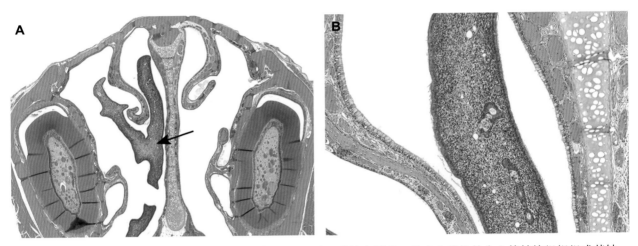

图 20.62　A. 上皮息肉（箭头所示）部分阻塞鼻道。B. 图 A 的放大图片。息肉由疏松的含血管结缔组织组成其轴，被覆纤毛柱状呼吸上皮。本切片显示息肉不附着于黏膜

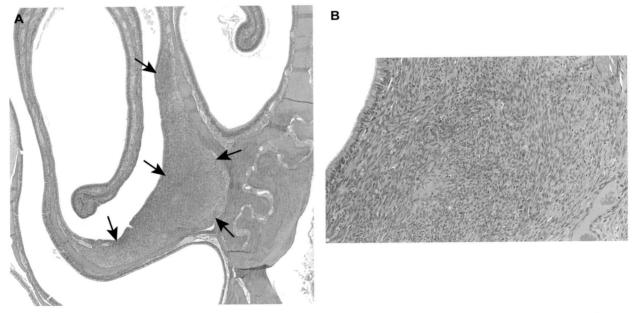

图 20.63　A. 嗅上皮黏膜的纤维瘤（箭头所示），与筛骨鼻甲相关。B. 纤维瘤的放大图片，显示纺锤形肿瘤细胞

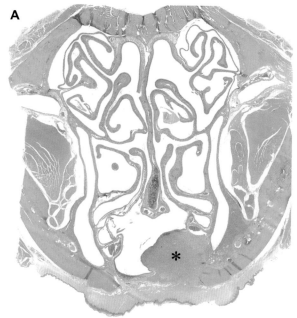

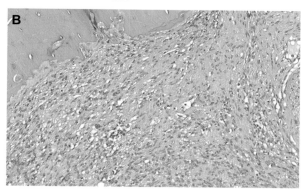

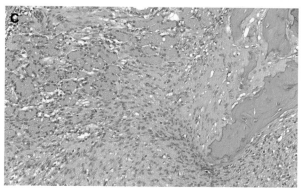

图20.64　A.纤维肉瘤（＊），位于鼻咽管水平。B 和 C.肿瘤的放大图片，显示其浸润性和细胞细节

变性可由 1 个或多个变化组成，包括小的不规则的细胞质空泡、细胞的嗜酸性增强、细胞肿胀、细胞变圆、起泡、纤毛缺失、核固缩、细胞与细胞间的连接缺失、细胞缺失和整个上

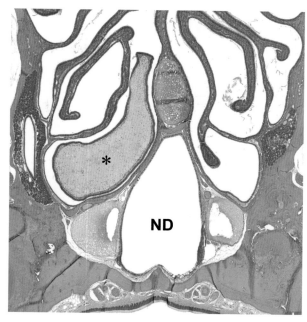

图20.65　软骨瘤（＊），与筛骨鼻甲相关且邻近鼻咽管（ND）

皮组织排列紊乱，也可能存在坏死（图 20.67 和 20.68）。与上呼吸道的其他部位一样，上皮损伤后可再生，特征为单层扁平或低立方上皮覆盖受累部位以取代损伤的或缺失的上皮细胞（图 20.69 和 20.70）。有时，未成熟的多角形细胞是再生中上皮的组分之一。

在正常情况下，喉会厌基部的黏膜下层有时会出现以淋巴细胞为主的炎症细胞。炎症常伴有喉上皮损伤，且炎症性病变的性质会随着吸入物质的暴露时间和效力而改变。喉组织出血常与创伤有关，或可能伴有炎症、变性和坏死。

喉和气管的呼吸上皮增生可为局灶性、多灶性或弥漫性。由于上皮细胞数量增加，上皮表现为变厚、拥挤和排列紊乱（图 20.71 和 20.72）。增生细胞可为无纤毛或有纤毛，上皮偶尔可以形成延伸到喉腔中的乳头状结构。可能有轻微的细胞和核多形性，异型性可能明显。

喉常见的与暴露相关的变化是衬覆杓状软骨内侧面和外侧面鳞状上皮的局灶性、节段性或弥漫性增生。增生上皮通常呈高分化、不同程度角化，有可能特别厚（图 20.73）。可能存在轻微

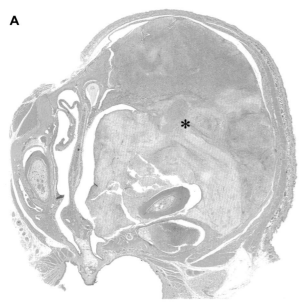

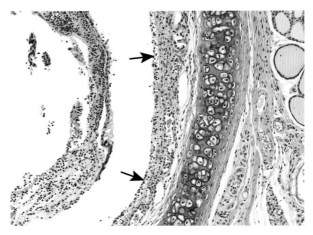

图 20.68 气管黏膜坏死（箭头所示），伴有管腔中变性中性粒细胞聚集及细胞和核碎裂的碎片

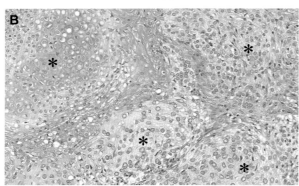

图 20.66 A. 软骨肉瘤（ * ），侵袭周围组织使鼻腔消失。B. A 图肿瘤的放大图片，显示肿瘤性软骨细胞（ * ）

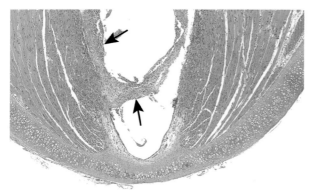

图 20.67 喉黏膜坏死（箭头所示），伴有炎症细胞聚集，组织和管腔中有细胞和核碎裂的碎片

的细胞核多形性和细胞异型性。衬覆杓状软骨的鳞状上皮增生常伴随衬覆会厌的基部和侧面上皮的鳞状上皮化生（图 20.73A）。在 NTP 进行的亚慢性和慢性吸入研究中，鳞状上皮化生是喉和气管上皮中常观察到的对吸入刺激物的上皮反应，并通常与炎症、变性、坏死和溃疡有关或为其结局。鳞状上皮化生通常被认为是对反复刺激的适应性／保护性反应，而非癌前病变，在喉和气管中进展成为鳞状细胞肿瘤者非常罕见。喉鳞状上皮化生是衬覆会厌基部和侧面呼吸上皮的最常见和最严重的病变。然而，在喉的其他部位所衬覆的呼吸上皮的鳞状上皮化生并不少见，尤其是会厌基部上皮化生严重时。黏膜下层腺体较少受到累及，但腺体导管可能发生鳞状上皮化生，为被覆上皮化生的延伸。

鳞状上皮化生的特征通常为高分化、不同程度角化的鳞状上皮呈局灶性、节段性或弥漫性替代呼吸上皮（图 20.74）。化生的上皮细胞和细胞核可能具有轻微的多形性或异型性。

喉及气管罕见自发性和化学诱导的肿瘤。观察到的肿瘤最常见的是邻近组织的转移性肿瘤或其直接蔓延。颗粒细胞瘤（图 20.75）是在气管

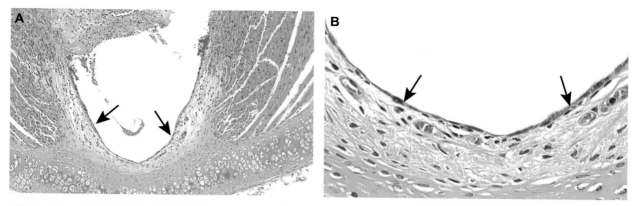

图 20.69　A. 喉上皮再生（箭头所示）。B. 显示黏膜衬覆单层扁平上皮的放大图片

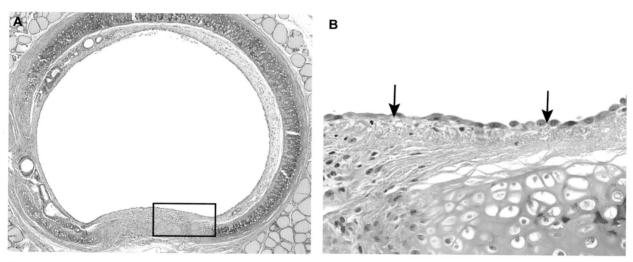

图 20.70　A. 气管上皮再生。B. 图 A 的放大图片，黏膜衬覆单层扁平上皮细胞（箭头所示）

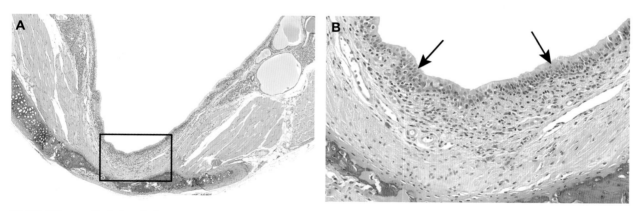

图 20.71　A. 喉呼吸上皮增生。B. 图 A 的放大图片，显示上皮厚度增加，伴有上皮细胞无序堆积排列（箭头所示）。与图 20.14 和图 20.15 中的正常上皮比较

中已报道的一种罕见的自发性肿瘤。肿瘤由大量的一致卵圆形或多角形的细胞组成，具有丰富的嗜酸性和 PAS 阳性细胞质。

7 其他病变

7.1 鼻腔

大鼠的鼻骨包括鼻甲，其病变通常与其他系统的骨骼变化有关。这些变化可能继发于晚期肾脏疾病，或为长期暴露于使黏膜坏死的化学物质所致。在老龄大鼠中，门齿和白齿的炎症可能导致牙齿发育不良及鼻腔结构变形。

骨质增生是一种大鼠罕见的自发性鼻病变，但在吸入研究中是与给药相关的病变。这种病变在雌性大鼠中更常见，在慢性研究中可观察到，并伴有明显的变性、坏死和鼻腔炎症。鼻甲、上颌鼻甲和筛骨鼻甲可能都会受到累及，但是骨质增生最常见于鼻腔前部。在显微镜下观察，可见

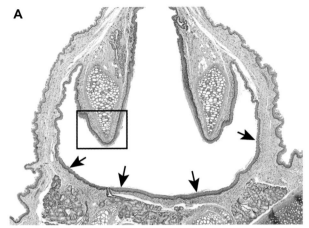

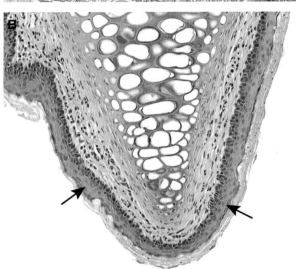

图 20.73 A. 杓状软骨（方框区域所示）衬覆的鳞状上皮增生。注意会厌基部和侧面衬覆上皮的鳞状上皮化生（箭头所示）。B. 图 A 中方框区域的放大图片（箭头所示）

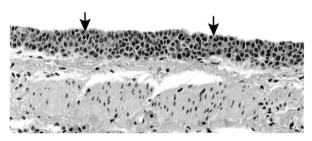

图 20.72 气管上皮增生。与图 20.16 中的正常上皮比较

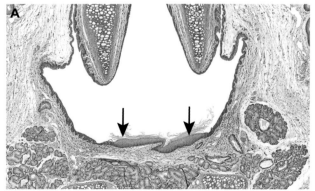

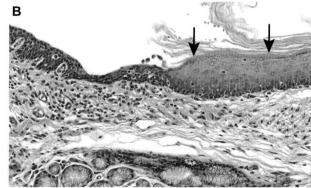

图 20.74 A. 衬覆会厌侧面和基部的喉上皮的鳞状上皮化生（箭头所示）。B. 鳞状上皮（箭头所示）替代正常衬覆于会厌基部的纤毛柱状上皮

致密的编织骨的破骨细胞数量增加使鼻甲增厚（图 20.76）。受累及的鼻甲较宽、短且钝。

　　与受试物灌胃给药相关的胃反流可导致鼻的炎症性病变。反流引起的病变通常是单侧的，常累及鼻咽管，鼻腔后部、腹侧和侧部往往更严重。病变常为化脓性的，且在慢性变化的基础上叠加急性变化，特别是在反流重复发生的情况下。

8　毒理学病变

　　如前所述，在 NTP 进行的研究中通常制备一套标准的鼻腔横切片以便对鼻腔进行检查。在吸入研究中，病变的部位一般取决于吸入物质的区域性沉积或区域细胞的易感性。鼻吸收、区域性沉积和细胞应答都受上呼吸道气流动力学、吸入物质的物理和化学性质（挥发性、水溶性、反应性和颗粒大小）、吸入物质的环境浓度、局部代谢程度、暴露持续时间和局部防御机制有效性的影响。

　　鼻前部的空气湍流区域预期可增加黏膜表面和蒸气及气雾剂的接触。依据吸入颗粒的大小，颗粒沉积在气道弯曲处或是其附近，并产生部位特异性反应。鼻上皮的生理特性（如黏液纤毛的功能）也会引起部位特异性反应。黏液纤毛的功能是鼻毒性的敏感指标，给药引起的上呼吸道病

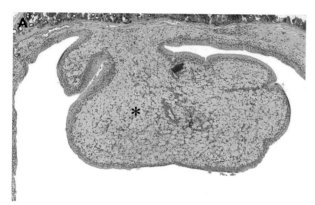

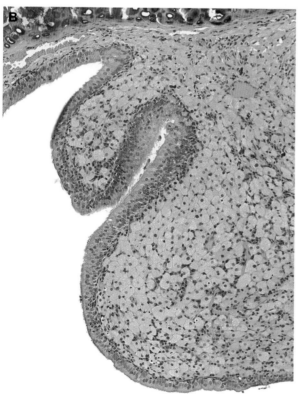

图 20.75　A.气管颗粒细胞瘤（＊），形成一个延伸到管腔内的息肉样肿块。B.图 A 的放大图片，肿瘤由含有颗粒状、嗜酸性细胞质的多角形细胞组成

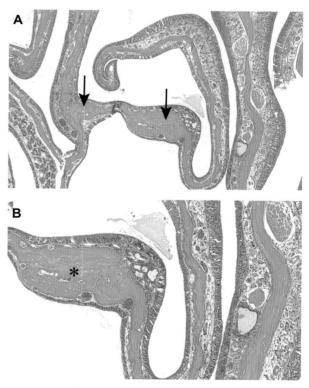

图 20.76　筛骨鼻甲的骨质增生（箭头所示），编织骨的骨量增加使得鼻甲骨不规则增厚（＊）；图 B 为图 A 的放大图片

变可能与纤毛停滞区有关。细胞特异性代谢可能
引起局灶性的细胞易感性。移行上皮、呼吸上皮
和嗅上皮具有细胞色素 P450 和其他代谢及生物
转化酶系统，这些系统对于吸入毒物的代谢和解
毒作用很重要。嗅上皮中的细胞色素 P450 酶水
平高于移行上皮和呼吸上皮。P450 酶系统的代
谢在很大程度上与嗅上皮损伤有关，不仅是吸入
的外源性物质，还包括需要 P450 酶代谢的肠外
给药的外源性物质。

许多吸入性化学物质的研究分为刺激物诱导
和局部上皮细胞毒性诱导的病变。某些化学物质
对特定的细胞群有选择性毒性，这可能是区域性
代谢的结果。在吸入研究中，上呼吸道病变可能
表现出鲜明的前部 - 后部严重性梯度变化。无论
毒性机制如何，上呼吸道上皮的反应一般是依循
一系列特征性和可预测的事件而发展的，取决于
组织损伤的程度和是否持续毒性暴露。暴露通常
会引起一系列病变，包括上皮变性与坏死、上皮
细胞脱落和溃疡或糜烂，伴有血管性变化、水肿
和急性至慢性炎症。随着长期暴露，试图修复损
伤的上皮改变随后出现，包括再生、增生、化生
或纤维化，但罕见进展成肿瘤。暴露停止后，可
能恢复正常的形态。

8.1　鼻道和相关结构

化学诱导的病变沿鼻腔长轴发生。通常不制
备鼻吻侧的横切面切片，原因是鼻的这部分区域
衬覆角化复层鳞状上皮，通常对吸入外源性物质
耐受。然而，高浓度的高挥发性、水溶性、刺激
性化学物质会在衬覆前庭或腹鼻道的鳞状上皮
引起明显的毒理学病变（局灶性急性糜烂或溃
疡），伴有或不伴有炎症。在前鼻的顶端可形成
重度溃疡，导致重度变性、坏死甚至结构缺失。
长期暴露于刺激物可能诱发上皮增生和鳞状上皮
化生，伴有或不伴有角化过度，这些病变被认为
是适应性或保护性反应，且通常较少发生癌前病
变。因此，在吸入研究中，常规检查鼻吻侧部位

需慎重考虑。

在第 I 和第 II 水平标准横切片中，鼻道衬覆
移行上皮和呼吸上皮，对刺激物非常敏感。在这
2 种上皮类型中，刺激程度、黏膜对刺激物的敏
感性和黏液纤毛结构的完整性通常决定了对吸入
性化学物质和颗粒的毒性反应过程。移行上皮可
能尤为敏感。其敏感性较高一部分归因于其在鼻
道的前部位置，覆盖在移行上皮的黏液层更薄，
还可能由于该区域纤毛细胞缺失，从而导致黏液
层的移动更缓慢。暴露于刺激物（如臭氧）后，
即使浓度对鳞状上皮、呼吸上皮或嗅上皮的影响
很小，移行上皮也会出现增生性和化生性反应。
病变可能表浅，或累及整层上皮，并延伸至固有
层。如果刺激性相对较轻且暴露持续时间较短，
杯状细胞化生和黏液分泌可能是唯一的反应。鼻
腔中常见的对轻度刺激物的反应是单纯性浆液性
炎症。在显微镜下，浆液性渗出物中几乎没有炎
症细胞。高度刺激性化学物质在上皮和相关腺体
中可引起更多样和更广泛的反应。包括上皮细胞
空泡化和纤毛缺失，或更严重的病变如变性、炎
症、上皮坏死和溃疡，以及其他结构的坏死、萎
缩或鼻甲骨的骨质增生。修复反应期间，单层扁
平状再生细胞及持续损伤导致的 2 层或更多层未
分化的多角形细胞，可能代替纤毛和分泌细胞。
这些病变可进展为增生、鳞状上皮化生和角化过
度，且伴有持续损伤。增生（尤其是不典型增
生）可能是早期肿瘤的征兆。但是，上呼吸道的
化学诱导的肿瘤较罕见。

第 III 水平切片的鼻甲主要衬覆嗅上皮，对刺
激物的反应通常与移行上皮和呼吸上皮相似。但
是，也有一些反应特点是嗅上皮独有的。病变可
包括上皮细胞空泡形成、变性和（或）坏死，支
持细胞和神经上皮细胞缺失，最终导致上皮厚度
降低或萎缩。再生随后发生，可能伴有上皮和基
底细胞增生，并常伴有呼吸上皮化生和鳞状上皮
化生。这些上皮反应可能累及黏膜下腺体（鲍曼
腺）。这些腺体通常是一个主要靶标，因为这些

细胞中的 P450 代谢酶可能产生对腺上皮有毒的代谢物。固有层中常见神经束萎缩和（或）缺失。因为缺乏支持细胞支撑其正常结构，再生性或增生性上皮通常排列紊乱。呼吸上皮化生是嗅上皮对刺激物独有的，也是常见的反应。除筛骨鼻甲上皮外，这种改变也常发生在鼻腔第 Ⅱ 水平切片的衬覆背鼻道的嗅上皮中。嗅觉神经元对有毒气体特别敏感。化生性呼吸上皮具有较厚的黏液毯，从而可提供保护功能。

嗅上皮的代谢特性使得其在吸入或全身暴露于某些化学物质后容易产生毒性。这种富含酶的上皮具有羧酸酯酶和醛脱氢酶，可将某些化学物质水解成高毒性的酸性代谢物。

8.2　喉

喉上皮对化学物质暴露的反应通常与鼻腔中的反应相似。病变最常由吸入暴露引起，但也可能与全身毒性有关。病变表现出明显的部位特异性。衬覆会厌基部从鳞状上皮到呼吸上皮的过渡区的呼吸上皮是最敏感的部位。其他常见的受影响的部位包括腹囊的呼吸上皮和杓状软骨声带突内侧壁衬覆的角化不良的鳞状上皮。鳞状上皮化生是最常见的反应，其次是衬覆杓状软骨的鳞状上皮增生。病变在含有会厌的标准切片中最常见和最严重，但上述病变也可能发生在喉上皮的其他部位。喉损伤好发部位的病变进展成肿瘤非常罕见。

8.3　气管

气管上皮对化学物质暴露的反应通常与鼻腔和喉的反应相似，但比这两者更少见。上皮增生和鳞状上皮化生是最常见的化学诱导性病变。气管支气管树的解剖结构在一定程度上决定刺激物在气管中的作用。研究表明，气管分叉（隆突）处是常见的病变部位，对刺激物的反应可能为杯状细胞增生、化生和异型增生。肿瘤则极为罕见。

9　上呼吸道的分子病理学

上呼吸道是外源性物质进入身体的主要门户之一，也是暴露于最高浓度的气体、蒸气或颗粒形式的环境毒物的组织器官之一。鼻衬覆的呼吸上皮和嗅上皮具有丰富的外源性物质代谢能力，并有助于吸入的外源性物质的解毒。更常见的是，吸入的外源性物质代谢形成更高活性的形式，从而导致组织损伤。长期暴露于这些外源性物质可导致炎症、组织修复，例如增生性病变（再生和增生），并最终发展成肿瘤。

鼻上皮的特定部位对化学诱导的毒性和致癌性有不同的易感性（Harkema et al., 2006），病变可能出现在鳞状上皮、呼吸上皮、移行上皮或嗅上皮。对乙酰氨基酚、香豆素、萘及非那西丁等化学物质在鼻上皮中被代谢成毒性更强的形式（Genter, 2010）。呼吸上皮和嗅上皮富含 Ⅰ 相和 Ⅱ 相代谢酶，因此是化学物质暴露后损伤或癌变的潜在部位。鼻上皮中表达多种外源性物质代谢酶，如 CYP1A1、CYP1A2、CYP2A5、CYP2B、CYP2C、CYP2E1、环氧化物水解酶、金属硫蛋白、超氧化物歧化酶、血红素加氧酶等（Genter, 2010）。因此，鼻是除肝脏外的外源性物质代谢的主要部位之一，且是上呼吸道中化学诱导的细胞毒性和肿瘤的好发部位（Jeffrey et al., 2006）。

在嗅上皮中，代谢酶的分布随着解剖部位的变化而变化，因此某些外源性物质诱导的毒性具有部位特异性。例如甲草胺可引起大鼠嗅上皮的呼吸上皮化生而后进展成肿瘤，主要发生在筛骨鼻甲区域（Genter et al., 2000）。除甲草胺外，硫化氢、萘和乙酸乙烯酯可特异性地导致嗅上皮的细胞毒性，而对呼吸上皮却没有此作用（Dodd et al., 2010; Lantz et al., 2003; Moulin et al., 2002）。甲醛可引起沿着鼻中隔和鼻甲腹鼻道的呼吸上皮和移行上皮的鳞状化生和鳞状细胞癌，而对嗅上皮却没有此作用（St Clair et al., 1990）。

一些分子功能障碍是外源性物质诱导的增生性和肿瘤性病变的起因。这些功能障碍可能包括基因表达和蛋白水平的改变、DNA 加合物的形成和体细胞突变。

9.1　基因表达改变

已报道了 F344 大鼠（Hester et al., 2002）和 Sprague-Dawley 大鼠（Roberts et al., 2007）的不同类型的鼻上皮全基因表达谱。支气管上皮暴露于香烟烟雾引起的基因表达改变可反映在鼻上皮中。在 Sprague-Dawley 大鼠中，香烟烟雾的急性吸入暴露（3 小时）可引起氧化应激反应途径（Nrf2 信号传递），以及鼻上皮与肺的 Ⅰ 相及 Ⅱ 相代谢酶的编码基因改变。然而，同一因素暴露超过 3 周可导致氧化应激和 Ⅱ 相应答基因表达模式显著降低（Ⅰ 相基因不降低），提示在鼻上皮和肺中存在适应性反应（Gebel et al., 2004）。甲醛靶向大鼠的呼吸上皮可引起剂量依赖性上皮变性、呼吸上皮细胞肥大、鳞状上皮化生、细胞增生和鼻肿瘤（Monticello et al., 1996）。内源性和外源性甲醛对鼻腔的毒性作用已有报道（Schroeter et al., 2014）。甲醛的浓度达到 2 ppm 时，与细胞应激、疏基转运 / 还原、炎症和细胞增殖有关的通路上调；而在 6 ppm 或更高浓度时，与细胞周期、DNA 修复与凋亡、ERBB、EGFR、WNT、TGF-β、音猬因子和 Notch 有关的信号传递更加丰富。暴露于甲醛也会改变鼻中的 miRNA 表达（Andersen et al., 2010）。基于基因表达、毒代动力学数据和细胞增殖的组织学检查，笔者认为甲醛诱导的鼻组织毒性和致癌性存在剂量 / 暴露时间过渡关系。

在大鼠的鼻中总共有 108 个 miRNA 与甲醛应答反应有关，但是它们的表达具有剂量和持续时间依赖性，且大多仅出现在 1 个时间点（Rager et al., 2014）。在这些 miRNA 中，与健康组织相比，Let-7a、Let-7c、Let-7f 和 miR-10b 在鼻咽癌组织中的表达降低，提示这些 miRNA

可能为癌前病变的潜在的生物标志物（Li et al., 2011）。miRNA 中的 Let-7 家族作用于细胞凋亡和增殖通路，提示它们可能在甲醛暴露中发挥肿瘤抑制的作用（Rager et al., 2014）。

甲草胺是一种除草剂，可引起大鼠的鼻腔、肝脏、甲状腺和胃肿瘤。在鼻腔，肿瘤主要来源于嗅上皮。转录组学分析揭示其与细胞外基质稳态（MMP-2、MMP-9）和嗅黏膜氧化应激的相关通路（血红素加氧酶）破坏相关。从腺瘤进展到腺癌与 Wnt/β- 联蛋白信号通路改变有关（Genter et al., 2002）。

9.2　蛋白表达改变

对鼻组织中蛋白表达的检测常作为验证转录组学研究的一部分，用于检查酶的诱导性，以及确定鼻上皮中细胞毒性和瘤形成的起源细胞。鼻上皮中蛋白的免疫定位检测的主要技术难点之一是组织处理。通常的脱钙程序使用 5%~10% 甲酸或 10% 盐酸可能降解鼻上皮中天然的蛋白质结构，这些脱钙组织中通常无法进行蛋白质的免疫组织化学定位。大鼠的鼻免疫组织化学研究首选较温和的脱钙方法如 14% 乙二胺四乙酸（ethylenediaminetetraacetic acid, EDTA），pH 值为 7.0~7.6，时间为 2~3 周，RapidCal · Immuno 脱钙剂（BBC 生物化学公司，Mount Vernon, WA）作用 2 小时，或者 Immunocal 脱钙剂（Decal 化学公司，Congers, NY）持续脱钙 6 天。即便采用这些较温和的脱钙方法，要想对鼻组织中的蛋白质成功定位，仍然需要对免疫组织化学参数进行单独优化（Harris et al., 2013）。从不同区域取材相应的鼻上皮，用于直接检测 CYP 酶和鼻毒素的代谢中间体（Dunston et al., 2013），不失为一种替代方法。

化学物质暴露（全身或吸入途径）所引起的 Ⅰ 相和 Ⅱ 相代谢酶改变可通过各种方法监测，以了解细胞毒性的机制（Genter, 2006; Harkema et al., 2006）。基于这些生物转化酶的差异性分布，已证实不同的鼻腔毒素呈现差异性部位易感性（Morris and Shusterman, 2010）。萘在鼻上皮被 CYP 酶代谢为不稳定的 1,2- 环氧化物，后者经历进一步的环氧化作用和（或）与谷胱甘肽结合。CYP 代谢途径达到饱和后，会出现组织损伤。萘的肠外给药引起鼻嗅黏膜的弥漫性细胞毒性，而在吸入暴露时组织损伤局限于内鼻道背侧。检测内鼻道背侧和远端筛骨鼻甲的鼻腔上皮细胞中的 CYP 酶和萘代谢物，表明肠外给药与吸入暴露的易感性差异是由于组织内的萘分布浓度不同导致的（Lee et al., 2005）。

在吸入研究中，呼吸上皮化生是嗅上皮的一个常见病变。对每种鼻上皮类型的固有细胞角蛋白进行鉴定，对于更好地解析早期的化生性变化是必要的。差异性细胞角蛋白定位已经在香烟烟雾暴露组及对照组大鼠的不同鼻上皮细胞及喉、气管和肺上皮细胞中得到证实（Schlage et al., 1998）。

9.3 DNA 加合物和鼻肿瘤突变

外源性物质暴露引起的 DNA 加合物与在其他组织中一样，有助于鼻组织的诱变和癌变。一般而言，不同组织中的 DNA 加合物的浓度与肿瘤靶点相关（Genter, 2010）。例如啮齿类动物的鼻致癌物如 2,6- 二甲基苯胺、2- 甲基苯胺、硫酸二甲酯、环氧丙烷、甲醛、烟草特异性亚硝胺、β- 丙内酯、甲基磺酸甲酯和二甲基氨基甲酰氯可形成鼻上皮内的 DNA 加合物。然而，还有一些啮齿类动物的鼻致癌物如甲草胺、木屑提取物及亚硫化亚镍不形成 DNA 加合物，这些物质可能通过其他机制引起鼻肿瘤。

甲醛是在啮齿类动物中研究最多的遗传毒性鼻致癌物之一。在大鼠中，甲醛以浓度依赖性的方式导致鼻鳞状细胞癌，同时形成 DNA- 蛋白质交联和加合物（Heck et al., 1990; Kerns et al., 1983）。甲醛可引起 DNA 间和 DNA 内交联、碱基加合物形成和 DNA- 蛋白交联。甲醛主要诱导鸟嘌呤、腺嘌呤和胞嘧啶的 N- 羟甲基单加合物，以及 DNA 相邻嘌呤之间的 N- 亚甲基交联，从而导致 DNA 损伤（Kawanishi et al., 2014）。从甲醛诱导的大鼠鼻鳞状细胞癌中检测到 Tp53 突变，出现 G:C 到 T:A/C:G 的颠换，以及 G:C 到 A:T 的转换（Recio et al., 1992）。随后未修复的 DNA 损伤导致细胞毒性、炎症和再生性增生，最终导致肿瘤发生（Monticello et al., 1991; Recio et al., 1992）。

总之，鼻衬覆上皮的呼吸上皮和嗅上皮具有较强的代谢外源性物质的能力，且有助于对吸入的外源性物质进行解毒。然而，在某些情况下，代谢这些外源性物质的酶将一些化学物质转化为具有更高的细胞毒性的中间体，长期暴露后可导致肿瘤的形成。鼻内细胞损伤的部位特异性和类型为理解毒性机制提供了一些提示。检测特定细胞类型内的分子变化可更全面地理解组织损伤的机制。

参考文献

Andersen, M.E., Clewell 3rd, H.J., Bermudez, E., Dodd, D.E., Willson, G.A., Campbell, J.L., et al., 2010. Formaldehyde: integrating dosimetry, cytotoxicity, and genomics to understand dose-dependent transitions for an endogenous compound. Toxicol. Sci. 118, 716-731.

Bojsen-Møller, F., 1964. Topography of the nasal glands in rats and some other mammals. The Anat. Rec. 150, 11-24.

Bojsen-Møller, F., 1975. Demonstration of terminalis, olfactory, trigeminal and perivascular nerves in the rat nasal septum. J. Compar. Neurol. 159, 245-256.

Bojsen-Moller, F., Fahrenkrug, J., 1971. Nasal swell-bodies and cyclic changes in the air passage of the rat and rabbit nose. J. Anat. 110, 25-37.

Cesta, M.F., 2006. Normal structure, function, and histology of mucosaassociated lymphoid tissue. Toxicol. Pathol. 34, 599-608.

Corr, S.C., Gahan, C.C., Hill, C., 2008. M-cells: origin, morphology and role in mucosal immunity and microbial pathogenesis. FEMS Immunol. Med. Microbiol. 52, 2-12.

Dodd, D.E., Gross, E.A., Miller, R.A., Wong, B.A., 2010. Nasal olfactory epithelial lesions in F344 and SD rats following 1- and 5-day inhalation exposure to naphthalene vapor. Int J Toxicol. 29, 175-184.

Dunston, D., Ashby, S., Krosnowski, K., Ogura, T., Lin, W., 2013. An effective manual deboning method to prepare intact mouse nasal tissue with preserved anatomical organization. J. Visual. Exp. JoVE.

Gebel, S., Gerstmayer, B., Bosio, A., Haussmann, H.J., Van Miert,

E., Muller, T., 2004. Gene expression profiling in respiratory tissues from rats exposed to mainstream cigarette smoke. Carcinogenesis. 25, 169-178.

Genter, M., 2010. Biomarkers of Nasal Toxicity in Experimental Animals, Toxicology of the Nose and Upper Airways. CRC Press, Boca Raton, pp. 151-166.

Genter, M.B., 2006. Molecular biology of the nasal airways: how do we assess cellular and molecular responses in the nose? Toxicol. Pathol. 34, 274-280.

Genter, M.B., Burman, D.M., Dingeldein, M.W., Clough, I., Bolon, B., 2000. Evolution of alachlor-induced nasal neoplasms in the Long-Evans rat. Toxicol. Pathol. 28, 770-781.

Genter, M.B., Burman, D.M., Vijayakumar, S., Ebert, C.L., Aronow, B. J., 2002. Genomic analysis of alachlor-induced oncogenesis in rat olfactory mucosa. Physiol. Genomics. 12, 35-45.

Graziadei, P.P.C., Graziadei, G.A.M., 1979. Neurogenesis and neuron regeneration in the olfactory system of mammals. I. Morphological aspects of differentiation and structural organization of the olfactory sensory neurons. J. Neurocytol. 8, 1-18.

Gross, E.A., Swenberg, J.A., Fields, S., Popp, J.A., 1982. Comparative morphometry of the nasal cavity in rats and mice. J. Anat. 135, 83-88.

Harkema, J., Morgan, K., 1996. Normal morphology of the nasal passages in laboratory rodents. In: Jones, T., Dungworth, D., Mohr, U. (Eds.), Respiratory System. Springer, Berlin Heidelberg, pp. 3-17.

Harkema, J.R., Carey, S.A., Wagner, J.G., 2006. The nose revisited: a brief review of the comparative structure, function, and toxicologic pathology of the nasal epithelium. Toxicol. Pathol. 34, 252-269.

Harris, N., Carter, C.A., Misra, M., Maronpot, R., 2013. Immunohistochemistry on decalcified rat nasal cavity: trials and successes. J. Histotechnol. 36, 92-99.

Hebel, R., Stromberg, M., 1976. Anatomy of the Laboratory Rat. The Williams and Wilkins Company, Baltimore.

Heck, H.D., Casanova, M., Starr, T.B., 1990. Formaldehyde toxicity-new understanding. Crit. Rev. Toxicol. 20, 397-426.

Hester, S.D., Benavides, G.B., Sartor, M., Yoon, L., Wolf, D.C., Morgan, K.T., 2002. Normal gene expression in male F344 rat nasal transitional and respiratory epithelium. Gene 285, 301-310.

Huard, J.M.T., Schwob, J.E., 1995. Cell cycle of globose basal cells in rat olfactory epithelium. Dev. Dyn. 203, 17-26.

Jang, W., Chen, X., Flis, D., Harris, M., Schwob, J.E., 2014. Labelretaining, quiescent globose basal cells are found in the olfactory epithelium. J. Compar. Neurol. 522, 731-749.

Jeffery, P.K., Reid, L., 1975. New observations of rat airway epithelium: a quantitative and electron microscopic study. J. Anatomy 120, 295-320.

Jeffrey, A.M., Iatropoulos, M.J., Williams, G.M., 2006. Nasal cytotoxic and carcinogenic activities of systemically distributed organic chemicals. Toxicol. Pathol. 34, 827-852.

Jenkins, P.M., McEwen, D.P., Martens, J.R., 2009. Olfactory cilia: linking sensory cilia function and human disease. Chem. Senses. 34, 451-464.

Katz, S., Merzel, J., 1977. Distribution of epithelia and glands of the nasal septum mucosa in the rat. Cells Tissues Organs. 99, 58-66.

Kawanishi, M., Matsuda, T., Yagi, T., 2014. Genotoxicity of formaldehyde: molecular basis of DNA damage and mutation. Front. Environ. Sci. 2.

Kerns, W.D., Pavkov, K.L., Donofrio, D.J., Gralla, E.J., Swenberg, J.A., 1983. Carcinogenicity of formaldehyde in rats and mice after longterm inhalation exposure. Cancer Res. 43, 4382-4392.

Lantz, R.C., Orozco, J., Bogdanffy, M.S., 2003. Vinyl acetate decreases intracellular pH in rat nasal epithelial cells. Toxicol. Sci. 75, 423-431.

Lee, M.G., Phimister, A., Morin, D., Buckpitt, A., Plopper, C., 2005. In situ naphthalene bioactivation and nasal airflow cause regionspecific injury patterns in the nasal mucosa of rats exposed to naphthalene by inhalation. J. Pharmacol. Exp. Ther. 314, 103-110.

Lewis, D.J., 1981. Factors affecting the distribution of tobacco smokeinduced lesions in the rodent larynx. Toxicol. Lett. 9, 189-194.

Lewis, D.J., 1991. Morphological assessment of pathological changes within the rat larynx. Toxicol. Pathol. 19, 352-357.

Li, T., Chen, J.X., Fu, X.P., Yang, S., Zhang, Z., Chen, K.H., et al., 2011. microRNA expression profiling of nasopharyngeal carcinoma. Oncol. Rep. 25, 1353-1363.

Marin, M.L., Lane, B.P., Gordon, R.E., Drummond, E., 1979. Ultrastructure of rat tracheal epithelium. Lung 156, 223-236.

Menco, B.P.M., 1997. Ultrastructural aspects of olfactory signaling. Chem. Senses. 22, 295-311.

Mendoza, A.S., 1993. Morphological studies on the rodent main and accessory olfactory systems: the regio olfactoria and vomeronasal organ. Ann. Anatomy Anatomischer Anzeiger. 175, 425-446.

Mery, Sp, Gross, E.A., Joyner, D.R., Godo, M., Morgan, K.T., 1994. Nasal diagrams: a tool for recording the distribution of nasal lesions in rats and mice. Toxicol. Pathol. 22, 353-372.

Monteiro-Riviere, N.A., Popp, J.A., 1984. Ultrastructural characterization of the nasal respiratory epithelium in the rat. Am. J. Anat. 169, 31-43.

Monticello, T.M., Miller, F.J., Morgan, K.T., 1991. Regional increases in rat nasal epithelial cell proliferation following acute and subchronic inhalation of formaldehyde. Toxicol. Appl. Pharmacol. 111, 409-421.

Monticello, T.M., Swenberg, J.A., Gross, E.A., Leininger, J.R., Kimbell, J.S., Seilkop, S., et al., 1996. Correlation of regional and nonlinear formaldehyde-induced nasal cancer with proliferating populations of cells. Cancer Res. 56, 1012-1022.

Morgan, K.T., Monticello, T.M., 1990. Airflow, gas deposition, and lesion distribution in the nasal passages. Environ. Health Perspect. 85, 209-218.

Morgan, K.T., Monticello, T.M., Patra, A.L., Fleishman, A., 1989. Preparation of rat nasal airway casts and their application to studies of nasal airflow. In: Crapo, J.D., Smolko, E.D., Miller, F.J., Graham, J.A., Hayes, W.A. (Eds.), Extrapolation of Dosimetric Relationships for Inhaled Particles and Gases. Academic Press, Inc, San Diego, California, pp. 45-58.

Morris, J., Shusterman, D., 2010. Nasal enzymology and its relevance to nasal toxicity and disease pathogenesis. Toxicology of the Nose and Upper Airways. CRC Press, Boca Raton, pp. 82-98.

Moulin, F.J., Brenneman, K.A., Kimbell, J.S., Dorman, D.C., 2002. Predicted regional flux of hydrogen sulfide correlates with distribution of nasal olfactory lesions in rats. Toxicol. Sci. 66, 7-15.

Naguro, T., Iwashita, K., 1992. Olfactory epithelium in young adult and aging rats as seen with high-resolution scanning electron microscopy. Microscopy Res. Tech. 23, 62-75.

Nomura, T., Takahashi, S., Ushiki, T., 2004. Cytoarchitecture of the normal rat olfactory epithelium: light and scanning electron microscopic studies. Arch. Histol. Cytol. 67, 159-170.

NTP, 1978. Bioassay of 1,4-dioxane for possible carcinogenicity. Natl. Cancer Inst. Carcinogenesis Tech. Rep. Ser. 80, 1-123.

NTP, 1979. Bioassay of p-cresidine for possible carcinogenicity. Natl. Cancer Inst. Carcinogenesis Tech. Rep. Ser. 142, 1-123.

NTP, 1982a. Carcinogenesis bioassay of 1,2-dibromo-3-chloropropane (CAS No. 96-12-8) in F344 rats and B6C3F1 mice (inhalation study). Natl. Toxicol. Program Tech. Rep. Ser. 206, 1-174.

NTP, 1982b. Carcinogenesis bioassay of 1,2-dibromoethane (CAS No. 106-93-4) in F344 rats and B6C3F1 mice (inhalation study). Natl. Toxicol. Program Tech. Rep. Ser. 210, 1-163.

NTP, 1985. NTP toxicology and carcinogenesis studies of propylene oxide (CAS no. 75-56-9) in F344/N rats and B6C3F1 mice (inhalation studies). Natl. Toxicol. Program Tech. Rep. Ser. 267, 1-168.

NTP, 1986. NTP toxicology and carcinogenesis studies of dimethylvinyl chloride (1-chloro-2-methylpropene) (CAS No. 513-37-1) in F344/N rats and B6C3F1 mice (gavage studies). Natl. Toxicol. Program Tech. Rep. Ser. 316, 1-238.

NTP, 1988. NTP toxicology and carcinogenesis studies of 1,2-epoxybutane (CAS No. 106-88-7) in F344/N rats and B6C3F1 mice (inhalation studies). Natl. Toxicol Program Tech Rep Ser. 329, 1-176.

NTP, 1990. NTP toxicology and carcinogenesis studies of 2,6-Xylidine (2,6-dimethylaniline) (CAS No. 87-62-7) in Charles river CD rats (feed studies). Natl Toxicol Program Tech Rep Ser 278, 1-138.

NTP, 1993. NTP toxicology and carcinogenesis studies of 2,3-dibromo-1-propanol (CAS No. 96-13-9) in F344/N rats and B6C3F1 mice (dermal studies). Natl. Toxicol. Program Tech. Rep. Ser. 400, 1-202.

NTP, 1999a. NTP toxicology and carcinogenesis studies of pentachlorophenol (CAS NO. 87-86-5) in F344/N rats (feed studies). Natl. Toxicol. Program Tech. Rep. Ser. 483, 1-182.

NTP, 1999b. Toxicology and carcinogenesis studies of furfuryl alcohol (CAS No. 98-00-0) in F344/N rats and B6C3F1 mice (inhalation studies). Natl. Toxicol. Program Tech. Rep. Ser. 482, 1-248.

NTP, 2000. Toxicology and carcinogenesis studies of naphthalene (cas no. 91-20-3) in F344/N rats (inhalation studies). Natl. Toxicol. Program Tech. Rep. Ser. 1-173.

NTP, 2008. Toxicology and carcinogenesis studies of propargyl alcohol (CAS No. 107-19-7) in F344/N rats and B6C3F1 mice (inhalation studies). Natl. Toxicol. Program Tech. Rep. Ser. 1-172.

NTP, 2009. Toxicology and carcinogenesis studies of cumene (CAS No. 98-82-8) in F344/N rats and B6C3F1 mice (inhalation studies). Natl. Toxicol. Program Tech. Rep. Ser. 1-200.

NTP, 2012. Toxicology and carcinogenesis studies of N,N-dimethyl-ptoluidine (CAS No. 99-97-8) in F344/N rats and B6C3F1/N mice (gavage studies). Natl. Toxicol. Program Tech. Rep. Ser. 1-211.

Parent, R.A., 2015. Appendix 1 - architecture of nasal passages and larynx. In: Parent, R.A. (Ed.), Comparative Biology of the Normal Lung, second ed. Academic Press, San Diego, pp. 731-746.

Plopper, C.G., Mariassy, A.T., Wilson, D.W., Alley, J.L., Nishio, S.J., Nettesheim, P., 1983. Comparison of nonciliated tracheal epithelial cells in six mammalian species: ultrastructure and population densities. Exp. Lung Res. 5, 281-294.

Rager, J.E., Moeller, B.C., Miller, S.K., Kracko, D., Doyle-Eisele, M., Swenberg, J.A., et al., 2014. Formaldehyde-associated changes in microRNAs: tissue and temporal specificity in the rat nose, white blood cells, and bone marrow. Toxicol. Sci. 138, 36-46.

Recio, L., Sisk, S., Pluta, L., Bermudez, E., Gross, E.A., Chen, Z., et al., 1992. p53 mutations in formaldehyde-induced nasal squamous cell carcinomas in rats. Cancer Res. 52, 6113-6116.

Renne, R., Brix, A., Harkema, J., Herbert, R., Kittel, B., Lewis, D., et al., 2009. Proliferative and nonproliferative lesions of the rat and mouse respiratory tract. Toxicol. Pathol. 37, 5S-73S.

Renne, R.A., Gideon, K.M., 2006. Types and patterns of response in

the Larynx following inhalation. Toxicol. Pathol. 34, 281-285.

Renne, R.A., Gideon, K.M., Miller, R.A., Mellick, P.W., Grumbein, S. L., 1992. Histologic methods and interspecies variations in the laryngeal histology of F344/N rats and B6C3F1 mice. Toxicol. Pathol. 20, 44-51.

Reynolds, S.D., Pinkerton, K.E., Mariassy, A.T., 2015. Chapter 6-Epithelial Cells of Trachea and Bronchi A2 - Parent, Richard A, Comparative Biology of the Normal Lung. Second Edition Academic Press, San Diego, pp. 61-81.

Roberts, E.S., Soucy, N.V., Bonner, A.M., Page, T.J., Thomas, R.S., Dorman, D.C., 2007. Basal gene expression in male and female Sprague-Dawley rat nasal respiratory and olfactory epithelium. Inhal. Toxicol. 19, 941-949.

Schlage, W.K., Bulles, H., Friedrichs, D., Kuhn, M., Teredesai, A., Terpstra, P.M., 1998. Cytokeratin expression patterns in the rat respiratory tract as markers of epithelial differentiation in inhalation toxicology. II. Changes in cytokeratin expression patterns following 8-day exposure to room-aged cigarette sidestream smoke. Toxicol. Pathol. 26, 344-360.

Schreider, J.P., Raabe, O.G., 1981. Anatomy of the nasal-pharyngeal airway of experimental animals. Anat. Rec. 200, 195-205.

Schroeter, J.D., Campbell, J., Kimbell, J.S., Conolly, R.B., Clewell, H.J., Andersen, M.E., 2014. Effects of endogenous formaldehyde in nasal tissues on inhaled formaldehyde dosimetry predictions in the rat, monkey, and human nasal passages. Toxicol. Sci. 138, 412-424.

Smith, G., 1977. Structure of the normal rat larynx. Lab. Anim. 11, 223-228.

Spit, B.J., Hendriksen, E.G.J., Bruijntjes, J.P., Kuper, C.F., 1989. Nasal lymphoid tissue in the rat. Cell Tissue Res. 255, 193-198.

St Clair, M.B., Gross, E.A., Morgan, K.T., 1990. Pathology and cell proliferation induced by intra-nasal instillation of aldehydes in the rat: comparison of glutaraldehyde and formaldehyde. Toxicol. Pathol. 18, 353-361.

Uraih, L.C., Maronpot, R.R., 1990. Normal histology of the nasal cavity and application of special techniques. Environ. Health Perspect. 85, 187-208.

Vaccarezza, O.L., Sepich, L.N., Tramezzani, J.H., 1981. The vomeronasal organ of the rat. J. Anatomy 132, 167-185.

Vollrath, M., Altmannsberger, M., Weber, K., Osborn, M., 1985. An ultrastructural and immunohistological study of the rat olfactory epithelium: unique properties of olfactory sensory cells. Differentiation 29, 243-253.

Ward, J.M., Yoon, M., Anver, M.R., Haines, D.C., Kudo, G., Gonzalez, F.J., et al., 2001. Hyalinosis and Ym1/Ym2 gene expression in the stomach and respiratory tract of 129S4/SvJae and wild-type and CYP1A2-Null B6,129 mice. Am. J. Pathol. 158, 323-332.

Weiler, E., Farbman, A.I., 2003. The septal organ of the rat during postnatal development. Chem. Senses. 28, 581-593.

Winkelmann, A., Noack, T., 2010. The Clara cell: a "Third Reich eponym"? European Respir. J. 36, 722-727.

参考书目——分子病理学相关

Crosby, R.M., Richardson, K.K., Craft, T.R., Benforado, K.B., Liber, H. L., Skopek, T.R., 1988. Molecular analysis of formaldehyde-induced mutations in human lymphoblasts and *E. coli*. Environ. Mol. Mutagen. 12, 155-166.

Dunnick, J.K., Merrick, B.A., Brix, A., Morgan, D.L., Gerrish, K., Wang, Y., et al., 2016. Molecular changes in the nasal cavity after N, N-dimethyl-p-toluidine exposure. Toxicol Pathol. 44, 835-847.

Green, T., Lee, R., Toghill, A., Meadowcroft, S., Lund, V., Foster, J., 2001. The toxicity of styrene to the nasal epithelium of mice and rats: studies on the mode of action and relevance to humans. Chemico-biol. Interact. 137, 185-202.

Rager, J.E., Smeester, L., Jaspers, I., Sexton, K.G., Fry, R.C., 2011. Epigenetic changes induced by air toxics: formaldehyde exposure alters miRNA expression profiles in human lung cells. Environ. Health Perspect. 119, 494-500.

Roberts, E.S., Thomas, R.S., Dorman, D.C., 2008. Gene expression changes following acute hydrogen sulfide (H2S)-induced nasal respiratory epithelial injury. Toxicol. Pathol. 36, 560-567.

Sridhar, S., Schembri, F., Zeskind, J., Shah, V., Gustafson, A.M., Steiling, K., et al., 2008. Smoking-induced gene expression changes in the bronchial airway are reflected in nasal and buccal epithelium. BMC Genomics 9, 259.

第 21 章

肺、胸膜和纵隔

Ronald A. Herbert[1], Kyathanahalli S. Janardhan[2], Arun R. Pandiri[1], Mark F. Cesta[1], Vivian Chen[3]and Rodney A. Miller[4]

[1]National Institute of Environmental Health Sciences, Research Triangle Park, NC, United States, [2]Integrated Laboratory Systems Inc., ResearchTriangle Park, NC, United States, [3]Charles River Laboratories - Pathology Associates, Durham, NC, United States, [4]Experimental PathologyLaboratories, Inc., Research Triangle Park, NC, United States

1　引言

肺一直暴露于大量吸入的可能含有有毒外源性物质的气体中。日常活动、职业环境、家用喷雾剂的使用以及吸入支气管疗法等都有可能使肺暴露于环境空气污染物或各种呼吸性毒物中，因此肺毒理学已成为毒理学的一个重要分支学科。吸入的气体和颗粒、摄入的化学物质所引起的毒性作用可能对肺产生深远的影响。肺循环接受心脏总输出量，而且由于肺能够代谢多种外源性物质并形成比原化合物的毒性更强或更弱的代谢产物，所以肺对血液中携带的毒性物质损伤易感（Zhang et al., 2006）。与上呼吸道相似，空气或血液中的毒物的毒性取决于其理化特性、浓度、暴露时间、部位 / 组织的特异性敏感性和防御机制的完整性。

肺的主要作用是进行二氧化碳和氧气的气体交换，但肺还有许多重要的非呼吸性代谢功能，例如调节循环中的血管活性胺和前列腺素（Joseph et al., 2013）。病理学家需要了解继发于上述肺功能缺失的全身性改变。

在毒理学研究中，良好的大体检查和适宜的组织固定对于肺的组织学检查至关重要。通常的固定程序是向气管内灌注甲醛固定剂（4~6 ml），随后结扎气管使肺泡维持扩张状态，然后将肺浸泡于固定剂中进行完全固定。灌注的固定剂过多会引起肺泡壁变形和破坏，灌注的固定剂不足将导致肺扩张不完全。在体视学和形态计量学研究中，肺必须在恒压下固定——25 cm 的水压可使肺均匀扩张而不变形，用于体视学和形态计量学研究的肺固定方法已非常明确（Bolender et al., 1993; Weibel et al., 2007）。病理学家必须意识到气管内灌注固定可能将主气道内的物质带入肺泡内，取代肺渗出液和炎症细胞，从而掩盖了一些轻微的炎症表现。因此，当需要保留黏液层或者确定气道内的细胞和任何颗粒物质的精确部位时，需要从血管灌流固定剂。气管

内灌注也可能造成一些人工假象，例如肺泡破裂可能被误诊为肺气肿，固定剂扩散入支气管周围和血管周围间质可能被误诊为水肿（Renne et al., 2001）。

2　正常肺

2.1　胚胎学

呼吸系统的原基是由原始前肠腹侧壁的一个憩室发育而来的，形成气管支气管沟（原始气管）和 2 个内胚层肺芽，肺芽进入中胚层并在中线处形成原始肺。肺芽经历分支形态发生，与中胚层相互作用产生肺的分支管状原基（McAteer, 1984; Morse et al., 1979; Yamada et al., 2002）。大约在胚胎第 13.5 天，右侧肺芽已形成 3 个原始支气管，而左侧肺芽仍然维持未分支状态，形成 1 个支气管（Yamada et al., 2002; McAteer, 1984; Morse et al., 1979）。通常哺乳动物的肺发育的组织学包括以下几个时期：①假腺管期（胚胎第 13~18.5 天），由前肠发育而来的上皮憩室分开并生长为周围的间叶组织；②小管期（胚胎第 21~22 天），未来气体交换部位的上皮细胞分化伴随血管形成和血管生成；③囊状期（胚胎第 23 天 ~ 出生），由于肺泡上皮细胞的重塑与分化，肺呈现明显的充气外观；④肺泡期（出生后第 4~21 天），肺泡形成和逐渐成熟（Burri and Moschopulos, 1992; Warburton et al., 2010; Yamada et al., 2002）。大约在胚胎第 17 和第 18 天，肺主要由间叶组织包围的分支、管状气道组成，气道在胚胎第 19 和第 20 天继续分支。大约在胚胎第 23 天，肺由将来分化为肺泡腺泡的囊状结构组成。在出生时大鼠的肺由囊状结构组成，到出生后第 21 天时这些结构将逐渐发育为成熟的肺泡（Burri, 1974; Burri and Moschopulos, 1992）。

新生大鼠的肺没有真正的肺泡，而是具有内壁光滑的气道和小囊，相当于成年大鼠的肺泡管

和肺泡囊（Burri，1974）。这种小囊在形态学上类似肺泡，但是比肺泡更大。大多数肺泡是在出生后 3 周内形成的，随着次级肺泡隔生长，小囊转变成肺泡囊和肺泡。大鼠在 3 周龄时肺结构达到成熟、肺容积增加约 4 倍，在出生后的早期阶段，肺泡表面积增加 5 倍以上（Vidic and Burri，1983）。

在妊娠第 14 天，胎鼠肺间质中可见一些含有 PAS 染色呈阳性的细胞质颗粒的单核细胞。这些细胞显示有丝分裂及数量增加，其中一些细胞在妊娠第 16 天出现在气道表面。随着胎鼠发育，这些细胞开始变得像巨噬细胞。在出生后第 3 天，这些在肺泡腔内的细胞逐渐开始具有吞噬溶酶体和包涵物等肺泡巨噬细胞的典型特征（Sorokin et al.，1984）。上述证据表明，在肺形成的开始就存在具有自我复制能力的常驻巨噬细胞群。

2.2　解剖学

气管是一个略微扁平、椭圆形的管状结构，从喉起始处到气管分叉处长 33~35 mm。在成年大鼠中，气管的水平径约为 3 mm、垂直径为 1.5~2 mm。气管壁厚约 1 mm，由 24 个圆形软骨环支撑（Hebel and Stromberg，1976）。邻近分叉处气管扩张，不对称地分为左侧和右侧主（肺

外）支气管。左肺 1 叶，右肺随着支气管树的分叉分为 4 叶（图 21.1）。距离右侧主支气管 3~4 mm 的远端首先出现颅叶支气管，随后为中叶和副叶支气管，最后为尾叶支气管。这些支气管和右肺分叶一致，右肺由前（顶或颅）叶、中（心）叶、中间（奇或副）叶和后（尾）叶组成。左侧主支气管连接单个大左肺叶，在距离分叉 8 mm 的远处分支为腹支，在更远端分支为 3 个背外侧支、3 个背内侧支及 3 个腹侧段支气管。小块的软骨支撑着肺外支气管的管壁，但是在肺内气道壁中没有软骨支撑。

进入各个肺叶的支气管相继分支形成较小的二级支气管，再分支形成细支气管。在大鼠中，气道分叉产生一个与母气道呈小角度的主段（肺段）和一个与母气道呈较大角度的小段。这种单足不对称分支与人类几乎对称的二叉分支是不同的（Pinkerton et al.，2015；Schlesinger and McFadden，1981）。分支的模式会影响肺的气流模式和颗粒物质沉积（Hofmann et al.，1996；Yeh et al.，1976；Brown，2015）。

因肺叶不同，从气管分叉到终末细支气管的气道分支数量从 13~20 个不等（Yeh et al.，1979）。从导气部（细支气管）到呼吸部气道的过渡是突然的，由一个短且发育不良的呼吸性细支气管过渡到肺泡（Peake and Pinkerton，

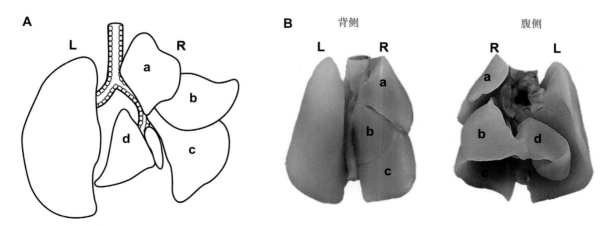

图 21.1　大鼠肺的解剖学。A. 肺外支气管进入肺左叶与肺右叶。B. 大体解剖学，显示肺的背侧面和腹侧面。L，左侧；R，右侧；a，颅叶；b，中叶；c，尾叶；d，副叶

2015）。大鼠缺乏发育良好的呼吸性细支气管（灵长类包括人类的肺的特征性结构）。肺泡是气体交换单位，由肺泡管的分支系统组成（大鼠约有6级分支），盲端为肺泡囊（图21.2）。肺泡从肺泡管和肺泡囊向外突起。肺泡的平均直径为（70.2±7.0）mm。终末细支气管、肺泡管和相关的肺泡通常称为肺的中央型肺泡区。

肺同时具有肺动脉和支气管动脉双重动脉供血（Ferreira et al., 2001; Kay, 2015）。支气管动脉被认为是肺的营养动脉，供应气管的下半部分、肺、支气管、肺动脉和肺静脉的营养血管、肺胸膜和相关淋巴结。通常，有左支和右支2条支气管动脉，起源于锁骨下动脉或其主要分支（Ferreira et al., 2001）。起源于肺动脉干的左、右肺动脉将血液输送到肺部进行气体交换并输送血液到胸膜。肺动脉向每个肺叶分支1条轴向动脉，轴向动脉再发出与气道伴行的较大分支和不与其伴行的较小分支，一直延伸到肺泡管水平（Hislop and Reid, 1978）。大鼠的支气管-肺动脉吻合在肺门附近，肺外吻合罕见（Ferreira et al., 2001; McLaughlin,1983）。肺静脉系统引流胸膜、肺泡、细支气管和大部分支气管。来自各肺小叶的静脉汇合形成肺静脉，每个叶1条肺静脉，汇聚形成1条肺静脉，注入左心房（Nakakuki, 1983; Hosoyamada et al., 2010）。支气

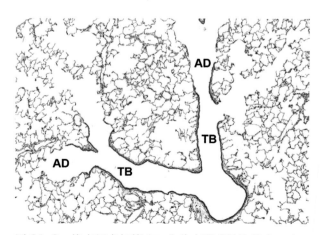

图21.2 终末细支气管（TB）分支形成肺泡管（AD）。肺泡管在大鼠中约有6级分支

管静脉引流气管、食管、肺、支气管和相关淋巴结，进入上腔静脉。

胸膜是一层薄的浆膜，包裹着肺（脏胸膜）并衬覆胸腔（壁胸膜）。其在肺门处是连续的，肺和支气管的血管、主支气管、神经和淋巴管在其中穿行。与人类和大型动物相比，大鼠的脏胸膜很薄（Peake and Pinkerton, 2015）。此外，大鼠的脏胸膜有稀疏的淋巴管，而人类则有广泛的淋巴网（Leak and Jamuar, 1983）。在大鼠中，从脏胸膜分支并穿透肺实质的结缔组织隔非常少，因此支气管肺段在胸膜或切面上不明显（Peake and Pinkerton, 2015）。

纵隔是位于胸腔中央的纤维状的疏松蜂窝状结缔组织，位于胸骨和脊椎之间，从胸腔入口向尾侧延伸到膈肌。其外侧以心包和纵隔胸膜为界，纵隔胸膜与胸壁膜相连。纵隔将左、右肺分开，为胸腔的组织和器官提供弹性支撑。除肺外，纵隔还支撑胸腔的所有主要组织，包括心脏和大血管、部分气管和食管、胸腺、血管、淋巴结、淋巴管和神经。

2.3 组织学

2.3.1 气管、支气管和细支气管

肺外气道的上皮是假复层柱状上皮，肺内气道的上皮是单层柱状上皮。细胞类型包括纤毛细胞、无纤毛的棒状细胞（克拉拉细胞）、黏液（杯状）细胞和浆液细胞、神经内分泌细胞、中间型细胞和刷细胞及基底细胞（Marin et al., 1979; Jeffery and Reid, 1975; Dormans, 1983; Alexander et al., 1975）。大鼠的气管上皮远端变薄。气管内的纤毛细胞分布呈带状，气管韧带上方的纤毛细胞较为丰富，而气管软骨上方的纤毛细胞较少（Oliveira et al., 2003）。在近端气管、远端气管、肺外支气管、肺内支气管及细支气管内，分别大约有17%、33%、35%、53%和65%的细胞是纤毛细胞（Jeffery and Reid, 1975）。其余的细

胞大多是分泌细胞（如浆液细胞、杯状细胞或棒状细胞）。细胞类型和数量等更多的细节在其他文献中有详细描述（Reynolds et al., 2015; Plopper and Hyde, 2015）。纤毛细胞在黏液毯（和颗粒物质）向气道上方移动和排出肺外的过程中起重要作用。

据报道，棒状细胞不存在于大鼠的气管和主支气管中，但存在于细支气管中（Plopper et al., 1983; Reynolds et al., 2015; Plopper, 1983）。棒状细胞有独特的形态学特征：细胞核位于基底部，有一个突起于上皮的显著的圆顶状顶端小泡（图 21.3）。可以通过免疫组织化学染色对其主要分泌蛋白 CC10 或棒状细胞分泌蛋白（club cell secretory protein, CCSP）（蛋白质分泌球蛋白家族的成员之一）在组织切片中进行识别（Singh and Katyal, 2000）。棒状细胞具有多种功能，如免疫调节、外源性物质代谢、黏液纤毛毯的成分（表面活性物质、黏蛋白）合成，还可作为最终分化为纤毛细胞的祖细胞（Reynolds and Malkinson, 2010）。棒状细胞具有细胞色素 P450 依赖的单加氧酶系统，可能在潜在致癌化合物的激活中起重要作用（Plopper, 1983）。

杯状细胞在大鼠的气管中罕见（占大鼠的上皮细胞总数的 1% 以下），主要分布在气管下段和主支气管内，含有中性和（或）酸性糖蛋白（Jeffery and Reid, 1975; Dormans, 1983）。浆液细胞最常见于气管和肺外主支气管及气管和喉腺体的上皮（Jeffery and Reid, 1975; Dormans, 1983; Plopper et al., 1983）。

神经分泌细胞或神经内分泌细胞（库尔奇茨基细胞）散在或呈小簇状位于各级呼吸道上皮中（Edmondson and Lewis, 1980; Dormans, 1983; Genechten et al., 2004; Adriaensen et al., 2003）。神经分泌细胞可通过超微结构识别，具有特征性电子致密的细胞质分泌颗粒，其中含有 5- 羟色胺、降钙素、铃蟾肽和脑啡肽（Adriaensen et al., 2003）。用蛋白 G 产物 9.5（protein G

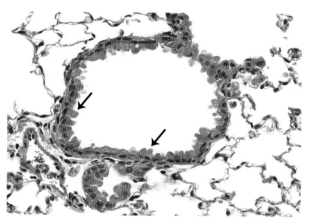

图 21.3　终末细支气管的横切面切片，显示具有特征性顶端小泡的棒状细胞（箭头所示）

product 9.5, PGP 9.5）、降钙素基因相关肽、突触小泡蛋白和突触小泡蛋白 -2 进行免疫组织化学染色可鉴别肺神经分泌细胞（Pan et al., 2014, Adriaensen et al., 2003）。在细支气管分叉处可见 10~20 个神经分泌细胞聚集，称为神经上皮小体（neuroepithelial body, NEB）（Gosney and Sissons, 1985）。NEB 有时与无髓鞘轴突相关，被认为具有化学感受器的功能。NEB 对吸入的空气中的氧含量很敏感，缺氧会导致细胞脱颗粒（Adriaensen et al., 2003; Haworth et al., 2007）。

基底细胞位于上皮细胞层的底部，可能是气管支气管上皮的干细胞或祖细胞，其细胞更新周期为 20~30 天。这些细胞主要存在于气管和支气管内，在终末细支气管内的数量非常少（Jeffery and Reid, 1975; Dormans, 1983; Mercer et al., 1994）。

管泡状、浆液性腺体位于气管黏膜下层，主要存在于腹侧的软骨间黏膜下层，其数量随着逐渐接近支气管分叉处逐渐减少。这些腺体的分布具有大鼠品系差异性，如 Sprague-Dawley 和 Brown-Norway 大鼠的气管全段均有黏膜下腺体分布，而 F344 大鼠在气管下段及支气管处没有腺体分布（Widdicombe et al., 2001; Ohtsuka et al., 1997; Spicer et al., 1982）。气管上皮由纤维结缔组织、平滑肌和软骨环支撑，在气道进入肺后不久软骨环消失。

2.3.2　终末细支气管

终末细支气管衬覆单层立方上皮，主要由棒状细胞（37%）和纤毛细胞（55%）构成。大约有 8% 的终末细支气管衬覆细胞不是上述 2 类细胞。终端细支气管缺少杯状细胞和保护性黏液毯，这可能是终末细支气管对臭氧等吸入的氧化性气体具有独特敏感性的原因之一（Plopper and Hyde, 2015; Evans et al., 1976; Lum et al., 1978; Schwartz, 1986）。

2.3.3　肺泡管和肺泡

肺的功能性或气体交换单位由肺泡管及其相关的肺泡囊和肺泡组成。肺泡上皮主要由 I 型和 II 型肺泡细胞组成。虽然 I 型和 II 型肺泡细胞的总数几乎相等，但由于 I 型肺泡细胞的表面积较大，因此 I 型肺泡细胞覆盖约 95% 的肺泡表面（Pinkerton et al., 1982; Dormans, 1983）。II 型肺泡细胞主要位于肺泡角落的凹陷处。II 型肺泡细胞是 I 型肺泡细胞的祖细胞，是肺泡中的表面活性物质的来源（Adamson and Bowden, 1975; Schwartz, 1986）。II 型肺泡细胞具有特征性的板层小体，其内容物为富含磷脂的肺表面活性物质，该物质存在于肺泡表面，用于维持肺泡表面张力。板层小体被分泌于肺泡表面（Dormans, 1983）。

肺泡内已识别的另一类细胞为肺泡刷细胞。这类细胞表面覆盖着短的微绒毛，细胞质中含有细丝。该细胞的功能尚不清楚，但可能与细胞伸展或化学感觉有关（Meyrick and Reid, 1968; Chang et al., 1986; Reid et al., 2005）。

肺泡巨噬细胞位于肺泡表面和肺泡间质内。肺泡巨噬细胞占正常肺细胞总数的 3%~5%，作为抗原提呈细胞，起到调节宿主防御和维持肺稳态的作用（Laskin et al., 2011, 2015）。在正常情况下，大鼠的肺泡巨噬细胞可以增殖以维持和补充正常的肺巨噬细胞群（Shellito et al, 1987）。在出生后第 1 周，肺泡巨噬细胞从胚胎单核细胞发育而来，这些细胞在粒细胞 - 巨噬细胞集落刺激因子（granulocyte-macrophage colony-stimulating factor, GM-CSF）指导信号的刺激下分化为长寿命细胞（Guilliams et al., 2013）。血液中的单核细胞在多大程度上促进肺泡巨噬细胞的稳定群尚不确定（Shellito et al., 1987）。在炎症情况下，由骨髓产生的循环中的单核细胞也可分化为肺泡巨噬细胞（Misharin et al., 2017）。据估计，每小时从肺到口咽部被清除的巨噬细胞数量超过 100 万个（Spritzer et al., 1968），为肺颗粒物清除的一个重要机制。

间质巨噬细胞存在于肺泡隔的间质中，约占肺细胞总数的 2%（Lehnert et al., 1985）。间质巨噬细胞和肺泡巨噬细胞的形态学和功能的异同在文献中已有描述（Laskin et al., 2015）。

2.3.4　支气管相关淋巴组织

支气管相关淋巴组织（bronchial-associated lymphoid tissue, BALT）被认为是黏膜相关免疫系统的一部分，存在于大鼠的肺内（Pabst and Gehrke, 1990; Bienenstock and McDermott, 2005）。BALT 由位于支气管壁黏膜下层的淋巴细胞局灶性聚集而成，主要位于气道分支处（图 21.4）（Cesta, 2006）。派尔集合淋巴结的肠相关淋巴组织（gut-associated lymphoid tissue, GALT）主要是 B 淋巴细胞，而 BALT 主要是 T 淋巴细胞（Crawford and Miller, 1984, Otsuki et al., 1989）。被覆 BALT 的改性上皮细胞具有顶端微绒毛，其功能是增大抗原接触的表面积（Sminia et al., 1990）。

2.3.5　肺血管

肺动脉干分成左、右肺动脉。每个肺叶都有 1 条轴向动脉，轴向动脉进一步分支（Hislop and Reid, 1978）。有两种类型的动脉分支从轴向动脉供应每个肺叶，一种分支与轴向动脉呈锐角，另一种分支呈直角（Lane et al., 1983）。从形态学上看，两种类型血管的肌层不同。在肺门部，肺动脉的中膜由平滑肌层环绕组成，周围有内膜和外膜弹性层为界。一些动脉在外膜弹性层和环状肌层之外还有一层斜行肌层。相对于管腔的直径，斜行肌层使血管壁异常增厚，可能被误诊为是中膜肥大。随着动脉管腔变小，环状肌层消失，但是斜行肌层继续作为一个独立的螺旋形束存在（图21.5）。在横切面上，血管显示有不规则增厚的肌层。最终动脉分支的肌层消失，通常在肺泡管水平，该斜行肌层的功能未知（Meyrick et al., 1978）。

在大鼠的肺，各种静脉都有内膜内皮下薄层

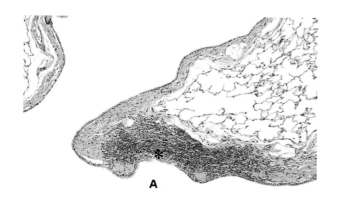

图21.4 支气管相关淋巴组织（*），位于气道（A）附近

平滑肌及与左心房的心肌相连的外膜横纹心肌层（图21.6）。围绕肺静脉的心肌排列呈现内环、外纵的2层，围绕肺静脉的心肌层数量有很大的差异。外部的纵向肌层比内部的环状肌层延伸得更远。轴向静脉含有心肌，且轴向静脉的主要分支靠近肺门。随着肺静脉分支越来越深，心肌层逐渐消失（Almeida et al., 1975; Hosoyamada et al., 2010）。影响心肌的疾病也会影响肺静脉，例如急性心肌炎时肺静脉的心肌也可能被累及。

肺有毛细淋巴管和集合淋巴管。与其他组织一样，毛细淋巴管是位于结缔组织丰富区域内的薄壁管腔，存在于胸膜、小叶间和终末与呼吸性细支气管、肺微动脉和肺微静脉周围的结缔组织中。相较于毛细淋巴管，集合淋巴管的管腔直径更大、更厚、数量更多，且有瓣膜。集合淋巴管引流向肺门，再排空到淋巴结（Leak and Jamuar, 1983; Leak, 1980）。

2.3.6 胸膜和纵隔

胸膜有2种类型。脏胸膜与肺表面紧密相连，由单层鳞状至低立方状的间皮细胞组成，表面有微绒毛。间皮细胞位于薄层疏松的胶原纤维组织构成的薄基底膜上，其下方是较厚的致密纤维弹性组织层。脏胸膜下有一层毛细血管和淋巴管。壁胸膜较厚且弹性层较薄，衬覆胸腔。

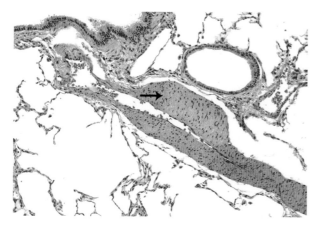

图21.5 外斜肌（箭头所示）围绕一条直角分支动脉。这是大鼠的肺血管的一个独特特征

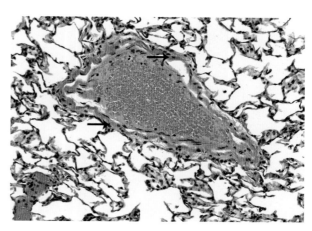

图21.6 心肌细胞（箭头所示）围绕一条肺静脉

纵隔由胶原纤维、网状纤维和弹性纤维混合组成，脂肪组织松散地围绕胸腔内的组织和器官并填充它们之间的空隙。

2.4 生理学

肺具有重要的代谢功能，包括激活血管紧张素，失活缓激肽、5-羟色胺、去甲肾上腺素和一些前列腺素。肺还能合成和释放多种生物活性化合物，包括胺类、肽类、补体、前列腺素、花生四烯酸盐代谢产物和其他脂类，如血小板活化因子（de Wet and Moss, 1998; Touya et al., 1986）。关于肺的代谢功能不在本章中展开讨论，但病理学家需要认识到严重的肺疾病会导致肺的代谢功能发生改变。因此，肺损伤可能导致肺的代谢紊乱，进而出现全身性反应。

3 先天性病变

肺的先天性病变罕见。单纯性囊肿是偶发性病变（图21.7）。单纯性囊肿可能位于胸膜下，对周围实质有轻微的压迫，囊肿壁出现一些纤维化。通常情况下囊肿壁没有明显的上皮细胞层，并且衬覆纤维组织。目前尚不清楚这些病变是出生时就存在，还是气道阻塞后引起的病变，后者不是先天性病变。

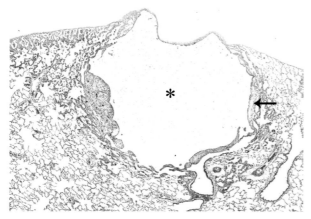

图21.7 胸膜下囊肿（*），伴有囊肿壁轻度纤维化（箭头所示）

肺实质发育不全是新生大鼠的罕见病变。该病变的特征是整个肺和肺组织的体积减小，肺泡发育迟缓。Ⅱ型肺泡细胞的发育不受影响，但是Ⅱ型肺泡细胞向Ⅰ型肺泡细胞的分化可能受到影响。肺发育不全可由孕鼠暴露于除草剂除草醚而引起，可被用作人类肺发育不全的动物模型（Guilbert et al., 2000; Brandsma et al., 1994）。

4 感染性疾病

一般而言，在屏障条件下繁殖和饲养的用于毒理学研究的F344大鼠的肺较少发生与感染相关的炎症性病变。目前在啮齿类动物设施中的实验动物管理实践应确保不常出现自发性感染性过程。

细菌与病毒会引起大鼠的肺坏死和炎症，这些病变很重要，因为其会影响肺对毒性物质的反应。如果气道内有纤毛细胞坏死或黏液毯改变，会引起肺对颗粒物质的清除能力显著下降，从而导致颗粒物质滞留于肺。细胞的更新率可能加快，有可能影响对致癌物的反应。感染原引起的形态学改变可能也会掩盖毒性作用，因此细微的化学相关变化也可能被忽视。实验研究中与肺疾病相关的几种有关感染原引起的病理学改变将在下文进行讨论。读者可以参考介绍啮齿类实验动物的出版物，以获得关于影响大鼠呼吸道的感染性疾病的更详细的信息。（Otto et al.,2015; Barthold et al., 2016）。

4.1 肺炎支原体

由于呼吸道是肺炎支原体的主要靶器官，由肺炎支原体（M. pulmonis）引起的肺感染可能干扰在多种大鼠中开展的毒理学研究，特别是吸入研究。但是随着动物质量的提高和饲养条件的改善，目前肺炎支原体感染已罕见。肺炎支原体感染会影响免疫系统，使大鼠易继发呼吸道细菌和病毒感染，如CAR芽孢杆菌和仙台病毒。肺炎支原体易感染呼吸道、中耳和雌性生殖道的上皮细胞。感染可能在大鼠年轻时已开始，通常没有临床表现。临床表现主要见于老龄大鼠且无特异性，如肺啰音和呼吸困难、鼻塞和震颤、眼和鼻分泌物、血泪症及摩擦眼睛和头部倾斜（Otto et al., 2015）。有严重的中耳病变的大鼠可能在提起尾巴时发生旋转。肺炎支原体感染的大体病变为上呼吸道（鼻、喉和气管）、肺和中耳出现浆液性至化脓性炎症（Barthold et al., 2016）。常可见肺不张、支气管扩张和脓肿，成年大鼠的晚期疾病会导致肺的鹅卵石外观。受累及的肺叶分布于颅腹侧，可累及单侧或双侧，呈紫红色。鼓膜大疱可能含有浆液性至浓缩的化脓性物质。

在组织学上，呼吸道病变包括鼻腔、咽鼓管、中耳、气管和肺气道腔内中性粒细胞聚集。受累及组织的黏膜下层和肺实质有明显的化脓性至单核细胞性（淋巴细胞和浆细胞）炎症。炎症伴有鼻上皮显著增生（通常是假腺样）和鳞状上皮化生，支气管周围和细支气管周围的 II 型肺泡细胞增生。在疾病过程中，在支气管和细支气管的管腔内，黏蛋白和中性粒细胞渗出增加，至支气管扩张的程度并形成脓肿。肺的最一致和最明显的病变是支气管周围、细支气管周围的 BALT 增生（袖套）。血管周围淋巴细胞增生通常较明显，并可能与恶性淋巴瘤相混淆（Schoeb et al., 2009a,b）。

4.2　纤毛相关呼吸系统芽孢杆菌（CAR 芽孢杆菌）

在一些毒理学研究中发现与呼吸道上皮纤毛相关的芽孢杆菌。这种芽孢杆菌不会在常规培养基上生长，但是可以用银染法或电镜在呼吸道上皮的纤毛间观察到，目前这种细菌被证实为啮齿类动物丝状杆菌（Ike et al., 2016）。在大鼠中通常呈无症状的感染，但大鼠可能有一些非特异性的临床表现，如体重减轻和呼吸困难（Otto et al.,2015）。通常不存在大体病变，但可能发生

与肺炎支原体和其他病原体的同时感染，导致化脓性炎症。感染会引起支气管周围和细支气管周围的单核细胞炎症。使用 Warthin-Starry 银染法或六亚甲基四胺银染法可见从鼻到细支气管的呼吸上皮的纤毛间存在丝状杆菌（Barthold et al., 2016; Otto et al., 2015）。

4.3　库氏棒状杆菌

库氏棒状杆菌（*Corynebacterium kutscheri*）是一种能感染大鼠和其他实验动物的革兰阳性细菌，这种细菌感染罕见，一旦感染大鼠通常出现非特异性的临床表现。大体病变表现为肺和其他脏器存在由于脓毒性栓子引起的多个随机分布的脓肿。在组织学上，脓肿形成部位可出现肉芽肿性炎症（Otto et al., 2015; Barthold et al., 2016）。

4.4　卡氏肺孢菌

改善的动物管理和饲养条件已排除了大多数感染原，但是真菌卡氏肺孢菌（*Pneumocystis carinii, P. carinii*）（Stringer, 1993）可潜在感染试验用大鼠并偶见自发性病例发生。卡氏肺孢菌可引起宿主特异性感染，在免疫功能低下和免疫功能正常的大鼠中表现为 2 种截然不同的疾病综合征。新生大鼠感染可能致命。暴露于具有免疫抑制性的化学物质可观察到卡氏肺孢菌感染的证据。在免疫功能低下的大鼠体内，卡氏肺孢菌在肺中的增殖不受控，会导致呼吸困难、体重减轻和死亡。组织学观察显示卡氏肺孢菌感染表现为肺泡内充满大量的泡沫状物质和碎片并伴有间质和血管周围的淋巴细胞浸润。在临床免疫功能正常的大鼠中，卡氏肺孢菌仅引起自限性的炎症性肺疾病。在卡氏肺孢菌感染后的 4~5 周内，50% 或更多的被感染大鼠会出现肺部大体病变，表现为 1~4 mm 的灰色、扁平至突起的病灶，随机分布在所有肺叶中。8~12 周后，这些病变通常会消退。典型的肺组织学病变主要包括轻至重度多灶性血管周围淋巴细胞、浆细胞和巨噬细胞

浸润，肺泡隔增厚伴有轻至重度淋巴组织细胞浸润（图 21.8）。有时会出现多核巨细胞。在间质浸润的部位，可能有明显的 Ⅱ 型肺泡细胞增生和间质纤维化。一段时间之后，肺泡隔和肺泡的炎症浸润消散，但血管周围的淋巴细胞浸润依然存在。上述变化曾被认为由大鼠呼吸道病毒所致（Livingston et al., 2011;Henderson et al., 2012; Kim et al., 2014）。组织学格莫瑞六亚甲基四胺银染法（Gomori's methenamine silver, GMS）可以用来显示肺泡中的病原体，但这种方法并不能在所有病例中都能显示真菌（Livingston et al., 2011），可以通过肺组织的 PCR 来确诊，并通过对免疫功能正常动物的血清学检查和监测来检测是否感染了卡氏肺孢菌（Henderson et al., 2012）。由于卡氏肺孢菌感染会引起严重的肺部炎症，可能是吸入研究的一个干扰因素，当在大鼠的肺中观察到非预期的淋巴组织细胞炎症性病变时，应该考虑是否存在卡氏肺孢菌感染。

4.5　大鼠冠状病毒

Parker 大鼠冠状病毒（Parker's rat coronavirus, PRC）和涎腺泪腺炎病毒（sialodacryoadenitis virus, SDAV）曾是在大鼠中分离到的 2 种最常见的冠状病毒，目前在大鼠中几乎不存在。这 2 种

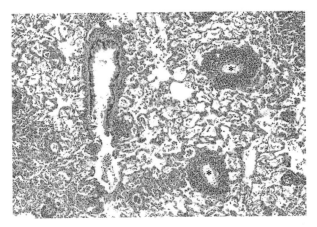

图 21.8　大鼠的肺卡氏肺孢菌感染，可见淋巴细胞、浆细胞、巨噬细胞浸润。注意特征性的血管周围密集的浸润细胞聚集（＊）

病毒都已被证明能够引起肺部病变。在急性期，喉、气管、支气管、细支气管等呼吸道上皮出现多灶性坏死，伴有水肿及中性粒细胞和单形核炎症细胞浸润。终末细支气管周围的肺泡管和肺泡也受累及。在肺泡腔内出现以中性粒细胞和肺泡巨噬细胞组成的炎性渗出物，肺泡壁因水肿和间质白细胞浸润而轻微增厚（Otto et al., 2015; Barthold et al., 2016）。

4.6　仙台病毒

仙台病毒是一种 RNA 副黏病毒，通常感染未饲养在现代化饲养条件屏障环境中的啮齿类动物。在过去，许多感染仙台病毒的大鼠同时伴有肺炎支原体感染，其临床疾病和呼吸道病变很少被认为是由仙台病毒单独引起的，病毒也很少进行血清学检测。呼吸道病变包括鼻腔内的轻至中度慢性活动性炎症伴有局灶性至弥漫性上皮坏死。肺有局灶性肺泡慢性活动性炎症，或多灶性支气管周和细支气管周的慢性活动性炎症，这些炎症在 3~5 天内可消退。支气管、细支气管和肺泡上皮中存在病毒，随后上皮出现坏死并伴有再生与炎症。在消退期，支气管周和细支气管周有明显的淋巴细胞和浆细胞袖套样浸润，伴有肺泡隔中单核细胞浸润，并可持续数周（Barthold et al., 2016）。气道呼吸上皮细胞损伤可能干扰颗粒的清除，严重影响吸入研究。由于仙台病毒可能干扰肺的免疫反应并提高细胞复制率，特别是在小气道中，这种病毒感染也有可能干扰经其他给药途径的化学物质的毒理学研究。

4.7　大鼠多瘤病毒

最近报道了一种新型的多瘤病毒（褐家鼠多瘤病毒 2）可在免疫缺陷大鼠中引起病理学改变。尽管感染后的主要病理学变化发生在颌下腺、舌下腺和腮腺、眶外泪腺、哈氏腺、甲状腺和前列腺，但在细支气管上皮和肺泡细胞中会出现核内包涵物（Besch-Williford et al., 2017）。

5　非增生性、退行性和血管性病变

5.1　变性和坏死

暴露于毒性或刺激性化合物而引起的支气管、细支气管和肺泡上皮的退行性变化与上呼吸道发生的变化相似。上皮的变化包括正常的立方上皮或柱状上皮细胞逐渐变圆、纤毛缺失及棒状细胞顶端小泡消失。变性的细胞的胞质可能变得透明或空泡化，气道上皮排列不规则或紊乱。根据毒物或刺激物的性质和暴露时间长短，会发生不同种类的坏死，常伴有变性，表现为上皮细胞核碎裂、上皮脱落和缺失（图 21.9）。坏死通常伴随着不同种类的炎症，也可见各种上皮再生性和化生性变化。

5.2　纤维化

在实验动物大鼠中，包括细支气管在内的胸膜或肺泡实质细胞纤维化是一种不常见的自发性表现（图 21.10）。但在感染性疾病、全身性给予化学物质或吸入刺激性化学物质所导致的重复或慢性损伤中，上述部位纤维化是一种常见的反应。单独暴露于强刺激性化学物质导致的重度急性肺损伤可能引起快速的可逆性或不可逆性纤维化反应（Renne et al., 2009）。纤维化发生的关键因素是在炎症反应过程中被激活的肺巨噬细胞释放致纤维化细胞因子和纤连蛋白，成纤维细胞迁移至纤维蛋白区域并产生胶原蛋白。根据损伤的范围和严重程度，纤维化可能缓慢消退，也可能无法完全消退。据报道，大鼠慢性吸入暴露于2,3- 丁二酮（Morgan et al., 2016）、七水合硫酸钴（Bucher, 1991）、磷化铟（NTP, 2001）、六水合硫酸镍（NTP, 1996b）和臭氧（NTP, 1994）能诱导纤维化。

5.3　肺泡蛋白沉积症（脂蛋白沉积症）

肺泡蛋白沉积症的特征是肺泡腔内深染、嗜酸性、无定形的非细胞物质蓄积（图 21.11），病变可累及少量肺泡或整个肺叶。相关炎症很少或没有，但是肺泡巨噬细胞增多，肺泡细胞较正常明显。虽然称为肺泡蛋白沉积症，但这种非细胞物质的成分是脂蛋白，富含磷脂和血清蛋白（Bomhard, 2017; Seymour and Presneill, 2002; Hook, 1991; Renne et al., 2009）。目前认为人类发生该病变的可能机制是表面活性物质产生和降解改变，与暴露于石英的大鼠的机制相似（Seymour and Presneill, 2002; Bomhard, 2017; Hook, 1991）。分子水平的研究已表明粒细胞 -巨噬细胞集落刺激因子（GM-CSF）起关键作用

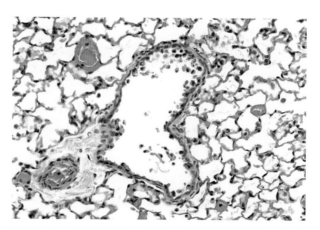

图 21.9　细支气管上皮坏死，其特征为核固缩、核碎裂，伴有上皮脱落和缺失

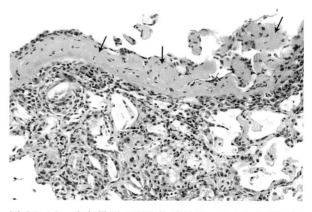

图 21.10　大鼠暴露于颗粒物质的肺，炎症引起邻近胸膜下慢性炎症区域的胸膜纤维化（箭头所示）。注意炎症区域肺泡间质的纤维性增厚

（Seymour and Presneill, 2002）。肺泡蛋白沉积症的表面活性物质分泌增多与 II 型肺泡细胞肥大和增生相关（Porter et al., 2001; Hook, 1991）。据推测，粉尘聚集在肺泡巨噬细胞内，影响巨噬细胞对 II 型肺泡细胞产生的表面活性物质的正常清除。人类的巨噬细胞功能障碍也被认为与肺泡蛋白沉积症有关。大鼠吸入硫酸钴可引起肺部出现与炎症相关的颗粒状、嗜酸性、蛋白质凝结物。有报道称，吸入暴露于钴、七水合硫酸钴（Bucher, 1991）、砷化镓（NTP, 2000）、磷化铟（NTP, 2001）、金属加工液体、亚硫化镍（NTP, 1996a）、六水合硫酸镍（NTP, 1996b）、铝、二氧化硅、硅石、石英和二氧化钛等都会导致肺泡蛋白沉积症（Bomhard, 2017）。

5.4　肺泡组织细胞增生症（组织细胞浸润）

肺泡组织细胞增生症是老龄大鼠的一种常见的偶发性表现，由肺泡内的小灶性含有丰富泡沫样（含脂质）胞质的巨噬细胞聚集而成。浸润通常位于胸膜下或是肺的周边区域，并可能伴有不同程度的 II 型肺泡细胞增殖（图 21.12 和 21.13），偶见血管周围淋巴细胞浸润和胆固醇裂隙。肺泡中的表面活性物质和磷脂也可能增多，类似肺泡蛋白沉积症。在吸入研究中，肺泡组织细胞增生症是暴露于相对高浓度的难溶性或不溶性物质，特别是颗粒物质后的常见反应，其沉积超过肺清除机制的清除能力。在这些研究中，反应可较单纯地仅在肺泡内出现巨噬细胞聚集，但是更常见组织细胞浸润伴有不同程度的 II 型肺泡细胞增生、肺部炎症、组织损伤（中性粒细胞、淋巴细胞浸润）、胆固醇裂隙形成和纤维化。浸润的巨噬细胞通常肥大，细胞质呈泡沫状或强嗜酸性，并含有嗜酸性结晶物质。

5.5　矿物质沉积

自发性矿物质（钙）沉积常发生在患有重度

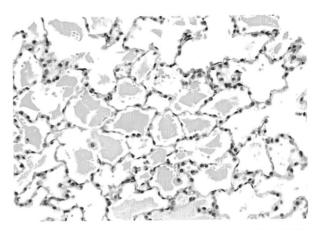

图 21.11　肺泡蛋白沉积症，肺泡内有无定形的嗜酸性物质

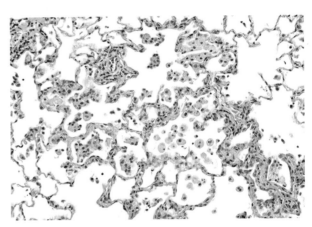

图 21.12　肺泡组织细胞增生症，由肺泡内具有泡沫状细胞质的巨噬细胞组成

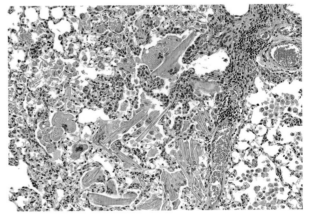

图 21.13　吸入暴露于颗粒物质后，出现明显的蛋白沉积症，肺泡巨噬细胞可能含有细胞质内结晶物质

慢性终末期肾疾病的老龄大鼠的肺（图 21.14）。沿着肺泡隔基底膜和小血管内膜及中膜，出现不规则的线性、嗜碱性凝结物沉积，巨噬细胞数量增多可能与矿物质沉积相关。

5.6 色素沉积

肺色素经常在未处理和处理后的大鼠中观察到，为一种与年龄相关的变化或与出血和炎症性病变相关。最常见的肺色素是含铁血黄素（一种棕色的铁染色呈阳性的色素），通常可见于未处理大鼠的血管周围或细支气管周围的肺泡巨噬细胞中（图 21.15）。在处理后的大鼠中，含铁血黄素也可见于肺泡巨噬细胞中或游离于肺泡中，通常与慢性肺泡损伤、坏死、炎症和出血区域相关，还可能存在于这些病变相关的增生性上皮中。在肺泡巨噬细胞内也可能观察到脂褐素。在灌胃过程中偶然灌入肺中的玉米油等惰性物质也可在肺中观察到（Elmore et al., 2014）。

5.7 炎症性病变

暴露于感染原或吸入有害的化学物质和化合物可引发肺部炎症，病变发生在终末细支气管及肺泡管周围和（或）肺泡实质内。在毒理学研究中，炎症反应可能与吸入性毒物的性质和浓度、肺内的接触或沉积部位、暴露的持续时间、上皮的敏感性和损伤的类型直接相关。炎症的主要发生部位通常是细支气管或肺泡，因为终末细支气管、肺泡管和邻近肺泡的上皮是蒸气、气雾剂的最早和最大接触部位和（或）颗粒物质的沉积部位。吸入轻度有毒蒸气或颗粒物质可能引起一过性的浆液性、纤维素性或化脓性渗出物，伴有不同数量的中性粒细胞。吸入可引起急性上皮损伤如溃疡和坏死的高度毒性或刺激性物质可导致不同程度的急性反应，从轻微到轻度中性粒细胞浸润，甚至以中性粒细胞为主的化脓性炎症。

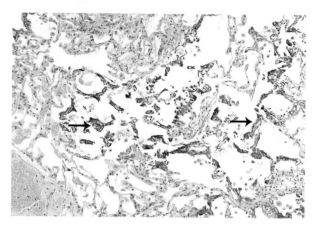

图 21.14 肺泡隔矿化（箭头所示）

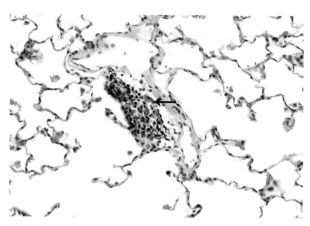

图 21.15 肺含铁血黄素（箭头所示），表现为单核细胞浸润灶中巨噬细胞内的金黄色物质

6 非肿瘤性和肿瘤增生性病变

毒理学相关的肺增生性病变通常是由暴露于具有潜在毒性的受试物所致。重复或长期暴露于毒物或刺激物而发生的细胞损伤可诱导修复过程，如果未能完全恢复到正常的形态，损伤的组织可能增生和（或）化生成不同的、更具耐受性的细胞类型。慢性损伤和修复（增生）可能导致遗传改变 / 突变，从而诱导肿瘤发生。肺的这些部位的形态学变化在很大程度上取决于毒物的性质和暴露时间的长短。

肺上皮的增生性病变是多阶段的形态学和生物学连续性过程，包括局灶性增生（可能是肿瘤发生的早期阶段）、腺瘤和癌。由于病变进展是连续性过程，所以有时很难区分是属于癌前病变的增生还是腺瘤，或很难区分腺瘤和癌，有时这些区分可能是武断的。此外，根据组织学类型区分肿瘤类型也很困难。鉴于这些困难，大鼠和小鼠起源于肺泡和（或）肺细支气管区域的肿瘤称为肺泡/细支气管腺瘤或癌。

原发性肺肿瘤可能是上皮或间质来源，发生在肺实质和气道中。肺泡/细支气管腺瘤和癌（包括鳞状细胞和黏液细胞分化的亚型）是大鼠最常见的自发性和化学诱导的肺肿瘤（Dixon and Maronpot, 1991; Dixon et al., 2008）。大鼠的肺泡/细支气管肿瘤的起源尚不完全清楚。基于已发表的文献，化学物诱导的肿瘤和自发性肿瘤似乎多数由Ⅱ型肺泡细胞组成，有时混有少数棒状细胞。超微结构显示，肺泡/细支气管肿瘤含有Ⅱ型肺泡细胞的特征性细胞质嗜铖性、板层包涵物（Herbert et al., 1994; Ohshima et al., 1985; Reznik-Schuller and Reznik, 1982; Rehm, 1996; Boorman and Herbert, 1996）。

肺自发性肿瘤在 F344 大鼠中的发病率相对较低，雄性为 2%~3%，雌性略大于 1%。自发性肿瘤主要为肺泡/细支气管腺瘤（雄性 0~6%、雌性 0~8%）或者肺泡/细支气管癌（雄性 0~6%、雌性 0~2%）。其他肺肿瘤如鳞状细胞癌、囊性角化上皮瘤（cystic keratinizing epithelioma, CKE）和支气管上皮原发性肿瘤均罕见。

6.1　再生性增生

气道上皮或Ⅱ型肺泡细胞的再生性增生是一种常见的损伤后反应，是支气管、细支气管、肺泡管和肺泡上皮变性与坏死修复的结局，通常与上呼吸道所描述的情况相似。在气道上皮坏死后，由病变边缘的基底细胞和（或）无纤毛细胞增殖，覆盖裸露的气道表面。根据观察时相对于损伤的时间、损伤的程度和持续时间及细胞缺失和增殖的相对比率，可见多种不同的形态学变

化。再生的上皮首先是扁平细胞，细胞核呈圆形至椭圆形，细胞质呈轻度嗜碱性（图 21.16）。如果损伤不再持续，再生的细胞很快变为立方形，分化为有纤毛或无纤毛细胞。如果有持续的损伤和细胞缺失，分化就不会发生，而上皮可能变成假复层或 1~3 层形状不规则的未分化细胞，甚至发生鳞状上皮化生，继而分化为典型的复层鳞状上皮。如果对刺激物的代谢适应而使细胞缺失率降低，则再生的上皮细胞将分化，但细胞高度增加，以及浆液细胞和杯状细胞的数量可能也会增加。由于细胞拥挤，增生的上皮可能不规则并折叠（图 21.17）。肺泡上皮的再生模式与上述情况类似。裸露的肺泡基底膜首先被来自增殖的Ⅱ型肺泡细胞形成的多角形细胞覆盖，随后肺泡细胞的外观变为单层立方细胞（图 21.18 和 21.19）。当损伤减轻时，这些细胞分化为Ⅰ型肺泡细胞。持续的低水平损伤可能导致肺泡上皮化生，其特征为Ⅰ型肺泡细胞被纤毛细胞和棒状细胞代替（图 21.20）。Ⅱ型肺泡细胞增生是身体对吸入肺的毒性物质的常见反应（Miller and Hook, 1990; Schwartz, 1986）。吸入气雾剂或颗粒物质后，肺的中央型肺泡区最常受累及。支气管或肺泡上皮的再生性增生通常伴随着一定程度的炎症，如果损伤严重，甚至伴有纤维化。

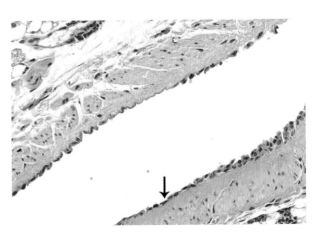

图 21.16　细支气管上皮再生。注意衬覆气道的扁平上皮（箭头所示）

6.2　肺泡上皮原发性增生

　　局灶性肺泡上皮增生与肺泡 / 细支气管腺瘤和肺泡 / 细支气管癌在形态学上是连续性过程。区别增生和腺瘤的一个重要特征是增生灶下方的肺泡结构保留。虽然还不能确定局灶性增生消退或进展为腺瘤的比例，但是只要正常的肺泡结构仍然保留即可诊断为增生而非腺瘤。肺泡上皮增生的特征是衬覆肺泡隔的Ⅱ型肺泡细胞局灶性增生。Ⅱ型肺泡细胞可能连续，外观为单层立方上皮（图 21.21 和 21.22）。增生的Ⅱ型肺泡细胞有明显的细胞质空泡，但没有细胞异型性，核分裂

象不常见。当增生严重时，受累及的肺泡隔间质更加明显，可能有肺泡巨噬细胞数量增多，导致整体上细胞数量增加的外观，但是没有炎症的其他证据。病变的界限通常不清楚，不压迫周围实质。在病变的边缘，增生的Ⅱ型肺泡细胞扩展至邻近的肺泡。

6.3　支气管增生

　　支气管上皮增生可能是继发于损伤的一种再生反应，或是对引起支气管肿瘤的致癌物反应的连续性形态学过程的一部分。与局灶性增生相关的炎症提示增生是继发性的，而缺乏组织损伤状

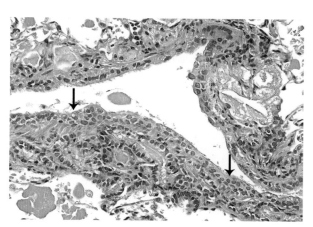

图 21.17　细支气管上皮增生。注意拥挤的上皮（箭头所示）

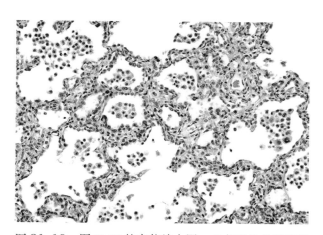

图 21.19　图 21.18 的高倍放大图。立方形的Ⅱ型肺泡细胞衬覆肺泡隔。注意肺泡内的巨噬细胞（肺泡组织细胞）数量增加

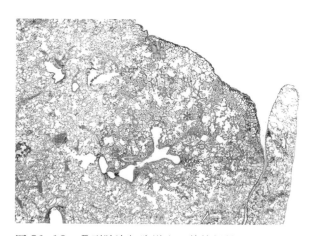

图 21.18　Ⅱ型肺泡细胞增生，其特征是Ⅱ型肺泡细胞增多（*）。上皮下的肺泡结构保留

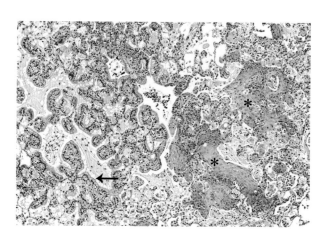

图 21.20　肺泡上皮被增生的纤毛细胞代替（箭头所示）。注意肺泡上皮被不规则的鳞状上皮代替（*），在长期持续损伤的案例中常见

况下的增生可能是癌前病变。支气管增生的特征是表面呼吸上皮细胞层数增多，通常缺乏纤毛。增生的上皮可能突入气道腔内，也可能呈乳头状伴有小叶状上皮，其下有少量结缔组织轴支撑（图 21.23）。可能存在轻度的核异型性和多形性。

6.4 间皮增生

胸膜间皮增生通常是一种继发性病变，与各种肺疾病包括感染、炎症、胸腔积液和肺肿瘤有关。病变为局灶性或多灶性，有时为弥漫性的间皮细胞增生和肥大组成（图 21.24）。当胸膜下有炎症特别是慢性活动性炎症时，间皮增生通常

伴有胸膜纤维化（图 21.24）；也可能呈微乳头状、叶状的成熟结缔组织，其上覆盖单层扁平至立方形间皮细胞（图 21.25）。间皮增生在灌注或吸入颗粒物质的研究中最为常见，其中最严重的病变位于衬覆肺膈面的壁胸膜（Everitt et al., 1994, 1997）。

6.5 肺泡／细支气管腺瘤和肺泡／细支气管癌

肺泡／细支气管腺瘤的大体检查通常表现为肺表面的轻微突起、散在的白色至淡黄色的 1~4 mm 的结节状肿块。组织学检查显示腺瘤是界

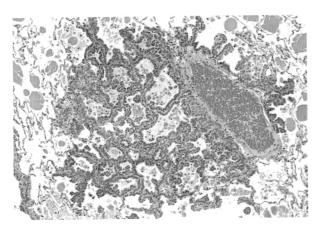

图 21.21 局灶性肺泡上皮增生。肺泡结构基本保留，但可见一些早期变形

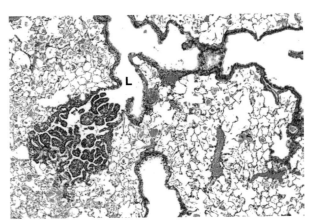

图 21.23 细支气管上皮增生。增生性细胞形成乳头状突起突入腔内（L 所示）

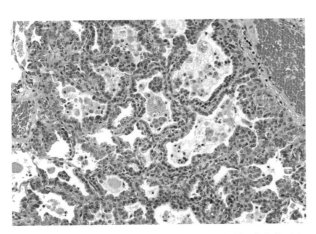

图 21.22 图 21.21 的高倍放大图。肺泡衬覆圆形至立方形增生性细胞，增生性肺泡上皮局灶性堆积并扭曲。注意肺泡内的巨噬细胞数量增多

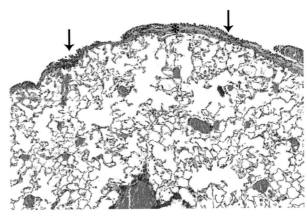

图 21.24 间皮细胞增生。特征是衬覆胸膜的间皮细胞增生和肥大（箭头所示），同时注意胸膜下纤维化（＊）

限清楚的肿块，压迫周围实质组织，常位于肺的边缘（图 21.26~21.29）。与增生不同，肺泡 /细支气管腺瘤下方的肺泡结构扭曲。其上皮细胞可排列为 3 种组织学模式：腺性、乳头状或混合型。肺泡腔有不同程度的闭塞，一些肿瘤可能呈实性。上皮为立方形至柱状，覆盖在纤细的纤维血管基质上。肿瘤的上皮细胞相对一致，核呈圆形或椭圆形，有中等丰富的细胞质，其中一些细胞质顶端有空泡（可能是板层小体或脂滴）（Reznik-Schuller and Reznik, 1982; Ohshima et al., 1985）。柱状肿瘤细胞的核倾向位于基底部，细胞质比立方细胞的嗜碱性更强。小的局灶性区域

可能存在轻度的细胞异型性或多形性，核分裂象罕见或不存在。

　　肺泡 / 细支气管癌通常界限不清（图 21.30和 21.31），但是快速生长的肿瘤会压迫周围实质组织，界限中等程度清楚（图 21.32 和 21.33）。癌可能侵袭气道（图 21.34 和 21.35）、胸膜或血管，并转移至局部淋巴结、肝、肾、心脏或其他器官。肺泡 / 细支气管癌的特征是异质性生长方式和细胞多形性（图 21.36 和 21.37）。形态学生长模式从腺状、乳头状、实性至混合型。分化良好的乳头状癌很难与腺瘤相鉴别。肿瘤上皮分层、肿瘤实性生长、细胞多形性、与硬

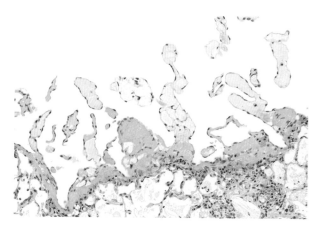

图 21.25　间皮增生，呈微乳头状、叶状结缔组织，表面覆盖单层扁平至低立方形的间皮细胞。注意胸膜纤维化

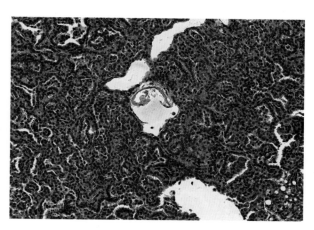

图 21.27　图 21.26 的高倍放大图。肺泡 / 细支气管腺瘤呈乳头状生长模式

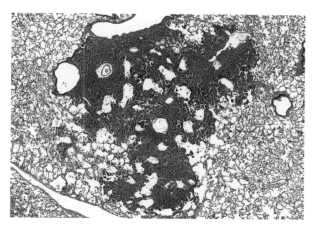

图 21.26　肺泡 / 细支气管腺瘤。肺泡结构大部分消失，但是在某些区域仍可见

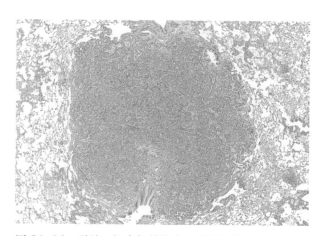

图 21.28　肺泡 / 细支气管腺瘤。肺泡结构完全消失

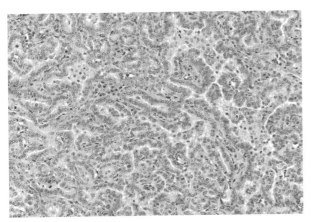

图 21.29　图 21.28 的高倍放大图。注意独特的乳头状生长模式

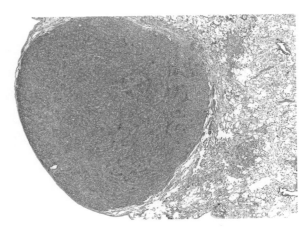

图 21.32　肺泡 / 细支气管癌。显示其对紧邻肺实质的压迫

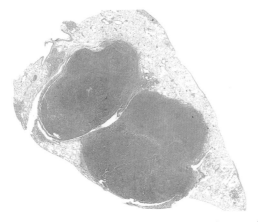

图 21.30　肺泡 / 细支气管癌。呈高度侵袭性和膨胀性，已破坏大部分肺实质

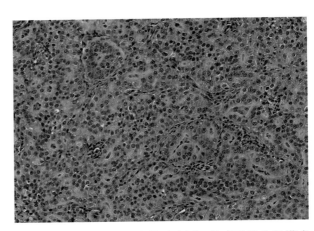

图 21.33　图 21.32 的高倍放大图。注意腺性生长模式和实性细胞层，腺样结构被薄层纤维血管间质分隔

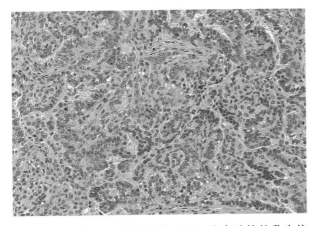

图 21.31　图 21.30 的高倍放大图。注意独特的乳头状生长模式，其特征为衬覆多形性肿瘤细胞的高分化或低分化的乳头状结构。在一些区域乳头状结构由不规则的纤维间质束支撑

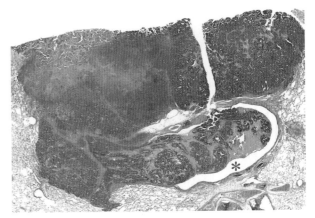

图 21.34　高侵袭性的肺泡 / 细支气管癌，显示已侵袭进入气道（＊）

癌反应相关的异型性或间变性细胞及局部侵袭是恶性肿瘤的指征（图 21.34~21.37）。通常仅在显著的结缔组织成分或硬癌反应时，才会观察到肺泡或腺性生长模式。在自发性肺泡 / 细支气管癌中不常见到硬癌反应，但在暴露于石棉、硅石、砷化镓、七水合硫酸钴、钴金属和其他颗粒化学物质所诱导的一些癌中可观察到。在一些小肿瘤中硬癌反应可非常明显，以至于肿瘤看上去发生于纤维化区域中。癌细胞可有多形性，尤其是间变性细胞可呈纺锤形（图 21.38）。一些癌中可观察到明显的鳞状上皮分化（图 21.39），但鳞状细胞癌的诊断仅限于主要由鳞状细胞组成的肿瘤；而一般具有鳞状分化的肿瘤归类为肺泡 / 细支气管癌，认为其为肺泡 / 细支气管癌的间变性亚型。肿瘤细胞也可分化为黏液细胞类型，但这种分化罕见。转移在自发性肺泡 / 细支气管癌中不常见，但在诱发的癌中更常见。转移性病变呈乳头状或腺性生长模式。

6.6 支气管腺瘤和支气管癌

支气管腺瘤或支气管癌专指明确发生于支气管的肿瘤。与人类的肺肿瘤常发生于大支气管不

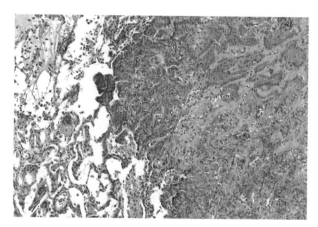

图 21.35 图 21.34 的高倍放大图。注意形成不良的腺性和乳头状模式及硬癌成分

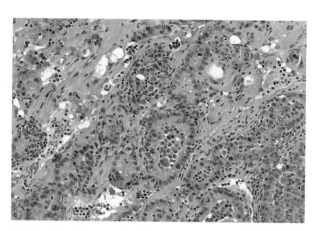

图 21.37 图 21.36 的高倍放大图。注意异质性生长和间变性、多形性细胞，以及散布的不规则的纤维组织束

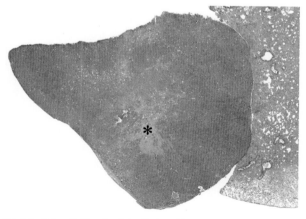

图 21.36 肺泡 / 细支气管癌，伴有异质性生长模式和硬癌成分（＊）

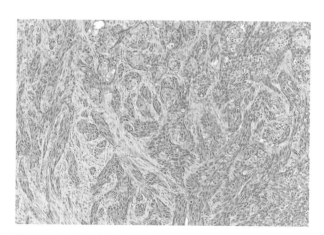

图 21.38 肺泡 / 细支气管癌，伴有间变性纺锤细胞成分

同，F344 大鼠的支气管肿瘤非常罕见，但在暴露于致癌物后可被诱导形成。支气管肿瘤大多数为外生性乳头状或息肉样肿块，突入支气管腔内，但一些主要发生在固有层内的内生性腺瘤也可发生。大的肿瘤会阻塞支气管，使其原发部位难以分辨。腺瘤通常有一致的生长模式，如乳头状、腺性或混合型。腺瘤上皮由均一的立方形至柱状细胞组成，很少或没有细胞多形性或异型性。

支气管癌可为外生性乳头状或腺性生长模式，突入支气管腔内或浸润支气管壁（图 21.40~21.42）。癌和腺瘤在细胞学特征方面的主要区别是癌细胞的间变性或侵袭性生长。被覆的支气管上皮相对正常，支气管癌主要位于支气管

的固有层，由于支气管没有黏膜下层腺体，所以支气管癌最可能起源于支气管的呼吸上皮。

6.7 鳞状细胞癌

肺自发性鳞状细胞癌在 F344 大鼠中罕见，但是吸入或滴注化学试剂可能诱导发生肺鳞状细胞癌（Dixon et al., 2008）。肺鳞状细胞癌的起源部位尚不明确，可能发生于支气管、细支气管或肺泡的鳞状上皮化生区域，也可能起源于肺泡的角化性囊肿。鳞状细胞癌破坏肺的正常结构并常常产生大量角蛋白（图 21.43 和 21.44），但不同肿瘤的角蛋白产物存在差异。鳞状细胞癌具有高度侵袭性，可侵袭进入周围的肺泡实质中，诱发

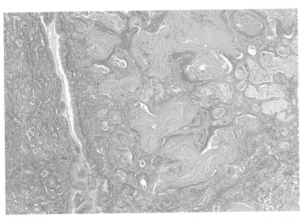

图 21.39　肺泡／细支气管癌。左侧可见乳头状和管状生长模式，右侧为鳞状分化

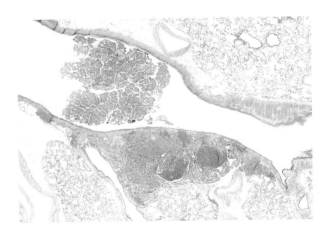

图 21.41　图 21.40 的高倍放大图

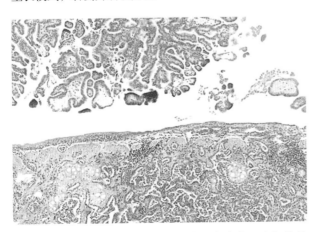

图 21.40　支气管癌。注意支气管腔内肿瘤上皮细胞的外生性生长，并侵袭支气管周围的黏膜下层组织

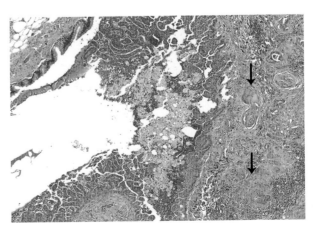

图 21.42　支气管癌。肿瘤上皮（箭头所示）侵袭支气管壁

明显的坏死和（或）硬癌反应，并可能转移。肿瘤细胞形成不规则的鳞状上皮细胞簇、巢或岛，伴有或不伴有中心角化（角化珠）。肿瘤的鳞状细胞可能具有显著的多形性，包括形成大的异型不典型巨细胞。角化不良或非角化的鳞状细胞癌亚型具有明显的细胞间桥。

鳞状细胞癌必须与 CKE 相鉴别，有报道认为 CKE 是长期吸入暴露于高浓度的惰性颗粒后的继发性反应。角化性囊肿在本章其他病变中详述。中央有一个角蛋白和坏死碎片形成大团块的鳞状细胞癌，被认为起源于良性角化性囊肿壁，必须与 CKE 相鉴别。在大鼠中，大的鳞状细胞癌常常会转移或侵袭纵隔、纵隔淋巴结和支气管淋巴结。

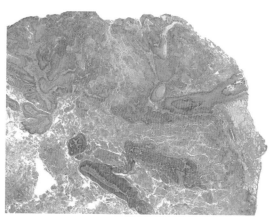

图 21.43　肺鳞状细胞癌

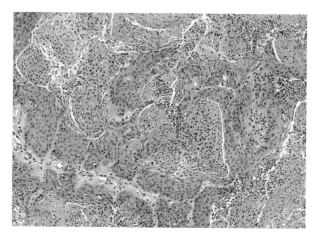

图 21.44　图 21.43 的高倍放大图。注意不规则的肿瘤性鳞状上皮带，其中有坏死的上皮细胞散布

6.8　囊性角化上皮瘤

大鼠的自发性 CKE 罕见，在吸入暴露于各种颗粒和其他化学物质后最常观察到（Dixon and Maronpot, 1991;Boorman et al., 1996; Walker et al., 2007; Rittinghausen and Kaspareit, 1998; Rittinghausen et al., 1997; Mohr et al., 2006），必须与鳞状细胞癌相鉴别。CKE 被认为起源于肺泡上皮和棒状细胞的鳞状上皮化生区域，或局灶性鳞状上皮囊肿。CKE 是散在的、不规则的、小的膨胀性、囊性病变，与周围的肺泡实质有非常清楚的界限（图 21.45 和 21.46）。因为其生长似乎是沿着连续的肺泡隔从肺泡壁的周边向外延伸而发生的，所以除较大的肿瘤外，通常不会压迫邻近的肺实质。CKE 由充满层状角蛋白和角化珠的中央囊腔组成，周围环绕着复层鳞状上皮壁，鳞状上皮无异型性、异型增生（异常或无序分化）或侵袭性生长。鳞状上皮壁的厚度不同，由至少 3 层的成熟高分化鳞状上皮和不规则的鳞状上皮巢或岛组成，这些鳞状上皮沿着邻近的肺泡延伸，形成不规则的边界。在 CKE 发生率增高的毒理学／致癌试验中，由于人肺不发生 CKE，因此该发现与人类健康的推断和相关

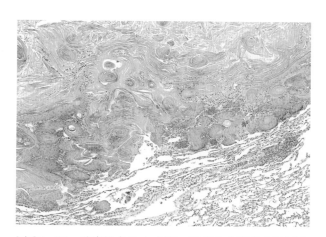

图 21.45　肺囊性角化上皮瘤。注意中央囊腔充满层状角蛋白和角化珠，周围包绕着复层鳞状上皮壁

性尚不完全清楚。因此，当 CKE 在致癌试验中作为一种与给药相关的变化时，其与人类健康的相关性应遵循"具体问题具体分析"的原则，应考虑其他变化及可用的数据（Boorman et al., 1996;Walker et al., 2007）。

6.9　肉瘤

　　大鼠的一些肺泡 / 细支气管癌具有明显的梭形细胞成分。当具有良好上皮成分形态学证据的肿瘤中可见肉瘤性区域时，最恰当的诊断是癌。但是一些肺肿瘤似乎完全是间叶组织，没有腺体或上皮区域，这些肿瘤被认为起源于间叶组织，应该相应地进行分类。在 F344 大鼠中肉瘤罕见，可见纤维肉瘤（图 21.47）、平滑肌瘤、平滑肌肉瘤，最常发生转移。这些肿瘤的形态学特征与在其他器官中的肿瘤相似，不再详述。纤维肉瘤中偶尔出现软骨化生或骨化生灶。支气管壁或血管壁可发生起源于平滑肌的高分化肿瘤，也偶尔可见到组织起源不明的间变性肉瘤。

6.10　恶性间皮瘤

　　胸腔的间皮瘤起源于衬覆胸膜的间皮细胞。原发性、自发性胸膜间皮瘤在大鼠中罕见，但可被暴露于各种纤维性和化学物质诱导发生（Greaves et al., 2013; Kane, 2006; Doi et al., 2010;

Wagner, 1962; Stanton and Wrench, 1972）。大体观察显示胸膜间皮瘤可能呈局灶性或弥漫性，一般为膨胀性生长而非浸润性生长。大鼠的所有间皮瘤都被认为是恶性的。在组织学上，胸膜间皮瘤可能分为上皮型、间叶型或混合型（Stanton and Wrench, 1972; Wagner and Berry, 1969; Davis, 1979）。上皮型间皮瘤是最常见的组织学类型，可分为乳头状、管状、管状乳头状和实性。乳头状间皮瘤是最常见的，通常是外生性的，由 1 个或多个不规则分支、叶状增生的、含丰富血管的胶原至纤维结缔组织间质组成，间质上被覆 1 层至多层均匀一致的小的低立方形至多角形的间叶细胞（图 21.48 和 21.49）。管状间皮瘤由大的不典型多形性细胞形成腺样结构。实性间皮瘤表现为广泛的、旺炽性增生，由丰富的间质组成，间质内含有大量多形性间皮细胞，在肿块的表面和内部形成簇状、管状和实性片状结构。间叶型间皮瘤类似纤维肉瘤，由交错成束的梭形细胞（类似成纤维细胞）组成。混合型间皮瘤是上皮成分和间叶成分以不同的比例混合组成的。

　　大多数胸膜间皮瘤在诊断上没有困难，但可能很难与具有明显的间叶成分的胸膜转移瘤、胸腔肉瘤、反应性胸膜病变和一些原发性肺肿瘤相鉴别，尤其是那些肉瘤样模式的原发性肺肿瘤。在这种情况下，免疫组织化学染色可能有助于鉴

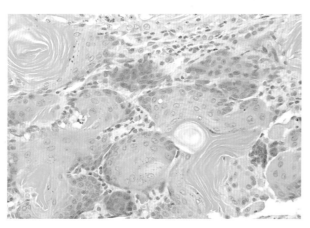

图 21.46　图 21.45 的高倍放大图。壁由高分化的鳞状上皮组成

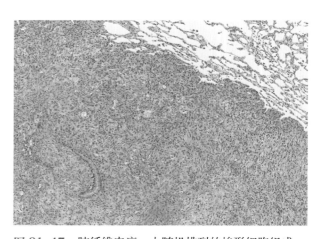

图 21.47　肺纤维肉瘤，由随机排列的梭形细胞组成

别诊断。在免疫组织化学研究中应包括适当的对照，因为许多用于诊断人类间皮瘤的抗体并不适用于大鼠组织。在超微结构上，恶性间皮瘤的肿瘤细胞有大量微绒毛和细胞间连接（Davis，1979）。

6.11　纵隔肿瘤

　　原发性纵隔肿瘤在大鼠中不常见。纵隔肿瘤可能起源于纵隔组织，但更常见的是从其他任何组织或器官的原发性恶性肿瘤转移而来的。良性胸腺瘤一般发生于纵隔前部，恶性胸腺瘤也可能侵袭纵隔。胸腔间皮瘤和肺泡 / 细支气管癌（图

21.50 和 21.51）具有转移至纵隔的可能性。在NTP 开展的研究中，报道了大鼠的完全位于或大部分游离于纵隔的罕见肿瘤，这些肿瘤具有肺泡 / 细支气管的组织学模式，免疫组织化学棒状（克拉拉）细胞分泌蛋白染色呈阳性，提示肿瘤虽然主要位于纵隔，但可能是肺泡 / 细支气管来源的（Howroyd et al., 2009）。

6.12　转移性肿瘤

　　由于大鼠肺含有广泛的小口径的血管和淋巴管，所以肺是肿瘤转移的最常见的部位。转移性肿瘤大多为上皮性，且往往多发。大鼠的肺转移

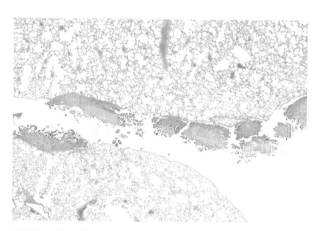

图 21.48　肺恶性间皮瘤。特征是胸膜表面可见多灶性乳头状肿瘤性间皮细胞

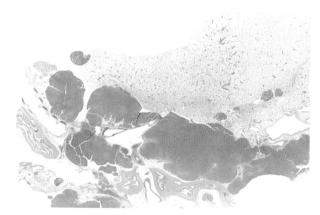

图 21.50　肺泡 / 细支气管癌，侵袭肺与纵隔

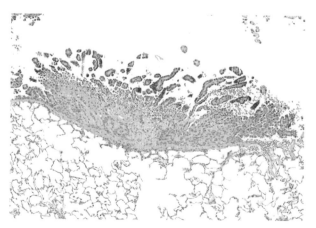

图 21.49　图 21.48 的高倍放大图。注意特征性的多个叶状增生，被覆单层大小一致、低立方形至多角形的间皮细胞，伴有胸膜纤维性增厚

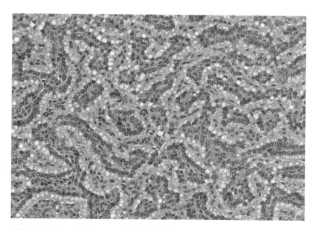

图 21.51　图 21.50 的高倍放大图。注意肿瘤由明显的乳头状结构组成，乳头状结构有纤细的血管化间质，其上被覆大小一致的立方形肿瘤细胞的纤细的血管化间质；肿瘤细胞的细胞质顶端有空泡，类似 II 型肺泡细胞

性肿瘤的常见原发部位包括皮肤、骨、乳腺、外耳道皮质腺、哈氏腺和肝脏。肺血管和淋巴管中常见转移性肿瘤细胞栓子。肺内转移常见于化学物质诱导的肺泡/细支气管癌，并通过淋巴管转移。肺泡/细支气管癌的肺外转移在纵隔被证实。老龄大鼠的肺常见系统性造血/淋巴系统肿瘤，如单核细胞白血病和组织细胞肉瘤，这些肿瘤发生于脾脏和其他淋巴器官，并倾向于在肺内呈弥漫性转移，类似炎症性病变。在肺毛细血管中可观察到循环中的肿瘤细胞，这也导致细胞数量增多（图 21.52）。除细胞数量增多外，出血和血栓形成也可能与浸润的细胞有关。

7　其他病变

7.1　灌胃相关病变

不溶于水或适口性差的化学物质可以通过灌胃来给予实验动物。在 NTP 委托的试验中，常用玉米油作为脂溶性化学物质的溶媒。灌胃试验中意外的早期死亡需要确定死亡是与化学物质有关，还是灌胃操作失误所致。灌胃相关的死亡通常是由食管穿孔、化学物质在胸膜腔内沉积或化学物质沉积在肺内造成窒息而引起的。灌胃给予大鼠有毒物质会使其灌胃后昏睡，从而导致其更

易从口咽吸入溶媒，可能导致与剂量相关的死亡，这进一步使与灌胃操作相关的死亡原因复杂化。

食管穿孔、胸膜腔内给药溶液沉积、肺内化学物质或油性溶媒沉积等证据可明确死亡是灌胃操作所致，但即使缺乏这些大体观察所见，也不能排除其死亡原因与灌胃操作相关。灌胃给予的物质在肺中沉积时，镜下组织学所见往往不明显，在仅给予溶媒的对照组动物中尤其如此。明显的肺毛细血管淤血和肺中油滴有助于诊断（图 21.53）。制片过程中使用的溶剂会溶解大部分油性溶媒，这导致组织切片中无法观察到或只能观察到很少的油滴，需要考虑一些辅助信息如相对于灌胃的死亡时间及缺乏能解释死亡原因的其他病理学变化等。吸入异物可能不会立刻导致死亡，但会引起肉芽肿形成、炎症等异物反应。当异物反应发生在气道时，上皮会被覆病灶形成上皮被覆的炎症性结节。

7.2　毛发栓塞

在接受过静脉注射的动物中偶尔会发现毛发栓子。毛发的角蛋白在偏振光下很容易观察到。在大多数病例中，毛发碎片被炎症细胞所包围。毛发碎片最初会引起急性炎症反应，伴有粒细胞聚集，而后形成肉芽肿。一些毛发碎片在病变恢

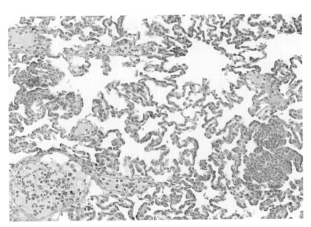

图 21.52　大鼠的肺单核细胞白血病。注意血管和毛细血管内的淋巴细胞

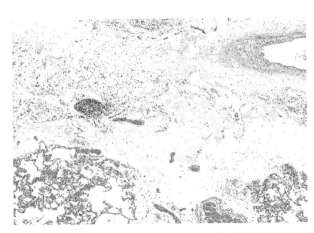

图 21.53　肺灌胃相关病变。注意肺中金黄色的灌胃溶媒（油），伴随慢性炎症、出血和淤血

复之前会存留数周（Kast, 1966）。

7.3　软骨化生

在大鼠的肺中偶尔可观察到小灶的成熟软骨，这一偶发性病变的生物学意义未知。在人类中，相似的病变称为软骨错构瘤，目前认为是一种良性肿瘤。当在大鼠中发现这种病变时，重要的是应考虑是否为转移性软骨肉瘤。当没有细胞异型性、单灶性病变且缺乏原发性软骨肉瘤时，提示是软骨化生而非肿瘤。

7.4　骨化生

在老龄大鼠的肺中偶尔会发现小的骨针。骨化生的特征是灶状不成熟的编织骨或致密的板层骨（图 21.54），诊断为骨化生前需仔细排除转移性骨肉瘤。

7.5　杯状细胞化生

杯状细胞在大鼠的气道末端和细支气管中不常见。杯状细胞化生可发生在这些气道末端，是对暴露于化学物质长期刺激的反应，或由感染性疾病引起（Kittel, 1966）。该病变还可能由气道阻塞（阻止物质从肺累及部位被清除）引起。肥大的杯状细胞在累及的细支气管、末端气道中的数量增加，肺泡中可能充满黏液。

8　毒理学病变

可引起肺毒性的化学物质包括吸入的颗粒、气体和液体的气雾剂（直接作用于肺实质）及全身给予的药物（通过血液循环达到肺部而引起）。肺的棒状细胞含有细胞色素 P450 单加氧酶系统（Plopper, 1983; Boyd, 1984），可以代谢活化或失活有毒物质。在急性化学物质诱导的肺损伤试验中，4- 甘薯苦醇、3- 甲基呋喃和四氯化碳对棒状细胞的优先损伤显示了棒状细胞代谢能力的重要性（Doster et al., 1983; Gram, 1989;

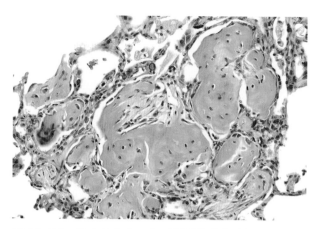

图 21.54　肺中骨化生，由不规则的簇状编织骨组成

Haschek et al., 1983; Boyd, 1984）。

8.1　颗粒物质的毒性

吸入的颗粒物质的毒性在很大程度上取决于其在肺内沉积的部位。对于主要通过扩散沉积的非常小的颗粒物质（通常 <1 μm），颗粒的大小是决定沉积部位的主要因素。对于较大的颗粒物质，密度和形状对决定沉积部位更重要。非球形颗粒物质通常根据等质量、等体积或空气阻力的等效球体来表征。空气动力学直径的计算需要考虑颗粒的密度和空气阻力，空气动力学直径表示具有与颗粒相同的终末沉降速度的单位密度球体的直径，而不考虑颗粒的大小、形状和密度。空气动力学直径是对通过撞击和沉降而沉积粒子的最合适的测量指标。

由于拦截［仅对纤维性物质（如石棉）较重要］、撞击、沉降和扩散，颗粒物质沉积在肺内。空气动力学直径在 5~30 μm 的颗粒物质主要通过撞击沉积在鼻咽部和上呼吸道分叉处，这主要是由于这些部位的较高气流速度及较大颗粒物质的惯性。空气动力学直径在 1~5 μm 的颗粒物质通过沉降沉积在支气管区域。支气管内的气流速度较慢，允许颗粒物质随重力作用沉积。空气动力学直径 <1 μm 的颗粒物质主要通过扩散弥漫性沉积在肺泡内。

沉积在气道纤毛上皮的颗粒物质经黏液纤毛

结构从肺中清除，而到达肺泡的颗粒物质可被肺泡巨噬细胞吞噬后经黏液纤毛结构清除，或经淋巴引流从肺间质排出。影响巨噬细胞向细支气管或间质移动的因素尚不明确。

吸入的颗粒物质或粉尘能导致与炎症细胞浸润有关的肺重量增大。具有活性和细胞毒性的颗粒物质会引发急性炎症反应。颗粒物质若为惰性物质，则主要诱发肺泡巨噬细胞聚集。根据吸入物质的不同细胞毒性，会引起肺泡管和肺泡内 II 型肺泡细胞不同程度的增生和肥大。

相对惰性的颗粒物质如滑石、建筑石膏、硅石和二氧化钛的毒性已在大鼠长期吸入试验中得到评估。实际上不存在真正意义上的"惰性"颗粒，因为在长时间的暴露下，颗粒物质会导致肺泡巨噬细胞聚集。当长期吸入高浓度的这些物质，超出肺的清除能力后，颗粒物质会蓄积在肺内，伴有不同严重程度的慢性活动性至慢性炎症。在一些病变中常会发现胆固醇裂隙；也可观察到肺泡管和邻近肺泡的纤毛细胞和棒状细胞增生（细支气管化）、中央型肺泡区肺泡的 II 型肺泡细胞肥大和增生，以及鳞状上皮化生。

暴露于多种颗粒物质（特别是硅石）会引发肺泡磷脂质沉积（肺泡蛋白质沉积症或脂蛋白沉积症）。短期暴露于高浓度的硅石会引起严重的肺泡蛋白质沉积症，而长时间暴露于低浓度的硅石则会引起纤维化和少量肺泡蛋白质沉积症。最终，纤维化发生在长时间暴露于颗粒物质的大鼠的肺中。纤维化的机制尚不清楚，但可能与肺内炎症细胞释放致纤维化细胞因子有关。一些吸入的颗粒物质进入肺间质并被成纤维细胞样细胞吞噬。

研究者们特别感兴趣的是暴露于高浓度的颗粒物质的大鼠的肺中会发生鳞状上皮角化囊肿和 CKE。这些囊性病变可能是由鳞状上皮化生灶发展而来的，鳞状上皮化生也发生在暴露于颗粒物质的大鼠的肺泡部位。这些病变的生物学意义仍然未知。鳞状上皮囊肿可能只是单纯的化生性反应，但也可能是鳞状细胞癌发生的早期阶段，或者具有进展为鳞状细胞癌的可能性。

在对各种颗粒物质的研究中，以石棉纤维的研究最为广泛。研究者们对石棉感兴趣主要是因为它能引起人的间皮瘤、肺纤维化和原发性肺癌。大鼠吸入石棉纤维可发生急性病变，表现为中央型肺泡区出现肺泡巨噬细胞浸润，伴有间质增厚、II 型肺泡细胞增生。在大鼠的长期（2年）吸入试验中，石棉纤维可引起肺纤维化，这种情况与人类相似。肺损伤的程度随着石棉类型的不同而变化。温石棉的致纤维化能力最强，其次是青石棉，铁石棉最弱。石棉纤维在肺中的沉积在一定程度上取决于纤维的长度，长于 11 μm 的纤维相对于短于 11 μm 的纤维较难沉积在肺内。但是一旦沉积在肺内，长纤维就很难从肺中被清除，因此长纤维的致纤维化能力比短纤维强。虽然纤维的长度和形状是致纤维化能力的重要决定性因素，但石棉纤维表面的活性基团也起到一定的作用。

虽然诸如温石棉纤维等纤维可迅速被肺泡巨噬细胞吞噬，分解成小碎片并从肺内运出，但仍有一些纤维可穿透肺泡壁到达间质。由于纤维不完全降解和巨噬细胞死亡，小碎片被释放入间质并随后被成纤维细胞吞噬。巨噬细胞可能释放成纤维细胞刺激因子，上述过程不断重复，直至纤维瘢痕形成。

大鼠长期吸入石棉纤维也会引起细支气管内神经内分泌细胞的反应性增生。与在人类中的所见不同的是，在大鼠中罕见石棉小体（蛋白质、钙和铁盐沉积在石棉纤维上而形成），似乎只有在纤维长度超过 10 μm 时才会出现。

吸入各种含有颗粒物质的气体也会导致肺的中央型肺泡区巨噬细胞（很多含有色素）和淋巴细胞聚集，并伴有 II 型肺泡细胞增生。胸膜下也可找到类似的病灶。除炎症反应外，长期暴露于含有颗粒物质的气体中也可产生中度纤维化。

8.2　气体的毒性

有毒气体的吸收始于鼻咽，在呼吸道各组织都有吸收。气体的吸收取决于吸入气体的浓度和扩散速率。气体在水中的溶解度通常是决定气体的相对毒性的主要因素。然而，吸入的气体可能与呼吸道上皮覆盖的黏液层成分发生化学反应，这会限制气体的扩散或解毒。高活性的化学物质如无水酸类或强氧化剂可直接与衬覆呼吸道或肺泡的上皮反应并引起坏死；活性较弱的气体如羰基镍可扩散并通过上皮而不引起明显的损伤，但会引起毛细血管内皮细胞坏死。

高活性的挥发性化学物质如异氰酸甲酯（methyl isocyanate，MIC）可引起鼻、气管、支气管和细支气管呼吸上皮坏死。上皮坏死和溃疡会引起气道内纤维蛋白性渗出物蓄积，增生的成纤维细胞形成纤维蛋白浸润，最终导致管腔内纤维化。这些纤维化病变可被上皮覆盖并可能阻塞受累及的气道的气流。吸入低浓度的挥发性物质会导致呼吸上皮增生，伴有杯状细胞数量增加，可延伸至终末细支气管，在此处由杯状细胞取代棒状细胞。

吸入反应性与刺激性都比 MIC 弱的气体引起的病变主要位于肺中央型肺泡区，较大的气道一般不受严重影响。这些气体包括常见的城市污染物如臭氧和二氧化氮。终末细支气管、肺泡管和相邻肺泡的细胞对毒性气体特殊的敏感性可能与该区域的黏液毯厚度变薄有关，而与这些细胞本身无关。在轻度损伤的情况下，最初的改变是呼吸道上皮局灶性纤毛缺失和棒状细胞顶端小泡缺失。高浓度的气体导致终末细支气管浓度相关性细胞坏死，并伴有棒状细胞代偿性增生。在肺泡内，可能由于 Ⅰ 型肺泡细胞的表面积较大，所以对损伤的敏感程度高于 Ⅱ 型肺泡细胞。Ⅱ 型肺泡细胞代偿性增生在大多数肺泡损伤的病例中均可见。在长期损伤中，可见轻度炎症反应，伴随肺泡巨噬细胞聚集，以及胶原在间质中沉积导致

的气血屏障增厚。有报道称，长期暴露于二氧化氮会导致细支气管神经内分泌细胞数量增多。

8.3　全身性给予化学物质的毒性

经口灌胃、拌饲给予或经水混合给予化学物质均可能引起肺损伤。摄入百草枯（一种季铵联吡啶类除草剂）会导致致死性的重度进行性肺纤维化。百草枯的肺毒性类似其他几种肺毒素，包括氧、呋喃妥因、博来霉素。摄入百草枯后，肺泡上皮细胞会出现广泛坏死并导致肺泡基底膜完全裸露和重度肺水肿。随后，成纤维细胞增生，肺泡壁最终纤维化。博来霉素最初引起毛细血管内皮细胞变性和坏死，随后波及肺泡上皮细胞，最终出现纤维化。

一些化学物质会影响肺内特定的细胞类型，例如 O,S,S - 三甲基二硫代磷酸酯和 4- 甘薯苦醇会引起棒状细胞脱颗粒和坏死。这些化学物质对棒状细胞具有选择性毒性作用，因为棒状细胞有多功能氧化酶系统，可将某些外源性物质转化为活性更强的代谢物。α- 萘硫脲是一种对大鼠有独特毒性的毒素，主要损伤肺毛细血管和微静脉的内皮，使内皮细胞间出现裂隙，导致肺水肿和大量胸腔积液。其损伤机制尚不清楚，在恢复后的大鼠中没有任何肺细胞受损的组织学证据。

对其他组织产生影响的化学物质也可能引起肺部继发性损伤。有实验证明，试验性胆管结扎会导致肺泡隔明显增厚和 Ⅱ 型肺泡细胞增生。

8.4　致癌作用

在 NTP 的研究中，肺不是 F344 大鼠中常见的致癌反应部位。在 NTP 开展的吸入性致癌试验中，雄性大鼠肺肿瘤的发生率为正常大鼠的 8 倍、雌性大鼠为正常大鼠的 9 倍。大鼠吸入试验中诱发肺肿瘤发生率最高的是四硝基甲烷。在雄性和雌性大鼠的肿瘤中均可检测到活化的 K-ras 癌基因。上述研究中肺肿瘤的细胞来源尚未确定，但似乎都是典型的肺泡 - 细支气管肿瘤。

具有遗传毒性或可诱发多个部位肿瘤的化学物质诱发肺肿瘤是完全有可能的。研究表明，长时间吸入高浓度的相对惰性的粉尘或颗粒物质也能诱发肺肿瘤。这些相对惰性物质导致肺肿瘤的机制尚不清楚。有研究者推测是因为惰性物质持续存在造成肺的超负荷，可能通过慢性损伤、修复和炎症，从而诱发肿瘤。

虽然研究者们对石棉诱导肿瘤的机制进行了大量研究，也了解到纤维的形状和大小与肿瘤产生有关，但其基本机制仍有待商榷。温石棉是石棉纤维中对大鼠致癌性最强的，直径小于 1.5 μm、长度大于 8 μm 的纤维可能具有最强的致癌性。许多石棉诱发的肿瘤似乎都是恶性的，甚至体积很小的肿瘤也是恶性的，许多肿瘤也发生在瘢痕组织中或伴有硬癌反应。这种模式不是石棉独有的，但这是石棉诱发的肿瘤中最常见的模式。胸膜内注射石棉纤维可诱导胸膜间皮瘤，但在吸入研究中胸膜间皮瘤罕见。

在过去，许多试验将已知的致癌物采用气管内滴注或直接注入肺中的方法给药，常常导致鳞状细胞癌的发生，肺罕见自发性鳞状细胞癌。将化学物质或颗粒物质滴注到气管或胸膜，或直接注入肺中，会导致肺的病变或反应，可能与理解正常情况下吸入物质的肺致癌作用机制无关。目前在肺对有毒化学物质反应的理解中，有许多方面仍不完全。

参考文献

Adamson, I.Y., Bowden, D.H., 1975. Derivation of type 1 epithelium from type 2 cells in the developing rat lung. Lab. Investig. 32, 736-745.

Adriaensen, D., Brouns, I., Van Genechten, J., Timmermans, J.-P., 2003. Functional morphology of pulmonary neuroepithelial bodies: Extremely complex airway receptors. The Anat. Rec. Part A: Discov. Mol. Cell. Evol. Biol. 270A, 25-40.

Alexander, I., Ritchie, B.C., Maloney, J.E., Hunter, C.R., 1975. Epithelial surfaces of the trachea and principal bronchi in the rat. Thorax. 30, 171-177.

Almeida, O.Pd, Böhm, G.M., Carvalho, Md.P., Carvalho, A.Pd, 1975. The cardiac muscle in the pulmonary vein of the rat: a morphological and electrophysiological study. J. Morphol. 145, 409-433.

Barthold, S.W., Griffey, S.M., Percy, D.H., 2016. Rat, Pathology of Laboratory Rodents and Rabbits. fourth edition John Wiley & Sons, Inc, Hoboken, New Jersey, USA, pp. 119-172.

Besch-Williford, C., Pesavento, P., Hamilton, S., Bauer, B., Kapusinszky, B., Phan, T., et al., 2017. A naturally transmitted epitheliotropic polyomavirus pathogenic in immunodeficient rats: characterization, transmission, and preliminary epidemiologic studies. Toxicol. Pathol. 45, 593603. Available from: http://dx.doi.org/10.1177/0192623317723541.

Bienenstock, J., McDermott, M.R., 2005. Bronchus- and nasal-associated lymphoid tissues. Immunol. Rev. 206, 22-31.

Bolender, R.P., Hyde, D.M., Dehoff, R.T., 1993. Lung morphometry: a new generation of tools and experiments for organ, tissue, cell, and molecular biology. Am. J. Physiol. 265, L521-L548.

Bomhard, E.M., 2017. Particle-induced pulmonary alveolar proteinosis and subsequent inflammation and fibrosis: a toxicologic and pathologic review. Toxicol. Pathol. 45, 389-401.

Boorman, G.A., Brockmann, M., Carlton, W.W., Davis, J.M., Dungworth, D.L., Hahn, F.F., et al., 1996. Classification of cystic keratinizing squamous lesions of the rat lung: report of a workshop. Toxicol. Pathol. 24, 564-572.

Boorman, G.A., Herbert, R., 1996. Alveolar/bronchiolar hyperplasia, adenoma and carcinoma, lung, rat. In: Jones, T.C., et al., (Eds.), Monographs on Pathology of Laboratory Animals: Respiratory System. Springer, Berlin, pp. 174-183.

Boyd, M.R., 1984. Metabolic activation and lung toxicity: a basis for cell-selective pulmonary damage by foreign chemicals. Environ. Health Perspect. 55, 47-51.

Brandsma, A.E., ten Have-Opbroek, A.A., Vulto, I.M., Molenaar, J.C., Tibboel, D., 1994. Alveolar epithelial composition and architecture of the late fetal pulmonary acinus: an immunocytochemical and morphometric study in a rat model of pulmonary hypoplasia and congenital diaphragmatic hernia. Exp. Lung Res. 20, 491-515.

Brown, J.S., 2015. Chapter 27—Deposition of particles. In: Parent, R.A. (Ed.), Comparative Biology of the Normal Lung, second edition Academic Press, San Diego, pp. 513-536.

Bucher, J., 1991. NTP technical report on the toxicity studies of cobalt sulfate heptahydrate in F344/N Rats and B6C3F1 mice (inhalation studies) (CAS No. 10026-24-1). Toxic. Rep. Ser. 5, 1-38.

Burri, P.H., 1974. The postnatal growth of the rat lung III. Morphology. Anat. Rec. 180, 77-98.

Burri, P.H., Moschopulos, M., 1992. Structural analysis of fetal rat lung development. Anat. Rec. 234, 399-418.

Cesta, M.F., 2006. Normal structure, function, and histology of mucosaassociated lymphoid tissue. Toxicol. Pathol. 34, 599-608.

Chang, L.-Y., Mercer, R.R., Crapo, J.D., 1986. Differential distribution of brush cells in the rat lung. Anat. Rec. 216, 49-54.

Crawford, J.M., Miller, D.A., 1984. Lymphocyte Subpopulations in Rat Lungs and Peyer's Patches. Am. Rev. Respir. Dis. 129, 827-832.

Davis, J.M., 1979. The histopathology and ultrastructure of pleural mesotheliomas produced in the rat by injections of crocidolite asbestos. Br. J. Exp. Pathol. 60, 642-652.

de Wet, C., Moss, J., 1998. Metabolic functions of the lung. Anesthesiol. Clin. N. Am. 16, 181-199.

Dixon, D., Herbert, R.A., Kissling, G.E., Brix, A.E., Miller, R.A., Maronpot, R.R., 2008. Summary of chemically induced pulmonary lesions in the National Toxicology Program (NTP) toxicology and carcinogenesis studies. Toxicol. Pathol. 36, 428-439.

Dixon, D., Maronpot, R.R., 1991. Histomorphologic features of spontaneous and chemically-induced pulmonary neoplasms in

B6C3F1 mice and Fischer 344 rats. Toxicol. Pathol. 19, 540-556.

Doi, T., Kotani, Y., Takahashi, K., Hashimoto, S., Yamada, N., Kokoshima, H., et al., 2010. Malignant mesothelioma in the thoracic cavity of a Crj:CD(SD) rat characterized by round hyalinous stroma. J. Toxicol. Pathol. 23, 103-106.

Dormans, J.A.M.A., 1983. The ultrastructure of various cell types in the lung of the rat: a survey. Exp. Pathol. 24, 1533.

Doster, A.R., Farrell, R.L., Wilson, B.J., 1983. An ultrastructural study of bronchiolar lesions in rats induced by 4-ipomeanol, a product from mold-damaged sweet potatoes. Am. J. Pathol. 111, 56-61.

Edmondson, N.A., Lewis, D.J., 1980. Distribution and ultrastructural characteristics of Feyrter cells in the rat and hamster airway epithelium. Thorax. 35, 371-374.

Elmore, S.A., Boyle, M.C., Boyle, M.H., Cora, M.C., Crabbs, T.A., Cummings, C.A., et al., 2014. Proceedings of the 2013 National Toxicology Program Satellite Symposium. Toxicol. Pathol. 42, 12-44.

Evans, M.J., Johnson, L.V., Stephens, R.J., Freeman, G., 1976. Renewal of the terminal bronchiolar epithelium in the rat following exposure to NO2 or O3. Lab. Investig. 35, 246-257.

Everitt, J.I., Bermudez, E., Mangum, J.B., Wong, B., Moss, O.R., Janszen, D., et al., 1994. Pleural lesions in Syrian Golden Hamsters and Fischer-344 Rats following intrapleural instillation of man-made ceramic or glass fibers. Toxicol. Pathol. 22, 229-236.

Everitt, J.I., Gelzleichter, T.R., Bermudez, E., Mangum, J.B., Wong, B.A., Janszen, D.B., et al., 1997. Comparison of pleural responses of rats and hamsters to subchronic inhalation of refractory ceramic fibers. Environ. Health Perspect. 105, 1209-1213.

Ferreira, P., Silva, A., Aguas, A., Pereira, A., Grande, N., 2001. Detailed arrangement of the bronchial arteries in the Wistar rat: a study using vascular injection and scanning electron microscopy. Eur. J. Anat. 5, 67-76.

Genechten, J.V., Brouns, I., Burnstock, G., Timmermans, J.-P., Adriaensen, D., 2004. Quantification of neuroepithelial bodies and their innervation in fawn-hooded and Wistar rat lungs. Am. J. Respir. Cell Mol. Biol. 30, 20-30.

Gosney, J.R., Sissons, M.C., 1985. Widespread distribution of bronchopulmonary endocrine cells immunoreactive for calcitonin in the lung of the normal adult rat. Thorax. 40, 194-198.

Gram, T.E., 1989. Pulmonary toxicity of 4-ipomeanol. Pharmacol. Ther. 43, 291-297.

Greaves, P., Chouinard, L., Ernst, H., Mecklenburg, L., Pruimboombrees, I.M., Rinke, M., et al., 2013. Proliferative and nonproliferative lesions of the rat and mouse soft tissue, skeletal muscle and mesothelium. J. Toxicol. Pathol. 26, 1S-26S.

Guilbert, T.W., Gebb, S.A., Shannon, J.M., 2000. Lung hypoplasia in the nitrofen model of congenital diaphragmatic hernia occurs early in development. Am. J. Physiol. Lung Cell. Mol. Physiol. 279, L1159-L1171.

Guilliams, M., De Kleer, I., Henri, S., Post, S., Vanhoutte, L., De Prijck, S., et al., 2013. Alveolar macrophages develop from fetal monocytes that differentiate into long-lived cells in the first week of life via GM-CSF. J. Exp. Med. 210, 1977-1992.

Haschek, W.M., Morse, C.C., Boyd, M.R., Hakkinen, P.J., Witschi, H.P., 1983. Pathology of acute inhalation exposure to 3-methylfuran in the rat and hamster. Exp. Mol. Pathol. 39, 342-354.

Haworth, R., Woodfine, J., McCawley, S., Pilling, A.M., Lewis, D.J., Williams, T.C., 2007. Pulmonary neuroendocrine cell hyperplasia: identification, diagnostic criteria and incidence in untreated ageing rats of different strains. Toxicol. Pathol. 35, 735-740.

Hebel, R., Stromberg, M., 1976. Anatomy of the Laboratory Rat. The Williams and Wilkins Company, Baltimore.

Henderson, K.S., Dole, V., Parker, N.J., Momtsios, P., Banu, L., Brouillette, R., et al., 2012. Pneumocystis carinii causes a distinctive interstitial pneumonia in immunocompetent laboratory rats that had been attributed to "rat respiratory virus". Vet. Pathol. 49, 440-452.

Herbert, R.A., Stegelmeier, B.S., Gillett, N.A., Rebar, A.H., Carlton, W.W., Singh, G., et al., 1994. Plutonium-induced proliferative lesions and pulmonary epithelial neoplasms in the rat: immunohistochemical and ultrastructural evidence for their origin from type II pneumocytes. Vet. Pathol. 31, 366-374.

Hislop, A., Reid, L., 1978. Normal structure and dimensions of the pulmonary arteries in the rat. J. Anat. 125, 71-83.

Hofmann, W., Ba´la´sha´zy, I., Heistracher, T., Koblinger, L., 1996. The significance of particle deposition patterns in bronchial airway bifurcations for extrapolation modeling. Aerosol Sci. Technol. 25, 305-327.

Hook, G.E., 1991. Alveolar proteinosis and phospholipidoses of the lungs. Toxicol. Pathol. 19, 482-513.

Hosoyamada, Y., Ichimura, K., Koizumi, K., Sakai, T., 2010. Structural organization of pulmonary veins in the rat lung, with special emphasis on the musculature consisting of cardiac and smooth muscles. Anat. Sci. Int. 85, 152-159.

Howroyd, P., Allison, N., Foley, J.F., Hardisty, J., 2009. Apparent alveolar bronchiolar tumors arising in the mediastinum of F344 rats. Toxicol. Pathol. 37, 351-358.

Ike, F., Sakamoto, M., Ohkuma, M., Kajita, A., Matsushita, S., Kokubo, T., 2016. Filobacterium rodentium gen. nov., sp. nov., a member of Filobacteriaceae fam. nov. within the phylum Bacteroidetes; includes a microaerobic filamentous bacterium isolated from specimens from diseased rodent respiratory tracts. Int. J. Syst. Evol. Microbiol. 66, 150-157.

Jeffery, P.K., Reid, L., 1975. New observations of rat airway epithelium: a quantitative and electron microscopic study. J. Anat. 120, 295-320.

Joseph, D., Puttaswamy, R.K., Krovvidi, H., 2013. Non-respiratory functions of the lung. Contin. Educ. Anaesth. Crit. Care Pain. 13, 98-102.

Kane, A.B., 2006. Animal models of malignant mesothelioma. Inhal. Toxicol. 18, 1001-1004.

Kast, A., 1996. Pulmonary hair embolism, rat. In: Jones, T.C., et al., (Eds.), Respiratory System. Springer Berlin Heidelberg, Berlin, Heidelberg, pp. 293-302.

Kay, J.M., 2015. Appendix 3—Blood vessels of the lung. In: Parent, R. A. (Ed.), Comparative Biology of the Normal Lung, second edition Academic Press, San Diego, pp. 759-768.

Kim, H.-S., Do, S.-I., Kim, Y.W., 2014. Histopathology of Pneumocystis carinii pneumonia in immunocompetent laboratory rats. Exp. Ther. Med. 8, 442-446.

Kittel, B., 1996. Goblet cell metaplasia, lung, rat. In: Jones, T.C., et al., (Eds.), Respiratory System. Springer Berlin Heidelberg, Berlin, Heidelberg, pp. 303-307.

Lane, B.P., Zeidler, M., Weinhold, C., Drummond, E., 1983. Organization and structure of branches in the rat pulmonary arterial bed. Anat. Rec. 205, 397-403.

Laskin, D.L., Malaviya, R., Laskin, J.D., 2015. Chapter 32—Pulmonary macrophages. In: Parent, R.A. (Ed.), Comparative Biology of the Normal Lung, second edition Academic Press, San Diego, pp. 629-649.

Laskin, D.L., Sunil, V.R., Gardner, C.R., Laskin, J.D., 2011. Macrophages and tissue injury: agents of defense or destruction? Annu. Rev. Pharmacol. Toxicol. 51, 267-288.

Leak, L.V., 1980. Lymphatic removal of fluids and particles in the mammalian lung. Environ. Health Perspect. 35, 55-75.

Leak, L.V., Jamuar, M.P., 1983. Ultrastructure of pulmonary lymphatic vessels. Am. Rev. Respir. Dis. 128, S59S65.

Lehnert, B.E., Valdez, Y.E., Holland, L.M., 1985. Pulmonary macrophages: alveolar and interstitial populations. Exp. Lung Res. 9, 177-190.

Livingston, R.S., Besch-Williford, C.L., Myles, M.H., Franklin, C.L., Crim, M.J., Riley, L.K., 2011. *Pneumocystis carinii* infection causes lung lesions historically attributed to rat respiratory virus. Comp. Med. 61, 45-59.

Lum, H., Schwartz, L.W., Dungworth, D.L., Tyler, W.S., 1978. A comparative study of cell renewal after exposure to ozone or oxygen. Am. Rev. Respir. Dis. 118, 335-345.

Marin, M.L., Lane, B.P., Gordon, R.E., Drummond, E., 1979. Ultrastructure of rat tracheal epithelium. Lung. 156, 223-236.

McAteer, J.A., 1984. Tracheal morphogenesis and fetal development of the mucociliary epithelium of the rat. Scan. Electron Microsc.1995-2008.

McLaughlin Jr., R.F., 1983. Bronchial artery distribution in various mammals and in humans. Am. Rev. Respir. Dis. 128, S57-S58.

Mercer, R.R., Russell, M.L., Roggli, V.L., Crapo, J.D., 1994. Cell number and distribution in human and rat airways. Am. J. Respir. Cell Mol. Biol. 10, 613-624.

Meyrick, B., Hislop, A., Reid, L., 1978. Pulmonary arteries of the normal rat: the thick walled oblique muscle segment. J. Anat. 125, 209-221.

Meyrick, B., Reid, L., 1968. The alveolar brush cell in rat lung—a third pneumonocyte. J. Ultrastruct. Res. 23, 71-80.

Miller, B.E., Hook, G.E., 1990. Hypertrophy and hyperplasia of alveolar type II cells in response to silica and other pulmonary toxicants. Environ. Health Perspect. 85, 15-23.

Misharin, A.V., Morales-Nebreda, L., Reyfman, P.A., Cuda, C.M., Walter, J.M., McQuattie-Pimentel, A.C., et al., 2017. Monocytederived alveolar macrophages drive lung fibrosis and persist in the lung over the life span. J. Exp. Med. 214, 2387-2404.

Mohr, U., Ernst, H., Roller, M., Pott, F., 2006. Pulmonary tumor types induced in Wistar rats of the so-called "19-dust study". Exp. Toxicol. Pathol. 58, 13-20.

Morgan, D.L., Jokinen, M.P., Johnson, C.L., Price, H.C., Gwinn, W.M., Bousquet, R.W., et al., 2016. Chemical reactivity and respiratory toxicity of the α-diketone flavoring agents. Toxicol. Pathol. 44, 763-783.

Morse, D.E., Gattone, V.H., McCann, P., 1979. Surface features of the developing rat lung. Scan. Electron Microsc.(3), 842,899-904.

Nakakuki, S., 1983. The bronchial tree and blood vessels of the rat lung. Anat. Anz. 154, 305-312.

NTP, 1994. NTP toxicology and carcinogenesis studies of ozone (CAS No. 10028-15-6) and Ozone/NNK (CAS No. 10028-15-6/ 64091-91-4) in F344/N rats and B6C3F1 mice (inhalation studies). Natl. Toxicol. Program Tech. Rep. Ser. 440, 1-314.

NTP, 1996a. NTP toxicology and carcinogenesis studies of nickel subsulfide (CAS No. 12035-72-2) in F344 rats and B6C3F1 mice (inhalation studies). Natl. Toxicol. Program Tech. Rep. Ser. 453, 1-365.

NTP, 1996b. NTP toxicology and carcinogenesis studies of nickel sulfate hexahydrate (CAS No. 10101-97-0) in F344 rats and B6C3F1 mice (inhalation studies). Natl. Toxicol. Program Tech. Rep. Ser. 454, 1-380.

NTP, 2000. NTP toxicology and carcinogenesis studies of gallium arsenide (CAS No. 1303-00-0) in F344/N rats and B6C3F1 mice (inhalation studies). Natl. Toxicol. Program Tech. Rep. Ser. 492, 1-306.

NTP, 2001. Toxicology and carcinogenesis studies of indium phosphide (CAS No. 22398-90-7) in F344/N rats and B6C3F1

mice (inhalation studies). Natl. Toxicol. Program Tech. Rep. Ser.7-340.

Ohshima, M., Ward, J.M., Singh, G., Katyal, S.L., 1985. Immunocytochemical and morphological evidence for the origin of N-nitrosomethylurea-induced and naturally occurring primary lung tumors in F344/NCr rats. Cancer Res. 45, 2785-2792.

Ohtsuka, R., Doi, K., Itagaki, S., 1997. Histological characteristics of respiratory system in Brown-Norway rat. Exp. Anim. 46, 127-133.

Oliveira, M.J.R., Pereira, A.S., Guimarães, L., Grande, N.R., Moreira de Sá, C., Águas, A.P., 2003. Zonation of ciliated cells on the epithelium of the rat trachea. Lung. 181, 275-282.

Otsuki, Y., Ito, Y., Magari, S., 1989. Lymphocyte subpopulations in high endothelial venules and lymphatic capillaries of bronchus-associated lymphoid tissue (BALT) in the rat. Am. J. Anat. 184, 139-146.

Otto, G.M., Franklin, C.L., Clifford, C.B., 2015. Chapter 4—Biology and diseases of rats, Laboratory Animal Medicine. Third edition Academic Press, Boston, pp. 151-207.

Pabst, R., Gehrke, I., 1990. Is the bronchus-associated lymphoid tissue (BALT) an integral structure of the lung in normal mammals, including humans? Am. J. Respir. Cell Mol Biol. 3, 131-135.

Pan, J., Park, T.J., Cutz, E., Yeger, H., 2014. Immunohistochemical characterization of the chemosensory pulmonary neuroepithelial bodies in the naked mole-rat reveals a unique adaptive phenotype. PLoS One. 9, e112623.

Peake, J.L., Pinkerton, K.E., 2015. Chapter 3—Gross and subgross anatomy of lungs, pleura, connective tissue septa, distal airways, and structural units. In: Parent, R.A. (Ed.), Comparative Biology of the Normal Lung, second edition Academic Press, San Diego, pp. 21-31.

Pinkerton, K.E., Barry, B.E., O'Neil, J.J., Raub, J.A., Pratt, P.C., Crapo, J.D., 1982. Morphologic changes in the lung during the lifespan of Fischer 344 rats. Am. J. Anat. 164, 155-174.

Pinkerton, K.E., Van Winkle, L.S., Plopper, C.G., Smiley-Jewell, S., Covarrubias, E.C., McBride, J.T., et al., 2015. Chapter 4—Architecture of the tracheobronchial tree. In: Parent, R.A. (Ed.), Comparative Biology of the Normal Lung, second edition Academic Press, San Diego, pp. 33-51.

Plopper, C.G., 1983. Comparative morphologic features of bronchiolar epithelial cells. Am. Rev. Respir. Dis. 128, S37-S41.

Plopper, C.G., Hyde, D.M., 2015. Chapter 7—Epithelial cells of the bronchiole. In: Parent, R.A. (Ed.), Comparative Biology of the Normal Lung, second edition Academic Press, San Diego, pp. 83-92.

Plopper, C.G., Mariassy, A.T., Wilson, D.W., Alley, J.L., Nishio, S.J., Nettesheim, P., 1983. Comparison of nonciliated tracheal epithelial cells in six mammalian species: ultrastructure and population densities. Exp. Lung Res. 5, 281-294.

Porter, D.W., Ramsey, D., Hubbs, A.F., Battelli, L., Ma, J., Barger, M., et al., 2001. Time course of pulmonary response of rats to inhalation of crystalline silica: histological results and biochemical indices of damage, lipidosis, and fibrosis. J. Environ. Pathol. Toxicol. Oncol. 20, 1-14.

Rehm, S., 1996. Comparative aspects of pulmonary carcinogenesis. In: Jones, T.C., et al., (Eds.), Monographs on Pathology of Laboratory Animals: Respiratory System. Springer, Heidelberg, pp. 158-173.

Reid, L., Meyrick, B., Antony, V.B., Chang, L.-Y., Crapo, J.D., Reynolds, H.Y., 2005. The mysterious pulmonary brush cell. Am. J. Respir. Crit. Care Med. 172, 136-139.

Renne, R., Brix, A., Harkema, J., Herbert, R., Kittel, B., Lewis, D., et al., 2009. Proliferative and nonproliferative lesions of the rat and mouse respiratory tract. Toxicol. Pathol. 37, 5S-73S.

Renne, R., Fouillet, X., Maurer, J., Assaad, A., Morgan, K., Ha, F., et al., 2001. Recommendation of optimal method for formalin fixation of rodent lungs in routine toxicology studies. Toxicol. Pathol. 29, 587-589.

Reynolds, S.D., Malkinson, A.M., 2010. Clara cell: progenitor for the bronchiolar epithelium. Int. J. Biochem. Cell Biol. 42, 1-4.

Reynolds, S.D., Pinkerton, K.E., Mariassy, A.T., 2015. Chapter 6— Epithelial cells of trachea and bronchi. In: Parent, R.A. (Ed.), Comparative Biology of the Normal Lung, second edition Academic Press, San Diego, pp. 61-81.

Reznik-Schuller, H.M., Reznik, G., 1982. Morphology of spontaneous and induced tumors in the bronchiolo-alveolar region of F344 rats. Anticancer Res. 2, 53-57.

Rittinghausen, S., Kaspareit, J., 1998. Spontaneous cystic keratinizing epithelioma in the lung of a Sprague-Dawley rat. Toxicol. Pathol. 26, 298-300.

Rittinghausen, S., Mohr, U., Dungworth, D.L., 1997. Pulmonary cystic keratinizing squamous cell lesions of rats after inhalation/instillation of different particles. Exp. Toxicol. Pathol. 49, 433-446.

Schlesinger, R.B., McFadden, L.A., 1981. Comparative morphometry of the upper bronchial tree in six mammalian species. Anat. Rec. 199, 99-108.

Schoeb, T.R., McConnell, E.E., Juliana, M.M., Davis, J.K., Davidson, M.K., Lindsey, J.R., 2009a. Mycoplasma pulmonis and lymphoma. Environ. Mol. Mutagen. 50, 1-3.

Schoeb, T.R., McConnell, E.E., Juliana, M.M., Davis, J.K., Davidson, M.K., Lindsey, J.R., 2009b. Mycoplasma pulmonis and lymphoma in bioassays in rats. Vet. Pathol. 46, 952-959.

Schwartz, L.W., 1986. Pulmonary responses to inhaled irritants and the morphological evaluation of those responses. In: Salem, H. (Ed.), Inhalation Toxicology: Research Methods, Applications, and Evaluation. Marcel Dekker, New York, pp. 293-347.

Seymour, J.F., Presneill, J.J., 2002. Pulmonary alveolar proteinosis. Am. J. Respir. Crit. Care Med. 166, 215-235.

Shellito, J., Esparza, C., Armstrong, C., 1987. Maintenance of the normal rat alveolar macrophage cell population. The roles of monocyte influx and alveolar macrophage proliferation in situ. Am. Rev. Respir. Dis. 135, 78-82.

Singh, G., Katyal, S.L., 2000. Clara cell proteins. Annals of the New York Academy of Sciences. 923, 43-58.

Sminia, T., van der Brugge-Gamelkoorn, G., van der Ende, M., 1990. Bronchus-associated lymphoid tissue, rat, normal structure In. In: Jones, T.C., et al., (Eds.), Monographs on Pathology of Laboratory Animals: Hematopoietic System. Springer-Verlag, New York, pp. 300-307.

Sorokin, S.P., Hoyt, R.F., Grant, M.M., 1984. Development of macrophages in the lungs of fetal rabbits, rats, and hamsters. Anat. Rec. 208, 103-121.

Spicer, S.S., Setser, M.E., Mochizuki, I., Simson, J.A.V., 1982. The histology and fine structure of glands in the rat respiratory tract. Anat. Rec. 202, 33-43.

Spritzer, A.A., Watson, J.A., Auld, J.A., Guetthoff, M.A., 1968. Pulmonary macrophage clearance. The hourly rates of transfer of pulmonary macrophages to the oropharynx of the rat. Arch. Environ. Health. 17, 726-730.

Stanton, M.F., Wrench, C., 1972. Mechanisms of mesothelioma induction with asbestos and fibrous glass. JNCI: J. Natl. Cancer Inst. 48, 797-821.

Stringer, J.R., 1993. The identity of Pneumocystis carinii: not a single protozoan, but a diverse group of exotic fungi. Infect. Agents Dis. 2, 109-117.

Touya, J.J., Rahimian, J., Corbus, H.F., Grubbs, D.E., Savala, K.M., Glass, E.C., et al., 1986. The lung as a metabolic organ. Sem. Nucl. Med. 16, 296-305.

Vidic, B., Burri, P.H., 1983. Morphometric analysis of the remodeling of the rat pulmonary epithelium during early postnatal development. Anat. Rec. 207, 317-324.

Wagner, J.C., 1962. Experimental production of mesothelial tumours of the pleura by implantation of dusts in laboratory animals. Nature. 196, 180-181.

Wagner, J.C., Berry, G., 1969. Mesotheliomas in rats following inoculation with asbestos. Br. J. Cancer. 23, 567-581.

Walker, N.J., Yoshizawa, K., Miller, R.A., Brix, A.E., Sells, D.M., Jokinen, M.P., et al., 2007. Pulmonary lesions in female Harlan Sprague-Dawley rats following two-year oral treatment with dioxinlike compounds. Toxicol. Pathol. 35, 880-889.

Warburton, D., El-Hashash, A., Carraro, G., Tiozzo, C., Sala, F., Rogers, O., et al., 2010. Chapter three—Lung organogenesis. In: Peter, K. (Ed.), Current Topics in Developmental Biology, vol. 90. Academic Press, New York, pp. 73-158.

Weibel, E.R., Hsia, C.C.W., Ochs, M., 2007. How much is there really? Why stereology is essential in lung morphometry. J. Appl. Physiol. 102, 459-467.

Widdicombe, J.H., Chen, L.L.K., Sporer, H., Choi, H.K., Pecson, I.S., Bastacky, S.J., 2001. Distribution of tracheal and laryngeal mucous glands in some rodents and the rabbit. J. Anat. 198, 207-221.

Yamada, T., Suzuki, E., Gejyo, F., Ushiki, T., 2002. Developmental changes in the structure of the rat fetal lung, with special reference to the airway smooth muscle and vasculature. Arch. Histol. Cytol. 65, 55-69.

Yeh, H.C., Phalen, R.F., Raabe, O.G., 1976. Factors influencing the deposition of inhaled particles. Environ. Health Perspect. 15, 147-156.

Yeh, H.C., Schum, G.M., Duggan, M.T., 1979. Anatomic models of the tracheobronchial and pulmonary regions of the rat. Anat. Rec. 195, 483-492.

Zhang, J.Y., Wang, Y., Prakash, C., 2006. Xenobiotic-metabolizing enzymes in human lung. Curr. Drug Metab. 7, 939-948.

第九部分

免疫系统

第 22 章

脾脏、淋巴结和胸腺

Marlon C. Rebelatto Translational Sciences, MedImmune, Gaithersburg, MD, USA

外源性物质（小分子或大分子）或其代谢产物可以引起淋巴器官的组织学变化。由于药物分子预期或放大的药理学作用，可能产生意想不到的靶向或非靶向反应。脱靶效应可由化合物直接作用于造血细胞和组织引起，或间接影响其他器官造成激素变化和应激，从而影响淋巴器官。

虽然临床上和功能上的免疫反应可能与脾脏、淋巴结、胸腺或骨髓的明显形态学改变有关，但标准的毒性研究或致癌性研究并不是为了鉴定或评估化合物对免疫功能的影响，测定对免疫功能的影响可通过更灵敏的体外试验和动物模型（包括大鼠）。组织病理学只能提供这些淋巴器官的静态视图，淋巴器官的大部分实质是由频繁通过静脉和淋巴循环进出器官的细胞组成的。此外，这些器官具有独特的区域，不同区域有不同的细胞类型和功能，可受到外源性物质、具体研究过程（受试物的给药途径和频率、样品收集等）、正常生理过程（如激素变化、衰老）或自然事件（如暴露于黏膜部位的抗原）的影响。基于这些原因，美国毒性病理学会（the Society of Toxicologic Pathology, STP）发表了关于器官的重量、大体所见和镜检所见的采集、解释和报告的最佳实践建议（Haley et al., 2005）。关于组织病理学，建议应分别评估每个淋巴器官内的不同区域，使用描述性术语而不是解释性术语来描述区域内的变化，并改进用于更多的造血组织和淋巴器官的组织病理学评估的方法（Elmore, 2006 a~e）。这些评估方法包括推荐的对每个淋巴组织的描述性术语，旨在提高描述淋巴器官中化合物相关性变化的敏感性和特异性，这对于确定急性和亚慢性毒性影响的研究特别重要。在确定化合物长期效应的慢性毒性和致癌性的研究中，用一般和简洁的方法来记录淋巴器官的变化更为合适。例如，术语"萎缩"不是描述性术语，适用于慢性研究，应避免在短期毒性研究中使用，因为它有简化数据收集，以及确定可以进行下一步研究趋势的作用。由于类似的原因，本章仍将使用术语"增生"来定义给定器官中细胞数量的增加。其他术语已被提出并经常用于毒理病理学研究中，并且目前正在努力标准化淋巴器官病理学变化的术语命名。在本章中，作者选择使用毒理病理学家最常用于大鼠长期毒性研究的术语，但要理解的是其他术语最终可能被推荐作为标准术语。

本章将介绍慢性毒性和致癌性研究中大鼠淋巴组织中发生的一系列自发性和诱发性的肿瘤性和非肿瘤性病变。由于免疫功能的相关性，脾脏、淋巴结和胸腺经常被放在一起讨论，但这些结构具有独特的正常大体所见和镜下特征，并且在它们发生的增生性、退行性和炎症性病变的范围通常是完全不同的，出于这个原因，本章将按脾脏、淋巴结和胸腺的顺序分开讨论。骨髓在单独的章节中讨论。

1　脾脏

1.1　引言

剖检时可观察到脾脏大小（增大或缩小）和颜色变化。镜下观察存在相当大的个体差异，尤其是来自致癌性研究的老龄大鼠，其形态学变化可能是由直接和间接的毒性作用造成的。多数化学物质的致癌性已经通过脾脏中的肿瘤效应得到证实。大颗粒淋巴细胞白血病（large granular lymphocyte leukemia，lGLL）是 F344 大鼠中最常见的威胁生命的肿瘤，起源于脾脏。因此，脾脏为给药效果的潜在靶位，在毒性和致癌性研究中必须仔细检查脾脏。下文将对正常脾脏的胚胎学、解剖学和组织学、功能以及组织病理学进行综述（Cesta, 2006; Suttie, 2006）。

1.2　正常脾脏

1.2.1　胚胎学

脾脏由胃大弯附近的背侧胃系膜的间充质细胞发育而来。这些细胞分裂并分化成脾脏结缔组织框架。来自骨髓和胸腺的淋巴和骨髓成分通过血液进入脾脏。尽管胎鼠脾脏具有成年大鼠的形态特征，但其镜下特征却有显著性差异。直到孕晚期，胎鼠的脾脏主要作为造血组织起作用。该功能在出生后被保留，并且在成年大鼠的脾红髓中通常可观察到造血细胞灶（Hebel and Stromberg, 1986）。

1.2.2　解剖学和组织学

大鼠的脾脏细长，稍扁平，末端呈圆形。脾脏横切面呈扁平的等腰三角形。脾脏的大小和重量在相同年龄和体重的大鼠之间差异很大。

在成年大鼠中，脾脏长为 30~50mm、宽约为 10mm、重量为 750~1 350mg。雌性大鼠脾脏的绝对重量通常小于雄性。脾大小 / 重量差异可部分归因于安乐死方法和尸检时放血量的不同。脾门位于三角形的顶端，附着有大网膜，血管在此进出脾脏。大网膜从脾门延续到胃大弯，并在这些器官之间形成连接。脾背顶面朝向膈肌和肝脏，腹侧面紧挨腹壁外侧。脾由三大区域组成：红髓造血区、白髓淋巴区和边缘区（图 22.1）。结缔组织或网状间质、脾小梁和被膜提供结构支持。被膜和小梁较薄，由胶原纤维和弹性纤维、平滑肌细胞和无髓神经纤维组成。脾小梁穿过脾实质与脾被膜连接。红髓是动脉血管终端形成网状窦。网状窦内充满血液，由纤维和细胞组成，这些细胞具有大量的胞质突起，包含可收缩微丝、致密体、半桥粒及丰富的滑面内质网和粗面内质网。由于具有成纤维细胞及平滑肌细胞的超微结构特征，网状细胞被认为是肌成纤维细胞（Saito et al., 1988），它对脾收缩和纤维生成具有重要作用。网状细胞的基板与红髓的网状纤维连接。这些纤维由胶原蛋白、弹性原纤维和无髓鞘肾上腺素能神经纤维组成。淋巴细胞、游离和固定的巨噬细胞以及血液都散布在网状窦中。白髓位于动脉和淋巴管周围，由动脉周围淋巴鞘（periarteriolar lymphoid sheaths，PALS）和淋巴滤泡组成。当动脉分支成小动脉时，PALS 随着动脉分支逐渐变细。支持 PALS 的网状结构在 PALS 和边缘区之间形成一个薄层结构（图 22.1）。在 PALS 中的网状结构中主要有 T 淋巴细胞，也存在少量巨噬细胞（包括处理和提呈抗原的巨噬细胞）、B 细胞、粒细胞、红细胞和血小板。尽管淋巴滤泡在淋巴结中较为明显，但在未受刺激的脾脏中很少能观察到；大部分切片中的白髓只包含 PALS。边缘区位于细胞密度较高的白髓和充满血液的血窦的红髓之间（图 22.1）。它由非循环 B 细胞和巨噬细胞组成，包括 B 细胞的抗原提呈细胞。边缘区被狭窄密集的网状结构与 PALS 分隔。边缘区和红髓的交界处并不明显。脾脏由脾动脉提供营养，它是腹腔动脉的一个分支。在进入脾脏之前，脾动脉分成 5~8 个分支。在脾脏内，这些动脉分支不跟随小梁，而是被淋巴组织（PALS）包围，并在反复分支成小动脉后进入红髓或淋巴滤泡。在淋巴滤泡中，中央小动脉分支形成滤泡毛细血管，在生发中心处形成网状结构并终止于边缘区的内侧；其中一些血管进入并终止于边缘区。尽管淋巴滤泡内的毛细血管内皮是完整的，但淋巴滤泡外部的内皮细胞之间存在空隙，血液可在此进入边缘区和红髓。边缘区的主要血液供应来自进入毛细血管网和网状结构的小动脉。红髓中的血液主要来自终止于红髓网状窦的小动脉。红髓血窦中的血液通过静脉收集后，进入较粗的小梁静脉，随后经脾静脉离开脾脏。脾脏的淋巴流向与血流方向相反。PALS 中的输出淋巴管通常与小动脉的走向一致，缠绕在小梁动脉周围，并且经脾动脉附近的出口离开脾脏。

1.2.3　功能

脾脏具有清除血液中的异常红细胞和血小板等诸多功能。在大鼠中，每天有将近 2% 的红细胞被置换，其中约一半由脾巨噬细胞从循环中清

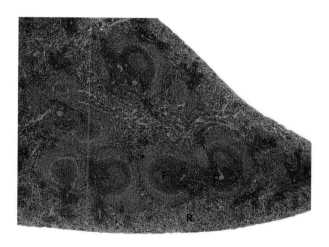

图 22.1　正常脾脏。红髓（R）包含窦内皮细胞、巨噬细胞和造血祖细胞。白髓含有动脉周围淋巴鞘（P）、滤泡（F）和边缘区（箭头所示）

除。此外，脾脏是红细胞、血小板和铁的储存库，也是淋巴细胞和造血细胞的来源。作为免疫系统中的次级器官，脾脏在败血症期间尤为重要。循环抗原主要存在于边缘区，在此与免疫反应细胞接触。淋巴细胞／免疫功能早在胎鼠期就开始出现，而在出生后 4 天即可观察到淋巴细胞聚集的网状蛋白纤维（早期 PALS）；出生后 21 天出现初级滤泡。PALS 内发育的淋巴滤泡主要由 B 细胞组成，根据形态学表现将其分为初级、次级和三级。而淋巴结中更常见的是淋巴滤泡，在本章的其他部分中进行描述。

1.3 先天性病变

副脾在大鼠中较为罕见。在脾脏肠系膜附着处或腹腔其他部位可见 1 个或多个脾脏组织结节。这些结节呈深红色或黑色，表面光滑，直径从不到 1 mm 至数毫米不等。副脾在组织学上类似正常脾，可以是先天性的或后天性的，例如在脾切除术或创伤性损伤后发生。

1.4 退行性病变

在一个典型的致癌性研究中，对 50 只／组或更多的大鼠进行评估时，可能难以一致地鉴定和量化每只大鼠脾脏中发生的所有非肿瘤性变化。为了保持对脾脏非肿瘤性病变的发生率和严重程度诊断的一致性和准确性，病理学家有必要建立统一的术语体系并不断完善病变的分级标准。退行性病变（如萎缩、纤维化、色素沉着、矿化或坏死）在发生率、严重程度和分布上各不相同。如果不仔细注意这些病变的严重程度和分布，可能会忽略其潜在影响；反之，病变诊断不一致可能影响对给药效果的评估。退行性病变往往继发于脾脏的肿瘤、炎症或血管损伤，通常并不会单独出现。

1.4.1 萎缩

萎缩是指淋巴组织或红髓相对减少，或红髓

和白髓都减少（图 22.2）。淋巴萎缩（或耗竭）更为常见。与前慢性毒性研究结束时处死的年轻成年大鼠相比，2 岁龄大鼠脾淋巴组织（白髓）的数量通常较少。淋巴萎缩（或耗竭）的特征在于 PALS 和淋巴滤泡的体积变小（图 22.3）。通常老龄大鼠脾脏的边缘区也不明显。随着脾脏红髓的明显减少，脾脏的体积可能明显变小。红髓萎缩通常是由于未成熟造血细胞的数量以及血窦中的血量降低，在狭窄、受压的血管间隙中可能有胶原结缔间质增多。大鼠红髓萎缩伴随着显著的化学物质相关性体重增速减慢。

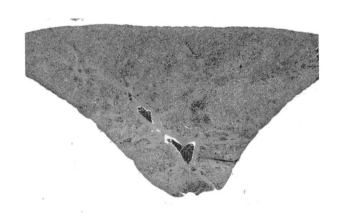

图 22.2 脾脏红髓和白髓萎缩。脾脏体积显著变小，白髓和红髓减少，并且总细胞数量减少。图片由美国 NTP 提供

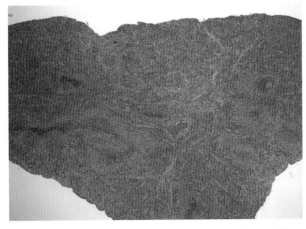

图 22.3 脾脏白髓（淋巴）萎缩，PALS、淋巴滤泡和边缘区减小伴随细胞数量减少

1.4.2 色素沉着

含铁血黄素（铁染色呈阳性，金黄色颗粒）主要存在于红髓的巨噬细胞中，在边缘区内也少量存在。在年轻成年大鼠中，雌性的含铁血黄素沉着通常比雄性更显著，在铁染色的组织切片中更明显（图 22.4）。铁染色有助于确定给药组中含铁血黄素含量相较于对照组的轻微增加。在给药组大鼠中，由于红细胞破坏后造成的含铁血黄素增加，红髓常伴有充血和造血功能增强。含铁血黄素的显著增加后，可大量聚集在被膜以及脾门血管周围。也可存在噬红细胞现象，但在常规组织切片中很难区分。含铁血黄素的局灶性沉积有时与恶性肿瘤导致的局部出血相关。脂褐素或蜡状色素通常存在于散布在整个红髓中的巨噬细胞中，可以通过抗酸染色显示。矿化时，出现不规则大小的强嗜碱性颗粒，有时可见坏死，应与色素沉着相区分。

1.4.3 纤维化

纤维化由红髓间质中的胶原结缔组织数量增加造成。当广泛纤维化后，在红髓狭窄的血窦中仅可见少量血液。纤维化可能局限于被膜（图22.5），也可能在红髓或被膜下区域发生局灶性或弥漫性病变。红髓中的纤维化可延伸到边缘区并包围 PALS。当纤维化严重时，经常会伴有淋巴萎缩。纤维化可能是炎症或修复（瘢痕）过程的一部分，并可导致脾脏内局部塌陷或收缩；局灶性瘢痕中有时也存在血管扩张，应与血管瘤相区分（见本章 1.6.2.3 间充质肿瘤）。纤维化可见于梗死灶边缘，而肿瘤边缘也可见纤维化。与化学给药相关的纤维化也可能作为红髓非肿瘤性和肿瘤性病变谱的一部分发生（见本章 1.6 增生性和肿瘤性病变）。

1.5 炎症性和血管性病变

脾脏的炎症性病变并不常见。伴随传染性疾病的脓肿、坏死、急性炎症或肉芽肿性炎症在屏障系统的大鼠中并不常见，但继发于肿瘤的炎症和坏死除外。被膜表面的炎症和纤维化有时与脾中化合物相关的红细胞破坏和含铁血黄素蓄积有关；被膜表面的间皮细胞也经常出现肥大和（或）增生。

脾脏充血比较常见，但其原因并不明确。由于脾的结构和功能，血窦中的红细胞通常较为明显，红髓含血量相对减少或增加但处于正常（生理）变化范围之内。当红髓的血窦极度扩张并充满红细胞时，可诊断为充血；当显著充血时，红髓中网状细胞的细胞核因被红细胞覆盖而难以观察到。给药组和对照组的组内及组间病变严重程度可有较大的差异。影响血窦内血液含量的因素包括死亡方式（自然死亡或其他）、安乐死方

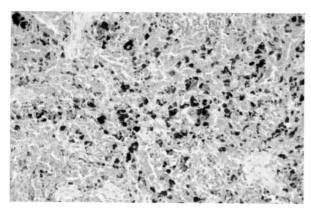

图 22.4 脾脏。珀尔铁染色（Pearl's iron stain）显示含铁血黄素增加。图片由美国 NTP 提供

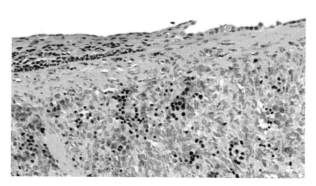

图 22.5 脾脏。纤维化、间皮肥大和单核细胞浸润导致被膜不规则增厚。图片由美国 NTP 提供

式（巴比妥酸盐或二氧化碳）和剖检程序（如放血、血管内灌注）。当发生明显的纤维化或髓外造血时，红髓血窦内的血液相对减少。相反，大颗粒淋巴细胞白血病（large granular lymphocyte leukemia, LGLL）或红细胞损伤增加（继发于给药）后，破坏的红细胞释放入脾脏进行清除，会加重红髓充血。

血管扩张由充满红细胞的腔隙组成，腔内有一层较薄的、有时又不明显的内皮层。血管扩张通常呈局灶性，并与纤维化或瘢痕形成相关。缺乏显著的深染核和核异型性，这一点可将血管扩张与血管瘤或血管肉瘤相区分（见本章 1.6.2.3 间充质肿瘤）。

其他自发性血管病变较罕见。血栓形成、梗死和坏死作为恶性肿瘤的继发性病变出现。出血也可发生在梗死区或伴随恶性肿瘤，特别是血管肉瘤。多发性动脉炎多见于肠系膜动脉，偶尔见于脾脏血管。动脉增生性炎症性病变详见循环系统（第 28 章）。

1.6 增生性和肿瘤性病变

1.6.1 增生性病变

脾脏中经常可以观察到不同原因造成的造血细胞增生，主要是红系或髓系细胞。髓外造血（extramedullary hematopoiesis, EMH）几乎存在于所有大鼠的红髓中，其特征为散在分布且界限不清的由细胞核呈强嗜碱性的细胞组成的小灶。在年轻成年大鼠中，雌性大鼠的造血细胞数量比雄性大鼠稍多。在老龄大鼠中，雌性和雄性的造血细胞数量差异较大。当红髓中有明显的纤维化时，造血细胞可能会减少。在出血或红细胞破坏的大鼠脾脏中可观察到红系细胞增生，而髓系造血细胞的增生通常与其他组织中的严重炎症相关。但不论哪种增生刺激，所有谱系的造血细胞总量都增加。当出现显著的造血细胞增生时，大部分红髓充满红系或髓系造血细胞，呈弥漫

性生长（图 22.6）。红髓中通常存在少量巨核细胞，当发生显著的增生时，数量明显增多。通过分析脾脏中造血细胞的类型和分布，很容易区分增生与肿瘤。局灶性淋巴增生伴随散在的巨噬细胞聚集灶（也称为淋巴组织细胞增生）是一种罕见的自发性病变。这种扩张性病变的直径可达 1 cm，压迫邻近的脾脏组织并使被膜表面出现明显的变形、扭曲。该病变由一片成熟的淋巴细胞组成，其中含有散在的呈淡染的巨噬细胞团（图 22.7 和 22.8）。虽然尚不确定该病变的生物学活性，但它可能代表增强型炎症（肉芽肿性的）或免疫反应，而非肿瘤。它在形态学上与典型的弥漫性淋巴细胞增生不同，后者的特征是由于淋巴细胞增殖导致大多数 PALS 或淋巴滤泡增大。脾脏基质增生是一种细胞增生，似乎与脾小梁和边缘区有关（图 22.9）。这种罕见病变的生物学行为尚不清楚，尚不确定这是否代表肿瘤前变化。基质增生可能呈局灶性或弥漫性，增生的细胞具有椭圆形的核和丰富的嗜酸性胞质。从形态上看，该病变与更常见的起源于红髓的纤维化有所不同。在纤维化中，细胞的核更加细长，胞质纤维化更加明显，并且存在成熟的致密胶原纤维。与基质增生相比，纤维化中的淋巴萎缩更明显，红髓中的血液量（血窦充血）减少。红髓局灶性增生（图 22.10）通常是一种孤立的、分界分明

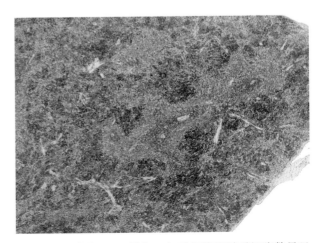

图 22.6 脾脏 EMH 增加，红系细胞和髓系细胞数量显著增加。图片由美国 NTP 提供

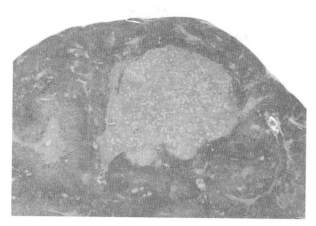

图 22.7　脾脏局灶性淋巴组织细胞增生。淋巴细胞和巨噬细胞的膨胀性结节，界限清晰。结节内缺乏髓外造血（EMH）。图片由美国 NTP 提供

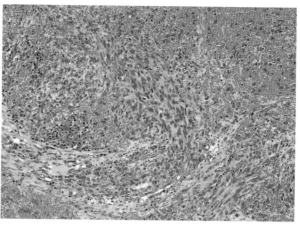

图 22.9　老龄 SD 大鼠的脾脏基质增生。具有椭圆形细胞核和丰富胞质的成束基质细胞小病灶

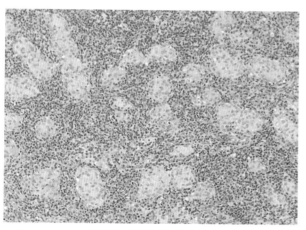

图 22.8　脾脏局灶性淋巴组织细胞增生。图 22.7 的局部细节，显示淋巴细胞层中呈淡染的巨噬细胞。图片由美国 NTP 提供

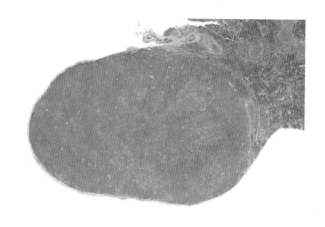

图 22.10　脾脏局灶性增生，红髓由完整的血窦组成。结节内缺乏 PALS。图片由美国 NTP 提供

的结节，严重扭曲脾脏。它包含伴有充血血窦、造血细胞灶和含铁血黄素的正常红髓。该扩张性病变不存在典型的 PALS 结构。这种罕见病变的发病机制尚不清楚，但已将其归类为错构瘤或畸形，组织学特征与描述性术语一致。由于这种病变仅在老龄大鼠中观察到，术语 "局灶性增生" 似乎更合适。

1.6.2　肿瘤性病变

1.6.2.1　大颗粒淋巴细胞白血病

大颗粒淋巴细胞白血病（large granular lymphocyte leukemia, LGLL）是 F344 大鼠最常见的肿瘤之一，并偶尔在其他品系的大鼠中观察到（Thomas et al., 2007; Stromberg et al., 1983a~c; Stromberg et al., 1985; Reynolds et al., 1984; Ward and Reynolds, 1983）。该肿瘤也被称为单核细胞白血病（mononuclear cell leukemia, MCL）和 Fischer 大鼠白血病。尽管形态学和生物学特征的描述已很详细，但其细胞学起源仍未完全确定。免疫表型、酶组织化学染色和体外细胞测定显示，LGLL 细胞与大颗粒淋巴细胞（large granular lymphocyte, LGL）相似，这是一种具有

自然杀伤（NK）细胞特征的不确定谱系的细胞类型。LGLL 的发病率因研究而异，并且多年来有所不同，可能受到诊断标准变化的干扰。最近一项研究指出平均发病率分别为雄性 52% 和雌性 24%。

LGLL 在低于 20 月龄的未经给药的大鼠中很少发生。临床体征包括抑郁和活动减退；脾大，可以在左腹部触诊肿块，过度触诊可能导致极度肿大的脾脏破裂。在疾病后期，最容易观察到的是眼部、耳郭和尾部皮肤苍白和黄疸；大鼠活动减少，身体呈现卷曲并伴呼吸急促。剖检时最常见的发现是脾大，脾脏的重量可能高达 30g。脾脏一般肿大呈深红色，不含个别的肿块。在晚期阶段，体脂通常黄染，肝大，呈黄灰色，小叶结构明显。淋巴结可正常大小或肿大，最常累及肠系膜淋巴结、纵隔淋巴结和下颌淋巴结。肾脏可能出现白色皮质肿块，肺、肾上腺、膀胱和脑中有出血点。

晚期 LGLL 的大鼠具有独特的血液学和血清学特征。尽管少数大鼠的白细胞计数正常，但大多数大鼠的白细胞计数显著增大并伴有肿瘤性 LGLL 细胞。白血病大鼠的血小板和低纤维蛋白原显著减少，并且凝血酶原和部分促凝血酶原激酶时间延长。血液学数据表明有免疫介导的溶血性贫血和血小板损耗可能是免疫介导引起的，也可能是弥散性血管内凝血引起的。LGLL 大鼠的结合胆红素和非结合胆红素以及尿液和原尿中的胆红素尿和尿血红蛋白均增高。氨基转移酶（aminotransferase）和乳酸脱氢酶（lactate dehydrogenase, LDH）升高可能反映肝细胞变性和坏死的存在。LGLL 细胞对萘酚 AS-D 氯乙酸盐呈强阳性反应，对冷冻组织切片细胞中的 β- 葡糖醛酸糖苷酶和酸性磷酸酶也具有强阳性反应。

基于临床和剖检大体所见，发现的白血病推定诊断可通过脾印痕涂片或通过外周血中的肿瘤细胞来确认。血涂片中的肿瘤细胞直径为 10~20μm，Wright-Giemsa 染色胞质呈浅蓝色至灰色。圆形细胞核可能有凹痕或缺口。另一个典型特征是具有明显的呈点状分布的嗜天青胞质颗粒，它们通常聚集在细胞核缺口附近（图 22.11）。细胞质有时空泡化或含有嗜酸性细胞碎片，偶尔存在吞噬红细胞的肿瘤细胞。有些大鼠可能没有在血中循环的肿瘤细胞，此时脾脏印痕涂片检查比外周血检查更可靠。LGLL 细胞的超微结构显示细胞核呈圆形至不规则形，其中含有粗团块的染色质和核仁。胞质含有大量游离的多核糖体和短的粗面内质网片段，偶尔也存在胞质空泡、管状排列的高尔基体和一些线粒体。嗜天青颗粒表现为致密的渗透性膜结合溶酶体，偶尔会看到被吞噬的红细胞和血小板。

LGLL 大鼠的组织学检查可以发现肿瘤细胞位于血管腔内，或浸润于任何组织的实质。所有病例均累及脾脏。在死于 LGLL 的 F344 大鼠中，肿瘤细胞几乎存在于所有受检大鼠的肝脏中，肺部（66%）、骨髓（43%）、肠系膜淋巴结（43%）、肾上腺（23%）、下颌淋巴结（20%）和肾脏（19%）的浸润也很常见。组织切片中 LGLL 细胞的形态学特征与涂片中的十分相似。然而，由于组织固定、切片厚度和染色方法的不同，组织切片中细胞的胞质和核染色差异较大。胞质可能具有嗜酸性颗粒状外观或几乎不显示染色，核染色从苍白色到密集嗜碱性不等。

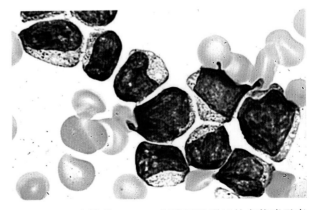

图 22.11　血涂片。LGLL 细胞可见明显的点状嗜天青胞质颗粒

LGLL 大鼠中最一致的组织学发现是严重充血的脾脏，并且血窦中出现弥散性浸润的肿瘤性单核细胞（图 22.12~22.14）。随着脾脏中 LGLL 细胞的逐渐增多，动脉周围淋巴鞘中的淋巴细胞显著减少，髓外造血和含铁血黄素沉积明显减少。可能发生细胞变性或坏死，肿瘤细胞可能出现明显的噬红细胞作用。在红髓中，血管周围可能存在明显的胶原基质区域，LGLL 细胞散在分布于其中。肝窦内一直存在单核细胞。可能普遍存在单个肝细胞坏死，肥大的肝细胞形成多结节。肝索可能消退、萎缩，门静脉周围出现 LGLL 细胞肿块。常累及肺泡隔，其被 LGLL 细胞弥漫性浸润。如果肺部浸润很广泛，LGLL 细胞可能扩展到肺泡腔。肺的主要血管和气道周围有大量肿瘤细胞围绕。肾脏病变主要为含铁血黄素广泛沉积在近端肾小管上皮的胞质中。肾皮质的间质中也可能出现较多的 LGLL 细胞团块，淋巴结门部有时被广泛浸润。LGLL 细胞通常可在大脑血管中观察到，并可能在血管周围增殖，也可能发生出血，程度从多灶性出血点到大面积出血伴软化灶。

1.6.2.2 淋巴瘤和其他造血系统肿瘤

淋巴瘤是一种不常见的大鼠肿瘤，仅根据组织切片中的细胞形态学特征不足以区分淋巴瘤与 LGLL。在淋巴瘤中可见密集的单一形态的细胞，破坏正常的结构并浸润被膜和周围组织

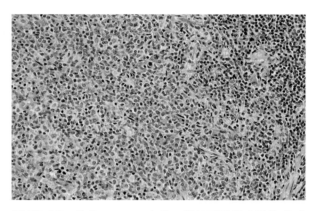

图 22.13　脾脏 LGLL，高倍。明显可见具有淡染的嗜酸性胞质和圆形淡染的细胞核的 LGLL 细胞。图片由美国 NTP 提供

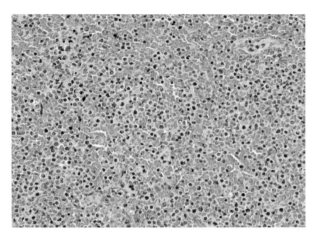

图 22.14　脾脏 LGLL。明显可见具有淡染的嗜酸性胞质和淡染圆形的细胞核的 LGLL 细胞。许多 LGLL 细胞变性或坏死。图片由美国 NTP 提供

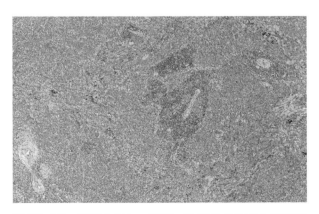

图 22.12　脾脏 LGLL，低倍。注意片状 LGLL 细胞浸润白髓。图片由美国 NTP 提供

（图 22.15），也可能以滤泡的形式存在。这些细胞有一个较大的圆形至椭圆形的细胞核和显著的核仁。胞质边界清晰，胞质内缺乏 LGLL 细胞中的典型颗粒。核分裂象比较明显并可能存在坏死。与 LGLL 不同，白血病不是淋巴瘤的特征。其他造血系统肿瘤（如粒细胞白血病）在大鼠中很罕见。

1.6.2.3 间充质肿瘤

间充质（血管、基质）来源的自发性肿瘤在大鼠脾脏中并不常见，通常在剖检时可见结节或不规则的增厚区域。虽然脾脏间充质瘤通常被分类为未分化肉瘤，但通过具体的形态特征可进一

图 22.15　脾脏淋巴瘤，SD 大鼠。密集排列的单一形态的细胞取代了脾脏的正常结构

步分类。大多数与给药处理相关的间充质肿瘤属于血管肉瘤。血管肉瘤、纤维肉瘤、未分化肉瘤或骨肉瘤的相对发生率可能因受试物不同而不同。由于脾脏中任何类型的肉瘤都很少见，当 1 个剂量组中出现多于 1 例时，则提示可能是受试物导致的。

1.6.2.3.1　纤维瘤和纤维肉瘤

在未给予药物的大鼠中，脾脏中的纤维瘤和纤维肉瘤属于罕见肿瘤，但可经化学诱导发生（见本章 1.8 脾脏的毒理学病变）。纤维瘤是一种良性肿瘤，与邻近脾脏的界限清晰。它由均匀分布、典型的成纤维细胞群组成，几乎没有核多形性和核分裂象。细胞间基质由大量成熟的胶原纤维组成。纤维肉瘤由交织的梭形细胞束组成，具有高核质比（图 22.16 和 22.17）和频繁的有丝分裂。尽管具有明显的胶原纤维形成，但是细胞间基质不如纤维瘤中那么显著。

1.6.2.3.2　平滑肌瘤和平滑肌肉瘤

平滑肌瘤和平滑肌肉瘤也是大鼠脾脏罕见的肿瘤，它们可能起源于被膜、小梁、血管平滑肌或网状基质细胞。区分平滑肌起源的良性和恶性肿瘤并不困难，可用与纤维肉瘤和纤维瘤相似的形态学标准区分。使用常规的苏木精 - 伊红染色（HE 染色）的切片很难区分脾脏中平滑肌和纤维细胞起源的肿瘤，纤维肉瘤和平滑肌肉瘤的形态特征在光学显微镜下非常相似，肌动蛋白和

肌球蛋白的免疫组化染色或三色染色（trichrome stain）有助于鉴别这些肿瘤。网状基质细胞具有平滑肌细胞和纤维细胞的特征。因此，一些肿瘤可能表现出平滑肌肉瘤和纤维肉瘤的特征。

1.6.2.3.3　血管瘤和血管肉瘤

大鼠脾脏的血管瘤和血管肉瘤发生率低于小鼠。血管瘤由大小不规则的充血腔组成，通常比红髓中的正常血窦大。这些腔内衬有看似正常的内皮，或者核更大更密集的内皮细胞。肿瘤血管结构之间的间质通常比较少。要注意与发生在红髓中的血管扩张和充血相区别。更常见的脾血管瘤是血管肉瘤，病变有明显的、大小不一的、充满血液的血管间隙，或内衬有核大、深染、异型

图 22.16　脾脏纤维肉瘤。肿瘤占位并扩张脾脏

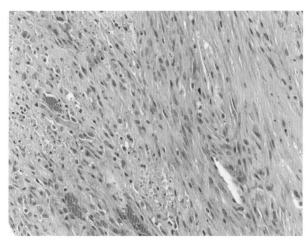

图 22.17　脾脏纤维肉瘤。图 22.16 的肿瘤的细节。成束的多形性梭形细胞，具有数量不等的胶原纤维和坏死区

核的多形性内皮细胞的血管间隙（图 22.18），核分裂象比血管瘤更常见。血管间隙的间质可能由扁平的网状结构或透明质胶原纤维组成。

1.6.2.3.4　骨肉瘤

骨肉瘤是一种非常罕见的脾脏肿瘤，一般为化学诱导的间质肿瘤的一部分。骨肉瘤由产生类骨质的多形性梭形细胞组成（图 22.19）。该肿瘤应该与未分化的肉瘤或纤维肉瘤相区分，后者有时具有透明质胶原或骨样化生的局灶性区域。在脾脏中未观察到骨瘤。

1.6.2.3.5　未分化肉瘤

"未分化肉瘤"是用于命名未分化间充质肿瘤的术语，其中细胞的来源不能通过常规组织学检查来确定。它们为可取代较多正常脾脏组织的局部浸润性肿瘤（图 22.20 和 22.21），也可能转移到肺或其他器官。这些高度恶性的肿瘤通常由致密的多形性细胞组成。一些未分化肉瘤呈淡染，胞质类似神经鞘瘤。其他的未分化肉瘤由紧密排列的含椭圆核的细胞组成，类似平滑肌或纤维细胞。较大的肿块内可能含有透明胶原、结构良好的类骨质或成熟骨组织的局灶区域。尽管许多未分化肉瘤可能起源于间质（纤维细胞），但未经免疫组化或电子显微镜检查仍不能确定。

1.6.2.3.6　恶性神经鞘瘤

脾脏很少发生恶性神经鞘瘤。这种高度恶性的局部浸润性肿瘤可能穿过被膜。有些神经鞘瘤

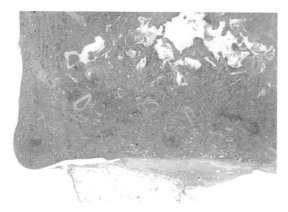

图 22.18　脾脏血管肉瘤。红髓中含有各种大小不一的充血腔。图片由美国 NTP 提供

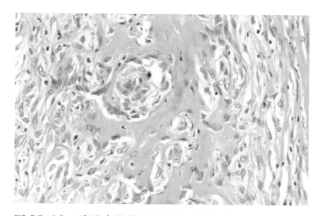

图 22.19　脾脏中的骨肉瘤由未成熟的类骨质基质和成熟的类骨质组成。类骨质混入含有纺锤形和星形细胞的纤维基质中。图片由美国 NTP 提供

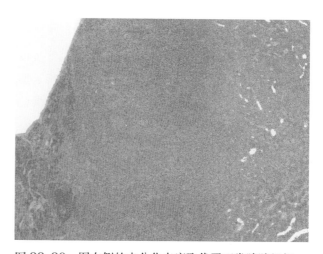

图 22.20　图右侧的未分化肉瘤取代了正常脾脏组织

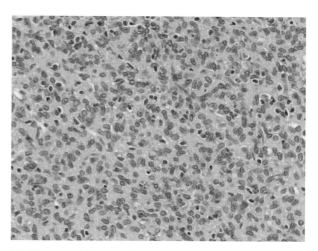

图 22.21　图 22.20 中的未分化肉瘤由一片致密的肿瘤间充质细胞组成

明显起源于肠系膜神经，并侵入脾脏和其他腹腔器官。神经鞘瘤的特有形态特征在外周神经章节中已进行描述。导致纤维化、化生至肉瘤、骨肉瘤、血管肉瘤和纤维肉瘤（见本章1.8脾脏的毒理学病变）等一系列病变的化学物质并不会增加脾神经鞘瘤的发生率。

组织细胞肉瘤在大鼠中较罕见，并且很少影响脾脏。相对于原发，肿瘤更可能来自转移。它由含丰富胞质的纺锤形细胞和组织细胞（上皮样细胞）组成。胞质边界通常清晰，常见核分裂象。组织细胞肉瘤应与上述其他间质肿瘤相鉴别。肝脏和其他器官中肿瘤组织细胞的典型外观有助于确认该肿瘤。

1.6.2.4 其他肿瘤

通常脾脏中的转移性肿瘤并不常见。间皮瘤可能发生在脾脏和其他腹腔器官的被膜表面。脾脏中最常见的转移性肿瘤包括来自肝、肾的肿瘤及肾上腺嗜铬细胞瘤。

1.7 其他病变

剖检时因充血而明显增大的脾脏由于未充分修块，容易导致固定假象。中心区域染色不良，并具有典型的自溶特征，应与梗死区相区分。脾脏与其他脏器一样，在组织固定过程中，可以观察到贴附在福尔马林容器表面的边缘自溶或染色呈苍白色。

1.8 脾脏的毒理学病变

脾脏中可发生因化学物质暴露产生的特异性肿瘤性和非肿瘤性病变。苯胺和苯胺相关化合物通常会导致高铁血红蛋白血症、充血加重、含铁血黄素沉着、纤维化和间质肿瘤。研究中可出现化学诱导的一系列间充质肿瘤，包括血管肉瘤、纤维肉瘤、未分化肉瘤、骨肉瘤和纤维瘤。在同一脾脏中可能发生含1种或多种肿瘤的多发性肿瘤。经观察，暴露2年后，这些化合物对脾脏的致瘤性和非致瘤性作用与剂量和性别相关。在相

同的剂量下，与雌性相比，通常雄性的效应更常见且更严重。在与给药相关的脾间充质肿瘤中，性别差异是最明显的，雌性的发生率低于雄性。有一种假设的肉瘤形成机制：由化学物质造成的红细胞膜损伤导致脾脏中的红细胞被捕获和破坏。巨噬细胞内的含铁血黄素过量可能引起细胞内容物被破坏并释放到脾脏中，从而导致纤维化。在人体中，脾脏或其他器官含有过多的含铁血黄素沉积物会发生纤维化反应；然而，这与肉瘤的发病率增高并没有关联。也可能是与受损红细胞结合的化合物在脾脏组织中蓄积，而肉瘤发病率的增高与化合物的直接（局部）效应有关。给予苯胺类化合物的大鼠脾脏中出现脂肪细胞表示发生了间质细胞化生。在一项为期2年的暴露于苯胺类化合物的研究中，大鼠的脾红髓中通常出现化生并伴随明显的纤维化。也许由于具有局灶性特点，脾脏中化生并不一定出现在明显由给药引起的纤维化的部位。在患有脾间充质肿瘤的大鼠中常见纤维化和化生。然而，在多剂量组研究中，纤维化和化生可能发生在未见间充质瘤的剂量组中。在前期研究中，红髓中可出现红细胞破坏、充血加重和含铁血黄素沉积，浆膜上的间皮细胞可能肥厚或增生，被膜可出现纤维化和含铁血黄素沉积。该病变更常见于脾的体壁侧表面（见第6章）。

2 淋巴结

2.1 引言

根据位置不同，淋巴结的形状、大小和颜色也有所差异。通常成组或以短链的方式出现，如在肠系膜、腹股沟或唾液腺区域。有时它们又连接形成一个更大的结节。虽然大多数淋巴结的宽度或厚度通常不超过2~3mm，但连接成组的结节长度可能超过1cm。通常镜下常规检查肠系膜起源附近的肠系膜淋巴结及下颌淋巴结，其

他淋巴结仅在大体观出现病变时检查。淋巴结的大体观检查和镜下检查都非常重要，因为它们可能反映引流器官的病变。根据受试物的给药途径和理化特性，应特别注意更可能暴露于化合物的淋巴结。如果化合物是通过吸入途径给药的，可以检查特定区域的淋巴结（如支气管或纵隔淋巴结），解剖并选择用于组织学检查。类似地，当通过口服途径给药时，肠系膜淋巴结是潜在靶点。了解特定淋巴结的引流区域有助于确定转移性肿瘤的起源。对于淋巴引流模式和特定淋巴结的位置，读者可以参考 Tilney（1971）或 Sainte-Marie 等（1982）的详细解剖描述。关于淋巴结最新的正常解剖学、组织学、功能和组织病理学资料可参考 Willard-Mack（2006）和 Elmore（2006a~e）的研究。

2.2　正常淋巴结

2.2.1　胚胎学

淋巴结在妊娠第 16 天开始发育，淋巴细胞沿着静脉壁在间充质区域中局灶性聚集。该间充质形成球状突起，在平行于静脉的淋巴管中形成囊状扩张。淋巴细胞增殖后填充囊状淋巴管，围绕淋巴管外周部分形成被膜下淋巴窦。出生时，淋巴结包括具有淋巴细胞的原始外皮质及由网状细胞和髓质形成的互联系统。到 3 日龄时，在内侧皮质（副皮质）内形成具有密集淋巴细胞的椭圆形区域。该区域随后横向扩展到髓质，但不会扩展到外皮质。出生后 18 天，外皮质中出现初级滤泡（Hebel and Stromberg, 1986）。

2.2.2　解剖学和组织学

需注意淋巴结组织切片平面的轻微变化可能对镜下观察有显著影响。较小淋巴结的切片可能只包含部分副皮质及外皮质淋巴滤泡。外皮质的相对大小、淋巴滤泡的数量和淋巴窦面积的比例在一定程度上取决于切片检查的切面。淋巴结根据形态学差异可分为 3 个主要功能区或带：外周皮质或外皮质区、副皮质和髓质（图 22.22）。这些区域内有淋巴窦和血管网。淋巴结被 1 层由纤维结缔组织组成的薄层被膜所覆盖。大量的传入淋巴管穿透被膜进入被膜下淋巴窦。小梁是被膜的延伸部分，从被膜延伸到髓质，将外皮质分成多个部分。外皮质位于被膜下，主要由淋巴滤泡组成。清晰可见的淋巴滤泡在淋巴结中比在脾脏中更常见。滤泡分 3 种类型：初级、次级和三级。这些滤泡主要由 B 细胞组成，但也存在 T 细胞、巨噬细胞、滤泡树突细胞和毛细血管。初级滤泡是由密集的小淋巴细胞聚集而成的，其中央部分有少量较大的淋巴细胞。初级滤泡代表未受刺激的滤泡。次级滤泡是一种受刺激性的或反应性的"生发中心"，其中心区域由较大的呈淡染的"淋巴母细胞"及巨噬细胞组成。三级滤泡为退化的或活性降低的次级滤泡，并且滤泡中心的巨噬细胞或淋巴母细胞数量减少。副皮质或深部皮质是外皮质滤泡和髓质之间的淋巴组织。副皮质的一小部分可以延伸到外周皮质直至淋巴结被膜。副皮质是一个 T 细胞区域。副皮质的外围具有高密度的毛细血管后高内皮小静脉（high endothelial venules，HEV），并且包含通常充满小淋巴细胞的淋巴窦。一般认为副皮质的中心是细胞滞留和增殖的部位，外周淋巴细胞经此处迁

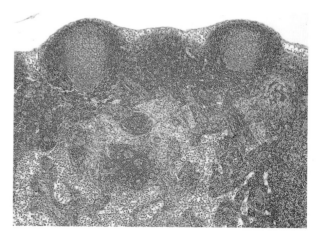

图 22.22　具有淋巴滤泡、被膜下淋巴窦、髓窦和髓索的正常淋巴结

移进出淋巴结实质。循环淋巴细胞附着于 HEV 的内皮表面并通过血管壁迁移到淋巴结中。髓质由位于网状间质中的淋巴细胞索组成，这些细胞索从淋巴门向副皮质区延伸。细胞索之间的是髓窦。髓索和髓窦中的细胞类型取决于淋巴结的免疫活性状态。在增生性淋巴结中，髓窦内浆细胞的密度相对于小淋巴细胞有所增加。淋巴结的窦网由被膜下、周围小梁和髓质淋巴窦组成。网状纤维网络穿过窦内部，特别是在被膜下窦，附着了大量巨噬细胞。这些巨噬细胞吞噬传入淋巴的颗粒性物质。实验研究表明淋巴结在免疫学上是分区的，每个区块都独立地响应单个输入淋巴管进入淋巴结的淋巴液。这很好地解释了淋巴结在某部分出现增生，而其余部分则呈免疫静止的原因。血管淋巴结通常存在于脾血管和肾脏附近，或嵌入胸腺表面。从大体观来看，它们呈红灰色，直径为 1~3 mm。它们具有结缔组织被膜、被膜下窦、淋巴组织及大量内皮内衬的淋巴窦。肺门动脉分支成直小动脉，供应穿过淋巴组织的毛细血管床，并在一些地方通向淋巴窦。在这些淋巴结中含铁血黄素明显，其功能未知。

2.3　先天性病变

　　未有大鼠淋巴结先天性病变的报道。罕见淋巴结外皮层中发生内衬有内皮细胞的充血性囊肿，但不清楚这些偶见的血管囊肿是先天性的还是后天发展而来的。

2.4　退行性病变

　　大鼠各淋巴结的细胞数量有显著性差异。然而，当细胞减少程度超过同年龄对照组的正常水平时，很容易区分出该病变。任何淋巴结都可能出现淋巴萎缩（或耗竭），它不如脾脏或胸腺中的淋巴萎缩那样明显或常见。观察同一大鼠的不同淋巴结，可以看到淋巴耗竭是否存在及其严重程度的差异。药物毒性可导致淋巴耗竭发生或加重。在短期研究中由于通常给予较高剂量的受试

物，这种现象更容易确定，并且可以观察到典型的剂量反应。在这些研究中，建议使用更多的描述性术语（如淋巴细胞耗竭或淋巴细胞减少），并注意受影响的区域（如皮质、副皮质等）。在慢性研究中，受试物对淋巴细胞的毒性很可能导致淋巴结萎缩，并难以与年龄相关的自发性萎缩相区分。需要通过整个研究数据来进行判断，包括给药组和对照组大鼠淋巴结的大体所见和镜下病变的发生率与严重程度、受影响的淋巴结、其他淋巴器官的改变、临床病理学以及临床观察和其他可能受影响脏器的毒理学改变。有时也会观察到窦扩张（或淋巴管扩张）。虽然窦扩张可能与剂量和给药相关，但在未经处理大鼠的淋巴结中普遍存在髓窦轻微扩张。髓窦和被膜下淋巴窦可能出现扩张（图 22.23）。淋巴窦的增大程度通常是相对于淋巴结自身大小而言的，并通常伴有淋巴结扩张；淋巴窦腔中可能存在少量淋巴细胞、巨噬细胞和红细胞。扩张是否存在及程度的变化受不同组织切面和取样部位的影响，肠系膜淋巴结的淋巴窦通常比下颌淋巴结或支气管淋巴结的淋巴窦扩张程度更大。含铁血黄素常见于血窦巨噬细胞的胞质中（含铁血黄素沉着，hemosiderosis），通常伴有红细胞增多和噬红细胞（图 22.24）。其他色素包括蜡样色素和脂褐素，它们可以通过铁和抗酸染色进行区分。这些内源性色素会出现在对照组和给药组的大鼠淋巴

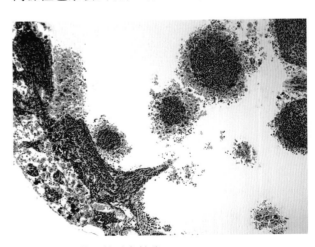

图 22.23　淋巴结髓窦扩张

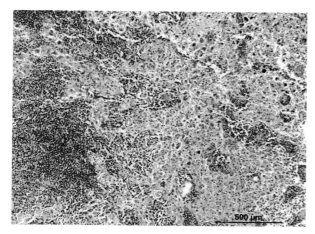

图 22.24 淋巴结髓窦中的红细胞增多、噬红细胞和含铁血黄素沉着

图 22.25 淋巴结急性炎症。中性粒细胞聚集灶被混合的炎症细胞浸润和纤维化包围

结中，其数量可能随着给药处理的效果而增加。与给药特异性相关的外源色素通常在与给药途径相关的局部淋巴结中最为明显。通过口服途径给药的化合物可能集中在肠系膜淋巴结中，而通过吸入途径给予的微粒可能仅限于支气管和纵隔淋巴结。虽然很少有证据表明色素会引起炎症或免疫反应，但淋巴结内可发生伴有外源性色素沉着的淋巴增生。

2.5 炎症性和血管性病变

炎症和淋巴增生常见于唾液泪腺炎病毒感染、支原体感染和细菌感染。随着现代畜牧业的发展，继发于上述病原体的炎症已不常见。淋巴结的炎症可能由其引流区出现与肿瘤或皮肤溃疡相关的坏死／炎症损伤导致（图 22.25）。淋巴结炎症可能是对被转运至淋巴结的受试物的反应，或继发于受试物对皮肤或其他组织的溃疡性或刺激性作用。炎症反应可从急性炎症至肉芽肿不等，或出现色素沉着、出血或坏死。伴有炎症的淋巴结可能发生淋巴增生或萎缩。淋巴结中的浆细胞显著增多并不罕见，特别是在增生淋巴结的髓质中（图 22.26）。伴有炎症的淋巴结中的肥大细胞数量可能会增多（图 22.27）。有时在淋巴窦或淋巴结皮质内可见红细胞，这通常被归因于安乐死或组织剖检时引起的人工假象。在取材

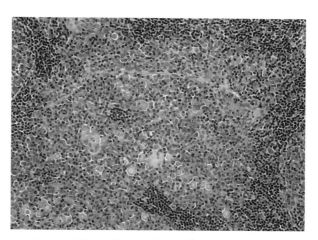

图 22.26 浆细胞增多。淋巴结髓窦有浆细胞浸润，其中一些含免疫球蛋白的拉塞尔小体（Russell bodies）的嗜酸性细胞（Mott cell）聚集

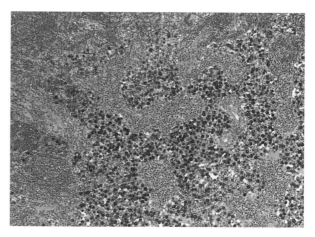

图 22.27 肥大细胞增多。深染的肥大细胞聚集体占据髓索周围的髓窦

和切片过程中，红细胞可从充血的血管中移出并脱落在血窦中。死亡前出血通常会出现含铁血黄素增多和噬红细胞现象。在淋巴结中很少观察到血管炎性病变。淋巴结（特别是肠系膜淋巴结）附近的动脉中可形成血栓并且可能出现多发性动脉炎。

2.6　增生性和肿瘤性病变

2.6.1　增生性病变

淋巴增生的程度根据淋巴结解剖部位的不同而变化，增生通常涉及淋巴滤泡（B 细胞）和副皮质（T 细胞）（图 22.28）。在大鼠中，通常视为应激反应或免疫反应，而不被视为肿瘤前病变。增生性滤泡通常比初级滤泡大，并且由体积中等或更大的淋巴细胞外套层围绕的呈淡染的生发中心组成。

2.6.2　肿瘤性病变

原发性肿瘤在大鼠淋巴结中极为罕见，其中一种为淋巴管肉瘤（图 22.29）（Takahashi et al., 1997）。如前所述，淋巴瘤可能发生在淋巴结，这一点在 F344 大鼠中应与 LGLL 相区分。来自这些肿瘤的细胞具有相似的形态学特征，但诸如有无白血病和弥漫性脾脏受累等特征有助于区分

淋巴瘤和 LGLL。LGLL 可能发生于包括淋巴结在内的几乎所有组织中，而淋巴结中的其他转移性肿瘤则不常见。尽管转移性肿瘤的细胞在形态学上与原发性肿瘤相似，但剖检时准确的大体描述对于镜下评估淋巴结肿瘤转移特别有用。转移性肿瘤通常仅通过显微镜检查淋巴结内存在单个或多个病灶来确定。被膜下淋巴窦内的转移性肿瘤很容易与周围的正常淋巴结组织相区分（图 22.30）。必须仔细检查较小的转移性肿瘤灶，特别是那些仅存在于皮质窦或髓质窦内的病灶，这些病灶往往因存在于较多的巨噬细胞之中而不太明显。转移性肿瘤的原发部位很大程度上取决于

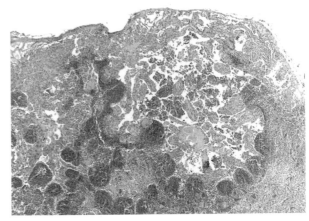

图 22.29　淋巴管肉瘤。含有黏液样物质和结缔组织的背景中，梭形细胞排列成针晶状聚集体占据扩张的淋巴结窦区，肿瘤中含有淋巴细胞

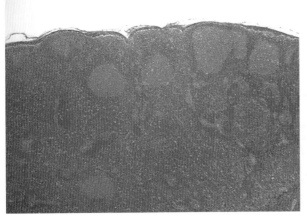

图 22.28　淋巴增生。淋巴结外皮质内的淋巴滤泡增多以及外皮质和副皮质内的淋巴细胞增多

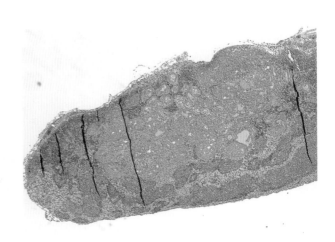

图 22.30　淋巴结乳腺癌转移

被检查淋巴结的解剖部位。例如，在颈部和气管旁淋巴结中，最常见的转移性肿瘤是甲状腺 C 细胞癌和滤泡细胞癌。纵隔淋巴结具有最多种类的转移性肿瘤，包括肝细胞癌、肺泡/细支气管癌和甲状腺癌。腹腔间皮瘤最可能转移到纵隔淋巴结。肠系膜淋巴结最常见的是由小肠和大肠转移的癌。在唾液腺附近的面神经分支产生的神经鞘瘤经常浸润下颌淋巴结以及唾液腺。下颌淋巴结是外耳道腺（Zymbal's gland）癌转移和常见的浸润部位。

2.7　毒理学病变

在评估潜在的治疗相关效应时，重要的是对同一区域的淋巴结（如下颌、肠系膜、支气管）进行一致的取样。根据受试物的给药途径和化学特性（颗粒物、脂质等），应特别注意可能最早接触受试物的局部淋巴结。如经口摄入石蜡化合物导致肠系膜淋巴结中发生肉芽肿性炎症，被膜下淋巴窦内出现含有 PAS 染色呈阳性物质的巨噬细胞。通过吸入途径给药的不溶性颗粒性物质可能出现在肺淋巴结的淋巴窦内（图 22.31）。虽然淋巴细胞或巨噬细胞的增生并不仅仅是由毒性作用引起的，但在相同剂量组内同一淋巴结的一致性特异性反应说明这是与给药相关的。

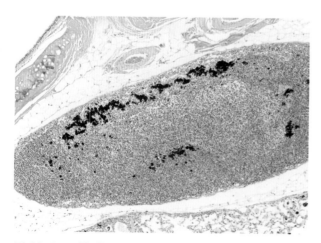

图 22.31　暴露于三氧化二锑的 Wistar 大鼠，支气管淋巴结中出现异物聚集。图片由美国 NTP 提供

3　胸腺

3.1　引言

胸腺是一个主要的免疫器官，对免疫系统的正常发育和功能至关重要。在胎儿期和出生后，胸腺的体积不断增加，直至青春期达到最大的体积和重量。进行慢性毒性研究之前通常会测定胸腺的重量（绝对值和相对体重值）。胸腺的重量减轻可能意味着受试物的直接效应，也可能是与内源性皮质激素水平升高相关的一般毒性或应激反应的继发性效应。近年来，Pearse 对胸腺的正常组织学、解剖学、功能和组织病理学进行了综述（Pearse, 2006a、b）。

3.2　正常胸腺

3.2.1　胚胎学

胸腺由第三对咽囊的内胚层和周围间质发育而来。这些囊是简单的上皮组织块，具有一个初始裂隙状内腔或通过胸腺导管（咽管）通向咽部的导管。随着胸腺组织的分化，它与原始的咽附件分离。当胚胎细胞残留在甲状旁腺或甲状腺内并形成上皮囊肿时，可发生导管残留。胎龄 19~21 天时，胸腺变成分叶状，可区分出皮质和髓质。胸腺迁移至出生时就存在的前纵隔（图 22.32）（Hebel and Stromberg, 1986）。

3.2.2　解剖学和组织学

最近（Pearse, 2006a、b）有研究对淋巴结（译者注：原文中是淋巴结，根据内容推测应该为胸腺）的正常解剖学、组织学和功能进行了综述。胸腺位于前纵隔，呈扁平的三角形，为象牙色或粉红色，通常表面光滑，具有明显的小叶分隔。顶端靠近喉头，而弯曲的基部连接到顶侧和腹侧心包。胸腺的大部分位于胸腔前纵隔，气管前的部分较小。胸腺由上皮组织构成，有淋巴细胞和其他间充质细胞浸润，表面有一层薄的纤维

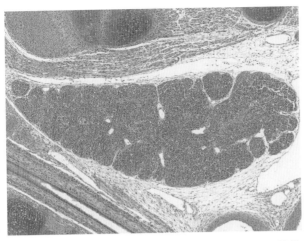

图 22.32　18 日龄的胎儿，胸腺显示出早期分叶并能区分皮质和髓质

被膜（Brelinska et al., 1985）。胸腺上皮形成连续的细胞框架，宽大的细胞间隙形成内含淋巴细胞的网状组织。被膜连续分布，在隔膜处将胸腺分成小叶。皮质和髓质在小叶间连续分布，并且界限清楚。皮质细胞密集，主要由上皮网中小的浓染淋巴细胞组成。皮质淋巴细胞在进入髓质之前会分裂多次。对于最终由胸腺释放的成熟 T 淋巴细胞来说，细胞分裂率不成比例地高。在胸腺中的 T 细胞成熟过程中，阴性选择消除识别自身抗原的携带 T 细胞受体的 T 细胞，而阳性选择保留识别自身 MHC 的细胞，同时消除不能识别自身 MHC 的细胞。该消除过程通过诱导凋亡或不向这些 T 细胞提供生存信号完成，最终的结果是淋巴细胞死亡。巨噬细胞吞噬由此产生的嗜碱性细胞碎片，它们通常被称为可染小体巨噬细胞。在髓质中，淋巴细胞较大，但数量比皮质中的少。胸腺髓质中的上皮成分较显著。哈索尔氏小体（胸腺小体）主要位于髓质内，由多面形上皮细胞组成，胞质苍白淡染，细胞核较大。在大鼠中，胸腺小体的形成与其他物种不同。它们由一至数个上皮细胞簇组成，胞质可能含有嗜碱性颗粒，其中一些细胞发生角化。扁平立方上皮细胞具有椭圆形的核，主要在髓质内形成索状、管状和囊状结构。这些在老龄大鼠中更为突

出（见本章 3.6.1 增生性病变）。已通过电子显微镜和免疫组织化学鉴定了几种上皮细胞类型：交错突细胞、巨噬细胞和淋巴细胞。胸腺中没有输入淋巴管，淋巴细胞必须通过血管才能到达胸腺。上皮细胞小管和血管之间的间隙为输出淋巴管，这可能是胸腺淋巴细胞的输出路径。

3.2.3　功能

胸腺具有 2 个主要功能。首先，它是向次级淋巴组织［如脾、淋巴结和派尔集合淋巴结（Peyer's patches）］输出淋巴细胞之前的 T 淋巴细胞分化的部位，T 细胞受体对抗原和主要组织相容性抗原（MHC）的特异性发生位于胸腺中；其次，胸腺具有内分泌功能，产生影响睾丸、肾上腺和腺垂体等器官以及 T 淋巴细胞分化的多肽物质。胸腺萎缩后，这些类激素样物质的水平降低，这可能与青春期和衰老有关。同样，其他激素也会影响胸腺。甲状腺素和生长激素具有刺激效应，而高水平的肾上腺皮质激素则可能导致淋巴细胞坏死。在未给药的大鼠中，20 月龄大鼠胸腺淋巴细胞的体外有丝分裂反应比 4 月龄或 11 月龄大鼠明显减少，在 30 月龄大鼠中没有观察到有丝分裂反应的进一步减少。

3.3　先天性病变

在老龄大鼠的退化胸腺中，囊状结构并不少见（图 22.33）。尽管其中一些囊肿可能是胸腺咽管的残余部分，但大多数老龄大鼠中出现的囊肿更可能是发育性的（由老龄大鼠胸腺中的管状结构扩张形成）。在年轻和老龄大鼠中偶尔可见胸腺邻近处或胸腺被膜内出现表皮样囊肿，这些囊肿的鳞状上皮内附有毛干、皮脂腺和角蛋白。异常或异位胸腺可能位于甲状腺或甲状旁腺附近或在其内部（甲状旁腺与胸腺来自相同的咽囊）。异位甲状腺或甲状旁腺组织也可能存在于胸腺内（图 22.34 和 22.35）。这种偶然发现应该与上皮增生或胸腺瘤相鉴别。

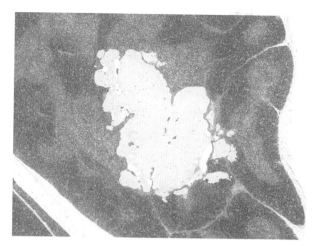

图 22.33　胸腺中可见胸腺咽管囊性残余

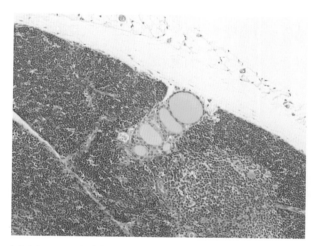

图 22.34　胸腺与异位甲状腺组织

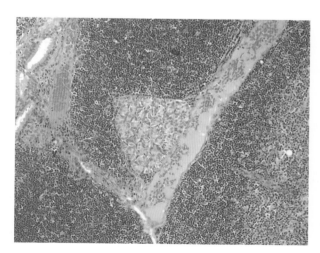

图 22.35　胸腺与异位甲状旁腺组织（与图 22.34 为同一动物）

3.4　退行性病变

胸腺的萎缩或退化是大鼠常见的与年龄相关的病变（图 22.36）。虽然胸腺在出生后继续增大，但它在大鼠成年后开始退化或消失。在为期 2 年的研究结束时，大鼠的胸腺皮质已非常薄。脂肪细胞常常较明显并分散在萎缩的胸腺小叶之间。通常在老龄大鼠的胰腺和唾液腺中可见类似的小叶间脂肪细胞分布。随着年龄增长，胸腺的立方形至柱状上皮细胞变得更加明显并形成管状或导管状结构，特别是在髓质中。其中一些上皮细胞形状变得更加扁平并排列形成索状或带状。导管状结构可能形成囊肿和（或）增生（图 22.37）。在其他品系的大鼠中，据报道在 2 岁龄雌性大鼠中胸腺小管增殖和囊肿形成更常见，而在雄性大鼠中胸腺萎缩出现较早，并且通常比雌性大鼠更严重。还未报道过大鼠类似的性别差异。在 2 年龄大鼠中，雌、雄性大鼠都发现中度或显著的胸腺退化及明显的管状上皮结构；然而在 9 月龄时，雄性大鼠的胸腺退化通常比雌性大鼠更显著。给药组大鼠可能因受试物的直接作用或衰弱和应激的继发作用（内源性皮质激素水平升高）而发生皮质淋巴细胞凋亡。早期变化包括单个细胞死亡和皮质中细胞碎片的吞噬作用，导

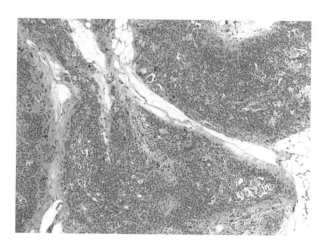

图 22.36　胸腺萎缩（退化）。皮质和髓质淋巴细胞减少，皮质和髓质的差别变小，结缔组织显著增多

致皮质出现典型的星空样外观。应该将这些变化与正常发生的单个细胞死亡的低水平背景性变化相区分。随着重度细胞凋亡的进展，胸腺皮质内含有大量的细胞核碎片（图 22.38）。与同年龄的对照组相比，胸腺淋巴细胞凋亡之后皮质变薄（萎缩）。在短期研究中，对于脾脏和淋巴结，建议避免使用解释性术语如退化和萎缩，可更多地使用描述性术语（如淋巴耗竭或细胞减少），并注意受影响的区域（皮质或髓质）。

3.5　炎症性和血管性病变

在没有肿瘤坏死或其他病因的情况下，胸腺的炎症极为罕见。胸腺的炎症、出血和坏死有时被视为灌胃失误引起的创伤所导致的结果。通常

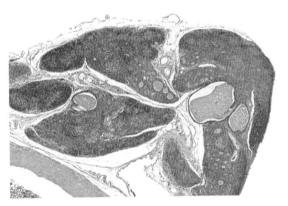

图 22.37　胸腺萎缩伴上皮增生和囊肿

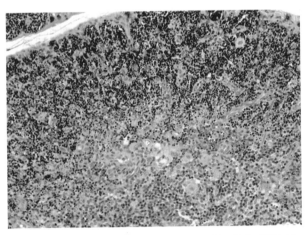

图 22.38　胸腺淋巴萎缩。细胞凋亡引起的皮质淋巴细胞丢失导致可染小体的巨噬细胞增多

可见胸腺中的毛细血管或小静脉充血，特别是在自然死亡或濒死的动物中。血管外红细胞在胸腺中很常见，髓质或皮质中可出现较大的红细胞聚集灶。在没有坏死或其他病变的情况下，这些出血通常归因于剖检技术或取材产生的人工假象，并不认为是血管病变或凝血缺陷的结果。

3.6　增生性和肿瘤性病变

3.6.1　增生性病变

与脾脏或淋巴结不同，在大鼠的胸腺中未观察到淋巴滤泡形成增生。如先前所讨论的，在退化／萎缩的胸腺中可见明显的内衬有立方上皮的管状结构。当其数量明显增加时，这些上皮结构被认为是增生（图 22.39）。通常，小管扩张明显并含有均匀的嗜酸性物质。一些小管的内衬细胞可能具有鳞状外观。扩张的管腔中可能出现含有黄色至棕色色素的巨噬细胞。尚不清楚胸腺上皮（管状）增生与肿瘤形成之间的关系。与罕见的胸腺肿瘤相比，局部区域的上皮增生并不少见。老龄大鼠的胸腺髓质中偶见淋巴增生（图 22.40）。

3.6.2　肿瘤性病变

3.6.2.1　胸腺瘤

术语胸腺瘤指仅限于胸腺上皮细胞的肿瘤。起源于胸腺淋巴的细胞瘤称为胸腺淋巴瘤，随后将进行讨论。自发性胸腺瘤在大鼠中较少见，其中大多数是良性的。恶性胸腺瘤最早发生在 33 周龄。胸腺瘤通常为位于前纵隔内的一个坚硬、表面光滑、有被膜包裹的肿块，剖检时可将其从周围组织中分离或剖出。胸腺瘤可能会压迫邻近的胸腔结构，如食管和气管，这取决于胸腺瘤的大小。从组织结构来看，胸腺瘤是上皮细胞和淋巴细胞的混合。淋巴细胞的比例可能占据肿瘤的一半或更多，而在某些胸腺瘤中只有少数淋巴细胞存在。淋巴细胞的占比可能与胸腺上皮激素或其他影响淋巴细胞发育的营养因子的产生有

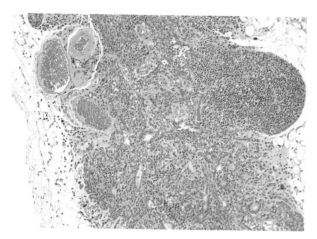

图 22.39　胸腺上皮增生。注意淋巴细胞减少的区域内管状上皮结构显著

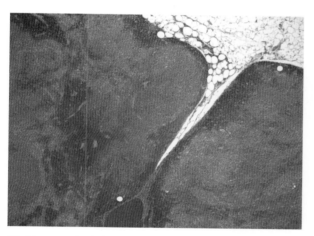

图 22.40　皮质萎缩伴髓质增生。皮质淋巴细胞的减少伴随着髓质淋巴细胞的相对或绝对增多

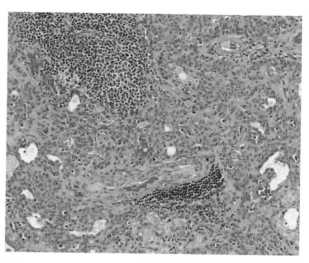

图 22.41　SD 大鼠的良性胸腺瘤。一般形成良好的管状结构散布在上皮细胞的实性区，少量基质组织取代了正常胸腺。图片由美国 NTP 提供

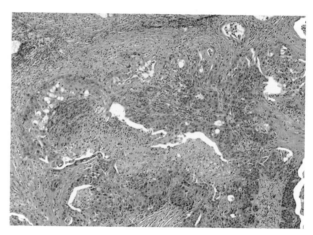

图 22.42　SD 大鼠的良性胸腺瘤。由管状结构区和实性鳞状上皮形成的囊腔，内含脱落的细胞碎片和角蛋白。图片由美国 NTP 提供

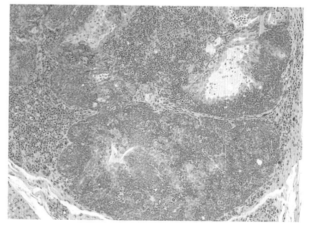

图 22.43　SD 大鼠的良性胸腺瘤。具有中心腔的实性上皮区位于淋巴细胞聚集体内

关。胸腺瘤之间存在许多生长模式和形态差异。胸腺瘤可能类似老龄大鼠中常见的增生性上皮管状结构，这种胸腺瘤由局灶性扩张性小管肿瘤组成，伴有少量小管间质和有丝分裂数量增加（图 22.41）。其他胸腺瘤一般形成良好的管状模式，其中心区为鳞状上皮，或形成较大的高分化鳞状上皮角化灶（图 22.42）。还有一种模式为胸腺瘤完全由非角化鳞状上皮结节组成（图 22.43）。良性胸腺瘤可能与恶性胸腺瘤非常相似，但后者通常穿过被膜延伸至纵隔脂肪并可能浸润周围组织。恶性胸腺瘤的特征为细胞异型性和核多形性更为明显。小管的上皮细胞可形成复层或柱状结构，并且小管之间存在长柱状或低分

化的纺锤形上皮细胞（图 22.44）。恶性胸腺瘤的另一种类型类似低分化癌，其具有多形性上皮样细胞层和散在分布的发育不良小管（图 22.45 和 22.46）。

3.6.2.2　胸腺淋巴瘤

胸腺淋巴瘤是一种起源于胸腺的恶性肿瘤，并可能延伸到纵隔和周围组织中（Suzuki et al., 1984）。这些肿瘤在大鼠中较少见。在 F344 大鼠中 LGLL 更为常见，可通过其位置以及脾脏受累与否来区分。细胞类型通常为淋巴瘤的典型类型，肿瘤细胞取代正常的胸腺结构（图 22.47）。肿瘤淋巴细胞团块内有时还保留了上皮小管。在大鼠中已诱发胸腺淋巴瘤（见第 5

章）。胸腺中的其他原发性肿瘤（如副神经节瘤或脂肪瘤）极为少见，可能起源于与胸腺相邻的组织。除 F344 大鼠的 LGLL（图 22.48）外，转移性肿瘤在胸腺中也很少见。诸如间皮瘤之类的肿瘤转移至胸部淋巴结后通过淋巴结被膜浸润胸腺。

3.7　毒理学病变

在慢性研究之前的研究中，毒性反应引起的病变仅限于坏死和萎缩。以轻度星空样外观或皮层变薄为特征的轻微坏死或萎缩变化可能难以相

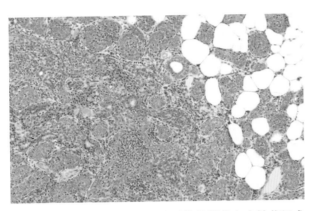

图 22.44　由被少量淋巴细胞围绕的鳞状上皮结节组成的恶性胸腺瘤。图片由美国 NTP 提供

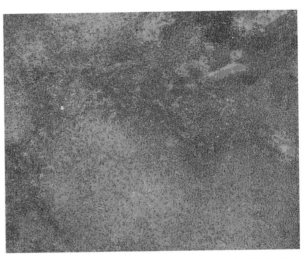

图 22.46　恶性胸腺瘤由不同大小的上皮细胞结节组成，伴有丰富的基质，造成胸腺扩张。图片由美国 NTP 提供

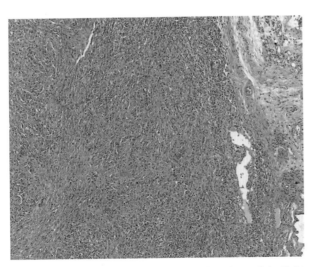

图 22.45　恶性胸腺瘤由一层实性多形性上皮细胞组成。图片由美国 NTP 提供

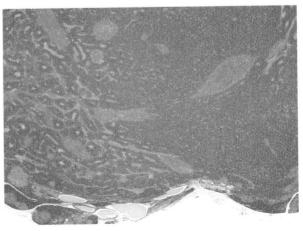

图 22.47　Wistar 大鼠的胸腺淋巴瘤。单一形态的淋巴细胞取代原有的细胞，占据并扩张右侧胸腺。图片由美国 NTP 提供

鉴别，需要和同期对照组大鼠进行对比。小叶的胸腺皮质部分轻微变薄会影响皮质厚度的外观。胸腺的重量对于鉴别轻微萎缩有重要作用。一些化合物（如环孢素）对胸腺有独特作用，可导致特异性的胸腺髓质区萎缩（图 22.49）。这种病理改变强调了详细记录受累淋巴器官特定区域的重要性，特别是在短期研究中。除萎缩外，其他慢性毒性引起的非肿瘤性病变尚未在大鼠中观察到。对雌性 Wistar 大鼠用 5- 羟色胺和副伤寒杆菌进行免疫实验，会导致胸腺中形成生发中心及浆细胞和肥大细胞数量增多；雄性中的这种病变仅在睾丸切除术后产生。NTP 研究中尚未发现胸腺瘤与经受试物处理大鼠有相关性。在给予

1- 丙基 -1- 亚硝基脲的大鼠中，胸腺淋巴瘤的发生率较高，75% 的给药组雄性大鼠和 36% 的给药组雌性大鼠出现淋巴瘤。已报道的其他大鼠品系的化学诱导的胸腺肿瘤也存在含有少量胸腺瘤成分的淋巴瘤。

参考文献

Brelinska, R., Kaczmarek, E., Warchol, J.B., Jaroszewski, J., 1985. Distribution of different cell types with the rat thymus in the neonatal period of life. Cell Tissue Res. 240, 473-478.

Cesta, M.F., 2006. Normal structure, function, and histology of the spleen. Toxicol Pathol. 34 (5), 455-465.

Elmore, S.A., 2006a. Enhanced histopathology of the immune system: a review and update. Toxicol. Pathol. 40, 148-156.

Elmore, S.A., 2006b. Enhanced histopathology of the lymph nodes. Toxicol. Pathol. 34, 634-647.

Elmore, S.A., 2006c. Enhanced histopathology of the spleen. Toxicol. Pathol. 34, 648-655.

Elmore, S.A., 2006d. Histopathology of the lymph nodes. Toxicol. Pathol. 34, 425-454.

Elmore, S.A., 2006e. Enhanced histopathology of the thymus. Toxicol. Pathol. 34, 656-665.

Haley, P., Perry, R., Ennulat, D., Frame, S., Johnson, C., 2005. STP position paper: best practice guideline for the routine pathology evaluation of the immune system. Toxicol. Pathol. 33, 404-407.

Hebel, R., Stromberg, M.W., 1986. Anatomy and Embryology of the Laboratory Rat.117123, BioMed Verlag, Worthsee, FRG.

Pearse, G., 2006a. Normal structure, function and histology of the thymus. Toxicol Pathol. 34 (5), 504-514.

Pearse, G., 2006b. Histopathology of the thymus. Toxicol Pathol. 34 (5), 515-547.

Reynolds, C.W., Bere Jr., E.W., Ward, J.M., 1984. Natural killer activity in the rat. III. Characterization of transplantable large granular lymphocyte (LGL) leukemias in the F344 rat. J. Immunol. 132, 534-540.

Sainte-Marie, G., Peng, F.S., Belisle, C., 1982. Overall architecture and pattern of lymph flow in the rat lymph node. Am. J. Anat. 164, 275-309.

Saito, J., Yokoi, Y., Watanabe, S., Tajima, J., Kuroda, H., Namihisa, T., 1988. Reticular meshwork of the spleen in rats studied by electron microscopy. Am. J. Anat. 181, 235-252.

Stromberg, P.C., Vogtsberger, L.M., 1983. Pathology of the mononuclear cell leukemia of Fischer rats. I. Morphologic studies. Vet. Pathol. 20, 698-708.

Stromberg, P.C., Rojko, J.L., Vogtsberger, L.M., Cheney, c, Berman, R., 1983a. Immunologic, biochemical and ultrastructural characterization of the leukemia cell in F344 rats. J. Natl. Cancer Inst. 71, 173-181.

Stromberg, P.C., Vogtsberger, L.M., Marsh, L.R., Wilson, D., 1983b. Pathology of the mononuclear cell leukemia of Fischer rats. II. Hematology. Vet. Pathol. 20, 709-717.

Stromberg, P.C., Vogtsberger, L.M., Marsh, L.R., 1983c. Pathology of the mononuclear cell leukemia of Fischer rats. III. Clinical chemistry. Vet. Pathol. 20, 718-726.

Stromberg, P.C., Vogtsberger, L.M., McMurray, D.N., Marsh, L.R., Kotur, M.S., Brown, C.A., 1985. Behavior of transplanted large granular lymphocyte leukemia in Fischer 344 rats. Lab. Invest. 53, 200-208.

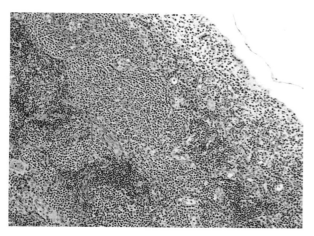

图 22.48 Fischer 大鼠的胸腺 LGLL。LGL 细胞取代皮质淋巴细胞。图片由美国 NTP 提供

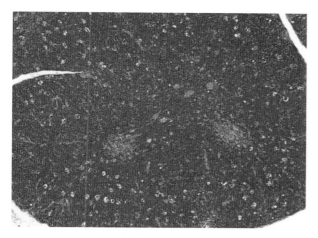

图 22.49 给予环孢素的 SD 大鼠出现胸腺髓质萎缩

Suttie, A.W., 2006. Histopathology of the spleen. Toxicol Pathol. 34 (5), 466-503.

Suzuki, Y., Matsuyama, M., Ogui, T., 1984. Morphologic characteristics of thymic lymphomas induced by *N-nitroso-N* propylurea in F344 rats. J. Natl. Cancer Inst. 72, 367-373.

Takahashi, K., Nakashima, N., Kuwahara, M., Sugimoto, K., Inui, K., Harada, T., et al., 1997. Intraabdominal lymphangiosarcoma in a Fischer-344 rat. Toxicol. Pathol. 25, 403-406.

Tilney, N.L., 1971. Patterns of lymphatic drainage in the adult laboratory rat. 1. J. Anat. 109, 369-383.

Thomas, J., Haseman, J.K., Goodman, J.I., Ward, J.M., Loughran Jr, T.P., Spencer, P.J., 2007. A review of large granular lymphocytic leukemia in Fischer 344 rats as an initial step toward evaluating the implication of the endpoint to human cancer risk assessment. Toxicol Sci. 99 (1), 3-19.

Ward, J.M., Reynolds, C.W., 1983. Large granular lymphocyte leukemia. a heterogeneous lymphocyte leukemia in F344 rats. Am. J. Pathol. 111, 1-10.

Willard-Mack, C.L., 2006. Normal structure, function, and histology of lymph nodes. Toxicol Pathol. 34 (5), 409-424.

第十部分

骨髓

第 23 章

骨髓

Michelle C. Cora[1], Ken Latimer[2] and Gregory S. Travlos[1]

[1]*National Institute of Environmental Health Sciences, Research Triangle Park, NC, USA,* [2]*Covance Laboratories, Inc., Madison, WI, USA*

1 引言

骨髓由造血组织及支持造血细胞增殖和分化的间质组成。在常规毒理学研究中，外周血的血液学检查［全血细胞计数（CBC）、血液涂片评价］和骨髓组织切片是评价骨髓组织的基本手段；在某些情况下，造血系统的整体评价也应包括脾脏和肝脏。组织病理学提供关于骨髓结构、整体的细胞数量、巨核细胞数量和形态、髓红比（ME 比）估算和铁储备的信息，并能显示病灶或细微的病变。一般来说，骨髓细胞学评价在病理学研究中并不常规，而评估骨髓细胞学需要遵循具体问题具体分析的原则（Reagan et al., 2011）。当骨髓细胞、外周血细胞计数或细胞形态中出现未知原因的异常变化时，适合采用骨髓细胞学评价。骨髓细胞学评价可用于细胞类型的定量评估（即 ME 比，成熟指数）和个体细胞形态评价。

　　骨髓对化学暴露的反应可能是通过化学物质或其代谢物对造血组织的直接作用，或通过对其他器官系统或代谢途径的间接损伤而产生的。（Ramaish et al.，2013）。因此，在研究中对骨髓组织变化的评估和解释应结合外周血数据进行，并需要考虑日常临床表现（如饮食消耗、体重变化）、其他组织学发现、毒代动力学数据和剂量 – 反应关系（Ramaish et al.，2011）。本章讨论常见的自发性和化学相关性变化与病变，以及正常的骨髓发育和组织学观察。

2　正常骨髓

2.1　个体发育

2.1.1　造血

　　在哺乳动物中，造血在胚胎外部和胚胎内部的位点同时发生。尽管关于哺乳动物的造血发生的信息多数来自对小鼠的研究，但大鼠的造血被认为是以类似的方式进行的。第一阶段造血（过去称为原始血液生成）始于胚胎发育第 7.5 天（ED 7.5），起源于卵黄囊，产生大而有核的原始红系祖细胞，表达胚胎和成人血红蛋白，以及较少的原始巨噬细胞和巨核细胞（Palis et al.，2010；Palis et al.，1999；Baron et al.，2012；Tober et al.，2007；Dzierzak and Speck，2008；Lux et al.，2008；Swiers et al.，2013）。这些祖细胞产生有核红细胞，在 ED 8.25 开始随着心脏收缩进入循环，在 ED 12.5~ED 16.5 去核成熟后，为发育中的胚胎提供氧气（Kingsley et al.，2004）。该原始细胞产生阶段是短暂的，停止在 ED 9.5（Dzierzak and Speck，2008；Swiers et al.，2013）。第二阶段造血（有时称为短暂定向造血）在卵黄囊、尿囊、腹主动脉、性腺 – 中肾（aorta-gonad-mesonephros，AGM）区 域、

胎盘和心脏区域产生高度增殖的红系造血祖细胞（erythromyeloid hematopoieticprogenitor and mixed-lineage，EMP）和混合系细胞（Palis et al.，1999；Dzierzak and Speck，2008；Swiers et al.，2013；Medvinsky et al.，2011；McGrath et al.，2011；Nakano et al.，2013）。这些祖细胞缺乏自我更新的能力，因此仅短暂存在，但也有证据表明特定的淋巴和髓系祖细胞可能持续存在至成年（Swiers et al.，2013；Yoshimoto et al.，2011；Yoshimoto et al.，2012；Shultz et al.，2012）。EMP 在 ED 10 第一次定植于胎鼠肝脏，并提供第一批在胚胎中循环的成熟型红 - 髓 系 细 胞（Lux et al.，2008；McGrath et al.，2011）。短暂存在的红系细胞在血管外环境（如胎鼠肝脏）中成熟，只有在去核后才能进入循环（McGrath et al.，2011）。最后，从 ED 10.5 开始，在中肾（aorta-gonad-mesonephros，AGM）区域内的主动脉壁背侧附近（Medvinsky and Dzierzak，1996）产生能够植入成年造血系统并负责所有血细胞终身产生的定向造血干细胞（definitive hematopoietic stem cells，dHSCs）。这些 dHSCs 最终转移至肝脏、胸腺、脾脏，并在 ED 18.5 最终转移至骨髓（Dzierzak and Speck，2008；Swiers et al.，2013）。胎盘、卵黄动脉和脐动脉是否也是 dHSCs 的产生部位尚不清楚（Medvinsky et al.，2011）。

　　在 20 世纪初，研究者们认为造血细胞和内皮细胞起源于一种常见的双能前体，称为成血管细胞（Sabin，1920；Murray，1932）。此后的研究表明胚胎造血是一个高度复杂的过程，各种信号通路具有明显的时间和空间要求，在原始的短暂定向造血细胞（如 EMPs）和定向造血细胞（dHSCs）出现之前，涉及一系列几种不同的前体细胞。虽然造血细胞和内皮细胞有共同的前体，但在个体发育的某个阶段，关于成血管细胞的细节目前仍在争论中。大多数研究证实成血管细胞存在的研究主要是基于体外细胞分离、培养

或处理的实验，关于在体内是否存在成血管细胞的问题依然没有定论（Amaya，2013）。一种模型认为，造血细胞和内皮细胞是从该共同的前体产生的；而另一些模型则认为，在原肠胚形成过程中，造血细胞和内皮细胞在中胚层祖细胞之间具有独立的谱系（Hirschi，2012）。在第一种模型中，成血管细胞可被中胚层的特异性标记基因 Brachyury（Bry）和胎肝激酶（Flk-1，亦称为 VEGFR2）的共表达来鉴定，并被认为具有双向分化潜能。然而，部分研究者证明这些细胞也能产生平滑肌，因此他们认为成血管细胞是具有更广泛的分化潜力的中胚层前体（Medvinsky et al.，2011；Hirschi，2012；Huber et al.，2004）。最近，有研究者提出，成血管细胞是一种实验操作揭示的潜在的能力状态，而不是一种固有的前体状态（Amaya，2013）。这一理论将有助于解释成血管细胞的争议。

在成血管细胞阶段之后，造血细胞前体经过造血内皮期（Lancrin et al.，2009）。造血内皮细胞被认为显示内皮表型和形态，是具有产生造血细胞和构造内皮能力的细胞（Swiers et al.，2013；Medvinsky et al.，2011）。内皮细胞和造血细胞表面标志物的组合（CD31、CD34、CD117、VE-Cliadin 和 Flk-1）可确定其为造血内皮细胞（Sturgeon et al.，2013；Rafii et al.，2013；Choi et al.，2012）。可通过细胞标志物 CD73 的表达区分内皮细胞（CD73$^+$）和造血内皮细胞（CD73$^-$）（Rafii et al.，2013；Choi et al.，2012）。定向造血干细胞（dHSCs）的产生发生在 AGM 区域，在该区域造血内皮细胞通过称为内皮血液转换（endothelial-tohematopoietic cell transition，EHT）的发育过程产生 dHSCs（Kissa and HerBomel，2010；Boisset et al.，2010），利用活体成像技术已观察到这一现象。在这一过程中，AGM 内背侧主动脉底的造血内皮细胞向上和向外分离、萌芽，被认为是从内皮表面进入血管腔的 dHSCs（基于细胞表面标志

物和转录因子）。有证据表明，EHT 也可能发生在造血细胞生成的其他位置（如卵黄囊）（Frame et al.，2013）。另外 2 种造血系前体细胞类型称为前 HSC Ⅰ型和前 HSC Ⅱ型，但其确切作用尚不清楚（Swiers et al.，2013；Medvinsky et al.，2011）。

在胚胎造血过程中，已经发现几种重要的途径和转录因子。早期，肌动蛋白/结点信号将中胚层细胞导向原始或定向造血程序（Hirschi，2012）。干细胞白血病基因（SCL）是建立血液内皮细胞所必需的（Swiers et al.，2013；Rafii et al.，2013）。Runx1 和 SOX17 是 dHSCs 发育的关键调节因子；Runx1 对 EHT 至关重要（Swiers et al.，2013；Medvinsky et al.，2011；Hirschi，2012；Sturgin et al.，2013）。其他调节因子包括 Wnt、sonic hedgehog（SHH）信号通路和Notch 信号通路，以及生长因子 VEGF、TGF-β和骨形态生成蛋白（BMP）（Swiers et al.，2013；Medvinsky et al.，2011；Hirschi，2012）。

2.1.2 骨髓腔

附肢骨骼和轴向骨骼的髓腔和伴生骨是通过软骨内骨化形成的，形成的软骨胶原逐渐被骨取代。软骨胶原通过间充质细胞的凝聚形成，间充质细胞分化为软骨细胞、分泌软骨细胞外基质成分的细胞（Hall and Miyake，2000）。这些软骨细胞分化并组成不同的形态区，代表不同的细胞功能状态（Makie et al.，2008；Woling and Vortkamp，2010）。最远端的区域由静止的软骨细胞组成，与该区域相邻的是增殖中的软骨细胞，其分化为前肥大软骨细胞（肥大软骨细胞），分泌软骨矿化所需的基质。各种软骨细胞分泌的生长因子促使血管侵入骨基质，使破软骨细胞祖细胞成熟，降解部分软骨基质。最终，肥大的软骨细胞通过涉及自噬细胞死亡和细胞凋亡的复杂过程而死亡（Shapiro et al.，2005；Bohensky et al.，2007）。肥大软骨细胞死

亡留下的软骨基质作为支架，从周围软骨膜迁移的成骨细胞沉积骨基质。软骨破骨细胞、破骨细胞和成骨细胞的联合作用将软骨基质替换为骨小梁（初级骨小梁），形成骨髓腔。参与软骨内骨化的细胞分化和功能的相关因子包括 Sox9、Runx2、IHH、BMP、甲状旁腺激素相关肽、成纤维细胞生长因子、VEGF、HIF-1、RANKL 和 Wnt（Wuelling and Vortkamp，2010；Provot and Schipani，2005；Day and Yang，2008；Dai and Rabie，2007）。

在 ED 18.5 前后，dHSCs 在新生的骨髓腔中生长，此后造血功能缓慢发育直到出生。出生后的第 1 周，在肝和脾中的髓外造血减少，骨髓造血增加，但脾脏红髓中的脾造血在新生时仍然活跃，随着大鼠成年而下降（MacKenzie and Eustis，1990）。脾脏以及肝脏在最低程度上保留恢复造血功能的能力，以响应血细胞需求的增加，或非调节性血细胞产生（如白血病）。

2.2　结构和功能

大多数骨骼的骨髓腔内含有松质骨小梁。骨皮质内表面和骨小梁外表面衬着骨内膜，由单层扁平内衬细胞（骨衬里细胞）组成，在某些部位由成骨细胞或破骨细胞组成。这些细胞由一层网状结缔组织（网状蛋白）支撑。骨髓位于骨小梁间，由血管丰富的、疏松的结缔组织基质、基质细胞和造血细胞组成。有髓神经和无髓神经支配骨髓。骨髓没有淋巴引流（Munko and Gregor，1965）。

2.2.1　血液供给

血液通过 2 个动脉系统供应骨髓：①供应皮质骨的骨膜动脉，发出穿透骨髓的分支；②营养动脉系统（图 23.1）（Iversen，1997；De Saint-Georges and Miller，1992）。营养动脉通过营养管和分支进入长骨的骨髓腔，在骨髓腔中央沿着长轴方向平行延伸，形成中央动脉。中央动脉产生薄壁小动脉和毛细血管，向皮质骨放射状延伸。然后，薄壁小动脉与高度吻合的静脉窦直接连接，向心性延伸后流入中央纵静脉。因此，血液流动的方向是从骨髓腔的中央到皮质骨，然后回到骨髓腔的中央。另外，营养动脉的一些毛细血管在回转至骨髓和通入静脉窦及小静脉前，会先进入哈弗斯管。这 2 个动脉系统之间的吻合是常见的。造血细胞排列在动脉和静脉窦之间的网状索上，造血活性在外周附近最大，而脂肪细胞在骨髓腔中央更为明显。

骨髓静脉窦由连续的内皮细胞层和不完全的外膜网状细胞层构成。内皮细胞有基底膜，由粘连带连接。虽然内皮细胞没有膜孔或孔隙，但内皮细胞之间会出现缝隙，从而使血小板和血细胞进入血液循环。内皮细胞密切参与细胞外基质、干细胞因子、白细胞介素（IL）-6、GM-CSF、IL-1α、IL-11 和 G-CSF 的调节（Kroft，2012）。

2.2.2　基质

基质（或间充质）和基质细胞一般被定义为结构上支撑实质器官的固定组织元素和细胞（Scadden，2012），但在骨髓中不仅支持其结构，还在复杂的造血过程中发挥调节作用。因此，现在认为骨髓的基质成分包括内皮细胞、网状细胞、成纤维细胞、脂肪细胞、神经纤维和网状蛋白（Ⅲ型胶原），以及巨噬细胞、肥大细胞、成骨细胞和破骨细胞（Kroft，2012；Wilson and Trumpp，2006；Taichman，2005；Mansour et al.，2012）。网状细胞、成骨细胞和成纤维细胞来源于骨髓间充质干细胞，而巨噬细胞、破骨细胞和肥大细胞则来源于髓系造血干细胞（Kroft，2012；Caplan，1991；Boyle et al.，2003）。脂肪细胞可能来源于与网状细胞和成骨细胞同源的间充质干细胞，尽管有证据表明网状细胞和成骨细胞有转化为脂肪细胞的能力（Weiss，1976；Bianco et al.，1988；Anjos-Afonso and Bonnet，2007）。

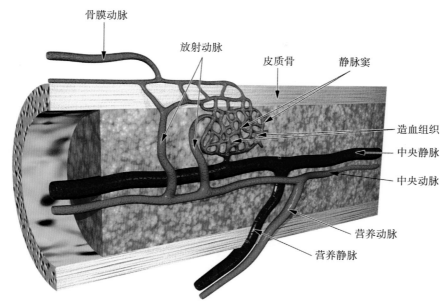

骨膜动脉

放射动脉

皮质骨　静脉窦

造血组织

中央静脉

中央动脉

营养动脉

营养静脉

图 23.1　骨髓血供的示意图。由 David Sabio 绘制，Travlos（2006b）。图片由美国 NTP 提供

关于组成骨髓网状组织（胞质网络）的基质细胞存在重合的术语。这些星状基质细胞通过形成长细胞质突起组成网状组织（连同网状蛋白），包裹和支持骨髓的造血和非造血细胞。一些研究人员只将一种特定的细胞称为"网状细胞"，而另一些研究人员则使用"网状"一词来描述在骨髓中发现的多种细胞：非吞噬网状细胞、吞噬网状细胞（巨噬细胞）和外膜网状细胞（简称外膜细胞）。随着特殊染色和电镜在细胞鉴定方面的进步，在命名几种不同的细胞类型时，使用"网状"一词更为合适。这是因为巨噬细胞（吞噬网状细胞）具有广泛的细胞质突起，这些细胞质过程对位于造血索和窦外膜细胞中的网状组织和非吞噬网细胞有很大的贡献，它们似乎反映同一细胞类型的不同功能状态。下面将进一步讨论这些不同的细胞类型。

非吞噬网状细胞与成纤维细胞密切相关，因此被一些研究者认为是一种成纤维细胞。它们位于造血索内，与静脉窦相关，为造血组织提供支持并在造血中发挥不可或缺的作用（Kroft，2012；Weiss，1976；Westen and Bainton，1979；

Bain et al.，2001a、b）。它们的细胞质突起深入造血索或静脉窦，且与网状纤维密切相关。外膜网状细胞是一种在静脉窦外表面形成的不完整或不连续的网状细胞。在大鼠的股骨骨髓中，60% 以上的窦内皮细胞被外膜网状细胞覆盖（Weiss，1976）。外膜网状细胞的细胞质突起也能穿透造血索。超微结构研究表明，非吞噬网状细胞和外膜网状细胞对碱性磷酸酶呈强阳性，对酸性磷酸酶呈阴性，并含有可变数量的微丝（Westen and Bainton，1979）。与巨噬细胞不同，它们要么缺乏溶酶体，要么仅含极少量的溶酶体（Westen and Bainton，1979）。人类的非吞噬网状细胞也呈 PAS 阴性、α- 醋酸萘酯酶阴性或弱阳性和铁染色阴性（Kroft，2012）。它们产生特定的造血生长因子、Ⅰ 型和Ⅲ型胶原蛋白和纤连蛋白。如前所述，这 2 类网状细胞似乎代表同一细胞类型的不同功能状态。

巨噬细胞或吞噬网状细胞遍布整个骨髓。与其他网状细胞一样，巨噬细胞的细胞质较长，可延伸至造血索或形成外膜层的一部分。这些细胞质有时伸出内皮进入窦腔，吞噬血液循环中的微

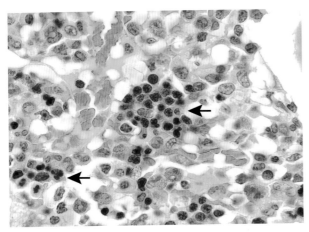

图23.2 来自大鼠骨髓切片的2个幼红细胞岛（箭头所示）。发育中的红系前体细胞包围着巨噬细胞，也称为哺育细胞。图片由美国 NTP 提供

生物和衰老或受损的血细胞，它们还吞噬成熟红细胞排出的细胞核。发育中的红细胞包围着中心的巨噬细胞或滋养细胞，称为"幼红细胞岛"（图23.2）。这些巨噬细胞具有细长的细胞质突起，紧密地交织和包围着正在发育中的红细胞。不太成熟的红系细胞在中央巨噬细胞附近，最成熟的红系细胞靠近幼红细胞岛的边缘。骨髓中不太常见的是圆形巨噬细胞，无细胞突起（Westen and Bainton，1979）。巨噬细胞含有大量溶酶体，通常含有含铁血黄素的细胞质内包涵体。巨噬细胞呈现酸性磷酸酶强阳性，可能含有 PAS 阳性物质（Westen and Bainton，1979）。在人类中，巨噬细胞对 α- 乙酸萘酯酶呈强阳性反应（Kroft，2012）。除吞噬作用外，巨噬细胞还参与抗原处理，并产生多种造血生长因子，包括干细胞因子（c-kit 配体）、M-CSF、IL-1 和 G-CSF（Kroft，2012）。

成骨细胞在骨样沉积区的骨内膜排列成1~2层，在被它们所产生的类骨质包围后就变成骨细胞。在穿刺涂片中，成骨细胞呈椭圆形或细长形，细胞质呈深蓝色，核小而偏位，有时似乎被挤压到细胞外，应与浆细胞相区别。在组织学切片中，呈椭圆形、立方状或锥状，核偏位，细胞质致密而呈嗜酸性（图23.3A、C）。成骨细胞

染色呈碱性磷酸酶阳性。破骨细胞是吸收骨的大型多核细胞（图23.3B、C）。在组织学切片中，可在豪希普陷窝（Howship's lacuna）或吸收腔隙的骨小梁的凹陷或骨陷中找到。在穿刺涂片中，破骨细胞是具有多个单核和丰富的蓝色细胞质的大细胞，偶尔含有异染性颗粒，应与巨核细胞相区别。破骨细胞呈酸性磷酸酶强阳性。成骨细胞产生参与造血的细胞因子，包括 IL-6、G-CSF 和 GM-CSF（Benayahu et al.，1992）。成骨细胞和破骨细胞对成骨细胞或骨内干细胞龛（stem cell niche）内造血干细胞的维持和调节发挥不可或缺的作用（Wilson and Trumpp，2006；Mansour et al.，2012）。

2.3　造血和造血细胞

在大鼠中，所有造血都在血管外进行。造血作用分为红细胞生成发生在解剖单位明确的幼红细胞岛、粒细胞生成灶较不明显、巨核细胞发生在静脉窦附近（图23.4）。成熟后，红系和粒系造血细胞穿过静脉窦壁进入血液。相反，血小板从巨核细胞的细胞质中通过胞突过程穿透窦壁直接释放到血液中。如前所述，网状细胞可以储存脂肪，成为骨髓脂肪细胞。骨髓脂肪含量与造血组织数量成反比。骨髓脂肪细胞不同于体细胞，它们对胰岛素没有反应，脂肪酸组成不同，对饮食限制的反应较弱（MacKenzie and Eustis，1990）。作为骨髓脂肪细胞，非吞噬网状细胞可以将雄激素转化为雌激素（MacKenzie and Eustis，1990）。

骨髓活动受造血诱导微环境的控制，由血管和基质细胞组成，并受包括体液和细胞间的直接相互作用在内的复杂机制的调控。特别是干细胞受调控的微环境（称为干细胞龛），其分泌的细胞表面分子控制干细胞的增殖率，决定干细胞的命运，并保护干细胞不被耗尽或死亡（Jones and Wager，2008）。3个最具特征的干细胞龛是成骨细胞或骨内膜干细胞生态龛、血管干细胞龛和幼

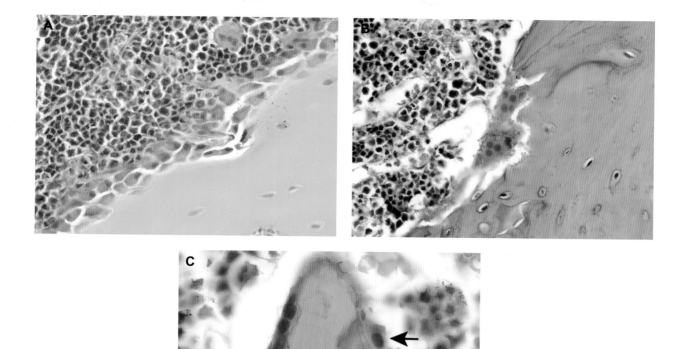

图 23.3　骨小梁表面可见 1 排成骨细胞（A）。在骨小梁表面凹陷（豪希普陷窝或吸收陷窝）中观察到 2 个多核破骨细胞（B）。在大鼠骨髓切片中可见 1 个多核破骨细胞（骨左侧）和 2 个成骨细胞（箭头所示）（C）。图片由美国 NTP 提供

红细胞岛。

　　造血是一个连续的过程，在这个过程中，循环成熟血细胞的丢失通过同样的新血细胞生成来平衡。一般来说，造血是一个分级系统，从多能干细胞开始，产生淋巴系干细胞或多能髓系干细胞（图 23.5）。淋巴系干细胞（CFU-L）产生各种类型的淋巴细胞，与此同时髓系干细胞（CFU-GEMM）产生红细胞、粒细胞、血小板、肥大细胞和破骨细胞。淋巴系干细胞和髓系干细胞的直接后代称为造血祖细胞，它们具有有限的自我更新能力，但具有分化和产生后代的潜力。然后，这些祖细胞会产生其他祖细胞，进而发展成形态上可识别的早幼血细胞前体，CFU-E、CFU-Meg、CFU-G、CFU-M、CFU-EO 和 CFU-Baso

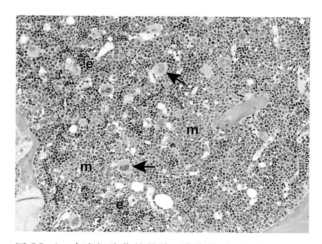

图 23.4　高度细胞化的骨髓。浅染的髓系细胞（m）、深染的红系细胞（e）和单个巨核细胞（箭头所示）。图片由美国 NTP 提供

分别产生红细胞、巨核成纤维细胞、成髓细胞、单核细胞、嗜酸性早幼粒细胞和嗜碱性早幼粒细胞。

多种生长因子调节血细胞的产生、分化和成熟。调节多能干细胞的生长因子包括干细胞因子、IL-1 和 IL-6。调节多能髓系干细胞的因子有血小板生成素、干细胞因子、IL-3 和粒细胞 - 巨噬细胞集落刺激因子（GM-CSF）。影响晚期祖细胞的因子有 G-CSF、M-CSF、IL-5（影响 CFU-EO）、血小板生成素（CFU-Meg）、IL-11（CFU-Meg）和促红细胞生成素（CFU-E）。作用于 B 淋巴细胞祖细胞的生长因子包括 IL-2、

IL-4、IL-5、IL-6、IL-7 和 IL-11。作用于 T 淋巴细胞祖细胞的生长因子包括 IL-2、IL-3、IL-4、IL-7 和 IL-10。骨髓基质细胞和 T 淋巴细胞产生大部分造血生长因子。促红细胞生成素主要产生于肾脏，但肾外细胞包括脾（巨噬细胞）、肝（巨噬细胞、Kupffer 细胞）和骨髓中的细胞都能在大鼠体内产生促红细胞生成素。肾外细胞可能是晚期肾病老龄大鼠的促红细胞生成素的重要来源。此外，垂体、肾上腺、甲状腺和性腺的激素通过改变促红细胞生成素的产生和对其他因子的反应参与促红细胞生成（Jain，1986b）。例如雄激素、甲状腺激素和生长激素可促进促红细胞生

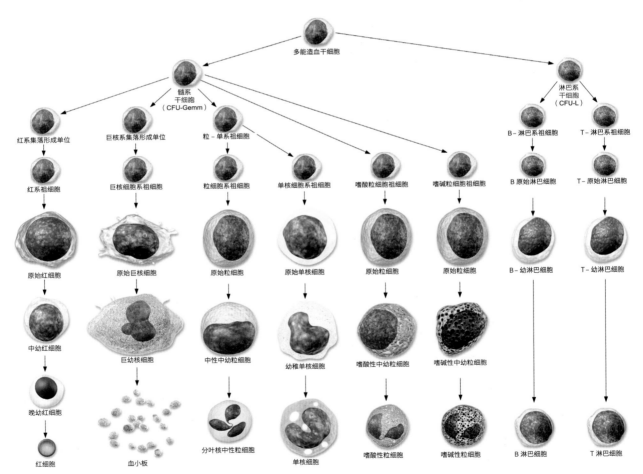

图 23.5　代表骨髓中的多个细胞系的成熟过程。CFU，集落形成单位；E，红系；Meg，巨核细胞；Gemm，粒系、红系、单核 - 巨噬细胞和巨核细胞；GM，粒细胞 / 单核细胞；G，粒细胞；M，单核细胞；Eo，嗜酸性粒细胞；Baso，嗜碱性粒细胞；L，淋巴细胞。由 David Sabio 绘制，Travlos（2006b）

成素的产生，而雌激素则对其具有抑制作用。具体来说，甲状腺激素被认为是通过增加缺氧诱导因子 -1（HIF-1）蛋白的水平来诱导促红细胞生成素基因的表达（Ma et al., 2004）。

通过脱钙、石蜡包埋、苏木精和伊红染色（HE 染色）骨髓切片，可以估计出骨髓的一般造血活性和 ME 比。通常可以识别出脂肪细胞、肥大细胞、巨核细胞以及成熟的红系细胞和髓系细胞，但干细胞、未成熟的髓细胞和红细胞、单核细胞、淋巴细胞和基质细胞不能常规识别（图 23.6）。红系细胞较小，具有圆形致密的呈强嗜碱性的核。细胞质呈嗜碱性，在成熟过程中嗜酸性明显增强。粒细胞有肾形核或环状核，与红系细胞相比嗜碱性弱并含有更多的空泡。巨核细胞以其核大而多分叶易于识别。肥大细胞呈圆形至椭圆形，核位于中央至稍偏位，HE 染色切片可见核呈圆形、细胞质呈淡染颗粒状。肥大细胞的细胞质色素颗粒大多罗曼诺斯基型染色（如吉姆萨染色）或甲苯胺蓝 O 染色呈阳性，很容易通过其色素颗粒的染色来识别（图 23.6）。

2.4 髓系和红系比

虽然可以在骨髓组织学上估计 ME 比，但该结果是定性的，应再与同期对照进行对比，一般描述为正常、降低或增高。此外，受切片的厚度和质量所限，可能不能识别微小至轻微的变化。为获得定量结果，必须在骨髓细胞学上进行 ME 比测定，并通过计数 500 个造血细胞，将髓系细胞数除以红系细胞数来计算。据报道，正常的大鼠 ME 比为 1.07~1.93（Provencher-Bollinger，2004）。ME 比是评价和解释某些异常外周血细胞计数和骨髓细胞变化的有用参数。值得注意的是，ME 比与骨髓细胞总量无关——它在正常细胞骨髓中可以降低或增高，在细胞过多或过少的骨髓中也可以保持不变。例如，可能有报告，由于红系细胞减少，ME 比增高，但骨髓细胞的总细胞数在正常范围内。

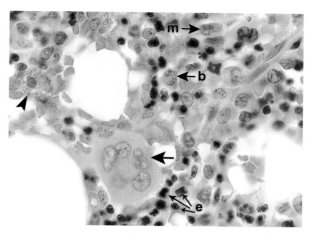

图 23.6 大鼠的骨髓切片中可见巨核细胞（箭号所示）、肥大细胞（箭头所示）和其他几种造血细胞。m，成髓细胞；b，杆状核中性粒细胞；e，红系前体细胞。图片由美国 NTP 提供

3 造血细胞生长障碍

骨髓细胞数是指造血细胞相对于骨髓脂肪的数量或百分比。骨髓细胞密度的评估和解释应与全血细胞计数（CBC）一起进行。为了评估骨髓细胞数，必须将给药组动物的骨髓与同期对照组动物同部位的骨髓进行比较。

随着大鼠年龄的增长，骨髓细胞数也发生变化。大鼠的胸骨和股骨骨髓的造血活性在 1 月龄开始下降，但造血组织与脂肪的比值在 4~16 月龄时保持稳定（Cline and Maronpot，1985）。此外，2 岁龄大鼠与 4~16 月龄大鼠相比差异较大。一般来说，随着年龄的增长，正常的骨髓细胞数减少，而脂肪细胞则相对增加。

美国兽医临床病理学会和毒性病理学会的骨髓工作组建议在非临床毒性试验中使用描述性或半定量的术语（如细胞数减少、细胞过少）记录给药相关骨髓细胞数的变化，替代解释性的临床术语或诊断术语（如粒细胞增生、发育不全）（Reagan et al.，2011）。其原因是骨髓中存在几种不同的细胞系，因此很难将某一特定谱系细胞绝对数量的增减与相对于整体细胞比例的变化区分开。例如，红系细胞比例的增高，则必须设法

确定它是由红系细胞数量的增加，还是粒细胞数量的减少，还是两者兼有所致。此外，使用临床术语或诊断术语说明已经有明确的标准，但非临床毒性研究中的变化往往不属于这些标准，此时使用临床解释术语可能产生误导。根据这一建议，诊断术语（如果适用）是用于病理学家在研究报告部分解释骨髓诊断结果的。在叙述中，与给药有关的变化可以结合其他组织学发现、现有的血液学数据、日常观察所见和骨髓细胞学（如 ME 比）或流式细胞测量结果来解释。

3.1　细胞数量增加

　　骨髓细胞数量增加或细胞增多可能是对给予化合物的非特异性或直接（如给予促红细胞生成素）反应，也可能是对外周血细胞需求增加的生理反应（图 23.7）。造血细胞增多可能涉及所有或个别细胞系，当增多只涉及 1 个细胞系时应表明其特定的谱系（如红系细胞）。细胞形态通常不变，成熟同步性一般不受影响。然而，在健康大鼠中可以观察到少量的双核和三核的中胚细胞，而随着造血细胞产生需求的增大，可以观察到一些非典型细胞（如双核中幼红细胞、巨大杆状中性粒细胞）（Provencher-Bollinger，2004；Valli et al.，2002），这些变化不应与造血障碍或异常红系造血相混淆。通过骨髓刺激增加 1 种细胞系细胞的生成量，可使其他细胞系细胞继发性增多，导致骨髓细胞总数的增加（MacKenzie and Eustis，1990；Harvey，2012）。例如，动物

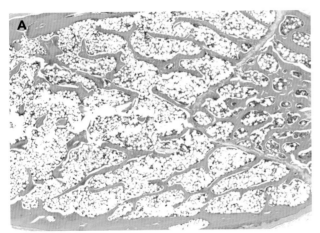
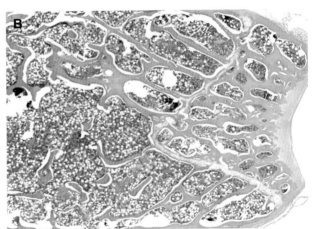
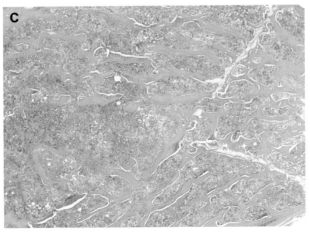

图 23.7　骨髓造血细胞过多，与同期对照（A）相比，2 组给药组大鼠的骨髓细胞总数分别增加 2+（B）和 4+（C）。图片由美国 NTP 提供

患再生障碍性贫血后，红细胞系细胞和粒细胞系细胞都可能增多，并伴有白细胞增多。造血细胞显著增多，造血细胞可填充整个髓腔，甚至延伸至营养孔（MacKenzie and Eustis，1990）。

根据受影响的细胞系，可能发生 ME 比的变化。如果红系细胞增多，ME 比可能降低；而髓系细胞生成量增加则可能导致 ME 比增高。虽然组织切片可对 ME 比进行估计，但骨髓涂片或细胞离心涂片的细胞学检查可以更精确、定量地确定 ME 比和评估成熟同步性。

3.1.1　红系细胞增多

红系细胞增多或过多通常表示促红细胞生成刺激或对贫血的代偿反应（图 23.8）。贫血会引起红系细胞增多，如重复或过度采血、急性失血和溶血。溶血的原因包括氧化损伤、药物诱导产生内源性抗体、治疗性抗体与红细胞直接结合、补体激活（Everds and Tarant，2013）。贫血反应的细胞增多取决于贫血的类型、持续时间和严重程度以及大鼠的年龄；红系细胞的增多在急性贫血中可能不明显（Travlos，2006a）。刺激红细胞生成可发生在缺氧、内分泌疾病（如甲状腺素或生长激素增高）或在使用促红细胞生成素后。随着红系细胞过度增加，原幼红细胞和早幼红细胞的数量可能增加，但中幼红细胞和晚幼红细胞仍然占主导地位（Harvey，2012；Travlos，2006a）。在脾脏和肝脏中，红系细胞的增多也可以看作是骨髓外造血的一种表现，以满足细胞

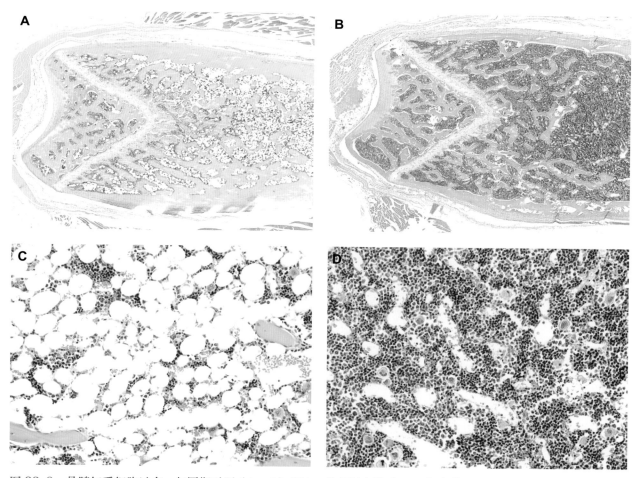

图 23.8　骨髓红系细胞过多。与同期对照（A、C）相比，处理组大鼠（B、D）在给予 2-丁酮肟 90 天后，骨髓由于贫血反应引起红系细胞增多。图片由美国 NTP 提供

生成的强烈需求。

3.1.2 粒系细胞增多

粒系细胞增多或粒系细胞过多通常与炎症反应有关，也可能是摄入化合物（如 GM-CSF）的直接作用。较不常见的情况是给予生物治疗药物（如单克隆抗体、重组蛋白和细胞因子）后，作为免疫介导中性粒细胞减少症的一种代偿反应（Everds and Tarant，2013）。原发性免疫介导中性粒细胞减少症是一种罕见的临床疾病。随着炎症或刺激性细胞因子反应引起的粒系细胞增多，粒系细胞可能更成熟（右移）或更幼稚（左移），这取决于疾病的原因和持续时间（Harvey，2012；Rebar，1993）。在急性炎症反应中，分叶核中性粒细胞的数量可能由于骨髓储存池释放的增加而减少。在免疫介导的中性粒细胞减少的情况下，由于髓内免疫介导的成熟细胞的死亡或无效粒细胞的生成，未成熟的带状中性粒细胞和分叶核中性粒细胞可能增多（Blue，2003）。髓系细胞群大幅增多称为类白血病反应，粒细胞分布正常，形态正常，有别于急性白血病（Jain，1986a）。

3.1.3 巨核细胞增多

巨核细胞增多或巨核细胞过多通常是对因破坏（如免疫介导、药物引起的）或利用率增加（如消耗性凝血病）而发生的血小板减少的补偿反应。

此外，巨核细胞增多也可能出现在与周围血小板增多有关的疾病中，包括缺铁性和再生障碍性贫血，或与使用影响血小板生成的细胞因子有关（如第二代血小板造影剂 romiplostim 和 eltrombopag）（Ramaiah et al.，2013）。巨核细胞的超倍体可能与巨核细胞过多有关。

3.1.4 肥大细胞反应性增多

大鼠骨髓中的肥大细胞数量相对较多，占有核骨髓细胞的 1%~3%（Provencher-Bollinger，

2004；Jamur et al.，2001）。但很少在犬的骨髓细胞学上观察到肥大细胞，肥大细胞在人类的所有有核骨髓细胞中所占的比例不到 0.1%（Etracbano et al.，1998；Bookbinder et al.，1992）。由于大鼠的骨髓中肥大细胞数量具有多变性，在毒性研究中评估肥大细胞数量时，与同期对照进行比较显得尤为重要。

肥大细胞数量反应性增加或肥大细胞增生的特征是肥大细胞数量增加，分布松散，形态正常（图 23.9）。反应性是一个通用术语，用来描述伴随抗原刺激、骨髓损伤和骨髓坏死所产生的相对恒定的变化（Rebar，1993）。此外，给予细胞因子（如 IL-3 和 IL-6 联合使用）可能导致骨髓肥大细胞增多（Harvey，2012）。大鼠的骨髓肥大细胞增多的具体原因尚不清楚。在人类和犬中，肥大细胞增多是由炎症、寄生虫感染、尿毒症（肾衰竭）、再生障碍性贫血、骨质疏松症和血液病（如白血病、淋巴增生性疾病）引起的（Harvey，2012；Bain et al.，2001b）。这些肥大细胞增多可能伴随着淋巴细胞和浆细胞增多。

不建议使用肥大细胞增生症来描述形态正常的骨髓肥大细胞反应性增多。在人类中，肥大细胞增生症是指以肥大细胞在 1 个或多个器官系统中的异常生长和聚集为特征的一组异质性疾病（其中大多数已被证明是克隆性的，包括人类的肥大细胞肿瘤）（Valant et al.，2001）。除非有可靠的证据，如非典型形态或脾脏肥大细胞肿瘤，否则散在的肥大细胞数量增加需诊断为肥大细胞增多。大鼠的骨髓肥大细胞瘤的诊断适用于骨髓中的肥大细胞分布呈多灶性或弥漫性，呈现致密团簇或片状结构压迫相邻正常的骨髓结构。

3.2 细胞数量减少

骨髓细胞数量减少或细胞数量过少可能是直接或间接给药处理的相关作用，可能涉及所有或单个细胞系（图 23.10）。与对照组相比，骨髓细胞数量减少、脂肪组织增加，这些减少应与年

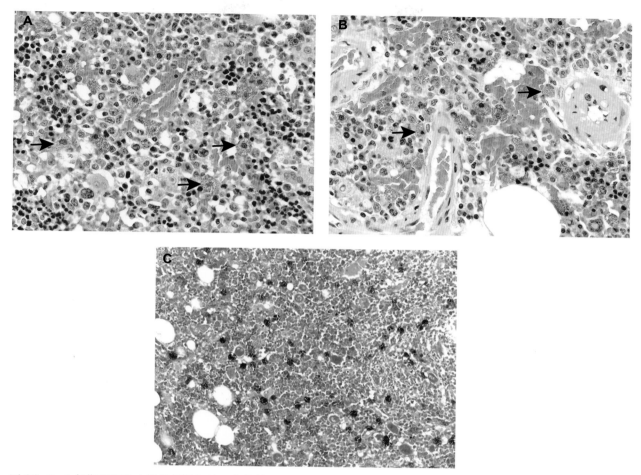

图 23.9　2 年期研究的大鼠的骨髓切片。高倍镜下，使用 HE 染色，肥大细胞（箭头所示）增多，以其中中等数量的淡染双嗜性颗粒状细胞质为特征（A、B）。低倍镜下，使用甲苯胺蓝 O 染色，由于肥大细胞颗粒在均匀的蓝色背景下呈特异性染色，很容易对肥大细胞进行鉴定（C）。图片由美国 NTP 提供

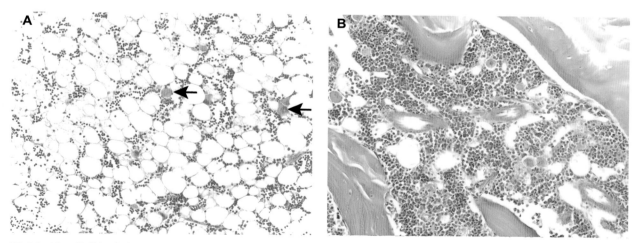

图 23.10　给药组大鼠给予二苯甲酮 90 天，骨髓细胞严重减少（A）。与同期对照组（B）相比，给药组大鼠的骨髓缺乏大部分造血细胞，只有少数巨核细胞（箭头所示）残留。图片由美国 NTP 提供

龄相关的变化相区分。表现为骨髓切片显示正常或细胞数量增加，但可能有细胞总数减少或某种细胞系数量减少。当1个细胞系受到影响时，应指出其谱系。随着红细胞系、粒细胞系和巨核细胞系的细胞数量严重减少，骨髓间隙将缺乏这些细胞系，主要由脂肪组织和血窦替代。

ME 比可能随着红系细胞或粒系细胞的减少而改变，例如，ME 比可能随着红系细胞的减少而增高；相反，ME 比可能随着粒系细胞的减少而降低。随着巨核细胞的选择性减少，在 ME 比不变的情况下，染色体的多倍性可能降低。

3.2.1　红系细胞减少

红系细胞减少或红系细胞过少通常在 CBC 上反映为非再生障碍性贫血或严重的再生障碍性贫血。这种减少可以是给药的直接或间接影响，包括某些抗生素、化疗药物、抗病毒药物和生物治疗药物。此外，红细胞生成抑制可能是由甲状腺功能减退、肾上腺皮质激素、肿瘤、慢性肾脏或肝脏疾病、贫血、慢性炎症以及使用重组促红细胞生成素（EPO）引起的，因此，重组 EPO 抗体可以抑制内源性 EPO 和重组 EPO（Everds and Tarant，2013；Travlos，2006a）。骨髓红系细胞减少作为一种原发性免疫介导疾病的情况较罕见。

慢性炎症性贫血或疾病性贫血（如肿瘤性贫血）的特点是轻至中度的非再生正细胞、正细胞性贫血。其机制是多因素的，包括产生抑制红细胞生成的炎症细胞因子（如 IL-6）、血清铁降低、红细胞的寿命缩短和 EPO 反应减弱（Harvey，2012）。在临床前毒性研究中使用高剂量的外源性化合物可引起循环红系细胞的轻度减少，这些轻微减少的原因被认为是由不良的临床状况、炎症、慢性疾病或影响其他器官系统的毒性所致，其机制被认为类似临床病例中的慢性疾病性贫血（Ramaiah et al.，2013；Nabity and Ramaiah，2012）。整体骨髓细胞数量通常是正常的，但 ME 比可能正常或增高（由于红系细胞减少），骨髓铁

储存可能增加（见本章 6.2 铁色素沉着）。

骨髓红系细胞严重减少，缺乏成熟的红系祖细胞，ME 比明显增高，其他细胞系不存在形态学异常，可诊断为单纯性红细胞再生障碍性贫血。CBC 显示正细胞性贫血，网织红细胞减少，白细胞和血小板计数正常。整体骨髓细胞的数量可能正常或减少，含铁血黄素可能因未被用于红细胞生成而出现增高。单纯性红细胞再生障碍性贫血通常导致顽固性贫血。单纯红细胞再生障碍性贫血的原因包括长期使用重组 EPO 以及多种化合物，包括免疫抑制剂（如硫唑嘌呤、抗胸腺细胞球蛋白）、抗菌药物（如氯霉素、利福平、利奈唑胺、干扰素、齐多夫定）、抗惊厥药（如卡马西平、苯妥英）、氯喹、别嘌醇、利巴韦林（Ramaiah et al.，2013）

3.2.2　粒系细胞减少

粒系细胞数量的选择性减少或粒系细胞数量过少的发生率低于红系细胞的选择性减少。影响粒系细胞的细胞毒性药物通常也会导致红系或巨核细胞减少，但在某些情况下，在粒细胞系中损伤更严重或仅限于粒细胞系。骨髓粒细胞减少通常伴有中性粒细胞减少。造成粒细胞减少的原因包括1种原发性免疫病（罕见）和各种化疗药物（如硫唑嘌呤）、抗菌药物（如灰黄霉素）、抗高血压药和生物治疗药物（如利妥昔单抗、IFN-α）（Everds and Tarant，2013；Travlos，2006a）。根据病因和严重程度，可能存在所有粒细胞阶段的细胞，但较不成熟或左移阶段细胞（杆状中性粒细胞、晚幼粒细胞、中幼粒细胞和原始粒细胞）的数量可能非常少。

3.2.3　巨核细胞减少

骨髓巨核细胞数量减少或巨核细胞数量过少通常反映为血小板减少。像粒细胞一样，巨核细胞减少通常不是选择性的，准确地说是细胞数量普遍减少。然而，由于某些药物（如氨苯砜、

利巴韦林）和生物治疗药物［如 AMG X（人单克隆抗体）、重组 IL-10］的使用，巨核细胞可能出现选择性减少，而且很少作为一种原发性免疫介导疾病出现（Harvey，2012；Everds and Tarant，2013）。

3.2.4 多谱系减少

通过实验方法证明饮食限制会导致所有造血细胞减少，骨髓脂肪细胞明显增多。具体而言，在一项研究中，饮食限制导致年轻大鼠的体重停止增高并导致红系细胞、髓系细胞和巨核细胞前体分别减少 50%、40% 和 20%（Levine et al.，1993）。给药相关的应激、营养不足或食欲不振有关的体重减轻或增重减少可导致骨髓细胞明显减少（以前称为弥漫性萎缩）（MacKenzie and Eustis，1990）。

在年轻成年大鼠和老龄大鼠中偶尔可见到造血细胞减少的局灶性或多灶性区域（有时称为局灶性萎缩）（图 23.11）（MacKenzie and Eustis，1990），雌性比雄性更容易受到影响，无明显的临床表现，病因不明。受影响区域的特点是造血细胞和脂肪细胞数量减少，从而使网状基质和网状细胞的外观更加显著。在某些病变中，巨噬细胞出现增多，可能代表区域中的巨噬细胞反应性增多（反应性组织细胞增生症）。

骨髓再生不良又称再生障碍性全血细胞减少症或再生障碍性贫血，是指骨髓显著地几乎或完全没有红系细胞、粒系细胞和巨核细胞，CBC 表现出非再生障碍性贫血、中性粒细胞减少和血小板减少（即全血细胞减少）。然而，对于急性骨髓再生障碍性贫血，由于循环红细胞的寿命较长，最初可能无法诊断。因此，急性骨髓再生不良可能仅表现为中性粒细胞减少和血小板减少（Weiss，2010a）。此时尽管造血细胞明显减少，但脂肪细胞、其他基质细胞和血管窦仍然存在。同时根据外源性化合物的发病机制或作用机制，仍然存在少量的散在分布的淋巴细胞、浆细胞和肥大细胞。含铁血黄素可能会增高，因其没有被用于红细胞生成。骨髓再生不良主要是一种原发性干细胞调控障碍，被认为是由免疫系统，特别是 T 细胞失调引起的（Harvey，2012）。诱发骨髓再生不良的外源性物质包括使用白消安、环磷酰胺、雌激素和苯以及电离辐射、三叶草烯霉毒素、布根蕨素和黄曲霉毒素 B_1（Ramaiah et al.，2013）。根据剂量、剂量率和暴露条件，辐射可能导致短暂至长期性的骨髓抑制。

3.3 造血功能不全

造血功能不全又称骨髓细胞生成障碍，常被用于与造血功能低下和并发血细胞减少有关的各

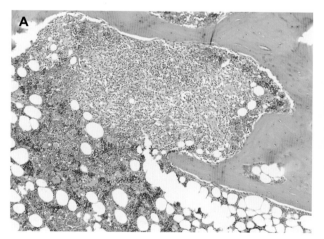
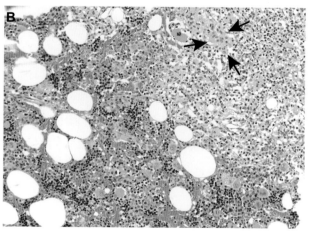

图 23.11　低倍（A）和高倍（B）镜下造血细胞数量减少的局灶性区域，有明显的网状基质和散在的巨噬细胞聚集（箭头所示）。图片由美国 NTP 提供

种疾病，如造血细胞形态异常（发育不良）或成熟异常（如成熟停止）。当造血障碍仅限于 1 或 2 个细胞系，如红细胞系、粒细胞系和巨核细胞系时，使用的术语分别是红细胞生成障碍、粒细胞生成障碍和巨核细胞生成障碍。这些疾病及其相关的形态学异常通常需要骨髓涂片诊断，组织学上出现右移或缺乏成熟形态和细胞过多即可判断为造血功能不全。

红细胞生成障碍可通过红细胞多核、核碎裂、细胞核和细胞质不同步、成熟停滞、巨幼细胞增生或铁质包涵体等发现。粒细胞生成障碍的特征是细胞巨型、核分叶过少或分叶过度、核形状奇异，以及原发颗粒的数量、大小或着色异常。巨核细胞生成障碍的特征是可能出现大小不一的巨核细胞，染色体的多倍性增高，或出现细胞核小、散乱或破碎化。造血功能不全发生在骨髓增生异常综合征或急性髓系白血病，或使用干扰 DNA 或 RNA 合成、干扰细胞成熟或血红素合成的化合物（如铜制剂、砷制剂、激酶抑制剂、化疗药物、抗生素，以及导致血红细胞生成障碍的化学品）（Ramaiah et al., 2013）。

3.3.1 选择性红细胞生成障碍

巨幼细胞贫血是由干扰 DNA 合成的化合物引起的，但蛋白质合成不受影响，导致造血前体细胞在细胞分裂前变得异常大。这些异常大的细胞或巨幼红细胞具有粗大的染色质和丰富的副染色质（泡状核），并可能在正常的血红蛋白合成（不同步成熟）前出现高丰度的细胞质。除骨髓涂片或细胞离心涂片和外周血涂片外，其他方法都难以鉴定这些细胞。巨幼红细胞贫血的特点是巨大的红细胞、非再生性贫血、骨髓细胞数量正常至增多，以及骨髓中可观察到巨幼细胞和其他细胞发育异常（如巨多分叶核中性粒细胞、双核化），血液涂片上也可观察到发育不良的变化。已知引起巨幼细胞贫血的化合物包括叶酸拮抗剂（如甲氨蝶呤）、嘌呤和嘧啶合成抑制剂（如氟尿嘧啶、硫唑嘌呤）、烷基化剂（例如环磷酰胺）以及干扰叶酸或钴胺代谢或吸收的物质（如甲氧苄啶、秋葵碱）（Ramaiah et al., 2013）。

铁粒幼红细胞贫血的特点是外周小红细胞症，骨髓中出现环状铁粒幼红细胞，一般由干扰血红素合成的化合物引起，这些化合物包括铅制剂、锌制剂、氯霉素、利奈唑胺、异烟肼、青霉胺和三乙烯四胺盐酸盐（Ramaiah et al., 2013；Harvey, 2012）。环状铁粒幼红细胞是在线粒体内具有铁沉着（铁包裹体或帕彭海默小体）的红系前体细胞，铁染时（如普鲁士蓝染色）在细胞核周围出现 1 个环。也可能存在巨幼红细胞。骨髓涂片下可观察到明显的铁粒幼红细胞贫血的特征。骨髓切片中未成熟红细胞的数量增加（ME 比降低），但药剂相关的变化在骨髓涂片中更明显。特别是铅中毒时，在血液涂片上可观察到晚幼红细胞增多和嗜碱性点染。

慢性铁缺乏可导致骨髓细胞过多（与红细胞增多有关），ME 比降低，中幼红细胞和晚幼红细胞增多，细胞质稀少，细胞边界粗糙，细胞质呈嗜碱性斑片状。缺铁的一个特征是骨髓切片中缺乏可染色的铁，严重的铁缺乏症的特点是小细胞性低色素性贫血。铁缺乏的原因包括慢性失血和反复放血。

4 骨髓基质细胞改变

4.1 纤维化

骨髓纤维化的特征是活化的或增殖中的纤维细胞或网状细胞产生网状纤维（网状蛋白纤维化）或网状蛋白和胶原纤维（胶原纤维化）增多（Harvey, 2012；Bain et al., 2001a、b；Kuter et al., 2007）。纤维化可以是局灶性、多灶性或弥漫性的，其程度多样化，可以是成纤维细胞轻度增多、疏松嗜酸性网状纤维散在分布，也可以是纤维组织密集分布（图 23.12）。网状纤维化可能不伴随胶原纤维化，但胶原纤维化往往伴随网状蛋白增多而出现（Kuter et al.，2007）。网状纤维较薄，主要由Ⅲ型胶原组成。网状纤维的轻度增多可能难以判断，但可以通过 Gomori 染色等银染色技术来证实（Kuter et al.，2007）。胶原纤维主要由Ⅰ型胶原组成，较粗的嗜酸性纤维可能呈束状，可经三色染色证实（如马洛里染色或马森染色）（Kuter et al.，2007）。随着广泛的纤维化，造血组织可能缺失。

骨髓纤维化出现是由坏死、血管损伤、免疫介导的溶血性贫血、炎症和肿瘤（如急性髓细胞性白血病、淋巴瘤）引起的骨髓损伤的继发性反应（Ramaiah et al.，2013；Harvey，2012）。继发性纤维化也是纤维性骨营养不良症（component of fibrous osteodystrophy，FOD）的一种表现形式，见于慢性化疗用药或大鼠慢性肾衰竭的后遗症（第 16 章）（Ramaiah et al.，2013；Courtney et al.，1991）。不推荐用骨髓纤维化一词来描述大鼠骨髓中的纤维化病变。在人类中，骨髓纤维化是一个简称，有时用于指慢性特发性骨髓纤维化或原发性骨髓纤维化。原发性骨髓纤维化是一种单纯性骨髓增生性疾病，发生于对肿瘤性髓系细胞和（或）巨核细胞增生的反应，伴有特定的血液学和临床表现（Bain et

al.，2001b；Kuter et al.，2007）。大鼠中未有原发性骨髓纤维化的相关报道。

虽然关于骨髓纤维化的病理生理学仍有许多机制有待阐明，但骨髓巨核细胞、血小板和单核细胞的细胞因子似乎是纤维化发生所必需的（Kuter et al.，2007），包括血小板源性生长因子和转化生长因子β。因此，刺激血小板产生的药物与骨髓纤维化有关，包括第二代血小板生成素（如罗米司亭和艾曲波帕）和聚乙二醇化肽 *MPL*（骨髓增生性白血病病毒癌基因）激动剂，其导致血小板的产量大幅增加（Ramaiah et al.，2013）。

虽然在啮齿类动物的毒性或临床前研究中区分纤维化类型的意义尚不明确，但人类研究表明，骨髓网状蛋白纤维化和胶原纤维化可能与疾病状态有不同的关系（Kuter et al.，2007）。在人类中，网状纤维的增多与许多良性和恶性疾病有关，而Ⅰ型胶原在骨髓增生疾病晚期或骨髓转移后特别明显。骨髓网状蛋白染色量与疾病严重程度无相关性，而Ⅰ型胶原染色增加与病情加重及预后差有关。此外，与胶原纤维化相比，网状蛋白纤维化在病变消除或成功治疗后更有可能逆转。

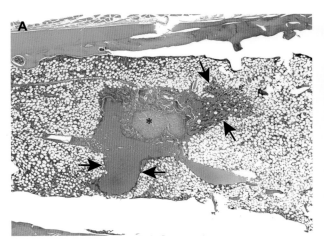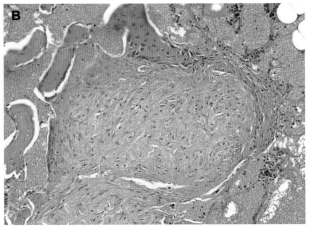

图 23.12　骨髓纤维化病灶区（＊）的低倍（A）和高倍（B）镜下观，其特征是大量的成纤维细胞散在分布在较粗的胶原纤维中。纤维化区域被中至重度的血管扩张和充血（箭头所示）包围。图片由美国 NTP 提供

4.2　巨噬细胞反应性增多

　　巨噬细胞在骨髓中的数量会随着各种条件的改变而增加，也称为反应性组织细胞增生症。巨噬细胞可出现空泡化或含有数量不定的细胞碎片、胆固醇结晶和色素（如含铁血黄素），可单独存在，或在不确定或无定形组织中存在（图23.13）（Weiss，2010b）。上皮样巨噬细胞、多核巨噬细胞或肉芽肿的出现足以诊断肉芽肿性炎症。

　　导致坏死的细胞毒性化合物可能造成巨噬细胞数量增加，以清除细胞碎片。此外，任何能够引起骨髓损伤、抗原刺激或炎症的情况都会导致巨噬细胞增多（Rebar，1993）。在人类和犬中，

非传染性反应性巨噬细胞浸润与使用粒细胞 - 巨噬细胞集落刺激因子（GM-CSF）、骨髓增生、造血低下或血细胞破坏增加有关（Harvey，2012；Bain et al.，2001b）。

4.3　局灶性脂肪增多症

　　有时可在骨髓中观察到由脂肪细胞组成的边缘相对清晰的局部病灶，称为局灶性脂质增多症（图23.14）（MacKenzie and Eustis，1990）。该病变须与年轻或老龄大鼠骨髓脂肪细胞的正常分布相区别。正常的脂肪组织通常集中在骨髓中央，造血细胞集中在皮质骨和骨骺附近，少量造血细胞散在分布在脂肪细胞之间。

　　骨髓脂肪增多症的意义尚不清楚。虽然大鼠

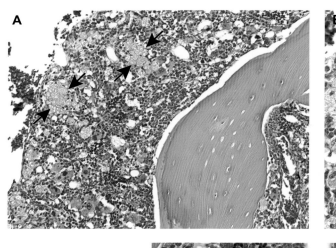
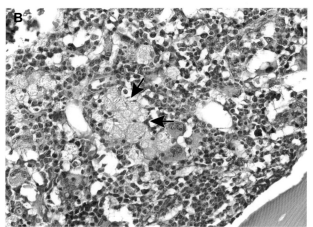
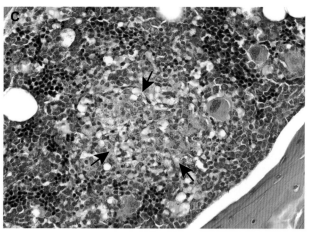

图 23.13　造血细胞中可见大量淡染的空泡巨噬细胞（A～B，箭头所示）。一些巨噬细胞含有胆固醇裂隙或与含铁血黄素一致的浅棕色色素。图片由美国 NTP 提供

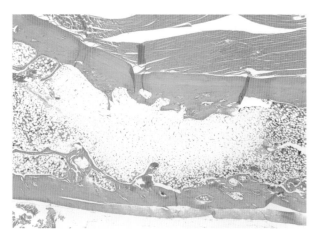

图 23.14　骨髓局灶性脂肪增多症。脂肪增多症病灶与造血组织的界限非常清楚。图片由美国 NTP 提供

脾、膀胱和胰腺间质结缔组织的脂肪化生通常是由某些化学物质引起的，但并不导致骨髓脂肪增多症的发生。

4.4　其他

在本书的前一版本中，局灶性基质增生和骨髓基质增生均被作为大鼠的骨髓增生性病变（Mackenzie and Eustis，1990）。局灶性基质增生被描述为一种散在的微小病变，由具有丰富的淡染空泡状细胞质和圆形的泡状核、单个核仁的圆形细胞组成。骨髓基质增生被描述为弥漫性增生，虽然局限于骨髓，但通常是多中心的，由边界模糊的相对一致的细胞群组成，细胞质含丰富的细小空泡，有时含有铁阳性包涵体，核圆形至稍不规则的圆形，核仁显著。可以观察到少许多核细胞或巨核细胞。骨髓性贫血导致脾脏代偿性髓外造血，较少见肝脏髓外造血。在这 2 种病变中，起源细胞被认为是组织细胞或另一种网状细胞。

笔者认为，以前称为局灶性间质增生的病变是反应性组织细胞 / 巨噬细胞的聚集体，但缺乏免疫组织化学的帮助是不能被证实的；然而，除纤维化和反应性组织细胞增生症外，骨髓网状细胞的增生在任何其他物种中都没有被观察到。

虽然骨髓增生的病变似乎是起源于组织细胞，但由于其局限在骨髓中以及骨髓细胞的轻度多形性和细胞质空泡化程度的限制，并不认为是组织细胞肿瘤。然而，笔者认为该病变是组织细胞或树突状细胞肉瘤（两者都起源于共同的单核细胞前体细胞），或者是另一种肉瘤如脂肪肉瘤，仅发生在大鼠骨髓中的组织细胞肉瘤是较罕见的（根据 NTP 历史对照数据库）（Ogasawara et al.，1993）。虽然组织细胞肉瘤普遍具有高度的多形性（如多核化），但也有例外，在不同的肿瘤个体中细胞质空泡化数量具有较大的差异，偶尔显示泡沫状或黄色肉芽肿外观（Vosetal，2005；Pileretal，2002）。肿瘤树突状细胞通常表现为轻至中度多形性、不同数量的细胞质空泡和单个显著的核仁（Pileri et al., 2002; Affolter and Moore, 2002）。细胞的来源需要先进的诊断检测方法（免疫组织化学方法）才能确定。尽管如此，基于骨髓腔内病变的侵袭性模式及随后观察到的骨髓性贫血 , 将该病变简单地称为细胞增殖是有误导性的。

5　退行性病变

5.1　坏死

骨髓坏死可能是化合物处理直接导致的，也可能伴随严重的营养不良出现（Levine et al.，1993）。此外，还可能继发于严重的传染病（如败血症），或血管损伤、血栓、血管阻塞引起的组织缺血。坏死情况视时间、进程和原因而异（Harvey，2012），早期病变显示造血细胞染色改变、细胞边界模糊不清。随着坏死进展，可见细胞质空泡化、核固缩、核溶解和核碎裂（图 23.15）。须与死后自溶相区别，后者可以有相似的外观。随着时间推移，坏死区域的细胞减少，取而代之的是无定形颗粒状嗜酸性碎片，应与纤维蛋白沉积相区别。在急性期，坏死可伴有急性炎症、出血、水肿或窦扩张，而晚期或亚急性坏死病例则可能出现坏死区及其周围的巨噬细胞增多。病变分布可能是局灶性、多灶性的，也可能是弥漫性的，在缺血的情况下，可由受影响的骨髓的血供决定。随着时间推移，坏死的骨髓最终可能重新植入造血细胞或被纤维化所取代。

已知的导致骨髓坏死的化合物包括环磷酰胺、长春新碱、苯巴比妥、雌激素、卡洛芬、芬苯达唑、秋水仙碱和米托坦（Ramaiah et al.，2013）。缺血的具体原因包括肿瘤栓塞、肿瘤发展所致的血管闭塞、弥散性血管内凝血和暴露于内毒素引起的血管损伤。由血液供应受阻引起的坏死称为梗死，通常在显微镜下具有清晰的边界，可作为一个显著的特征来判断。

5.2 血栓症

血栓是血管腔中的大量血块，其特征是血小板聚集体和嗜酸性纤维蛋白与红细胞和白细胞混合形成的颗粒状网状结构（图 23.16）。在某些情况下，存在由浅色的血小板和纤维蛋白层与深红色的红细胞层交替产生的层状组织，称为 Zahn 线（图 23.16B）（Burkitt et al.，1996）。当血管闭塞时，血管壁内最初出现炎症反应，随后肉芽组织（内皮细胞、平滑肌细胞、成纤维细胞）向内生长，有时会导致组织血栓的再通。

血栓形成是由以下三种因素导致的，统称为 Virchow 三要素：内皮损伤、血流异常和高凝性。高凝性是指由于血小板过度活跃、凝血因子

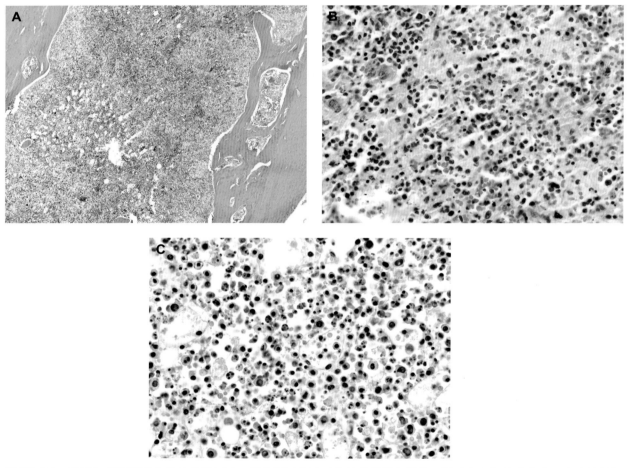

图 23.15 低倍和高倍镜下大鼠的骨髓坏死。低倍镜下显示正常的骨髓形态消失，缺乏有组织的造血索，嗜酸性粒细胞增多，血管扩张（A）。高倍镜下易观察到嗜酸性细胞碎片、核溶解和核破裂的细胞（B、C）。图片由美国 NTP 提供

过度激活和（或）天然抗凝剂缺乏而出现的血栓形成前期的失衡状态（Hackner and Schaer，2010）。血栓形成可能是由 Virchow 三要素中的任何单一因素造成的，但通常是由这些异常情况的协同作用引起的。可能导致血栓形成的异常和疾病有很多。内皮损伤的原因包括创伤、严重的炎症和肿瘤侵袭。血流异常是由造成血流紊乱或淤滞的各种疾病（如心功能不全、高黏血症、严重的红细胞增多症）引起的。导致高凝性的特异性疾病包括肿瘤、败血症、溶血性贫血和蛋白质丢失性肾病。动物研究中，给予抑制或刺激止血机制的化合物后，有可能意外地引起弥漫性血管内凝血。与血栓形成相关的生物治疗药物包括

可作用于血小板的药物，例如肝素、链激酶、抗 CD40L 分子和贝伐单抗（Everds and Tarant，2013），其可产生多聚体复合物（单克隆抗体、内源性抗体）而导致血栓形成。

5.3　骨髓胶状转化

骨髓胶状转化过去也称浆液性脂肪萎缩、黏液变性或脂肪坏死，是一种罕见的情况，是指脂肪细胞（脂肪萎缩）和造血细胞减少，伴随细胞外基质物质沉积（图 23.17）（Harvey，2012；Weiss，2010b）。此病变多为局灶性或多灶性的。基质为无定形、淡粉色，有时呈轻微的微粒状，通常由酸性黏多糖组成，在 pH 值为 2.5 时

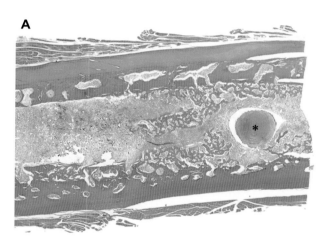
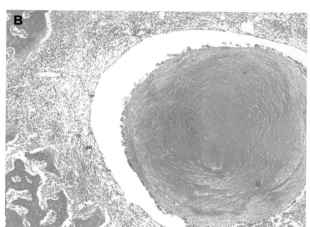

图 23.16　低倍（A）和高倍（B）镜下的骨髓血栓（*），并伴有坏死。高倍镜下可见血栓内的层状组织，称为 Zahn 线。图片由美国 NTP 提供

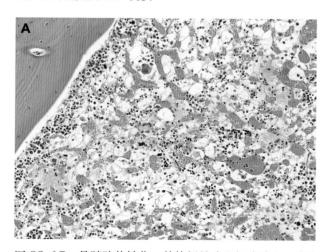
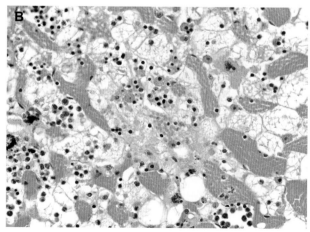

图 23.17　骨髓胶状转化，其特征是造血细胞减少、脂肪细胞丢失（脂肪萎缩）和出现无定形的嗜酸性基质。图片由美国 NTP 提供

阿尔辛蓝染色呈阳性（Böhm，2000）。为了确保阿尔辛蓝染色的准确性，强烈建议采用特定的组织制备和处理方法（Böhm，2000）。

严重衰弱的啮齿类动物的骨髓胶状转化通常与恶病质（如肿瘤、内分泌疾病）和饥饿或严重的营养不良（如消化不良）有关（Weiss，2010b；Böhm，2000）。虽然骨髓胶状转化的发病机制尚不清楚，但它与多种疾病有关，可能是在严重的疾病状态下激活的基本生物调节过程（Böhm，2000）。有研究者认为，基质可能是在疾病的分解代谢状态下脂肪细胞消耗后的替代品，而造血细胞丢失可能是由造血基质不足以及脂肪细胞和纤维细胞缺乏刺激而造成的不良骨髓微环境所致（Böhm，2000；Beeler-Marfisi et al.，2011）。

5.4 炎症

大鼠的骨髓炎症性病变少见。由于骨髓实质中充满各种类型的炎症细胞，因此很难判断是否出现炎症反应。在组织学诊断的炎症类型中，在骨髓中很难识别急性（以中性粒细胞为主）、慢性（以淋巴细胞和浆细胞为主）和慢性活性（以淋巴细胞和中性粒细胞为主）炎症，因为中性粒细胞是常驻细胞，淋巴细胞不易识别。然而，化脓性和肉芽肿性炎症可以被确诊。

5.4.1 化脓性炎症

伴随细菌性败血症出现的化脓性炎症在毒性研究的啮齿类动物的骨髓中较少观察到，它由非变性和变性的中性粒细胞聚集而成。在聚集体中也可能存在来自造血细胞和浸润性白细胞的细胞碎片，以及蛋白质液、纤维蛋白和较少的淋巴细胞、浆细胞和巨噬细胞。其他发现可能包括窦扩张、间质性水肿或出血。如果存在微生物，可以通过特殊的染色来证明。

5.4.2 肉芽肿性炎症

偶尔在啮齿类动物的骨髓中观察到与化学给药相关的肉芽肿性炎症（MacKenzie and Eustis，1990）。这种炎症主要由空泡状或上皮样巨噬细胞组成，这些巨噬细胞发生在边界清楚的细胞聚集体或致密性肉芽肿中（图 23.18）。上皮样巨噬细胞有大量的嗜酸性细胞质，细胞核呈椭圆形至细长，染色质呈分散状。多个上皮样巨噬细胞可融合形成多核巨细胞。其他与肉芽肿性炎症相关的细胞类型是淋巴细胞、浆细胞、中性粒细胞和成纤维细胞，但非其固定的特征。巨噬细胞内可见色素（含铁血黄素）或胆固醇裂隙。如同化脓性炎症一样，如果存在微生物，可以通过特殊的染色来证明。

5.5 肿瘤

骨髓肿瘤可分为原发性和继发性，原发性骨髓肿瘤在大鼠中罕见，有文献报道髓系白血病和骨髓来源的组织细胞肉瘤（图 23.19）（Ogasawara et al.，1993；Frith et al.，1993）。此外，血管的原发性或继发性肿瘤（如血管肉瘤）、结缔组织肿瘤（如纤维肉瘤、软骨肉瘤）和其他组织类型的肿瘤（如肾上腺）很少见，与其他器官类似（根据 NTP 历史对照数据库）（Haseman et al.，1998）。

单核细胞白血病（MCL）又称大颗粒淋巴瘤，是 F344 大鼠常见的背景肿瘤，在其他大鼠品系（如 Sprague-Dawley）中的发病率低得多（Frith et al.，1993）。MCL 起源于脾脏，但在疾病晚期常累及骨髓。与 MCL 相关的免疫介导的溶血性贫血可引起红系细胞明显增生，有时也会出现出血、梗死或骨髓继发性纤维化。

6 其他病变

6.1 血管扩张

骨髓血管扩张是指血管或血窦扩张（图

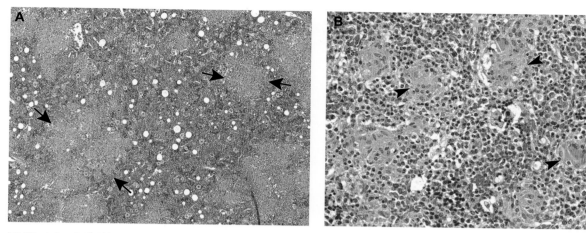

图 23.18　肉芽肿性炎症。在低倍镜下（A），肉芽肿性炎症表现为由巨噬细胞聚集组成的相对淡染的嗜酸性区域（箭头所示）。高倍镜下（B），显示巨噬细胞（箭号所示）的聚集体，其中许多细胞呈上皮样或多核性。图片由 NTP 提供

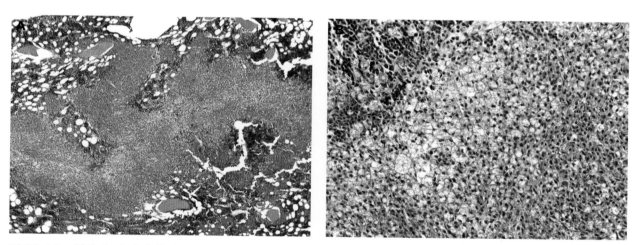

图 23.19　低倍（A）和高倍（B）镜下组织细胞肉瘤浸润股骨骨髓。注意在某些区域中肿瘤细胞出现中度空泡化。图片由 NTP 提供

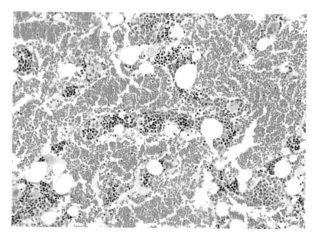

图 23.20　血管扩张。在造血细胞索之间观察到过度扩张的血窦。图片由美国 NTP 提供

23.20）。在某些情况下，严重扩张会导致大面积的红细胞或蛋白液性成分（血清）出现，不应将其与出血混为一谈。血管扩张和出血的区别在于是否存在连续完整的内皮细胞层。随着血管扩张或慢性充血的加剧，有时可以在扩张的血管周围看到含有色素或胆固醇结晶的巨噬细胞。

6.2　铁色素沉着

含铁血黄素是铁在骨髓巨噬细胞的胞外和胞内的储存形式，HE 染色呈现金棕色（图 23.21），普鲁士蓝染色呈现蓝色颗粒。在毒性研

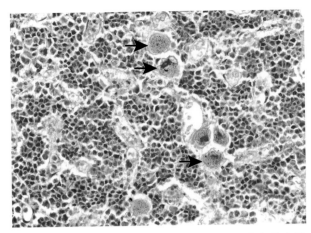

图23.21 一些巨噬细胞（箭头所示）含有棕色的含铁血黄素。图片由美国NTP提供

究中评估铁含量必须使用同期对照组的相同部位的骨髓组织。

铁贮量测定可与形态学和细胞构成检查一起进行，以区分导致红细胞生成减少或贫血的某些原因，例如慢性炎症或疾病引起的贫血、缺铁性贫血和慢性肾脏疾病引起的贫血。慢性炎症或疾病引起的贫血会导致骨髓的铁贮量增高，这是由于肝脏中的铁调素产生量增高（Nemuth et al.，2004）。铁调素通过抑制膳食铁从肠上皮中的吸收和阻止巨噬细胞的铁输出来维持正常的铁稳态（Nemeth et al.，2004）。例如，炎症性或肿瘤性疾病会引起铁调素产生量的增高，随着时间推移，会导致骨髓中铁贮量的增高。这些贮备铁无法用于红细胞生成，从而导致红细胞的产生量下降。缺铁性贫血会随着骨髓铁贮量的降低而出现。慢性肾病贫血患者的骨髓铁贮量正常。骨髓铁增多的其他原因有陈旧性或慢性出血、溶血性贫血、过量口服或静脉注射铁剂（铁超载）（Harvey，2008；Braumann et al.，1992）。

参考文献

Affolter, V.K., Moore, P.F., 2002. Localized and disseminated histiocytic sarcoma of dendritic cell origin in dogs. Vet. Pathol. 39, 74-83.

Amaya, E., 2013. The hemangioblast: a state of competence. Blood.

122, 3853-3854.

Anjos-Afonso, F., Bonnet, D., 2007. Flexible and dynamic organization of bone marrow stromal compartment. Brit. J. Haematol. 139, 373-384.

Bain, B.J., Clark, D.M., Lampert, I.A., Wilkins, B.S., 2001a. Bone marrow pathology. third ed. Blackwell Sciences Ltd, Ames, IA, Chapter 1, The Normal Bone Marrow, pp. 1-50.

Bain, B.J., Clark, D.M., Lampert, I.A., Wilkins, B.S., 2001b. Bone marrow pathology, third ed. Blackwell Science Ltd, Ames, IA, Chapter 3, Infection and Reactive Changes, pp. 90-140.

Baron, M.H., Isern, J., Fraser, S.T., 2012. The embryonic origins of erythropoiesis in mammals. Blood. 119, 4828-4837.

Beeler-Marfisi, J., Menoyo, A.G., Beck, A., König, J., Hewson, J., Bienzle, D., 2011. Gelatinous marrow transformation and hematopoietic atrophy in a miniature horse stallion. Vet. Pathol. 48 (2), 451-455.

Benayahu, D., Horowitz, M., Zipori, D., Wientroub, S., 1992. Hemopoietic functions of marrow-derived osteogenic cells. Calcif. Tissue Int. 51, 195-201.

Bianco, P., Costantini, M., Dearden, L.C., Bonucci, E., 1988. Alkaline phosphatase positive precursors of adipocytes in the human bone marrow. Brit. J. Haematol. 68, 401-403.

Blue, J.T., 2003. Myelodysplasia: differentiating neoplastic from nonneoplastic syndromes of ineffective hematopoiesis in dogs. Toxicol. Pathol. 31, 44-48.

Bohensky, J., Shapiro, I.M., Leshinsky, S., Terkhorn, S.P., Adams, C.S., Srinivas, V., 2007. HIF-1 regulation of chondrocyte apoptosis induction of the autophagic pathway. Autophagy. 3, 207-214.

Böhm, J., 2000. Gelatinous transformation of the bone marrow the spectrum of underlying diseases. Am. J. Surg. Pathol. 24, 56-65.

Boisset, J.C., Cappellen, W., Andrieu-Soler, Galjart, N., Dzierzak, E., Robin, C., 2010. In vivo imaging of haematopoietic cells emerging from the mouse aortic endothelium. Nature. 4, 116-121.

Bookbinder, P.F., Butt, M.T., Harvey, H.J., 1992. Determination of the number of mast-cells in lymph-node, bone-marrow, and buffy coat cytological specimens from dogs. J. Am. Vet. Med. Assoc. 200, 1648-1650.

Boyle, J.B., Simonet, W.S., Lacey, D.L., 2003. Osteoclast differentiation and activation. Nature. 423, 337-342.

Braumann, A., Wulfhekel, U., Du¨llmann, J., Nielsen, P., 1992. Iron overload of the bone marrow by trimethylhexanoyl-ferrocene in rats. Acta Anat. 144, 285-295.

Burkitt, G., Stevens, A., Lowe, J., Young, B., 1996. Wheater's Basic Histopathology. third ed. Pearson Professional Ltd., New York, NY, pp. 95-100.

Caplan, A.I., 1991. Mesenchymal stem cells. J. Orthop. Res. 5, 641-650.

Choi, K., Vodyanik, M.A., Togarrati, P.P., et al., 2012. Identification of the hemogenic endothelial progenitor and its direct precursor in human pluripotent stem cell differentiation cultures. Cell Rep. 2, 553-567.

Cline, M.J., Maronpot, R.R., 1985. Variations in the histologic distribution of rat bone marrow cells with respect to age and anatomic site. Toxicol. Pathol. 13, 349-355.

Courtney, C.L., Kim, S.N., Walsh, K.M., Watkins, J.R., Dominick, M.A., 1991. Proliferative lesions in rats given anticancer compounds. Toxicol. Pathol. 19, 184-188.

Dai, J., Rabie, A.B.M., 2007. VEGF: an essential mediator of both angiogenesis and endochondral ossification. J. Dent. Res. 86, 937-950.

Day, T.F., Yang, Y., 2008. Wnt and hedgehog signaling pathways in bone development. J. Bone Joint Surg. Am. 90, 19-24.

De Saint-Georges, L., Miller, S.C., 1992. The microcirculation of bone and marrow in the diaphysis of the rat hemopoietic long bones. Anta. Rec. 233, 169-177.

Dzierzak, E., Speck, N.A., 2008. Of lineage and legacy: the development of mammalian hematopoietic stem cells. Nat. Rev. Immunol. 9, 129-136.

Escribano, L., Orfao, A., Villarrubia, J., et al., 1998. Immunophenotypic characterization of human bone marrow mast cells. A flow cytometric study of normal and pathologic bone marrow samples. Am. Cell. Pathol. 16, 151-159.

Everds, N.E., Tarrant, J.M., 2013. Unexpected hematologic effects of biotherapeutics in nonclinical species and in humans. Toxicol. Pathol. 41, 280-302.

Frame, J.M., Mcgrath, K.E., Fegan, K.H., Palis, J., 2013. Temporal-spatial mapping of hematopoietic progenitors in the embryo reveals a differentially regulated program of endothelial-to-hematopoietic transition in the yolk sac. [abstract]. Blood. 122, 1178.

Frith, C.H., Ward, J.M., Chandra, M., 1993. The morphology, immunohistochemistry and incidence of hematopoietic neoplasms in mice and rats. Toxicol. Pathol. 21, 206-218.

Hackner, S.G., Schaer, B.D., 2010. Thrombotic disorders. In: Weiss, D. J., Wardrop, K.J. (Eds.), Schalm's Veterinary Hematology, fifth ed. Wiley-Blackwell, Ames, IA, pp. 668-678.

Hall, B.K., Miyake, T., 2000. All for one and one for all: condensations and the initiation of skeletal development. BioEssays. 22, 138-147.

Harvey, J.W., 2008. Iron metabolism and its disorders. In: Kaneko, J.J., Harvey, J.W., Bruss, M.L. (Eds.), Clinical Biochemistry of Domestic Animals. Elsevier, Burlington, MA, pp. 259-285.

Harvey, J.W., 2012. Veterinary Hematology: A Diagnostic Guide and Color Atlas. Elsevier Saunders, St. Louis, MO, Chapter 9, Disorders of Bone Marrow, pp. 260-327.

Haseman, J.K., Hailey, J.R., Morris, R.W., 1998. Spontaneous neoplasm incidences in fischer 344 rats and B6C3F1 mice in two-year carcinogenicity studies: a national toxicology program update. Toxicol. Pathol. 26, 428-441.

Hirschi, K.K., 2012. Hemogenic endothelium during development and beyond. Blood. 119, 4823-4827.

Huber, T.L., Kouskoff, V., Fehling, H.J., Palis, J., Keller, G., 2004. Haemangioblast commitment is initiated in the primitive streak of the mouse embryo. Nature. 432, 625-630.

Iversen, P.O., 1997. Blood flow to the haemopoietic bone marrow. Acta Physiol. Scand. 159, 269-276.

Jain, N.C., 1986a. Schalm's Veterinary Hematology. fourth ed. Lea and Febiger, Philadelphia, PA, Chapter 31, Clinical interpretation of changes in leukocyte numbers and morphology, pp. 821-837.

Jain, N.C., 1986b. Schalm's Veterinary Hematology. fourth ed. Lea and Febiger, Philadelphia, PA, chapter 18 Erythropoiesis and its regulation, pp. 487-513.

Jamur, M.C., Grodzki, A.C.G., Moreno, A.N., de Mello, L.C., Pastor, M.D., Berenstein, E.H., et al., 2001. Identification and isolation of rat bone marrow-derived mast cells using mast cell-specific monoclonal antibody AA4. J. Histochem. Cytochem. 49, 219-228.

Jones, D.L., Wagers, A.J., 2008. No place like home: anatomy and function of the stem cell niche. Nat. Rev. Mol. Cell Biol. 9, 11-21.

Kingsley, P.D., Malik, J., Fantauzzo, K.A., Palis, J., 2004. Yolk sac-derived primitive erythroblasts enucleate during mammalian embryogenesis. Blood. 104, 19-25.

Kissa, K., Herbomel, P., 2010. Blood stem cells emerge from aortic endothelium by a novel type of cell transition. Nature. 464, 112-116.

Kroft, S.H., 2012. Bone marrow. In: Mills, S.E. (Ed.), Histology for Pathologists. Lippincott Williams & Wilkins, Philadelphia, PA,

pp. 849-887.

Kuter, D.J., Bain, B., Mugti, G., Bagg, A., Hasserjian, R.P., 2007. Bone marrow fibrosis: pathophysiology and clinical significance of increased bone marrow stromal fibres. Br. J. Haematol. 139, 351-362.

Lancrin, C., Sroczynska, P., Stephenson, C., Allen, T., Kouskoff, L.G., 2009. The haemangioblast generates haematopoietic cells through a haemogenic endothelium stage. Nature. 457, 892-896.

Levine, S., Semler, D., Ruben, Z., 1993. Effects of two weeks of feed restriction on some common toxicologic parameters in Sprague- Dawley rats. Toxicol. Pathol. 21, 1-14.

Lux, C.T., Yoshimoto, M., McGrath, K., Conway, S.J., Palis, J., Yoder, M.C., 2008. All primitive and definitive hematopoietic progenitor cells emerging before E10 in the mouse embryo are products of the yolk sac. Blood. 111, 3435-3438.

Ma, Y., Freitag, P., Zhou, J., Brune, B., Frede, S., Fandrey, J., 2004. Thyroid hormone induces erythropoietin gene expression through augmented accumulation of hypoxia-inducible factor-1. Am. J. Physiol. Regul. Integer. Comp. Physiol. 287, R600-R607.

MacKenzie, W.F., Eustis, S.L., 1990. Bone marrow. In: Boorman, G.A., Eustis, S.L., Elwell, M.R., Montgomery, C.A., MacKenzie, W.F. (Eds.), Pathology of the Fischer Rat. Academic Press, San Diego, CA, pp. 395-403.

Makie, E.J., Ahmed, Y.A., Tatarczuch, L., Chen, K.-S., Mirams, M., 2008. Endochondral ossification: how cartilage is converted into bone in the developing skeleton. Int. J. Biochem. Cell B. 40, 46-62.

Mansour, A., Abou-Ezzi, G., Sitnicka, E., Jacobsen, S.W., Wakkach, A., Blin-Wakkach, C., 2012. Osteoclasts promote the formation of hematopoietic stem cell niches in the bone marrow. J. Exp. Med. 209, 537-549.

McGrath, K.E., Frame, J.M., Fromm, G.J., Koniski, A.D., Kingsley, P.D., Little, J., et al., 2011. A transient definitive erythroid lineage with unique regulation of the β-globin locus in the mammalian embryo. Blood. 117, 4600-4608.

Medvinsky, A., Dzierzak, E., 1996. Definitive hematopoiesis is autonomously initiated by the AGM region. Cell. 86, 897-906.

Medvinsky, A., Rybtsov, S., Taoudi, S., 2011. Embryonic origin of the adult hematopoietic system: advances and questions. Development. 138, 1017-1031.

Munko, V., Gregor, A., 1965. Lymphatics and bone marrow. Folia Morphol. (Praha). 13, 404-412.

Murray, P.D.F., 1932. The development in vitro of the blood of the early chick embryo. Proc. R. Soc. Lond. B. 111, 497-521.

Nabity, M.B., Ramaiah, S.K., 2012. Blood and bone marrow toxicity. In: Gupta, R.C. (Ed.), Veterinary Toxicology: Basic and Clinical Principles, second ed. Elsevier, London, pp. 351-363.

Nakano, H., Liu, X., Arshi, A., Nakashima, Y., van Handel, B., Sasidharan, R., et al., 2013. Haemogenic endocardium contributes the transient definitive haematopoiesis. Nat. Commun. 4, 1564 [Internet] [cited December 2013].

Nemeth, E., Tuttle, M.S., Powelson, J., Vaughn, M.B., Donovan, A., Ward, D.M., et al., 2004. Hepcidin regulates cellular iron efflux by binding to ferroportin and inducing its internalization. Science. 306, 2090-2093.

Nemuth, E., Rivera, S., Gabayan, V., Keller, C., Taudorf, S., Pedersen, B.K., et al., 2004. IL-6 mediates hypoferremia of inflammation by inducing the synthesis of the iron regulatory hormone hepcidin. J. Clin. Invest. 113, 1271-1276.

Ogasawara, H., Mitsumori, K., Onodera, H., Imazawa, T., Shibutani, M., Takahashi, M., et al., 1993. Spontaneous histiocytic sarcoma with possible origin from the bone marrow and lymph node in donryu and F344 rats. Toxicol. Pathol. 21, 63-70.

Palis, J., Robertson, S., Kennedy, M., Wall, C., Keller, G., 1999. Development of erythroid and myeloid progenitors in the yolk sac and embryo proper of the mouse. Development. 126, 5073-5084.

Palis, J., Malik, J., McGrath, K.E., Kingsley, P.D., 2010. Primitive erythropoiesis in the mammalian embryo. Int. J. Dev. Biol. 54, 1011-1018.

Pileri, S.A., Grogan, T.M., Harris, N.L., Banks, P., Campo, E., Chan, J.K.C., et al., 2002. Tumors of histiocytes and accessory dendritic cells: an immunohistochemical approach to classification from the International Lymphoma Study Group based on 61 cases. Histopathology. 41, 1-29.

Provencher-Bollinger, A., 2004. Cytologic evaluation of bone marrow in rats: indications, methods and normal morphology. Vet. Clin. Pathol. 33, 58-67.

Provot, S., Schipani, E., 2005. Molecular mechanisms of endochondral bone development. Biochem. Biophys. Res. Commun. 326, 658-665.

Rafii, S., Kloss, C.C., Butler, J.M., Ginsberg, M., Gars, E., Lis, R., et al., 2013. Human ESC-derived hemogenic endothelial cells undergo distinct waves of endothelial to hematopoietic transition. Blood. 121, 770-780.

Ramaiah, L., Bounous, D.I., Elmore, S.A., 2013. Hematopoietic system. In: Haschek, W.M., Rousseaux, C.G., Wallig, M.A. (Eds.), Haschek and Rousseaux's Handbook of Toxicologic Pathology, third ed. Academic Press, London, pp. 1863-1933.

Reagan, W.J., Irizarry-Rovira, A., Poitout-Belissent, F., Bollinger, A.P., Ramaiah, S.K., Travlos, G., et al., 2011. Best practices for the evaluation of bone marrow in nonclinical toxicity studies, Bone marrow working group of the ASVCP/STP. Vet. Clin. Pathol. 2, 119-135.

Rebar, A.H., 1993. General responses of the bone marrow to injury. Toxicol. Pathol. 21, 118-129.

Sabin, F.R., 1920. Studies on the origin on blood vessels and of red corpuscles as seen in the living blastoderm of the chick during the second day of incubation. Contib. Embryol. 9, 213-262.

Scadden, D.T., 2012. Rethinking stroma: lessons from the blood. Cell Stem Cell. 10, 648-649.

Shapiro, I.M., Adams, C.S., Freeman, T., Srinivas, V., 2005. Fate of the hypertrophic chondrocyte: microenvironmental perspectives on apoptosis and survival in the epiphyseal growth plate. Birth Def. Res. C. 75, 330-339.

Shultz, C., Perdiguero, E.G., Chorro, L., Szabo-Rogers, H., Cagnard, N., Kierdork, K., et al., 2012. A lineage of myeloid cells independent of Myb and hematopoietic stem cells. Science. 336, 86-90.

Sturgeon, C.M., Ditadi, A., Clarke, R.L., Keller, G., 2013. Defining the path to hematopoietic stem cells. Nat. Biotechnol. 31, 416-418.

Swiers, G., Rode, C., Azzoni, E., de Bruijn, M.F.T.R., 2013. A short history of hemogenic endothelium. Blood Cell Mol. Dis. 51, 206-221.

Taichman, R.S., 2005. Blood and bone: two tissues whose fates are intertwined to create the hematopoietic stem-cell niche. Blood. 105, 2631-2639.

Tober, J., Koniski, A., McGrath, K.E., Vemishetti, R., Emerson, R., de Mesy-Bentley, K.K.L., et al., 2007. The megakaryocyte lineage originates from hemangioblast precursors and is an integral component both of primitive and definitive hematopoiesis. Blood. 109, 1433-1441.

Travlos, G.S., 2006a. Histopathology of the bone marrow. Toxicol. Pathol. 34, 566-598.

Travlos, G.S., 2006b. Normal structure, function, and histology of the bone marrow. Toxicol. Pathol. 34, 548-565.

Valant, P., Horny, H.-P., Escribano, L., Longley, B.J., Li, C.Y., Schwartz, G.M., et al., 2001. Diagnostic criteria and classification of mastocytosis: a concensus proposal. Leuk. Res. 25, 603-625.

Valli, V.E., McGrath, J.P., Chu, I., 2002. Hematopoietic system. In: Hascheck, W.M., Rousseaux, C.G., Wallig, M.A. (Eds.), Handbook of Toxicologic Pathology, second ed. Lippencott, Willams and Wilkins, San Diego, CA, pp. 647-679.

Vos, J.A., Abbondanzo, S.L., Barekman, C.L., Andriko, J.W., Miettinen, M., Aguilera, N.S., 2005. Histiocytic sarcoma: a study of five cases including the histiocyte marker CD163. Modern Pathol. 18, 693-704.

Weiss, D.J., 2010a. Aplastic anemia. In: Weiss, D.J., Wardrop, K.J. (Eds.), Schalm's Veterinary Hematology, sixth ed. Wiley-Blackwell, Ames, IA, pp. 256-260.

Weiss, D.J., 2010b. Chronic inflammation and secondary myelofibrosis. In: Weiss, D.J., Wardrop, K.J. (Eds.), Schalm's Veterinary Hematology, sixth ed. Wiley-Blackwell, Ames, IA, pp. 112-117.

Weiss, L., 1976. The hematopoietic microenvironment of the bone marrow: an ultrastructural study of the stroma in rats. Anat. Rec. 186, 161-184.

Westen, H., Bainton, D.F., 1979. Association of alkaline-phosphatasepositive reticulum cells in bone marrow with granulocytic precursors. J. Exp. Med. 150, 919-937.

Wilson, A., Trumpp, A., 2006. Bone-marrow haematopoietic-stem-cell niches. Nat. Rev. Immunol. 6, 93-106.

Wuelling, M., Vortkamp, A., 2010. Transcriptional networks controlling chondrocyte proliferation and differentiation during endochondral ossification. Pediatr. Nephrol. 25, 625-631.

Yoshimoto, M., Montecion-Rodriguez, M., Ferkowicz, M.J., Porayette, P., Shelley, W.C., Conway, S.J., et al., 2011. Embryonic day 9 sac and intra-embryonic hemogenic endothelium independently generate a B-1 and marginal zone progenitor lacking B-2 potential. Proc. Natl. Acad. Sci. U.S.A. 108, 1460-1473.

Yoshimoto, M., Porayette, P., GLosson, N.L., Conway, S.J, Carlesso, N., Cardoso, A.A., et al., 2012. Autonomous murine T-cell progenitor production in the extra-embryonic yolk sac before HSC emergence. Blood. 119, 5706-5714.

第十一部分

雌性生殖系统

第 24 章

卵巢

Justin D. Vidal[1] and Darlene Dixon[2]

[1]MPI Research, Mattawan, MI, USA, [2]National Institute of Environmental Health Sciences, Research Triangle Park, NC, USA

1 引言

卵巢的显微镜检查对于理解外源性物质诱导的雌性生殖系统变化是非常重要的。卵巢负责卵母细胞的发育和释放，并产生影响整个身体其他器官的各种类固醇和蛋白质激素。因此，在评估化学品或药物的潜在影响时检查整个雌性生殖系统（卵巢、子宫、子宫颈、阴道、乳腺和垂体）是至关重要的。评估雌性生殖系统除一般毒理学研究或作为单独的雌性生育能力 / 胚胎胎仔发育研究的一部分外，偶尔还会使用其他实验研究方法如阴道细胞学、激素测量、卵泡计数、黄体数

量等。虽然研究数据超出本章的范围，但病理学家必须了解这些内容，并掌握如何将这些数据纳入整体研究中的方法。另外，剖检时病理学家应了解大鼠的年龄，因为青春期和生殖衰老的雌性生殖系统的外观明显不同。大鼠的雌性生殖系统可见各种自发性和外源性物质诱导的变化，可能直接影响卵巢或对下丘脑 - 垂体 - 性腺（hypothalamic-hypophyseal-gonadal, HPG）轴产生继发性影响。本章将重点介绍大鼠卵巢常见的非肿瘤性和肿瘤性变化，读者可参阅其他章节，以了解雌性生殖道、乳腺和垂体的相关变化。

2　正常卵巢

2.1　胚胎学

原始生殖细胞是胚胎发育阶段首先出现的雌性生殖系统细胞，在性成熟大鼠中会逐渐发育成卵细胞。这些细胞首先出现在卵黄囊中，然后通过后肠迁移到生殖嵴。到达生殖嵴时，生殖细胞通过有丝分裂增加细胞数量。随后进入减数分裂前期，保持为卵母细胞直到排卵。次级性索发育并产生前颗粒细胞，与卵母细胞一起形成原始卵泡。

2.2　解剖学和组织学

卵巢为圆形，表面不规则，呈结节状，血管丰富，外观呈红色。每个卵巢都包含在一个囊中，位于肾脏尾部几毫米、中线外侧约 1 cm 的位置。卵巢通过卵巢系膜和悬韧带连接卵巢门部至背侧腹壁。每个卵巢的最大径长约 5 mm，重约 60 mg。卵巢外部覆盖一层特化的间皮细胞，通常称为卵巢表面上皮。尽管卵巢被描述可分为皮质和髓质，但两者之间的界限并非总是很明确。一般而言，髓质区含较多的血管、淋巴管、结缔组织间质和聚集的淡染多边形间质细胞，而皮质区含较多的卵泡和黄体。卵巢的正常组织学外观随卵巢周期的阶段和动物的年龄变化而变化。通常卵巢内部含有一系列不同发育阶段伴不同程度闭锁的卵泡。排卵后，每个卵泡的颗粒细胞形成黄体，很快发生良好的血管化。如果没有交配时的子宫颈受到刺激，则在标准毒性 / 致癌试验的大鼠中不会见到大的妊娠黄体。但是除当前周期新形成的黄体外，之前周期形成的黄体存在不同阶段的退化（图 24.1）。当评估大鼠的卵巢时，必须考虑这种复杂的组织学表现。给予受试物之前动情周期内持续存在的黄体，会干扰短期毒性试验中卵巢改变的判断。此外，由于存在大量黄体，切片的斜切面可能仅显示少部分髓质

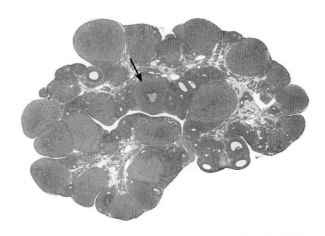

图 24.1　正常发情周期的大鼠卵巢。注意多代黄体，包括新形成的含中央腔的黄体（箭头所示）

或门区，卵巢囊可能包含透明或淡染的液体。

2.3　生理学

通过涉及下丘脑的促性腺激素释放激素（gonadotropin-releasing hormone, GnRH）和垂体的卵泡刺激素（follicle-stimulating hormone, FSH）及黄体生成素（luteinizing hormone, LH）的复杂反馈机制，卵巢在生殖功能中发挥关键作用。卵巢产生的雌激素和黄体酮（非交配大鼠的产量有限）是发情周期和正常生殖功能的基础。大鼠的发情周期为 4~5 天，卵巢内含不同发育阶段的卵泡、3~4 组黄体（代表最近和前几个发情周期）。子宫和阴道黏膜会出现发情周期依赖性变化。干扰这种复杂的激素反馈机制可导致垂体、卵巢、子宫、子宫颈、阴道和（或）乳腺的形态学改变以及使生殖功能受影响。

3　先天性病变

大鼠卵巢的先天性病变极为罕见。已有大鼠卵巢未发生或单侧 / 双侧卵巢缺失的报道，但是发育不全未见报道。发育不全是由于出生前原始生殖细胞未迁移到生殖嵴以致卵巢缺乏周期性的结构。在组织切片中经常可观察到中肾小管（卵

巢网）或中肾管的胚胎残留，这些残留可能在卵巢内或卵巢周围形成囊肿（见本章第 4.6 节）。

4　非增生性病变

4.1　萎缩

随着年龄增加，可见大鼠卵巢萎缩；或由于暴露辐射或损害卵母细胞的化学物质，亦可见大鼠卵巢萎缩。卵巢萎缩最易在损伤严重时识别，例如长期给药后或生殖衰老末期（图 24.2）。由于存在之前周期的多个黄体，使卵巢皮质具有周期性的组织学结构，致使短期试验研究中的卵巢萎缩难以鉴定。生殖衰老末期发生与年龄有关的自发性卵巢萎缩，此时大鼠经历一系列变化，从发情周期延长进展至发情周期不规则，包括持续发情、反复性假孕，最后到老龄持续性不发情。不同的大鼠品系上述变化出现的时间有所不同，Sprague-Dawley 大鼠与 Han-Wistar 大鼠及其他品系的大鼠相比，发情周期不规则更早发生，Sprague-Dawley 大鼠 6~8 月龄发生，Han-Wistar 大鼠和其他品系的大鼠为超过 12 月龄发生。生殖衰老的发生可能受到饲养方法的影响，如单独饲养的大鼠可能比群养的大鼠更早进入生殖衰老。毒性病理学家应该了解不同品系大鼠生殖衰老发生的差异，这一点很重要。因为 6 个月的试验研究结束时，Sprague-Dawley 大鼠与其他品系大鼠的卵巢组织可能是完全不同的。

无论何种原因导致的卵巢萎缩，特征均表现为卵母细胞 / 发育卵泡及黄体数量减少。卵巢内未见卵泡发育、黄体，卵巢类固醇激素减少，这些因素可导致子宫和阴道萎缩及中枢负反馈丧失，进而导致促性腺激素水平升高。卵巢间质和间质腺会对升高 LH 激素水平做出反应，这种反应往往非常显著。

4.2　黄体数量减少 / 缺失

排卵后，新形成的黄体不具有黄体化外观，胞质嗜碱性，与颗粒细胞类似（图 24.3）。

随着黄体发育，黄体细胞变大，嗜酸性增强，并在退化过程中保持嗜酸性外观。因此，新形成的一组黄体呈现典型的较强的嗜碱性，可与之前动情周期出现的嗜酸性黄体相区分（图 24.4）。近期形成的嗜碱性较强的黄体数量减少 / 缺失可能是激素干扰的早期信号。由于正常情况下存在多个发情周期的黄体，在短期毒理学研究中可能难以观察黄体数量减少 / 缺失，通常化合物暴露需要至少 1 个、有时更多个完整的发情周期，以观察其作用。

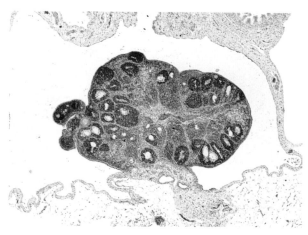

图 24.2　老龄大鼠不发情期的萎缩性卵巢。注意缺乏周期性结构及显著的间质和间质细胞

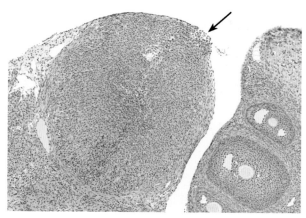

图 24.3　新形成的黄体，依旧明显的排卵部位（箭头所示）

4.3　黄体体积增大 / 数量增多

　　发情周期未交配的大鼠，发情前期处于峰值的催乳素会导致前一个发情周期的黄体退化。如果有宫颈刺激，催乳素水平会发生改变及促黄体生成（luteotropic），黄体会变得更大，并且比正常周期中的黄体更具有内分泌活性。多巴胺是催乳素产生的主要负调节剂，多巴胺的变化可对大鼠的发情周期产生重要影响。多巴胺激动剂会引起低泌乳素血症，而导致黄体数量增加，但黄体大小不会增加，这是由于在发情前期缺乏促黄体溶解的催乳素冲击。由多巴胺拮抗剂引起的高催乳素血症会增加催乳素水平，导致卵巢的重量增加、黄体显著增大（肥大）。这些现象解释了为什么低催乳素血症和高催乳素血症两者均导致卵巢的重量增加，但潜在的发病机制不同（前者缺乏促黄体溶解峰值，后者增强促黄体生成刺激）。

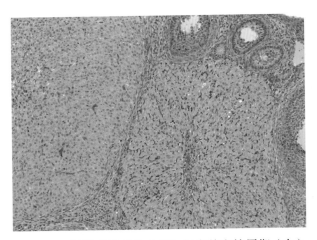

图 24.4　新形成的黄体（左）与先前发情周期（右）退化的黄体的比较

4.4　黄体内退化

　　为支持黄体的快速生长和发育，排卵后卵泡膜血管迅速向内生长。抑制血管生成可导致卵巢的重量减少和黄体的数量减少，最新形成的一组黄体通常中央变性 / 坏死（图 24.5）。这些黄体有一个明显的中央腔，应与发情期 / 发情后期新形成的黄体、黄素化卵泡囊肿、黄体囊肿和正常发情前期的黄体溶解仔细区分。

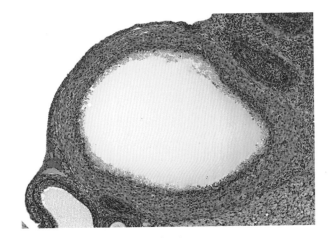

图 24.5　黄体中央变性 / 坏死

4.5　卵泡闭锁

　　卵泡闭锁是卵巢的正常生理过程（图 24.6），以调节发育中的卵泡群数量，卵泡闭锁增加可继发于给予化合物之后。由于小腔前卵泡的发育与促性腺激素无关，因此这些卵泡闭锁的增加通常见于暴露于直接作用的细胞毒性化合物、重金属或辐射之后。随着卵泡发育到早期囊状卵泡并需要促性腺激素支持生长，这些卵泡群可因激素紊乱和直接作用而造成闭锁卵泡的增加。由于对照组大鼠卵巢内卵泡的数量和颗粒细胞的凋亡量差

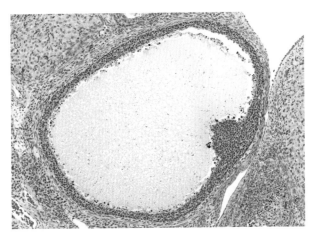

图 24.6　生理性闭锁的大囊状卵泡，伴多个凋亡的颗粒细胞

异较大，因此需要与对照组动物仔细比较以确诊卵泡闭锁发生率的增加。随着持续暴露，卵泡闭锁发生率的增加可能导致黄体数量减少 / 缺失并最终导致萎缩，从而更容易观察到该病变。

4.6　囊肿

卵巢囊肿在大鼠中较为常见，可自发或继发于给予外源性物质。确定囊肿的起源有助于理解囊肿发生的意义。激素功能性囊肿（卵泡或黄体）可影响生殖道和上皮囊肿。非功能性囊肿变大时可导致卵巢物理阻塞或压迫性萎缩，从而影响生育能力。

卵泡囊肿出现于不能排卵或闭锁的卵泡。这些囊肿大小不一，可单个或多个。卵泡囊肿可能是功能性的并且分泌过量的雌激素，如此会导致大鼠持续发情、囊性子宫内膜增生和（或）不育。黄体化卵泡通常大小不一，可为囊性（图24.7）。老龄化、发情周期不规则的大鼠排卵前的卵泡可不断发育，但大多不排卵。这些不排卵的卵泡形成的扩张的囊性结构保留在卵巢内（图24.8），这在生殖衰老期大鼠尤其常见，临床上这些动物可能处于持续发情状态。

黄体囊肿（囊性黄体）可能是持久性、非周期性的孕酮刺激来源。在显微镜下，黄体囊肿由大的充满液体的中央腔和几层黄素化的细胞组成，黄素化细胞呈多面体，细胞质细小空泡化、嗜酸性。黄体囊肿通常比正常黄体大，不应与新形成的含中央腔的黄体相混淆，后者是发情期和发情后期经常观察到的正常结构（图24.1）。

由卵巢表面上皮向下生长引起的上皮囊肿，内衬扁平的立方形和低柱状细胞。这些囊肿比卵泡囊肿或黄体囊肿少见。上皮囊肿通常是塌陷的管状或裂隙状结构。当数量增加时，必须与增生相区别。

卵巢囊肿不应与囊的扩张（囊囊肿）相混淆。后者在剖检时非常明显，由一扩张的、充满液体的囊组成。当切开后囊塌陷，囊内可见卵巢

（图24.9）。

卵巢旁囊肿位于卵巢系膜或输卵管系膜中，被认为起源于中肾管和副中肾管的退化残留。这些囊肿衬覆立方上皮，也可能被平滑肌包围。卵巢旁囊肿与囊性卵巢网的区别在于囊性卵巢网的壁通常缺乏平滑肌，通常位于卵巢门内或其邻近（图24.10）。尽管存在平滑肌和囊肿的位置可有助于确定囊肿起源，但实际上通常难以区分不同类型的囊肿，可使用"囊肿，NOS（未特定分类）"表示。

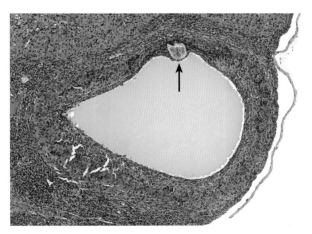

图 24.7　黄体化卵泡。注意颗粒细胞不规则的黄体化内和退化的卵母细胞（箭头所示）

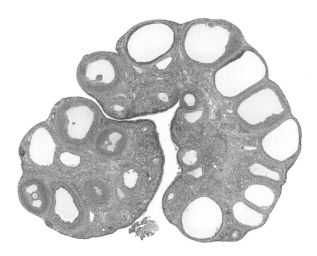

图 24.8　临床处于持续发情状态的 Sprague-Dawley 大鼠的卵巢。注意黄体缺乏、数量较多的、扩张的卵泡

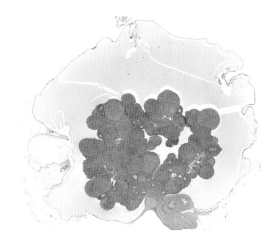

图 24.9　卵巢囊扩张充满蛋白性液体

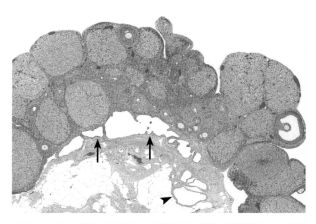

图 24.10　卵巢网扩张。卵巢网主要位于卵巢门内（箭头所示），但可延伸到邻近的结缔组织（箭号所示）

4.7　其他退行性病变

卵巢内可见各种退行性病变，发生率随着年龄增长而增加。萎缩卵巢的髓质间质内经常可见黄色或棕黄色、微颗粒状、过碘酸希夫染色阳性的抗酸色素，这些染色特征与蜡样或脂褐素的染色特征一致。含铁血黄素也可能存在，往往与血管损伤或出血有关。间质内可能含有正常的局灶性脂肪组织。在卵巢正常退化过程中，黄体逐渐转化为均质、无定形、嗜酸性团块，可能会发生矿化。在所有年龄段性成熟大鼠中，黄体的退行性病变是这些结构正常闭锁的一个特征。退化的黄体可能存在透明变性、纤维化和矿化。

5　增生性和肿瘤性病变

卵巢的增生性和肿瘤性病变通常根据起源的细胞分类，包括上皮细胞、性索间质或生殖细胞。

5.1　增生

5.1.1　上皮增生性变化

上皮增生可来自卵巢表面上皮或卵巢网。该病变的特征在于衬覆立方形至柱状上皮的管状或裂隙，可形成囊状和（或）乳头状结构（图 24.11）。一些上皮增生性病变伴有混合性间质成分，称为管状间质增生。该变化由向下生长的卵巢表面上皮组成，伴不同程度的黄体化间质细胞散在聚集（图 24.12）。根据体积小（通常小于正常黄体）和缺乏细胞异型性的特征，可将上皮增生和管状间质增生与其对应的肿瘤性改变相区分。

5.1.2　性索间质增生性变化

老龄大鼠的卵巢中通常观察到起源于性索间质成分的增生性变化。不同程度黄体化的间质增生是一种常见的与年龄相关的变化，也可继发于促性腺激素的增加。性索间质的增生性病变可能

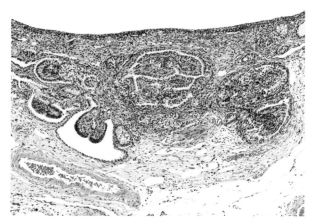

图 24.11　表面上皮下的上皮增生

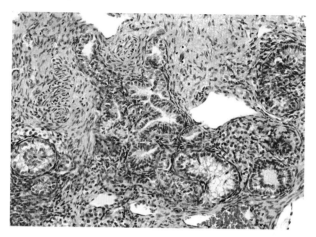

图 24.12　管状间质增生。注意混合的上皮和间质成分

是局灶性或弥漫性的，含有不同数量的颗粒细胞、卵泡膜细胞、支持细胞和（或）黄体细胞。

5.1.3　间质细胞增生

间质细胞由卵泡闭锁后持续存在的卵泡膜细胞形成，卵泡膜细胞对 LH 刺激有反应并产生雄烯二酮。老龄大鼠常见继发于促性腺激素增加的间质细胞肥大和（或）增生。间质细胞一般体积增大并且数量增加。多面体的间质细胞排列成索状或巢状，胞质淡嗜酸性、颗粒状，细胞核居中，类似正常的间质细胞。间质细胞增加更常见于卵泡生成活性降低或缺失的卵巢中，但因化学毒性引起的间质细胞增生则不一定会伴有卵巢萎缩。

5.2　肿瘤

5.2.1　上皮肿瘤

囊腺瘤（图 24.13）和囊腺癌（图 24.14）是由表面上皮的肿瘤转化而来的。然而，来自卵巢网上皮的增生性病变可能是另一个潜在的来源。这些肿瘤在大鼠中罕见，只有少数此类良性和恶性肿瘤被报道过。囊腺瘤由衬覆立方形或柱状上皮的不同的囊性结构组成，通常不具有纤毛。囊腺瘤的壁存在进入囊腔的褶皱或乳头状突起。一些肿瘤的囊腔充满由上皮被覆的叶状结构，叶状

结构内含纤细的结缔组织间质。囊腺瘤通常会压迫周围的卵巢间质，但没有侵袭，很少或无细胞异型性。区分含有显著乳头状结构的囊腺瘤与输卵管伞的纤毛上皮是非常重要的，特别是当囊性卵巢囊中有乳头状结构时。另外，管状间质肿瘤和伴有管状或卵泡结构的颗粒细胞瘤应与囊腺瘤/癌相区分。间变性腺癌很罕见，由肿瘤性腺体结构组成，可发生明显的硬癌反应。

管状间质肿瘤也可由卵巢表面上皮向下生长形成，是罕见的大鼠卵巢肿瘤。管状间质肿瘤是大鼠少见的在形态学上与小鼠常见的管状间质肿瘤相似的肿瘤。腺瘤和癌均衬覆低立方上皮的小

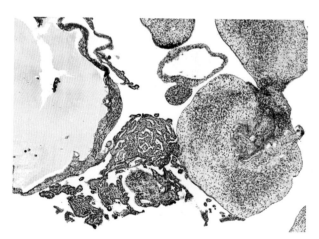

图 24.13　囊腺瘤。注意卵巢囊内的乳头状突起

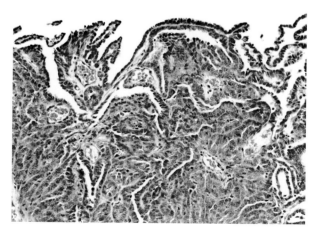

图 24.14　囊腺癌

管组成，类似于卵巢的表面上皮。小管间被成团的淡染的细胞分离，这些淡染的细胞类似卵巢间质细胞。由于含有两种细胞类型，也称为卵巢的混合性肿瘤。恶性肿瘤的有丝分裂指数高，有局部侵袭性。管状间质肿瘤应与囊腺瘤或囊腺癌相区分，后者不含间质细胞，而含有更多的柱状上皮。管状间质肿瘤与颗粒细胞瘤的区别在于颗粒细胞瘤可能含有管状结构或小叶，其中央的细胞巢衬覆立方形上皮。

5.2.2　性索间质肿瘤

　　性索间质成分起源的肿瘤是大鼠最常见的肿瘤类型之一，通常具有明显的特征。肿瘤可根据细胞的起源进行分类，包括颗粒细胞瘤、卵泡膜细胞瘤、黄体瘤和支持细胞瘤。

5.3　良性和恶性颗粒细胞瘤

　　颗粒细胞瘤是大鼠最常见的卵巢肿瘤（图24.15）。尽管部分颗粒细胞瘤是明显恶性的，但大多数颗粒细胞瘤被认为是良性的。良性颗粒细胞瘤通常比恶性颗粒细胞瘤小，但是两者的细胞形态和生长方式通常相似。良性到恶性肿瘤存在形态学上的连续性，两者之间的区别往往不明确。良性颗粒细胞瘤也必须与颗粒细胞增生相区分，颗粒细胞增生的特征在于典型的颗粒细胞局灶性增生且不压迫周围间质。良性和恶性颗粒细胞瘤的组织学类型包括微滤泡状、管状和囊状结构，可由成片的实体细胞组成，排列成大而不规则形状的小叶。尤其是良性肿瘤中的细胞，形态和染色特征类似于卵巢卵泡的颗粒细胞。细胞核小，呈圆形至椭圆形，具粗点状染色质。胞质少量到中等，弱嗜酸性，呈细颗粒状或空泡状。肿瘤内含有黄体化细胞，其细胞核失去典型的点状形态。间质由不同数量的梭形细胞，有时由含脂质的卵泡膜细胞、成纤维细胞和胶原蛋白组成。颗粒细胞巢和岛可被淡染的水肿样间质所包围。少数颗粒细胞瘤具有卵泡膜细胞瘤样或肉瘤样类

型，由圆颗粒细胞区混杂有片状的梭形细胞所组成。多种生长方式、细胞多形性和异型性以及高有丝分裂率是诊断恶性的组织学指征。恶性肿瘤可能含有出血和坏死灶。较不常见的是恶性肿瘤通过卵巢上皮表面蔓延并附着于邻近组织，可能发生转移，特别是肺部转移。

5.3.1　黄体瘤

　　黄体瘤由多面体细胞组成，含有大量淡染的颗粒状胞质，圆形至椭圆形的细胞核，通常胞质边界清晰（图24.16）。这种膨胀性的肿瘤可取代大部分卵巢组织。尚未观察到恶性黄体瘤，但黄体化细胞有时发生在恶性和良性颗粒细胞瘤中，可能与黄体瘤相混淆。

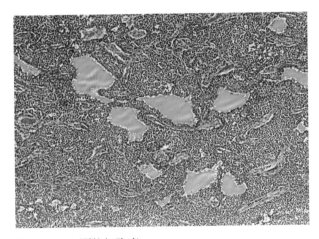

图 24.15　颗粒细胞瘤

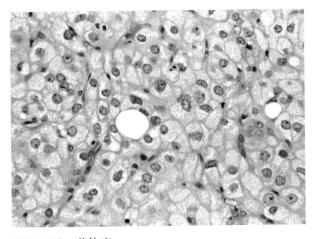

图 24.16　黄体瘤

5.3.2　卵泡膜细胞瘤

卵泡膜细胞瘤由致密的纺锤形细胞组成，排列交织成束和旋涡状模式（图 24.17）。这些细胞类似于成纤维细胞，细胞质可能含有脂滴。卵泡膜细胞瘤可能存在分散的黄体化细胞。胶原蛋白束存在于细胞簇或细胞束之间。可能存在坏死，特别是在较大的卵泡膜细胞瘤。

5.3.3　支持细胞瘤

卵巢的支持细胞瘤与大鼠和其他种属的睾丸的支持细胞瘤的形态学特征相类似。肿瘤由生精小管样管状结构组成，由少量纤维血管间质分隔（图 24.18）。管状结构衬覆细胞核位于基底部，胞质丰富、淡染呈嗜酸性的细胞。一些支持细胞瘤的分化程度较低，由小管内比较圆的多形性细胞组成，可能含有类似于颗粒细胞的细胞灶，细胞灶内的细胞排列成不规则的巢状，由纤细纤维血管间质分隔。恶性肿瘤的诊断通常基于局灶性坏死、局部侵袭。

5.3.4　混合型性索间质肿瘤

包括一组肿瘤，有时被分类为颗粒细胞 - 卵泡膜细胞瘤或性腺间质瘤。该类型的肿瘤通常较复杂，呈圆形或分叶状轮廓，由混合细胞类型组成，包括类似于梭形的卵巢间质细胞和分化差的颗粒细胞。恶性性索间质肿瘤的诊断特征为坏死、高有丝分裂率和侵袭性。

5.3.5　生殖细胞肿瘤

生殖细胞来源的肿瘤包括无性细胞瘤、畸胎瘤、卵黄囊癌和绒毛膜癌，这些肿瘤在大鼠中都非常罕见。大鼠未见关于无性细胞瘤的文献报道。畸胎瘤、绒毛膜癌和卵黄囊癌已在大鼠乳房切除术或移位的脏层卵黄囊物质的实验诱导中发生。虽然畸胎瘤是某些种属中常见的卵巢肿瘤，包括一些小鼠品系，但在大鼠中未见报道。罕见

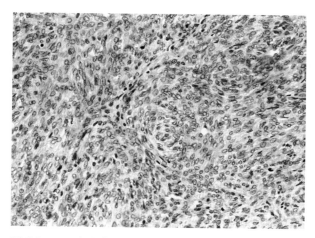

图 24.17　卵泡膜细胞瘤

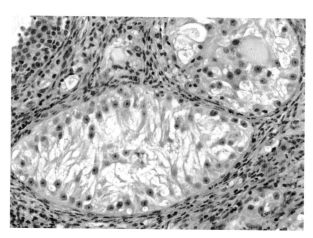

图 24.18　支持细胞瘤

大鼠卵巢的自发性绒毛膜癌的报道，其特征包括成片类似于细胞滋养层的小圆形细胞、含多个或单个核的巨细胞以及不同程度的出血和变性。转移灶可能发生于肺。大鼠卵巢的自发性肿瘤中，卵黄囊癌罕见报道，其特征是巢状和索状的肿瘤细胞被大量无定形、透明、PAS 阳性、基底膜样物质所分隔（图 24.19）。

5.3.6　其他肿瘤

间皮瘤在雌性大鼠的任何部位都很罕见。当雌性动物发生间皮瘤时，通常发生于卵巢囊内。间皮瘤由单层立方上皮组成，呈实体性或乳头状生长，间质为纤细的结缔组织。间质可能在一些

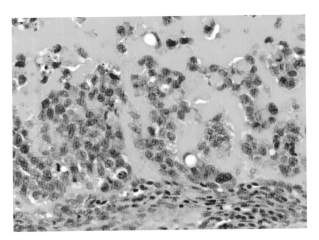

图 24.19 卵黄囊癌

间皮瘤中非常明显，并且像在雄性大鼠那样具有透明样外观。当间皮瘤沿着卵巢表面发生时，可能很难与乳头状囊腺瘤 / 囊腺癌相区别。乳头状囊腺瘤 / 囊腺癌也沿着卵巢表面呈乳头状生长。当给予大鼠各种 β 肾上腺素能激动剂处理时，平滑肌的增生性变化由卵巢门部延伸到卵巢系膜，可形成卵巢系膜平滑肌瘤。

6　毒理学病变

由于大鼠发情的周期性，因此在一般毒理学研究中进行雌性生殖系统的组织病理学评价具有挑战性。正常发情周期内，正常大鼠生殖器官的大小、形状、重量和外观都会出现显著变化。计划剖检时，会观察到发情周期的各个阶段以及一些动物具有不规则的发情周期。此外，在设计剖检的时间点时，需要考虑青春期和生殖衰老的时间点。

卵巢对于卵母细胞的发育和释放以及各种类固醇和蛋白质激素的产生具有双重作用。因此，给予外源性物质后，可直接影响卵巢或通过影响 HPG 轴产生继发效应。

多种不同的潜在机制可对卵巢产生直接效应，包括卵母细胞和相关颗粒细胞的丢失以及卵泡和（或）黄体发育的改变。据报道，辐射和各种反应性和（或）细胞毒性化合物可损伤卵母细胞 / 小卵泡。虽然在药物研发中不常见，但卵母细胞 / 小卵泡群是不可再生的，它们的缺失可导致卵巢萎缩和过早的生殖障碍。在应激期经由卵巢上神经或给予外源性 β_2 受体激动剂可增加卵巢交感神经活动，将会导致卵泡囊肿发生。排卵后卵泡膜血管会明显向黄体内生长，破坏血管生成的化合物会导致新形成的黄体中央坏死（图 24.5）。通常药理学抑制血管生成以及其他肿瘤学靶点会涉及抑制一系列的受体酪氨酸激酶，其对黄体的功能和发育具有不同作用。一些病例中，黄体可随着卵巢重量的增加而增大，数量可能更少，且常包含不同数量的中央出血，伴或不伴间质和（或）囊出血（图 24.20）。在黄体中偶尔观察到的一个额外效应是中央矿化。大鼠发情前期黄体的正常退化区提供与受试物相关的软组织矿化的起始点。

多种潜在的原因可影响内分泌轴，并导致卵巢的各种效应。给予与雌激素、孕酮或雄激素受体相互作用的外源性物质，在多水平上会影响雌性生殖系统。一般毒性研究中对子宫和阴道的直接效应较容易识别。然而，发现卵巢的毒性变化可能会更为困难。由于负反馈增加和随后的促性

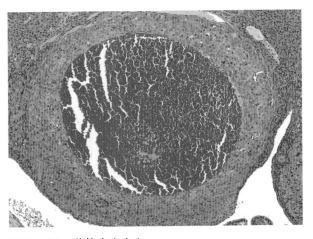

图 24.20 黄体中央出血

腺激素减少，长期给药会导致卵巢萎缩。但在较短的研究中，卵巢没有明显的萎缩。通常卵巢首先出现的变化为发情周期的一些结构（陈旧黄体和小到中等大小的卵泡）和萎缩性变化，如新形成的嗜碱性黄体的数量减少/缺失（图 24.21）。

影响下丘脑和（或）垂体可导致卵巢发生一系列的继发性变化。啮齿类动物的催乳素水平一般会发生变化，尤其是与神经科学/中枢神经系统靶点相关的中枢作用化合物，往往影响多巴胺水平。如前所述，多巴胺是催乳素的主要抑制因子，低催乳素血症和高催乳素血症会导致雌性生殖系统发生显著变化（见本章 4.3 节）。促性腺激素（LH 和 FSH）的变化无论是否为负反馈变化或应激均可导致卵巢组织发生一些变化，包括黄体数量的减少、卵泡囊肿和（或）囊性黄体化卵泡。

类固醇激素生成减少是另一种对内分泌轴、卵巢和生殖道产生广泛影响的潜在机制。类固醇生成的抑制可在若干不同的酶促步骤中发生（许多是特异性的 P450 酶），并且是可预期的药物作用靶点或是继发的脱靶效应。众所周知的芳香酶抑制靶点，芳香酶是将雄激素转化为雌激素的酶，以减少雌激素受体阳性乳腺癌的内源性雌激素刺激。由于雌二醇产生减少，尽管可能预期到大鼠生殖道萎缩，但芳香酶活性的缺乏可使本来转化为雌激素的雄激素底物增加，结果导致阴道黏液化和乳腺叶泡状增生，而非预期性的萎缩。另外，雌激素可对促性腺激素产生正反馈和负反馈作用，随着雌激素的减少可观察到黄体化程度

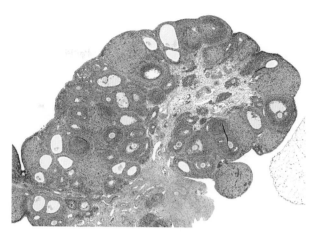

图 24.21　新近发情周期内缺乏黄体的卵巢。仅存在先前周期的小的、退化的黄体

不同的囊状卵泡。

化学诱导几个大鼠品系发生支持细胞瘤，而辐射或化学暴露引起的小鼠颗粒细胞瘤在大鼠中不容易诱导。自发性卵巢系膜平滑肌瘤在大鼠中极为罕见。然而，这些肿瘤和卵巢系膜平滑肌增生已在多个品系的大鼠中通过长期给予 β 肾上腺素能激动剂诱导产生。这些起源于正常卵巢系膜平滑肌的良性肿瘤的边界清楚，直径从 1 mm 至 20 mm 以上不等。鉴于这些肿瘤大多数体积较小，在研究这类化合物时，剖检和组织学的制备过程中应特别关注卵巢系膜。目前尚不清楚 β 肾上腺素能激动剂是否会在小鼠或其他实验动物种属中产生这些变化，也无证据表明 β 肾上腺素能激动剂会引起人类女性这些肿瘤的发生率增加（表 24.1）。

表 24.1　大鼠各品系的卵巢肿瘤发生率

卵巢	SD 灌胃，水	SD 饲喂	Han-Wistar 灌胃，水	Han-Wistar 灌胃，油	Han-Wistar 饲喂	F344 灌胃，油	F344 灌胃，纤维素	F344 灌胃，水	F344 吸入，空气	F344 饲喂	F344 口服，水	F344 皮肤，丙酮	F344 皮肤，乙醇
	910	120	358	100	114	300	100	99	50	150	99	50	200
良性支持细胞瘤	0.31%					0.33%							
良性性索间质肿瘤	0.2%		0.84%		3.51%								
良性颗粒细胞瘤			1.4%										1%
恶性颗粒细胞瘤	0.11%		0.28%										
良性颗粒卵泡膜瘤												2%	0.5%
恶性颗粒卵泡膜瘤									1.33%	0.67%			
管状间质腺瘤	0.11%					0.3%							
管间质腺癌													
囊腺瘤					0.88%		1%						
恶性间皮瘤	0.11%												
恶性施万细胞瘤											1.01%		

参考文献

Alison, R.H., Morgan, K.T., Haseman, J.K., Boorman, G.A., 1987. Morphology and classification of ovarian neoplasms in F344 rats and (C57BL/6 X C3H)F1 mice. J. Natl. Cancer Inst. 78, 1229-1243.

Attia, M.A., Zayed, I., 1989. Thirteen-weeks subcutaneous treatment with high dose of natural sex hormones in rats with special reference to their effect on the pituitary-gonadal axis. I. Oestradiol. Dtsch Tierarzt Wschr. 96, 438-445.

Berg, B.N., 1967. Longevity studies in rats. II. Pathology of ageing rats. In: Cotchin, E., Roe, F.J.C. (Eds.), Pathology of Laboratory Rats and Mice. Blackwell Scientific Publications, Oxford, pp. 749-786.

Bhowmik, T., Mukherjea, M., 1988. Changes in the ovary and uterus of rat after injectable contraceptive therapy. Contraception. 37, 529-538.

Biegel, L.B., Flaws, J.A., Hirshfield, A.N., et al., 1998. 90-day feeding and one-generation reproduction study in Crl:CD BR rats with 17 beta-estradiol. Toxicol. Sci. 44, 116-142.

Boling, J.L., 1942. Growth and regression of corpora lutea during the normal estrous cycle of the rat. Anat. Rec. 82, 131-145.

Borovskaya, T.G., Goldberg, V.E., Fomina, T.I., et al., 2004. Morphological and functional state of rat ovaries in early and late periods after administration of platinum cytostatics. Bull. Exp. Biol. Med. 137, 331-335.

Bowen, J.M., Keyes, P.L., 2000. Repeated exposure to prolactin is required to induce luteal regression in the hypophysectomized rat. Biol. Reprod. 63, 1179-1184.

Brann, D.W., Mahesh, V.B., 1991. Role of corticosteroids in female reproduction. FASEB J. 5, 2691-2698.

Brix, A., Nyska, A., Haseman, J.K., Sells, D.M., Jokinen, M.P., Walker, N.J., 2005. Incidences of selected lesions in control female Harlan Sprague-Dawley rats from two-year studies performed by the National Toxicology Program. Toxicol. Pathol. 33, 477-483.

Chandra, M., Frith, C.H., 1992. Spontaneous neoplasms in aged CD-1 mice. Toxicol. Lett. 61, 67-74.

Dixon, D., Alison, R., Bach, U., Colman, K., Foley, G.L., Harleman, J.H., et al., 2014. Nonproliferative and proliferative lesions of the rat and mouse female reproductive system. J. Toxicol. Pathol. 27 (34 Suppl), 1S-107S.

Davis, B.J., Heindel, J.J., 1998. Ovarian toxicants: multiple mechanisms of action. In: Korach, K.S. (Ed.), Reproductive and Developmental Toxicology. Marcel Dekker, New York, pp. 373-395.

Davis, B.J., Almekinder, J.L., Flagler, N., Travlos, G., Wilson, R., Maronpot, R.R., 1997. Ovarian luteal cell toxicity of ethylene glycol monomethyl ether and methoxy acetic acid in vivo and in vitro. Toxicol. Appl. Pharmacol. 142, 328-337.

Davis, B.J., Dixon, D., Herbert, R.A., 1999. Ovary, oviduct, uterus, cervix, and vagina. In: Maronpot, R.R. (Ed.), Pathology of the Mouse. Cache River Press, Vienna, IL, pp. 409-443.

Dixon, D., Leininger, J.R., Valerio, M.G., Johnson, A.N., Stabinski, L. G., Frith, C.H., 1999. Proliferative lesions of the ovary, uterus, vagina, cervix and oviduct in rats. URG-5. Guides for Toxicologic Pathology. STP/ARP/AFIP, Washington DC.

Duncan, M.K., Chada, K.K., 1993. Incidence of tubulostromal adenoma of the ovary in aged germ cell-deficient mice. J. Comp. Pathol. 109, 13-19.

Fenwick, M.A., Hurst, P.R., 2002. Immunohistochemical localization of active caspase-3 in the mouse ovary: growth and atresia of small follicles. Reproduction. 124, 659-665.

Ferrara, N., Chen, H., Davis-Smyth, T., Gerber, H.P., Nguyen, T.N.,

Peers, D., et al., 1998. Vascular endothelial growth factor is essential for corpus luteum angiogenesis. Nat. Med. 4, 336-340.

Fortune, J.E., 1994. Ovarian follicular growth and development in mammals. Biol. Reprod. 50, 225-232.

Freeman, M.E., 2006. Neuroendocrine control of the ovarian cycle in the rat. In: Neill, J.D. (Ed.), Knobil and Neill's Physiology of Reproduction, 3rd ed. Elseveier, San Diego, pp. 2327-2388.

Gaytán, F., Bellido, C., Gaytán, M., Morales, C., Sánchez-Criado, J.E., 2003. Differential effects of RU486 and indomethacin on follicle rupture during the ovulatory process in the rat. Biol. Reprod. 69, 99-105.

Gaytán, M., Sánchez, M.A., Morales, C., et al., 2005. Cyclic changes of the ovarian surface epithelium in the rat. Reproduction. 129, 311-321.

Generoso, W.M., Stout, S.K., Huff, S.W., 1971. Effects of alkylating chemicals on reproductive capacity of adult female mice. Mut. Res. 13, 171-184.

Goldman, J.M., Murr, A.S., Cooper, R.L., 2007. The rodent estrous cycle: characterization of vaginal cytology and its utility in toxicological studies. Birth Defects Res. B. 80, 84-97.

Gopinath, C., Gibson, W.A., 1987. Mesovarian Leiomyomas in the rat. Environ. Health Perspect. 73, 107-113.

Gopinath, C., Prentice, D.E., Lewis, D.J., 1987. Female reproductive system. In: Gresham, G.A. (Ed.), Current Histopathology, Vol 13: Atlas of Experimental Toxicologic Pathology. MTP Press Ltd, Lancaster, pp. 91-97.

Gore, A.C., Oung, T., Yung, S., Flagg, R.A., Woller, M.J., 2000. Neuroendocrine mechanisms for reproductive senescence in the female rat. Endocrine. 13, 315-323.

Hall, A.P., Ashton, S., Horner, J., Wilson, Z., Reens, J., Richmond, G. H., 2016. PDGFR Inhibition Results in Pericyte Depletion and Hemorrhage into the Corpus Luteum of the Rat Ovary. Toxicol Pathol. 44 (1), 98-111.

Hewitt, S.C., Korach, K.S., 2003. Oestrogen receptor knockout mice: roles for oestrogen receptors α and β in reproductive tissues. Reproduction. 125, 143-149.

Highman, B., Norvell, M.J., Shellenberger, T.E., 1978. Pathological changes in female C3H mice continuously fed diets containing diethylstilbestrol or 17beta-estradiol. J. Environ. Pathol. Toxicol. 1, 1-30.

Hirshfield, A.N., 1988. Size-frequency analysis of atresia in cycling rats. Biol. Reprod. 38, 1181-1188.

Hirshfield, A.N., 1997. Overview of ovarian follicular development: considerations for the toxicologist. Environ. Mol. Mutagen. 29, 10-15.

Hirshfield, A.N., Schmidt, W.A., 1987. Kinetic aspects of follicular development in the rat. Adv. Exp. Med. Biol. 219, 211-236.

Hooser, S.B., Douds, D.P., DeMerell, D.G., Hoyer, P.B., Sipes, I.G., 1994. Long-term ovarian and gonadotropin changes in mice exposed to 4-vinylcyclohexene. Reprod. Toxicol. 8, 315-323.

Hoyer, P.B., 2004. Ovarian toxicity in small pre-antral follicles. In: Hoyer, P.B. (Ed.), Ovarian toxicology. CRC Press, Boca Raton, pp. 17-40.

Hruban, Z., Wong, T.-W., Hopkins, E., 1972. Chlorcyclizine-induced changes in the ovaries and the uterus of rats. J. Reprod. Fertil. 31, 463-467.

Inoue, S., Watanabe, H., Saito, H., Hiroi, M., Tonosaki, A., 2000. Elimination of atretic follicles from the mouse ovary: a TEM and immunohistochemical study in mice. J. Anat. 196, 103-110.

Jack, D., Poynter, D., Spurling, N.W., 1983. Beta-adrenoceptor stimulants and mesovarian leiomyomas in the rat. Toxicology. 27, 315-320.

Kafali, H., Iriadam, M., Ozardah, I., Demir, N., 2004. Letrozole-induced polycystic ovaries in the rat: a new model for cystic ovarian disease. Arch. Med. Res. 35, 103-108.

Karsch, F.J., Battaglia, D.F., Breen, K.M., Debus, N., Harris, T.G.,

2002. Mechanisms for ovarian cycle disruption by immune/inflammatory stress. Stress. 5, 101-112.

LeFevre, J., McClintock, M.K., 1988. Reproductive senescence in female rats: a longitudinal study of individual differences in estrous cycles and behavior. Biol. Reprod. 38, 780-789.

LeFevre, J., McClintock, M.K., 1991. Isolation accelerates reproductive senescence and alters its predictors in female rats. Horm. Behav. 25, 258-272.

Lewis, D.J., 1987. Ovarian neoplasia in the Sprague-Dawley rat. Environ. Health Perspect. 73, 77-90.

Li, S., Davis, B., 2007. Evaluating rodent vaginal and uterine histology in toxicity studies. Birth Defects Res. (Part B). 80, 246-252.

Lohff, J.C., Christian, P.J., Marion, S.L., Hoyer, P.B., 2006. Effect of duration of dosing on onset of ovarian failure in a chemical-induced mouse model of perimenopause. Menopause. 13, 482-488.

Long, G.G., 2002. Apparent mesonephric duct (rete anlage) origin for cysts and proliferative epithelial lesions in the mouse ovary. Toxicol. Pathol. 30, 592-598.

Long, J.A., Evans, H.M., 1922. The oestrous cycle in the rat and its associated phenomena. Memoirs Univ. Calif. 6, 1-148.

Lotz, W., Krause, R., 1978. Correlation between the effects of neuroleptics on prolactin release, mammary stimulation and the vaginal cycle in rats. J. Endocrinol. 76, 507-515.

Maekawa, A., Maita, K., Harleman, J.H., 1996. Changes in the ovary. In: Mohr, U., Dungworth, D.L., Capen, C.C., Carlton, W.W., Sundberg, J.P., Ward, J.M. (Eds.), Pathobiology of the Aging Mouse, Vol. 1. ILSI Press, Washington, D.C, pp. 451-467.

Maffucci, J.A., Gore, A.C., 2006. Age-related changes in hormones and their receptors in animal models of female reproductive senescence. In: Conn, P.M. (Ed.), Handbook of Models for Human Aging. Elsevier, San Diego, pp. 533-552.

Mandl, A.M., 1951. The phases of the oestrous cycle in the adult white rat. J. Exp. Biol. 28, 576-584.

Matsuura, I., Saitoh, T., Ashina, M., et al., 2005. Evaluation of a twogeneration reproduction toxicity study adding endpoints to detect endocrine disrupting activity using vinclozolin. J. Toxicol. Sci. 30 (Special Issue).163-188.

Mawdesley-Thomas, L.E., Cooke, L., 1967. Ovarian agenesis in a rat. J. Pathol. Bacteriol. 94, 467-469.

McShane, T.M., Wise, P.M., 1996. Life-long moderate caloric restriction prolongs reproductive life span in rats without interrupting estrous cyclicity: effects on the gonadotropin-releasing hormone/luteinizing hormone axis. Biol. Reprod. 54, 70-75.

Messinis, I.E., Messini, C.I., Dafopoulos, K., 2010. The role of gonadotropins in the follicular phase. Ann. NY. Acad. Sci. 1205, 5-11.

Mirsky, M.L., Sivaraman, L., Houle, C., Potter, D.M., Chapin, R.E., Cappon, G.D., 2011. Histologic and cytologic detection of endocrine and reproductive tract effects of exemestane in female rats treated for up to twenty-eight days. Toxicol. Pathol. 39, 589-605.

Montgomery, C.A., Alison, R.H., 1987. Non-neoplastic lesions of the ovary in Fischer 344 rats and B6C3F1 mice. Environ. Health Perspect. 73, 53-75.

Mossman, H.W., Duke, K.L., 1973. Comparative morphology of the mammalian ovary. University of Wisconsin Press, Madison, WI.

Nass, T.E., LaPolt, P.S., Judd, H.L., Lu, J.K.H., 1984. Alterations in ovarian steroid and gonadotrophin secretion preceding the cessation of regular oestrous cycles in ageing female rats. J. Endocrinol. 100, 43-50.

Neal-Perry, G., Santoro, N.F., 2006. Aging in the hypothalamicpituitary-ovarian axis. In: Neill, J.D. (Ed.), Knobil and Neill's Physiology of Reproduction, 3rd ed. Elseveier, San Diego, pp. 2729-2755.

Nelson, L.W., Kelly, W.A., 1971. Mesovarian leiomyomas in rats in a chronic toxicity study of soterenol hydrochloride. Vet. Pathol. 8, 452-457.

Nelson, J.F., Felicio, L.S., Osterburg, H.H., Finch, C.E., 1981. Altered profiles of estradiol and progesterone associated with prolonged estrous cycles and persistent vaginal cornification in aging C578L/6J mice. Biol. Reprod. 24, 784-794.

Niswender, G.D., Juengel, J.L., Silva, P.J., Rollyson, M.K., McIntush, E. W., 2000. Mechanisms controlling the function and life span of the corpus luteum. Physiol. Rev. 80, 2-29.

Oakberg, E.F., 1979. Follicular growth and atresia in the mouse. In Vitro. 15, 41-49.

Osmun, P., 1985. Rate and course of atresia during follicular development in the adult cyclic rat. J. Reprod. Fertil. 73, 261-270.

Owen, K., Beck, S.L., Damment, S.J., 2010. The preclinical toxicology of salmeterol hydroxynaphthoate. Hum. Exp. Toxicol. 29, 393-407.

Patyna, S., Arrigoni, C., Terron, A., Kim, T.W., Heward, J.K., Vonderfecht, S.L., et al., 2008. Nonclinical safety evaluation of sunitinib: a potent inhibitor of VEGF, PDGF, KIT, FLT3, and RET receptors. Toxicol. Pathol. 36, 905-916.

Pedersen, T., Peters, H., 1968. Proposal for a classification of oocytes and follicles in the mouse ovary. J. Reprod. Fertil. 17, 555-557.

Peluso, J.J., 1992. Morphologic and physiologic features of the ovary. In: Mohr, U., Dungworth, D.L., Capen, C.C. (Eds.), Pathobiology of the Aging Rat, Vol. 1. ILSI Press, Washington, D.C, pp. 337-349.

Peluso, J.J., Gordon, L.R., 1992. Nonneoplastic and neoplastic changes in the ovary. In: Mohr, U., Dungworth, D.L., Capen, C.C. (Eds.), Pathobiology of the Aging Rat, Vol. 1. ILSI Press, Washington, DC, pp. 351-364.

Peluso, J.J., Steger, R.W., Huang, H., Meites, J., 1979. Pattern of follicular growth and steroidogenesis in the ovary of aging cycling rats. Exp. Aging Res. 5, 319-333.

Pepling, M.E., 2006. From primordial germ cell to primordial follicle: mammalian female germ cell development. Genesis. 44, 622-632.

Plas-Roser, S., Kauffmann, M.T., Aron, C., 1984. Progesterone secretion by luteinized unruptured follicles in mature female rats. J. Steroid Biochem. 20, 441-444.

Plowchalk, D.R., Mattison, D.R., 1992. Reproductive toxicity of cyclophosphamide in the C57BL/6N mouse: 1. Effects on ovarian structure and function. Reprod. Toxicol. 6, 411-421.

Poteracki, J., Walsh, K.M., 1998. Spontaneous neoplasms in control Wistar rats: a comparison of reviews. Toxicol. Sci. 45, 1-8.

Rajkovic, A., Pangas, S.A., Matzuk, M.M., 2005. Follicular development: mouse, sheep, and human models. In: Neill, J.D. (Ed.), Knobil and Neill's Physiology of Reproduction, 3rd ed. Elsevier, San Diego, pp. 383-423.

Regan, K.S., Cline, J.M., Creasy, D., et al., 2005. STP position paper: ovarian follicular counting in the assessment of rodent reproductive toxicity. Toxicol. Pathol. 33, 409-412.

Rehm, S., Stanislaus, D.J., Wier, P.J., 2007. Identification of druginduced hyper- or hypoprolactinemia in the female rat based on general and reproductive toxicity study parameters. Birth Defects Res. B Dev. Reprod. Toxicol. 80, 253-257.

Rivier, C., Rivest, S., 1991. Effect of stress on the activity of the hypothalamic-pituitary-gonadal axis: peripheral and central mechanisms. Biol. Reprod. 45, 523-532.

Rodriguez, H.A., Santambrosio, N., Santamaria, C.G., Mun~oz-de-Toro, M., Lugue, E.H., 2010. Neonatal exposure to bisphenol A reduces the pool of primordial follicles in the rat ovary. Reprod. Toxicol. 30, 550-557.

Sakamoto, A., Yamaguchi, Y., Yamakawa, S., Nagatani, M., Tamura, K., 2011. Highly metastatic ovarian yolk sac carcinoma in a rat. J. Toxicol. Pathol. 24, 81-85.

Salvetti, N.R., Panzani, C.G., Gimeno, E.J., Neme, L.G., Alfaro, N.S., Ortega, H.H., 2009. An imbalance between apoptosis and proliferation contributes to follicular persistence in polycystic ovaries in rats. Reprod. Biol. Endocrinol. 7, 68.

Sanbuissho, A., Yoshida, M., Hisada, S., et al., 2009. Collaborative work on evaluation of ovarian toxicity by repeated-dose and fertility studies in female rats. J. Toxicol. Sci. 34, SP1-SP22.

Sánchez-Criado, J., Sánchez, A., Ruiz, A., Gaytán, F., 1993. Endocrine and morphological features of cystic ovarian condition in antiprogesterone RU486-treated rats. Acta Endocrinol. 129, 237-245.

Shirai, N., Houle, C., Mirsky, M.L., 2015. Using Histopathologic Evidence to Differentiate Reproductive Senescence from Xenobiotic Effects in Middle-aged Female Sprague-Dawley Rats. Toxicol Pathol. 43 (8), 1158-1161.

Sleer, L.S., Taylor, C.C., 2007. Platelet-derived growth factors and receptors in the rat corpus luteum: localization and identification of an effect on luteogenesis. Biol. Reprod. 76, 391-400.

Smith, M.S., Freeman, M.E., Neill, J.D., 1975. The control of progesterone secretion during the estrous cycle and early pseudopregnancy in the rat: prolactin, gonadotropin and steroid levels associated with rescue of the corpus luteum of pseudopregnancy. Endocrinology. 96, 219-226.

Stouffer, R.L., 2006. Structure, function, and regulation of the corpus luteum. In: Neill, J.D. (Ed.), Knobil and Neill's Physiology of Reproduction, 3rd ed. Elsevier, San Diego, pp. 475-526.

Taketa, Y., Inomata, A., Hosokawa, S., et al., 2011. Histopathological characteristics of luteal hypertrophy induced by ethylene glycol monomethyl ether with a comparison to normal luteal morphology in rats. Toxicol. Pathol. 39, 372-380.

Teshima, S., Sakashita, S., Kikuchi, Y., Aizawa, M., 1981. Histogenesis of yolk sac carcinoma induced by fetectomy in the rat. Gann. 72, 524-530.

vom Saal, F.S., Finch, C.E., Nelson, J.F., 1994. Natural history and mechanisms of reproductive aging in humans, laboratory rodents, and other selected vertebrates. In: Knobil, E., Neill, J.D. (Eds.), The Physiology of Reproduction, 2nd ed. Raven Press, New York, pp. 1213-1314.

Walker, R.F., Schwartz, L.W., Manson, J.M., 1988. Ovarian effects of an anti-inflammatory-immunomodulatory drug in the rat. Toxicol. Appl. Pharmacol. 94, 266-275.

Wenzel, J.G.W., Odend'hal, S., 1985. The mammalian rete ovarii: a literature review. Cornell Vet. 75, 411-425.

Westfahl, P.K., 1993. Comparison of luteinized unruptured follicles and corpora lutea: steroid hormone production and response to luteolytic and luteotropic agents. Biol. Reprod. 48, 807-814.

Westwood, F.R., 2008. The female rat reproductive cycle: a practical histological guide to staging. Toxicol. Pathol. 36, 375-384.

Wuttke, W., Meites, J., 1971. Luteolytic role of prolactin during the estrous cycle of the rat. Proc. Soc. Exp. Biol. Med. 137, 988-991.

Yaghmaei, P., Parivar, K., Jalalvand, F., 2009. Effect of Imatinib on the oogenesis and pituitaryovary hormonal axis in female Wistar rat. Int. J. Fertil. Steril. 3, 11-16.

Yoshida, M., Sanbuissho, A., Hisada, S., Takahashi, M., Ohno, Y., Nishikawa, A., 2009. Morphological characterization of the ovary under normal cycling in rats and its viewpoints of ovarian toxicity detection. J. Toxicol. Sci. 34, SP189-SP197.

Yoshitomi, K., Morii, S., 1984. Benign and malignant epithelial tumors of the rete testis in mice. Vet. Pathol. 21, 300-303.

Yuan, Y.-D., Foley, G.L., 2002. Female reproductive system. In: 2nd ed. Haschek, W.M., Rousseaux, C.G., Wallig, M.A. (Eds.), Handbook of Toxicologic Pathology, Vol. 2. Academic Press, San Diego, pp. 847-894.

第 25 章

输卵管、子宫及阴道

Darlene Dixon[1], Justin D. Vidal[2], Joel R. Leininger[3] and Micheal P. Jokinen[4]

[1]National Toxicology Program (NTP), National Institute of Environmental Health Sciences (NIEHS), Research Triangle Park, NC, United States, [2]MPI Research, Mattawan, MI, United States, [3]JRL Consulting, LLC, Chapel Hill, NC, USA, [4]Charles River Laboratories - Pathology Associates, Durham, NC, USA

1 引言

在短期毒性试验中，青年大鼠的输卵管、子宫、子宫颈及阴道自发性或化学诱导的病变很少见，与之相反，在老龄大鼠的子宫中常可见到肿瘤性和非肿瘤性病变。在慢性致癌试验中，随着更多疑似破坏内分泌系统的化合物被频繁检测及组织采集程序的优化，曾被认为在这些器官中很少见的化学诱导病变越来越多地被发现。因此，在特殊品系大鼠试验中，掌握生殖道自发的背景性病变很重要，并且要辨别给药后背景性病变的增加是否归因于药物作用。本章内容主要包括大鼠的输卵管、子宫及阴道常见的非肿瘤性及肿瘤性病变。

2 正常管状生殖器官

2.1 胚胎学

胚胎性腺的发育先于管状生殖器官的发育。

在胚胎中形成 2 套成对的管状器官：沃尔夫管（中肾管，雄性）和米勒管（副中肾管，雌性）。功能性胚胎睾丸的存在与否，在决定哪个管状系统进一步发育中发挥重要作用。胚胎睾丸的间质细胞产生睾酮，而支持细胞产生米勒抑制物（Müllerian inhibiting substance，MIS），也称为抗米勒管激素（anti-Müllerian hormone，AMH），支持沃尔夫管发育并抑制米勒管发育。大鼠的米勒管发育的关键时期是妊娠第 14~18 天。妊娠第 18 天，在缺乏睾丸激素的情况下，米勒管进一步发育，而沃尔夫管不再发育。雌性生殖道分化紊乱导致的先天畸形，表现为未发育结构残留。

2.2　解剖学

大鼠的输卵管是一对弯曲的管状结构，每侧长 18~30 mm，直径为 0.4~0.5 mm。在输卵管近端，锥形的漏斗管伸入卵巢囊，附着到卵巢门和固有韧带。输卵管的尾端进入子宫口，位于不完全发育的乳突顶端。大鼠的子宫有 2 个完全独立的子宫角（双角子宫），在子宫角尾部部分融合（图 25.1）。每侧子宫角长 30~40 mm，融合的部分长 7~10 mm。尽管子宫角尾部部分融合与子宫颈看似一体，但是每侧子宫角保持独立的管腔与子宫颈相连（图 25.1）。子宫阴道部纤维肌性间质上被覆 4~5 层上皮，肌性间质从子宫颈的外部开口突入阴道管腔内（图 25.2）。子宫阴道部常可见肥大，尤其是在老龄大鼠中（本章 6 非增生性病变）。阴道长 15~20 mm，扩张时直径达 5 mm。阴道壁与子宫颈交界处称盲端或称阴道穹隆。阴道外开口与尿道分开（图 25.3）。阴蒂在外尿道内开口，为阴蒂腺的导管。

2.3　组织学

输卵管腔内衬单层纤毛柱状细胞，也可见无纤毛的分泌细胞和透明细胞。靠近子宫端肌层逐渐增厚。输卵管腔内有含量不等的液体，动情后

期液体量最多，该期紧跟排卵期。在动情后期，液体也见于卵巢周围。

子宫内膜（子宫黏膜层）由单层柱状上皮、单管状腺及固有层组成，单管状腺分支少或卷曲，固有层细胞密度和厚度随着年龄增长而变化。青年大鼠的子宫内膜间质细胞成分更多；随

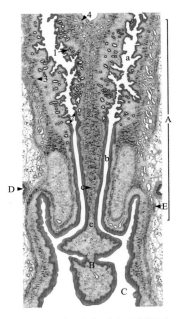

图 25.1　子宫和子宫颈水平切面彩图。A，子宫和子宫颈融合部；B，子宫阴道部；C，阴道；D，输尿管；E，子宫颈神经节；a，子宫腔；b，子宫颈腔；c，子宫颈中隔；1，子宫腺上皮；2，子宫颈和阴道部移行上皮 - 鳞状上皮；3 和 4，子宫肌层。经 R. Hebel 和 M.W. Stromberg 同意，转载于 "Anatomy and Embryology of the Laboratory Rat"。版权为 1986，BioMed Verlag，Worthsee，Federal Republic of Germany

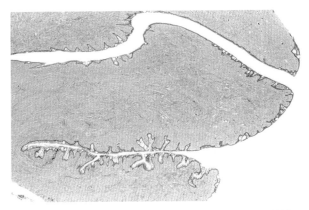

图 25.2　正常子宫颈。注意子宫阴道部致密的纤维肌性间质

着年龄增长，由于胶原沉积及间质细胞取代，细胞成分相对减少。在动情前期，子宫通常会扩张，并伴有水样液体，可能由于压迫和扩张子宫的拉伸，上皮变得更趋向立方形。在动情前期和动情期间，子宫肌层和子宫内膜间质被炎症细胞（大部分是中性粒细胞，也可能包含大量的嗜酸性粒细胞）浸润。

大鼠子宫颈上皮是非腺性上皮，阴道和子宫颈内衬鳞状上皮。据报道，子宫的融合部分显示出从腺样柱状/立方形细胞转变为鳞状上皮，如果仅从紧邻子宫颈的子宫切片诊断鳞状化生，则必须要谨慎。然而，大多数融合部分的子宫切片呈现典型的子宫内膜上皮。

阴道黏膜有呈纵向的褶皱，尾部延续到阴道口。黏膜下是一薄层肌织膜。阴道和子宫颈上皮厚度经历周期性改变，形态随着动情周期的变化而变化。在间情期后期、动情前期和动情期上皮

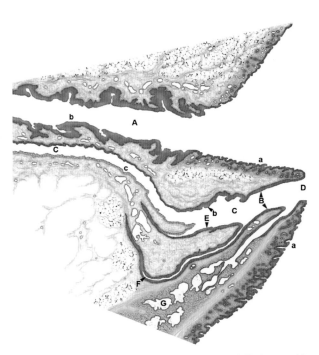

图 25.3 阴道和尿道矢状面彩图。A，阴道腔；a，被皮；b，鳞状上皮；B，阴蒂外皮；C，尿道；c，尿路上皮；D，尿道口；E，阴蒂；F，阴蒂窝；G，阴蒂腺。经 R. Hebel 和 M.W. Stromberg 同意，转载于 "Anatomy and Embryology of the Laboratory Rat"。版权为 1986，BioMed Verlag，Worthsee，Federal Republic of Germany

层最厚（6~12 个细胞层），也可能见到白细胞浸润。在动情前期和动情期，细胞发生角质化（图 25.4），并在动情后期脱落。在动情后期的末段和间情期早期的开始阶段上皮最薄（3~5 层细胞）。在间情期后期表层细胞开始呈现含有黏液样的、透亮的细胞质，在动情前期形成一层明显的黏液层而覆盖角质层（图 25.4）。

与阴道上皮一样，子宫颈上皮也经历类似的周期性改变；然而，这些周期性改变的区分并不明显，往往外观更多变。在某些情况下，子宫颈上皮的组织学表现似乎滞后于阴道上皮，或者在子宫颈的纵轴上呈现 2 个不同的动情周期阶段。这常见于对照大鼠的正常动情周期中，但不能解读为动情周期异常。

2.4 生理学

雌性生殖道可变的微观特点受激素影响，特别是卵巢类固醇激素。啮齿类动物的动情周期为 4~5 天，通常再细分为 4 个阶段（动情前期、动情期、动情后期和间情期），虽然在文献中分类可能将动情后期称为间情期早期/间情期 1 期，并包括间情期 2 期。如前所述，子宫内液体出现见于雌激素水平最高的动情前期。动情前期液体积聚可被误诊为"子宫积水"。子宫颈和阴道黏液的组成随动情周期的变化而变化；在雌激素影响期间黏液最稀薄，在孕酮影响期间黏液的黏着力更强。如前所述，阴道和子宫颈上皮也随动情周期而发生变化。

显微镜检查阴道细胞学（脱落细胞）和阴道组织学可确定动情周期所处的阶段；然而，不同于阴道细胞学，剖检是单一时间点，不能进行重复测量和基线数据收集，因而在评价阴道组织学时必须谨慎。尽管阴道细胞学是评价动情周期的更合适的方法，但通常不在一般毒理学试验中进行，仅在雌性生殖毒性试验中或探求原因时进行。在一般毒理学试验中，在评价化学品对雌性生殖道的潜在影响时，检查整个雌性生殖系统及

相关器官（卵巢、子宫、子宫颈、阴道、乳腺和垂体）是至关重要的。

关于输卵管、子宫、子宫颈和阴道的生理学数据众多，大部分数据涉及妊娠和分娩。毒性化合物对动情周期的影响通常在标准毒性试验中确定。虽然它不属于本章的范围，但许多试验现在都集中在围产期、新生儿期和青春期前的暴露，这需要病理学家在进行组织病理学评估时了解未成熟的雌性生殖道。

3　先天性病变

大鼠的输卵管、子宫、子宫颈及阴道的先天性病变较罕见，但发育不全曾见于 F344 大鼠。ACI 大鼠的子宫（和肾脏）异常发生率更高，包括部分子宫发育不全。在 SD 大鼠中已描述过由背侧带和腹侧带黏膜组成的完整中线阴道隔膜。在 2% 的无特定病原体（specific-pathogen-free，SPF）Wistar 大鼠体内发现完全性阴道横膈。大体观察显示多数是完整的，组织学上包括由结缔组织组成的中心核，周围由上皮细胞环绕。在子宫表面可见一个永久性的中肾管（沃尔夫管）残留，典型的可出现在阔韧带与子宫角或身体连接的卵巢系膜的脂肪组织内，或者发生在阴道黏膜下层（图 25.5）。它包括卷曲或分支及囊性小管，内衬表现为假复层或多层外观的立方状至柱状上皮，并伴有与输精管相似的平滑肌。前列腺残留偶见于阴道附近的尿道，类似雄性大鼠的未成熟的腹侧前列腺。来源于血管的错构瘤在 SD 大鼠的子宫已见报道。

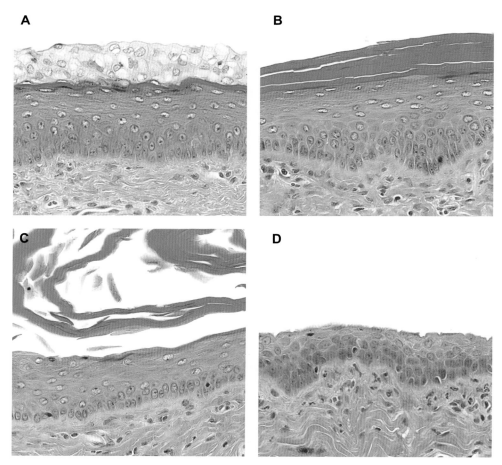

图 25.4　动情周期正常的阴道上皮。动情前期角质层被覆一层黏液样上皮层（A）；动情期阴道上皮角化（B）；动情后期角化的上皮细胞脱落（C）；间情期早期可见薄层阴道上皮（D）

4　老龄性病变

　　子宫内膜萎缩是一种常见的与年龄相关的病变。在老龄大鼠中，上皮细胞高度降低，腺体少见，子宫内膜间质含有更多的胶原和更少的间质细胞（图 25.6）；也可能出现子宫内膜腺和导管扩张、子宫内膜腺结构扭曲及单个囊肿。老龄大鼠的阴道改变包括阴道上皮黏液化。雌性大鼠的子宫中与年龄相关的病变典型地反映动情周期的变化，必须结合卵巢和激素状态的变化来考虑。

5　炎症性和血管性病变

　　子宫或阴道，尤其是子宫的轻度炎症很常见，但应与动情周期特定阶段的子宫内膜正常存在的炎症细胞相鉴别，特别是中性粒细胞。术语"炎症，子宫内膜"仅限用于黏膜层的炎症，在子宫腔内极少或无渗出物聚集。子宫内膜的炎症通常是子宫内膜增生的一部分。某些术语（如中性粒细胞、淋巴细胞、单核细胞、混合性、化脓性或肉芽肿性）应被用来界定炎症的类型。子宫积脓用来描述子宫腔内聚集混浊、黏液样化脓性渗出物。子宫内膜表面和腺上皮鳞状化生有

时可见于严重的子宫内膜炎症或子宫积脓（图 25.7）。

　　与输卵管和子宫内膜的炎症相比，阴道和子宫颈的炎症较少见。阴道的炎症可能与阴道穹隆角化碎片滞留和聚集有关，这是否为炎症的原因或结果仍未知。阴道穹隆囊性扩张可能伴有阴道炎症。结节性动脉炎（动脉周围结节）可能在子宫壁和子宫系膜的血管中出现。

6　非增生性病变

6.1　萎缩

　　子宫萎缩是一种常见的改变，通常与大鼠老龄有关，并且与雌激素和孕酮水平降低相关，最可能的是促性腺激素的生成水平降低所致（图

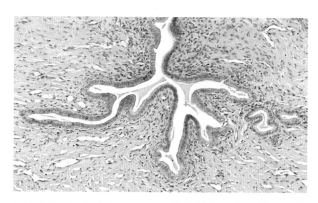

图 25.6　子宫内膜间质纤维化和子宫内膜腺萎缩，是常见的老龄性病变。注意子宫腔被少量的子宫内膜腺及子宫间质细胞环绕

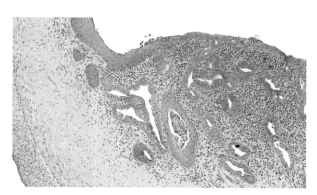

图 25.7　子宫内膜炎症伴有上皮鳞状化生及增生，间质及腺腔中性粒细胞浸润

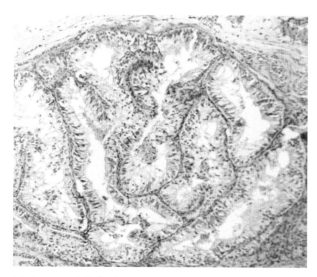

图 25.5　子宫浆膜面的中肾管残留。注意立方状至柱状上皮卷曲管状排列，表现出假复层或多层外观

25.8）。干扰促性腺激素释放或卵巢类固醇合成的化学品会引起子宫萎缩。α- 雌激素受体下调可以导致组织对雌激素的敏感性降低。通常情况下，萎缩发生在全部管状生殖道，包括输卵管、子宫颈和阴道。子宫出现显著的重量减轻和体积减小，且子宫角非常薄。子宫内膜腺体数量减少，且上皮变为低立方形至扁平上皮，呈现为激素性的不活跃。萎缩的腺上皮和子宫腔上皮的细胞核紧密聚集，细胞质减少。间质细胞稀少，尤其是在老龄大鼠中，伴有间质胶原增多。子宫肌层变薄，并且肌层平滑肌细胞体积减小。在输卵管中，平滑肌壁厚度变薄，内衬的上皮变为立方形或扁平上皮。常常出现皱褶黏膜上皮和输卵管伞上皮扁平化，病变可能是弥漫性或局灶性的，贯穿输卵管。在阴道和子宫颈，上皮呈立方方形、不活跃，伴有典型的角蛋白丢失及鳞状细胞数量减少。

6.2 肥大

子宫肥大可累及子宫内膜上皮和（或）子宫肌层平滑肌细胞。上皮细胞肥大时，子宫腔上皮或腺上皮细胞呈高柱状，由于嗜碱性的细胞质轻度增加，导致核质比增大。有丝分裂象可能见于肥大的细胞中。在动情周期中，血液循环中的雌激素水平增高，会出现生理性上皮肥大。具有雌激素活性的化合物会引起子宫上皮肥大。子宫肌层肥大在非妊娠大鼠中很罕见，但可被诱发，并

伴有子宫内膜上皮肥大。合成代谢类的雄激素类固醇癸酸诺龙可以增加子宫肌层厚度，对 Wistar 大鼠的子宫内膜厚度产生不利影响。据报道，妊娠大鼠经口给予药用植物芦笋草（shatavari）可见输卵管肌层肥大。

子宫颈阴道部间质肥大（子宫阴道穹隆肥大）在老龄大鼠中或可见，不应误认为是肿瘤（平滑肌瘤或纤维瘤）或间质细胞增生。子宫颈肥大的特征为纤维肌性间质增多导致弥漫性子宫颈阴道部增大，但未伴有组织结构变形。

6.3 囊肿

鳞状上皮囊肿（图 25.9）偶见于子宫颈，少见于阴道。类似皮肤表皮囊肿，主要由角化的鳞状上皮壁组成，囊腔含有角蛋白碎片及数量不等的炎症细胞。内衬的鳞状上皮通常很规则，但也会出现局灶性增生，极少发展为鳞状细胞癌。生殖道鳞状上皮囊肿的起源尚不清楚。

阴道穹隆囊性扩张可发生在大于 20 月龄的雌性 F344 大鼠。大体观察显示囊肿呈现黄色至绿色结节。显微镜检查显示囊肿含有角蛋白及细胞碎片，可能与炎症有关（图 25.10）。

6.4 扩张

处于动情周期的大鼠常见子宫扩张（子宫积水或子宫液体性膨胀），通常是与动情期或动情前期有关的生理过程（图 25.11）。有时会发现

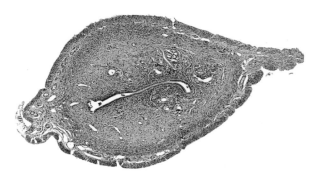

图 25.8 子宫萎缩，子宫内膜腺体减少，内膜间质细胞稀少，间质被胶原取代

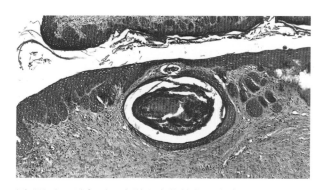

图 25.9 子宫颈上皮增生中的鳞状上皮囊肿

子宫积血，即子宫腔内出现血液；除见于患单核细胞白血病的 F344 大鼠外，通常原因不明。

6.5　脱垂

组织学检查时，子宫脱垂与子宫间质息肉较相似；但是仔细检查会发现子宫内外表面均具有上皮，子宫肌层在中间。仔细的大体观察和描述及恰当的修样取材对病理学家做出准确的诊断十分重要。

6.6　子宫腺肌症

子宫腺肌症可见于包括 F344 大鼠在内的许多种属中，但较为罕见。定义为在子宫肌层内出现分化良好的子宫内膜腺及子宫内膜间质，其中子宫内膜腺上皮具有均一的、形态正常的细胞（图 25.12）。在大鼠中会出现一些独特的病变，在子宫肌层或浆膜下层出现明显的局灶性结节样肿物。相对于子宫内膜癌而言，子宫内膜异位上皮无细胞异型性，无硬癌反应，且子宫内膜间质正常（图 25.13）。子宫内膜异位这个名词有时用为子宫腺肌症，但不适用于大鼠。子宫内膜异位限用于有月经周期的种属，定义为远离子宫的位置出现子宫内膜组织，可能是剥脱的子宫组织渗漏到腹膜腔内所致。

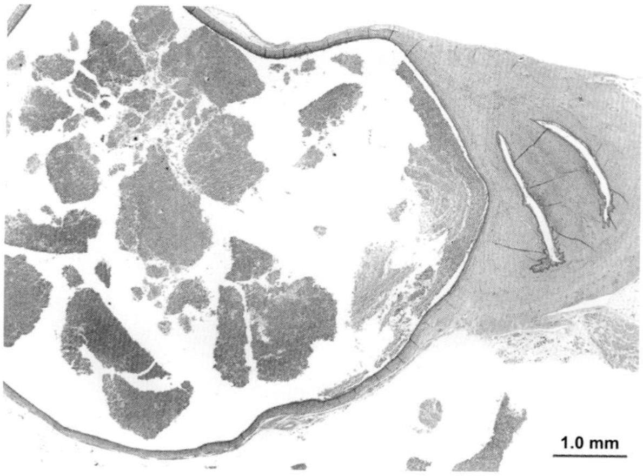

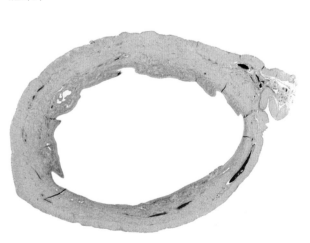

图 25.10　阴道穹隆囊性扩张，腔内含有炎症细胞及细胞碎片

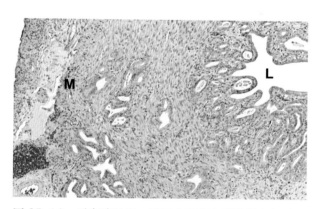

图 25.12　子宫腺肌症，肌层中子宫内膜腺体和间质。L，子宫腔；M，外侧肌层

图 25.11　子宫扩张，子宫内膜腔上皮变薄及子宫壁压迫

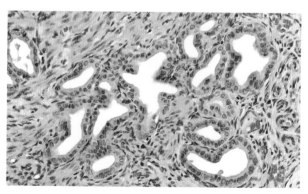

图 25.13　子宫腺肌症，高倍镜。腺体分化良好并伴有部分间质成分

7 增生性和肿瘤性病变

7.1 输卵管

大鼠自发性的输卵管上皮或间质增生尚未见报道；然而，据报道新生 SD 大鼠暴露于长效雌激素可诱导输卵管增生。增生的输卵管上皮排列扭曲，柱状上皮形成乳头状突起，突入输卵管管腔（图 25.14）。输卵管腺瘤和腺癌极为罕见。典型的腺瘤和腺癌由细长、分支的乳头状突起组成，被覆柱状上皮细胞，充满输卵管管腔。腺癌可浸润到肌层并延伸到卵巢周围的腹膜。

7.2 子宫

7.2.1 子宫内膜增生

弥漫性囊性子宫内膜增生是大鼠自发性的子宫内膜增生中最常见的一种形式（图 25.15）；但相对于小鼠而言（如 B6C3F1），大鼠的病变发生率不高。病变可能与卵巢卵泡囊肿有关，认为是长期雌激素刺激所致。不认为大鼠的囊性子宫内膜增生是癌前病变。

检查时，囊性子宫内膜增生根据所处的阶段不同，呈现不同的组织学变化。在早期，间质水肿，子宫内膜腺体数量增加、体积增大；腺体内衬密集的柱状上皮细胞，大的囊泡状核，核仁明显；有丝分裂象常见。在后期，腺体扭曲，囊性扩张，腺上皮可能活跃 / 不活跃；子宫内膜间质可能增加，且胶原更多；出现轻度中性粒细胞浸润。随着促进增生的刺激源消失，上皮变为低柱状或立方状，上皮不太拥挤，细胞核染色质呈浓染；腺体常常保持显著扩张。

自发性且伴有结构或细胞异型性的局灶性腺样增生在大鼠中很少见，在给予子宫致癌物后也可能观察到。病变严重时，该病变有时称为腺瘤性增生或者非典型腺样增生，可能是腺瘤或腺癌的前体。特征是腺体局灶性增生，内衬增大的高立方状至柱状上皮细胞（图 25.16 和 25.17）。这

些细胞通常有更多的嗜酸性细胞质，大而圆的囊泡样细胞核，核仁明显，具有轻度多形性和异型性。腺体的形状可能不规则，缺乏结构一致性（结构异型性），腺腔可能不明显。不伴有腺体增多的弥漫性子宫内膜间质增生很罕见，这种独特的病变原因不明。

弥漫性子宫内膜增生主要涉及固有层子宫内膜上皮增生，形成乳头状突起并突入子宫腔内。子宫内膜腺看似与增生的表层上皮乳头状扩张融为一体，在少量的子宫内膜间质中很少有子宫内膜腺。通常，这种变化无细胞异型性。弥漫性子宫内膜增生极罕见；但是一旦出现，会累及双侧子宫角。给予大鼠大剂量的人工合成的孕激素，

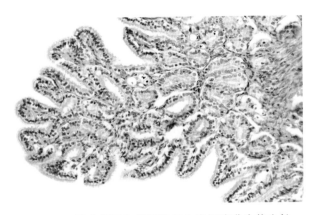

图 25.14 输卵管增生伴随柱状上皮细胞乳头状生长

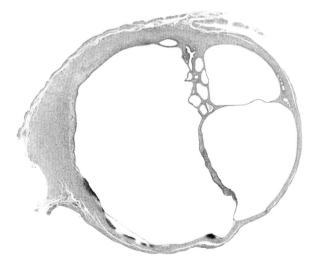

图 25.15 弥漫性囊性增生，伴随子宫内膜腺扩张及囊性变

如甲羟孕酮，可引起该反应。

7.2.2 子宫内膜腺瘤和腺癌

子宫内膜腺瘤及腺癌较子宫内膜间质息肉更少见，且对大多数品系的大鼠而言，子宫自发性的上皮肿瘤极为罕见；然而，在老龄雌性未生育过的 Han-Wistar 大鼠中，腺癌可达到罕见的 39% 的发生率。高发生率未出现在停止繁育的 Han-Wistar 大鼠，表明老龄雌性未生育过的 Wistar 大鼠腺癌的高发生率可能继发于无拮抗雌激素，这是一种诱导女性子宫出现癌症的机制。

腺瘤与腺癌的区分很微妙，基于细胞的多形性、异型性程度和（或）浸润或转移。腺瘤一般是孤立的，界限清晰，可能压迫邻近的组织，但不侵入子宫肌层。可能是外生性和乳头状生长方式，或更为少见的内生性和腺样生长方式（图 25.18 和 25.19）；后两种生长方式可能来源于子宫内膜腺，要与局灶性腺样增生相鉴别。肿瘤上皮一般由单层立方状至柱状细胞组成，被少量间质分隔；细胞层数增多（2~3 层）可能归因于细胞拥挤及切片厚度。真正的细胞层或多层细胞的形成提示基底膜依赖性丧失及恶性肿瘤。腺瘤细胞中度分化或分化良好伴有轻微多形性和异型性。偶见蜕膜间质异型性增生，在子宫内膜肿瘤内或与之相关（图 25.20）。目前尚不清楚是蜕膜组织来源于子宫内膜间质，为腺瘤的非特异性反应；还是腺瘤来源于覆盖蜕膜组织的上皮。

一般情况下，相对于子宫腺瘤而言，子宫内膜腺癌的界限不清，能侵入子宫肌层，或发生转移，最常转移到肺。肿瘤上皮或可排列成腺样（管

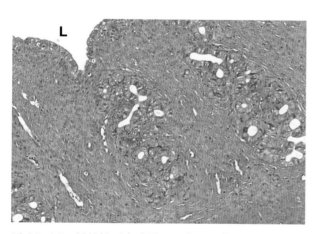

图 25.16 局灶性子宫腺增生，伴随腺体异型性及排列无序。L，子宫腔

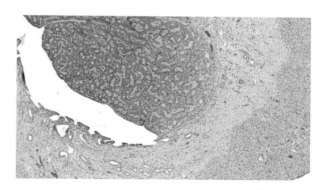

图 25.18 子宫内膜腺瘤，肿瘤细胞填充子宫腔

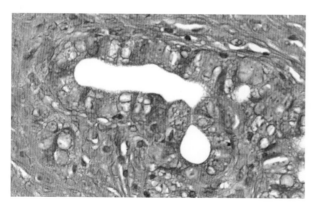

图 25.17 图 25.16 的高倍镜下观，显示轻度的细胞多形性和异型性

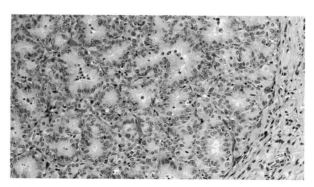

图 25.19 图 25.18 的高倍镜下观，显示分化良好的立方状至柱状上皮围绕子宫腔排列

状）、乳头状或者混合式（图 25.21~25.24）。一般情况下，相对于腺瘤细胞分化而言，癌细胞分化较低，伴有中至重度的细胞多形性和异型性。腺样或乳头状排列的肿瘤细胞常呈柱状，有大量嗜酸性细胞质和大的囊泡状核；在更多的未分化肿瘤中可观察到 2 层或更多层的细胞。硬癌反应在一些肿瘤中更加明显。

腺癌伴有局部鳞状分化（腺角化癌）在大鼠中曾有文献报道，但在 F344 大鼠中未见。必须认识到局灶间质细胞蜕膜改变可见于腺癌及其他

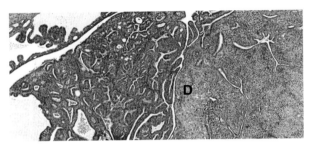

图 25.20　子宫内膜腺瘤及相邻的蜕膜组织

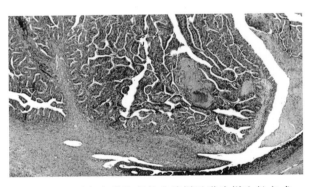

图 25.21　子宫内膜腺癌伴有腺样及乳头样生长方式，侵入肌层

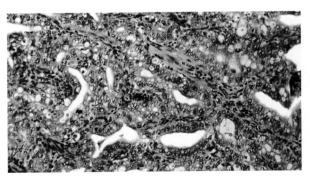

图 25.22　图 25.21 的高倍镜下观，显示肿瘤细胞呈腺样生长方式

子宫肿瘤。在表面检查时，蜕膜细胞可能与鳞状细胞相混淆。与蜕膜细胞相比，腺癌中的鳞状细胞与上皮的连接更加清晰，可能存在角化及向腺上皮过渡。鳞状上皮通过基底膜与间质分开，且细胞界限更明显。

7.2.3　混合性上皮肿瘤

大鼠自发性的子宫角原位鳞状细胞癌较罕见，必须与来源于子宫颈或自阴道侵入子宫的鳞状细胞癌相区分。罕见的子宫生殖细胞瘤已有报道，大多为试验诱发。这些肿瘤包括畸胎瘤、胚胎癌、绒毛膜癌及卵黄囊癌，其中卵黄囊癌为自发性的肿瘤。卵黄囊癌的最主要特征是小叶和成簇的肿瘤细胞，被大量的无定形的、透明的 PAS 染色呈阳性的似基底膜样物质分隔（图 25.25）。

7.2.4　蜕膜反应（蜕膜改变、蜕膜瘤）

蜕膜反应在慢性毒性试验前的试验（pre-

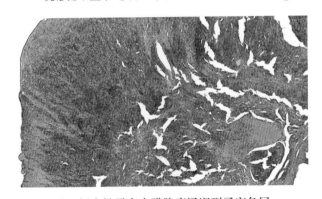

图 25.23　间变性子宫内膜腺癌浸润到子宫各层

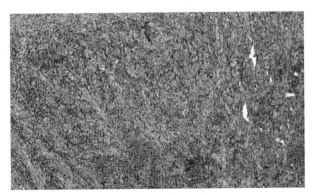

图 25.24　间变性子宫内膜腺癌显示成簇的细胞浸润到肌层

chronic studies）中的青年雌性大鼠中不常见。尽管命名为蜕膜瘤，但不是肿瘤，而是增生反应，类似正常的蜕膜植入点（图 25.26）。引起自发性的蜕膜反应的原因通常不确定，但常见于假孕的动物。蜕膜化的敏感性提高常常出现在假孕的第 3 和第 4 天，依赖于孕酮暴露至少 48 小时，在这阶段末期给予少量雌激素。蜕膜反应可以被非特异性的刺激诱导，包括机械性或电刺激、子宫内膜创伤，以及子宫内注射不同的物质，例如平衡盐溶液、油性液体和空气。这种增殖反应具有确定的、有限的过程，一般为 12 天左右，以蜕膜细胞变性和自发性退化结束。

　　蜕膜反应可以是单个或多个、单侧或双侧，并且在子宫角中表现为散在的圆形结节。它具有高水平的组织结构：①位于子宫中膜一侧的子宫肌层的子宫腺；②将蜕膜组织与外周子宫肌层分离的狭窄基带，在系膜对侧最突出；③一种狭窄的、界限不清的被膜，紧挨着基底区域的内边缘；④系膜区；⑤系膜对侧区及系膜侧和系膜对侧之间的产糖原过渡区。子宫腺由大而圆的细胞和成纤维间质细胞组成，这些大而圆的细胞有丰富的胞质，内含大的呈嗜酸性、PAS 染色阳性的颗粒（颗粒状子宫腺细胞）。这些颗粒状细胞分布在整个子宫腺，并可能在血管周围形成紧密的团簇，由间质细胞分隔。基底部由子宫内膜间质和子宫腺的残余组成，被膜由与子宫内膜细胞相融合的扁平细胞组成。系膜区由与子宫腺内的颗粒细胞相似的颗粒细胞和棘细胞组成，这些棘细胞有时具有双核、长形细胞质突起和丰富的糖原（图 25.27）。组成系膜对侧区的细胞排列紧密、体积较大、富含嗜酸性或双嗜性细胞质，有圆形或不规则的囊泡状核，含有单个核仁，有些是双核。产糖原过渡区由排列松散的细胞组成，类似子宫腺的棘细胞。在任何特定的典型的蜕膜瘤中，由于切面或观察时间（不完全形成或退化变化）不同，并非所有部分都可以观察到。

　　青年大鼠的经典蜕膜反应不同于老龄大鼠中

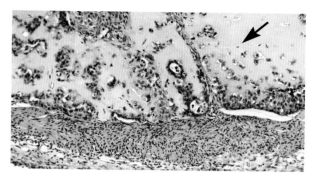

图 25.25　子宫卵黄囊癌。注意大量的无定形的、透明的似基底膜样物质（箭头所示）分隔肿瘤细胞簇

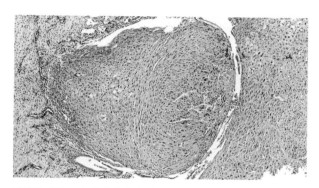

图 25.26　老龄大鼠的蜕膜反应，附着于子宫内膜

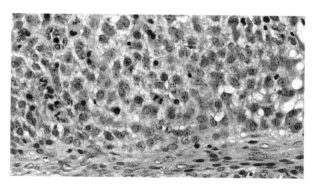

图 25.27　老龄大鼠的蜕膜反应中的细胞类似青年大鼠的系膜对侧区真正的蜕膜瘤细胞。注意大的上皮样蜕膜细胞

常见的蜕膜反应。慢性试验中所见的老龄大鼠的蜕膜反应通常不具有如前面所述的界限清晰的结构，它可能以息肉样团块的形式伸入子宫腔（图 25.28），或者可能与子宫内膜或子宫肌层肿瘤相关。蜕膜反应是子宫内膜对某种类型的刺激或创伤的一种反应，蜕膜细胞通常被认为是增生性子宫内膜间质细胞，由于受孕前激素和之后的子宫内膜刺激和创伤的影响，转变成大的、嗜酸性的、圆形至多边形的细胞。

7.2.5　子宫内膜间质息肉

　　大鼠的子宫内膜间质息肉是一种与年龄相关的自发性病变，在美国国家毒理学项目中心试验中的空白对照组 F344 大鼠中的发病率高达37%。息肉为单个或多个，常常呈现淡棕色或斑驳红棕色。息肉无蒂或有一个长而窄的蒂，长度为 0.5~4.0 cm，直径为 0.25~0.75 cm（图25.29）。大多数息肉主要由疏松的、排列规则的子宫内膜间质细胞组成，伴有血管及少量截留腺体（图 25.30）。表层上皮可能呈低立方形，类似正常的子宫内膜上皮，或很罕见鳞状化生，可能出现水肿或梗死（图 25.31）和（或）溃疡样炎性表面。一些息肉分叶，伴有多个腺体，呈囊性或非囊性（图 25.32）。在某些病例中增生处的腺体主要由立方状至柱状上皮组成，常常用腺样或腺瘤状息肉来描述该病变。息肉偶尔可能含有蜕膜组织（图 25.33），对风险评估而言更重要的是

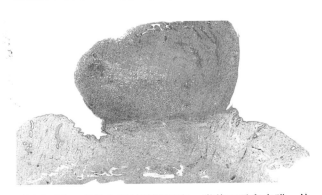

图 25.28　老龄大鼠的蜕膜反应，附着于子宫内膜，伸入子宫腔

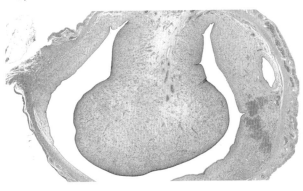

图 25.29　单个子宫内膜间质息肉

子宫内膜间质息肉的来源位置。

7.2.6　子宫内膜间质肉瘤

　　子宫内膜间质肉瘤是一类复杂的肿瘤；用排除法进行诊断，排除其他间充质肿瘤后，则倾向于诊断为子宫内膜间质肉瘤。当肿瘤出现在息肉内时（图 25.34），子宫内膜间质肉瘤的诊断最容易；恶性肿瘤的区域与息肉有明显的区别，细胞密度更大及核更突出。细胞常为多形性，细胞

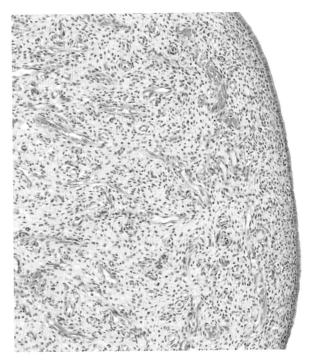

图 25.30　子宫内膜息肉的间质。表层是正常的立方上皮

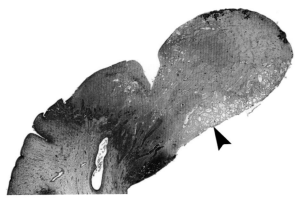

图 25.31　梗死的子宫内膜间质息肉。注意远端坏死部分与未坏死部分的分界线（箭号所示）

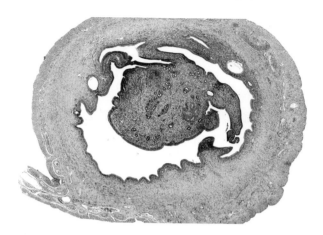

图 25.32 伴有多个子宫内膜腺的子宫内膜间质息肉

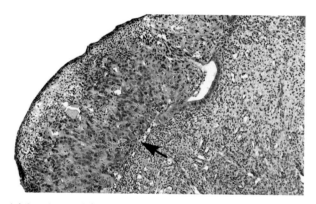

图 25.33 子宫内膜间质息肉，伴有局灶性蜕膜细胞（箭头所示）

界限不清，多倾向于梭形。肿瘤中可能有蜕膜改变。更大的间质肉瘤侵入子宫壁，且常常伴有广泛坏死；也可能通过子宫扩展到骨盆邻近的组织。子宫内膜间质肉瘤的鉴别诊断包括平滑肌肉瘤、纤维肉瘤及恶性神经鞘瘤。免疫组织化学染色显示子宫内膜间质肉瘤呈 S100 蛋白和波形蛋白阳性，结蛋白和 α- 肌动蛋白阴性。

7.2.7 平滑肌瘤和平滑肌肉瘤

子宫平滑肌肿瘤很罕见，其中大部分肿瘤可能来源于子宫肌层。良性和恶性肿瘤表现出形态学连续性，主要通过细胞密度、细胞分化程度、多形性和（或）异型性来区分。子宫肌层平滑肌瘤结节明显、界限清晰，主要由分化良好的平滑肌细胞交织成束状排列（图 25.35 和 25.36）。一些胶原可能在肌束和单个细胞之间出现，但通常不明显，除非采用特殊染色。细胞界限不明显，细胞质呈嗜酸性，呈纤维状外观。细胞具有典型的长形核，两端钝圆，染色质聚集在核膜下，偶见 1 个突出的核仁。

一般来说，平滑肌肉瘤较平滑肌瘤更大，且界限不清。浸润性生长的上皮来源的恶性肿瘤不

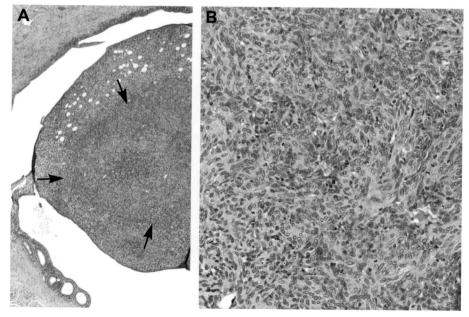

图 25.34 子宫内膜间质肉瘤（箭头）出现在子宫内膜间质息肉中（A），以及肉瘤区域的高倍镜下观（B）

常见，但是体积大的肿瘤侵占和破坏正常组织。在交错的肌束间平行排列的肿瘤细胞并不像平滑肌瘤中那么均匀，这些细胞含有较少的纤维性细胞质，因此平滑肌肉瘤细胞较平滑肌瘤细胞的异型性更明显（图 25.37 和 25.38）。细胞核通常狭长，但体积及形状有些变化（多形性和异型性），有丝分裂象常见。有时可见变性、坏死，特别是在恶性程度更高的肿瘤中。平滑肌肉瘤很少转移。

大的间变性平滑肌肉瘤一定要与子宫内膜间质肉瘤和纤维肉瘤相区分。一般来说，肿瘤性平滑肌细胞以更加明显的束状排列，并且与子宫内膜间质肉瘤相比，肿瘤性平滑肌细胞更大、细胞质的纤维成分更多。与子宫内膜间质肉瘤相比，平滑肌瘤和平滑肌肉瘤呈免疫标志物结蛋白和肌动蛋白阳性，S100 蛋白免疫染色阴性；波形蛋白的结果变化很大。

7.2.8 恶性神经鞘瘤

子宫、阴道和子宫颈可能出现恶性神经鞘瘤。恶性神经鞘瘤具有特征性的囊性外观，即 Antoni B 型；然而，肿瘤区域可包括随机排列或呈束状的梭形细胞，这些细胞具有栅栏样细胞核，或呈束状类似未分化纤维肉瘤、平滑肌肉瘤

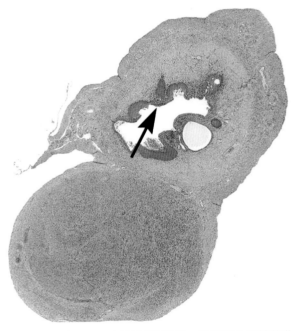

图 25.35 来源于肌层的平滑肌瘤。子宫腔上皮鳞状化生（箭头所示）

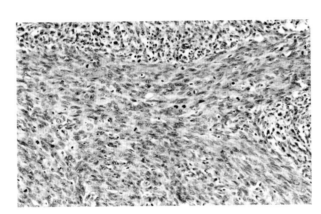

图 25.37 子宫平滑肌肉瘤。注意更多的细胞成分

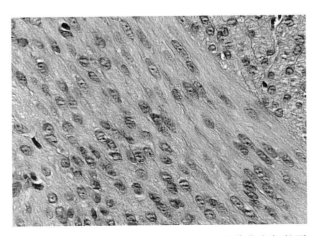

图 25.36 图 25.35 的高倍镜下观，显示分化良好的平滑肌细胞交织呈束状

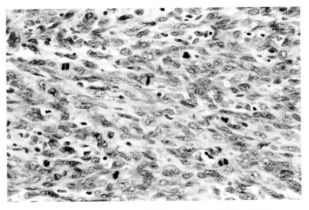

图 25.38 高倍镜下的平滑肌肉瘤显示细胞多形性、异型性、核分裂象

或子宫内膜间质肉瘤，即 Antoni A 型。囊性、疏松的区域在肿瘤中可以观察到，这有助于诊断神经鞘瘤（图 25.39~25.41）。免疫组织化学显示神经鞘瘤细胞呈 S100 蛋白及波形蛋白阳性，但肌动蛋白和结蛋白阴性。根据 Antoni B 型神经鞘瘤的组织学特征、免疫组织化学 S100 蛋白检验、电镜观察基底膜来鉴别恶性神经鞘瘤和其他下生殖道间充质肿瘤。

7.2.9　其他间充质肿瘤

其他子宫间充质肿瘤极罕见，可能观察到纤维瘤、纤维肉瘤和血管肉瘤，与出现在其他器官或组织的这类肿瘤相似。

7.3　阴道和子宫颈

发生在大鼠阴道和子宫颈的各种类型的自发

性肿瘤很罕见，偶尔可见阴道息肉。息肉由正常的或增生的角化鳞状上皮组成，上皮外被覆致密的纤维肌性或疏松排列的纤维血管核心（图 25.42 和 25.43）。来源于阴道或子宫颈表层上皮的鳞状细胞乳头状瘤和癌类似来源于皮肤、前胃及口腔黏膜的这种肿瘤或癌（图 25.44~25.46）。鳞状细胞癌出现在鳞状上皮囊肿壁上。颗粒细胞聚集，良性或恶性的颗粒细胞肿瘤可能见于子宫颈或阴道。类似出现在其他位置的颗粒细胞肿瘤，主要由大的、多边形至圆形的细胞组成，细胞质丰富且含有明显的呈嗜酸性、PAS 染色阳性的颗粒（图 25.47）。

8　毒理学病变

进行雌性大鼠生殖道的组织病理评价时需熟

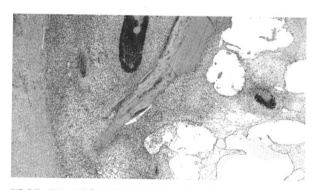

图 25.39　子宫恶性神经鞘瘤，典型的囊性外观

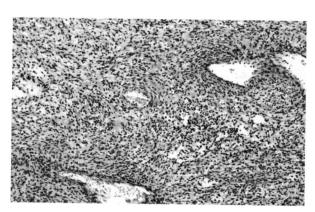

图 25.41　高倍镜下的恶性神经鞘瘤，囊性区域周围的梭形细胞呈束状排列

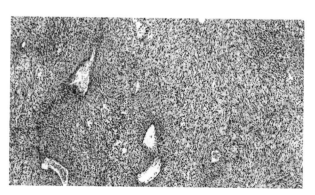

图 25.40　高倍镜下的恶性神经鞘瘤，显示囊性区域周围栅栏样的梭形细胞呈束状分布

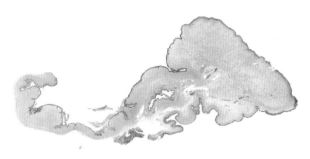

图 25.42　阴道息肉伴有广泛的纤维血管核心

悉大鼠动情周期的正常生理变化。因此，化学诱导的生殖道毒理学病变必须与正常的激素及生理性继发效应相区分。同时，在大鼠的正常动情周期中器官的重量、体积及大体外观会有变化，必须作为考虑因素，以区分正常的和化学诱导的脏器重量和体积的改变。慢性毒性试验前的试验主要使用青年大鼠，试验开始时大鼠为6~8周龄，此时这些大鼠的动情周期很活跃；然而，在慢性毒性试验中评价化学品对老龄雌性大鼠的作用时，生殖道的老龄相关的改变如排卵停止和动情周期不规律应考虑在内。同时，一些老龄大鼠的垂体肿瘤可能部分影响雌性生殖道对化学品影响的反应。与化学诱导的相对重量增加的降低如果很显著，可能与动情周期卵巢衰竭及子宫萎缩有关。子宫体积减小、重量减轻，子宫肌层和子宫内膜变薄，子宫内膜腺较正常减少。大多数出现在子宫的毒理学病变归因于给予激素或破坏内

分泌的影响激素活性的物质。阴道上皮角化常常用作评价不同化合物的雌激素活性的一个指标。评价破坏雌性内分泌激素的化合物，监控饲料、垫料及水中的雌激素水平至关重要。促孕化合物可以使阴道上皮产生黏液样改变，通常称为黏液化。类似的改变在不同的雄激素样化合物或继发于内源性雄激素增加中被报道过。在子宫，高剂量的甲羟孕酮和其他合成的孕激素可以诱发大鼠的弥漫性腔上皮子宫内膜增生。在大鼠动情周期的合适时间或孕酮治疗后给予一些物质，可诱发子宫内膜间质蜕膜化或蜕膜反应。常使用前列腺素、生长激素和无菌生理盐水。给予大鼠宫内避孕装置或子宫内膜其他形式的创伤（如电刺激），如果子宫内膜受到的刺激适中，也会导致蜕膜化。催乳素和导致高泌乳素血症的药物（如利血平、吩噻嗪、吩噻嗪衍生物和一些抗组胺药）可诱导蜕膜改变；催乳素有助于维持体

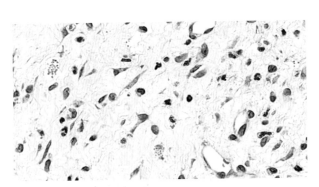

图25.43 高倍镜下的阴道息肉。显示疏松排列、水肿的纤维血管核心

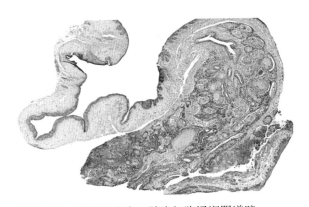

图25.45 鳞状细胞癌，肿瘤细胞浸润阴道壁

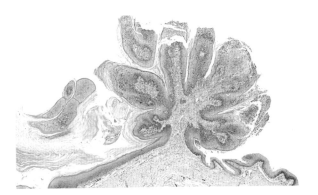

图25.44 阴道穹隆上的阴道乳头状瘤。注意从中心的纤维血管蒂分出的多个分支

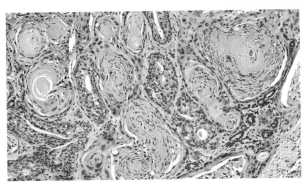

图25.46 图25.45阴道鳞状细胞癌的高倍镜下观。显示肿瘤细胞呈高度未分化性，伴有角蛋白和细胞碎片

内产生孕酮的黄体。虽无法证明，但根据蜕膜改变有时在息肉或其他肿瘤的内部或附近出现的这个事实推测，子宫腔内的组织肿物（如息肉）可能为诱发蜕膜改变提供必要的刺激。对下丘脑 - 垂体 - 卵巢（hypothalamic -pituitary-ovarian，HPO）轴作用的化学品可导致类固醇激素失衡和生殖道的组织学改变。化学品也会影响类固醇生成酶，如将雄激素转化为雌激素及结合和代谢过程所需的芳香化酶。这些过程的改变可以导致类固醇激素生成量、血液循环或局部组织含量改变，或激素的生物利用度改变，从而破坏正常的激素平衡。据报道，用芳香化酶抑制剂依西美坦处理的 SD 大鼠的子宫和宫颈上皮会发生萎缩。这种化合物还会引起大鼠的阴道上皮黏液化和乳腺导管上皮增生 / 肥大。依西美坦在子宫内引起的萎缩被认为是对雌二醇水平降低的反应，因此阴道和乳腺的组织学改变在某种程度上可能是继发于雄激素刺激，这些雄激素来源于内源性雄激素水平增高，内源性雄激素水平增高则与芳香化酶抑制导致的雄激素底物不能转化为雌激素有关。

大鼠的子宫内膜增生性病变可能与无排卵、无动情周期的生殖道直接相关。F344 大鼠大约20 月龄时子宫内膜间质息肉的发生率高，与持续发情的一段时期相符。在一项试验中，大多数带有息肉的大鼠都有卵巢卵泡囊肿和（或）阴道间情期的细胞学特征。外源性雌激素会引起非肿瘤性子宫内膜增生性病变。化学性或物理性致癌物可以导致子宫内膜癌，多数试验已使用硝基化合物或二甲基苯 [a] 蒽（dimethylbenz[a] anthracene）诱发子宫内膜癌。如果采取措施确保这些大鼠不会死于乳腺癌，可使用 N- 甲基亚硝基脲诱发增生性子宫内膜病变，进而发展为子宫内膜癌。Harlan Sprague-Dawley（HSD）大鼠暴露于二噁英或多氯联苯混合物，可诱发子宫内膜鳞状细胞癌。如果直接用浸渍的缝合方法将甲基胆蒽用于子宫内膜，也会引起子宫

内膜鳞状细胞癌。经吲哚 -3- 甲醇处理的大鼠，可发现既有鳞状细胞又有透明细胞的子宫内膜癌（图 25.48~25.50）。对雌性大鼠的生殖道的辐射可导致硬癌。自发性子宫内膜腺癌可见于 Donryu、DA/Han 和 BDII/Han 大 鼠。Sabra 大鼠和 Han-Wistar 大鼠的子宫内膜间质息肉和子宫腺癌的发病率都很高。据报道，子宫内膜间质肉瘤是由化学致癌物质诱发的大鼠最常见的间质肿瘤。已应用的化学品包括 N,N- 氟乙二乙酰胺、诺乙酮、盐酸丙卡嗪和 4- 硝基喹 -1- 氧化二氮。据报道，Han-Wistar 大鼠在四溴双酚A（tetrabromobisphenol A，TBBPA）灌 胃 2 年后出现恶性混合型米勒肿瘤（malignant mixed Müllerian tumor，MMMT）（图 25.51 和 25.52）。这些肿瘤的特征是既存在恶性上皮成分又存在恶性间充质成分，可能表现出不同的模式，称为同源性或异源性。同源性 MMMT 的肿瘤区域的细

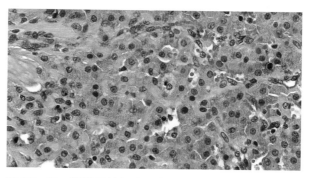

图 25.47　阴道颗粒细胞肿瘤，由大的、规则的细胞质呈颗粒样的细胞组成

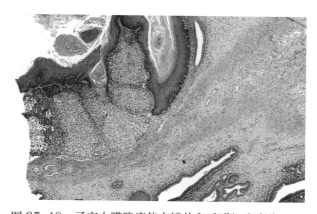

图 25.48　子宫内膜腺癌伴有鳞状和透明细胞成分

胞类型为正常存在于子宫的细胞类型，如平滑肌、纤维组织和子宫内膜间质样组织细胞。异源性 MMMT，间充质组织分化成的细胞类型不会明显地出现在子宫，这些细胞成分包括肿瘤中可见的横纹肌、骨和（或）软骨细胞。

据报道，CD-1 小鼠出生前和新生 CD-1 小鼠暴露于双酚 A（bisphenol A，BPA）会诱发明显的中肾管（沃尔夫管）残留、鳞状化生、子宫腺肌症、平滑肌瘤、非典型增生和生命后期子宫间质息肉（在 18 月龄时）。CD-1 小鼠出生前暴露于双酚 A，之后也会诱发阴道腺病和子宫颈肉瘤。

卵黄囊瘤或内胚窦瘤可通过手术在子宫浆膜层植入胎盘和（或）胚胎而诱发。小鼠的肉瘤病毒（mouse sarcoma virus，MSV）也可与手术一起使用以破坏妊娠子宫。如果使用 MSV，肿瘤发生的时间将大幅缩短。MSV 还可用于诱发子宫切除的大鼠的胚胎癌。阴道和子宫颈鳞状细胞癌及肉瘤可由碳氢化合物诱发，甲状腺活性物质可改变由此导致的肿瘤发生率。在给予己烯雌酚（diethylstilbestrol，DES）的 Wistar 大鼠中，以剂量依赖性方式诱导出阴道腺癌、鳞状细胞癌及具有鳞状和腺瘤样成分的混合癌。发育中的 CD-1 小鼠暴露于 DES 会诱发子宫平滑肌瘤。雌性生殖道肿瘤的发生率在不同的大鼠品系和暴露

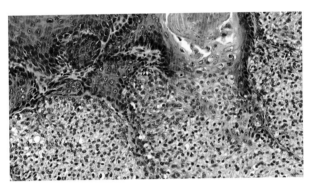

图 25.49　图 25.48 子宫内膜腺癌的高倍镜下观。显示毗邻鳞状细胞的空泡化细胞

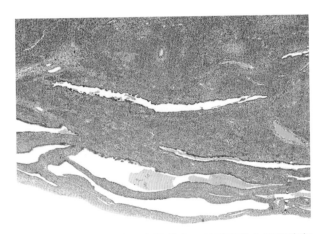

图 25.51　恶性混合型米勒肿瘤。显示囊性上皮和致密的间充质成分

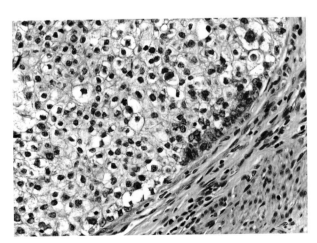

图 25.50　子宫内膜腺癌伴有透明细胞，这些细胞含有小的和大的细胞质空泡

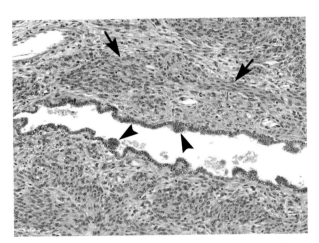

图 25.52　图 25.51 恶性混合型米勒肿瘤的高倍镜下观。注意与恶性上皮细胞（箭头所示）相邻的成纤维间充质肿瘤细胞（箭号所示）

表 25.1　雌性的生殖道肿瘤

肿瘤	SD 灌胃,水	SD 饲喂	Han-Wistar 灌胃,水	Han-Wistar 灌胃,油	Han-Wistar 饲喂	F344 灌胃,油	F344 灌胃,纤维素	F344 灌胃,水	F344 吸入,空气	F344 口服,食物	F344 口服,水	F344 皮肤,丙酮	F344 皮肤,乙醇
输卵管	594												
腺瘤	0.17%												
子宫	910	120	359	100	134	300	100	50	150	150	100	50	200
腺瘤	0.88%	0.83%	1.67%		0.75%				1.33%	0.67%	1%		
癌	1.98%	2.5%	2.23%	5%	8.2%	0.33%			0.67%	1.33%	1%		
腺癌													
间质息肉	6.81%	5%	10.3%	8%	17.9%	11.33%	26%	16%	14.67%	22.67%	18%	18%	12%
间质肉瘤	0.33%		0.56%	2%					1.33%	1.33%			1%
肉瘤													0.5%
良性颗粒细胞瘤	0.55%		0.56%										
平滑肌瘤	0.11%			1%									
平滑肌肉瘤	0.11%		0.28%		0.75%	0.33%				0.67%	1%		
恶性神经鞘瘤	0.66%		1.4%										
角化棘皮瘤		0.83%											
鳞状细胞癌	0.66%	0.83%			1.34%								
组织细胞肉瘤	0.66%	0.83%	0.28%	1%					0.67%				
纤维肉瘤	0.83%		0.28%										
良性蜕膜瘤	0.22%		0.28%		0.75%								
血管瘤													
阴道	909	120	358	100	114	300	100	100	150	150	100	50	200
间质息肉	0.11%	0.83%											
间质肉瘤	0.11%			2%									
息肉											1%	2%	
肉瘤						0.33%							
良性颗粒细胞瘤	0.56%	0.83%	0.28%										
纤维瘤	0.11%												
纤维肉瘤					0.88%								
鳞状细胞乳头状瘤	0.11%												
恶性神经鞘瘤					0.88%	0.33%							

途径中存在差异（表 25.1）。

致谢

　　本章中的所有图片（除图 25.4）由美国国家毒理学项目中心、美国国家环境健康科学试验所、美国北卡罗来纳州三角试验园提供。

参考文献

Alexandrov, V.A., 1969. Uterine, vaginal, and mammary tumours induced by nitrosoureas in pregnant rats. Nature (London). 222, 1064-1065.

Attia, M.A., 1985. Neoplastic and nonneoplastic lesions in aging female rats with special reference to the functional morphology of the hyperplastic and neoplastic changes in the pituitary gland. Arch. Toxicol. 57, 77-83.

Baggs, R.B., Miller, R.K., Odoroff, C.L., 1991. Carcinogenicity of diethylstilbestrol in the Wistar rat: effect of postnatal oral contraceptive steroids. Cancer. Res. 51 (12), 3311-3315.

Barbolt, T.A., Brown, G.L., 1989. Vaginal septum in the rat. Lab. Anim. 18, 47-48.

Bird, C.C., Willis, R.A., 1970. The possible carcinogenic effects of radiation on the uterus. Br. J. Cancer. 24, 759-768.

Bullock, F.D., Curtis, M.R., 1930. Spontaneous tumors of the rat. Cancer Res. 14, 1-115.

Bums, R.K., 1961. Role of hormones in the differentiation of sex. In: 3rd ed. Young, W.C. (Ed.), Sex and Internal Secretions, vol. I. Williams & Wilkins, Baltimore, MD.

Burek, J.D., Zurcher, C., Hollander, C.F., 1976. High incidence of spontaneous cervical and vaginal tumors in an inbred strain of brown Norway rats (BN/Bi). J. Natl. Cancer. Inst. 57, 549-554.

Campbell, J.S., 1987. Adenoacanthoma, uterus, rat. In: Jones, T.C., Mohr, U., Hunt, R.D. (Eds.), Genital System: Monograph on Pathology of Laboratory Animals. Springer-Verlag, Berlin, pp. 110-115.

Castro, H.F., Fechner, R.E., Spjut, H.J., 1968. Induced mesenchymal tumors of the rat genital tract. Arch. Pathol. 86, 475-480.

Cherry, C.P., Glucksmann, A., 1970. The influence of thyroactive substances on the induction of cervico-vaginal tumours in intact and castrate rats. Br. J. Cancer. 24, 510-527.

Clark, J.H., McCormack, S., 1977. Clomid or nafoxidine administered to neonatal rats causes reproductive tract abnormalities. Science. 197 (4299), 164-165.

Craig, S.S., Jollie, W.P., 1985. Age changes in density of endometrial stromal cells of the rat. Exp. Gerontol. 20, 93-97.

Crain, R.C., 1958. Spontaneous tumors in the Rochester strain of the Wistar rat. Am. J. Pathol. 34, 311-335.

Damjanov, I., 1985. Editorial: vesalius and hunter were right: decidua is a membrane! Lab. Invest. 53, 597-598.

de Schaepdrijver, L.M., Fransen, J.L., Van der Eycken, E.S., Coussement, W.C., 1995. Transverse vaginal septum in the specificpathogen-free Wistar rat. Lab. Anim. Sci. 45 (2), 181-183.

Deerberg, F., Rehm, S., Pitterman, W., 1981. Uncommon frequency of adenocarcinomas of the uterus in virgin han: Wistar rats. Vet. Pathol. 18, 707-713.

Dixon, R.L., 1986. Toxic responses of the reproductive system.

In: Klassen, C.D., Amdur, M.0., Doull, J. (Eds.), Casarett and Doull's Toxicology, 3rd ed. Macmillan, New York, NY, pp. 432-477.

Dixon, D., Alison, A., Bach, U., Colman, K., Foley, G.L., Harleman, J., et al., 2014. Nonproliferative and proliferative lesions of the rat and mouse female reproductive tract. J. Toxicol. Pathol. 27 (34 Suppl), 1S-107S.

Dixon, D., Leininger, J.R., Valerio, M.G., Johnson, A.N., Stabinski, L.G., Frith, C.H., 1999. Proliferative lesions of the ovary, uterus, vagina, cervix and oviduct in rats. Guides for Toxicologic Pathology. STP/ARP/AFIP, Washington, DC.

Dunnick, J.K., Sanders, J.M., Kissling, G.E., Johnson, C.L., Boyle, M.H., Elmore, S.A., 2014. Environmental chemical exposure may contribute to uterine cancer development: studies with tetrabromobisphenol A. Toxicol. Pathol. [Epub ahead of print].

Elcock, L.H., Stuart, B.P., Mueller, R.E., Hoss, H.E., 1987. Deciduoma, uterus, rat. In: Jones, T.C., Mohr, U., Hunt, R.D. (Eds.), Genital System: Monograph on Pathology of Laboratory Animals. Springer-Verlag, Berlin, pp. 140-146.

Elsinghorst, T.A.M., Timmermans, H.J.F., Hendriks, H.G., 1984. Comparative pathology of endometrial carcinoma. Vet. Q. 6, 200-208.

Ferm, V.H., 1987. Embryology and comparative anatomy, rodent reproductive tract. In: Jones, T.C., Mohr, U., Hunt, R.D. (Eds.), Genital System: Monograph on Pathology of Laboratory Animals. Springer-Verlag, Berlin, pp. 3-7.

Gardner, W.U., 1939. Estrogens in carcinogenesis. Arch. Pathol. 27, 138-170.

Goodman, D.G., Hildebrandt, P.K., 1987. Stromal sarcoma, endometrium, rat. In: Jones, T.C., Mohr, U., Hunt, R.D. (Eds.), Genital System: Monograph on Pathology of Laboratory Animals. Springer-Verlag, Berlin, pp. 70-72.

Goodman, D.G., Hildebrandt, P.K., 1987. Papillary adenoma, endometrium, rat. In: Jones, T.C., Mohr, U., Hunt, R.D. (Eds.), Genital System: Monograph on Pathology of Laboratory Animals. Springer-Verlag, Berlin, pp. 78-80.

Goodman, D.G., Hildebrandt, P.K., 1987. Adenocarcinoma, endometrium, rat. In: Jones, T.C., Mohr, U., Hunt, R.D. (Eds.), Genital System: Monograph on Pathology of Laboratory Animals. Springer-Verlag, Berlin, pp. 80-82.

Goodman, D.G., Hildebrandt, P.K., 1987. Squamous cell carcinoma, endometrium, rat. In: Jones, T.C., Mohr, U., Hunt, R.D. (Eds.), Genital System: Monograph on Pathology of Laboratory Animals. Springer-Verlag, Berlin, pp. 82-83.

Goodman, D.G., Hildebrandt, P.K., 1987. Stromal polyp, endometrium, rat. In: Jones, T.C., Mohr, U., Hunt, R.D. (Eds.), Genital System: Monograph on Pathology of Laboratory Animals. Springer-Verlag, Berlin, pp. 146-148.

Goodman, D.G., Ward, J.M., Squire, R.A., Chu, K.C., Linhart, M.S., 1979. Neoplastic and nonneoplastic lesions in aging F344 rats. Toxicol. Appl. Pharmacol. 48, 237-248.

Greaves, P., 2012. Female genital tract in histopathology of preclinical toxicity studies. Interpretation and Relevance in Drug Safety Evaluation. Elsevier B.V., Canada, pp. 667-723.

Greenblatt, M., Lijinsky, W., 1972. Nitrosamine studies: neoplasms of liver and genital mesothelium in nitrosopyrrolidine-treated MRC rats. J. Natl. Cancer Inst. 48, 1687-1696.

Homma, S., Azuma, R., 1981. Pathogenesis of hydrometra-endometritis complex in rats. Jpn. J. Vet. Sci. 43, 387-398.

Jacobs, B.B., Huseby, R.A., 1967. Neoplasms occurring in aged fischer rats with special reference to testicular, uterine and thyroid tumors. J. Natl. Cancer Inst. 39, 303-309.

Kakudo, K., Sugaya, T., Onishi, S., Miyaji, T., 1976. Electron microscopic studies of placental and uterine tumors induced in rats. Acta. Pathol. Jpn. 26, 703-708.

Keams, M., Lala, P.K., 1983. Life history of decidual cells: a review.

Am. J. Reprod. lmmunol. 3, 78-82.

Kennedy, T.G., Lukash, L.A., 1982. Induction of decidualization in rats by the intrauterine infusion of prostaglandins. Biol. Reprod. 27, 253-260.

Kubota, M., Mizuhira, V., 1988. Fine structure and functions of the rat metrial gland. I. effect of prostaglandin F2 on the granulated metrial gland cells. Acta. Histochem. Cytochem. 21, 1-13.

Lawn, A.M., 1973. The ultrastructure of the endometrium during the sexual cycle. Adv. Reprod. Physiol. 6, 61-95.

l-Banna, A.A., Hafez, E.S.E., 1972. The uterine cervix in mammals. Am. J. Obstet. Gynecol. 112, 145-164.

Lee, J.H., 1977. A new type of nonciliated cells, junctura cells, in the rat oviduct. Jpn. J. Vet. Res. 25, 1-6.

Marshall, F.F., Beisel, D.S., 1978. The association of uterine and renal anomalies. Obstet. Gynecol. 51, 559-562.

Mirsky, M.L., Sivaraman, L., Houle, C., Potter, D.M., Chapin, R.E., Cappon, G.D., 2011. Histologic and cytologic detection of endocrine and reproductive tract effects of exemestane in female rats treated for up to twenty-eight days. Toxicol. Pathol. 39 (4), 589-605.

Mobini Far, H.R., Agren, G., Lindqvist, A.S., Marmendal, M., Fahlke, C., Thiblin, I., 2007. Administration of the anabolic androgenic steroid nandrolone decanoate to female rats causes alterations in the morphology of their uterus and a reduction in reproductive capacity. Eur. J. Obstet. Gynecol. Reprod. Biol. 131 (2), 189-197.

Mor, N., Lutsky, I., 1986. Spontaneous endometrial tumours of Sabra rat. Lab. Anim. 20, 316-320..

Nantermet, P.V., Masarachia, P., Gentile, M.A., Pennypacker, B., Xu, J., Holder, D., et al., 2005. Androgenic induction of growth and differentiation in the rodent uterus involves the modulation of estrogenregulated genetic pathways. Endocrinology. 146 (2), 564-578.

Newbold, R.R., Jefferson, W.N., Padilla-Banks, E., 2007. Long-term adverse effects of neonatal exposure to bisphenol A on the murine female reproductive tract. Reprod. Toxicol. 24, 253-258.

Newbold, R.R., Jefferson, W.N., Padilla-Banks, E., 2009. Prenatal exposure to bisphenol A at environmentally relevant doses adversely affects the murine female reproductive tract later in life. Environ. Health. Perspect. 117, 879-885.

Newbold, R.R., Moore, A.B., Dixon, D., 2002. Characterization of uterine leiomyomas in CD-1 mice following developmental exposure to diethylstilbestrol (DES). Toxicol. Pathol. 30, 611-616.

O'Shea, J.D., Kleinfeld, R.G., Morrow, H.A., 1983. Ultrastructure of decidualization in the pseudopregnant rat. Am. J. Anat. 166, 271-298.

Pandey, S.K., Sahay, A., Pandey, R.S., Tripathi, Y.B., 2005. Effect of asparagus racemosus rhizome (Shatavari) on mammary gland and genital organs of pregnant rat. Phytother. Res. 19 (8), 721-724.

Picut, C.A., Remick, A.K., Asakawa, M.G., Simons, M.L., Parker, G.A., 2013. Histologic features of prepubertal and pubertal reproductive development in female SpragueDawley rats. Toxicol. Pathol. [Epub ahead of print].

Power, S.A.G., Kennedy, T.G., 1982. Estrogen induced changes in uterine sensitivity for the decidual cell reaction: interactions between prostaglandin E2 and histamine or bradykinin. Prostaglandins. 23, 219-226.

Quignot, N., Arnaud, M., Robidel, F., Lecomte, A., Tournier, M., Cren-Olivé, C., et al., 2012. Characterization of endocrine-disrupting chemicals based on hormonal balance disruption in male and female adult rats. Reprod. Toxicol. 33 (3), 339-352.

Sass, B., Rabstein, L.S., Madison, R., Nims, R.M., Peters, R.L., Kelloff, G.J., 1975. Incidence of spontaneous neoplasms in F344 rats throughout the natural life-span. J. Natl. Cancer. Inst. 54, 1449-1456.

Scarpelli, D.G., von Haam, 1960. Experimental carcinoma of the uterine cervix. Prog. Exp. Tumor. Res. 1, 179-224.

Schardein, J.L., Fitzgerald, J.E., Kaump, D.H., 1968. Spontaneous tumours in Holtzman-source rats of various ages. Pathol. Vet. 5, 238-252.

Sekiya, S., Kikuch, Y., Katoh, T., Kobayashi, W., Takeda, B., Takamizawa, H., 1979. Effect ofovariectomy, adrenalectomy and hypophysectomy on carcinogenesis of the endometrium by 7,12-dimethylbenz-a-anthracene in rats. Gynecol. Oncol. 7, 281-287.

Shirota, M., Kawashima, J., Nakamura, T., Ogawa, Y., Kamiie, J., Shirota, K., 2013. Vascular hamartoma in the uterus of a female SpragueDawley rat with an episode of vaginal bleeding. Toxicol. Pathol. 41 (7), 10111015. Available from: http://dx.doi.org/10.1177/0192623313476575, Epub 2013 Feb 15.

Sobis, H., 1987a. Teratoma, uterus, rat. In: Jones, T.C., Mohr, U., Hunt, R.D. (Eds.), Genital System: Monograph on Pathology of Laboratory Animals. Springer-Verlag, Berlin, pp. 120-126.

Sobis, H., 1987b. Yolk sac carcinoma, rat. In: Jones, T.C., Mohr, U., Hunt, R.D. (Eds.), Genital System: Monograph on Pathology of Laboratory Animals. Springer-Verlag, Berlin, pp. 127-133.

Sobis, H., 1987c. Embryonal carcinoma, uterus, rat. In: Jones, T.C., Mohr, U., Hunt, R.D. (Eds.), Genital System: Monograph on Pathology of Laboratory Animals. Springer-Verlag, Berlin, pp. 134-137.

Sobis, H., 1987d. Choriocarcinoma, uterus, rat. In: Jones, T.C., Mohr, U., Hunt, R.D. (Eds.), Genital System: Monograph on Pathology of Laboratory Animals. Springer-Verlag, Berlin, pp. 138-140.

Stenback, F., 1970. Experimental cancer of the uterine cervix of mice and rats. a histological and histochemical study. Ann. Med. Exp. Biol. Fenn. 48, 205-211.

Stone, G.W., Emmens, C.W., 1964. The effect of oestrogens and anti-oestrogens on deciduoma formation in the rat. J. Endocrinol. 29, 147-155.

Tanaka, T., Mori, H., 1983. Experimental induction of uterine cancer in rats by N-methyl-N'-nitro-N-nitrosoguanidine. Pathol. Res. Pract. 178, 20-26.

Tang, F.Y., Tang, L.K., 1981. Association of endometrial tumors with reproductive tract abnormalities in the aged rat. Gynecol. Oncol. 12, 51-63.

Tang, F.Y., Bonfiglio, T.A., Tang, L.K., 1984. Effect of estrogen and progesterone on the development of endometrial hyperplasia in the fischer rat. Biol. Reprod. 31, 399-413.

Thigpen, J.E., Setchell, K.D., Kissling, G.E., Locklear, J., Caviness, G. F., Whiteside, T., et al., 2013. The estrogenic content of rodent diets, bedding, cages, and water bottles and its effect on bisphenol A studies. J. Am. Assoc. Lab. Anim. Sci. 52 (2), 130-141.

van den Brink-Knol, H., van Esch, E., 2010. Spontaneous malignant mixed Mu¨llerian tumor in a Wistar rat: a case report including immunohistochemistry. Vet. Pathol. 47, 1105-1110.

Verdeal, K., Erturk, E., Rose, D.P., 1986. Endometrial adenomatous hyperplasia and carcinoma and multiple endocrinopathies in rats exposed to N-nitrosomethylurea. Anticancer. Res. 6, 5-10.

Vollmer, G., 2003. Endometrial cancer: experimental models useful for studies on molecular aspects of endometrial cancer and carcinogenesis. Endocr. Relat. Cancer. 10 (1), 23-42.

Westwood, F.R., 2008. The female rat reproductive cycle: a practical histological guide to staging. Toxicol. Pathol. 36, 375-384.

Wischik, C.M., Roger, A.M., 1982. Cell organization in the stroma of the rat uterus. I. The ovariectomized rat. J. Anat. 135, 707-718.

Yoshitomi, K., 1990. Cystic dilatation of the vaginal fornix in aged female CRj: F344/Du rats. Vet. Pathol. 27 (4), 282-284.

Yoshizawa, K., Brix, A.E., Sells, D.M., Jokinen, M.P., Wyde, M., Orzech, D.P., et al., 2009. Reproductive lesions in female Harlan SpragueDawley rats following two-year oral treatment with dioxin and dioxin-like compounds. Toxicol. Pathol. 37 (7), 921-937.

Yuan, Y., Carlson, R.G., 1987. Structure, cyclic change, and function, vagina and vulva, rat. In: Jones, T.C., Mohr, U., Hunt, R.D. (Eds.), Genital System: Monograph on Pathology of Laboratory Animals. Springer-Verlag, Berlin, pp. 161-168.

Yuan, Y., Foley, G., 2002. Female reproductive system. In: Hascheck, W., Rousseaux, C., Walig, M. (Eds.), Handbook of Toxicologic Pathology, vol. 2. Academic Press, San Diego, pp. 847-894.

Zook, B.C., Spiro, I., Hertz, R., 1987. Malignant neoplasms of decidual origin (deciduosarcomas) induced by estrogen-progestin- releasing intravaginal devices in rabbits. Am. J. Pathol. 128, 315-327.

第十二部分

雄性生殖系统

第 26 章

睾丸和附睾

Katharine M. Whitney[1] and Andrew W. Suttie[2]

[1]*AbbVie Inc, North Chicago, IL, USA,* [2]*Covance Inc., Chantilly, VA, USA*

1　引言

雄性生殖病理学评价在药物毒理学中越来越重要。内分泌干扰物会对环境毒物分析和雄性生殖有害性的检测产生影响，意识到这一点对药物安全性评价非常重要。睾丸、附睾和附属腺体的重量，精子的形态、活力、浓度及繁殖性（交配试验）可评估雄性大鼠生殖系统受到的影响，但组织病理学对药物毒性的最终评估和作用机制的发现往往是至关重要的。此外，由于公众对儿科药物安全性的要求日益提高，监管机构要求在幼龄动物试验中评估药物对发育中的生殖系统的影响。作为雄性配子的起源和睾酮的主要来源，睾丸是生殖组织病理学研究的主要关注点。人们也逐渐认识到附睾不只是精子的导管，还具有促进活精子完全发育的功能。

2　正常睾丸和附睾

2.1　胚胎学

生殖道起源于尿生殖嵴，睾丸在腹腔背壁发育。随着外翻的腹膜一起落入固有鞘膜形成包绕睾丸的腔，也就是阴囊。睾丸主要有 3 种类型的细胞：产生功能性雄性配子的生殖细胞及 2 种体细胞即支持细胞和间质（Leydig）细胞。睾丸的原始生殖细胞从卵黄囊的内胚层发育，并迁移到生殖嵴。支持细胞可能来源于体腔上皮细胞或生殖嵴间充质细胞，而间质细胞可能来自间充质的肌成纤维样细胞。支持细胞在受精后的第 13~14 天出现，到妊娠（GD）第 19 天核分裂能力达到最强。妊娠第 14 天出现胎儿间质细胞，妊娠第 19 天睾酮的分泌达到峰值。

睾丸内的睾丸网起源于尿生殖嵴的性腺芽，

负责运送生精小管内的精子。睾丸外睾丸网的起源尚不太明确，可能与输出小管共同起源于中肾。附睾来源于沃尔夫管（Wolffian duct）。

2.2 出生后发育

出生时，睾丸由胎儿间质细胞、含有生殖母细胞（原始生殖细胞）的性腺索以及增殖中的支持细胞组成（Clermont and Huckins, 1961; Ekwal et al., 1984; Knorr et al., 1970）。出生后（PND）第 3 天，生殖母细胞继续增殖，并从性腺索中心向外周迁移。生殖母细胞可能分化为 A 型精原细胞，可能在出生后第 9 天前退化。A 型精原细胞立即持续增殖分化，形成所谓的第一次精子发生波，这代表成熟大鼠生殖细胞发育过程的加速，并形成功能性的生精上皮。在第一次精子发生波期间，支持细胞继续分裂至出生后第 15 天，此时最早期的生殖细胞已经成熟为粗线期精母细胞。靠近粗线期精母细胞的支持细胞开始形成构成血 - 睾屏障的细胞间基底外侧的紧密连接；同时，许多精母细胞发生凋亡，从而平衡生殖细胞与支持细胞的比例。通常，在出生后早期睾丸内各发育阶段中，大部分成熟的生殖细胞都受生理性细胞凋亡的影响，这使解读幼龄动物研究中的毒理学效应变得更加复杂。大约在出生后第 20 天，血 - 睾屏障完全形成，随后支持细胞增大，开始具有分泌活性，性腺索通过形成管腔转化为生精小管。支持细胞继续分化，到出生后第 45 天左右具有完备功能，这与成熟精子细胞的出现一致（第 19 型）。

大约从出生后第 11 天起，胎儿间质细胞开始退化并被出生后产生的细胞群替代。间质细胞有丝分裂活动会持续到出生后第 50 天，此时血清睾酮浓度相当于成年动物水平。

2.3 解剖学和组织学

睾丸是复管状腺，由纤维结缔组织被膜即白膜包围。纤维隔将腺体分成包含高度迂回的生精小管的小叶（Setchell and Brooks, 1988）。在胎儿的睾丸中有 20~31 个不同的性索，呈 C 形平行排列且垂直于睾丸长轴。随着发育，每个性索变成一根小管并形成紧密的折叠，相邻小管嵌套在一起，整体呈漏斗状。

睾丸主要由生殖细胞（精原细胞、精母细胞和精子细胞）和体细胞（支持细胞、间质细胞和管周肌样细胞）形成生精小管和间质。管周肌样细胞包绕着生精小管。这些细胞收缩（对内皮素的反应）可帮助精子沿着生精小管运动（Tripiciano et al., 1996）。支持细胞是起支持作用的体细胞，占小管内细胞的 10%~15%。支持细胞呈金字塔形，表面内陷以支持不同成熟阶段的生精细胞，生精细胞遮盖支持细胞的大部分胞质。可通过体积较大、位于基底部、呈卵圆形至三角形且核仁明显的细胞核来识别支持细胞（Clermont, 1990）。

间质细胞被睾丸淋巴液包围并靠近血管和淋巴管。睾丸淋巴液是一种超滤的浆液，与血液有显著差异，其中的蛋白质和睾酮浓度为血液中的 10 倍。在常规切片中，间质细胞通常有丰富的嗜酸性颗粒或细小的形态规则的空泡的胞质，在超微结构上可见大量线粒体。睾丸间质内还有巨噬细胞和血管。

精原细胞形成成熟的精子是一个高度有序和连续的过程，包括连续的增殖、减数分裂和精子形成，每个周期持续 2~3 周。每 13 天，大鼠体内一群耐辐射且能自我更新的干细胞（A 型精原细胞）就会产生致力于分化的子细胞（A_1 型精原细胞）（Clermont and Perey, 1957）。子细胞的后代细胞通过胞质桥保持连接，这样有助于协调它们的发育。这些二倍体精原细胞位于生精小管的边缘，在支持细胞 - 支持细胞（Sertoli-Sertoli）紧密连接处外侧，并暴露于间质液中。A 型精原细胞经过 A_1、A_2、A_3、中间型和 B 型精原细胞（可通过细胞核的形态特征区分）每种类型细胞之间的 1 次减数分裂完成分化。B 型精原细胞分裂产生前细线期精母细胞，前细线期精母细胞复制其 DNA 补体成为四倍体细线期精母细胞。早期的精母细胞通过支持细胞紧密连接的移位进入近腔室，从而受到血 - 睾屏障的保护。然后，生殖细胞作为粗线期精母细胞经过 2 周的减数分裂前期，随后进行 2 次快速减数分裂，最终形成单倍体精子细胞。

在精子形成周期即精子发生周期的最后 3 周中，精子细胞形态和功能会发生显著变化。早期的形态即圆形精子细胞整体球形并有球形核，发育中的顶体仅有细微的形态学变化，部分覆盖细胞核。含圆形精母细胞的生精上皮为多层细胞。较成熟的精子形式即长形精子，经历显著的形态上的转化成为近乎功能性配子。根据过碘酸希夫（PAS）染色后精子细胞的形态学特征，Leblond 和 Clermont（1952）将精子细胞的发育过程分为

19 型（1~19 型）和 14 个期（Ⅰ～ⅩⅣ 期），来表示生殖细胞的生精周期（图 26.1）。尽管一些早期阶段通过苏木精 - 伊红染色难以明确区分，但多数时期可以通过形态特征来区分，而不必借助 PAS 阳性精子细胞的顶体（表 26.1）。对包含不同期的细胞关联的认识能够使人们认识到在短期研究（如 28 天或少于 28 天）中具有毒理学意义的各种特定变化。这些周期是对生殖细胞连续发育的人为划分，持续时间为 7（Ⅹ 期）~58（Ⅶ 期）小时。来自周期中 2 个相邻期的细胞可能存在于同一个横切的小管内，因为这些周期沿着管状长轴依次出现（Perey et al., 1961）。尽管没有必要了解每个小管横截面的精确分期，但识别关键的且容易识别的处于Ⅶ期（图 26.2）、Ⅷ期（图 26.3）和ⅩⅣ期（图 26.4）的小管有助于理解和识别形态变化。PAS 染色可突出长形精子细胞的

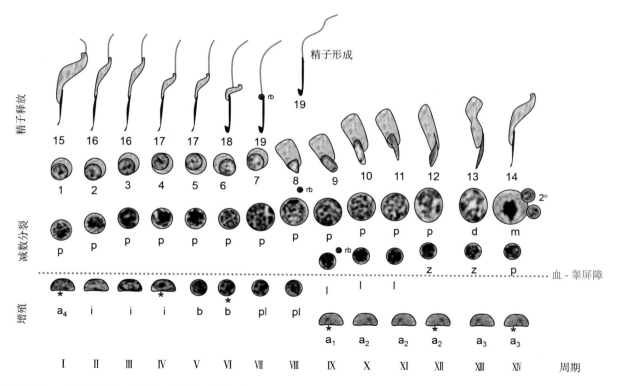

图 26.1 大鼠精子发生形态示意图。周期（Ⅰ～ⅩⅣ）以相关生殖细胞组成的行表示。每个完整的行代表周期中的 1 个循环（持续至 13 天）。共描述了 4 个完整的循环，从Ⅸ期的 A₁ 型精原细胞（a₁）开始发育成Ⅶ期的第 19 型精子细胞。a、i 和 b 分别表示 A 型、中间型和 B 型精原细胞，* 表示有丝分裂；pl、l、z、p、d、m 和 2° 分别表示前细线期、细线期、偶线期、粗线期、双线期和次级精母细胞；m 代表减数分裂。阿拉伯数字表示精子细胞成熟中的型，圆形（1~7），长形（8~19）。

表 26.1　大鼠精子发育周期：显微形态学特征

周期	显微特征
I	第 15 型的精子细胞有丰富的胞质
II	所有早期（ I ~ VII 期）都有圆形和长形精子细胞
III	长形精子有浓密的颗粒状胞质
IV	第 17 型的精子细胞形成轮辐状
V	第 18 型的精子细胞胞质少
VI	残余体（RBs）形成，可能见到有丝分裂 B 型精原细胞
VII	残余体聚集在管腔边缘
	出现界限清晰的基底层
	VII 期持续时间最长，切片中最多见
VIII	第 8 型的精子细胞有三角形核
	第 19 型的精子细胞会被释放出去，残余体会被吸收
IX	第 9 型的核呈子弹形，残余体会被吸收
X	第 10 型的核呈雪茄状，持续时间最短，切片中最少（检查留存的第 19 型的精子细胞）
XI	长形精子细胞核长度和密度增加
XII	第 12 型的精子细胞核弯曲，晚期阶段（IX ~ XIV）有 2 个精子细胞群
XIII	精母细胞（双线期）的体积最大
XIV	初级精母细胞减数分裂产生次级精母细胞，然后发育成精子细胞

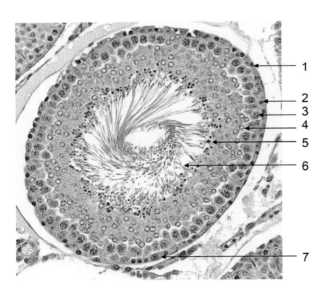

图 26.2　VII 期生精小管可以通过生精上皮管腔边缘紧密排列的残余体和早期精母细胞形成的界限清晰的基底层来识别。（1）A 型精原细胞；（2）前细线期精母细胞；（3）粗线期精母细胞；（4）第 7 型圆形精子细胞；（5）残余体；（6）成熟的（第 19 型）精子细胞；（7）支持细胞

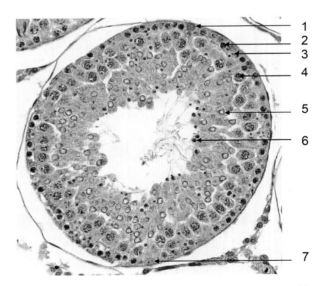

图 26.3　成熟精子细胞的释放（精子释放）发生在第 VIII 期。由于支持细胞对残余体的吸收，生精上皮的所有层面都可以见到残余体。圆形精子细胞开始转变为长形精子细胞，其细胞核呈三角形。（1）A 型精原细胞；（2）前细线期精母细胞；（3）基底部的残留体；（4）粗线期精母细胞；（5）第 8 型精子细胞；（6）管腔内的残余体；（7）支持细胞

细节（图 26.5），这有助于更精确地识别各个分期（Russell et al., 1990）。

输出导管系统包括睾丸网、输出小管和附睾。在每个生精小管的一端，生精小管都排空到

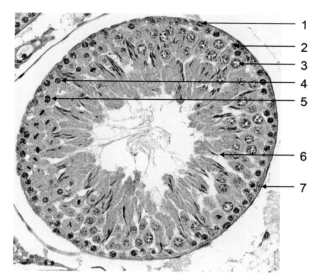

图 26.4 减数分裂发生在第 XIV 期。图中小管的横截面包括 XIII 期（右上 1/4）有最大核的粗线期精母细胞、XIV 期各种进行第一次减数分裂的初级（四倍体）精母细胞以及次级（二倍体）精母细胞。（1）A 型精原细胞；（2）偶线期精母细胞；（3）粗线期精母细胞；（4）次级精母细胞；（5）减数分裂的精母细胞；（6）第 14 型精子细胞；（7）支持细胞

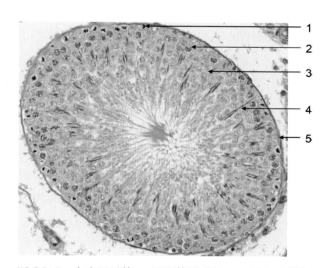

图 26.5 突出显示第 17 型顶体形成的 PAS 染色的 IV 期小管轮辐状图案，其中许多中间型精原细胞正在进行有丝分裂。（1）有丝分裂的中间型精原细胞；（2）粗线期精母细胞；（3）第 4 型（圆形）精子细胞；（4）第 17 型（长形）精子细胞；（5）支持细胞

直精小管，这是一个与睾丸网相连的短的过渡区（图 26.6）。类似于支持细胞的移行细胞排列在直精小管上，并在与睾丸网的接口处形成接头。因为直精小管内仅含有移行细胞，它们类似于（但不应相混淆）萎缩的生精小管。

睾丸内的睾丸网是一个内衬扁平上皮的囊状结构，位于睾丸颅极的白膜下（图 26.6）。一系列穿过睾丸膜的狭缝状通道连接睾丸内、外的睾丸网。

输出小管（图 26.7）位于附睾脂肪内，由 6~15 个被覆薄平滑肌层的小管构成（Ilio and Hess, 1994）。输出小管的假复层柱状上皮包括有纤毛和无纤毛细胞、基底细胞、上皮内淋巴细胞以及巨噬细胞。这些结构将睾丸外的睾丸网与附睾相连，但有些可能存在盲端。

附睾（图 26.7）位于睾丸尾端表面，由一条由纤毛上皮构成的盘曲的管构成。距离睾丸越远，管的直径越大，平滑肌厚度越厚，但上皮高度则逐渐降低（Foley，2001）。出于形态学描述的需要，附睾被分为头（头部）、体（峡部）和尾（尾部）；然而，根据功能特点，附睾可细分为更多的节段。主细胞是具有吸收和分泌活性的高柱状细胞，占附睾管上皮的大部分。其他细胞类型包括基细胞（小的，具有解毒活性的外周细胞）、透明细胞（大的，具有吸收功能的高的细胞）和晕细胞（免疫功能）。精子在附睾内的过

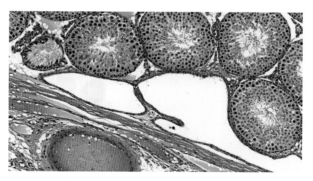

图 26.6 睾丸网在睾丸的颅极，是呈环形的囊状结构，内衬立方形上皮。在靠近睾丸网的左上方见一个直精小管，管内排列着类似于支持细胞的移行细胞

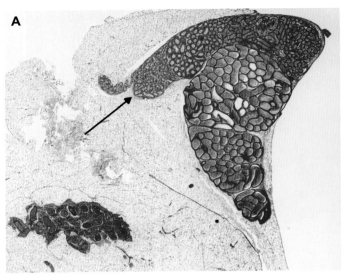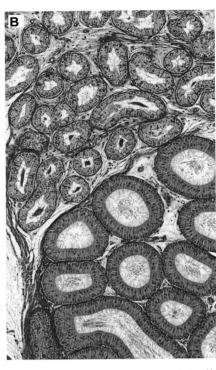

图 26.7　输出小管和附睾。A. 输出小管（箭头所示）包裹在附睾周围的脂肪内，毗邻附睾的头部，也可见血管丛（左下）。B. 高倍镜下展示输出小管和附睾头部管状结构之间的对比（右下）

渡时间为 1~2 周，在此期间精子进一步发育成具有运动能力和受精能力的细胞。

2.4　生理学

支持细胞在精子发生中起关键作用。成熟的支持细胞具有终末分化、存活时间久和多功能性的特征，其功能包括吞噬、合成（激素、激素受体、蛋白酶、生长因子、结合和转运蛋白）、为生殖细胞提供机械性和代谢的支持（Clermont,1990; Kerr, 1988）。这些细胞表现出与生精周期相关的周期性活动，其胞质体积、核形状、细胞骨架排列和表达模式与它们所支持的生殖细胞同步变化（Parvinen et al., 1986）。它们为睾丸提供结构组织、界定间质空间、基底和腔内生殖细胞室；它们参与下丘脑-垂体-睾丸激素相互作用轴，并参与间质和肌样细胞的旁分泌相互作用；它们影响成熟精子细胞的释放（排精），并重新吸收它们的细胞质残余物（残余体）。作为血-睾屏障的"管理员"，生殖细胞的所有代谢底物

必须通过或由支持细胞分泌。尽管支持细胞对死亡有抵抗力，但它们在睾丸功能中的众多作用使其易成为毒性损伤的靶点，损伤可通过支持细胞本身和（或）其所支持的生殖细胞表现出来。

间质细胞在垂体分泌的黄体生成素的刺激下，分泌睾酮到间质液中。睾酮进入血液循环，或与支持细胞内产生的雄激素结合蛋白相结合，并出现在由支持细胞分泌到生精小管管腔内的生精小管液中。

在附睾内，5α-还原酶将睾丸甾酮转化为一种更有效的雄激素——二羟基睾酮，它刺激附睾远端头部和近端体部依赖于雄激素的活动。附睾影响睾丸产物的转运和浓度，通过控制微环境促进精子成熟，并作为成熟活动精子的储存库。导管上皮细胞顶端之间的紧密连接可作为血液屏障（尽管不如血-睾屏障严密），从而维持免疫豁免有独特（非自身）表面抗原的配子。

在雄性生殖道中，输出小管表达最高水平的雌激素受体 α（ERα）。雌激素通过芳香酶（在

生殖细胞中表达）转化睾丸甾体，并与 ERα 相互作用，促进输出小管内的液体再吸收。

3　先天性病变

在常见的大鼠中，睾丸的先天性病变并不常见。作为畸胎学试验的一部分观察内容，约 0.5% 的新生 Fischer 344 大鼠被发现睾丸单侧不发育或发育不全，但这类异常在 ACI 大鼠中却很常见。与大多数物种一样，隐睾症可能发生在大鼠身上，但由于大鼠的腹股沟管保持开放，睾丸很容易退回腹腔，故很难识别。尸检时，常在腹腔内发现睾丸。

4　退行性病变

大鼠睾丸最常见的退行性病变是（生精）小管变性，通常会发展到生殖上皮完全消失或小管萎缩。虽然这些改变可能是亚慢性毒性研究中给药的相关效应，但也可能是自发性改变，因为大多数大鼠在 24 月龄之前会出现类似的不同程度的变化。小管变性表现为生殖细胞变性、多核巨细胞（代表精母细胞群或圆形精子细胞群起连接作用的细胞间桥扩张）、生殖细胞层紊乱、生精上皮空泡化和（或）生殖细胞脱落（图 26.8）。随着生精上皮的明显变性和丢失，小管的直径常减小，壁轻度增厚，间质浓缩且更为明显。巨细胞、未成熟的生殖细胞和（或）细胞碎片出现在变性（生精小管）的输出管中。萎缩的生精小管内衬支持细胞，很少或没有生殖细胞存在（图 26.9）。可能累及散在的小管或整个睾丸。通常，小管变性和萎缩同时发生，可以描述为生精小管变性 / 萎缩。

睾丸坏死会影响小管和间质的所有细胞，通常是血管损害的结果，如血管扭转。在这种情况下，所有细胞成分都会发生凝固性坏死，随后可能会出现继发性效应［炎症、纤维化和（或）

矿化］。

由精子聚集引起的管腔阻塞可能是自发的，也可由给予化合物诱导；主要发生在睾丸网内或睾丸网附近、输出小管或附睾内（图 26.10）。如果小管的完整性受损，则异物的存在会激发炎症反应并形成精子肉芽肿。受累的精子常发生

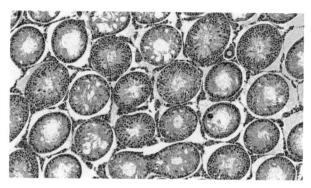

图 26.8　生精小管变性 / 萎缩的特征是无周期特异性的生殖细胞变性和丢失。可见多核生殖细胞、生精上皮空泡化以及一些仅有支持细胞包绕的生精小管

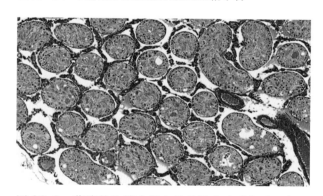

图 26.9　萎缩的生精小管内几乎没有生殖细胞，仅见内衬的支持细胞。注意由于生精小管的直径减小显得间质细胞相对增加

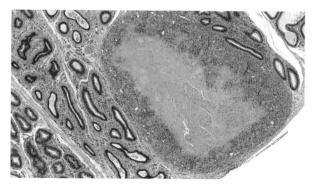

图 26.10　附睾精子肉芽肿。中心见变性的精子，周围可见上皮样巨噬细胞和炎症细胞浸润

矿化。

生精小管扩张由输出导管系统内阻塞或输出导管吸收能力丧失，或是由于支持细胞产生大量生精小管液体所致（Piner et al., 2002）。生精小管扩张表现为管腔直径增大，生精上皮变薄。随着时间推移，可能会导致生精小管萎缩。基于不同阻塞性病变的位置，可能同时发生睾丸网、输出小管和附睾扩张。

具有褐色素染色特征的脂褐素偶见于老龄大鼠的间质细胞中，这种色素也存在于一些间质细胞肿瘤中。在生精小管的基底膜和血管壁中也常见局灶性矿化。睾丸和精索偶尔出现血肿和出血。这可能继发于与间质细胞肿瘤有关的组织损伤。

5　炎症性和血管性病变

在正常情况下，睾丸间质通常存在巨噬细胞和少量淋巴细胞。睾丸的炎症不常见，除非发生生精小管破裂或间质细胞瘤。睾丸是多动脉炎发生的较为常见的部位之一（图 26.11）。

附睾的炎症并不常见，但可能与小管的完整性丧失和精子释放有关，并可被几种化学物质如镉（Gouveia, 1988）、胍乙啶和 L- 半胱氨酸诱发（Sawamoto et al., 2003）。

6　增生性和肿瘤性病变

6.1　间质细胞增生和腺瘤

间质细胞增生表现为间质细胞在生精小管之间的聚集，增生可呈弥漫性或局灶性。这些细胞通常具有丰富的小空泡或颗粒状嗜酸性胞质（Boorman et al., 1987c）；细胞核位于中央，核仁突出，染色质边集。间质细胞增生在 9 月龄前处死的大鼠中不常见，但在 12 月龄后，发病率会迅速增加。

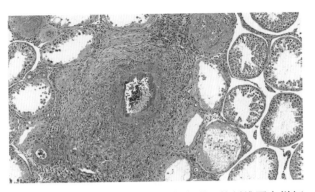

图 26.11　多动脉炎。睾丸内伴有明显的纤维蛋白样坏死和血管周围炎症，邻近的生精小管变性 / 萎缩

间质细胞增生和腺瘤在 Fischer 344 大鼠中非常常见，如果允许它们自然死亡，几乎所有大鼠都会发生这些增生性病变（Amador et al., 1985; Cook et al., 1999; Turek and Desjardins, 1979）。间质细胞腺瘤也常见于其他品系的大鼠。间质细胞腺瘤从增生开始，增生与腺瘤的区别并不总是很明确。这些病变表现为从小的间质细胞灶到最终取代整个睾丸的大腺瘤的连续形态谱。只有使用一致的形态学标准时，同一研究内和不同研究之间的诊断才是一致的。小于 1 个生精小管直径的间质细胞聚集称为局灶性增生；直径大于 1 个生精小管的大量间质细胞聚集称为腺瘤，腺瘤通常压迫相邻的生精小管。

大体观察中，睾丸的间质细胞腺瘤是黄色或白色肿块。腺瘤通常是多灶的（图 26.12）和双侧的。体积较大的间质细胞瘤周围常可见萎缩的生精小管；在体积更大的肿瘤中，睾丸的形态基本消失。在腺瘤，尤其是在体积较大的腺瘤中，可见局灶性出血、坏死、矿化、炎症、囊性变性和生精小管萎缩（图 26.12 和 26.13）。肿瘤细胞通常形态一致，具有丰富的嗜酸性胞质，细胞边界不清晰，细胞核位于中央，类似于增生灶中的细胞（图 26.14），但空泡和胞质的量也可能有区域性差异（图 26.12）（Kanno et al. 1987; Qureshi et al., 1991; Rao and Reddy, 1987; Wakui et al., 2008）。与增生相比，腺瘤的细胞核、胞

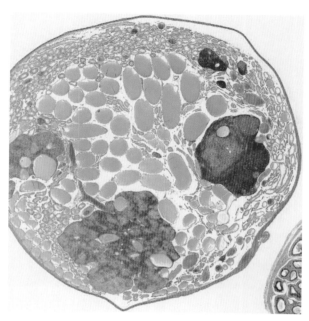

图 26.12　睾丸中见多发性间质细胞腺瘤，同时可见广泛的小管萎缩和血管扩张。在间质细胞腺瘤中，经常见到细胞组成呈区域变异性。本例中，含有大量空泡化的胞质区域与含有小而密的细胞区域相间

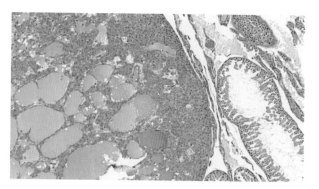

图 26.13　间质细胞腺瘤。充满血液的腔是该内分泌肿瘤的常见特征

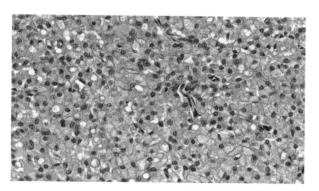

图 26.14　间质细胞腺瘤。由细纤维血管基质支持的缺乏恶性肿瘤特征的同类型的细胞群构成

质异型性和有丝分裂象更为明显。

几乎所有睾丸间质细胞腺瘤都是良性的；恶性间质细胞瘤的特征包括侵袭附睾和罕见的肺转移。在 2 年的试验中，发现引起睾丸慢性毒性的化学物质可能会降低间质细胞腺瘤的发生率。大鼠间质细胞腺瘤发生率的增加与促性腺激素释放激素激动剂（如亮丙瑞林）、多巴胺激动剂（如西布曲明）、雄激素受体拮抗剂（如比卡鲁胺）、5α- 还原酶拮抗剂（如度他雄胺）和睾酮合成抑制剂（如吉非罗齐）有关。

6.2　间皮瘤

间皮瘤是睾丸、附睾和阴囊（鞘膜）间皮的恶性肿瘤，也见于腹腔脏器的间皮表面（Maronpot et al., 2009）。除间质细胞腺瘤外，它是最常见的睾丸相关肿瘤。

6.3　睾丸网肿瘤

睾丸网肿瘤（癌）不常见，但可发生于睾丸内或睾丸外的睾丸网（图 26.15 和 26.16）。由内衬立方形上皮的管状结构组成，伴有明显的硬癌反应。可能出现出血和坏死（Maekawa and Hayashi, 1987; Rehm and Waalkes, 1988）。

6.4　其他肿瘤

人类男性的生殖细胞肿瘤是最常见的睾丸肿瘤。但与人类男性不同，大鼠的精原细胞瘤很少见（Boorman et al., 1987a; Kerlin et al., 1998; Kim et al., 1985; Nyska et al., 1993）。肿瘤性的生殖细胞具有大的深染的细胞核，常有非典型的有丝分裂象、双嗜性的胞质、明显的细胞边界，也可能存在管内或管间生长模式。

支持细胞肿瘤在大鼠中同样罕见，它由密集排列的细胞填充的管状结构组成，细胞垂直于基底膜并沿着小管的长轴排列。支持细胞肿瘤可能表现为管状生长模式缺失、明显的核多形性及

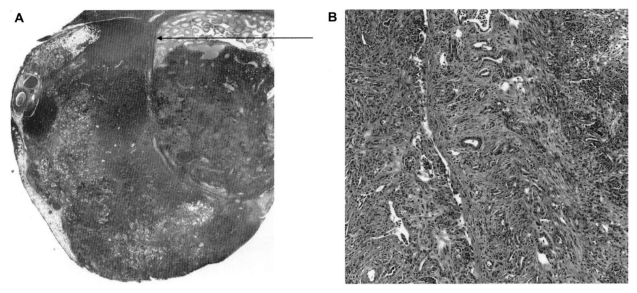

图 26.15　睾丸网肿瘤。A. 睾丸网肿瘤穿过白膜（箭头所示）侵入邻近的脂肪组织，睾丸残余的生精小管位于右上方。B. 显微结构具有不规则的管状轮廓，并有硬癌样组织隔开

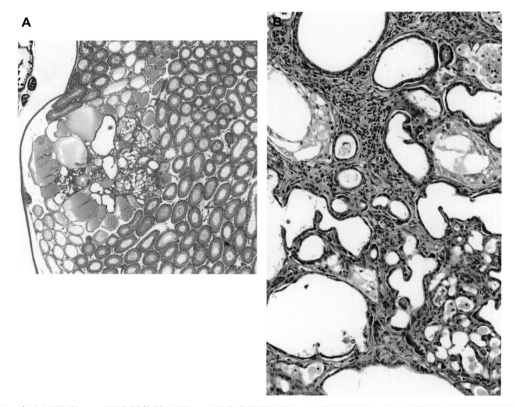

图 26.16　睾丸网肿瘤。A 图为低倍镜下图，B 图为高倍镜下图，包膜下肿块由大小不等的不规则囊状结构构成，其周围有扩张和萎缩的生精小管。肿瘤内的小管内衬矮的、偶尔有纤毛的上皮，并由硬癌基质支持

与恶性肿瘤特征一致的高有丝分裂率（Abbott, 1983; Boorman et al., 1987b）。

血管瘤和血管肉瘤在睾丸和附睾中很少发生，它们的形态与其他部位发生的血管肿瘤类似。平滑肌肿瘤也有发生，但非常罕见。在人类睾丸中很少发生的畸胎瘤和绒毛膜癌在大鼠中发生更少（Nakazawa et al., 1998; Pirak et al., 1991; Sawaki et al., 2000; Sobis, 1987）。

7 其他病变

由于固定、取材和修块方法不同，睾丸组织切片经常可见人工假象。就安全性和方便性而言，改良 Davidson's 固定液比 Bouin's 固定液更可取，并且两者在保持组织形态方面都比福尔马林固定液好（Latendresse et al., 2002; Kittel et al., 2004; Nolte et al., 2011）。为了避免人工假象，在固定前不应切开睾丸。输出小管应包括在附睾的组织玻片中；然而，称重时剔除附睾脂肪也可能影响输出小管的保存。如果在尸检或取材时切开附睾，可能会导致附睾管中的精子丢失。因为精子在组织处理过程中可能丢失，所以在评价精子数量时，除附睾管中精子的相对数量外，寻找异常细胞也很重要。

因为精子的表面抗原可被识别为是异己的，所以附睾管外的精子会引起炎症细胞反应。因此，在小管外发现精子但没有炎症变化的情况下，很有可能是人工假象。精原细胞胞质的空泡化是一种常见的人工假象。

8 毒理学病变

在持续 1 个月以上的毒性试验中，化合物对睾丸的影响通常与之前提到的自发性退行性改变相似（Creasy, 2001; Creasy and Foster, 2002; Lanning et al., 2002）。在短期试验中，具有睾丸毒性的化合物经常引起生精周期的某一特定期

和（或）某一特定类型的生殖细胞的改变。这些特定的改变可为睾丸毒性作用机制提供依据。熟悉生精周期中各期细胞的关联是发现化合物相关的、细微变化的关键。

生殖细胞特别容易通过细胞凋亡的形式去除（Brinkworth et al., 1995; Kerr, 1992; Yan et al., 2000）。生理的、程序性的细胞死亡能够维持生殖细胞与支持细胞的适当比率，且有助于确保去除有缺陷的配子。生殖细胞也会因各种影响（如缺氧、雄激素缺乏、生长因子抑制剂、抗有丝分裂剂和促凋亡剂）而发生凋亡。在没有明确的机制证明是凋亡的情况下，单个生殖细胞缺失通常被称为生殖细胞变性或单个细胞坏死，表现为胞质嗜酸性、透明化和收缩（保持光滑、圆形轮廓），核细节缺失（图 26.17）。长形精子细胞可能出现畸形的头部和变形的染色质。由于凋亡的特性，靶细胞可被快速且不易察觉地去除（通过支持细胞的吞噬作用），因此，形态学效应是短暂性的，凋亡细胞残留的空腔可能是这个过程的唯一指示。由于生精上皮的收缩和基底运动，特定变性生殖细胞的准确类型可能不能明显识别；然而，检查多个受累的小管可明确靶细胞的类型。

化合物相关的生殖细胞变性通常见于特定的某一周期和（或）某一种类型的生殖细胞；一个典型的例子是雄激素缺乏会导致生精小管切片中Ⅵ、Ⅶ和（或）Ⅷ期的粗线期精子细胞和圆形精子细胞变性（Hikim et al., 1995; Russell et al., 1981）（图 26.18 和 26.19）。乙二醇单甲醚可诱导Ⅷ和ⅪⅤ期精母细胞变性（图 26.17）。抗有丝分裂剂、生长因子抑制剂和促凋亡剂通常影响增殖中的精原细胞。在Ⅷ~Ⅹ期的小管中，支持细胞同吸收变性的生殖细胞一样吸收残余体。残余体表面轮廓不规则、外观斑驳的特征可能有助于与发生凋亡的生殖细胞进行区分，但在诊断精子释放之后的生殖细胞变性时应谨慎。

随着严重损伤和（或）长期暴露，生殖细胞

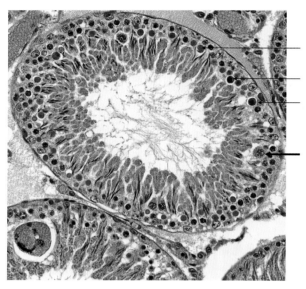

图 26.17 生殖细胞变性。给予乙二醇单甲醚的大鼠ⅩⅢ期小管，大量的粗线期精母细胞变性（细的箭头所示），其特征是高嗜酸性和透明化的胞质，核细节丢失和细胞固缩，细胞圆形轮廓周围见透明的空隙表明细胞发生固缩。一些变性的精母细胞被支持细胞再吸收从而出现移位，少量正常的粗线期精母细胞（粗的箭头所示）仍可见

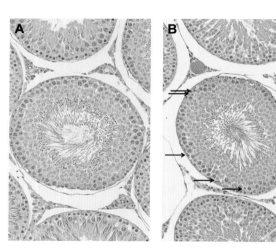

图 26.18 间质细胞萎缩。A 图为正常对照组大鼠睾丸切片，Ⅵ期生精小管周围可见正常间质细胞团。B 图中的间质细胞胞质减少。此外，在Ⅵ期小管横截面内有几个变性的粗线期精母细胞（箭头所示），这与雄激素不足的表现一致

变性将表现为生殖细胞的明显减少或耗尽。如果不知道各生殖细胞层的存在，即使是失去整层生殖细胞的生精小管，也很难在镜下发现。当然，一旦生殖细胞丢失，其子代生殖细胞也会丢失，

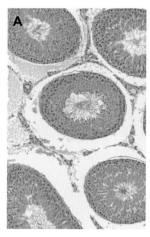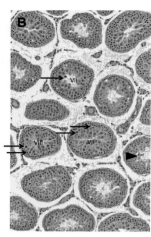

图 26.19 慢性睾丸内睾酮缺乏可导致小管轮廓变小、Ⅶ期和Ⅷ期小管的精母细胞变性（箭头所示）、生殖细胞脱落（箭号所示）、成熟的长形精子细胞缺失、间质细胞不明显（B）。正常对照（A，放大倍数相同）

从而导致成熟耗竭现象（图 26.20）。给予大鼠一种可导致精原细胞减少的化合物，以足够的剂量和周期，可见Ⅶ期生精小管基底层的生殖细胞完全丧失。如果同样的方案再持续进行 2 周，我们可以预期，除没有基底层的生殖细胞外，Ⅶ期和更早期小管中的粗线期精细胞也会缺失（图 26.20A）。如果这些大鼠进行 2 周的恢复期而不是继续给予化合物 2 周，我们仍然可以预期，由于成熟耗减（而不是由于化合物的残余作用），粗线期精母细胞将耗尽；基底层能否进行补充，取决于睾丸毒性化合物对精原干细胞的损伤程度。经过 1 个月的恢复期，圆形精子细胞将耗尽（图 26.20B）。类似的动态也适应于与化合物相关的其他类型的生殖细胞及其后代所占据的层的缺失。尽管成熟停滞一词被用来定义这些情况，但它是有误导性的，因为除非生殖细胞完全丧失或支持细胞功能完全失活，否则尽管生殖细胞层缺失，剩余的生殖细胞仍在继续生精周期和成熟。

与毒理学相关的另一个周期特异性现象是精子滞留（Beardsley and O'Donnell, 2003; Bryant et al., 2008; Chapin et al., 1983; Linder et al., 1997; Saito et al., 2000）。在正常情况下，第 19 型的精子细胞在精子释放过程于第Ⅷ期释放（图

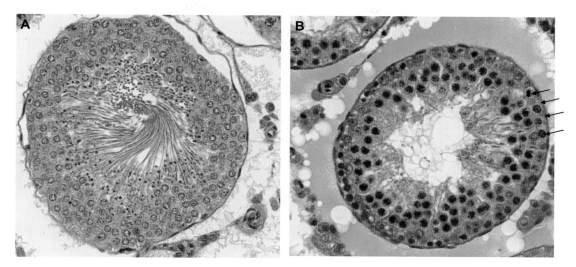

图 26.20 成熟耗竭。A. 这是第Ⅵ期小管，来自 1 只给予细胞毒性化合物 4 周的大鼠，前 2 周的给药处理导致精原细胞丢失，在最后 2 周精母细胞丢失。由于原先的精母细胞成熟为圆形精子细胞而没有被新的细胞替代，故仅见圆形和长形精子细胞。B. 这是一个Ⅵ期小管，它来自 1 只没有进一步处理的、恢复 4 周后的动物。精原细胞（部分由箭头所示）和精母细胞已被补充；但是，由于持续的成熟耗竭，圆形精子细胞和大多数长形精子细胞缺失。早期生殖细胞群的重构表明，所有细胞层的更新需要 8 周的恢复期

26.3）。第 19 型的精子细胞出现在第Ⅸ期之后的管腔中即为精子释放失败，这是精子细胞异常和（或）支持细胞功能紊乱的证据。在睾丸的常规显微镜检查中，仔细检查 X 期生精小管非常重要，因为这类改变通常非常细微（图 26.21）。这些滞留在管腔中的精子细胞最终会被支持细胞吸收和吞噬，并出现在基底部的支持细胞胞质内，通常大致平行于管状基底膜（图 26.22）。无论在哪一期，在基底部观察到这个方向的精子细胞头部均是异常的。在幼龄动物中，由于支持细胞不成熟，精子滞留的发生率可能会增加；对对照组动物进行严格评估，可排除这类异常与化合物的相关性。

非典型残余体代表另一个周期异常。在第Ⅶ期，由于化合物对支持细胞或精子细胞的作用，大的、聚集的和（或）畸形的残余体可能出现在第Ⅶ期的管腔表层。由于支持细胞延迟再吸收，非典型的残余体存在至第Ⅻ期的管腔内很常见。

破坏支持细胞与生殖细胞相互作用的化合物可导致生殖细胞［圆形精子细胞和（或）精母细胞］脱落进入生精小管的管腔中（图 26.19）。

受累的生殖细胞不表现出变性的特征，这种情况可能出现在任何时期。与由于操作处理时受挤压后生殖细胞出现在生精小管的管腔内的人为假象不同，脱落的生殖细胞也出现在睾丸网、输出小管以及附睾内。

尽管生精小管上皮空泡化可能是小管变性的一种非特异性表现，但包括磷脂病的诱导剂在内的某些睾丸毒性物质可以引起支持细胞胞质空泡化（图 26.22）。当这样的改变出现，并且未见其他生精小管变性特征时，应诊断为空泡变性。

影响类固醇生成的化合物可导致间质细胞萎缩（图 26.18）。尽管间质细胞缩小会给我们一种间质细胞数量减少的表象，但体视学研究已经证明间质细胞萎缩时，间质细胞数量维持不变（Mendis Handagama，1992）。间质细胞萎缩通常与睾丸内的睾酮水平下降有关，这会导致第Ⅶ期小管内的精母细胞和圆形精子变性以及精子滞留。间质细胞坏死不常见，但在使用烷基化剂乙烷二甲基乙烷磺酸盐时会发生（Molenaar et al.，1985）。

输出小管内最常见的异常常继发于睾丸的病

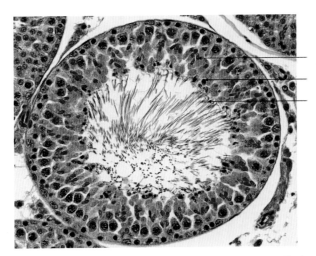

图 26.21   精子滞留。给予二溴乙酸的大鼠的 X 期小管，因为在管腔边缘有残余体和成熟的精子细胞，故类似于第 Ⅶ 期小管；但可以看到带有"雪茄状"核的第 10 型的精子细胞（顶部箭头所示）。第 19 型的精子细胞（最下方箭头所示）在第 Ⅷ 期没有被释放，这代表精子释放失败。在这一期，残余体（中间箭头所示）本应该被支持细胞清除，进一步证明其毒性作用

变。经常观察到细胞碎片和管腔内精子减少或缺失（图 26.23）。同时，脱落的生殖细胞和不典型的残余体可能出现在输出小管和附睾内。

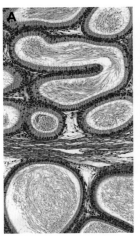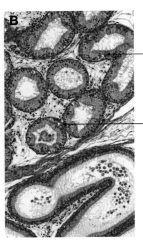

图 26.23   输出小管内常见的异常。对照组大鼠附睾（A）的纤维基质将头部（顶部）与体部分隔。给予乙二醇单甲醚 4 天的大鼠附睾（B）的同一区域，可见管腔直径减小、上皮细胞的单个细胞坏死（箭头所示）、精子减少，管腔内见变性的生殖细胞

干扰输出小管分泌活性或推进力的化合物可能会导致精子滞留和增加精子肉芽肿的发生率。受试物，尤其是与磷脂病有关的化合物可以引起附睾或输出小管上皮细胞胞质空泡化（Rudmann et al., 2004）。

降低睾丸输出、引起雄激素缺乏、干扰 5α-还原酶活性（如非那雄胺）或阻断雄激素受体（如氟他胺）的化合物均可引起附睾萎缩。附睾萎缩的特点是管腔直径减小，以及正常的、薄的或折叠的上皮层（筛孔改变）。特别是在雄激素缺乏的情况下，上皮细胞的单个细胞坏死可能伴随萎缩（图 26.23）。

已证实吸入氯甲烷可以引起附睾炎症以及睾丸损伤。抗生育化合物 α- 氯乙醇通过引起附睾导管上皮坏死而引发毒性反应。此外，呋喃妥因与睾丸纤维蛋白样坏死和明显的血管周围炎症有关（Hess 1998; La et al., 2012）。

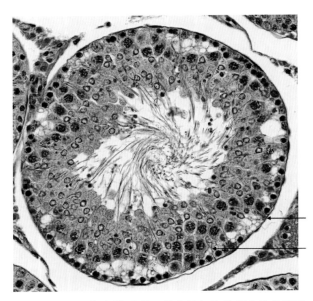

图 26.22   Ⅷ 期小管见明显的支持细胞胞质空泡化以及基底部滞留的第 19 型的精子细胞（箭头所示）。在这个期的释放过程中，第 19 型精子应该在管腔边缘。然而，许多精子细胞的头部因被支持细胞重吸收而嵌入生精上皮。空泡化提示二溴乙酸是一种主要作用于支持细胞的毒物，是引起精子滞留的原因

参考文献

Abbott, D.P., 1983. A malignant Sertoli cell tumor in a laboratory rat. J. Comp. Pathol. 93, 339-342.

Amador, A., Steger, R.W., Bartke, A., Johns, A., Siler-Khodr, T.M., Parker Jr., C.R., et al., 1985. Testicular LH receptors during aging in Fischer 344 rats. J. Androl. 6, 61-64.

Beardsley, A., O'Donnell, L., 2003. Characterization of normal spermiation and spermiation failure induced by hormone suppression in adult rats. Biol. Reprod. 68, 1299-1307.

Boorman, G.A., Rehm, S., Waalkes, M.P., Elwell, M.R., Eustis, S.L., 1987a. Seminoma, testes, rat. In: Jones, T.C., Mohr, U., Hunt, R.D. (Eds.), The Male Genital System: Monograph on Pathology of Laboratory Animals. Springer-Verlag, Berlin, pp. 192-195.

Boorman, G.A., Abbott, D.P., Elwell, M.R., Eustis, S.L., 1987b. Sertoli's cell tumor, testis, rat. In: Jones, T.C., Mohr, U., Hunt, R.D. (Eds.), The Male Genital System: Monograph on Pathology of Laboratory Animals. Springer-Verlag, Berlin, pp. 195-200.

Boorman, G.A., Hamlin, M., Eustis, S.L., 1987c. Focal interstitial cell hyperplasia, rat. In: Jones, T.C., Mohr, U., Hunt, R.D. (Eds.), The Male Genital System: Monograph on Pathology of Laboratory Animals. Springer-Verlag, Berlin, pp. 200-204.

Brinkworth, M.H., Weinbauer, G.F., Schlatt, S., Nieschlag, E., 1995. Identification of male germ cells undergoing apoptosis in male rats. J. Reprod. Fertil. 105, 25-33.

Bryant, B.H., Yamasak, I.H., Sandrof, M.A., Boekelheide, K., 2008. Spermatid head retention as a marker of 2,5-hexanedione-induced testicular toxicity in the rat. Toxicol. Pathol. 36, 552-559.

Chapin, R.E., Morgan, K.T., Bus, J.S., 1983. The morphogenesis of testicular degeneration induced in rats by orally administered 2,5-hexanedione. Exp. Mol. Pathol. 38, 149-169.

Clermont, Y., 1990. Introduction to the Sertoli cell. In: Russell, L.D., Griswold, M.D. (Eds.), The Sertoli Cell. Cache River Press, Clearwater, FL, pp. 552-575.

Clermont, Y., Huckins, C., 1961. Microscopic anatomy of the sex cords and seminiferous tubules in growing and adult male albino rats. Am. J. Anat. 108, 79-97.

Clermont, Y., Perey, B., 1957. Quantitative study of the cell populationof the seminiferous tubules in mature rats. Am. J. Anat. 100, 241-267.

Cook, J.C., Klinefelter, G.R., Hardisty, J.F., Sharpe, R.M., Foster, P.M.D., 1999. Rodent Leydig cell tumorigenesis: a review of the physiology, pathology, mechanisms, and relevance to humans. Crit. Rev. Toxicol. 29, 169-261.

Creasy, D.M., 2001. Pathogenesis of male reproductive toxicity. Toxicol. Pathol. 29, 64-76.

Creasy, D.M., Foster, P.M.D., 2002. Male reproductive system. In: second ed. Haschek, W.M., Rousseaux, C.G., Wallig, M.A. (Eds.), Handbook of Toxicologic Pathology, vol. 2. Academic Press, San Diego, CA, pp. 785-846.

Ekwal, H., Jansson, A., Sjoberg, P., Ploen, L., 1984. Differentiation of the rat testis between 20 and 120 days of age. Arch. Androl. 13, 27-36.

Foley, G.L., 2001. Overview of male reproductive pathology. Toxicol. Pathol. 29, 49-63.

Gouveia, M.A., 1988. The testes in cadmium intoxication: morphological and vascular aspects. Andrologia. 20, 225-231.

Hess, R.A., 1998. Effects of environmental toxicants on the efferent ducts, epididymis and fertility. J. Reprod. Fertil. Suppl. 53, 247-259.

Hikim, A.P., Leung, A., Swerdloff, R.S., 1995. Involvement of apoptosis in the induction of germ cell degeneration in adult rat after gonadotropin-releasing hormone antagonist treatment. Endocrinology. 136, 2770-2775.

Ilio, K.Y., Hess, R.A., 1994. Structure and function of the ductuli efferentes: a review. Microsc. Res. Tech. 29, 432-467.

Kanno, J., Matsuoka, C., Furuta, K., Onodera, H., Maekawa, A., Hayashi, Y., 1987. Glandular changes associated with the spontaneous interstitial cell tumor of the rat testes. Toxicol. Pathol. 15, 439-443.

Kerlin, R.L., Roeseler, A.R., Jakowski, A.B., Boucher, G.G., Krull, D.L., Appel, W.H., 1998. A poorly differentiated germ cell tumor (seminoma) in Long-Evans rat. Toxicol. Pathol. 63, 691-694.

Kerr, J.B., 1988. A light microscopic and morphometric analysis of the Sertoli cell during the spermatogenic cycle of the rat. Anat. Embryol. 177, 341-348.

Kerr, J.B., 1992. Spontaneous degeneration of germ cells in normal rat testis: assessment of cell types and frequency during the spermatogenetic cycle. J. Reprod. Fertil. 95, 825-830.

Kim, S.-N., Fitzgerald, J.E., de la Iglesia, F.A., 1985. Spermatocytic seminoma in the rat. Toxicol. Pathol. 13, 215-221.

Kittel, B., Ruehl-Fehlert, C., Morawietz, G., Klapwijk, J., Elwell, M.R., Lenz, B., et al., 2004. Revised guides for organ sampling and trimming in rats and mice, Part 2. A joint publication of the RITA and NACAD groups. Exp. Toxicol. Pathol. 55, 413-431.

Knorr, D.W., Vanha-Perttula, T., Lipsett, M.B., 1970. Structure and function of rat testis through pubescence. Endocrinology (Baltimore). 86, 1298-1304.

La, D.K., Johnson, C.A., Creasy, D.M., Hess, R.A., Baxter, E., Pereira, M., et al., 2012. Efferent duct toxicity with secondary testicular changes in rats following administration of a novel leukotriene A4 hydrolase inhibitor. Toxicol. Pathol. 40, 705-714.

Lanning, L.L., Creasy, D.M., Chapin, R.E., Mann, P.C., Barlow, N.J., Regan, K.S., et al., 2002. Recommended approaches for evaluation of testicular and epididymal toxicity. Toxicol. Pathol. 30, 507-520.

Latendresse, J.R., Warbritton, A.L., Jonassen, H., Creasy, D.M., 2002. Fixation of testes and eyes using a modified Davidson's fluid: comparison with Bouin's fluid and conventional fluid. Toxicol. Pathol. 30, 524-533.

Leblond, C.P., Clermont, Y., 1952. Definition of the stages of the cycle of the seminiferous epithelium in the rat. Ann. N.Y. Acad. Sci. 55, 548-573.

Linder, R.E., Klinefelter, G.R., Strader, L.F., Veermachaneni, D.N.R., Roberts, N.L., Suarez, J.D., 1997. Histopathologic changes in testes of rats exposed to dibromoacetic acid. Reprod. Toxicol. 11, 47-56.

Maekawa, A., Hayashi, Y., 1987. Adenomatous hyperplasia, rete testis, rat. In: Jones, T.C., Mohr, U., Hunt, R.D. (Eds.), Monographs on Pathology of Laboratory Animals, Genital System. Springer, Berlin, Heidelberg, New York, Tokyo, pp. 234-236.

Maronpot, R.R., Zeiger, E., McConnell, E.E., Kolenda-Roberts, H., Wall, H., Friedman, M.A., 2009. Induction of tunica vaginalis mesotheliomas in rats by xenobiotics. Crit. Rev. Toxicol. 39, 512-537.

Mendis-Handagama, S.M.L.C., 1992. Estimation error of Leydig cell numbers in atrophied rat testes due to assumption of spherical nuclei. J. Microsc. 168, 25-32.

Molenaar, R., de Rooij, D.G., Rommerts, F.F.G., Reuvers, P.J., Van der Molen, H.J., 1985. Specific destruction of rat Leydig cells in mature rats after in vivo administration of ethane dimethyl sulfonate. Biol. Reprod. 33, 1212-1222.

Nakazawa, M., Tawaratani, T., Uchimoto, H., Kawaminami, A., Ueda, M., Ueda, A., et al., 1998. Testicular yolk sac carcinoma in an aged Sprague-Dawley rat. J. Toxicol. Pathol. 11, 203-204.

Nolte, T., Kellner, R., Rittinghausen, S., Deschl, U., 2011. RITARegistry of Industrial Toxicology Animal Data: the application of historical control data for Leydig cell tumors in rats. Exp. Toxicol. Pathol. 63, 645-656.

Nyska, A., Harmelin, A., Sandbank, J., Scolnick, M., Waner, T., 1993. Intratubular spermatocytic seminoma in a Fischer-344 rat. Toxicol. Pathol. 21, 397-401.

Parvinen, M., Vihko, K.K., Toppari, J., 1986. Cell interactions during the seminiferous epithelial cycle. Int. Rev. Cytol. 104, 115-151.

Perey, Y.B., Clermont, Y., LeBlond, C.P., 1961. The wave of the seminiferous epithelium in the rat. Am. J. Anat. 108, 47-77.

Piner, J., Sutherland, M., Millar, M., Turner, K., Newall, D., Sharpe, R.M., 2002. Changes in vascular dynamics of the adult rat testis leading to transient accumulation of seminiferous tubule fluid after administration of a novel 5-hydroxytryptamine (5HT) agonist. Reprod. Toxicol. 16, 141-150.

Pirak, M., Waner, T., Abramovici, A., Scolnik, M., Nyska, A., 1991. Histologic and immunohistochemical study of a spontaneous choriocarcinoma in a male Sprague-Dawley rat. Vet. Pathol. 28, 93-95.

Qureshi, S.R., Perentes, E., Ettlin, R.A., Kolopp, M., Prentice, D.E., Frankfurter, A., 1991. Morphologic and immunohistochemical characterization of Leydig cell tumor variants in Wistar rats. Toxicol. Pathol. 19, 280-286.

Rao, M.S., Reddy, J.K., 1987. Interstitial cell tumor, testis, rat. In: Jones, T.C., Mohr, U., Hunt, R.D. (Eds.), Monographs on Pathology of Laboratory Animals, Genital System. Springer, Berlin, Heidelberg, New York, Tokyo, pp. 184-192.

Rehm, S., Waalkes, M.P., 1988. Mixed Sertoli-Leydig cell tumor and rete testis adenocarcinoma in rats treated with CdCl2. Vet. Pathol. 25, 163-166.

Rudmann, D.G., McNerney, M.E., Vandereide, S.L., Schemmer, J.K., Eversole, R.R., Vonderfecht, S.L., 2004. Epididymal and systemic phospholipidosis in rats and dogs treated with the dopamine D3 selective antagonist PNU-177864. Toxicol. Pathol. 32, 326-332.

Russell, L.D., Malone, J.P., Karpas, S.L., 1981. Morphological pattern elicited by agents affecting spermatogenesis by disruption of its hormonal stimulation. Tissue Cell. 13, 369-380.

Russell, L.D., Ettlin, R.A., SinhaHikim, A.P., Clegg, E.D., 1990. Histopathology of the testis. In: Russell, L.D., Ettlin, R.A., SinhaHikim, A.P., Clegg, E.D. (Eds.), Histological and Histopathological Evaluation of the Testis. Cache River Press, Clearwater, FL, pp. 210-266.

Saito, K., O'Donnell, L., McLachlan, I., Robertson, D.M., 2000. Spermiation failure is a major contributor to early spermatogenic suppression caused by hormone withdrawal in adult rats. Endocrinology. 141, 2779-2785.

Sawaki, M., Shinoda, K., Hoshuyama, S., Kato, F., Yamasaki, K., 2000. Combination of a teratoma and embryonal carcinoma of the testis in SD IGS rats: a report of two cases. Toxicol. Pathol. 28, 832-835.

Sawamoto, O., Yamate, J., Kuwamura, M., Kotani, T., Kurisu, K., 2003. Development of sperm granulomas in the epididymides of L-cysteine-treated rats. Toxicol. Pathol. 31, 81-89.

Setchell, B.P., Brooks, D.E., 1988. Anatomy, vasculature, innervation, and fluids of the male reproductive tract. In: second ed. Knobil, E., Neill, J.D. (Eds.), The Physiology of Reproduction, vol. 1. Raven Press, New York, NY, pp. 753-836.

Sobis, H., 1987. Yolk sac carcinoma, rat. In: Jones, T.C., Mohr, U., Hunt, R.D. (Eds.), Monographs on Pathology of Laboratory Animals, Genital System. Springer, Berlin, Heidelberg, New York, Tokyo, pp. 127-134.

Tripiciano, A., Filippini, A., Giustiniani, Q., Palombi, F., 1996. Direct visualization of rat peritubular myoid cell contraction in response to endothelin. Biol. Reprod. 55, 25-31.

Turek, F.W., Desjardins, C., 1979. Development of Leydig cell tumors and onset of changes in the reproductive and endocrine systems of aging F344 rats. J. Natl. Cancer Inst. 63, 969-978.

Wakui, S., Muto, T., Kobayashi, Y., Ishida, K., Nakano, M., Takaashi, H., et al., 2008. Sertoli-Leydig cell tumor of the testis in a Sprague-Dawley rat. J. Am. Assoc. Lab. Anim. Sci. 47, 67-70.

Yan, W., Samson, M., Jegou, B., Toppari, J., 2000. Bcl-w forms complexes with Bax and Bak, and elevated ratios of Bax/Bcl-w and Bak/Bcl-w correspond to spermatogonial and spermatocyte apoptosis in the testis. Mol. Endocrinol. 14, 682-699.

第 27 章

雄性附属性腺

Katharine M. Whitney

AbbVie Inc., North Chicago, IL, USA

1 引言

雄性附属性腺包括前列腺、精囊腺、凝固腺、尿道球腺和壶腹腺。含皮脂腺的包皮腺已在第 18 章中讨论。尽管前列腺不是重要的器官，甚至对于繁殖来说并非不可或缺，但前列腺肥大和前列腺癌在人类男性中常见，因此研究前列腺是非常重要的。虽然前列腺肿瘤在大鼠中并不常见，但大鼠作为一种模型动物已被用于前列腺癌的研究。前列腺依赖雄激素维持形态和发挥功能，因此可作为睾丸毒性的早期指标。

2 正常雄性性腺和器官

2.1 胚胎学

附属性腺源于中肾管或 Wolffian 管（壶腹腺、精囊腺）和泌尿生殖窦或尿道（前列腺、凝固腺和尿道球腺）（Boorman et al., 1990; Cuhna et al., 1987）。在大鼠妊娠第 15 天，胎仔的睾丸分泌雄激素，随后几天是雄性导管和性腺发育的关键时期。泌尿生殖窦中具有活性的 5α- 还原酶将睾酮转化为更有效的雄激素即二氢睾酮（DHT），并促进前列腺和凝固腺的发育。在妊娠第 19 天，来源于泌尿生殖窦的上皮芽形成凝固腺（前列腺的颅背叶或前叶）、前列腺的背外侧叶和腹叶。对人类前列腺的胚胎学研究发现，人的后叶、中叶和侧叶与大鼠的前列腺背外侧叶的背侧区、凝固腺和前列腺背外侧叶的侧面同源。啮齿类动物前列腺的腹叶未见与人有明显的同源性。

自妊娠第 18 或第 19 天开始，精囊腺在 Wolffian 管尾端形成成对的外翻结构。妊娠第 17 天外生殖器发育出现性别差异；雄性的卵圆形泌尿生殖孔较大，生殖器突起也发育得比雌性的好。在上皮细胞存在的条件下，生殖结节的间充质分化为阴茎海绵体阴茎近段和阴茎远段。妊娠第 35 天前形成阴茎远侧部（软内突）。妊娠第 50 天后出现软骨钙化，开始形成类骨质。

2.2 结构

前列腺由 3 对结构和功能各异的小叶组成，包括腹叶、背外侧叶和凝固腺。对雄性附属性腺进行组织病理学损伤评价时，全面体现和准确识别各腺体非常重要。Suwa 等（2001）推荐通过前列腺腹叶的中点横切整个泌尿生殖组织进行取材，可观察到前列腺的背外侧叶和腹叶及壶腹腺，同时保留组织间正常的解剖位置（图 27.1）。尽管前列腺各叶的组织学形态相似，但可通过特定的形态学特征加以区分（Boorman et al., 1990; Jesik et al., 1982; Lee and Holland,1987; Luke and Coffey, 1994; Price, 1963）。

2.2.1 前列腺腹叶

前列腺腹叶位于膀胱的腹外侧面（图 27.1 和 27.2），大体解剖易于观察和分离。腹叶重量的变化是早期测定促性腺素的依据。每个小叶长 14~17 mm，直径为 6~9 mm。连接膀胱并由腹膜覆盖。

组织学上，这些管泡状腺由内衬上皮的腺泡和包围在其周围的平滑肌组成。腺泡紧密地排列于腹叶松散的基质中，通过小导管进行排空，这些小导管最终汇集到几个主要的导管并进入尿道。显微镜下观察，腺泡分泌物为轻度嗜酸性。成年大鼠的前列腺腹叶上皮细胞有 2 种，第 1 种是具有分泌功能的单层高柱状细胞，核位于基底部，有清晰的核上区，对应高尔基体的位置。超微结构上，具有丰富的粗面内质网（RER），大量的线粒体、溶酶体和许多位于细胞顶部的分泌颗粒。第 2 种上皮细胞类型为非分泌性基底细

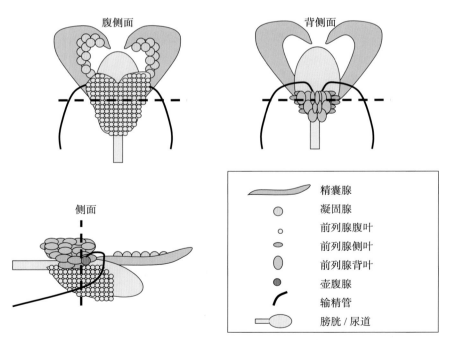

图 27.1　附属性腺腹侧面、背侧面和侧面示意图。虚线表示泌尿生殖系统推荐的制片位置，可包含所有前列腺分叶（Suwa et al., 2001）

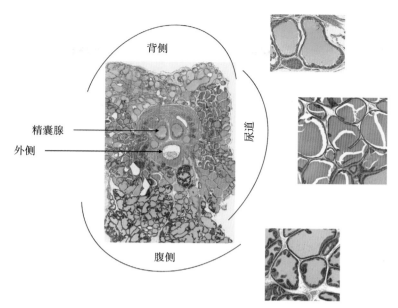

图 27.2　前列腺的横切面可见背叶、侧叶和腹叶的组织结构。注意比较不同分叶内嗜酸性分泌物的密度。腹叶的上皮嗜碱性和折叠更明显。背叶的管腔内有分泌小泡

胞，包括约 2% 的腺泡细胞，位于前列腺的腹叶和背外侧叶。大多数细胞分裂见于分泌性细胞而非基底细胞，这些基底细胞很可能不是干细胞。前列腺上皮中还可见数量较少的 2 种非上皮细胞，一种是含有大量溶酶体的巨噬细胞样细胞，另一种是小且苍白的淋巴样细胞。在基质中，平滑肌围绕着腺泡，通过收缩作用，排出腺体内的分泌物。第二种最常见的基质细胞是成纤维细胞，它们和肥大细胞、巨噬细胞和未分化细胞一起散在分布于平滑肌细胞间。

2.2.2　前列腺背外侧叶

前列腺背外侧叶（图 27.1 和 27.2）从组织学上划分为背叶和侧叶（各 1 对）。组织学上，背叶类似于凝固腺，而侧叶更像腹叶。前列腺的左、右背外侧叶位于尿道的近端，包绕精囊腺的排泄管、凝固腺和输精管末端部分，形成 5~10 mm 宽的整体。前列腺背外侧叶包含 40~50 个导管，分别开口于前列腺部尿道的顶部。侧叶上皮细胞的典型特征是具有明显的刷状缘。侧叶分泌物的嗜酸性较强，而背叶分泌物的颜色介于外叶

和腹叶之间（图 27.2）。背叶的大多数细胞顶部可见胞质小泡，其他分叶中未见。

超微结构上，前列腺背叶的最明显的特征是上皮细胞胞质内可见粗面内质网（RER）。内质网由广泛扩张的小泡和细股的细胞质交错组成。在组织学上，该特征可区分青年大鼠的前列腺背外侧叶中的背叶和外叶。但在老龄大鼠中，由于腺泡扩张和衰老的退行性改变而变得难于区分。此外，背叶和侧叶重叠的腺泡也阻碍镜下区分。由于背叶和侧叶在大体上是一个连续的整体，仅可通过仔细解剖分开，所以使用术语前列腺背外侧叶是恰当的。可通过位置和显微特征区分前列腺的腹叶和背外侧叶。与腹叶相比，背外侧叶的腺泡体积更大，腺泡间质不紧密，腺上皮细胞多为柱状，细胞核更靠近基底部。然而，随着年龄增加，细胞大小和核的位置更加多变。F344 大鼠前列腺自发的良性增生性病变常见于腹叶，恶性肿瘤常见于背外侧叶，因此区分背外侧叶和腹叶非常重要。人前列腺的不同分叶发生良性和恶性增生性病变的倾向也有所不同。基于发育同源性和激素反应性，大鼠的前列腺背叶与人的前列

腺背叶（后部或周围）最为接近（Cuhna et al., 1987; Price, 1963）。

2.2.3 壶腹腺

大鼠中腺体的膨大部来源于输精管的壶腹部，几乎环绕整个输精管（图 27.3）。部分腺体可见于前列腺横切面中，但通常在毒理学试验中不进行评价，该部分组织未发现与给药相关的改变 (Yuan et al.,1987)。

2.2.4 凝固腺（颅背叶、颅叶或前叶）

凝固腺通过共同的鞘附着在精囊腺的凹侧（图 27.1）。凝固腺长 3~6 mm，由 5 或 6 个小管组成，这些小管表面呈起伏状，通过一个导管排空于尿道顶面。分支乳头状突起表面衬覆柱状上皮（图 27.4）。这些细胞内质网扩张，胞质基底侧在光镜下可见空泡，深染的细胞核位于基底膜和腺腔表面的中间位置。

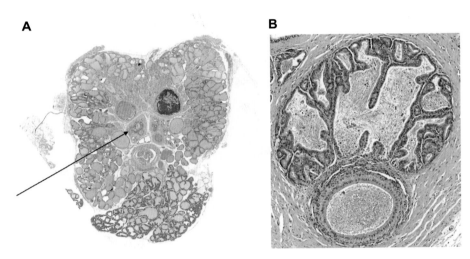

图 27.3　图 A 为前列腺横切面，包含壶腹腺（箭头所示），位于尿道和精囊腺之间，靠近输精管。图 B 为放大的有输精管的壶腹腺

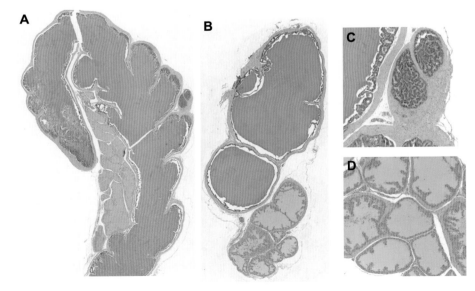

图 27.4　纵切面显示精囊腺与凝固腺的位置关系（A）。2 个腺体的横切面（B）。最右侧两幅图显示精囊腺（C）和凝固腺（D）的组织学特征

2.2.5 精囊腺

精囊腺位于膀胱背外侧，紧邻结肠腹侧，是细长的成对囊状结构。每个腺体长 17~25 mm，前端朝向尾部（图 27.1）。精囊腺的凹侧附着有凝固腺（图 27.4）。每个精囊腺有一个单独的排泄导管，位于输精管背侧，并排空至壶腹。最初使用精囊腺这个术语是因为人们认为它是储存精子的器官。精囊腺由平滑肌壁和一个大的因分泌物而膨胀的腔构成。精囊腺和凝固腺的分泌物在阴栓的形成中发挥作用。在交配后，阴栓防止精液从阴道内流出，辅助受精。雄性大鼠膀胱内常见的"软结石"，可能是由精囊腺回流的分泌物和凝固腺各种酶的凝结作用形成的。

腺泡由含显而易见的分泌颗粒的单层高柱状上皮细胞组成。柱状上皮细胞之间是较小的基底细胞。柱状上皮细胞的细胞核位于基底部，有 1 或 2 个核仁和小的染色质团块。最显著的超微结构是由膜折叠形成的空泡，空泡内含偏位的小分泌颗粒。细胞外分泌物呈轻度过碘酸希夫（PAS）染色阳性，反应强度不同。腺泡由 4~6 层平滑肌细胞包绕，平滑肌细胞间可见神经纤维和成纤维细胞。

2.2.6 尿道球腺（Cowper 氏腺）

尿道球腺为 1 对（图 27.5），嵌入在坐骨海绵体肌和球海绵体肌之间的结缔组织中。由于腺体和导管被覆横纹肌，大体解剖难以区分，故在常规毒理学试验中不进行评价。在包皮腺或骨盆区域的其他组织的切片中，偶见部分尿道球腺。由于腺体被骨骼肌包裹，有时被误诊为骨骼肌中的癌转移。腺体呈梨形，有一个 6~10 mm 长的排泄管，经颅侧引导进入尿道球壁。腺体由弹性纤维、平滑肌和横纹肌组成的结缔组织间隔分成不同的叶。腺体的分泌物是黏液和浆液的混合物；组织化学研究已证实为酸性和中性黏液物质。腺体是复管泡状腺，内衬一层高锥形细胞，高锥形细胞内有紧密排列的分泌颗粒，胞质 HE 染色呈弱嗜碱性。超微结构可见细胞核扁平，位于基底侧，毗邻核有发达的高尔基体、小而圆的线粒体和许多电子密度不同的胞质颗粒。细胞内这些分泌颗粒具有耐高渗的限制膜，因此似乎常常数个颗粒结成一块。细胞表面有长的微绒毛。

2.2.7 阴茎

阴茎（图 27.6）包裹在松弛的包皮中。在腹壁上见一块软骨或骨状突起，即阴茎，其前部是

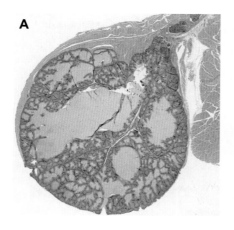
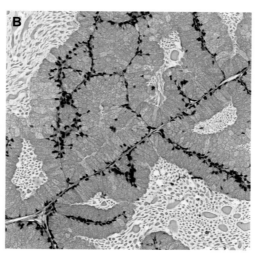

图 27.5 尿道球腺（如图 A）嵌入骨骼肌中，常规不进行采样或检查。不应被误认为是肿瘤。图 B 为放大的尿道球腺（译者注）

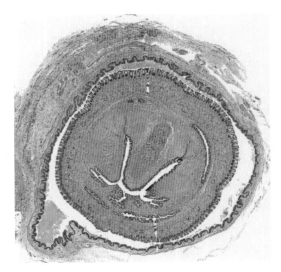

图 27.6 阴茎和包皮的横切面

纤维性软骨。阴茎在基部通过软骨内骨化生长。阴茎被覆上皮嵴，在嵴之间的凹处有丝状的毛发。阴茎的血液由源于阴部动脉的阴茎动脉供应，静脉血通过阴茎静脉回流进入阴部静脉。阴茎背侧感觉神经细胞均位于第 6 腰椎背根神经节。阴茎还包括阴茎海绵体和尿道海绵体，由广泛、不规则、相互连接且内皮减弱的血管通道组成。有髓和无髓神经纤维较明显。除非有明显的损伤，常规毒性试验不对阴茎进行显微镜检查。

3 先天性病变

除 ACI 大鼠各种泌尿生殖器的单侧发育不全外，尚未见大鼠附属性腺或阴茎的先天性病变的报道（Hofkamp et al., 2010）。

4 退行性病变

由于附属性腺的激素依赖性，它们随着睾丸的老化和功能下降而表现出进行性萎缩。去势诱导的前列腺退行性病变包括位于上皮细胞间巨噬细胞样细胞介导的自噬和吞噬。附属性腺去势后的形态学变化较老龄性改变更为明显。在老龄大鼠中，前列腺上皮扁平化并出现萎缩，但上皮细胞

占前列腺腹叶的相对体积略有增加。老龄动物的基质量减少近 50%。前列腺腹叶上皮细胞中的溶酶体数量随年龄增加而增多。脂褐素沉积也增加，首先与高尔基体相关，但到大鼠 2 岁龄时，脂褐素沉积可能占据大部分的胞质。精囊腺上皮细胞中脂褐素的沉积与前列腺中相似，脂褐素的沉积部分由于自噬所致。偶尔，前列腺细胞的胞质由于分泌物的存在而膨胀（Boorman et al., 1990）。

5 炎症性和血管性病变

附属性腺是炎症性病变常见的发生部位，可能表现为淋巴细胞浸润、大的脓肿或小的化脓性病变。在这些炎症性病灶中常见局灶性矿化的管腔结石。尽管前列腺炎症在老龄大鼠中常见，但也可见于慢性毒性试验中成年大鼠前列腺的背外侧叶。催乳素或雌二醇的使用与炎症的发生率增加有关，特别是在前列腺背外侧叶的外侧部。在老龄大鼠中，前列腺炎症和催乳素腺瘤之间存在相关性。腺泡的反应性（炎症性）增生常与管腔内混合的炎症细胞和炎性渗出物相关，鳞状上皮化生亦如此。含有渗出物的腺泡的上皮是多层的，还可见凸入腺泡腔的轻微折叠。这种病变易与将在下一节讨论的局灶性增生区别。阴茎和阴囊偶见炎症性病变，炎症性病变的发生通常与被覆皮肤的溃疡有关。多动脉炎（结节性动脉周围炎）有时累及附属性腺的血管，这已经在第 6 章中说明和描述。

6 增生性和肿瘤性病变

除前列腺和包皮腺外，其他附属性腺、阴茎和阴囊的增生性和肿瘤性病变在大鼠中并不常见。发生于包皮和阴茎的鳞状细胞癌的形态特征与发生于其他部位皮肤的鳞状细胞癌相似。发生于阴茎或阴囊区域的皮肤和皮下组织的肿瘤与其他区域的类似，这已经在前面章节中讨论过。

与其他附属性腺相比，良性增生性病变更常见于前列腺腹叶（Boorman et al., 1990; Bosland, 1987c,d; Mitsumori and Elwell, 1988; Reznik et al., 1981）。虽然在前列腺腹叶中，从增生到腺瘤的形态学特征似乎是连续的，但尚未有证据证实腺瘤会发展为癌。根据组织学标准，前列腺增生和腺瘤之间并不总是有明确的区别。自发性增生可能是 1 个或几个腺泡的局灶性病变。增生性病灶不会充满腺泡或使腺泡扩张，而是在腺泡腔内以单一的乳头状或筛状形态生长（图 27.7）。增生的上皮是多层的，通常有 3~5 层细胞厚，胞质和细胞核通常较邻近的正常上皮细胞着色深。可能见到细胞多形性和有丝分裂象，但这并非一致的特征。与反应性增生不同，化脓性炎症通常与增生性病变无关。前列腺腺瘤（图 27.8）不常

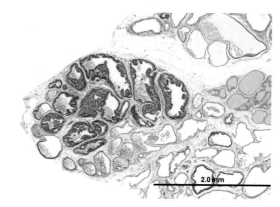

图 27.7　前列腺增生

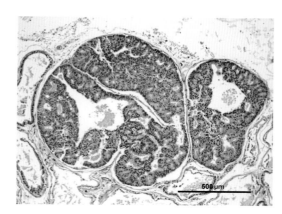

图 27.8　前列腺腺瘤

见，但也不罕见，通常见于腹叶。在一些大鼠品系（特别是 Lobund Wistar）中，已在其前列腺背外侧叶中见到化学诱导形成的腺瘤和腺癌。腺瘤的体积较局灶性增生大，可充满腺泡腔，并延伸到邻近腺泡或压迫邻近组织。被膜的形成不是一个常见的特征。肿瘤细胞以复杂的乳头状或筛状形态生长，筛状形态中可能出现实性区域。与增生类似，肿瘤细胞较正常的上皮细胞着色深。虽然在前列腺腺瘤中可见细胞多形性和有丝分裂象，但其细胞形态与增生病灶差异不大。

与前列腺腹叶自发的良性增生性病变不同，自发的前列腺癌通常见于背外侧叶。前列腺癌的共同特征是具有不同大小腺体结构的明显的硬化反应（图 27.9），肿瘤可能产生比较多的黏液，并广泛侵袭邻近组织，但远端转移并不常见。细胞多形性和大量的有丝分裂象是共同特点。

尽管精囊腺在大体解剖中被检查，并且在致癌试验中经常被要求进行组织病理学检查，但增生性病变在普通大鼠的精囊腺中极为罕见。在精囊腺增生性病灶中，细胞比未受累区域的更大、数量更多，但细胞排列未见改变，也未见细胞异型性。腺瘤的特征为细胞排列成筛状，与正常上皮相比着色更深、核质比增加（图 27.10）。研究人员已用 Lobund Wistar 大鼠诱导形成源于精囊腺或凝固腺的恶性肿瘤（Bosland, 1992; Hoover et al., 1990; Pollard, 1992; Slayter et al., 1994; Yaono et al., 2000），但普通大鼠附属性腺的自发性转移性和（或）局部侵袭性肿瘤并不常见（Bosland, 1987a,b; Shoda et al., 1998）。间皮瘤和膀胱移行细胞癌极少会侵袭前列腺或精囊腺。组织细胞肉瘤发生时可能取代这些腺体中的大部分正常组织。在单核细胞白血病的晚期，肿瘤细胞可能充满血管并侵入附属性腺的实质中。在为期 2 年的大鼠试验中，除睾酮外，未见与附属性腺肿瘤相关的药用化合物（Brambilla et al., 2012）。

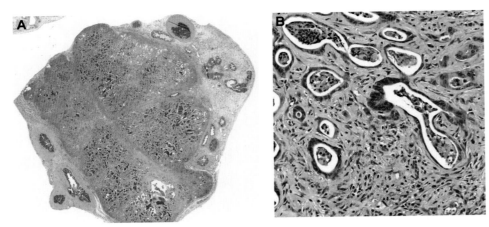

图 27.9　前列腺癌（来自背外侧叶）侵袭至精囊腺（A、B 分别为低倍镜下和高倍镜下图）。高倍镜下（B 图）可见不规则的管状结构和明显的硬化反应

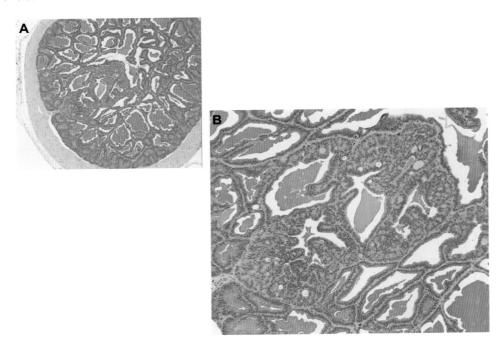

图 27.10　精囊腺瘤（A、B 分别为低倍镜下和高倍镜下图）。注意筛状形态和对邻近组织的轻微压迫

7　毒理学病变

　　附属性腺中最常见的给药相关性病变是萎缩（图 27.11）（Boorman et al., 1990）。导致睾丸变性的化学物质也可导致前列腺和精囊腺的体积减小和重量减轻。任何导致睾酮分泌减少的因素都会影响对附属组织雄激素的供应，并导致附属组织萎缩。睾酮转化为 DHT（二氢睾酮）失败（如使用非那雄胺，一种 5α- 脱氢酶抑制剂）也会对次级性器官的维持产生不利影响（Prahalada et al., 1998）。雌激素或孕激素类似物会导致雄性附属性腺萎缩，阻断雄激素受体的化合物（如氟他胺和西咪替丁）可导致精囊腺和前列腺的重量减轻和萎缩，但睾丸无形态学改变。在检测萎缩性变化时，器官重量的变化通常比组织病理学更加敏感。部分体积和重量的减小可能由处理组大鼠的体重增加减少所致，因此，脏器重量相对于终末体重的系数通常是最有价值和最可靠的信

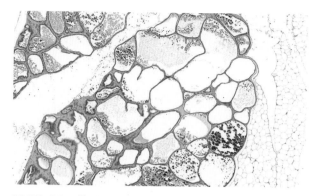

图 27.11　前列腺萎缩。腺泡内衬扁平的上皮细胞，在老龄的自发性病变中还可见矿化。前列腺萎缩也可能与用药相关

息。精囊腺萎缩的镜检特征较为明显，伸入腔内的腺泡分支缩短，且上皮细胞的体积更小。附属性腺萎缩表现为上皮细胞胞质减少，可能伴有单个上皮细胞坏死。腺体萎缩也见于自发的增龄性病变。

给予与磷脂病相关的化合物可导致上皮细胞空泡化。激素刺激分泌物过多或影响分泌物流出可导致附属性腺扩张。

参考文献

Boorman, G.A., Elwell, M.R., Mitsumori, K., 1990. Male accessory sex glands, penis, and scrotum. In: Boorman, G.A., Montgomery, C.A., MacKenzie, W.F. (Eds.), Pathology of the Fischer Rat. Academic Press, Inc., San Diego, CA, pp. 419-428.

Bosland, M.C., 1987a. Adenocarcinoma, prostate, rat. In: Jones, T.C., Mohr, U., Hunt, R.D. (Eds.), Monographs on Pathology of Laboratory Animals, Genital System. Springer, Berlin, Heidelberg, New York, Tokyo, pp. 252-260.

Bosland, M.C., 1987b. Adenocarcinoma, seminal vesicle/coagulating gland, rat. In: Jones, T.C., Mohr, U., Hunt, R.D. (Eds.), Monographs on Pathology of Laboratory Animals, Genital System. Springer, Berlin, Heidelberg, New York, Tokyo, pp. 272-275.

Bosland, M.C., 1987c. Adenoma, prostate, rat. In: Jones, T.C., Mohr, U., Hunt, R.D. (Eds.), Monographs on Pathology of Laboratory Animals, Genital System. Springer, Berlin, Heidelberg, New York, Tokyo, pp. 261-266.

Bosland, M.C., 1987d. Hyperplasia, prostate, rat. In: Jones, T.C., Mohr, U., Hunt, R.D. (Eds.), Monographs on Pathology of Laboratory Animals, Genital System. Springer, Berlin, Heidelberg, New York, Tokyo, pp. 267-272.

Bosland, M.C., 1992. Animal models for the study of prostate carcinogenesis. J. Cell. Biochem. Suppl. 16H, 89-98.

Brambilla, G., Mattioli, F., Robbiano, L., Martelli, A., 2012. Update of carcinogenicity studies in animals and humans of 535 marketed pharmaceuticals. Mutat. Res. 750, 1-51.

Cuhna, G.R., Donjacour, A.A., Cooke, P.S., Mee, S., Bigsby, R.M., Higgins, S.J., et al., 1987. The endocrinology and developmental biology of the prostate. Endocr. Rev. 8, 338-362.

Hofkamp, L.E., Bradley, S., Geliebter, J., Timms, B.G., 2010. Atypical fetal prostate development is associated with ipsilateral hypoplasia of the Wolffian duct in the ACI rat. Anat. Rec. 293, 747-753.

Hoover, D.M., Best, K.L., McKenny, B.K., Tamura, R.M., Neubauer, B.L., 1990. Experimental induction of neoplasia in the accessory sex organs of male Lobund Wistar rats. Cancer Res. 50, 142-146.

Jesik, C.J., Holland, J.M., Lee, C., 1982. An anatomic and histologic study of the rat prostate. Prostate. 3, 81-97.

Lee, C., Holland, J.M., 1987. Anatomy, histology and ultrastructure correlation with function, prostate, rat. In: Jones, T.C., Mohr, U., Hunt, R. D. (Eds.), Monographs on Pathology of Laboratory Animals, Genital System. Springer, Berlin, Heidelberg, New York, Tokyo, pp. 239-251.

Luke, M.A., Coffey, D.S., 1994. The male accessory sex tissues. In: Knobil, E., Neill, G.D. (Eds.), The Physiology of Reproduction, vol. 1. Raven Press, New York, NY, pp. 1435-1488.

Mitsumori, K., Elwell, M.R., 1988. Proliferative lesions in the male reproductive system of the F344 rats and B6C3FI mice: incidence and classification. Environ. Health Persp. 77, 11-21.

Pollard, M., 1992. The LobundWistar rat model of prostate cancer. J. Cell. Biochem. S16H, 84-88.

Prahalada, S., Rhodes, L., Grossman, S.J., Heggan, D., Keenan, K.P., Cukierski, M.A., et al., 1998. Morphological and hormonal changes in the ventral and dorsolateral prostatic lobes of rats treated with finasteride, a 5-alpha reductase inhibitor. Prostate. 35, 157-164.

Price, D., 1963. Comparative aspects of development and structure in the prostate. Natl. Cancer Inst. Monogr. 12, 1-27.

Reznik, G., Hamlin II, M.H., Ward, I.M., Stinson, S.F., 1981. Prostatic hyperplasia and neoplasia in aging F344 rats. Prostate. 2, 261-268.

Shoda, T., Mitsumori, K., Imazawa, T., Toyoda, K., Tamura, T., Takada, K., et al., 1998. A spontaneous seminal vesicle adenocarcinoma in an aged F344 rat. Toxicol. Pathol. 26, 448-451.

Slayter, M.V., Anzano, M.A., Kadomatsu, K., Smith, J.M., Sporn, M.B., 1994. Histogenesis of induced prostate and seminal vesicle carcinoma in LobundWistar rats: a system for histological scoring and grading. Cancer Res. 54, 1440-1445.

Suwa, T., Nyska, A., Peckham, J.C., Hailey, J.R., Mahler, J.F., Haseman, J.K., et al., 2001. A retrospective analysis of background lesions and tissue accountability for male accessory sex organs in Fischer-344 rats. Toxicol. Pathol. 29, 467-478.

Yaono, M., Tamano, S., Mori, T., Kato, K., Imaida, K., Asamoto, M., et al., 2000. Lobe specific effects of testosterone and estrogen on 3,20-dimethyl-4-aminobiphenyl-induced rat prostate carcinogenesis. Cancer Lett. 150, 33-40.

Yuan, Y.-D., Ulrich, R.G., Carlson, R.G., 1987. Histology and ultrastructure, glands of the ductus deferens (ampullary gland), rat. In: Jones, T.C., Mohr, U., Hunt, R.D. (Eds.), Monographs on Pathology of Laboratory Animals, Genital System. Springer, Berlin, Heidelberg, New York, Tokyo, pp. 229-234.

第十三部分

循环系统

第 28 章

循环系统

Alys Bradley[1], Pierluigi Fant[2], Silvia Guionaud[3], Michael Boyle[4], Roger Alison[5] and Adam Hargreaves[6]

[1]Charles River Laboratories, Edinburgh Ltd, Tranent, East Lothian, UK, [2]Charles River Research Europe-Lyon, Saint-Germain-Nuelles, France, [3]Pathology, Translational Sciences, MedImmune, Cambridge, UK, [4]Amgen, One Amgen Center Drive, Thousand Oaks, CA, USA, [5]Roger Alison Ltd., Pathology Consultancy Services, Caerfyrddin Fach, Cilcennin, Lampeter, UK, [6]PathCelerate Ltd., The BioHub at Alderley Park, Mereside, Alderley Edge, Macclesfield, Cheshire, UK

1 引言

心脏由几种不同类型的细胞组成，包括工作心肌细胞、成纤维细胞、内皮细胞、平滑肌细胞、浦肯野纤维、节细胞或起搏细胞和心外膜细胞。尽管心脏组织的细胞类型相对较多，但工作心肌细胞数量根据动物种属的不同，占心肌细胞数量的 25%~50%（Kumar et al., 2005）。剩余的心脏组织由非工作心肌细胞组成，包括节细胞（窦房结、房室结）、浦肯野纤维和支持心肌细胞的间质细胞（成纤维细胞、内皮细胞）（Katz, 2011）。循环由不同细胞类型的功能合胞体相互协调，经闰盘（特化的心脏细胞间连接）通过释放和摄取钙离子产生动作电位，并将动作电位串联起来，以渐进的方式收缩以达到适当的定向压力（Topol and Califf, 2007）。这种动作电位通过横小管（t- 小管）和闰盘进一步有效分布。心室底部到心尖的肌原纤维的斜向至周向排布进一步增强收缩的有效性（Katz, 2011; Stohr et al., 2014）。哺乳动物心脏的详细生理学内容已由 Katz 描述，本文不再赘述（Katz, 2011）。

细长的心肌细胞含数量较多的肌原纤维，肌原纤维在显微镜下呈横纹结构，由分别位于 I 带和 A 带中的 Z 线和 M 线构成。这种结构排列构成细胞收缩力的基础。Z 线平分 I 带，后者主要由细丝肌动蛋白的单体组成，还有原肌球蛋白调节蛋白和心肌钙蛋白 C、I 和 T（Topol and Califf, 2007）。M 线位于肌节中间，平分 A 带，主要由粗丝肌动蛋白组成（Sarantitis et al., 2012）。可调节粗细丝相互作用和相对位置的其他蛋白质包括肌联蛋白、S100 蛋白、原肌球调节蛋白、肌间线蛋白和锚蛋白（Clark et al., 2002; Kho et al., 2012）。心肌细胞具有特殊的内质网或肌浆网，它们作为肌管网的一部分运输和储存钙离子。这些离子可在动作电位产生和心肌收缩成分相互结合时立刻释放（Katz, 2011）。t- 小管系统围绕肌原纤维，并且与血浆和肌管网膜相连（Smolich, 1995; Guo et al., 2013）。对该特化的肌网的任何方面的损害将减少钙的运输，从而可能导致心肌收缩功能障碍或细胞内过量钙的下游效应，包括线粒体功能障碍或细胞凋亡。另外，此结构也会在心脏性疾病的发生过程中产生庞大的重塑（Guo et al., 2013; Dorn and Maack, 2013）。

青年大鼠的心脏重量约为体重的 0.3%（MacKenzie and Alison, 1990）。6 周龄时，各品系大鼠（包括 Sprague-Dawley、Fischer 344 和 Wistar Kyoto）计算的心脏与体重比［心重（mg）/体重（g）］范围为 4.1~5.0（Anderson et al., 2006）。

1.1 胚胎学

1.1.1 血管和淋巴管

循环系统是第一个发育、行使功能的系统。在卵黄囊壁、脐带、绒毛膜和胚胎前部的心脏发生区域，中胚层细胞形成血岛，血岛分化为成血管细胞和造血细胞（Beck and D'Amore, 1997; Michiels, 2003）。在血管内皮生长因子（vascular endothelial growth factor, VEGF）受体 2 激活的影响下，血岛的外部细胞变扁平，首先形成成血管细胞，然后形成内皮细胞。在这个阶段，它们的特征是表达钙黏素、血管生成素受体酪氨酸激酶 Tie2 和血小板内皮细胞黏附分子（platelet endothelial cell adhesion molecule, PECAM）（Michiels, 2003）。然后，血岛在 VEGF 受体 1 信号转导（Patan, 2000）的影响下合并，形成管道，这是最初的血管形成（vasculogenesis）。接下来，毛细血管相互连接形成原始循环系统（Mitsumori, 1990）。心脏为在妊娠第 9 天形成的一个与血管连接的独立体，血液循环在妊娠第 10 天开始。在循环血液的影响下，内皮细胞通过增加黏附分子（包括钙黏素、连接蛋白和紧密连接分子闭合蛋白）的表达来应对剪应力、透壁压力和脉动性血流，从而抑制血液渗透性

（Michiels，2003）。与暴露于较低流速和较小剪应力的静脉中的内皮细胞相比，暴露于较大动脉中的层流的内皮细胞变平。一旦循环开始，新血管会由已存在的血管的冒芽生长（血管新生）而产生。内胚层器官，如脾脏、肺和胰腺被认为是由血管形成而血管化，而外胚层或中胚层来源的器官，如脑和肾是由血管新生而发生血管化（Michiels，2003；Patan，2000）。心源性区域的成血管细胞形成原始的背主动脉，它们最终融合并且段动脉从中萌芽。动脉系统的尾端由这些段动脉发育而来。腹主动脉由心管延伸产生，并且随后与背主动脉一起形成动脉系统的颅侧部分。组织环境也影响血管的发育。腹主动脉受高水平 VEGF 的影响，其会诱导主动脉中的 Notch 信号和动脉标志物（ephrin-B2）并抑制淋巴标志物（Tie2 配体）（Michiels，2003）。相比之下，更远的主静脉暴露于较低水平的 VEGF，抑制 Notch 和动脉分化。静脉内皮表达标志物 ephrin-B4，而动脉内皮表达 ephrin-B2；这确保了静脉毛细血管与动脉毛细血管的融合。静脉系统与动脉系统发育同时进行。最初，形成卵黄静脉、脐静脉和主静脉这 3 条静脉，并由胚胎体输送血液。主静脉在背主动脉发育不久后，在中肾静脉区域发育并排入静脉窦。卵黄静脉形成腔静脉的前部，而腔静脉后部由主静脉及其衍生结构形成。血管周围的原始血管周围间充质细胞分化（在血管生成素和 PDGF 的调节下）成血管外膜的结缔组织和中膜的平滑肌。平滑肌细胞也可以从其他局部细胞群募集（Haworth，1995）。

淋巴系统来自淋巴囊。来自静脉内皮的内皮细胞形成淋巴系统。淋巴管内皮发育的主要调节因子 Prox1 在这些细胞上表达，而静脉发育的启动子 HoxA13 则下调。淋巴囊融合形成毛细血管和脉管网络。在发育初期，较大的血管融合并通向静脉血管系统，但是之后除胸导管和右淋巴管之外的所有部分都从静脉系统中分离出来。

出生时，循环发生巨大变化。第一次呼吸时，肺部展开，肺血流量增加。肺动脉内皮细胞和平滑肌细胞"伸展"以便增加灌注（Haworth，1995）。左心房内的压力随后升高并关闭卵圆孔。动脉导管闭合，脐静脉关闭。包括血管重塑在内的血管系统的发育和成熟在出生后仍在继续（Beck and D'Amore，1997）。髂内动脉和颅膀胱动脉在出生后由脐动脉发育而来。平滑肌细胞在出生前激增，弹性纤维和胶原纤维在出生后慢慢增多（Haworth，1995）。

1.1.2 心脏

哺乳动物的中胚层细胞向心脏细胞的分化主要受转录因子 Nkx2-5、Tbx5 和 Gata4，以及 Baf60c 的调控（Takeuchi and Bruneau，2009）。通过 SWI/SNF 复合物（Brg1）、染色质（CHD7）、HDACs（Jumonji）、HMTs（MLL2）和 PRCs（Rae28）的基因组调控，转录因子同时表达，以协调心肌细胞、平滑肌细胞和内皮细胞的分化（Chang and Bruneau，2012；Wamstad et al.，2012）。在 Notch、BMP 和 TGF-β 信号转导的影响下，祖细胞在原条内经历上皮向间充质的转化。胚胎第 9 天，侧板中胚层内形成第一和第二心脏区域，随后发展为心脏新月体（Chang and Bruneau，2012；Marcela et al.，2012；Garside et al.，2013）。胚胎第 9.5 天，在 Baf60c 的调控下，未发育的心管由左向右靠拢，构成环形结构，最初为 C 形结构，到胚胎第 11.5 天为 S 形结构（Marcela et al.，2012；Takeuchi et al.，2007）。在腔室发育过程中，心肌由外心肌细胞层、内心内膜细胞层和介入中间的心胶质组成。心胶质为基质成分，具有少数的小梁结构。在 Brg1 染色质重塑的影响下，房室小梁成熟，部分原因是 ADAMTS1 的表达（Chang and Bruneau，2012）。从胚胎第 12.5~14.5 天开始，在 Jarid2 和 Jmjd6 的调控下，环形结构呈现出腔室形成和朝向，流出道开始分离，这由 Rae28 定向基因沉默所致（Chang and Bruneau，2012；Marcela et al.，2012）。

在心脏环和流出道形成与分离期间，4 个心脏瓣膜作为心脏分离过程的一部分而形成。房室瓣由房室管（atrioventricular canal，AVC）形成，半月瓣或流出道瓣膜由心室流出道（ventricular outflow tract，OFT）形成（Garside et al., 2013）。瓣膜形成始于 AVC 和 OFT 中心内膜细胞的心内膜化向间叶化转变，其侵入心胶质细胞下层，随后实质细胞增殖和心脏垫形成（Kruithof et al., 2012）。OFTs 在胚胎第 15.5 天关闭，成熟心脏在胚胎第 16.5 天形成（Marcela et al., 2012）。瓣膜成熟从胚胎第 15.5 天开始，一直持续到出生后（Garside et al., 2013）。并非所有的间隔都是由于垫的形成和分离而完成，就如卵圆孔在出生时依然未闭一样。特化的非工作心肌细胞发育成良好的传导系统，房室结是原始左心房心内膜增厚形成的第一个传导系统。通过浦肯野纤维在心室壁分配冲动的房室束由此发展而来。窦房结在后来的心外膜下尾侧腔静脉未来的开口处形成。Savolainen 等对心脏发育的详细组织学进行了描述，本文不再赘述（Savolainen et al., 2009）。

2　先天性病变

大鼠的心脏和血管先天性病变罕见，少有报道，可能是由于相关动物被繁殖人员淘汰。因此，通常只有在发育和生殖毒性试验（DART）中，对胎鼠进行仔细解剖时才能观察到这些病变。

2.1　室间隔缺损

2000—2012 年间，在查士睿华（Charles River Edinburgh）记录的 618 窝 Sprague-Dawley 大鼠中，20 日龄仔鼠的室间隔缺损率为 5/8 201。Long-Evans 和 Wistar strains 大鼠中曾见室间隔缺损的报道，轻微的自发性室间隔缺损一般不影响出生后生存（MacKenzie and Alison, 1990; Solomon et al., 1997）。

2.2　血管错构瘤

血管错构瘤偶见于大鼠，可能涉及多种细胞类型（包括平滑肌细胞和纤维细胞）。尽管理论上血管错构瘤在体内的任何位置都有可能发生，但该病例很罕见。最近在 1 只雌性 Sprague-Dawley 大鼠中观察到子宫血管错构瘤，该大鼠有阴道出血（Shirota et al., 2013）。

2.3　动脉导管未闭

DART 研究期间偶见的这种病变可能具有遗传基础。据报道，易患癫痫的品系和 Norway-Brown 大鼠的发病率很高，后者发生弹性蛋白代谢的损伤时易发病。

2.4　右主动脉弓

大鼠自发性和毒性所致的主动脉弓畸形已有报道。右主动脉弓的发育可单独发生，也可与其他畸形并存，包括双主动脉弓和持续存在的第三主动脉弓（Giavini et al., 1981）。

2000—2012 年间，在来自查士睿华的 618 窝大鼠的 8 201 只 20 日龄仔鼠中，存在以下先天性缺陷：左侧脐动脉（102 只）、无名动脉缺失（19 只）、食管后主动脉弓（5 只）、下腔静脉重复/部分重复（4 只）、奇静脉狭窄（2 只）、脐动脉扩张（2 只）、细长无名动脉（1 只），以及动脉导管狭窄（1 只）。其他先天性缺陷包括动脉导管未闭、奇静脉缺失、血管错构瘤和右主动脉弓（Mitsumori, 1990）。

3　退行性病变

本部分仅描述大血管中出现的退行性病变，每个器官的相应章节中均描述了小血管病变。

3.1　血管扩张

血管扩张是一种自发的增龄性变化，特别是

在内分泌器官和肝脏中（Lee，1983），原因不明。血管扩张可能与增生性病变有关，其特征是血管不规则扩张或小血管扩张，血管数目无明显增加。

3.2 动脉硬化

动脉硬化涉及主动脉、髂动脉、肾动脉、颈动脉和脑动脉，Sprague-Dawley、Holtzman、Mead-Johnson、Long-Evans、Wistar 和 Lewis 等品系的大鼠易发。这些病变的程度与繁殖频率呈正相关，雌性的发病率通常更高（Mitsumori，1990）。病变包括中膜内弹性膜变性、分裂和重叠，黏多糖积累和肌内膜增生。严重病变中可能存在营养不良性矿化、软骨化生或发展出囊状动脉瘤（Wexler and True，1963；Wexler and Greenberg，1964）。

3.3 局灶性内弹性膜缺失

这通常与局灶性炎症有关，可发生于成年大鼠尾动脉内。病变的严重程度往往很小，临床意义不大。然而，在某些药物诱导的高血压大鼠品系中，内弹性膜的自发性破裂可能诱发其他后遗症（Capdeville et al., 1989）。

3.4 内膜增生

内膜增生有时可见于较大的动脉和中型静脉。内皮下内膜增厚的特点是梭形细胞增加、细胞核椭圆细长、细密的纤维性细胞外基质、内膜内皮下结缔组织沉积和泡沫巨噬细胞浸润。病变血管的内皮细胞通常正常，病变的严重程度轻微，临床意义不大，发病率随年龄增长而增高。该病变的病因不明，但可能与自发性结节性多动脉炎有关。大鼠对动脉粥样硬化病变的发展具有抵抗力，原因是大鼠的高密度脂蛋白（约70%）与人类的（约30%）相比所占的比例较高，且缺乏血浆胆固醇醚转移酶（Mitsumori，1990；Xiangdong et al., 2011）。

3.5 中膜变性

这种情况可发生在一些动脉中，病变可以是空泡型或黏液型，在老龄动物的冠状动脉中经常出现该病变。病变血管的肌细胞的细胞核数量减少，其余肌细胞的细胞核增大，呈多形性，细胞因为黏多糖沉积而呈不规则排列。病变的程度轻微且没有临床意义，发病率随着年龄增长而增高（Willens and Sproul，1938）。

3.6 肥大

血管肥大通常与局部炎症有关，但可见于成熟大鼠的尾动脉。病变的严重程度轻微，没有临床意义，发病率随年龄增长而增高。

血管内皮细胞肥大与炎症有关，可在静脉、肌内和皮下给药试验的给药部位中观察到，通常认为是由机械性损伤和局部滴注外源性物质所导致。这是局部炎症反应（血管炎）的正常现象，并可能持续存在于恢复期。

输注大量等渗盐水（生理盐水对照组）的大鼠肺脏内血管内皮肥大，可能是由液体流量增大或由于肺循环中的湍流所致（Morton et al., 1997）。

外斜肌的存在是正常大鼠肺血管系统的独特之处。外斜肌可见于肺动脉的不同分支部位，必须与肥大相区分（Meyrick et al., 1978）。肺静脉缺乏内弹性膜，但在较大的静脉壁周围可见心肌组织（Hosoyamada et al., 2010）。

3.7 心肌变性

显微镜下心肌细胞发生的退行性变化包括脂肪变性、水变性、自噬作用增强和萎缩。心脏的所有区域都可见单个细胞坏死，这可以导致细胞缺失和纤维化，但坏死细胞通常位于心室壁和乳头肌。随着年龄增长，心肌层中可见脂褐素。Reichel（1968）已证明24月龄大鼠的脂褐素明显多于12月龄大鼠。该色素为黄棕色颗粒，呈核周或极性分布。脂褐素染色如 Schmorl's 或 Carbol fuchsin 染色可用于识别和证明该色素。心肌出血后可见铁色素。一些 Sprague-Dawley 大鼠可出现自发性铁超负荷，肝脏中有大量铁沉积，但对心脏没有相应的影响。读者可参考 INHAND 指南和 GO-Reni 网站，以获得与这些病变相关的诊断标准。

3.8　自发性心肌病

常规的毒性研究中，慢性进行性心肌病常见于所有品系的大鼠，如 Sprague-Dawley、Fischer 344 和 Wistar 大鼠，但在 Sprague-Dawley 大鼠中，幼龄大鼠的发病率高于其他品系（Lewis，1992；Chanut et al., 2013）。病变在大鼠品系和年龄组内存在个体差异，但其发生率和严重程度有随着年龄增长而增高的倾向。通常情况下，雄性比雌性受到的影响更大，发病年龄可小至 4 个月龄（Ruben et al., 2000）。自发性心肌病的病因未知，严重程度和发病年龄受饮食、环境因素和应激的影响。病灶主要在心内膜下、乳头肌这类血流量较高或需氧量较高的区域，被认为是由心肌血管功能紊乱导致的局部缺血所致（Greaves，2007）。病变也常见于左心室和室间隔。幼龄大鼠没有发现与此相关的临床症状，但在致癌性研究中，老龄大鼠可观察到心力衰竭的症状。病变开始时是一个累及散在心肌纤维的凝固性坏死区域，涉及的心肌纤维表现为嗜酸性增强、透明样变及核固缩。炎症反应以单核细胞浸润为主（巨噬细胞和部分淋巴细胞），以及存在较少的中性粒细胞，偶见收缩带形成、嗜碱性点彩（典型的线粒体矿化）。心肌细胞缺失的区域由纤维组织修复，残余的心肌细胞间可见线形的胶原带。随着年龄增长，病灶扩大，可能合并覆盖更大的区域。陈旧的病灶中偶见含色素的巨噬细胞和矿物沉积（图 28.1 和 28.2）。

3.9　矿化（钙化）

许多老龄大鼠有零星可见的心肌矿化，其分布随品系不同而有所差异（Greaves，2007）。矿化可继发于心肌病或晚期肾病，在致癌性试验中普遍存在。一般来说，雄性比雌性更严重，左心室比心房、室间隔或右心室更严重。钙盐首先沉积在弹性蛋白含量高的区域（如弹性膜）。钙盐由细小的嗜碱性颗粒组成，它们聚结形成无定形的密度不一的嗜碱性凝固物。晚期病变中，中膜和内膜广泛矿化，矿化处由大的嗜碱性凝固物组成，而中膜和内膜也失去正常的组织结构特征。通常不出现炎症细胞浸润。大鼠三角区的软骨在 6 月龄时开始钙化，并且可能在老龄动物中显示出广泛的矿化。偶见乳头肌矿化，其与纤维化相关。腱索矿化可发展为软骨化生（图 28.3）。

老龄大鼠通常可见血管中膜和（或）内膜以及瓣膜矿化（图 28.4 和 28.5）。硬化伴有弹性纤维的广泛转移性矿化可发生在胸主动脉和腹主动脉中，伴有严重的自发性和给药加剧的慢性肾病、甲状旁腺增生和纤维性骨营养不良。无严重的肾脏疾病、其他中等大小动脉的矿化原因不明。营养不良的血管矿化也可能发生在组织坏死的区域。

3.10　血栓症和动脉瘤

心房血栓形成是一种罕见的自发性疾病，其发生率与年龄明显相关。与 Sprague-Dawley 大鼠或 Fischer 344 大鼠相比，Wistar 大鼠更常出现该病变。低流速和不规则的心房内表面可能使血栓固定并生长（MacKenzie and Alison，1990），血栓通常形成于右心房。血栓涉及的心房扩张，部分或完全被血栓阻塞。血栓通常具有缓慢生长的层状结构，且会结构化。旧的血栓也可因新生血管而形成管道。血栓形成的原因在切

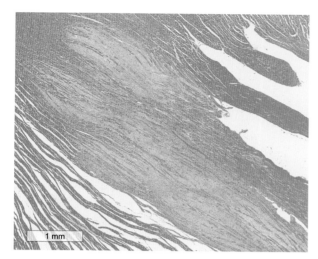

图 28.1　患有心肌病的 Sprague-Dawley 大鼠的心肌细胞，HE 染色，×20

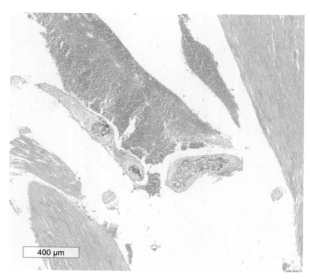

图 28.3　腱索软骨化生。Wistar 大鼠，HE 染色，×200

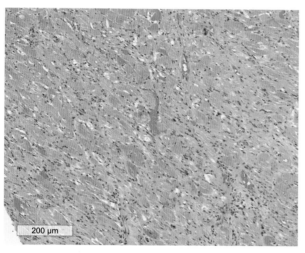

图 28.2　患有心肌病的 Sprague-Dawley 大鼠的心肌细胞，HE 染色，×100

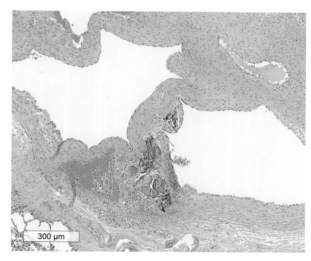

图 28.4　瓣膜矿化，肺脏。Wistar 大鼠，HE 染色，×200

片上通常不明显；然而，它们通常与心肌损伤或瓣膜内的退行性黏液样病变有关（图 28.6 和 28.7）。

　　大动脉的血栓形成和动脉瘤样扩张偶见，通常是继发于中膜的变性。肺静脉或肝静脉血栓有时被当作单一的病变。血栓具有结构且含有致密的纤维结缔组织，同时伴有营养不良性矿化灶。

　　在输液和静脉给药研究中经常出现血管内血栓。组织切片中的一些血栓可能明显是附壁 / 腔壁的；另一些则不附着在血管壁上，且血管内

皮无相关的损伤（虽然这可能取决于切面，图 28.8）。当受试物在凝血功能正常的大鼠中诱导高凝状态时，血管内血栓可视为与处理相关的发现（Carlton and Englehardt，1991）。

4　炎症性病变

　　心脏自发性炎症性病变很少见，通常限于与自发性心肌病相关的炎症细胞灶。偶尔可见脉络丛血管炎症细胞浸润。浸润的炎症细胞主要由成

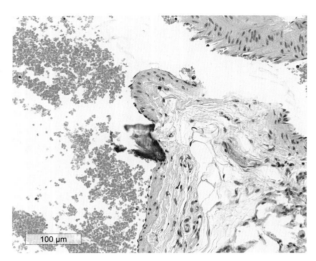

图28.5　血管矿化，肺脏。Wistar 大鼠，HE 染色，×200

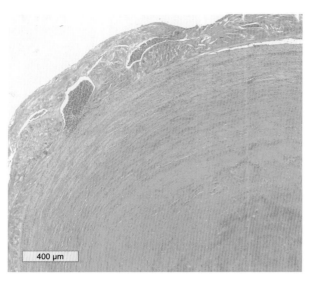

图28.7　心房血栓。Wistar 大鼠，HE 染色，×50

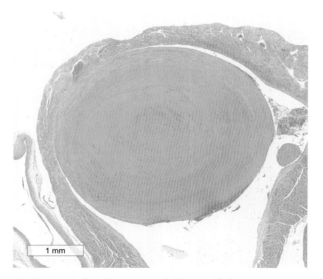

图28.6　心房血栓。Wistar 大鼠，HE 染色，×20

熟淋巴细胞组成，无临床意义，可能与这种高水平代谢结构内发生的复杂生理过程有关（Kratzer et al., 2013）。对照组和给药组大鼠通常可见血管周围或血管附近单核细胞聚集，但不考虑为原发的血管病变。

偶然情况下，在生物安全受到破坏时可能发生传染性疾病，如野生啮齿类动物进入实验动物场所或其他物种与实验室大鼠共同饲养。传染性疾病可能引起心脏和心包炎症，为多系统反应的一部分。细菌可用革兰染色在组织切片中进行鉴定。纤维素性化脓性肺炎和胸膜炎也可能侵犯心包（心包炎）。泰泽病（Bacillus piliformis）可引起心肌的局灶性坏死，过碘酸希夫（PAS）染色或吉姆萨染色后可在坏死灶边缘发现该细菌。可能偶见后生寄生虫弓形虫、猪肉绦虫和尾蚴囊尾蚴。

脑心肌炎病毒为一种小核糖核酸病毒，是唯一已知的影响大鼠心脏的天然病毒，可引起以间质淋巴细胞浸润为特征的弥漫性心肌炎，在实验室大鼠中罕见。大鼠细小病毒、脑胞内原虫属和广州管圆线虫也可引起血管炎症，但这几类病原体的感染极为罕见，在毒理学研究中不太可能见到。

在灌注试验中生理盐水对照组大鼠的肺动脉周围可见嗜酸性粒细胞浸润，输注量和输注速率可能影响该病变的发生率和严重程度（Morton et al., 1997）。静脉注射时毛发或皮肤碎片可能随针刺进入血液循环（图28.9），最终导致肺血管内血栓和异物肉芽肿的形成。血管内插管和有创技术提高了菌血症的风险，随后导致心内膜炎/心肌炎。血栓栓塞性心肌炎均为纤维素化脓性炎症，且累及心内膜。典型的右心房和右房室瓣（三尖瓣）受影响，但病变亦可发生在左房室（二

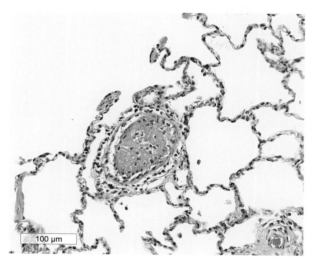

图 28.8 肺毛细血管内的血栓。Wistar 大鼠，HE 染色，×200

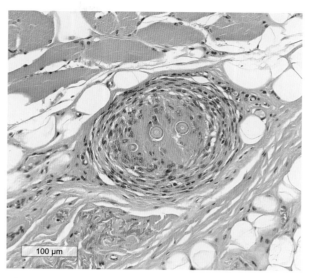

图 28.9 毛细血管内的毛发栓塞。Wistar 大鼠，HE 染色，×400

尖瓣）和主动脉瓣。在灌胃试验中，由于给药过程的持续性损伤，可偶见纤维素化脓性心包炎。这种心包病变可能是局灶性的，或者局限于心基或心尖，大体解剖肉眼观察可发现明显的病变，表明是一种程序性机械损伤，而非传染性（图 28.10）。

　　大多数品系大鼠的坏死性血管炎（多动脉炎）是自发性的，其发生率随年龄增长而升高，多影响中小型肌动脉。与多动脉炎不相关的自发性血管炎罕见，但在 6 个月长期毒性或致癌试验的老龄大鼠的心基部可偶见该自发性病变（图 28.11）。目前的大鼠品系中多动脉炎很少记录，但在之前报道过 August 和 Mendel-Sherman（45.4% 的雄性，43% 的雌性）、Wistar（9.1% 的雄性，4.2% 的雌性）、Long-Evans（4.5% 的雄性，2.6% 的雌性）和 Fischer 344（1.8% 的雄性，0.9% 的雌性）大鼠的多动脉炎。尸检可能观察到动脉弯曲、管腔增大，呈结节状，尤其是肠系膜、睾丸和胰腺血管。镜下可见急性炎症到慢性活动性炎症的过程，伴纤维素样坏死、破坏和（或）内弹性膜层数增多以及中膜和外膜纤维化。早期病变以中性粒细胞浸润为主，偶见嗜酸性粒细胞。随着病程进展，淋巴细胞和浆细胞更为突出。管

腔狭窄可导致动脉瘤或血管完全闭塞，血管血栓形成可在任何阶段出现。病因不明，但可能是多因素的，包括免疫、饮食和（或）激素的影响。

5　增生性病变

5.1　心内膜增生

　　大鼠易发生心内膜下纤维化，从成纤维细胞样梭形细胞的轻微增生到间质细胞的结节状聚集。它被认为是一个由感染、免疫或代谢因素引起的反应过程（Greaves, 2007）。增生的厚度和深度不同，可能延伸至下面的心肌。最小的病变特征为心内膜和其下心肌之间的细胞增生。心内膜增生通常见于左心室，尤其是室间隔，虽然也可偶见于其他心腔，在 18 月龄以上的雄性大鼠中更为常见。细胞形态多变（图 28.12 和 28.13），典型的心内膜增生由纺锤形细胞组成，细胞核呈圆泡状或细长，胞质淡染模糊。细胞核可以是 Anitschkow 细胞形式，偶见有丝分裂，细胞形态与成纤维细胞相似，但细胞周围仅有细小的胶原纤维，少有弹性组织。此细胞会不规则地表达 S100 蛋白，因此施万细胞最有可能是组织发生的来源。细胞可能呈人

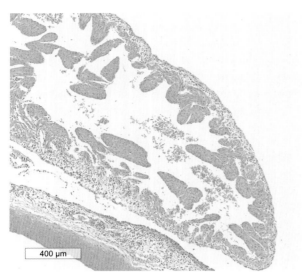

图 28.10　灌胃损伤后的局部心包炎。Wistar 大鼠，HE 染色，×50

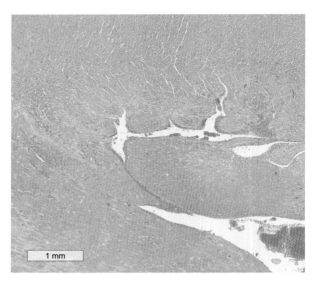

图 28.12　心内膜增生。Wistar 大鼠，HE 染色，×20

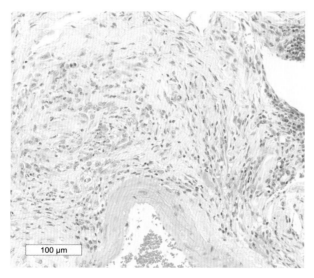

图 28.11　致癌性研究中的 12 月龄 Wistar 大鼠心脏基底部的局灶性动脉周围炎。HE 染色，×200

字纹排列，但神经鞘瘤的特征如维罗凯小体则未见。尽管如此，心内膜增生可能发展形成神经鞘瘤（Novilla and Todd，1991）。

5.2　心肌增生

　　出生后的几周内，心肌细胞的增生通常会减慢。然而，老龄大鼠的心肌可能保留有限的增生能力以取代与年龄有关的心肌细胞损失

（Anversa et al.，1990）。诱发性肥大通常不会导致心肌细胞数量增加。

5.3　血管增殖和增生

　　术语"增生"仅限于血管壁特定成分如内皮细胞的增殖。发育完全的血管增殖不是单纯的增生，是一种罕见的大鼠自发性病变，必须与发育性错构瘤相鉴别。术语"毛细血管增生"有时指毛细血管的增殖，因为毛细血管结构简单，在组织损伤和修复区域内数量有增加的趋势。该过程通常伴随不同程度的纤维组织增生和炎症，毛细血管增生也可发生在各种肿瘤之中或周围，可能是对肿瘤细胞分泌的促血管生成生长因子和细胞因子及邻近缺氧环境的应答反应。内皮增生是对感染和毒物引起的血管损伤的应答反应。内脏血管滋养管的增殖已被认为是对某些药物的毒性反应。

6　肿瘤性病变

6.1　血管的肿瘤性病变

　　大鼠的自发性血管肿瘤罕见，最常见于脾

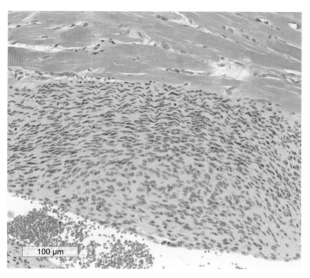

图 28.13　心内膜增生。Wistar 大鼠，HE 染色，×200

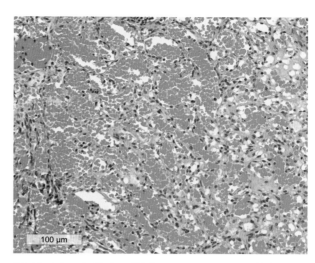

图 28.14　血管瘤，肝脏。Sprague-Dawley 大鼠，HE 染色，×200

脏、肝脏和皮下组织。

　　血管瘤是边界相对清楚的血管肿瘤，其特征是有大小不一的血管状结构，内衬单层均匀、分化良好的内皮细胞，其特征类似正常的血管内皮。基质通常很少，含有被释放的胶原及偶见的纤维细胞成分（图 28.14 和 28.15）。血管瘤与血管畸形（错构瘤）或血管扩张症在脾脏、骨髓或肝脏等血管数量多的器官中不易相鉴别。具体参照 INHAND 诊断指南。

　　血管肉瘤由不规则和低分化的血管结构组成，内衬单层或多层多形性内皮细胞，并被不同量的胶原基质分开。肿瘤边界不清，局部侵袭性生长，偶尔可转移到其他器官。血管肉瘤的诊断在很大程度上取决于肿瘤内皮细胞和血管结构的分化程度，或是否存在转移。肿瘤细胞的形状各异，胞质稀少至适度，染色质呈深染或囊泡状，伴有 1 个或多个明显的核仁。肿瘤内可见坏死、血栓、出血、含铁血黄素沉积或炎症区域（图 28.16~28.18）。

　　血管外皮细胞瘤在大鼠中是一种罕见的肿瘤，在美国国家毒理学项目中心（National Toxicology Program，NTP）数据库中诊断出的病例不到 10 例。该肿瘤也主要发生在脾脏和皮

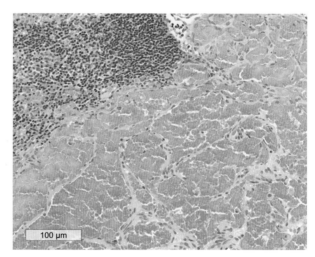

图 28.15　血管瘤，淋巴结。Wistar 大鼠，×200

下组织中，其特征是细胞和基质呈螺旋状围绕血管排列。细胞呈梭形，细胞核呈椭圆形或细长形，胞质模糊，胶原基质的量也各不相同，围绕小血管呈同心螺旋排列。良性肿瘤的边界清晰，细胞密度低，核呈均匀深染，间质胶原丰富。恶性肿瘤的边界不清，细胞密度高，有丝分裂活性高，多形性细胞具有囊泡状染色质模式。恶性肿瘤内可出现坏死或出血。肿瘤血管外皮细胞是一种兼性成纤维细胞，可产生不同数量的胶原蛋白。纤维肉瘤、滑膜肉瘤或平滑肌肉瘤可能表现

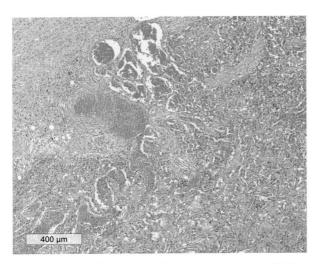

图 28.16　血管肉瘤，皮肤。Sprague-Dawley 大鼠，HE 染色，×50

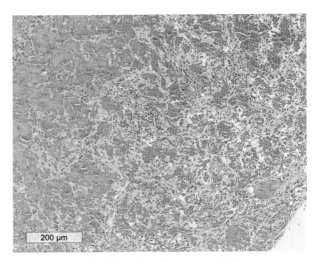

图 28.18　血管肉瘤，淋巴结。Wistar 大鼠，×100

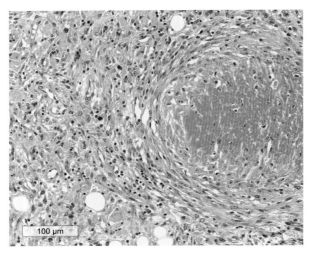

图 28.17　血管肉瘤，肝脏。Sprague-Dawley 大鼠，HE 染色，×200

出与血管外皮细胞瘤相似的血管周生长模式；但是，与成纤维细胞不同的是血管外皮细胞可释放基底膜。因此，电子显微镜有助于诊断。

　　淋巴管肿瘤（淋巴管瘤或淋巴管肉瘤）是罕见的，在 NTP 和查士睿华的历史对照数据库中均未见过报告。

6.2　心脏的肿瘤性病变

　　大部分品系的大鼠心脏自发的原发性肿瘤罕见。房腔静脉间皮瘤的特点是位于右心房外壁，通常由腺体结构组成，波形蛋白和角蛋白免疫染色呈阳性。腺体样结构包括血液、颗粒样嗜酸性物质、细胞碎片、胆红素结晶、含色素的巨噬细胞和偶见的矿物质结石。较大肿瘤的显著特征包括出血、坏死、侵袭和偶尔的肺转移。在 20% 的 NZR/Gd 大鼠中可见自发性心房腔静脉间皮瘤（Goodall et al., 1975）。

　　在 NTP 的研究中观察到 1 例心包间皮瘤。肿瘤累及胸膜，但主要侵犯左心房区域，在心包和心外膜表面由多灶间皮细胞增生和零星的基质组成。该肿瘤未见于其他部位，包括雄性 Fischer 344 大鼠间皮瘤最常见的部位——睾丸鞘膜。肿瘤细胞胞质内波形蛋白免疫染色呈阳性。

　　心脏副神经节瘤在组织学上与其他部位的副神经节瘤相似，肿瘤细胞巢被纤细的纤维血管间质分开。细胞核居中，染色质呈微细的斑点状，胞质量适中，神经元特异性烯醇化酶（NSE）和嗜铬粒蛋白 A 呈阳性（Cho et al., 2008）。这些肿瘤在大多数品系中极为少见，但 13% 的老龄雌性 WAG/Rij 大鼠可见主动脉体增生或肿瘤（Van Zwieten et al., 1979）。

　　心内膜神经鞘瘤几乎总是累及左心室。最小的肿瘤通常局限于心内膜下区域，而较大的肿瘤可侵入右心室心内膜下和 1 或 2 个心房。有些神经鞘瘤累及主动脉瓣，沿主动脉延伸或侵入心包（Alison et al., 1987）。较小的肿瘤位于心内膜下层，通常有至少 3 层细胞，核饱满呈卵圆形，染色质呈颗粒状，核仁突出，胞质稀少，胞质边界模糊。圆形细胞间穿插着不同数量的平行的梭形细胞，胞质模糊，有纺锤形的细胞核，染色质呈浓染或颗粒状。较大的肿瘤有 2 个不同但具有融合性的细胞层：表层圆形细胞层和较深的梭形细胞层。细胞以平行或波浪状蛇纹图案排列，并且经常在腱索或残留的变性的乳头肌细胞周围形成螺旋状。常见肿瘤细胞侵入邻近的心肌（图 28.19 和 28.20）。除非常大的肿瘤可以看到 Verocay 小体外，栅栏状排列是不常见的。纺锤形细胞核薄、细长、深染，被大量透明或纤维状嗜酸性基质（可网状蛋白染色）分开（图 28.21）。大多数肿瘤含有 Anitschkow 型核。在一些大肿瘤中，多形性梭形细胞和多边形上皮样细胞似乎代表更高的恶性变异（图 28.22）。偶见巨核和（或）多核细胞。偶见骨样或类似 Antoni B 型组织的松散排列的肿瘤细胞。S100 蛋白免疫染色在某些肿瘤中呈弱阳性。转移少见，多见于肺和肝脏，与原发病灶相似。

壁内神经鞘瘤多见于左心室或室间隔。在最小的肿瘤中，肌细胞间浸润排列松散的梭形细胞，可能与退化的心肌细胞相混淆。较大的肿瘤形成更多不连续的肿块，包括 Antoni A 型和 Antoni B 型组织、栅栏核和 Verocay 小体（Alison et al., 1987）。

骨肉瘤很少被认为是心脏的原发性肿瘤，组织学特征与其他部位的骨肉瘤相似。

6.3　转移性肿瘤

肺腺癌和胸腺肿瘤可侵犯心脏。单核细胞白血病通常累及心脏，类似自发性心肌病或心内膜神经鞘瘤的单核细胞浸润。

6.4　人工假象

采集和固定心脏的方法可能引起类似化学物

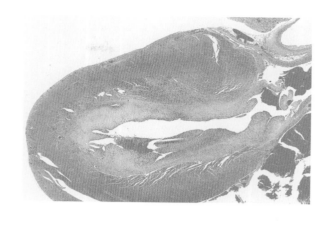

`3 mm`

图 28.19　心内膜神经鞘瘤。Sprague-Dawley 大鼠，HE 染色，×10

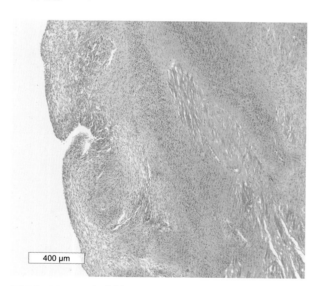

`400 μm`

图 28.20　心内膜神经鞘瘤。Wistar 大鼠，HE 染色，×50

质心脏毒性所产生的收缩带，因此在解剖处理心脏时要小心。应捏住心脏的大血管，整个置于 10% 中性缓冲福尔马林固定液中。为电镜观察制片时，应采用灌注固定。

7　毒理学病变

7.1　心脏毒性

已有报道给药后大鼠出现心肌能量代谢、细胞结构、电生理和收缩功能紊乱，这些可改变心

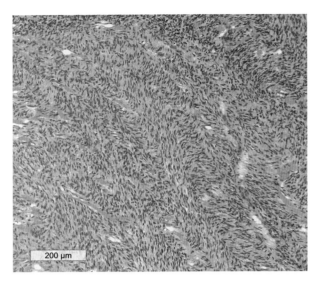

图 28.21 心内膜神经鞘瘤。Wistar 大鼠，HE 染色，×100

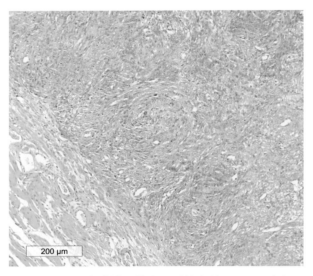

图 28.22 心内膜神经鞘瘤，恶性变种。Wistar 大鼠，HE 染色，×200

功能、减少心输出量和外周组织灌注。对药物引起的心脏毒性进行临床前评价需要对心血管系统进行形态和功能评价，必要的研究方法包括心脏重量称重、光镜和电子显微镜观察以及心脏血清特异性生物标志物水平的评价。

7.2　心肌变性和坏死

　　心脏功能和（或）形态学紊乱与不同类型的药物有关，但其作用机制大多不清楚。可广义地分为与药物剂量过大有关的药效学作用的放大而致心肌缺血的药物和与药理特性无关的对心肌细胞有直接毒性作用的药物。由于心脏具有持续的高能量需求，容易发生相对缺血，即血氧利用度与心肌需要量之间的不平衡。相对缺血可能由心肌过度刺激引起，如在心动过速时所见；也可能由冠状动脉血管收缩或冠状动脉低血压而导致的灌注减少所致（如血管扩张）。尽管心脏毒性药物的种类繁多，但经组织病理学评价，心肌反应的范围是有限的，包括心肌细胞的变性、空泡化、坏死和凋亡，这些反应可能伴随着间质成纤维细胞增生和胶原蛋白增多、水肿、色素沉着、矿物质沉积及炎症细胞浸润。由于心肌细胞是终末分化的稳定细胞，受损心肌通常通过胶原替代发生改变的心肌细胞而重塑，这会导致心肌收缩功能的丧失。

　　异丙肾上腺素（isoproterenol 或 isoprenaline）是一种合成的儿茶酚胺，也是一种功能强大的非选择性 β 肾上腺素受体激动剂，用于治疗哮喘，是目前研究较多的急性心脏毒性物质之一，广泛应用于多个大鼠品系和其他物种。异丙肾上腺素诱导的大鼠心肌病是心动过速、肥大和心肌梗死的一种良好的动物模型，用于心脏生物标志物的研究。β_1 肾上腺素能受体主要位于心脏，它调节心率和收缩力；而 β_2 肾上腺素能受体主要参与血管平滑肌松弛。有研究者提出，异丙肾上腺素通过一种放大的药理作用来提高心率和心脏氧化代谢，从而导致局部组织缺氧，引起心肌变性和坏死（Rona et al., 1959）。此外，内源性儿茶酚胺如肾上腺素和去甲肾上腺素也能引起心脏毒性（Dhalla et al., 2008）。

　　单次皮下注射异丙肾上腺素导致的大鼠心脏病变模式具有剂量和时间依赖性。高剂量给药后 1~2 分钟即可观察到显著的功能变化，如动脉血压降低、心率增高和心输出量减少（Filipsky et al., 2012）。低剂量给药后 3~6 小时可观察到疑似可逆的心肌改变，包括轻微的肌原纤维丢失、细胞质空泡、偶发收缩带、心肌基底膜部分丢失、少量炎症细胞浸润和少量间质液。高剂量给药后 3~24 小时检查，可能观察到大鼠发生广泛且不可逆的病变，主要发生在左心室、间隔、乳头肌和心尖，其特点是心内膜下坏死逐渐扩大，尤其在左心室乳头肌，这里经常有巨噬细胞浸润和早期纤维化。给药 2 天后，坏死区内见大量胶原纤维（Zhang et al., 2008a）。给予高剂量异丙肾上腺素后 0.5 小时，磷钨酸 - 苏木精（PTAH）染色可观察到收缩带和横纹丢失（给药后 6~24 小时药物浓度达到峰值），常规 HE 染色可观察到具有时间依赖性的心肌溶解和炎症细胞浸润（Mikaelian et al., 2008; Clements et al., 2010）。嗜酸性粒细胞和中性粒细胞的聚集分别发生在给药后 0.5~3 小时和 3~72 小时，给药后 6 小时开始出现巨噬细胞浸润，这是 72 小时内的主要炎症反应表现。给药后第 3 和第 7 天，Masson 三色染色分别可观察到胶原原纤维和胶原纤维（Mikaelian et al., 2008）。有研究表明，单次注射儿茶酚胺后心肌细胞可出现凋亡和坏死，尤其是在左心室和心尖。给药后 36 小时和 18 小时分别达到高峰（Goldspink et al., 2004）。

其他一些化合物也可引起大鼠心肌损伤（表 28.1）。例如在异丙肾上腺素引起的心脏毒性中，肌纤维的变性 / 缺失以及间质胶原和炎症细胞的聚集可能因剂量、给药频率和给药与解剖之间的时间间隔不同而出现很大的差异。酪氨酸激酶抑制剂可破坏心脏钙和能量平衡，并可引起人和大鼠的心肌损伤和肥厚（Force and Kolaja, 2011; Mellor et al., 2011）。抗肿瘤药伊马替尼可引起轻度的心肌肥大或心肌退行性改变，包括心肌空泡化、肌原纤维丢失、间质水肿、淋巴细胞浸润、成纤维细胞增生、自噬、凋亡和坏死（Saad et al., 2006; Wolf et al., 2010; Herman et al., 2011a）。伊马替尼在溶酶体中蓄积，并通过破坏自噬，导致心肌细胞功能障碍（Hu et al., 2012b）。另外 2 种抗肿瘤药舒尼替尼和索拉非尼可引起线粒体超微

结构改变（包括肿胀、致密沉积、基质空腔化和嵴破坏）所致的线粒体功能紊乱，导致能量失衡（French et al., 2010）。PD-176067 为一种成纤维细胞生长因子受体酪氨酸激酶选择性抑制剂，可引起心肌细胞和血管矿化（Brown et al., 2005）。PF-04254644 为一种肝细胞生长因子受体选择性激酶抑制剂，可引起中度的心肌变性和纤维化，并与心率增快和收缩力增大有关，可能与抑制多种磷酸二酯酶（特别是 3 型磷酸二酯酶）有关（Aguirre et al., 2010; Hu et al., 2012a）。其他磷酸酯酶抑制剂如 SK&F95654（Zhang et al., 2002, 2006）和 rolipram（Larson et al., 1996）分别是 3 型和 4 型磷酸二酯酶抑制剂，与心肌变性、出血以及血管病变有关。

蒽环霉素类抗肿瘤药如多柔比星、柔红霉素等都是众所周知的慢性心血管毒性药物，其累积剂量依赖性的心脏毒性是限制人类将之用于抗癌治疗的一个主要因素。虽然多柔比星引起心脏毒性的机制尚未完全阐明，但认为活性氧自由基（可能与铁积累有关）的产生以及心肌细胞的衰老和自噬作用是造成凋亡 / 坏死的主要原因（Zhang et al., 2009; Octavia et al., 2012; Ichikawa et al., 2014）。微管分解剂如秋水仙碱和长春新碱可引起心肌线粒体损伤及内皮细胞损伤，导致微循环障碍（Mikaelian et al., 2010; Tochinai et al., 2013）。

硼替佐米为一种抗肿瘤蛋白酶抑制剂，能诱发局灶性心肌细胞肥大（但整体未见心肌肥大）和空泡化，超微结构可见明显的线粒体变化，包括扩张、多形性，并可见同心嵴。这与三磷酸腺苷（ATP）合成减少有关。其他异常包括出现脂滴、空泡和溶酶体 / 自噬体结构（Nowis et al., 2010）。据报道，其他一些药物给予后可见明显的肌质空泡形成。铅和钴给药后可引起细胞质空泡和线粒体扩张（Rona, 1971; Van Vleet et al., 2002）。羟苯甘氨酸给药后可偶见溶酶体扩张而不伴功能改变（Greaves et al., 1984）。离

表 28.1 已知的大鼠心脏毒性化合物及相关文献

化合物	类别/条件	相关的参考文献
肾上腺素和去甲肾上腺素	内生 儿茶酚胺	Dhalla et al. (2008)，Greaves (2012)，Burniston et al. (2005)
异丙肾上腺素	合成 儿茶酚胺	Rona et al. (1959)，Goldspink et al. (2004)，Mikaelian et al.(2008)，Zhang et al. (2008a)，Dhalla et al. (2008)，Clementset al. (2010)，Filipsky et al. (2012)
沙丁胺醇、特布他林、非诺特罗	拟交感神经 （B-agonist）	Greaves (2012)，Whitehurst et al. (1994)
苯丙胺醇	拟交感神经	Pentel et al. (1987)
美洲野百合碱和野百合碱	吡咯烷 生物碱	Mattocks and Driver (1987)，Akhavein et al. (2007)
贝米曲啶	利尿剂 抗高血压	Levin et al. (1991)
咯利普兰	PDE4 抑制剂	Larson et al. (1996)
SK&F95654	PDE3 抑制剂	Zhang et al. (2002)，Zhang et al. (2006)
5-氟尿嘧啶	抗癌	Kumar et al. (1995)，Van Vleet and Ferrans (1986)
蒽环霉素（如阿霉素）	抗癌	Zhang et al. (2009)，Octavia et al. (2012)，Ichikawa et al. (2014)
丝裂霉素衍生物	抗癌	Bregman et al. (1987)，Bregman et al. (1989)
酪氨酸激酶抑制剂	抗癌	Mellor et al. (2011)，Hu et al. (2012b)，French et al. (2010)，Brown et al. (2005)，Aguirre et al. (2010)，Hu et al. (2012a)，Wisler et al. (2011)
硼替佐米	抗癌	Nowis et al. (2010)
秋水仙碱和长春新碱	抗癌	Mikaelian et al. (2010)，Tochinai et al. (2013)
环磷酰胺	抗癌	Kumar et al. (1992)
铂化合物	抗癌	El-Awady et al. (2011)
重组人白介素	癌症 免疫疗法	Zhang et al. (1993)
肼苯哒嗪	血管扩张药	Mikaelian et al. (2009)，Hanton et al. (1991)
米诺地尔	血管扩张药	Herman et al. (1996)，Hanton et al. (1991)
米力农和多巴酚丁胺	强心药	Burniston et al. (2005)
茶碱、咖啡因、麻黄素、氨茶碱	支气管扩张剂 黄嘌呤	Whitehurst et al. (1994)，Van Vleet and Ferrans (1986)，Strubelt et al. (1976)
丙烯胺	杂环 吡啶衍生物	Boor et al. (1980)，Conklin and Boor (1998)
泛影葡胺和碘苯六醇	造影剂	Zhang et al. (1999)
甘露醇	利尿剂	Zhang et al. (1999)
莫格他唑，莫格扎，非诺贝特和CP-778875，替格列扎，曲格列酮	PPAR 兴奋剂	Waites et al. (2007)，Long et al. (2009)，Pettersen et al.(2012)，Herman et al. (2002)，Hellmold et al. (2007)，Engle et al. (2010)
BR96 sFv-PE40	免疫毒素	Haggerty et al. (1999)
氯喹	抗疟药	Hendy et al. (1969)
等离子粒团	抗疟药	Van Vleet and Ferrans (1986)，Heida et al. (1988)
硝呋莫司	治疗 美洲锥虫病	Bartel et al. (2007)
F-ddA 和 F-ddl	抗艾滋病毒 双脱氧核苷酸	Comereski et al. (1993)，Donzanti et al. (1995)
氯丙嗪	抗精神病药	Saito et al. (1985)

续表

化合物	类别 / 条件	相关的参考文献
可卡因	消遣性药物	Knuepfer et al. (1993)
3，4- 亚甲基二氧甲基苯丙胺（MDMA）	摇头丸	Islam et al. (1995)，Yi et al. (2008)，Badon et al. (2002)，Cerretani et al. (2008)
阿米替林	抗抑郁药	Sorodoc et al. (2013)
二 -2-（氯乙氧基）甲烷、聚氨酯、甲基溴、一氯乙酸和苯衍生物	工业产品	Jokinen et al. (2005)，Jokinen et al. (2011)，Golomb et al. (2007)，Yoshizawa et al. (2005)
三氯丙烷	溶剂	Merrick et al. (1991)
廷纳芬 770	医疗塑料光稳定剂	So'tonyi et al. (2004)
磷酸三丁氧乙酯	阻燃剂，塑化剂	Laham et al. (1985)
二噁英和二噁英类多氯化合物	污染物	Jokinen et al. (2003)
钴、铅、镉、砷	矿物质 / 污染物	Rona (1971)，Van Vleet and Ferrans (1986)，Prasanna et al. (2013)，Ferramola et al. (2012)
可呼吸的油燃烧灰和细颗粒	空气污染物	Golomb et al. (2012)，Kodavanti et al. (2003)，Carll et al. (2010)，Zhao et al. (2010)，Chen et al. (2013)
杂环胺	饮食污染物	Takahashi et al. (1996)
氟乙酸盐	杀虫剂	Gopinath (1993)
甲巯咪唑和久效磷	杀虫剂（有机磷酸酯类）	Yavuz et al. (2004)，Velmurugan et al. (2013)
硫丹	杀虫剂（有机氯杀虫剂）	Kalender et al. (2004)
甲萘醌	维生素 K 的活性	Chiou et al. (1997)
α- 生育酚	维生素 E	Nascimento et al. (2011)
莫能菌素，A204、甲基盐霉素、沙利霉素、拉沙里菌素、A23187	离子载体	Novilla et al. (1991)
含咖啡因的麻黄素（马黄）	草药补充品	Nyska et al. (2005)，Dunnick et al. (2007)，Howden et al. (2005)
地衣酸	膳食补充剂	Yokouchi et al. (2015)
棕色 FK	食用色素	Grasso and Golberg (1968)
溴化油	含棉籽油的饮食	Munro et al. (1971)
芥酸	不饱和菜籽油	Johnston and Grice (1991)
铁	饮食过量	Whittaker et al. (1996)
脱氧葡萄糖	热量限制模仿	Minor et al. (2010)
硒 - 生育酚（缺乏）	营养不良	Van Vleet and Ferrans (1991)
乙醇	脂肪醇	Patel et al. (2001)，Van Vleet and Ferrans (1986)，Capasso et al. (1992)，Vendemiale et al. (2001)
微囊藻毒素	蓝藻毒素	Qiu et al. (2009)
重组链球菌 M6 蛋白	菌体蛋白	Quinn et al. (2001)
水母触手提取	狮鬃水母毒素	Liang et al. (2012)
蜂毒	分解酶	Ferreira et al. (1995)

子载体如 A204 在给药后早期便可发现弥漫且显著的肌质空泡化与脂质沉积同时见于心肌坏死（Novilla and Todd，1991）。饲料中富含芥酸可引起大鼠心肌脂质沉积症，可见呈油红 O 染色阳性无界膜的大脂滴，这种损害由心肌细胞摄取和降解脂肪酸的不平衡所致（Johnston and Grice，1991）。长期摄入 2- 脱氧 -D- 葡萄糖可出现明显的心肌空泡变，主要位于心室和间隔的近心尖部，与肉眼可见的心室肥大和扩张相符合。液泡不含脂质或糖原，似乎反映与自噬增加有关的退行性改变（Minor et al., 2010）。

与其他组织一样，心肌色素（如脂褐素）沉着，可以反映细胞结构的退行性分解代谢，是退行性改变的一部分。摄入大剂量的食用色素棕色 FK 可引起心肌变性伴肌浆空泡化和脂褐素在溶酶体内聚集（Grasso and Golberg，1968）。给予氯喹也可见脂褐素聚集，其特点是溶酶体内层状体聚集（Van Vleet et al., 2002；Hendy et al., 1969）。高铁饲料喂养的大鼠可观察到间质含铁血黄素巨噬细胞沉着以及心肌变性和坏死（Whittaker et al., 1996）。麻黄碱、咖啡因（Nyska，2005）和米诺地尔（Herman et al., 1996）联合作用可引起心肌变性相关的间质出血。

7.3 心脏毒性的生物标志物

心肌肌钙蛋白 I 和 T 调节心肌细胞收缩，它们是急性 / 活动性心肌细胞损伤的敏感且特异性的生物标志物，因此被认为是可靠的大鼠心肌损伤的预测指标（Dorn and Maack，2013；Mikaelian et al., 2008；Clements et al., 2010；Aguirre et al., 2010；Bleuel et al., 1995；Bertsch et al., 1997；Bertinchant et al., 2000；Patel et al., 2001；Bertinchant et al., 2003；Wallace et al., 2004；Herman et al., 2006；O'Brien，2006；O'Brien et al., 2006；Walker，2006；Kurata et al., 2007；York et al., 2007；Apple et al., 2008；Zhang，2008b；Berridge et al., 2009；Mikaelian et al., 2009；O'Brien，2009；Schultze et al., 2011；Tonomura et al., 2009；Vassallo et al., 2009；Brady et al., 2010；Feng and Li，2010；Reagan，2010；Serra et al., 2010；Hasić et al., 2011a；Herman et al., 2011b；Tonomura et al., 2012；Reagan et al., 2013；Sorodoc et al., 2013）。心肌肌钙蛋白是因心脏毒性造成心肌细胞膜破裂的最有效的转化安全生物标志物（O'Brien，2008），但并不是心肌纤维化、肥大和心律失常的生物标志物，尽管这些变化可能伴随心肌细胞损伤时肌钙蛋白血清水平的升高（Berridge et al., 2009）。心肌肌钙蛋白 I 和 T 被认为有相似的心脏特异性，并且诱发心脏毒性后在检测时间点和变化的幅度方面均表现出相似的改变（Bertinchant et al., 2000；Wallace et al., 2004；Walker，2006；O'Brien et al., 1997），但是心肌钙蛋白 T 似乎是更好的标志物，如多柔比星或奥西那林给药后引起的心肌损伤所示（Bertsch，1997；Bertinchant，2003）。研究还表明，给予异丙肾上腺素后，不同种群的 Sprague-Dawley 大鼠在组织学病变的严重程度和血清肌钙蛋白水平上可能存在差异，因为 Harlan 种群的大鼠受到的影响似乎小于 Sasco 和 CD/IGS 种群的大鼠（Schultze et al., 2011）。此外，肌钙蛋白 I 的基线血清浓度在不同大鼠品系（Herman et al., 2011a）和不同年龄的 Sprague-Dawley 大鼠（Herman，2013）之间可能存在差异。

大鼠心肌损伤时，未坏死的心肌细胞早期释放肌钙蛋白，导致血清肌钙蛋白水平升高及肌钙蛋白免疫活性降低。血清肌酸激酶和乳酸脱氢酶等传统指标的改变已被证明是心肌损伤的先兆。大鼠单次异丙肾上腺素给药半小时后，便可见到血清肌钙蛋白 I，此时以 PTAH 染色可见到心肌收缩带，但是以 HE 染色则无法观察到（Mikaelian et al., 2008）。随后，血清肌钙蛋白 I 水平迅速下降，2~3 天内恢复到基线水平（Mikaelian et al., 2008；Clements et al., 2010；York et al., 2007；Zhang et al., 2008b）。血清肌钙蛋白 I

水平短暂升高的现象在给予大鼠罗格列酮（一种过氧化物酶体增殖物激活受体 γ 激动剂）1 周后亦可见到。

　　一种很有前途的心肌损伤的生物标志物是心脏脂肪酸结合蛋白（fatty acid-binding protein, FABP），它参与疏水性长链脂肪酸从细胞膜到线粒体的运输。它在骨骼肌中也有表达，但低于在心肌中的水平。与心肌肌钙蛋白相似，单次给予异丙肾上腺素半小时后血清 FABP 水平开始升高，大约 1 天内下降回到基线水平（Clements et al., 2010; Walker, 2006; O'Brien, 2008; Tonomura et al., 2009; Tonomura et al., 2012; Hasić et al., 2011b）。尽管心脏 FABP 是一种很好的心脏毒性早期标志物，但其敏感性和特异性似乎低于心肌肌钙蛋白（Clements et al., 2010）。

　　其他心脏功能障碍和心力衰竭的血液生物标志物如心房利钠肽（ANP）和脑钠肽（BNP）仍在被仔细审查中。ANP 和 BNP 分别是主要由心房和心室心肌细胞分泌的激素，它们的分泌是因为由心脏压力增大及心房和心室壁张力增大而导致的心房及心室肌纤维的拉伸。因此，ANP 是心肌肥大可用的生物标志物（Walker, 2006; O'Brien, 2008; Koh et al., 2004; Berna et al., 2008; Colton et al., 2011）。

　　心肌受损所引起的变性和炎症也包括由活性氧自由基引起的心肌细胞代谢改变，包括诱导型一氧化氮合酶 IL-1、IL-6、IL-7 及过氧化脂质的表达增加，而此时脂肪酸的代谢会被下调。与心肌肌钙蛋白相比，血清肌红蛋白、乳酸脱氢酶、肌酸激酶、IL-6、结合珠蛋白和 C 反应蛋白被认为对心脏毒性的预测较不敏感 / 特异（Mikaelian et al., 2008; Clements et al., 2010; York et al., 2007; O'Brien, 2008; Zhang et al., 2008b; Vassallo et al., 2009; Feng and Li, 2010; Colton et al., 2011）。

　　显微镜和血液化学评价是目前临床前检测心脏毒性的金标准。此外，最近也在研究基因组

生物标志物。不同的心脏毒物对大鼠的 *SPP-1*、*Fhl1*、*TIMP1*、*Ccl7* 和 *Reg3b* 基因具有上调作用（Mori et al., 2010; Todorova et al., 2012; Nishimura et al., 2013）。

　　MicroRNAs（miRs）是一种内源性、非编码核糖核酸分子，有约 22 个核苷酸，通过降低靶信使 RNA 的稳定性（通过 RISC 复杂途径）并降低它们向蛋白质的翻译而在转录后水平上调控基因的表达。它们被认为是有力的癌症生物标志物，在组织特异性细胞对外源性物质强效诱导的应激反应中起重要作用，并被认为是潜在的毒理学生物标志物（Mikaelian et al., 2013; Yokoi and Nakajima, 2013）。在大鼠体内，miRs 似乎在心脏各部分结构内的表达和分布特别高，与多柔比星诱导的心肌细胞空泡化和心肌对 miR-208B、miR-215、miR-216b、miR-34c 和 miR-367 等多类 miRs 的上调相关。有趣的是，给予低剂量的多柔比星后，可发生心肌中的 miR-216b 显著上调，但这与任何组织学上可检测的心肌细胞空泡化无相关性。据报道，miR-208 在大鼠中的表达是心脏特异性的，在给予异丙肾上腺素后的 3 小时其血浆水平显著升高，显示出与心肌肌钙蛋白 I 相似的时间过程（Ji et al., 2009）。通过结扎冠状动脉前动脉所引起的急性心肌梗死，也观察到 miR 表达的下调（Cheng et al., 2010, 2012; Shi et al., 2010）。因此，看来特定的 miR 可以作为检测药物引起心脏毒性的基因组指标，而心肌 miR 表达的微小变化可先于明显的组织病理学改变（Vacchi-Suzzi et al., 2012）。

7.4　心脏重量改变、肥大和萎缩

　　由运动引起的心肌肥大是一种适应性生理过程，是因为对心输出量需求增加而调节心脏功能。由毒性刺激引起的心脏肥大目前被认为是不良的适应性变化，因为它可能是导致人类心脏功能障碍（Q-T 间期延长）和心脏性猝死的危险因素。由心脏毒性损伤引起的心肌重塑（心

肌结构和功能的改变）似乎在短期内是适应性的，但长期如此会发生不良适应，往往最终导致心肌功能障碍（Kang，2006）。经游泳训练的大鼠和自发性高血压大鼠（分别为生理性和病理性心肌肥大模型）的心肌肥大在代谢方面是不同的，且与心血管调节因子的不同表达方式相关，这些因子包括利钠肽、血管紧张素转换酶和内皮素 -1（Iemitsu et al.，2001）。此外，利钠肽是临床前研究中很有前途的生物标志物（Walker，2006；O'Brien，2008；Koh et al.，2004；Colton et al.，2011）。从形态学上看，心肌肥大可以是同心性或非同心性肥大，这取决于诱导的刺激。同心性肥大与心脏压力超负荷有关，其特点是心室壁增厚、室腔容积正常或缩小，这是由于心肌纤维宽度相对于其长度增加；相反，心脏容量超负荷会导致肌纤维伸长而造成非同心性心肌肥大（Kang，2006；Chen et al.，2001；Greaves，2012），其特点是心腔扩大和相对较薄的室壁（图 28.23）。心肌损伤和纤维化伴随着心肌功能减弱，可能与心室扩张有关。人类的心脏肥大过程最初为发生期，随后是代偿期，最终是明显的心力衰竭（Frey et al.，2004）。大鼠心脏持续或慢性的超负荷可见线粒体的代谢转换，从主要的脂肪酸氧化到葡萄糖氧化。核受体 PPARα 在相关调控途径中起关键作用（Taegtmeyer et al.，2002）。

羟苯甘氨酸（oxfenicine）为一种长链脂肪酸氧化抑制剂和碳水化合物利用刺激剂（从药理学上来说，它是为了降低心脏需氧量，特别是在缺血性疾病中），给予大鼠 2 年可引起与剂量相关的心脏重量增加。这与心肌纤维肥大有关，并累及所有心腔，但未见细胞损伤的超微结构变化。单个肌纤维体积增大，但无明显的线粒体和肌原纤维的比例失调。尽管细胞内的脂质含量短暂增高，但仅偶见空泡化的溶酶体，溶酶体酶的活性无明显变化。该药物可降低耗氧量、氧化磷酸化解耦合和抑制线粒体磷酸肌酸激酶

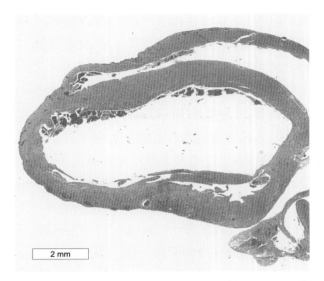

图 28.23　心脏容量超负荷引起的腔室扩张。Wistar 大鼠，HE 染色，×10

（Bachmann and Weber，1988）。由于抑制脂肪酸氧化导致心肌能量形成能力下降，因此，从本质上来说，心肌肥大被认为是适应性变化（Greaves et al.，1984）。

甲基 -2- 十四烷基缩水甘油酸酯（一种降血糖药）可诱导心肌线粒体氧化磷酸化的解偶联和磷酸肌酸激酶的抑制，随后线粒体内膜损伤，甘油三酯和心肌磷脂含量短暂升高。肉眼观察，心脏增大、松弛、变色及心室扩张（Bachmann et al.，1984）。

每天静脉注射抗过敏 / 抗炎剂 CI-959 会导致大鼠心脏肥大（停药后迅速可逆），并伴有长期低血压、血浆儿茶酚胺水平升高和反射性心动过速抑制。未见心肌细胞损伤的形态学或生物化学证据。心脏肥大似乎不是药物的直接作用，而是由心脏 β₁ 肾上腺素受体被内源性儿茶酚胺刺激所介导（Low et al.，1995）。

PPAR 激动剂由于导致心肌细胞肥大，进而使心脏的重量增加。莫格他唑为一种非噻唑烷二酮 / 非纤维双重 PPARα/γ 激动剂（药理学上靶向血脂异常的 α 激动剂和降低葡萄糖水平的 γ 激动剂），给药与心脏绝对重量的增加有关。由于血浆容量扩大以及血液稀释，可导致极轻至轻度的

心肌肥大（Waites et al., 2007）。给予 2 年纳格列酮（naveglitazar，一种 γ- 显性 PPARα/γ 双重激动剂），可导致心脏增大、心房扩张及肌纤维空泡化和肥大（其特征为心肌细胞巨大和核巨大，主要发生在心房）的发生率提高和（或）严重程度增加（Long et al., 2009）。治疗血脂异常的药物非诺贝特和 CP-778875（分别是弱和有效的选择性 PPARα 激动剂）可增加心脏重量并导致心肌细胞变性 / 坏死，6 周后心肌肌钙蛋白 I 水平升高。这些变化继发于 PPARα 受体激动剂引发的心脏过氧化物酶体 β- 氧化的持续增多（Pettersen et al., 2012）。心脏重量增加、心肌肥大和变性也与其他 PPARα/γ 激动剂相关，如替格列扎和曲格列酮（Herman et al., 2002; Hellmold et al., 2007; Engle et al., 2010）。

一些酪氨酸激酶抑制剂类抗肿瘤药与明显的心脏毒性无关，但可能诱发心脏肥大。以高于临床相关剂量给予大鼠尼洛替尼可诱导心脏重量增加，但无组织病理学变化或心脏功能影响（Wolf et al., 2011）。在给药 14 天后，伊马替尼可导致轻度心脏肥大。据推测，多器官毒性可能增加心脏负荷并导致这种现象。然而，给药 28 天后才能观察到心肌变性 / 坏死（Wolf et al., 2010）。

吸入香烟烟雾后，雄性 F344 大鼠的心脏 / 主动脉重量增加（Carter and Misra, 2010），大鼠接受 12 周腹腔注射或皮下注射 3,4- 亚甲基二氧甲基苯丙胺（摇头丸）会出现心肌变性引起的心脏肥大（Islam et al., 1995; Yi et al., 2008）。长期给予大鼠抗逆转录病毒药齐多夫定（AZT）亦可观察到心脏肥大，其特征是较高的相对心脏重量，同时可见收缩压增大、室间隔增厚和线粒体肿胀（Ruga et al., 2003）。给予大鼠 13 周氨基甲酸乙酯可诱导弥漫性心肌肥大，伴随心肌细胞变性、肌纤维直径增加（可达正常的 2~3 倍）和细胞核巨大（Jokinen et al., 2005；Jokinen et al., 2011）。

沙丁胺醇为一种 β 受体激动剂类支气管扩张药，可引起心脏的绝对和相对重量增加。由于未发现组织病理学变化，这种重量增加被认为是对心动过速的生理性肥大反应（Petruska et al., 1997）。异丙肾上腺素是另一种广泛用于心肌病大鼠模型的 β 肾上腺素能激动剂，可诱导心脏肥大（Zhang et al., 2005; Takeshita et al., 2008; Takaki, 2012），这是蛋白质合成增加、原癌基因表达、氧化应激升高、MEK 刺激等的结果。在低剂量下，异丙肾上腺素给药 2 周诱导心脏重量增加约 50%，与增加的 β-MHC 和 ANP 基因表达有关。另外，会发生不同蛋白质的表达改变，抗增殖蛋白合成减少。抗增殖蛋白是一种普遍存在的、进化上保守的蛋白质，主要位于线粒体。尽管对其功能尚未完全了解，但它似乎在线粒体生物发生 / 代谢中起重要作用，并被认为有可能作为心脏肥大的生物标志物（Chowdhury et al., 2013）。其他儿茶酚胺类（如去甲肾上腺素）长期给药后可诱导大鼠心脏肥大，与间质纤维化有关（Briest et al., 2001）。

激素治疗也可能与心脏肥大有关。甲状腺激素会提高心率和心脏对体重的相对重量而没有心肌变性的超微结构变化（Hu et al., 2005）。

在大鼠成年或断奶后早期给予低铁饮食诱导的贫血均会引起心脏肥大，前者会伴随心肌肥大，后者会伴随心肌增生（Neffgen and Korecky, 1972）。长期暴露于一氧化碳，新生大鼠的血容量、血细胞比容和黏度均会升高，这与代偿性心脏肥大有关（Penney et al., 1974）。间歇性缺氧也与 Sprague-Dawley 大鼠的心脏非同心性肥大有关。间歇性缺氧 4 周后可见心室壁厚度增大，但 8 周后壁厚与腔直径的比值会下降，并可见到心脏扩张。组织学上，在 4 周后及 8 周后这 2 个处理时间均可见异常的心肌结构，包括组织间隙增大及心肌细胞紊乱。这些变化在 8 周后尤其明显。结论是间歇性缺氧的持续时间较长时，会进一步激活非同心性肥大的相关通路，从而导致心脏扩张（Chen et al., 2005; Chen et al., 2007）。

其他化合物可能与心脏重量减轻有关。一

氧化氮合酶抑制剂如 L-NAME（亚硝基左旋硝基精氨酸，$N\omega$-nitro-L-arginine methyl ester）在高剂量或中剂量下对大鼠长期给药后会诱发高血压，通常伴随形态学异常，包括心室肥大、坏死灶、纤维化和机械性功能障碍。相对而言，低剂量对心脏的影响不明，因为心脏肥大和萎缩均被报道过（De Oliveira et al., 2000；Bell et al., 2006；Kopincova et al., 2012）。由于血流动力学工作负荷降低，心房肽和血管紧张素转换酶抑制剂可降低心脏重量（Greaves，2012）。饮食限制也曾被报道可诱导心肌重量减少和心肌纤维直径减少（Keenan et al., 1995；Burkhardt et al., 1996；Kemi et al., 2000）。

7.5 亚显微结构（隐匿性）心脏毒性

双（2-氯乙氧基）甲烷［bis（2-chloroethoxy）methane，CEM］为一种用于橡胶工业的有机溶剂，在大鼠经皮肤或经口给药后具有心脏毒性。胞质空泡化的表现由肌浆网扩张、线粒体肿胀及线粒体嵴断裂引起。主要表现包括心肌细胞胞质空泡化、局灶性坏死、炎症改变和心房血栓形成（Dunnick et al., 2004a、b；Nyska et al., 2009）。在光学显微镜下，经皮肤给予亚毒性剂量的CEM不会诱导心脏的任何损伤。然而，心肌组织可发生功能性变化，可由来自经模拟缺血-复氧或氧合条件处理的动物的体外实验心脏切片证实。在给予低剂量 CEM 的大鼠的心脏组织中，线粒体氧化还原活性在缺血-复氧条件下降低，但在氧合条件下不降低。这些结果表明，低剂量（亚毒性，不引起组织学变化）的心脏毒性药物可能损害对局部缺血的反应而没有形态学变化。这被称为隐匿性心脏毒性损伤，其表现为心肌对缺血的反应受损（Golomb et al., 2007）。缺血刺激的严重程度和心肌对缺血性损伤的内在耐受性可能影响心脏缺血活动的结果。因此，影响线粒体功能的药物和毒素可能改变心脏缺血耐受性而不影响氧合条件下的心肌完整性或功能（Golomb

et al., 2009）。

气管内滴注含有富含钒的可吸入油燃烧灰分后，在大鼠中可观察到类似的线粒体代谢损伤。通过光学显微镜检查的心肌未见任何形态学变化，而超微结构观察可见到线粒体变化。这些包括内膜的肿胀、裂变或分隔，多个线粒体融合与巨大线粒体形成，以及线粒体嵴的不规则或错方向形成。这些变化与肌浆内脂滴、溶酶体和糖原颗粒的增多有关。在模拟缺血-复氧条件下，大鼠体外实验心脏切片中可见线粒体脱氢酶活性的降低。这表明通过滴注富含钒的灰分诱导对缺血-复氧的耐受性降低（Golomb et al., 2012）。其他研究中也报道了吸入颗粒性物质与大鼠心脏病变发生之间的关系（Kodavanti et al., 2003；Carll et al., 2010）。

7.6 化学性诱导的心脏血栓

NTP 的一项持续 2 年的啮齿类动物生物测试所检测的 500 多种化学物质的结果显示，9 种不同的化合物会引起心脏血栓形成的发生率增高，包括 2-丁氧基乙醇、双（2-氯乙氧基）甲烷、异丁烯、3,3'-二甲氧基联苯胺二盐酸盐、C.I. 酸性红 114、C.I. 直接蓝 15、4,4-硫代双（6-叔丁基间甲酚）、C.I. 颜料红 23 和六氯乙烷。如果血栓发生在左心房，这可能是致命性的。虽然某些化合物没有明显的发病机制，但与受试物有关的因素如血液学异常（溶血性贫血和高铁血红蛋白血症）、心肌和内皮损伤以及多种肿瘤的发生（可能因细胞因子水平增高）可能促进凝血酶激活、血栓形成、心房颤动和左心房血流改变，最终导致微血栓形成和大血栓形成（Yoshizawa et al., 2005）。

7.7 瓣膜病变

关于人类药物诱导的瓣膜病致一些化合物撤市的报道引起了在临床前研究中对心脏瓣膜评价的兴趣（Donnelly，2008；Bhattacharyya et al.,

2009；Elangbam，2009，2010）。

大鼠心脏瓣膜的病理学检查可能因为操作技术不一致和心脏瓣膜本身较小的体积而较为困难。心脏的修样/切片可能极大地影响组织切片内的瓣膜类型和数量以及它们排列的方向，从而影响显微镜检查的准确性（Gustafsson et al., 2005；Droogmans et al., 2009）。目前的指导原则表明，啮齿类动物的心脏进行组织学检查时应取纵向，从基部到顶点，以显示心室和心房壁/腔以及房室交界处（Bahnemann et al., 1995；Morawietz et al., 2004）。

人体内自发性和药物诱导的瓣膜改变与瓣膜内的内皮细胞改变以及形成瓣膜支架的间质细胞和基质的改变有关（Schoen，2008）。瓣膜病变可能影响瓣膜功能，其结果是瓣膜反流（不足）和瓣膜狭窄。苯丙胺和其衍生物（如芬氟拉明和 3,4- 亚甲基二氧甲基苯丙胺）和麦角生物碱/衍生物（如麦角胺、甲基麦角酰胺、培高利特和卡麦角林）引起的人类瓣膜病的发病机制似乎与这些化合物对瓣膜本身的血清素（5- 羟色胺）的 2B 受体（$5-HT_{2B}$ 受体）的高亲和力和其激活有关（Donnelly，2008；Bhattacharyya et al., 2009；Elangbam，2009，2010；Connolly et al., 1997；Rothman and Baumann，2009）。免疫组织化学研究已证实 $5-HT_{2B}$ 受体在心脏瓣膜（尤其是 Sprague-Dawley 大鼠）中高浓度存在，在所有 4 个正常心脏瓣膜的间质细胞和内衬的内皮细胞中均呈阳性（Elangbam et al., 2005）。5- 羟色胺对瓣膜间质细胞具有直接的促有丝分裂作用。在 5- 羟色胺受体的所有不同家族和亚型中，只有 $5-HT_{2B}$ 受体与人类瓣膜病的发病机制有关（Donnelly，2008；Bhattacharyya et al., 2009；Elangbam，2009、2010；Connolly et al., 1997；Rothman and Boorman，2009）。

大鼠自发性二尖瓣病变的镜下特征与人类由厌食症、麦角生物碱和类癌综合征诱发的瓣膜病变类似，它们的特征在于瓣叶增厚、糖胺聚糖含量升高、胶原含量降低以及 $5-HT_{2B}$ 受体阳性细胞数量增加（Elangbam et al., 2002b、2006）。短期给予 5- 羟色胺后也有类似变化的报道（Elangbam et al., 2008）。长期给予大鼠 dl- 硫酸苯异胺后，观察到自发性二尖瓣膜病变加重，伴有纤维蛋白沉积和血栓形成（Elangbam et al., 2006）。此外，如大鼠超声心动图所记录的，给予大鼠 3 个月 5- 羟色胺可诱导瓣膜功能不全。这与主动脉瓣瓣尖缩短和增厚、胶原基质沉积增多以及心内膜下肌成纤维细胞的 Ki-67 阳性免疫染色增强相关（Gustafsson et al., 2005）。5- 羟色胺诱导的大鼠瓣膜病变可能是可逆性的。与剂量相关的病变包括主动脉和二尖瓣增厚（由于瓣膜黏液样沉积增多和由超声心动图评价的相关的功能性反流）在停药后可恢复（Droogmans et al., 2009）。给予多巴胺激动剂培高利特也有类似结果的报道（Droogmans et al., 2007）。

口服 RO3013（$5-HT_{2B}$ 受体的一种激动剂）会诱导心内膜下梭形细胞增殖（Ki-67 阳性免疫染色增强），其被疏松的基质围绕。该变化已在二尖瓣和三尖瓣内观察到，并且还可能影响心脏的腱索和乳头肌（Fielden et al., 2010）。

据报道，给予激活素受体样激酶 5（activin receptor-like kinase 5，ALK5）抑制剂后，瓣膜会出现显著的组织学变化。ALK5 参与 TGF-β 的信号转导途径，即使短期拮抗便能引起瓣膜出血、中性粒细胞浸润、变性和所有瓣膜内的间质细胞增殖，其严重性与给药持续时间相关。ALK5 通过免疫组织化学检测证实在瓣膜内但不在心肌内表达，给药后其表达的位置无变化。似乎 ALK5 相关的瓣膜病变与 5- 羟色胺受体活性无关（Anderton et al., 2011）。

给予大鼠高度精制的石油衍生食品级蜡口服 3 个月，可引起二尖瓣内的炎症变化，如瓣膜增厚和巨噬细胞、浆细胞、淋巴细胞、细胞碎片和双折射物质沉积（Smith et al., 1996）。在给予能刺激红细胞产生的一种新化合物的大鼠中曾观察到与血栓形成相关的炎症变化引起的二尖瓣增厚。然而，该药物对 5-HT$_{2B}$ 受体没有任何活性，瓣膜改变被认为继发于给药动物中的红细胞增多症和高黏血症（Boorman et al., 2012）。给予 Lewis 大鼠重组链球菌 M6 蛋白曾引起类似风湿热中的二尖瓣和心肌炎症。似乎淋巴细胞和中性粒细胞通过内皮表面而不是心肌浸润二尖瓣，因为在瓣膜附近的心壁内未见病变（Quinn et al., 2001）。有研究者描述了大鼠口服抑制 Raf 丝氨酸 / 苏氨酸家族激酶的抗肿瘤药后的心内膜变化。给药后的大鼠见心肌细胞空泡化、心内膜内皮细胞和内皮下细胞增生 / 肥大以及间质梭形细胞增生，偶尔可见心肌坏死（Wisler et al., 2011）。给予大鼠免疫调节剂后也有瓣膜病变的报道（Gopinath et al., 1987）。

7.8 肿瘤

多种化学物质包括氨基甲酸酯、亚硝胺和吡啶基 -3,3- 二乙基三胺引起的心脏的神经源性肿瘤，结构上与自发性心内膜神经鞘瘤相似。

8 诱发性血管病变

多种外源性物质可诱导血管病变，这些物质包括血管活性和细胞抑制剂、抗生素、工业化学品和其他大分子物质。研究者们提出一系列假定的致病机制，而分子学技术又提高研究者们对这些病变发展的认知。血管损伤给药物研发带来问题，因为目前没有特异性的生物标志物用于其检测，并且将病变转移至人类的可能性是未知的。虽然临床试验中常出现免疫介导性药物诱导的血管炎，但其在临床前的发现可能无法预测，而且人类的病变似乎具有不同的分布模式以及发病机制。

8.1 血管炎

直接损伤内皮的外源性物质包括抗肿瘤药、免疫抑制剂和重金属。多种组织中的血管可受累及，病变包括急性内皮损伤、血栓形成、坏死性血管炎和增生性改变。抑制细胞生长的抗肿瘤药如蒽环类多柔比星（Sternberg et al., 1972）和各种烷化剂如丝裂霉素（Bregman et al., 1987；Bregman et al., 1989）的作用机制均与 DNA 交联有关。内皮细胞随后凋亡的诱导已被证明是多柔比星和微管蛋白结合药物如长春新碱（Mikaelian et al., 2010）引起的血管病变发病机制的起始事件（Wang et al., 2002；Wu et al., 2002）。单次静脉注射蒽环霉素类道诺霉素与 Sprague-Dawley 大鼠的肾、胰腺、心脏、骨骼肌和肠系膜的动脉炎有关（Sternberg et al., 1972）。单次或多次注射 BMY-25282（一种丝裂霉素衍生物）可在 Sprague-Dawley 大鼠中引起坏死性动脉炎，最常见于肺内，但也发生于大肠、肾、胰腺和睾丸。肺部变化包括局灶性内皮破坏和增生、血管内膜下纤维蛋白累积、中膜肥大、内弹性膜的局灶性破坏、内膜和外膜纤维化以及混合性炎症细胞浸润。在肾和大肠中，中膜的纤维蛋白样坏死伴有严重的血管周围炎（Bregman et al., 1987）。野百合碱（一种烷化剂）被用于诱导肺动脉高压模型，它可引起特定的肺内皮损伤，导致肺泡水肿和动脉、毛细血管和静脉的纤维蛋白血栓，随后会出现小动脉中膜肥大（Lalich et al., 1977）。单次注射 T 细胞抑制剂他克莫司后，在 Wistar/ST 和 Lewis 大鼠的小肠内产生急性内皮细胞肿胀和随后的血栓性微血管病（Fujino et al., 2007）。环孢素与他克莫司具有相似的作用模式，能在各种大鼠品系中的肾小动脉内引起中膜纤维蛋白样坏死，伴随内膜增生和闭塞（Ryffel, 1986；Ryffel et al., 1983）。病变容易在自发性高血压大鼠中被诱导产生，但在其他品系（Fischer 344、Lewis、Wistar 和 Sprague-Dawley 大鼠）中罕见。

对于其中的一些药物，除直接损伤内皮外，还可能涉及其他致病机制。例如野百合碱（Miyauchi et al., 1993；Loirand and Pacaud, 2010；

Nguyen Dinh Cat and Touyz，2011）和多柔比星（Wakabayashi et al., 1989、1994）可导致血管收缩，表明其具有潜在的血管活性成分。

研究者们已知镉会特别影响睾丸静脉和毛细血管的内皮细胞（Prozialeck et al., 2008）。由于跨膜转运蛋白 Zip8 的局部高表达，镉水平在睾丸内可能比其他组织中高 10 倍。除微血栓形成和睾丸缺血性坏死外，镉暴露还可导致细胞间连接破坏，随之血管周围水肿、出血。据报道，大鼠长期暴露于镉会导致肾小动脉增厚和毛细血管弥漫性纤维化（Ramos et al., 2001）。

血管收缩药和血管扩张药是 2 类重要的化合物，不管全身血压有无变化，都会在大鼠中引发相同的形态学损伤。病变主要发生在肠系膜和内脏器官的中小型肌性动脉中。急性病变的特征为动脉中膜节段性坏死、血管壁和周围组织出血以及血管周围水肿和炎症。明显的内皮细胞缺陷和血栓不是这些病变的显著特征。病变随后进展为内膜、中膜和外膜的增生和纤维化。

这些病变的位置以及形态外观与自发性结节性多动脉炎有一些重叠。Kerns 等于 2005 年提出血管床敏感性增强的假说（Kerns et al., 2005），尽管进行了广泛的研究，但其机制尚不清楚。内源性血管活性物质受体在肠系膜和内脏器官的中小型肌性动脉的差异表达可能是这些血管有高敏感性的原因。

与坏死性动脉炎相关的血管扩张药：腺苷受体激动剂，如非诺多泮和米多君；非特异性 PDE 抑制剂，如咖啡因和茶碱；PDE3 和 PDE4 抑制剂；NO 供体硝普钠和 K^+ 通道开放剂，如米诺地尔和二氮嗪（Dalmas et al., 2011）。

血管病变的发病机制与血压和局部血流的药理学变化有关（Joseph，2000）。除血流量增高外，血管扩张被认为会通过管壁应力的增大而造成血管损伤，管壁应力与血管半径成正比、与壁厚成反比。此外，血流量增高会导致内皮切应力增大。基因表达研究已经确定 eNOS 是调节局部血管张力和炎症细胞浸润的关键因子（Weaver et al., 2010；Sheth et al., 2011）。

对非诺多泮甲磺酸盐和多巴胺的研究表明，非诺多泮（一种选择性 DA_1 抑制剂）损伤大直径的肠系膜动脉，而多巴胺（作用于 DA_1 以及 α 和 β 肾上腺素能受体）损伤大及小直径的肠系膜动脉（Kerns et al., 1989）。因此，调节这些受体亚群的药物会引起局部血管的直径和血流变化，而不会改变平均血流动力学参数，这或许可以解释为什么一些血管会更易受到影响。非诺多泮甲磺酸盐可提高大鼠和人类的肾脏和肠系膜血流量。CD 大鼠连续输注非诺多泮甲磺酸盐 24 小时，病变发生在大直径的（100~800 μm）内脏动脉和肾动脉，尤其是具有 4~5 层平滑肌细胞的血管（Kerns et al., 1989；Yuhas et al., 1985）。非诺多泮通过一氧化氮途径介导肾血管扩张和诱导血管损伤（Brott et al., 2012），主要病变是中膜坏死和出血，内皮损伤不是其主要特征（Bugelski et al., 1989；图 28.24）。在胰腺和胃浆膜下层动脉内可观察到最严重的变化（Kerns et al., 1989；Yuhas et al., 1985）。

PDE3 抑制剂 SK&F95654（一种影响肌肉收缩的血管扩张药）引起的肠系膜动脉变化已被广泛研究（Zhang et al., 2002；Joseph，2000；Joseph et al., 1996）。第一次给药后的 24 小时内发生变化，尤其是在第 1~3 支肠系膜大直径动脉以及胰腺和脾脏动脉；毛细血管和静脉也受影响。显微镜下观察，给药后 12 小时开始出现节段性中膜坏死和出血；肉眼观察，偶尔也可见出血。20 小时后，出现血管周围单核和多形核炎症细胞。通过扫描电子显微镜（scanning electron microscope，SEM）可鉴定小的内皮缺陷，并且可通过 TUNEL 鉴定内皮细胞和平滑肌细胞DNA 的碎裂，确定细胞凋亡的存在。

炎症是 PDE4 抑制剂引起的病变的一个显著特征（Larson et al., 1996；Novara et al., 1990；Dietsch et al., 2006），并且在某些情况下确实

发生于血管壁内的变化之前（Mecklenburg et al.,
2006）。在一项研究中，坏死性血管炎与一组在
血液中存在的炎症生物标志物（包括纤维蛋白
原、触珠蛋白、IL-6 和中性粒细胞计数）的急剧
升高呈强烈的相关性，并且这种反应可通过给予
地塞米松阻断（Dietsch et al., 2006）。大鼠给予
PDE4 抑制剂（BYK169171）后的 3~7 天可见后
肠系膜血管周围巨噬细胞、成纤维细胞和淋巴细
胞聚集，而动脉内皮或中膜内未见结构性变化。
成纤维细胞会继续增生，在第 7 天会影响大多数
大鼠。胶原蛋白增多，局部脂肪细胞减少，同时
相关的毛细血管明显，代表新血管形成。在小部
分大鼠中可观察到动脉中膜的节段坏死性泛动脉
炎，并且总伴随炎症细胞浸润。这些病变的特征
是内皮细胞缺失、内皮下血浆渗出、壁内出血、
中膜平滑肌细胞变性以及炎症细胞（包括中性粒
细胞和嗜酸性粒细胞）浸润血管全层（图 28.25）。

　　许多内源性和外源性物质包括多巴胺、血管
紧张素Ⅱ（Wilson and Heptinstall，1983）、甲氧明
和米多君（Dalmas et al., 2011）可引起大鼠血管收
缩，导致动脉中膜坏死（图 28.26）。这些药物通
过 α 肾上腺素能受体、多巴胺受体和血管紧张素
Ⅱ 受体发挥作用。血管加压剂被认为通过失去血
管舒缩的控制和局部血管的过度痉挛引起病变，
导致中膜坏死（Greaves，2000）。血管紧张素 Ⅱ
是一种内源性激素，可引起强有力的血管收缩，
并与人类的炎症、内皮功能障碍、动脉粥样硬化
和高血压相关（Mehta and Griendling，2007）。大
鼠输注血管紧张素 Ⅱ 数小时可诱导急性高血压模
型（Wilson and Heptinstall，1983）。模型中，血
管节段性过度收缩而导致血管壁不稳定，从而造
成血管损伤（Jacobsen et al., 2002）。麦角胺为一
种强有力的血管收缩药，会产生一种分布有特征
性的病变。给予大鼠麦角胺引发的血管损伤主要
发生在尾部区域（Lund，1951）。尾动脉以及较
小程度上的静脉显示内膜肿胀、增生，也可见能
导致坏疽的血栓形成和血栓性静脉炎。随着持续

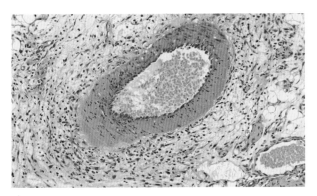

图 28.24　非诺多泮引起的动脉炎。Wistar 大鼠，HE
染色，×200

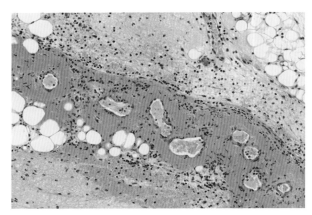

图 28.25　PDE 4 抑制剂诱发的动脉炎。Wistar 大鼠，
HE 染色，×200

暴露，麦角胺会导致内膜增生、中膜肥大和透明
样变（Van Vleet et al., 2002；图 28.27）。

　　磺酰胺 6- 磺酰胺基吲唑会产生具有相似
形态，但有不同分布模式的变化。其引起踝关
节炎和关节周围炎，伴有关节周围组织血管炎
（Ohmachi et al., 1998）。给药 1~2 周后，特征性
变化包括小型动脉内皮下浸润和中型动脉中膜发
生纤维蛋白样变性。4 周后，中型动脉中膜会肥
大，内膜也会增厚。其他常受影响的结构包括肠
系膜、纵隔膜、肝脏、甲状腺和肺脏。

　　坏死性血管炎的炎症浸润细胞中偶见嗜酸性
粒细胞（Bregman et al., 1987）。该细胞也是某些
情况的特征。Sprague-Dawley 大鼠在被给予人重
组 IL-2 后，可发生全身性血管渗漏综合征伴血
管周嗜酸性粒细胞聚集（Anderson and Hayes，

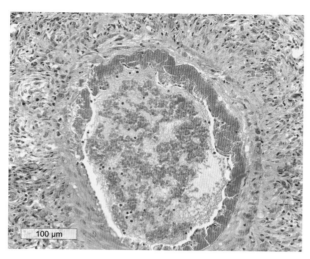

图 28.26　多巴胺给药后血管收缩诱导的中膜坏死。Sprague-Dawley 大鼠，HE 染色，×200

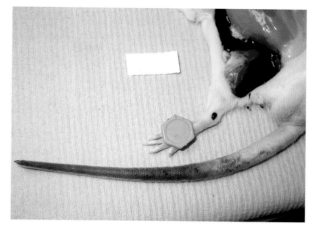

图 28.27　麦角胺诱导的尾部血管损伤。Sprague-Dawley 大鼠

1989）。炎症细胞可见于肺小动脉、毛细血管和小静脉的内膜下和中膜、外膜内。同样地，长期（30 天）向 Sprague-Dawley 大鼠输注大量等渗盐水也可见肺血管周围嗜酸性粒细胞聚集以及动脉内皮和中膜肥大 / 增生（Morton et al., 1997）。

Sprague-Dawley 大鼠静脉注射葡聚糖（酵母细胞壁的多糖部分）会引发血管和血管周围肉芽肿性炎症，变化主要位于肺部，主要涉及动脉各部分（Johnson et al., 1984）。类似的病理现象在免疫介导的血管炎模型（Qasim et al., 1995）和在生理盐水输注的研究中已有报道，但被认为与注射时带入的毛发碎片有关（Morton et al., 1997）。

8.2　免疫介导的血管炎

Brown-Norway 大鼠注射氯化汞可导致纤维蛋白样坏死和严重的炎症细胞浸润，炎症细胞主要由中性粒细胞和嗜酸性粒细胞组成；病变位于肠系膜和内脏器官内（Qasim et al., 1995）。此外，肺脏内有肉芽肿性炎性病灶。病变伴随抗髓过氧化物酶（antimyeloperoxidase，MPO）抗体的产生和 IgE 水平的升高。抗 MPO 抗体可能在各种形式的人类药物诱导的血管损伤中发挥重要的致病作用（Khasnis and Langford, 2009）。Brown-Norway 大鼠注射黄金和 D- 青霉胺会导

致相似但不太严重的病变（Qasim et al., 1997）。

8.3　肥大、增生和纤维化

烯丙胺是一种用于生产聚合物的高活性伯胺，是外源性物质，但具有直接的血管增生作用。它被血管平滑肌细胞内对氨基脲敏感的胺氧化酶转化为丙烯醛（Ramos et al., 1988），丙烯醛能够引起脂质过氧化以及形成 DNA 加合物。与烯丙胺相关的增生性变化归因于 c-H-ras 过度表达（Bowes and Ramos, 1993）。经口或静脉给予烯丙胺会影响各种大鼠品系的中小型肌性动脉（最常见的是心肌和冠状动脉以及主动脉），肠系膜、胰腺、肾和睾丸动脉则较少受到影响（Boor and Hysmith, 1987）。早期变化包括血管周围水肿、单核细胞浸润和细胞核肿胀。给药后 48 小时出现血管周围成纤维细胞增生和外膜增厚（Brady, 2008）。21 天后可见的慢性病变包括平滑肌细胞的透明样变、增生和肥大以及外膜的胶原增多（Lalich, 1969；Boor et al., 1979, 1980）。

动脉重塑是对血流和周向应力变化的正常反应，以试图恢复正常的剪切力（Langille, 1996）和壁张力（Wolinsky, 1972）。高流量和高剪切力是动脉扩张重塑的决定因素（Ben Driss et al., 1997）并与动脉腔扩大程度相关（Miyashiro et al., 1997）。这些变化是慢性高血压的特征。在自发性高血压大鼠中，中膜平滑肌细胞的肥大和增生发生在肌性动脉内，而中膜和内膜的增厚主要发生在主动脉内（Limas et al., 1980）。类似地，长期静脉输注等渗生理盐水，在 Sprague-Dawley 大鼠的肺脏内可观察到动脉内皮肥大和增生、动脉中膜节段性增厚和动脉血栓形成（Morton et al., 1997）。与选择的对照动脉相比，动脉厚度增大 4 倍。这些变化归因于持续的输注过程而非输入物质的性质，可能是对输液过量的适应。

8.4　丛状血管病

丛状血管病是动脉中膜或外膜内血管显著的直径和（或）数量增大（图 28.28）。给予非特异性 PDE 和 PDE4 抑制剂可导致该变化，且被认为是一种适应性过程。据报道，长期给予一种扩张血管的磷酸二酯酶抑制剂，Alderley Park 大鼠可出现丛状血管病。给予 ICI153-110 影响肠系膜、内脏脉管系统、心脏、睾丸和精索静脉丛内的动脉和静脉，并伴有由于平滑肌肥大和增生引起的中膜增厚（Westwood et al., 1990）。给予茶碱 65~69 天（Collins et al., 1988）或更长时间（Nyska et al., 1998），在 Fischer 344 大鼠中也有类似变化的报道。据报道，给予 Sprague-Dawley 大鼠 PDE4 抑制剂 2~3 天后小静脉内血管也会出现同样的血管病变（Zhang et al., 2008a），坏死和炎症会在这些变化之前出现。

8.5　动脉瘤

摄入含有毒素β-氨基丙酰基（β-aminoproprionitryl，βAPN）的 Lathyra 种子后可引发主动脉瘤（Boor, 2001）。βAPN 是一种赖氨酰氧化酶抑制剂，赖氨酰氧化酶是交联胶原蛋白和弹性纤维所必需的酶，摄入βAPN 会使胶原蛋白和弹性纤维不容易形成。给予 Sprague-

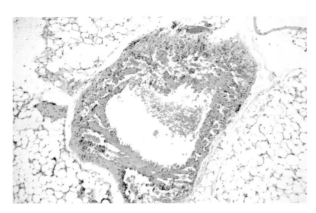

图 28.28　丛状血管病。Wistar 大鼠，HE 染色，×100

Dawley 和 Long-Evans 大鼠幼鼠βAPN 会引发高发生率的致命性主动脉瘤，并且层间弹性纤维显著减少（Walker and Wirtschafter, 1956；Nakashima and Sueishi, 1992）。在其中的一项研究中，该病变在高血压情况下加剧。动脉瘤的特征在于局部弹性纤维的衰减和破坏，这会导致血管扩张、壁内血肿形成、中膜成纤维细胞增生和管壁明显的增厚。同样的变化也可能存在于冠状动脉内。铜是赖氨酰氧化酶的必需辅助因子，因此 Sprague-Dawley 大鼠在被持续使用一种 0.6 ppm 的低铜饮食饲喂 25 周后也可发生动脉内膜和中膜破坏（Greene et al., 1987）。给予儿茶酚胺亦可导致弹性纤维破裂和继发性动脉瘤（Haft, 1974）。

8.6　诱发性退行性改变（变性）

给予丝裂原活化蛋白激酶（mitogenactivated protein kinase，MEK）抑制剂后，Sprague-Dawley 大鼠除冠状动脉和静脉外，主动脉的内膜和中膜会发生矿化（McKay, 2009；Diaz et al., 2012）。MEK 抑制剂用于癌症的治疗，其复杂的成纤维细胞生长因子（fibroblast growth factor，FGF）信号转导、维生素 D 代谢和血清无机磷升高，会导致继发性的软组织矿化。给予口服 FGF 激酶抑制剂后，年轻的 Sprague-Dawley 和成熟的 Wistar 大鼠会发生类似的变化，但未见到内皮损伤（Brown et al., 2005）。继发于主动脉矿化和破裂的致死性出血可能是剂量限制性的。

长时间给予 PPAR-γ 激动剂 GI262570X（1个月 ~2 年）导致 Han-Wistar 大鼠大泡性脂肪聚集在棕色脂肪组织相关动脉的平滑肌和外膜细胞内（Elangbam et al., 2002a）。细胞偶尔与脂肪细胞相似，干细胞的脂肪细胞分化被认为是潜在的机制。这与 PPAR-γ 的活性一致。

饲喂 Wistar 大鼠一种蛋氨酸添加剂 9~14 个月可诱导内膜增生伴有内皮下颗粒性物质聚集及中膜增厚伴有软骨样化生（Osborne-Pellegrin and Fau，1992）。

8.7　诱发性肿瘤

一系列化学物质（包括氯乙烯、二甲基肼和几种芳香胺）可诱导大鼠血管肉瘤。在由 NTP 和美国国家癌症研究所（National Cancer Institute，NCI）共同发起的致癌性研究中，铜铁灵、盐酸苯胺、对氯苯胺和毛果天芥菜碱可诱导 Fischer 344 大鼠的血管肿瘤，二溴乙烷、二氯乙烷和磷胺 C 可诱导 Osborne-Mendel 大鼠的血管肿瘤。许多化学诱导的肿瘤在脾脏和肝脏内可见，但在皮下组织内罕见。

8.8　输注试验

安全性评价和监管的毒理学研究中，许多动物常通过输注方式给药，尤其是抗肿瘤化合物。啮齿类动物可使用系带等通过系绳方法将导管连接到外用泵以进行给药，动物在笼内可自由活动。输液时间从每天数分钟到 24 小时不等，每周可至 7 天。输注受试物以外的时间低速率输注生理盐水。在这些研究中，导管进入部位和导管尖端常诱发局部刺激 / 炎症性病变，动脉和静脉插管中都可见类似的病变。在受影响的血管中，插管附近通常可看到内皮下内膜增厚而被覆的内皮正常。在此处和导管尖端处常由于导管撞击发生内膜增生（图 28.29~28.31）。内弹性膜的自发

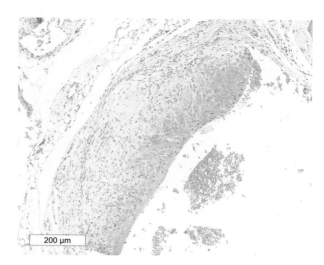

图 28.29　静脉导管尖端处的内膜增生，股静脉。Sprague-Dawley 大鼠，HE 染色，×100

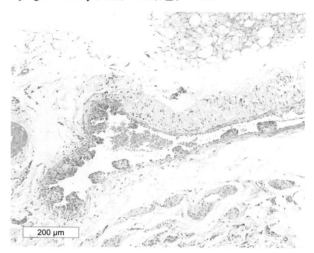

图 28.30　导管体附近的内膜增生，股静脉。Sprague-Dawley 大鼠，HE 染色，×100

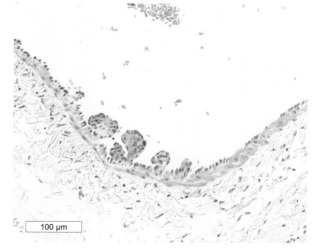

图 28.31　导管尖端处的内膜增生，股静脉。Sprague-Dawley 大鼠，HE 染色，×200

性破裂可能较易导致局部炎症性病变，但这种情况并不常见。内皮肥大可能在恢复期内的动物中持续存在。肺微栓子／血栓很少发生，另外输注量非常大时可能发生网状细胞增多和造血作用增强。然而，在大多数情况下，病变的严重程度轻微且没有临床意义，所以输注是个很稳健的给药方式。

参考文献

Aguirre, S.A., Heyen, J.R., Collette 3rd, W., Bobrowski, W., Blasi, E.R., 2010. Cardiovascular effects in rats following exposure to a receptor tyrosine kinase inhibitor. Toxicol. Pathol. 38, 416-428.

Akhavein, F., St-Michel, E.J., Seifert, E., Rohlicek, C.V., 2007. Decreased left ventricular function, myocarditis, and coronary arteriolar medial thickening following monocrotaline administration in adult rats. J. Appl. Physiol. 103, 287-295.

Alison, R.H., Elwell, M.R., Jokinen, M.P., Dittrich, K., Boorman, G.A., 1987. Morphology and classification of 96 primary cardiac neoplasms in Fischer 344 rats. Vet. Pathol. 24, 488.

Anderson, P.G., Bishop, S.P., Peterson, J.T., 2006. Cardiovascular research. In: Suckow, M.A., Weisbroth, S.H., Franklin, C.L. (Eds.), The Laboratory Rat. Elsevier, Amsterdam, Boston, pp. 773-802.

Anderson, T.D., Hayes, T.J., 1989. Toxicity of human recombinant interleukin-2 in rats. Pathologic changes are characterized by marked lymphocytic and eosinophilic proliferation and multisystem involvement. Lab. Invest. 60 (3), 331-346.

Anderton, M.J., Mellor, H.R., Bell, A., Sadler, C., Pass, M., Powell, S., et al., 2011. Induction of heart valve lesions by small-molecule ALK5 inhibitors. Toxicol. Pathol. 39, 916-924.

Anversa, P., Hiler, B., Ricci, R., Guideri, G., Olivetti, G., 1990. Myocyte cell loss and myocyte cellular hyperplasia in the hypertrophied aging rat heart. Circ. Res. 67, 871-885.

Apple, F.S., Murakami, M.M., Ler, R., Walker, D., York, M., 2008. HESI Technical Committee of Biomarkers Working Group on Cardiac Troponins. Analytical characteristics of commercial cardiac troponin I and T immunoassays in serum from rats, dogs, and monkeys with induced acute myocardial injury. Clin. Chem. 54, 1982-1989.

Bachmann, E., Weber, E., 1988. Biochemical mechanisms of oxfenicine cardiotoxicity. Pharmacol. 36, 238-248.

Bachmann, E., Weber, E., Zbinden, G., 1984. The effect of methyl-2-tetradecylglycidate (McNeil 3716) on heart mitochondrial metabolism in rats. Biochem. Pharmacol. 33, 1947-1950.

Badon, L.A., Hicks, A., Lord, K., Ogden, B.A., Meleg-Smith, S., Varner, K.J., 2002. Changes in cardiovascular responsiveness and cardiotoxicity elicited during binge administration of ecstasy. J. Pharmacol. Exp. Ther. 302, 898-907.

Bahnemann, R., Jacobs, M., Karbe, E., Kaufmann, W., Morawietz, G., Nolte, T., et al., 1995. RITA—registry of industrial toxicology animal-data—guides for organ sampling and trimming procedures in rats. Exp. Toxicol. Pathol. 47, 247-266.

Bartel, L.C., Montalto de Mecca, M., Fanelli, S.L., Rodríguez de Castro, C., Díaz, E.G., Castro, J.A., 2007. Early nifurtimox-induced biochemical and ultrastructural alterations in rat heart. Hum. Exp. Toxicol. 26, 781-788.

Beck Jr., L., D'Amore, P.A., 1997. Vascular development: cellular and molecular regulation. FASEB J. 11 (5), 365-373.

Bell, D., Zhao, Y.Y., Kelso, E.J., McHenry, E.M., Lamont, V.M., Nicholls, D.P., et al., 2006. Upregulation of adrenomedullin and its receptor components during cardiomyocyte hypertrophy induced by chronic inhibition of nitric oxide synthesis in rats. Am. J. Physiol. Heart Circ. Physiol. 290, H904-H914.

Ben Driss, A., Benessiano, J., Poitevin, P., Levy, B.I., Michel, J.B., 1997. Arterial expansive remodeling induced by high flow rates. Am. J. Physiol. 272 (2), H851-H858.

Berna, M., Ott, L., Engle, S., Watson, D., Solter, P., Ackermann, B., 2008. Quantification of NTproBNP in rat serum using immunoprecipition and LC/MS/MS: a biomarker of drug-induced cardiac hypertrophy. Anal. Chem. 80 (3), 561-566.

Berridge, B.R., Pettit, S., Walker, D.B., Jaffe, A.S., Schultze, A.E., Herman, E., et al., 2009. A translational approach to detecting druginduced cardiac injury with cardiac troponins: consensus and recommendations from the Cardiac Troponins Biomarker Working Group of the Health and Environmental Sciences Institute. Am. Heart J. 158, 21-29.

Bertinchant, J.P., Robert, E., Polge, A., Marty-Double, C., Fabbro-Peray, P., Poirey, S., et al., 2000. Comparison of the diagnostic value of cardiac troponin I and T determinations for detecting early myocardial damage and the relationship with histological findings after isoprenaline-induced cardiac injury in rats. Clin. Chim. Acta. 298, 13-28.

Bertinchant, J.P., Polge, A., Juan, J.M., Oliva-Lauraire, M.C., Giuliani, I., Marty-Double, C., et al., 2003. Evaluation of cardiac troponin I and T levels as markers of myocardial damage in doxorubicin-induced cardiomyopathy rats, and their relationship with echocardiographic and histological findings. Clin. Chim. Acta. 329, 39-51.

Bertsch, T., Bleuel, H., Aufenanger, J., Rebel, W., 1997. Comparison of cardiac Troponin T and cardiac Troponin I concentrations in peripheral blood during orciprenaline induced tachycardia in rats. Exp. Toxicol. Pathol. 49, 467-468.

Bhattacharyya, S., Schapira, A.H., Mikhailidis, D.P., Davar, J., 2009. Drug-induced fibrotic valvular heart disease. Lancet. 374, 577-585.

Bleuel, H., Deschl, U., Bertsch, T., Bolz, G., Rebel, W., 1995. Diagnostic efficiency of troponin T measurements in rats with experimental myocardial cell damage. Exp. Toxicol. Pathol. 47, 121-127.

Bökenkamp, R., Gittenberger-De Groot, A.C., Van Munsteren, C.J., Grauss, R.W., Ottenkamp, J., Deruiter, M.C., 2006. Persistent ductus arteriosus in the Brown-Norway inbred rat strain. Pediatr. Res. 60 (4), 407-412.

Boor, P.J., 2001. The arterial media as a target of injury by chemicals. In: Hayes, A.W., Thomas, J.A., Gardner, D.E. (Eds.), Cardiovascular Toxicology. Taylor & Francis, London, pp. 557-582.

Boor, P.J., Hysmith, R.M., 1987. Allylamine cardiovascular toxicity. Toxicology. 44 (2), 129-145.

Boor, P.J., Moslen, M.T., Reynolds, E.S., 1979. Allylamine cardiotoxicity: I. Sequence of pathologic events. Toxicol. Appl. Pharmacol. 50 (3), 581-592.

Boor, P.J., Nelson, T.J., Chieco, P., 1980. Allylamine cardiotoxicity: II. Histopathology and histochemistry. Am. J. Pathol. 100 (3), 739-764.

Boorman, G., Crabbs, T.A., Kolenda-Roberts, H., Latimer, K., Miller, A. D., Muravnick, K.B., et al., 2012. Proceedings of the 2011 National Toxicology Program Satellite Symposium. Toxicol. Pathol. 40, 321-344.

Bowes 3rd, R.C., Ramos, K.S., 1993. Allylamine enhances c-Ha-ras protooncogene expression in rat aortic smooth muscle cells. Toxicol. Lett. 66 (3), 263-272.

Brady, S., York, M., Scudamore, C., Willilams, T., Griffiths, W., Turton, J., 2010. Cardiac troponin I in isoproterenol-induced cardiac injury in the Hanover Wistar rat: studies on low dose levels and routes of administration. Toxicol. Pathol. 38, 287-291.

Brady S.M., The assessment of cardiac biomarkers in rat models of cardiotoxicity. Thesis 2008, School of Pharmacy, UCL, London.

Bregman, C.L., Comereski, C.R., Buroker, R.A., Hirth, R.S., Madissoo, H., Hottendorf, G.H., 1987. Single-dose and multiple-dose intravenous toxicity studies of BMY-25282 in rats. Fundam. Appl. Toxicol. 9 (1), 90-109.

Bregman, C.L., Buroker, R.A., Bradner, W.T., Hirth, R.S., Madissoo, H., 1989. Cardiac, renal, and pulmonary toxicity of several mitomycin derivatives in rats. Fundam. Appl. Toxicol. 13 (1), 46-64.

Briest, W., Hölzl, A., Rassler, B., Deten, A., Leicht, M., Baba, H.A., et al., 2001. Cardiac remodeling after long term norepinephrine treatment in rats. Cardiovasc. Res. 52, 265-273.

Brott, D.A., Richardson, R.J., Louden, C.S., 2012. Evidence for the Nitric Oxide pathway as a potential mode of action in Fenoldopaminduced vascular injury. Toxicol. Pathol. 40, 874-886.

Brown, A.P., Courtney, C.L., King, L.M., Groom, S.C., Graziano, M.J., 2005. Cartilage dysplasia and tissue mineralization in the rat following administration of a FGF receptor tyrosine kinase inhibitor. Toxicol. Pathol. 33 (4), 449-455.

Bugelski, P.J., Vockley, C.M., Sowinski, J.M., Arena, E., Berkowitz, B. A., Morgan, D.G., 1989. Ultrastructure of an arterial lesion induced in rats by fenoldopam mesylate, a dopaminergic vasodilator. Br. J. Exp. Pathol. 70 (2), 153-165.

Burkhardt, J.E., Ochoa, R., Kowsz, K.P., Levin, S., Jakowski, A.B., 1996. Changes in rat heart histomorphometry due to two-week dietary restriction. Toxicol. Pathol. 24, 636-638.

Burniston, J.G., Ellison, G.M., Clark, W.A., Goldspink, D.F., Tan, L.B., 2005. Relative toxicity of cardiotonic agents: some induce more cardiac and skeletal myocyte apoptosis and necrosis in vivo than others. Cardiovasc. Toxicol. 5, 355-364.

Capasso, J.M., Li, P., Guideri, G., Malhotra, A., Cortese, R., Anversa, P., 1992. Myocardial mechanical, biochemical, and structural alterations induced by chronic ethanol ingestion in rats. Circ. Res. 71, 346-356.

Capdeville, M., Coutard, M., Osborne-Pellegrin, M.J., 1989. Spontaneous rupture of the internal elastic lamina in the rat: the manifestation of a genetically determined factor which may be linked to vascular fragility. Blood Vessel. 26 (4), 197-212.

Carll, A.P., Haykal-Coates, N., Winsett, D.W., Hazari, M.S., Nyska, A., Richards, J.H., et al., 2010. Particulate matter inhalation exacerbates cardiopulmonary injury in a rat model of isoproterenol-induced cardiomyopathy. Inhal. Toxicol. 22, 355-368.

Carlton, W., Englehardt, J., 1991. Atrial thrombosis, rat, mouse, and hamster. In: Jones, T.C., Mohr, U., Hunt, R.D. (Eds.), Monographs on Pathology of Laboratory Animals: Cardiovascular and Musculoskeletal Systems. Springer-Verlag, Berlin Heidelberg, Berlin, Germany.

Carter, C.A., Misra, M., 2010. Effects of short-term cigarette smoke exposure on Fischer 344 rats and on selected lung proteins. Toxicol. Pathol. 38, 402-415.

Cerretani, D., Riezzo, I., Fiaschi, A.I., Centini, F., Giorgi, G., D'Errico, S., 2008. Cardiac oxidative stress determination and myocardial morphology after a single ecstasy (MDMA) administration in a rat model. Int. J. Legal. Med. 122, 461-469.

Chang, C.P., Bruneau, B.G., 2012. Epigenetics and cardiovascular development. Annu. Rev. Physiol. 74, 41-68.

Chanut, F., Kimbrough, C., Hailey, R., Berridge, B., Hughes-Earle, A., Davies, R., et al., 2013. Spontaneous cardiomyopathy in young Sprague-Dawley rats: evaluation of biological and environmental variability. Toxicol. Pathol. 41, 1126-1136.

Chen, L., Einbinder, E., Zhang, Q., Hasday, J., Balke, C.W., Scharf, S. M., 2005. Oxidative stress and left ventricular function with chronic intermittent hypoxia in rats. Am. J. Respir. Crit. Care Med. 172, 915-920.

Chen, L.M., Kuo, W.W., Yang, J.J., Wang, S.G., Yeh, Y.L., Tsai, F.J., et al., 2007. Eccentric cardiac hypertrophy was induced by longterm intermittent hypoxia in rats. Exp. Physiol. 92, 409-416.

Chen, Q.M., Tu, V.C., Purdon, S., Wood, J., Dilley, T., 2001. Molecular mechanisms of cardiac hypertrophy induced by toxicants. Cardiovasc. Toxicol. 1, 267-283.

Chen, T.L., Liao, J.W., Chan, W.H., Hsu, C.Y., Yang, J.D., Ueng, T.H., 2013. Induction of cardiac fibrosis and transforming growth factor-β1 by motorcycle exhaust in rats. Inhal. Toxicol. 25 (9), 525-535.

Cheng, Y., Tan, N., Yang, J., Liu, X., Cao, X., He, P., et al., 2010. A translational study of circulating cell-free microRNA-1 in acute myocardial infarction. Clin. Sci. (Lond). 119 (2), 87-95.

Cheng, Y., Wang, X., Yang, J., Duan, X., Yao, Y., Shi, X., et al., 2012. A translational study of urine miRNAs in acute myocardial infarction. J. Mol. Cell. Cardiol. 53 (5), 668-676.

Chiou, T.J., Zhang, J., Ferrans, V.J., Tzeng, W.F., 1997. Cardiac and renal toxicity of menadione in rat. Toxicology. 124, 193-202.

Cho, W.S., Kim, S.Y., Choi, M., Jeong, J., Han, B.S., 2008. Malignant aortic body tumor in female Sprague-Dawley rat. Lab Anim. Res. 24, 429-431.

Chowdhury, D., Tangutur, A.D., Khatua, T.N., Saxena, P., Banerjee, S. K., Bhadra, M.P., 2013. A proteomic view of isoproterenol induced cardiac hypertrophy: prohibitin identified as a potential biomarker in rats. J. Transl. Med. 24, 130.

Clark, K.A., McElhinny, A.S., Beckerle, M.C., Gregorio, C.C., 2002. Striated muscle cytoarchitecture: an intricate web of form and function. Annu. Rev. Cell. Dev. Biol. 18, 637-706.

Clements, P., Brady, S., York, M., Berridge, B., Mikaelian, I., Nicklaus, R., et al., 2010. Time course characterization of serum cardiac troponins, heart fatty acid-binding protein, and morphologic findings with isoproterenol-induced myocardial injury in the rat. Toxicol. Pathol. 38, 703-714.

Collins, J.J., Elwell, M.R., Lamb 4th, J.C., Manus, A.G., Heath, J.E., Makovec, G.T., 1988. Subchronic toxicity of orally administered (gavage and dosed-feed) theophylline in Fischer 344 rats and B6C3F1 mice. Fundam. Appl. Toxicol. 11 (3), 472-484.

Colton, H.M., Stokes, A.H., Yoon, L.W., Quaile, M.P., Novak, P.J., Falls, J.G., et al., 2011. An initial characterization of N-terminalproatrial natriuretic peptide in serum of Sprague-Dawley rats. Toxicol. Sci. 120, 262-268.

Comereski, C.R., Kelly, W.A., Davidson, T.J., Warner, W.A., Hopper, L.D., Oleson, F.B., 1993. Acute cardiotoxicity of nucleoside analogs FddA and FddI in rats. Fundam. Appl. Toxicol. 20, 360-364.

Conklin, D.J., Boor, P.J., 1998. Allylamine cardiovascular toxicity: evidence for aberrant vasoreactivity in rats. Toxicol. Appl. Pharmacol. 148, 245-251.

Connolly, H.M., Crary, J.L., McGoon, M.D., Hensrud, D.D., Edwards, B.S., Edwards, W.D., et al., 1997. Valvular heart disease associated with fenfluramine-phentermine. N. Engl. J. Med. 337, 581-588.

Dalmas, D.A., Scicchitano, M.S., Mullins, D., Hughes-Earle, A., Tatsuoka, K., Magid-Slav, M., et al., 2011. Potential candidate genomic biomarkers of drug induced vascular injury in the rat. Toxicol. Appl. Pharmacol. 257 (2), 284-300.

De Oliveira, C.F., Cintra, K.A., Teixeira, S.A., De Luca,

I.M.S., Antunes, E., De Nucci, G., 2000. Development of cardiomyocyte hypotrophy in rats under prolonged treatment with a low dose of a nitric oxide synthesis inhibitor. Eur. J. Pharmacol. 391, 121-122.

Dhalla, N.S., Dent, M.R., Arneja, A.S., 2008. Pathogenesis of catecholamine-induced cardiomyopathy. In: Acosta, D. (Ed.), Cardiovascular Toxicology, fourth ed. Informa Healthcare, New York, USA, pp. 207-262.

Diaz, D., Allamneni, K., Tarrant, J.M., Lewin-Koh, S.C., Pai, R., Dhawan, P., et al., 2012. Phosphorous dysregulation induced by MEK small molecule inhibitors in the rat involves blockade of FGF-23 signaling in the kidney. Toxicol. Sci. 125 (1), 187-195.

Dietsch, G.N., Dipalma, C.R., Eyre, R.J., Pham, T.Q., Poole, K.M., Pefaur, N.B., et al., 2006. Characterization of the inflammatory response to a highly selective PDE4 inhibitor in the rat and the identification of biomarkers that correlate with toxicity. Toxicol. Pathol. 34 (1), 39-51.

Donnelly, K.B., 2008. Cardiac valvular pathology: comparative pathology and animal models of acquired cardiac valvular diseases. Toxicol. Pathol. 36, 204-217.

Donzanti, B.A., Kelley, J.A., Tomaszewski, J.E., Roth, J.S., Tosca, P., Placke, M., et al., 1995. Acute cardiotoxicity of the Anti-HIV dideoxynucleoside, F-ddA, in the rat. Fundam. Appl. Toxicol. 27, 167-176.

Dorn 2nd, G.W., Maack, C., 2013. SR and mitochondria: calcium crosstalk between kissing cousins. J. Mol. Cell. Cardiol. 55, 42-49.

Droogmans, S., Franken, P.R., Garbar, C., Weytjens, C., Cosyns, B., Lahoutte, T., et al., 2007. In vivo model of drug-induced valvular heart disease in rats: pergolide-induced valvular heart disease demonstrated with echocardiography and correlation with pathology. Eur. Heart. J. 28, 2156-2162.

Droogmans, S., Roosens, B., Cosyns, B., Degaillier, C., Hernot, S., Weytjens, C., et al., 2009. Dose dependency and reversibility of serotonin-induced valvular heart disease in rats. Cardiovasc. Toxicol. 9, 134-141.

Dunnick, J., Johnson, J., Horton, J., Nyska, A., 2004a. Bis(2-chloroethoxy) methane-induced mitochondrial and myofibrillar damage: short-term time-course study. Toxicol. Sci. 81, 243-252.

Dunnick, J.K., Lieuallen, W., Moyer, C., Orzech, D., Nyska, A., 2004b. Cardiac damage in rodents after exposure to bis(2-chloroethoxy) methane. Toxicol. Pathol. 32, 309-317.

Dunnick, J.K., Kissling, G., Gerken, D.K., Vallant, M.A., Nyska, A., 2007. Cardiotoxicity of Ma Huang/caffeine or ephedrine/caffeine in a rodent model system. Toxicol. Pathol. 35, 657-664.

Elangbam, C.S., 2009. Review paper: current strategies in the development of anti-obesity drugs and their safety concerns. Vet. Pathol. 46, 10-24.

Elangbam, C.S., 2010. Drug-induced valvulopathy: an update. Toxicol. Pathol. 38, 837-848.

Elangbam, C.S., Brodie, T.A., Brown, H.R., Nold, J.B., Raczniak, T.J., Tyler, R.D., et al., 2002a. Vascular effects of GI262570X (PPARgamma agonist) in the brown adipose tissue of Han Wistar rats: a review of 1-month, 13-week, 27-week and 2-year oral toxicity studies. Toxicol. Pathol. 30 (4), 420-426.

Elangbam, C.S., Colman, K.A., Lightfoot, R.M., Tyler, R.D., Wall, H.G., 2002b. Endocardial myxomatous change in Harlan Sprague-Dawley rats (Hsd:S-D) and CD-1 mice: its microscopic resemblance to druginduced valvulopathy in humans. Toxicol. Pathol. 30, 483-491.

Elangbam, C.S., Lightfoot, R.M., Yoon, L.W., Creech, D.R., Geske, R. S., Crumbley, C.W., et al., 2005. 5-Hydroxytryptamine (5HT) receptors in the heart valves of cynomolgus monkeys and Sprague-Dawley rats. J. Histochem. Cytochem. 53, 671-677.

Elangbam, C.S., Wehe, J.G., Barton, J.C., Krull, D.L., Nyska, A.,

Crabbs, T., et al., 2006. Evaluation of glycosaminoglycans content and 5-hydroxytryptamine 2B receptor in the heart valves of Sprague-Dawley rats with spontaneous mitral valvulopathy—a possible exacerbation by *dl*-amphetamine sulfate in Fischer 344 rats?. Exp. Toxicol. Pathol. 58, 89-99.

Elangbam, C.S., Job, L.E., Zadrozny, L.M., Barton, J.C., Yoon, L.W., Gates, L.D., et al., 2008. 5-hydroxytryptamine (5HT)-induced valvulopathy: compositional valvular alterations are associated with 5HT2B receptor and 5HT transporter transcript changes in Sprague-Dawley rats. Exp. Toxicol. Pathol. 60, 253-262.

El-Awady, el-S.E., Moustafa, Y.M., Abo-Elmatty, D.M., Radwan, A., 2011. Cisplatin-induced cardiotoxicity: mechanisms and cardioprotective strategies. Eur. J. Pharmacol. 650 (1), 335-341.

Engle, S.K., Solter, P.F., Credille, K.M., Bull, C.M., Adams, S., Berna, M.J., et al., 2010. Detection of left ventricular hypertrophy in rats administered a peroxisome proliferator-activated receptor alpha/gamma dual agonist using natriuretic peptides and imaging. Toxicol. Sci. 114, 183-192.

Feng, W., Li, W., 2010. The study of ISO induced heart failure rat model. Exp. Mol. Pathol. 88, 299-304.

Ferramola, M.L., Pe´rez Díaz, M.F., Honoré, S.M., Sánchez, S.S., Antón, R.I., Anzulovich, A.C., et al., 2012. Cadmium-induced oxidative stress and histological damage in the myocardium: effects of a soybased diet. Toxicol. Appl. Pharmacol. 265 (3), 380-389.

Ferreira, D.B., Costa, R.S., De Oliveira, J.A., Muccillo, G., 1995. An infarct-like myocardial lesion experimentally induced in Wistar rats with Africanized bee venom. J. Pathol. 177, 95-102.

Fielden, M.R., Hassani, M., Uppal, H., Day-Lollini, P., Button, D., Martin, R.S., et al., 2010. Mechanism of subendocardial cell proliferation in the rat and relevance for understanding drug-induced valvular heart disease in humans. Exp. Toxicol. Pathol. 62, 607-613.

Filipský, T., Zatloukalová, L., Mladěnka, P., Hrdina, R., 2012. Acute initial haemodynamic changes in a rat isoprenaline model of cardiotoxicity. Hum. Exp. Toxicol. 31 (8), 830-843.

Force, T., Kolaja, K.L., 2011. Cardiotoxicity of kinase inhibitors: the prediction and translation of preclinical models to clinical outcomes. Nat. Rev. Drug. Discov. 10 (2), 111-126.

French, K.J., Coatney, R.W., Renninger, J.P., Hu, C.X., Gales, T.L., Zhao, S., et al., 2010. Differences in effects on myocardium and mitochondria by angiogenic inhibitors suggest separate mechanisms of cardiotoxicity. Toxicol. Pathol. 38, 691-702.

Frey, N., Katus, H.A., Olson, E.N., Hill, J.A., 2004. Hypertrophy of the heart: a new therapeutic target? Circulation. 109, 1580-1589.

Fujino, M., Kim, Y., Ito, M., 2007. Intestinal thrombotic microangiopathy induced by FK506 in rats. Bone Marrow Transplant. 39 (6), 367-372.

Garside, V.C., Chang, A.C., Karsan, A., Hoodless, P.A., 2013. Coordinating Notch, BMP, and TGF-beta signaling during heart valve development. Cell. Mol. Life Sci. 70 (16), 2899-2917.

Giavini, E., Prati, M., Vismara, C., 1981. Morphogenesis of aortic arch malformations in rat embryos after maternal treatment with glycerol formal during pregnancy. Acta Anat. 109, 166-172.

Goldspink, D.F., Burniston, J.G., Ellison, G.M., Clark, W.A., Tan, L.B., 2004. Catecholamine-induced apoptosis and necrosis in cardiac and skeletal myocytes of the rat in vivo: the same or separate death pathways? Exp. Physiol. 89, 407-416.

Golomb, E., Schneider, A., Houminer, E., Dunnick, J., Kissling, G., Borman, J.B., et al., 2007. Occult cardiotoxicity: subtoxic dosage of Bis(2-chloroethoxy)methane impairs cardiac response to simulated ischemic injury. Toxicol. Pathol. 35, 383-387.

Golomb, E., Nyska, A., Schwalb, H., 2009. Occult cardiotoxicity—

toxic effects on cardiac ischemic tolerance. Toxicol. Pathol. 37, 572-593.

Golomb, E., Matza, D., Cummings, C.A., Schwalb, H., Kodavanti, U.P., Schneider, A., et al., 2012. Myocardial mitochondrial injury induced by pulmonary exposure to particulate matter in rats. Toxicol. Pathol. 40, 779-788.

Goodall, C.M., Christie, G.S., Hurley, J.V., 1975. Primary epithelial tumour in the right atrium of the heart and inferior vena cava in NZR/Gd inbred rats; pathology of 18 cases. J. Pathol. 116, 239-251.

Gopinath, C., 1993. Susceptibility of the cardiovascular system to toxic substances. In: Mohr, U., Dungworth, D.L., Capen, C.C. (Eds.), Pathobiology of the Aging Rat, vol. 1. Intl Life Sciences Inst, Washington, DC, USA.

Gopinath, C., Prentice, D.E., Lewis, D.J., 1987. The cardiovascular system. In: Gopinath, C., Prentice, D.E., Lewis, D.J. (Eds.), Atlas of Experimental Toxicological Pathology (Current Histopathology), vol. 13. MTP Press Limited, Lancaster, England.

Grasso, P., Golberg, L., 1968. Problems confronted and lessons learnt in the safety evaluation of brown FK. Food. Cosmet. Toxicol. 6, 737-747.

Greaves, P., 2000. Patterns of cardiovascular pathology induced by diverse cardioactive drugs. Toxicol. Lett. 112113, 547-552.

Greaves, P., 2007. Cardiovascular system, Histopathology of Preclinical Toxicity Studies, Interpretation and Relevance in Drug Safety Evaluation. third ed. Academic Press, London, UK.

Greaves, P., 2012. Cardiovascular system, Histopathology of Preclinical Toxicity Studies, Interpretation and Relevance in Drug Safety Evaluation. fourth ed. Academic Press, London, UK.

Greaves, P., Martin, J., Michel, M.C., Mompon, P., 1984. Cardiac hypertrophy in the dog and rat induced by oxfenicine, an agent which modifies muscle metabolism. Arch. Toxicol. Suppl. 7, 488-493.

Greene, F.L., Lamb, L.S., Barwick, M., Pappas, N.J., 1987. Effect of dietary copper on colonic tumor production and aortic integrity in the rat. J. Surg. Res. 42 (5), 503-512.

Guo, A., Zhang, C., Wei, S., Chen, B., Song, L.S., 2013. Emerging mechanisms of T-tubule remodelling in heart failure. Cardiovasc. Res. 98 (2), 204-215.

Gustafsson, B.I., Tømmerås, K., Nordrum, I., Loennechen, J.P., Brunsvik, A., Solligard, E., et al., 2005. Long-term serotonin administration induces heart valve disease in rats. Circulation. 111, 1517-1522.

Haft, J.I., 1974. Cardiovascular injury induced by sympathetic catecholamines. Prog. Cardiovasc. Dis. 17 (1), 73-86.

Haggerty, H.G., Warner, W.A., Comereski, C.R., Peden, W.M., Mezza, L.E., Damle, B.D., et al., 1999. BR96 sFv-PE40 immunotoxin: nonclinical safety assessment. Toxicol. Pathol. 27 (1), 87-94.

Hanton, G., Longeart, L., Lodola, A., 1991. Cardiotoxicity of hydralazine and minoxidil in the rat. Influence of age. Res. Commun. Chem. Pathol. Pharmacol. 71, 231-234.

Hasić, S., Jadrić, R., Cosović, E., Kiseljaković, E., Mornjaković, Z., Winterhalter-Jadrić, M., 2011a. Heart-type fatty acid-binding protein and its relation with morphological changes in rat myocardial damage model induced by isoproterenol. Bosn. J. Basic Med. Sci. 11, 240-244.

Hasić, S., Jadrić, R., Kiseljaković, E., et al., 2011b. Time-dependent responses of rat troponin I and cardiac injury following isoproterenol administration. Med. Glas. Ljek. komore Zenicko-doboj kantona. 8, 140-145.

Haworth, S.G., 1995. Development of the normal and hypertensive pulmonary vasculature. Exp. Physiol. 80 (5), 843-853.

Heida, N., Sugiyama, S., Ogawa, Y., Ito, T., Satake, T., Ozawa, T., 1988. The role of phospholipase in plasmocid-induced mitochondrial dysfunction in rat hearts. Arch. Toxicol. 62, 45-48.

Hellmold, H., Zhang, H., Andersson, U., Blomgren, B., Holland, T., Berg, A.L., et al., 2007. Tesaglitazar, a PPARalpha/gamma agonist, induces interstitial mesenchymal cell DNA synthesis and fibrosarcomas in subcutaneous tissues in rats. Toxicol. Sci. 98, 63-74.

Hendy, R.J., Abraham, R., Grasso, P., 1969. The effect of chloroquine on rat heart lysosomes. J. Ultrastruct. Res. 29, 485-495.

Herman, E., Zhang, J., Knapton, A., Lipshultz, S.E., Rifai, N., Sistare, F., 2006. Serum cardiac troponin T as a biomarker for acute myocardial injury induced by low doses of isoproterenol in rats. Cardiovasc. Toxicol. 6, 211-222.

Herman, E., Knapton, A., Rosen, E., Zhang, J., Estis, J., Agee, S.J., et al., 2011a. Baseline serum cardiac troponin I concentrations in Sprague-Dawley, spontaneous hypertensive, Wistar, Wistar-Kyoto, and Fischer rats as determined with an ultrasensitive immunoassay. Toxicol. Pathol. 39 (4), 653-663.

Herman, E.H., Zhang, J., Chadwick, D.P., Ferrans, V.J., 1996. Age dependence of the cardiac lesions induced by minoxidil in the rat. Toxicol. 110, 71-83.

Herman, E.H., Knapton, A., Rosen, E., Thompson, K., Rosenzweig, B., Estis, J., et al., 2011b. A multifaceted evaluation of imatinibinduced cardiotoxicity in the rat. Toxicol. Pathol. 39, 1091-1106.

Herman, E.H., Knapton, A., Liu, Y., Lipshultz, S.E., Estis, J., Todd, J., et al., 2013. The influence of age on serum concentrations of cardiac troponin I: results in rats, monkeys, and commercial sera. Toxicol. Pathol. 42 (5), 888-896.

Herman, J.R., Dethloff, L.A., McGuire, E.J., Parker, R.F., Walsh, K.M., Gough, A.W., et al., 2002. Rodent carcinogenicity with the thiazolidinedione antidiabetic agent troglitazone. Toxicol. Sci. 68, 226-236.

Hosoyamada, Y., Ichimura, K., Koizumi, K., Sakai, T., 2010. Structural organization of pulmonary veins in the rat lung, with special emphasis on the musculature consisting of cardiac and smooth muscles. Anat. Sci. Int. 85 (3), 152-159.

Howden, R., Hanlon, P.R., Petranka, J.G., Kleeberger, S., Bucher, J., Dunnick, J., et al., 2005. Ephedrine plus caffeine causes agedependent cardiovascular responses in Fischer 344 rats. Am. J. Physiol. Heart Circ. Physiol. 288, H2219-H2224.

Hu, L.W., Liberti, E.A., Barreto-Chaves, M.L., 2005. Myocardial ultrastructure in cardiac hypertrophy induced by thyroid hormone--an acute study in rats. Virchows. Arch. 446, 265-269.

Hu, W., Hirakawa, B., Jessen, B., Lee, M., Aguirre, S., 2012a. A tyrosine kinase inhibitor-induced myocardial degeneration in rats through off-target phosphodiesterase inhibition. J. Appl. Toxicol. 32 (12), 1008-1020.

Hu, W., Lu, S., McAlpine, I., Jamieson, J.D., Lee, D.U., Marroquin, L.D., et al., 2012b. Mechanistic investigation of Imatinib-induced cardiac toxicity and the involvement of c-Abl kinase. Toxicol. Sci. 129, 188-199.

Ichikawa, Y., Ghanefar, M., Bayeva, M., Wu, R., Khechaduri, A., Prasad, S.V.N., et al., 2014. Cardiotoxicity of doxorubicin is mediated through mitochondrial iron accumulation. J. Clin. Invest. 124 (2), 617-630.

Iemitsu, M., Miyauchi, T., Maeda, S., Sakai, S., Kobayashi, T., Fujii, N., et al., 2001. Physiological and pathological cardiac hypertrophy induce different molecular phenotypes in the rat. Am. J. Physiol. Regul. Integr. Comp. Physiol. 281, R2029-R2036.

Islam, M.N., Kuroki, H., Hongcheng, B., Ogura, Y., Kawaguchi, N., Onishi, S., et al., 1995. Cardiac lesions and their reversibility after long term administration of methamphetamine. Forensic Sci. Int. 75, 29-43.

Jacobsen, J.C., Beierholm, U., Mikkelsen, R., Gustafsson, F., Alstrom, P., Holstein-Rathlou, N.H., 2002. "Sausage-string" appearance of arteries and arterioles can be caused by an instability of the blood vessel wall. Am. J. Physiol. Regul. Integr. Comp. Physiol. 283 (5), R1118-R1130.

Ji, X., Takahashi, R., Hiura, Y., Hirokawa, G., Fukushima, Y., Iwai, N., 2009. Plasma miR-208 as a biomarker of myocardial injury. Clin. Chem. 55 (11), 1944-1949.

Johnson, K.J., Glovsky, M., Schrier, D., 1984. Pulmonary granulomatous vasculitis. Pulmonary granulomatous vasculitis induced in rats by treatment with glucan. Am. J. Pathol. 114 (3), 515-516.

Johnston, K.M., Grice, H.C., 1991. Myocardial disease associated with the feeding of unsaturated vegetable oil, rat. Cardiovascular systems. In: Jones, T.C., Mohr, U., Hunt, R.D. (Eds.), Cardiovascular and Musculoskeletal Systems. Springer-Verlag, Berlin, Germany.

Jokinen, M.P., Walker, N.J., Brix, A.E., Sells, D.M., Haseman, J.K., Nyska, A., 2003. Increase in cardiovascular pathology in female Sprague-Dawley rats following chronic treatment with 2,3,7,8-tetrachlorodibenzo-p-dioxin and 3,3',4,4',5-pentachloro biphenyl. Cardiovasc. Toxicol. 3, 299-310.

Jokinen, M.P., Lieuallen, W.G., Johnson, C.L., Dunnick, J., Nyska, A., 2005. Characterization of spontaneous and chemically induced cardiac lesions in rodent model systems: the national toxicology program experience. Cardiovasc. Toxicol. 5, 227-244.

Jokinen, M.P., Lieuallen, W.G., Boyle, M.C., Johnson, C.L., Malarkey, D.E., Nyska, A., 2011. Morphologic aspects of rodent cardiotoxicity in a retrospective evaluation of National Toxicology Program studies. Toxicol. Pathol. 39, 850-860.

Joseph, E.C., 2000. Arterial lesions induced by phosphodiesterase III (PDE III) inhibitors and DA(1) agonists. Toxicol. Lett. 112-113, 537-546.

Joseph, E.C., Rees, J.A., Dayan, A.D., 1996. Mesenteric arteriopathy in the rat induced by phosphodiesterase III inhibitors: an investigation of morphological, ultrastructural, and hemodynamic changes. Toxicol. Pathol. 24 (4), 436-450.

Kalender, S., Kalender, Y., Ogutcu, A., Uzunhisarcikli, M., Durak, D., Ac¸ikgoz, F., et al., 2004. Endosulfan-induced cardiotoxicity and free radical metabolism in rats: the protective effect of vitamin E. Toxicol. 202, 227-235.

Kang, Y.J., 2006. Cardiac hypertrophy: a risk factor for QT-prolongation and cardiac sudden death. Toxicol. Pathol. 34, 58-66.

Katz, A.M., 2011. Physiology of the Heart. fifth ed. Wolters Kluwer Health/Lippincott Williams & Wilkins Health, Philadelphia, PA. Keenan, K.P., Soper, K.A., Hertzog, P.R., Gumprecht, L.A., Smith, P.F., Mattson, B.A., et al., 1995. Diet, overfeeding, and moderate dietary restriction in control Sprague-Dawley rats: II. Effects on age-related proliferative and degenerative lesions. Toxicol. Pathol. 23, 287-302.

Kemi, M., Keenan, K.P., McCoy, C., Hoe, C.M., Soper, K.A., Ballam, G.C., et al., 2000. The relative protective effects of moderate dietary restriction versus dietary modification on spontaneous cardiomyopathy in male Sprague-Dawley rats. Toxicol. Pathol. 28, 285-296.

Kerns, W., Schwartz, L., Blanchard, K., Burchiel, S., Essayan, D., Fung, E., et al., 2005. Drug-induced vascular injury—a quest for biomarkers. Toxicol. Appl. Pharmacol. 203 (1), 62-87.

Kerns, W.D., Arena, E., Morgan, D.G., 1989. Role of dopaminergic and adrenergic receptors in the pathogenesis of arterial lesions induced by fenoldopam mesylate and dopamine in the rat. Am. J. Pathol. 135 (2), 339-349.

Khasnis, A., Langford, C.A., 2009. Update on vasculitis. J. Allergy Clin. Immunol. 123 (6), 1226-1236.

Kho, A.L., Perera, S., Alexandrovich, A., Gautel, M., 2012. The sarcomeric cytoskeleton as a target for pharmacological intervention. Curr. Opin. Pharmacol. 12 (3), 347-354.

Knuepfer, M.M., Branch, C.A., Gan, Q., Fischer, V.W., 1993. Cocaineinduced myocardial ultrastructural alterations and cardiac output responses in rats. Exp. Mol. Pathol. 59, 155-168.

Kodavanti, U.P., Moyer, C.F., Ledbetter, A.D., Schladweiler, M.C., Costa, D.L., Hauser, R., et al., 2003. Inhaled environmental combustion particles cause myocardial injury in the Wistar Kyoto rat. Toxicol. Sci. 71, 237-245.

Koh, E., Nakamura, T., Takahashi, H., 2004. Troponin-T and brain natriuretic peptide as predictors for adriamycin-induced cardiomyopathy in rats. Circ. J. 68, 163-167.

Kopincová, J., Púzserová, A., Bernátová, I., 2012. L-NAME in the cardiovascular system nitric oxide synthase activator? Pharmacol. Rep. 64, 511-520.

Kratzer, I., Liddelow, S.A., Saunders, N.R., DZiegielewska, K.M., Strazielle, N., Ghersi-Egea, J.F., 2013. Developmental changes in the transcriptome of the rat choroid plexus in relation to neuroprotection. Fluids Barriers CNS. 10 (25), http://dx.doi.org/10.1186/2045-8118-10-25.

Kruithof, B.P., Duim, S.N., Moerkamp, A.T., Goumans, M.J., 2012. TGFbeta and BMP signaling in cardiac cushion formation: lessons from mice and chicken. Differentiation. 84 (1), 89-102.

Kumar, S., Gupta, R.K., Bhake, A.S., Samal, N., 1992. Cardiotoxic effects of high doses of cyclophosphamide in albino rats. Arch. Int. Pharmacodyn. Ther. 319, 58-65.

Kumar, S., Gupta, R.K., Samal, N., 1995. 5-Fluorouracil induced cardiotoxicity in albino rats. Mater. Med. Pol. 27, 63-66.

Kumar, V., Abbas, A.K., Fausto, N., 2005. Robbins and Cotran Pathologic Basis of Disease. seventh ed. Elsevier Saunders, Philadelphia, PA.

Kurata, M., Iidaka, T., Sasayama, Y., Fukushima, T., Sakimura, M., Shirai, N., 2007. Correlation among clinicopathological parameters of myocardial damage in rats treated with isoproterenol. Exp. Anim. 56, 57-62.

Laham, S., Broxup, B.R., Long, G.W., 1985. Subchronic oral toxicity of tributoxyethyl phosphate in the Sprague-Dawley rat. Arch. Environ. Health 40, 12-17.

Lalich, J.J., 1969. Coronary artery hyalinosis in rats fed allylamine. Exp. Mol. Pathol. 10 (1), 14-26.

Lalich, J.L., Johnson, W.D., Raczniak, T.J., Shumaker, R.C., 1977. Fibrin thrombosis in monocrotaline pyrrole-induced cor pulmonale in rats. Arch. Pathol. Lab. Med. 101 (2), 69-73.

Langille, B.L., 1996. Arterial remodeling: relation to hemodynamics. Can. J. Physiol. Pharmacol. 74 (7), 834-841.

Larson, J.L., Pino, M.V., Geiger, L.E., Simeone, C.R., 1996. The toxicity of repeated exposures to rolipram, a type IV phosphodiesterase inhibitor, in rats. Pharmacol. Toxicol. 78, 44-49.

Lee, K.P., 1983. Peliosis Hepatis-like lesion in aging rats. Vet. Pathol. 20, 410-430.

Levin, S., Semler, D., Gad, S., Burton, E., Walsh, G., Costello, A., et al., 1991. Preliminary studies on bemitradine-induced cardiotoxicity in female rats. Int. J. Toxicol. 10, 511-523.

Lewis, D.J., 1992. Non-neoplastic lesions in the cardiovascular system. In: Mohr, Dungworth, Capen (Eds.), Pathobiology of the Ageing Rat, vol. 1. ILSI Press, Washington, DC, pp. 301-309.

Liang, X., Beilei, W., Ying, L., Qianqian, W., Sihua, L., Yang, W., et al., 2012. Cardiovascular effect is independent of hemolytic toxicity of tentacle-only extract from the jellyfish Cyanea capillata. PLoS One. 7, e43096.

Limas, C., Westrum, B., Limas, C.J., 1980. The evolution of vascular changes in the spontaneously hypertensive rat. Am. J. Pathol. 98 (2), 357-384.

Loirand, G., Pacaud, P., 2010. The role of Rho protein signaling in hypertension. Nat. Rev. Cardiol. 7 (11), 637-647.

Long, G.G., Reynolds, V.L., Dochterman, L.W., Ryan, T.E., 2009. Neoplastic and non-neoplastic changes in F-344 rats treated with Naveglitazar, a gamma-dominant PPAR alpha/gamma agonist. Toxicol. Pathol. 37, 741-753.

Low, J.E., Metz, A.L., Mertz, T.E., Henry, S.P., Knowlton, P., Loewen, G., et al., 1995. Cardiac hypertrophy in rats after intravenous administration of CI-959, a novel antiinflammatory compound: morphologic features and pharmacokinetic and pharmacodynamic mechanisms. J. Cardiovasc. Pharmacol. 25, 930-939.

Lund, F., 1951. Vasodilator drugs against experimental peripheral gangrene; a method of testing the effect of vasodilator drugs on constricted peripheral vessels. Acta Physiol. Scand. Suppl. 82, 1-141.

MacKenzie, W.F., Alison, R., 1990. Heart. In: Boorman, G.A., Eustis, S. L., Elwell, M.R. (Eds.), Pathology of the Fischer Rat: Reference and Atlas. Academic Press, San Diego, pp. 461-472.

Marcela, S.G., Revilla Monsalve, M.C., Palomino, M.A.G., Arteaga, M. M., Díaz-Cintra, S., De La Rosa-Santander, P., et al., 2012. Chronological and morphological study of heart development in the rat. Anat. Rec. (Hoboken). 295 (8), 1267-1290.

Mattocks, A.R., Driver, H.E., 1987. Metabolism and toxicity of anacrotine, a pyrrolizidine alkaloid, in rats. Chem. Biol. Interact. 63, 91-104.

McKay, J., 2009. Anticancer drugs: MEK inhibitors. In: Eberhard Karbe, W.D., Germann, P.-G., Morawietz, G., Kellner, R. (Eds.), Classic Examples in Toxicologic Pathology CD-ROM, fourth ed. ESTP.

Mecklenburg, L., Heuser, A., Juengling, T., Kohler, M., Foell, R., Ockert, D., et al., 2006. Mesenteritis precedes vasculitis in the rat mesentery after subacute administration of a phosphodiesterase type 4 inhibitor. Toxicol. Lett. 163 (1), 54-64.

Mehta, P.K., Griendling, K.K., 2007. Angiotensin II cell signaling: physiological and pathological effects in the cardiovascular system. Am. J. Physiol. Cell. Physiol. 292 (1), C82-C97.

Mellor, H.R., Bell, A.R., Valentin, J.P., Roberts, R.R., 2011. Cardiotoxicity associated with targeting kinase pathways in cancer. Toxicol. Sci. 120, 14-32.

Merrick, B.A., Robinson, M., Condie, L.W., 1991. Cardiopathic effect of 1,2,3-trichloropropane after subacute and subchronic exposure in rats. J. Appl. Toxicol. 11, 179-187.

Meyrick, B., Hislop, A., Reid, L., 1978. Pulmonary arteries of the normal rat: the thick walled oblique muscle segment. J. Anat. 125 (2), 209-221.

Michiels, C., 2003. Endothelial cell functions. J. Cell. Physiol. 196 (3), 430-443.

Mikaelian, I., Coluccio, D., Morgan, K.T., Johnson, T., Ryan, A.L., Rasmussen, E., et al., 2008. Temporal gene expression profiling indicates early up-regulation of interleukin-6 in isoproterenolinduced myocardial necrosis in rat. Toxicol. Pathol. 36, 256-264.

Mikaelian, I., Coluccio, D., Hirkaler, G.M., Downing, J.C., Rasmussen, E., Todd, J., et al., 2009. Assessment of the toxicity of hydralazine in the rat using an ultrasensitive flow-based cardiac troponin I immunoassay. Toxicol. Pathol. 37, 878-881.

Mikaelian, I., Buness, A., de Vera-Mudry, M.C., Kanwal, C., Coluccio, D., Rasmussen, E., et al., 2010. Primary endothelial damage is the mechanism of cardiotoxicity of tubulin-binding drugs. Toxicol. Sci. 117 (1), 144-151.

Mikaelian, I., Buness, A., Hirkaler, G., Fernandes, R., Coluccio, D., Geng, W., et al., 2011. Serum cardiac troponin I concentrations transiently increase in rats given rosiglitazone. Toxicol. Lett. 201 (2), 110-115.

Mikaelian, I., Scicchitano, M., Mendes, O., Thomas, R.A., Leroy, B.E., 2013. Frontiers in preclinical safety biomarkers: microRNAs and messenger RNAs. Toxicol. Pathol. 41 (1), 18-31.

Minor, R.K., Smith Jr, D.L., Sossong, A.M., Kaushik, S., Poosala, S., Spangler, E.L., et al., 2010. Chronic ingestion of 2-deoxy-D-glucose induces cardiac vacuolization and increases mortality in rats. Toxicol. Appl. Pharmacol. 243, 332-339.

Mitsumori, K., 1990. Blood and lymphatic vessels. In: Boorman, G.A., Eustis, S.L., Elwell, M.R. (Eds.), Pathology of the Fischer Rat: Reference and Atlas. Academic Press, San Diego, pp. 473-484.

Miyashiro, J.K., Poppa, V., Berk, B.C., 1997. Flow-induced vascular remodeling in the rat carotid artery diminishes with age. Circ. Res. 81 (3), 311-319.

Miyauchi, T., Yorikane, R., Sakai, S., Sakurai, T., Okada, M., Nishikibe, M., et al., 1993. Contribution of endogenous endothelin-1 to the progression of cardiopulmonary alterations in rats with monocrotalineinduced pulmonary hypertension. Circ. Res. 73 (5), 887-897.

Morawietz, G., Ruehl-Fehlert, C., Kittel, B., Bube, A., Keane, K., Halm, S., RITA Group, NACAD Group, et al., 2004. Revised guides for organ sampling and trimming in rats and mice—Part 3. A joint publication of the RITA and NACAD groups. Exp. Toxicol. Pathol. 55, 433-449.

Mori, Y., Kondo, C., Tonomura, Y., Torii, M., Uehara, T., 2010. Identification of potential genomic biomarkers for early detection of chemically induced cardiotoxicity in rats. Toxicology. 271 (1-2), 36-44.

Morton, D., Safron, J., Glosson, J., Rice, D.W., Wilson, D.M., White, R. D., 1997. Histologic lesions associated with intravenous infusions of large volumes of isotonic saline solution in rats for 30 days. Toxicol. Pathol. 25 (4), 390-394.

Munro, I.C., Hand, B., Middleton, E.J., Grice, H.C., 1971. Biochemical and pathological changes in rats fed low dietary levels of brominated cottonseed oil. Food Cosmet. Toxicol. 9, 631-637.

Nakashima, Y., Sueishi, K., 1992. Alteration of elastic architecture in the lathyritic rat aorta implies the pathogenesis of aortic dissecting aneurysm. Am. J. Pathol. 140 (4), 959-969.

Nascimento, M.C., Matsubara, B.B., Matsubara, L.S., Correa, C.R., Pereira, E.J., Moreira, P.L., et al., 2011. Pharmacological dose of {alpha}-tocopherol induces cardiotoxicity in Wistar rats determined by echocardiography and histology. Hum. Exp. Toxicol. 30 (10), 1540-1548.

Neffgen, J.F., Korecky, B., 1972. Cellular hyperplasia and hypertrophy in cardiomegalies induced by anemia in young and adult rats. Circ. Res. 30, 104-113.

Nguyen Dinh Cat, A., Touyz, R.M., 2011. Cell signaling of angiotensin II on vascular tone: novel mechanisms. Curr. Hypertens. Rep. 13 (2), 122-128.

Nishimura, Y., Morikawa, Y., Kondo, C., Tonomura, Y., Fukushima, R., Torii, M., et al., 2013. Genomic biomarkers for cardiotoxicity in rats as a sensitive tool in preclinical studies. J. Appl. Toxicol. 33 (10), 1120-1130.

Novara, V., Flugy, A., Antona, A., Latteri, S., Palazzoadriano, M., Cannizzaro, G., 1990. Cardiovascular effects induced by rolipram, a selective cAMP phosphodiesterase inhibitor: interaction with adrenergic and calcium affecting drugs. Pharmacol. Res. 22 (1), 51-52.

Novilla, M.N., Todd, G.C., 1991. Cardiotoxicity of ionophores, rat. Cardiovascular systems. In: Jones, T.C., Mohr, U., Hunt, R.D. (Eds.), Monographs on Pathology of Laboratory Animals: Cardiovascular and Musculoskeletal Systems. Springer-Verlag,

Berlin, Germany.

Novilla, M.N., Sandusky, G.E., Hoover, D.M., Ray, S.E., Wightman, K. A., 1991. A retrospective survey of endocardial proliferative lesions in rats. Vet. Pathol. 28 (2), 156-165.

Nowis, D., Maczewski, M., Mackiewicz, U., Kujawa, M., Ratajska, A., Wieckowski, M.R., et al., 2010. Cardiotoxicity of the anticancer therapeutic agent bortezomib. Am. J. Pathol. 176, 2658-2668.

Nyska, A., Herbert, R.A., Chan, P.C., Haseman, J.K., Hailey, J.R., 1998. Theophylline-induced mesenteric periarteritis in F344/N rats. Arch. Toxicol. 72 (11), 731-737.

Nyska, A., Murphy, E., Foley, J.F., Collins, B.J., Petranka, J., Howden, R., et al., 2005. Acute hemorrhagic myocardial necrosis and sudden death of rats exposed to a combination of ephedrine and caffeine. Toxicol. Sci. 83, 388-396.

Nyska, A., Cunningham, M., Snell, M., Malarkey, D., Sutton, D., Dunnick, J., 2009. The pivotal role of electron microscopic evaluation in investigation of the cardiotoxicity of bis(2-chloroethoxy) methane in rats and mice. Toxicol. Pathol. 37, 873-877.

O'Brien, P.J., 2006. Blood cardiac troponin in toxic myocardial injury: archetype of a translational safety biomarker. Expert Rev. Mol. Diagn. 6, 685-702.

O'Brien, P.J., 2008. Cardiac troponin is the most effective translational safety biomarker for myocardial injury in cardiotoxicity. Toxicol. 245, 206-218.

O'Brien, P.J., 2009. Assessment of cardiotoxicity and myotoxicity. In: Evans, G.O. (Ed.), Animal Clinical Chemistry. CRC Press, Boca Raton, FL, USA.

O'Brien, P.J., Landt, Y., Ladenson, J.H., 1997. Differential reactivity of cardiac and skeletal muscle from various species in a cardiac troponin I immunoassay. Clin. Chem. 43, 2333-2338.

O'Brien, P.J., Smith, D.E., Knechtel, T.J., Marchak, M.A., Pruimboom-Brees, I., Brees, D.J., et al., 2006. Cardiac troponin I is a sensitive, specific biomarker of cardiac injury in laboratory animals. Lab. Anim. 40, 153-171.

Octavia, Y., Tocchetti, C.G., Gabrielson, K.L., Janssens, S., Crijns, H.J., Moens, A.L., 2012. Doxorubicin-induced cardiomyopathy: from molecular mechanisms to therapeutic strategies. J. Mol. Cell. Cardiol. 52 (6), 1213-1225.

Ohmachi, Y., Toriumi, W., Takashima, K., Doi, K., 1998. Systemic histopathology of rats treated with 6-sulfanilamidoindazole, a novel arthritogenic sulfonamide. Toxicol. Pathol. 26 (2), 262-270.

Osborne-Pellegrin, M.J., Fau, D., 1992. Effects of chronic absorption of dietary supplements of methionine and cystine on arterial morphology in the rat. Exp. Mol. Pathol. 56 (1), 49-59.

Patan, S., 2000. Vasculogenesis and angiogenesis as mechanisms of vascular network formation, growth and remodeling. J. Neurooncol. 50 (1-2), 1-15.

Patel, V.B., Ajmal, R., Sherwood, R.A., Sullivan, A., Richardson, P.J., Preedy, V.R., 2001. Cardioprotective effect of propranolol from alcohol-induced heart muscle damage as assessed by plasma cardiac troponin-t. Alcohol Clin. Exp. Res. 25, 882-889.

Penney, D., Dunham, E., Benjamin, M., 1974. Chronic carbon monoxide exposure: time course of hemoglobin, heart weight and lactate dehydrogenase isozyme changes. Toxicol. Appl. Pharmacol. 28, 493-497.

Pentel, P.R., Jentzen, J., Sievert, J., 1987. Myocardial necrosis due to intraperitoneal administration of phenylpropanolamine in rats. Fundam. Appl. Toxicol. 9, 167-172.

Petruska, J.M., Beattie, J.G., Stuart, B.O., Pai, S., Walters, K.M., Banks, C.M., et al., 1997. Cardiovascular effects after inhalation of large doses of albuterol dry powder in rats, monkeys, and dogs: a species comparison. Fundam. Appl. Toxicol. 40, 52-62.

Pettersen, J.C., Pruimboom-Brees, I., Francone, O.L., Amacher, D.E.,

Boldt, S.E., Kerlin, R.L., et al., 2012. The PPARα agonists fenofibrate and CP-778875 cause increased β-oxidation, leading to oxidative injury in skeletal and cardiac muscle in the rat. Toxicol. Pathol. 40, 435-447.

Prasanna, N., Krishnan, D.N., Rasool, M., 2013. Sodium arseniteinduced cardiotoxicity in rats: protective role of p-coumaric acid, a common dietary polyphenol. Toxicol. Mech. Methods. 23 (4), 255-262.

Prozialeck, W.C., Edwards, J.R., Nebert, D.W., Woods, J.M., Barchowsky, A., Atchison, W.D., 2008. The vascular system as a target of metal toxicity. Toxicol. Sci. 102 (2), 207-218.

Qasim, F.J., Thiru, S., Mathieson, P.W., Oliveira, D.B., 1995. The time course and characterization of mercuric chloride-induced immunopathology in the brown Norway rat. J. Autoimmun. 8 (2), 193-208.

Qasim, F.J., Thiru, S., Gillespie, K., 1997. Gold and D-penicillamine induce vasculitis and up-regulate mRNA for IL-4 in the Brown-Norway rat: support for a role for Th2 cell activity. Clin. Exp. Immunol. 108 (3), 438-445.

Qiu, T., Xie, P., Liu, Y., Li, G., Xiong, Q., Hao, L., et al., 2009. The profound effects of microcystin on cardiac antioxidant enzymes, mitochondrial function and cardiac toxicity in rat. Toxicol. 257, 86-94.

Quinn, A., Kosanke, S., Fischetti, V.A., Factor, S.M., Cunningham, M., 2001. Induction of autoimmune valvular heart disease by recombinant streptococcal m protein. Infect. Immun. 69, 4072-4078.

Ramos, K., Grossman, S.L., Cox, L.R., 1988. Allylamine-induced vascular toxicity in vitro: prevention by semicarbazide-sensitive amine oxidase inhibitors. Toxicol. Appl. Pharmacol. 95 (1), 61-71.

Ramos, K.S., Melchert, R.B., Chacon, E., Acosta Jr, D., 2001. Toxic responses of the heart and vascular systems. In: Claassen, K.D. (Ed.), Casarett & Doull's Toxicology. McGraw-Hill, New York, NY, pp. 597-652.

Reagan, W.J., 2010. Troponin as a biomarker of cardiac toxicity: past, present, and future. Toxicol. Pathol. 38, 1134-1137.

Reagan, W.J., York, M., Berridge, B., Schultze, E., Walker, D., Pettit, S., 2013. Comparison of cardiac troponin I and T, including the evaluation of an ultrasensitive assay, as indicators of doxorubicin-induced cardiotoxicity. Toxicol. Pathol. 41 (8), 1146-1158.

Reichel, W., 1968. Lipofuscin pigment accumulation and distribution in five rat organs as a function of age. J. Gerontol. 23, 145-153.

Rona, G., 1971. Experimental aspects of cobalt cardiomyopathy. Br. Heart J. 33 (Suppl), 171-174.

Rona, G., Chappel, C.I., Balasz, T., Gaudry, R., 1959. An infarct-like myocardial lesion and other toxic manifestations produced by isoproterenol in the rat. AMA Arch. Pathol. 67, 443-455.

Rothman, R.B., Baumann, M.H., 2009. Serotonergic drugs and valvular heart disease. Expert Opin. Drug Saf. 8, 317-329.

Ruben, Z., Arceo, R.J., Bishop, S., Elwell, M.R., Kerns, W.D., Mesfin, G.M., et al., 2000. Non-proliferative lesions of the heart and vasculature in rats. Guides for Toxicologic Pathology. STP/ARP/AFIP, Washington, DC.

Ruga, E., Bova, S., Nussdorfer, G., Mazzocchi, G., Rebuffat, P., Milanesi, O., et al., 2003. Zidovudine-induced alterations in the heart and vascular smooth muscle of the rat. Cardiovasc. Res. 60, 147-155.

Ryffel, B., 1986. Cyclosporin. Toxicology—experimental studies. Prog. Allergy 38, 181-197.

Ryffel, B., Donatsch, P., Madörin, M., Matter, B.E., Rüttimann, G., Schön, H., et al., 1983. Toxicological evaluation of cyclosporin A. Arch. Toxicol. 53 (2), 107-141.

Saad, S.Y., Alkharfy, K.M., Arafah, M.M., 2006. Cardiotoxic effects of arsenic trioxide/imatinib mesilate combination in rats. J.

Pharm. Pharmacol. 58, 567-573.

Saito, K., Daitoku, K., Fukunaga, H., Matsuoka, T., Biroh, S., Kakei, M., et al., 1985. Chlorpromazine-induced cardiomyopathy in rats. Heart Vessels Suppl. 1, 283-285.

Sarantitis, I., Papanastasopoulos, P., Manousi, M., Baikoussis, N.G., Apostolakis, E., 2012. The cytoskeleton of the cardiac muscle cell. Hellenic J. Cardiol. 53 (5), 367-379S.

Savolainen, S.M., Foley, J.F., Elmore, S.A., 2009. Histology atlas of the developing mouse heart with emphasis on E11.5 to E18.5. Toxicol. Pathol. 37 (4), 395-414.

Schoen, F.J., 2008. Evolving concepts of cardiac valve dynamics: the continuum of development, functional structure, pathobiology, and tissue engineering. Circulation. 118, 1864-1880.

Schultze, A.E., Main, B.W., Hall, D.G., Hoffman, W.P., Lee, H.Y., Ackermann, B.L., et al., 2011. A comparison of mortality and cardiac biomarker response between three outbred stocks of Sprague-Dawley rats treated with isoproterenol. Toxicol. Pathol. 39, 576-588.

Serra, M., Papakonstantinou, S., Adamcova, M., O'Brien, P., 2010. Veterinary and toxicological applications for the detection of cardiac injury using cardiac troponin. Vet. J. 185, 50-57.

Sheth, C.M., Enerson, B., Peters, D., Lawton, M.P., Weaver, J.L., 2011. Effects of modulating *in vivo* nitric oxide production on the incidence and severity of PDE4 inhibitor-induced vascular injury in Sprague-Dawley rats. Toxicol. Sci. 122 (1), 7-15.

Shi, B., Guo, Y., Wang, J., Gao, W., 2010. Altered expression of microRNAs in the myocardium of rats with acute myocardial infarction. BMC Cardiovasc. Disord. 10, 11.

Shirota, M., Kawashima, J., Nakamura, T., Ogawa, Y., Kamiie, J., Shirota, K., 2013. Vascular hamartoma in the uterus of a female Sprague-Dawley rat with an episode of vaginal bleeding. Toxicol. Pathol. 41 (7), 1011-1015.

Smith, J.H., Mallett, A.K., Priston, R.A., Brantom, P.G., Worrell, N.R., Sexsmith, C., et al., 1996. Ninety-day feeding study in Fischer-344 rats of highly refined petroleum-derived food-grade white oils and waxes. Toxicol. Pathol. 24, 214-230.

Smolich, J.J., 1995. Ultrastructural and functional features of the developing mammalian heart: a brief overview. Reprod. Fertil. Dev. 7 (3), 451-461.

Solomon, H.M., Wier, P.J., Fish, C.J., Hart, T.K., Johnson, C.M., Posobiec, L.M., et al., 1997. Spontaneous and induced alterations in the cardiac membranous ventricular septum of fetal, weanling, and adult rats. Teratology 55 (3), 185-194.

Sorodoc, V., Sorodoc, L., Ungureanu, D., Sava, A., Jaba, I.M., 2013. Cardiac troponin T and NT-proBNP as biomarkers of early myocardial damage in amitriptyline-induced cardiovascular toxicity in rats. Int. J. Toxicol. 32 (5), 351-357.

Sótonyi, P., Merkely, B., Hubay, M., Jaray, J., Zima, E., Soos, P., et al., 2004. Comparative study on cardiotoxic effect of Tinuvin 770: a light stabilizer of medical plastics in rat model. Toxicol. Sci. 77, 368374.

Spier, A.W., Toth, L.A., Faingold, C.A., Franklin, C.L., 2005. Clinical patent ductus arteriosus in adult genetically epilepsy-prone rats. Comp. Med. 55 (1), 85-91.

Sternberg, S.S., Philips, F.S., Cronin, A.P., 1972. Renal tumors and other lesions in rats following a single intravenous injection of daunomycin. Cancer Res. 32 (5), 1029-1036.

Stohr, E.J., Gonzalez-Alonso, J., Bezodis, I.N., Shave, R., 2014. Left ventricular energetics: new insight into the plasticity of regional contributions at rest and during exercise. Am. J. Physiol. Heart Circ. Physiol. 306 (No), H225H232, http://dx.doi.org/10.1152/ajpheart.00938.2012.

Strubelt, O., Hoffmann, A., Siegers, C.P., Sierra-Callejas, J.L., 1976. On the pathogenesis of cardiac necroses induced by theophylline and caffeine. Acta Pharmacol. Toxicol. (Copenh.). 39, 383-392.

Taegtmeyer, H., Razeghi, P., Young, M.E., 2002. Mitochondrial proteins in hypertrophy and atrophy: a transcript analysis in rat heart. Clin. Exp. Pharmacol. Physiol. 29, 346-350.

Takahashi, S., Imaida, K., Shirai, T., Wakabayashi, K., Nagao, M., Sugimura, T., et al., 1996. Chronic administration of the mutagenic heterocyclic amine 2-amino-1-methyl-6-phenylimidazo[4,5-b]pyridine induces cardiac damage with characteristic mitochondrial changes in Fischer rats. Toxicol. Pathol. 24, 273-277.

Takaki, M., 2012. Cardiac mechanoenergetics for understanding isoproterenol-induced rat heart failure. Pathophysiology. 19, 163-170.

Takeshita, D., Shimizu, J., Kitagawa, Y., Yamashita, D., Tohne, K., Nakajima-Takenaka, C., et al., 2008. Isoproterenol-induced hypertrophied rat hearts: does short-term treatment correspond to longterm treatment?. J. Physiol. Sci. 58, 179-188.

Takeuchi, J.K., Bruneau, B.G., 2009. Directed transdifferentiation of mouse mesoderm to heart tissue by defined factors. Nature 459 (7247), 708-711.

Takeuchi, J.K., Lickert, H., Bisgrove, B.W., Sun, X., Yamamoto, M., Chawengsaksophak, K., et al., 2007. Bruneau BG.Baf60c is a nuclear Notch signaling component required for the establishment of left-right asymmetry. Proc. Natl. Acad. Sci. USA. 104 (3), 846-851.

Tochinai, R., Ando, M., Suzuki, T., Suzuki, K., Nagata, Y., Hata, C., et al., 2013. Histopathological studies of microtubule disassembling agent-induced myocardial lesions in rats. Exp. Toxicol. Pathol. 65 (6), 737-743.

Todorova, V.K., Beggs, M.L., Delongchamp, R.R., Dhakal, I., Makhoul, I., Wei, J.Y., et al., 2012. Transcriptome profiling of peripheral blood cells identifies potential biomarkers for doxorubicin cardiotoxicity in a rat model. PLoS One. 7 (11), e48398.

Tonomura, Y., Mori, Y., Torii, M., Uehara, T., 2009. Evaluation of the usefulness of biomarkers for cardiac and skeletal myotoxicity in rats. Toxicol. 266, 48-54.

Tonomura, Y., Matsushima, S., Kashiwagi, E., Fujisawa, K., Takagi, S., Nishimura, Y., et al., 2012. Biomarker panel of cardiac and skeletal muscle troponins, fatty acid binding protein 3 and myosin light chain 3 for the accurate diagnosis of cardiotoxicity and musculoskeletal toxicity in rats. Toxicol. 302 (2), 179-189.

Topol, E.J., Califf, R.M., 2007. Textbook of Cardiovascular Medicine. third ed. Lippincott Williams & Wilkins, Philadelphia, PA.

Vacchi-Suzzi, C., Bauer, Y., Berridge, B., Bongiovanni, S., Gerrish, K., Hamadeh, H.K., et al., 2012. Perturbation of microRNAs in rat heart during chronic doxorubicin treatment. PLoS One. 7 (7), e40395.

Vacchi-Suzzi, C., Hahne, F., Scheubel, P., Marcellin, M., Dubost, V., Westphal, M., et al., 2013. Heart structure-specific transcriptomic atlas reveals conserved microRNA-mRNA interactions. PLoS One. 8 (1), e52442.

Van Vleet, J.F., Ferrans, V.J., 1986. Myocardial diseases of animals. Am. J. Pathol. 124, 98-178.

Van Vleet, J.F., Ferrans, V.J., 1991. Nutritional cardiomyopathy: selenium-vitamin E deficiency, mouse and rat. Cardiovascular systems. In: Jones, T.C., Mohr, U., Hunt, R.D. (Eds.), Cardiovascular and Musculoskeletal Systems. Springer-Verlag, Berlin Heidelberg.

Van Vleet, J.F., Ferrans, V.J., Herman, E., 2002. Cardiovascular and skeletal muscle systems. In: Haschek, W.M., Rousseaux, C.G., Wallig, M. A. (Eds.), Haschek and Rousseaux's Handbook of Toxicologic Pathology, second ed. Academic Press, Berlin, Germany.

Van Zwieten, M.J., Burek, J.D., Zurcher, C., Hollander, C.F., 1979. Aortic body tumours and hyperplasia in the rat. J. Pathol. 128, 99-112.

Vassallo, J.D., Janovitz, E.B., Wescott, D.M., Chadwick, C., Lowe-Krentz, L.J., Lehman-McKeeman, L.D., 2009. Biomarkers of druginduced skeletal muscle injury in the rat: troponin I and myoglobin. Toxicol. Sci. 111, 402-412.

Velmurugan, G., Venkatesh Babu, D.D., Ramasamy, S., 2013. Prolonged monocrotophos intake induces cardiac oxidative stress and myocardial damage in rats. Toxicol. 307, 103-108.

Vendemiale, G., Grattagliano, I., Altomare, E., Turturro, N., Guerrieri, F., 2001. Mitochondrial oxidative damage and myocardial fibrosis in rats chronically intoxicated with moderate doses of ethanol. Toxicol. Lett. 123, 209-216.

Waites, C.R., Dominick, M.A., Sanderson, T.P., Schilling, B.E., 2007. l. Nonclinical safety evaluation of muraglitazar, a novel PPARalpha/gamma agonist. Toxicol. Sci. 100, 248-258.

Wakabayashi, I., Hatake, K., Kakishita, E., 1989. Vasocontractile action of daunorubicin. J. Pharm. Pharmacol. 41 (11), 801-802.

Wakabayashi, I., Hatake, K., Yoshimoto, S., Sakamoto, K., 1994. Inhibitory effects of daunorubicin on endothelium-dependent vasorelaxing response to acetylcholine of rat aorta. J. Pharm. Pharmacol. 46 (4), 296-299.

Walker, D.B., 2006. Serum chemical biomarkers of cardiac injury for nonclinical safety testing. Toxicol. Pathol. 34, 94-104.

Walker, D.G., Wirtschafter, Z.T., 1956. Histopathogenesis of aortic aneurysms in the Lathyrus-fed rat. AMA. Arch. Pathol. 61 (2), 125-135.

Wallace, K.B., Hausner, E., Herman, E., Holt, G., Macgregor, J.T., Metz, A.L., et al., 2004. Serum troponins as biomarkers of druginduced cardiac toxicity. Toxicol. Pathol. 32, 106-121.

Wamstad, J.A., et al., 2012. Dynamic and coordinated epigenetic regulation of developmental transitions in the cardiac lineage. Cell 151 (1), 206-220.

Wang, S., Kotamraju, S., Konorev, E., Kalivendi, S., Joseph, J., Kalyanaraman, B., 2002. Activation of nuclear factor-kappaB during doxorubicin-induced apoptosis in endothelial cells and myocytes is pro-apoptotic: the role of hydrogen peroxide. Biochem. J. 367 (3), 729-740.

Weaver, J.L., Zhang, J., Knapton, A., Miller, T., Espandiari, P., Smith, R., et al., 2010. Early events in vascular injury in the rat induced by the phosphodiesterase IV inhibitor SCH 351591. Toxicol. Pathol. 38 (5), 738-744.

Westwood, F.R., Iswaran, T.J., Greaves, G., 1990. Pathologic changes in blood vessels following administration of an inotropic vasodilator (ICI 153,110) to the rat. Fundam. Appl. Toxicol. 14 (4), 797-809.

Wexler, B.C., Greenberg, B.P., 1964. Spontaneous coronary arteriosclerosis in repeatedly bred male and female rats. Circ. Res. 14, 32-43.

Wexler, B.C., True, C.W., 1963. Carotid and cerebral arteriosclerosis in the rat. Circ. Res. 12, 659-666.

Whitehurst, V.E., Joseph, X., Alleva, F.R., Vick, J.A., Whittaker, P., Zhang, J., et al., 1994. Enhancement of acute myocardial lesions by asthma drugs in rats. Toxicol. Pathol. 22, 72-76.

Whittaker, P., Hines, F.A., Robl, M.G., Dunkel, V.C., 1996. Histopathological evaluation of liver, pancreas, spleen, and heart from iron-overloaded Sprague-Dawley rats. Toxicol. Pathol. 24, 558-563.

Willens, S.L., Sproul, E.E., 1938. Spontaneous cardiovascular disease in the rat II. Lesions of the vascular system. Am. J. Pathol. 14, 177-200.

Wilson, S.K., Heptinstall, R.H., 1983. The effects of heparin treatment on vascular permeability and vessel wall damage in acute hypertension in the rat. Am. J. Pathol. 111 (3), 354-366.

Wisler, J.A., Afshari, C., Fielden, M., Zimmermann, C., Taylor, S., Carnahan, J., et al., 2011. Raf inhibition causes extensive multiple tissue hyperplasia and urinary bladder neoplasia in the rat. Toxicol. Pathol. 39, 809-822.

Wolf, A., Couttet, P., Dong, M., Grenet, O., Heron, M., Junker, U., et al., 2010. Imatinib does not induce cardiotoxicity at clinically relevant concentrations in preclinical studies. Leuk. Res. 34, 1180-1188.

Wolf, A., Couttet, P., Dong, M., Grenet, O., Heron, M., Junker, U., et al., 2011. Preclinical evaluation of potential nilotinib cardiotoxicity. Leuk. Res. 35, 631-637.

Wolinsky, H., 1972. Long-term effects of hypertension on the rat aortic wall and their relation to concurrent aging changes. Morphological and chemical studies. Circ. Res. 30 (3), 301-309.

Wu, S., Ko, Y.S., Teng, M.S., Ko, Y.L., Hsu, L.A., Hsueh, C., et al., 2002. Adriamycin-induced cardiomyocyte and endothelial cell apoptosis: in vitro and in vivo studies. J. Mol. Cell. Cardiol. 34 (12), 1595-1607.

Xiangdong, L., Yuanwu, L., Zhang, H., Liming, R., Qiuyan, L., Ning, L., 2011. Animal models for the atherosclerosis research: a review. Protein Cell. 2 (3), 189-201.

Yavuz, T., Altuntas, I., Delibas, N., Yıldırım, B., Candır, Ö., Çora, A., et al., 2004. Cardiotoxicity in rats induced by methidathion and ameliorating effect of vitamins E and C. Hum. Exp. Toxicol. 23, 323-329.

Yi, S.H., Ren, L., Yang, T.T., Liu, L., Wang, H., Liu, Q., 2008. Myocardial lesions after long-term administration of methamphetamine in rats. Chin. Med. Sci. J. 23, 239-243.

Yokoi, T., Nakajima, M., 2013. microRNAs as mediators of drug toxicity. Annu. Rev. Pharmacol. Toxicol. 53, 377-400, 2013.

Yokouchi, Y., Imaoka, M., Niino, N., Kiyosawa, N., Sayama, A., Jindo, T., 2015. (1)-Usnic acid-induced myocardial toxicity in rats. Toxicol. Pathol. 43, 424-434.

York, M., Scudamore, C., Brady, S., Chen, C., Wilson, S., Curtis, M., et al., 2007. Characterization of troponin responses in isoproterenolinduced cardiac injury in the Hanover Wistar rat. Toxicol. Pathol. 35, 606-617.

Yoshizawa, K., Kissling, G.E., Johnson, J.A., Clayton, N.P., Flagler, N. D., Nyska, A., 2005. Chemical-induced atrial thrombosis in NTP rodent studies. Toxicol. Pathol. 33, 517-532.

Yuhas, E.M., Morgan, D.G., Arena, E., Kupp, R.P., Saunders, L.Z., Lewis, H.B., 1985. Arterial medial necrosis and hemorrhage induced in rats by intravenous infusion of fenoldopam mesylate, a dopaminergic vasodilator. Am. J. Pathol. 119 (1), 83-91.

Zhang, G.X., Kimura, S., Nishiyama, A., Shokoji, T., Rahman, M., Yao, L., et al., 2005. Cardiac oxidative stress in acute and chronic isoproterenol-infused rats. Cardiovasc. Res. 65, 230-238.

Zhang, J., Yu, Z.X., Hilbert, S.L., Yamaguchi, M., Chadwick, D.P., Herman, E.H., et al., 1993. Cardiotoxicity of human recombinant interleukin-2 in rats. A morphological study. Circulation. 87 (4), 1340-1353.

Zhang, J., Duarte, C.G., Ellis, S., 1999. Contrast medium- and mannitolinduced apoptosis in heart and kidney of SHR rats. Toxicol. Pathol. 27, 427-435.

Zhang, J., Herman, E.H., Knapton, A., Chadwick, D.P., Whitehurst, V. E., Koerner, J.E., et al., 2002. SK&F 95654-induced acute cardiovascular toxicity in Sprague-Dawley rats—histopathologic, electron microscopic, and immunohistochemical studies. Toxicol. Pathol. 30 (1), 28-40.

Zhang, J., Herman, E.H., Robertson, D.G., Reily, M.D., Knapton, A., Ratajczak, H., et al., 2006. Mechanisms and biomarkers of cardiovascular injury induced by phosphodiesterase inhibitor III SK&F 95654 in the spontaneously hypertensive rat. Toxicol. Pathol. 34, 152-163.

Zhang, J., Knapton, A., Lipshultz, S.E., Weaver, J.L., Herman, E.H., 2008a. Isoproterenol-induced cardiotoxicity in Sprague-Dawley rats: correlation of reversible and irreversible myocardial injury with release of cardiac troponin T and roles of iNOS in myocardial injury. Toxicol. Pathol. 36, 277-288.

Zhang, J., Snyder, R.D., Herman, E.H., Knapton, A., Honchel, R., Miller, T., 2008b. Histopathology of vascular injury in Sprague-Dawley rats treated with phosphodiesterase IV inhibitor SCH 351591 or SCH 534385. Toxicol. Pathol. 36 (6), 827-839.

Zhang, Y.W., Shi, J., Li, Y.J., Wei, L., 2009. Cardiomyocyte death in doxorubicin-induced cardiotoxicity. Arch. Immunol. Ther. Exp. (Warsz.). 57 (6), 435-445.

Zhao, J., Xie, Y., Qian, X., Jiang, R., Song, W., 2010. Acute effects of fine particles on cardiovascular system: differences between the spontaneously hypertensive rats and Wistar Kyoto rats. Toxicol. Lett. 193 (1), 50-60.

第十四部分

内分泌系统

第 29 章

垂体

Amera K. Remick and Danielle L. Brown

Charles River Laboratories, Inc., Durham, North Carolina, USA

1　引言

通过下丘脑－垂体－内分泌轴，垂体在神经和内分泌系统的相互作用中发挥重要作用。垂体和脑之间的神经和血管的连接为垂体激素的释放提供了灵敏而精确的机制。目前已知垂体可释放 9 种激素（表 29.1），近来发现垂体还可释放其他更多的物质。当垂体与其他内分泌腺的相互作用受到干扰时，垂体可能发生功能与形态学变化，包括肿瘤性改变。在解释化学物质导致的病变时，了解以上复杂的相互作用是非常重要的。与肥胖和（或）老龄相关的内分泌失调可能引起垂体远侧部细胞增生，所以垂体肿瘤在老龄大鼠中比较常见。由于老龄大鼠垂体增生和退行性病变时有发生、多种类型细胞分泌不同的激素以及垂体的最佳切面很难获得，所以病理学家在评价垂体时存在挑战。

2　正常垂体

2.1　胚胎学

垂体腺或垂体由 2 个胚胎组织融合而成：口腔外胚层形成前叶和中间叶（腺垂体），神经外胚层形成后叶（神经垂体）。

腺垂体起源于原始口腔顶外胚层上皮中线向背侧生长的囊腔（拉特克囊）。在妊娠第 12~13 天，拉特克囊后壁与前脑囊泡腹壁接触。远侧部

表 29.1　垂体的主要细胞和相关激素

HE 染色的特点	细胞	分布（部位）	分泌激素	下丘脑产生的释放激素	抑制剂	作用
嗜碱性	LH 细胞（促黄体激素细胞）	远侧部	促黄体激素（LH）（间质细胞刺激素）	黄体生成激素释放激素（LH-RH）［促性腺激素释放激素（GnRH）］	未知	促进黄体生成释放睾酮
嗜碱性	TSH 细胞（促甲状腺激素细胞）	远侧部	促甲状腺激素（TSH）（促甲状腺素）	促甲状腺激素释放激素（TRH）	生长抑素、甲状腺激素（T_3、T_4）	刺激甲状腺释放甲状腺激素
嗜碱性或嫌色	ACTH 细胞（促皮质激素细胞）	远侧部、中间部	促肾上腺皮质激素（ACTH）	促肾上腺皮质激素释放激素（ACTH-RH）（促肾上腺皮质素释放激素）	血清皮质醇	刺激肾上腺皮质释放肾上腺皮质激素
嗜碱性	FSH 细胞（促性腺激素细胞）	远侧部	卵泡刺激素（FSH）	促性腺激素释放激素（GnRH）［促黄体生成素释放激素（LH-RH）］	未知	刺激卵巢的卵泡生长促进精子发生
嗜酸性	GH 细胞（生长激素细胞）	远侧部	生长激素（GH）（STH）	促生长激素释放激素（SRH）［生长激素释放激素（GRH）］	生长抑素［生长激素抑制激素（GHIH）］	生长和合成代谢
嗜酸性	PRL 细胞（催乳素细胞）	远侧部	催乳素（PRL）（促乳泌素、催乳激素、促乳激素）	未知	催乳素抑制激素（PIF）	刺激乳汁分泌维持黄体抑制排卵
嫌色	MSH 细胞（促黑激素细胞）	中间部、远侧部	促黑色素细胞激素（MSH）（促黑细胞激素）	未知	—	不确定性行为改变
神经元	下丘脑神经元	神经部	加压素［抗利尿激素（ADH）］	—	—	维持渗透压平衡调节血压
神经元	下丘脑神经元	神经部	催产素	—	—	平滑肌收缩

和结节部起源于拉特克囊前壁，中间部在妊娠第 10~11 天起源于靠近前脑囊泡后来则靠近神经叶原基的拉特克囊壁。成年大鼠垂体的中间部和远侧部之间可见裂缝或者空隙，为残存的拉特克囊腔。

垂体前叶细胞分泌颗粒的超微结构直至妊娠第 16 天才能观察到。在妊娠第 16~20 天，分泌细胞的数量和类型增多，免疫组织化学技术可首次检测到促肾上腺皮质激素（ACTH）、促黑色素细胞激素（MSH）和生长激素（GH）等多肽激素。直至妊娠第 21 天，分泌细胞中才可见催乳素（PRL）。

妊娠第 10~11 天，前脑囊泡后腹壁外翻形成神经垂体漏斗部原基。神经叶原基由一簇松散的细胞组成，与前脑底部细胞接触。这些原始细胞在妊娠第 12~18 天迅速增殖且分化为有分泌能力的细胞，称为垂体细胞，垂体细胞这个术语仅用于神经叶的细胞。发育的神经纤维穿入神经叶原基，在妊娠第 17~18 天，轴突中开始出现神经分泌囊泡。在妊娠第 18 天，可检测到后叶激素运载蛋白 I 和 II，它们分别是催产素和血管加压素的激素原。出生后至 3 月龄，更多的神经纤维持续发育进入垂体神经叶。在此期间，垂体细胞失去活跃的分泌细胞的形态特征，神经叶最终形成成年大鼠垂体神经部的组织学外观。

正中隆起和前叶原基之间的血管连接约在妊

娠第 12 天形成，妊娠第 13 天出现门脉系统的静脉，妊娠第 15 天可见前叶血管形成。这些血管在垂体前叶成熟过程中可能是重要的，因为生成腺垂体释放和抑制激素的下丘脑中枢发挥神经内分泌功能的时间与垂体开始出现激素的时间几乎一致。妊娠第 17 天，正中隆起外层轴突末梢出现颗粒囊泡，同时放射免疫分析可检测到促黄体生成素（LH）释放激素。出生后第 2 周垂体血管系统完全成熟。

2.2　解剖学

垂体通过一个柄状结构附着于第三脑室底部附近、视交叉后部的下丘脑，它位于蝶骨的浅凹陷（蝶鞍）中。硬脑膜紧密附着于垂体柄且与被膜融合，因此，解剖取脑时垂体经常附着于蝶骨上。

垂体一般分成腺垂体和神经垂体。其中，腺垂体包括远侧部、结节部和中间部，神经垂体包括神经部和漏斗部。在垂体的冠状切面中（图 29.1 和 29.2），远侧部所占的比例最大，围绕着中间部和神经部呈两叶结构。由于位置原因，结节部和漏斗部或垂体柄在常规垂体的冠状切面上不易出现。

像其他哺乳动物一样，大鼠垂体位于大脑动脉环（威利斯环）内。但由于大鼠的蝶鞍较浅且大脑动脉环不完整，所以当垂体的体积增大时并不会像其他种属的动物一样影响这些结构。大鼠的垂体肿瘤增大直接给予第三脑室底部压力且经常引起侧脑室扩张。

远侧部的血液由一个门脉系统供应，脑通过此门脉系统发挥精细的神经激素控制功能。发自颈内动脉的后交通动脉与大脑后动脉连接形成大脑动脉环。大脑动脉环内的血管在垂体基底部附近汇合，初级毛细血管丛在垂体底部延伸至正中隆起。神经元产生的释放或抑制因子分泌进入毛细血管，然后汇入静脉沿着垂体柄表面至腺垂体，在此处形成次级毛细血管丛，使毛细血管与

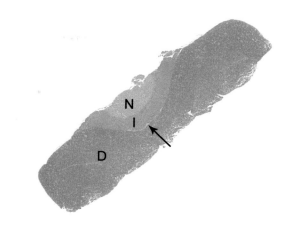

图 29.1　垂体的冠状切面显示出 3 个不同的部分：远侧部（D）、中间部（I）和神经部（N）。远侧部和中间部之间见拉特克裂（箭头所示）。HE 染色，×2.5

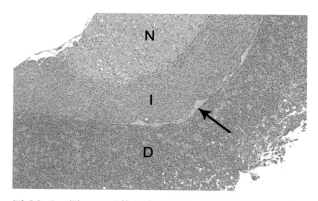

图 29.2　图 29.1 垂体的高倍放大。可见远侧部（D），中间部（I），神经部（N），拉特克裂（箭头所示）。HE 染色，×10

含激素的垂体细胞相互接触。

2.3　组织学

远侧部由排列紧密、高度分支、由毛细血管网分隔的细胞索构成，细胞索包含薄层基膜。远侧部特定类型的细胞可由不同的染色方法区分。在苏木精和伊红（HE）染色切面（图 29.3）中，可将细胞分为嗜酸性细胞、嗜碱性细胞和嫌色细胞。然而，使用免疫组织化学方法，根据细胞产生的激素对其分类更有意义。根据细胞特定分泌颗粒的体积不同，可在超微水平识别细胞。虽然大多数细胞可合成和分泌单一的激素，但一些细胞可以合成 2 种激素或者具有改变所分泌的激素

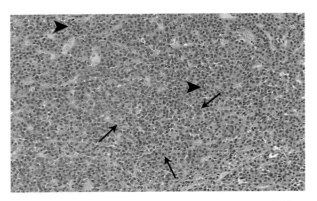

图 29.3 高倍镜下远侧部显示出多种组织学染色特征的细胞。基于 HE 染色，细胞类型一般可分为嗜酸性细胞（箭头所示）、嗜碱性细胞（箭号所示）以及嫌色细胞。HE 染色，×20

类型的能力。在雌性大鼠中，50% 的促性腺激素细胞可以合成 2 种激素〔卵泡刺激素（FSH）和 LH〕，20%~25% 的细胞仅合成 FSH 或 LH。在雄性大鼠中，70% 以上的细胞可以合成 2 种激素。同样，同时含有 GH 和 PRL 的细胞最常见。有证据表明，实验诱导大鼠甲状腺功能减退时，GH 细胞可以"转分化"成促甲状腺素细胞。

免疫组织化学方法显示，分泌不同激素的细胞在远侧部的分布并不是随机的，而是具有特定的分布位置。例如，PRL 细胞集中在邻近中间部的背部外侧，GH 细胞更接近远侧部中央，TSH 细胞集中于远侧部的前部。PRL 细胞最常见，占据发情前期雌性大鼠垂体远侧部细胞的 54%，以及雄性大鼠垂体远侧部的 37%。FSH 细胞和 LH 细胞占 8%~12%，其中雌性动物 FSH 细胞的数目多于雄性。ACTH 细胞主要集中于中间部，一些 ACTH 细胞在远侧部也可见。

除能产生激素的细胞（含颗粒）外，远侧部还包含 2 种不含颗粒的细胞，即滤泡星形（FS）细胞和附于垂体裂表面的缘细胞。FS 细胞（也称为滤泡细胞）为缺少分泌颗粒的未分化细胞，排列成小的滤泡，它们在包括人在内的很多物种中被观察到。结节部延伸至远侧部，位于垂体柄外部的细胞包含结节部特有的主细胞、FS 细胞和与远侧部细胞外观相同的分泌细胞。结节部在

垂体的常规冠状切面中不常见，因此在大多数啮齿类动物毒性试验中很少检查。

远侧部与中间部之间为拉特克囊的残余为拉特克裂。拉特克裂两侧被覆一层不含分泌颗粒的上皮细胞，与远侧部接触的为前边缘细胞，与中间部接触的为后边缘细胞。前边缘细胞与远侧部细胞直接接触，后边缘细胞与中间部之间有一层基底膜。

中间部位于远侧部和神经部之间，由排列紧密的多边形细胞簇组成。中间部细胞比远侧部细胞大，胞质丰富、呈淡染，细胞核呈圆形或椭圆形，染色质呈精细的斑点状。超微研究表明，Ⅰ型细胞（亮细胞）占据细胞总数的 70%，其余为Ⅱ型细胞（暗细胞）。中间部几乎所有细胞的 MSH 染色呈阳性且包含大量小的分泌颗粒（200~300 nm）。许多细胞，尤其是喙部细胞也呈 ACTH 阳性。无分泌功能的星形细胞形成遍布中间部的疏松网状结构。下丘脑 - 垂体的门脉系统的血管不进入中间部。

神经垂体包含漏斗部和神经部。漏斗部是第三脑室底形成垂体柄的一个特化的区域，它包括含有孔内皮的毛细血管以及特化的室管膜细胞（伸展细胞）。神经部由位于下丘脑的神经分泌神经元的无髓鞘轴突、胶质细胞和垂体细胞构成。垂体细胞为与神经纤维紧密相连的一种含脂质的胶质细胞样细胞。神经纤维末端终球含有神经分泌物质聚集的颗粒（赫林体），很容易用特殊染色方法来辨别。

2.4 生理学

垂体的生理功能比较复杂，研究者们对垂体与神经系统和内分泌系统之间的相互作用的认识也在持续加深。本节内容仅简要概括垂体功能以及毒理学试验中可能受影响的激素之间的关系。主要激素及其作用见表 29.1。

远侧部分泌 6 种激素，TSH 促进甲状腺激素分泌；FSH 和 LH 在生殖系统中起重要作用；

ACTH 促进肾上腺皮质分泌皮质酮；PRL 具有催乳作用，可促进泌乳；GH 可促进生长。以上6 种激素中的 4 种具有调节其他内分泌器官的功能。在雌性大鼠中，FSH 可促进卵巢的卵泡发育，在雄性大鼠中，FSH 通过刺激支持细胞在精子发生过程中起重要作用。FSH 和 LH 通过雌性动物卵巢的发育卵泡来促进雌激素分泌，LH 升高可促进排卵。在雄性大鼠中，LH 刺激睾丸间质细胞分泌维持精子发生所必需的睾酮。GH 具有一般代谢功能，但对幼年动物的生长至关重要。PRL 促进乳腺发育和泌乳。随着大鼠年龄的增长，PRL 生成增多，PRL 分泌细胞为老龄大鼠垂体和大多数自发性垂体肿瘤的主要细胞类型。

垂体远侧部激素的合成与分泌受一个高度完整和复杂的系统调控，该系统涉及脑、垂体、单个激素的各种靶器官以及其他调节影响因素。下丘脑产生的释放激素促使 TSH、LH、FSH 和 ACTH 分泌，而下丘脑产生的 PRL 抑制因子（PIF）（主要是多巴胺）抑制 PRL 分泌。下丘脑还同时含有调控 GH 分泌的释放和抑制激素。下丘脑和垂体的门脉系统将这些释放和抑制激素从下丘脑正中隆起的神经末端运送至垂体远侧部。

反馈抑制是调控 TSH、LH、FSH 和 ACTH 分泌的主要方式，这种反馈抑制涉及各个靶器官产生的主要激素。因此，甲状腺产生的 T_3 和 T_4 可抑制 TSH 分泌，肾上腺皮质产生的皮质类固醇可抑制 ACTH 分泌，性腺产生的雄激素和雌激素可抑制 LH 和 FSH 分泌。该负反馈机制是垂体远侧部继发于其他内分泌器官毒性的病变的病因的重要组成部分。

虽然垂体结节部的功能尚待阐明，但近年来，结节部的功能已经有了更明确的描述。结节部细胞可表达褪黑素受体、TSH 亚单位以及 1 种糖蛋白激素（结核菌素），在光周期反应、PRL 释放、LH 释放以及垂体和脑的直接交流等方面发挥作用。

垂体中间部包含 MSH 和 ACTH，其中ACTH 的含量与远侧部中 ACTH 接近。MSH 在鱼和两栖动物的色素沉着中发挥重要作用，但其对白化大鼠的作用则鲜为人知。给大鼠饲喂MSH 会影响大鼠的回避反应且可引起行为改变。黑色素细胞位于耳和眼的感觉区，可能对耳和眼的功能起重要作用。中间部的神经元可以合成和释放 5- 羟色胺、内啡肽以及其他几种化学物。垂体中间部可能对内源性神经肽的释放起到非常重要的作用。

据推测，漏斗部伸展细胞为脑脊液和脑之间的屏障细胞，并且在下丘脑 - 垂体 - 甲状腺轴和下丘脑 - 垂体 - 性腺轴的调节中发挥作用。

催产素和加压素由位于下丘脑的分泌神经元合成，这些激素沿着轴突由下丘脑转移至垂体神经部并且储存在分泌颗粒（赫林体）内，当神经元受到刺激时，激素由分泌颗粒释放。催产素在分娩过程中引起平滑肌收缩，并通过刺激肌上皮细胞使泌乳减少。加压素（抗利尿激素）作用于血管平滑肌以增加外周阻力并使血压升高。同时，加压素通过增强肾脏远端小管或集合管的透水性使尿液浓缩。

3 先天性病变

拉特克囊残留、来自拉特克囊的残余物或者颅咽衍生物是大鼠垂体仅有的先天性病变（图29.4），它们为鳞状上皮、纤毛立方形上皮或者纤毛柱状上皮围成的小管状或腺状结构。老龄大鼠垂体中这些结构的起源并不能通过上皮的类型来推断，因为腺垂体的许多细胞仍可见残余纤毛，这种发育缺陷可能源自口道（鼻和口腔上皮组织、包括拉特克囊和腮腺的胚胎起源）。老龄大鼠垂体出现的一些囊肿可能来源于拉特克囊残余物（图 29.5）。具体描述见本章 4 退行性病变。

来源于拉特克囊残留的增生性病变可能包括管状结构、纺锤状梭形细胞和小而染色深的原始细胞（可能被误认为胶质细胞）（图 29.6）。这些增生性病变尽管发现于垂体远侧部,但在中间部和神经部更常见。这些增生性病变一般不被认为是肿瘤。

与垂体相关的结缔组织可以出现骨、软骨或者脂肪化生,但不能误认为是先天性病变。

4 退行性病变

大鼠垂体的重量随年龄增长而增加,这与垂体内含液体的囊肿数量和体积增大、血管扩张严重程度升高以及含催乳素的细胞数量增多有关。雌性大鼠垂体重量的增大比雄性大鼠更明显,尤其是12月龄以上的大鼠。这可能与雌激素水平升高有关,因为切除卵巢可导致含催乳素的细胞数量减少。老龄大鼠的 PRL 分泌细胞对多巴胺

(主要 PIF)的抑制作用较不敏感,可能是导致随年龄增长 PRL 分泌增多的原因。

尽管大鼠垂体细胞数量和体积的增大比较常见,但垂体萎缩或细胞数量和(或)体积减小也可观察到。需求量减少、其他类型的垂体细胞增生、老龄大鼠或特定条件(如低气压),会引起垂体萎缩或某一特定类型的垂体细胞减少。

年龄在1年以上的大鼠的垂体远侧部经常可见囊肿,并且囊肿的数量和体积随年龄增长而增大(图29.7)。据报道,Wistar 大鼠腺垂体囊肿的发生率高达22%。真正的囊肿具有1层上皮结构,不可与血管扩张或血管空隙内蛋白液聚集相混淆。囊肿上皮可能为含或不含黏液细胞的纤毛柱状上皮,也可能为与拉特克裂前部类似的鳞状上皮。直接来源于拉特克裂的囊肿位于中间部

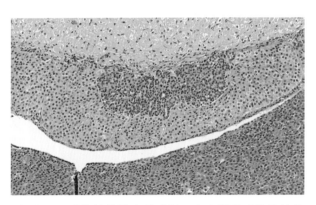

图 29.4 垂体的拉特克囊残留,由小管状或腺状结构排列的低立方形上皮组成。HE 染色,×20

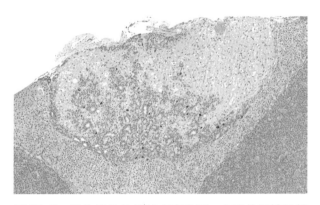

图 29.6 垂体增生性拉特克囊残留,由延伸至神经部的管状结构和梭形细胞组成。HE 染色,×10

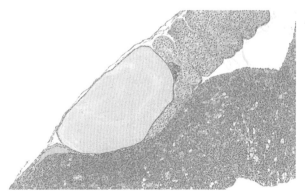

图 29.5 垂体的拉特克囊残留,由小管状或腺状结构排列的低立方形上皮组成,伴1个含蛋白的大囊肿。HE 染色,×10

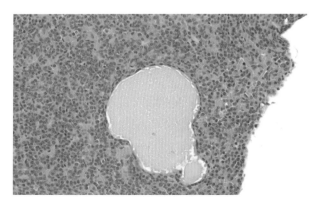

图 29.7 垂体远侧部囊肿,由部分纤毛化的立方形上皮构成。HE 染色,×20

和远侧部之间（图 29.8 和 29.9），来源于颅咽管的囊肿位于垂体柄和结节部周围。大部分大鼠的垂体囊肿都被认为是拉特克囊残留，但也有部分囊肿可能起源于 FS 细胞。当垂体细胞移植或离体培养时，FS 细胞可形成囊状结构。据报道，这些细胞也可以分化为纤毛细胞。

囊肿样空隙（假囊肿）无上述上皮细胞，常见于老龄大鼠垂体远侧部，有些也出现于中间部（图 29.10 和 29.11）和垂体腺瘤。其病因被认为是缺血性内皮损伤：首先内皮细胞肿胀，然后血管窦和静脉被压迫、内皮细胞和基膜缺失，最终形成含血液和部分上皮细胞的空隙。该囊肿样空隙周围是正常或变性的分泌细胞，通常包含苍白、絮状至透明和强嗜酸性的蛋白样物质。这

种物质可能为血清蛋白的渗出，但是有些研究者推测其来源于腺体顶端的分泌。有些囊肿样空隙内可见红细胞，提示它们可能与血管改变（如血管扩张）有关。如果增生性病灶内出现囊肿样改变，通常会压迫邻近的实质组织。

垂体远侧部偶尔可见出血和血栓形成，这些病变消退后会出现含有含铁血黄素的巨噬细胞聚集、胆固醇裂隙、纤维化和类似肉芽肿的巨噬细胞聚集。出血和血栓形成可能与垂体原发性肿瘤以及大颗粒淋巴细胞白血病（LGLL）有关，这些变化最常见于 Fischer 344 大鼠。

垂体神经部也常见与年龄相关的病变，包括轴突末端含激素小泡减少、结缔组织增多和胶质细胞增生（胶质增生）。这些病变通常不明显，

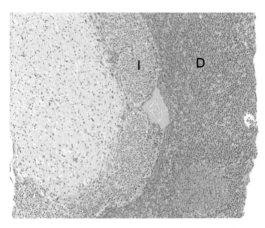

图 29.8　来源于拉特克裂的囊肿位于垂体远侧部（D）和中间部（I）之间。本图中的囊肿含蛋白液体、胆固醇裂隙（透明线状空隙）以及含色素的巨噬细胞。HE 染色，×10

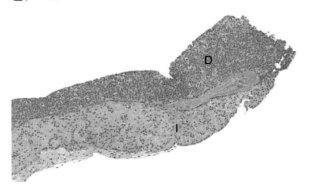

图 29.9　来源于拉特克裂的囊肿位于垂体远侧部（D）和中间部（I）之间。本图中的囊肿含胆固醇裂隙（透明线状空隙）以及大量色素。HE 染色，×20

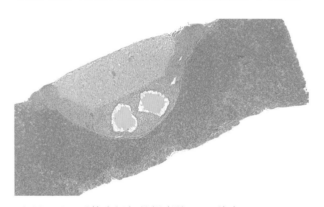

图 29.10　垂体中间部的假囊肿。HE 染色，×5

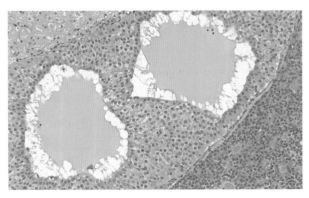

图 29.11　图 29.10 所示假囊肿的高倍放大。注意含蛋白液体的囊肿空隙无真正的上皮，被垂体中间部细胞围绕。HE 染色，×20

并且在 HE 染色切片上不常观察到。

5　炎症性和血管性病变

垂体远侧部含丰富的有孔毛细血管，所以老龄大鼠的垂体远侧部常见血管扩张、出血和蛋白液聚集。如上文所述，出血和血栓形成伴小范围的梗死并不罕见。垂体的炎症极为罕见。

6　增生性和肿瘤性病变

在老龄大鼠最常见的增生性变化中，垂体远侧部的增生和肿瘤经常发生（增生性和肿瘤性病变常发生在实验大鼠的垂体远侧部，是老龄大鼠最常见的增生性变化之一）。在不同研究以及不同大鼠品系之间，报道的发生率差别很大。在最常用的大鼠品系中，远侧部腺瘤在 SD 大鼠的发生率为 39%、在 Fischer 344 大鼠的发生率为 45%、在 Wistar 雌性大鼠的发生率为 55%。雌性大鼠比雄性大鼠的发生率高，例如，据一篇最近出版的文献报道，Wistar-Hannover 雌、雄性大鼠垂体腺瘤的发生率分别为 55% 和 34%。垂体腺瘤也是年轻大鼠最常见的肿瘤之一。中间部和神经部的肿瘤不常见。

垂体远侧部出现自发性肿瘤的确切原因不清楚，但可能与年龄相关的内分泌紊乱有关。由于多巴胺神经元的缺失，老龄大鼠的下丘脑多巴胺活性减弱，这与 GH 和 LH 释放激素以及 PIF 释放减少相关，导致 PRL 分泌细胞受到长期刺激形成腺瘤。另外，长期给予雌性或雄性大鼠雌激素可引起 PRL 细胞显著增生。垂体组织移植后持续给予雌激素治疗可导致肿瘤形成。因为大多数自发性腺瘤包含 PRL 细胞，所以雌激素的营养作用会影响垂体远侧部自发性腺瘤的发生。

Fischer 344 和 ACI 大鼠比其他品系如 SD 和 Holtzman 大鼠对雌激素诱导的远侧部增生更敏感。据报道，雌性 Fischer 344 大鼠的雌激素诱导的垂体肿瘤更大，同时血清中的 PRL 水平更高。遗传学研究提示，少数基因位点可以控制或调节大鼠对雌激素的反应；高自交系 Fischer 344 大鼠可能有同型基因，使雌激素诱导的增殖无法控制。

饮食失衡也可能影响垂体远侧部肿瘤的发生率，引起自发性肿瘤的发生。在大多数常规的长期致癌试验中，自由采食常使大鼠肥胖，Fischer 344 大鼠垂体肿瘤的发生率与体重直接相关。类似地，与自由采食的大鼠相比，显著的饮食限制可导致大鼠的体重减轻，从而延迟和减少自发性垂体肿瘤的发生，这些大鼠血清中的 PRL 水平也相应降低。相比之下，在 2 年期致癌试验中，适度的饮食限制可以延迟肿瘤的发生，但不能降低整体肿瘤发生率。有趣的是，近期研究显示垂体腺瘤的内分泌和饮食方面的病因存在相互作用。例如，限制 17β- 雌二醇治疗的 Fischer 344 大鼠的饮食能量可大幅减少 PRL 诱导的垂体肿瘤发生。试验数据表明，限制饮食能量可抑制雌二醇提高细胞存活率的能力。

损坏垂体并且压迫脑的大的增生性肿块是明显的肿瘤性变化，而较小肿块的生物学特性尚未阐明。垂体的增生性病变是组织形态的连续变化，明确诊断标准的一致性（表 29.2）可使治疗组与对照组的增生性病变发生率的比较更可靠。

外耳道皮质腺癌或来源于脑神经的恶性神经鞘瘤偶尔会侵害垂体。类似地，有时也可看到与 LGLL 相关的瘤细胞浸润（Fischer 344 大鼠最常见）或者恶性淋巴瘤（图 29.12 和 29.13）。这些浸润性肿瘤可能与远侧部肿瘤相混淆。

6.1　远侧部

6.1.1　局灶性增生

局灶性增生的特征为一定区域内 1 种类型的细胞数量增多，与周围的实质组织融为一体（图 29.14），通常无压迫。在 HE 染色切片中，局灶

表 29.2　区别垂体远侧部或中间部增生性病变的标准

局灶性增生
1 种类型的细胞数量局灶性增多
病灶边界不清晰，与邻近的正常组织相混合
边界无压迫
血管形态通常正常，有时见血管扩张
细胞的排列可能稍有改变
细胞可能正常或肥大
腺瘤
边界清晰的细胞团块
对邻近的正常组织有压迫
血管形态改变，常见血管扩张
细胞的排列改变，通常呈实体板状
细胞可能肥大并且可能包含或者不包含分泌颗粒
可见细胞异型性或多形性
癌
可侵犯神经部、脑、蝶骨或周围的其他组织
转移性（通常颅内转移）

性增生的细胞类型主要是嫌色细胞（图 29.15），但是病灶内可见一些散在的嗜酸性和（或）嗜碱性细胞。增生细胞的嫌色性外观提示这些细胞含很少的分泌颗粒。增生的细胞异型性小，但分裂象有时可见。部分病例可见血管扩张伴轻微压迫（图 29.16 和 29.17）。在囊肿样病变和血管扩张时常见压迫，这使增生性病灶和腺瘤的区分比较困难。

6.1.2　腺瘤

　　腺瘤为界限清晰的肿块，对周围的实质组织有压迫（图 29.18 和 29.19）。肿瘤细胞排列成实体板状或致密的分支索状（图 29.20）。血管形态很明显，在大的肿瘤中经常见血管扩张、囊样改变和（或）出血（图 29.21）。小的腺瘤通常只包括 1 种细胞类型，但大的腺瘤可能具有明显的细胞异型性、细胞多形性以及不同的生长模式

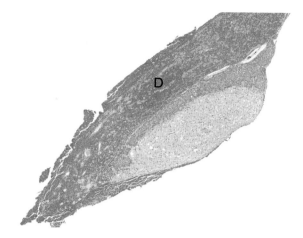

图 29.12　恶性淋巴瘤，垂体远侧部（D）可见呈强嗜碱性、排列紧密的小圆细胞浸润。HE 染色，×5

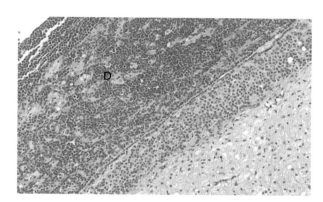

图 29.13　图 29.12 的高倍放大，图示远侧部（D）肿瘤淋巴细胞浸润。HE 染色，×20

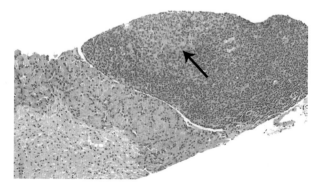

图 29.14　垂体远侧部的增生性病灶（箭头所示）区域。HE 染色，×10

（图 29.22 和 29.23）。

　　在 HE 染色切面上，腺瘤通常是嫌色的，但也有嗜酸性和嗜碱性的腺瘤。腺瘤也偶尔同时包

含嗜酸性和嗜碱性细胞，它们仅其中 1 种代表肿瘤内的正常细胞或者两者都是肿瘤细胞，目前尚不清楚。对特定细胞类型的识别需要使用免疫组织化学方法识别肿瘤细胞产生的激素，但常规毒理学试验很少使用该方法。垂体远侧部的大多数

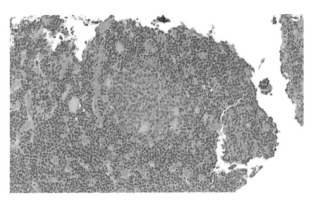

图 29.15　远侧部局灶性增生。本图中局灶性增生的细胞主要是呈淡染的嫌色细胞。HE 染色，×20

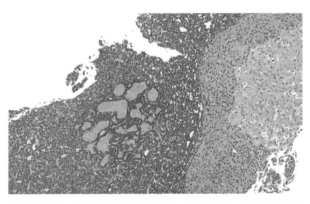

图 29.16　垂体远侧部的增生性病灶区域，该区域内可见血管扩张（含血液的空隙扩张）。HE 染色，×10

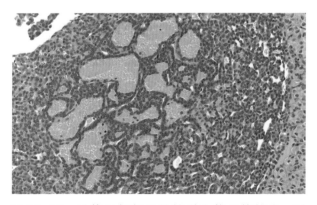

图 29.17　垂体远侧部局灶性增生伴血管扩张，图 29.16 的高倍放大。HE 染色，×20

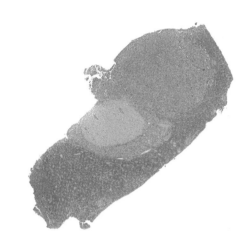

图 29.18　远侧部垂体腺瘤对邻近组织造成压迫。HE 染色，×2.5

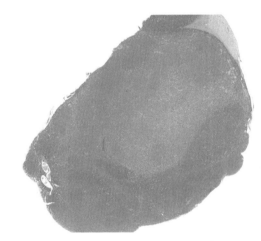

图 29.19　远侧部的 1 个大的垂体腺瘤，正常实质组织很少或者没有剩余。HE 染色，×1

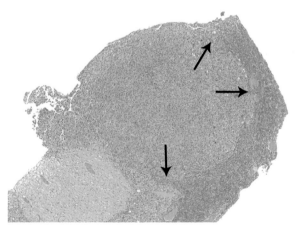

图 29.20　图 29.18 远侧部垂体腺瘤的高倍放大。注意对邻近组织的压迫（箭头所示），肿瘤细胞排列成实体板状或索状。HE 染色，×5

自发性腺瘤包含 PRL 细胞，但也有不少腺瘤包含 PRL/GH（双激素的）细胞。

　　腺瘤内有时可见大的囊肿。有些肿瘤中明显的血管形成可以导致出血或血栓形成伴色素沉着（含铁血黄素）、胆固醇裂隙形成和坏死，这些变化并不一定是恶性肿瘤的指征。有些腺瘤有明显的细胞异型性，这有助于与增生相区分。尽管其他脏器的肿瘤通常以细胞异型性作为判断恶性的标准，但这与垂体肿瘤的生物学行为没有太强的相关性。

　　由于蝶鞍对垂体肿瘤向腹侧生长的限制，垂体远侧部腺瘤会向背侧膨胀性生长压迫脑（图 29.24）。因为脑组织相对较柔软，垂体肿瘤经常不规则地深入脑内，呈浸润性生长（图 29.25）。浸润性生长不是判断恶性的可靠标准。垂体肿瘤是致癌试验中雌、雄性大鼠最常见的死亡原因，可能由大脑受压所致。

6.1.3　癌

　　2 岁龄大鼠垂体远侧部的癌不常见，可能是因为垂体腺瘤的恶性进程比较慢，还没形成癌时大的腺瘤即导致动物死亡，或者可能大部分实验室的组织切片技术不足以使癌暴露。如前所述，细胞异型性并不是判断生物学行为的可靠标准。垂体癌的单个细胞和生长方式一般与大部分腺瘤相似（图 29.26 和 29.27），仅在有明确的浸润性

图 29.21　1 个大的垂体腺瘤伴大量出血。HE 染色，×5

图 29.23　图 29.19 远侧部腺瘤的高倍放大，显示异质细胞群。HE 染色，×10

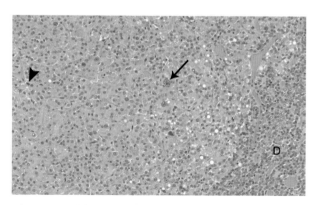

图 29.22　图 29.18 远侧部垂体腺瘤的高倍放大。本图中腺瘤由相对统一的淡染的嫌色细胞组成。然而，肿瘤细胞具有多形性，包括几个巨核细胞（箭头所示）和少量核分裂象（箭号所示）。一小部分远侧部未被累及（D）。HE 染色，×20

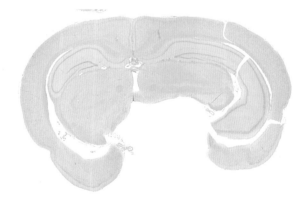

图 29.24　脑的腹侧面受压迫，为大的垂体腺瘤背侧膨胀性生长的继发反应。HE 染色，×0.5

或转移性时才诊断为癌。当发生浸润时，通常会浸入腹侧的蝶骨骨髓腔或外侧的外周神经和血管，几乎不会浸入背侧的脑。因为解剖时蝶骨和外侧组织不能与垂体一起收集，所以这些组织内浸润性生长的结构容易被漏诊，癌可能被误诊为腺瘤。一些实验室在进行致癌试验时，将垂体与蝶骨一起原位修取或将蝶骨横切，获得双侧外耳道皮脂腺区域，以避免漏诊和误诊（图 29.28~29.30）。癌几乎不会转移至脑，可能存在出血，并且与 Fischer 344 大鼠最常见的 LGLL 引起的变化相混淆。

6.2 中间部

6.2.1 增生

垂体中间部自发性的局灶增生不常见，很难与单纯肥大相区分。其特征为典型的多角形或长形淡染细胞局灶性体积增大（肥大）及数量增多，导致垂体中间部的正常结构扭曲（图 29.31）。如果对照组与给药组垂体包埋的方向不一致，弥散性增生很难被识别，弥散性增生不是自发性病变。一些皮肤涂抹试验可观察到弥散性肥大，涂抹化学物质可导致皮肤溃疡、炎症和应激，增生是否同时出现尚未可知。

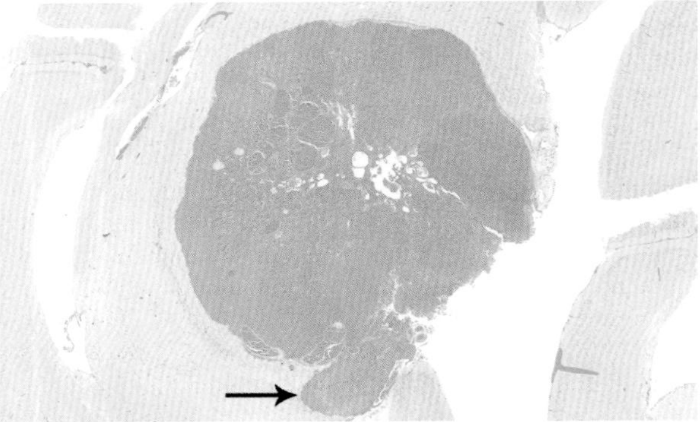

图 29.25　1 个大的垂体腺瘤向背侧膨胀性生长压迫脑。注意垂体腺瘤不规则地侵入脑实质（箭头所示），呈浸润性生长。HE 染色，×1

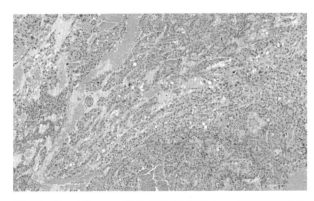

图 29.27　图 29.26 垂体癌的高倍放大。细胞特征和生长模式与垂体腺瘤类似，当没有浸润发生时，两者很难相区分。HE 染色，×10

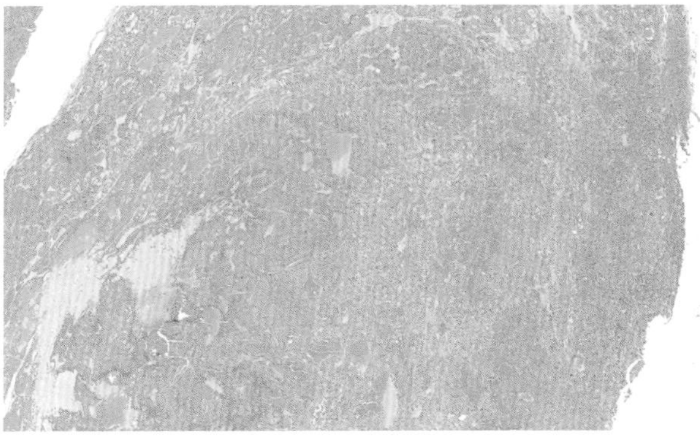

图 29.26　1 个大的垂体癌，破坏了正常的垂体结构。HE 染色，×2.5

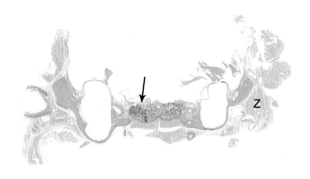

图 29.28　外耳道皮脂腺（Z）切面，垂体癌浸入蝶骨（箭头所示）。HE 染色，×0.5

6.2.2　腺瘤

中间部的腺瘤也不常见。中间部局灶性增生和腺瘤在形态学上相延续，区分两者的标准与远侧部增生性病变的诊断标准类似。腺瘤由一个有边界的细胞结节构成，正常的结构特征扭曲，压

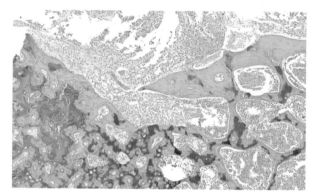

图 29.29　图 29.28 的高倍放大，癌细胞浸入蝶骨内。HE 染色，×10

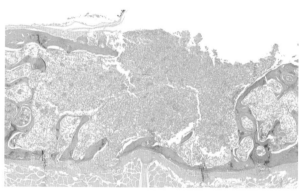

图 29.30　外耳道皮脂腺的切面，垂体癌明显浸入蝶骨内。HE 染色，×5

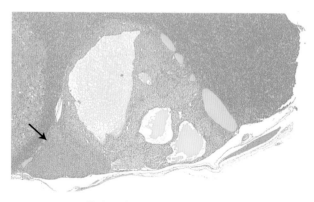

图 29.31　垂体中间部增生，可见多个假囊肿。注意残留的比较正常的中间部结构（箭头所示）。HE 染色，×5

迫邻近的实质组织。中间部腺瘤可能非常大，占据部分远侧部，因此很难与远侧部腺瘤相区分，尤其是在切面不理想或细胞分化不良时。细胞形态和生长模式是区分远侧部腺瘤和中间部腺瘤的重要因素。腺瘤细胞通常排列成小叶或巢状，有点类似正常中间部的结构。它们可能呈长形平行排列，胞质相对丰富、呈淡染，细胞核呈卵圆形或长形。胞质缺乏颗粒，不像远侧部腺瘤有明显的血管成分。

6.2.3　癌

大鼠垂体中间部的癌极少见，但曾有报道 1 例 Fischer 344 雌性大鼠的垂体中间部癌与给予赭曲霉素 A 有关。

6.3　神经部

6.3.1　胶质增生

神经部局灶性胶质细胞增生不常见。这些胶质细胞增生灶的异型性很小或无异型性，不是胶质瘤，但它们的生物学行为未知。

6.3.2　增生

神经部局灶性增生性病变可能不常见，然而，在常规 HE 染色切面上很难判断细胞是来源于神经部还是中间部（图 29.32 和 29.33）。

6.3.3　颅咽管瘤

尽管颅咽管瘤是人类第二常见的垂体瘤，但在大鼠中极少见。该肿瘤起源于拉特克囊残留，由管状或腺状结构和不同形态的细胞松散集合组成。

6.3.4　垂体细胞瘤

垂体细胞瘤是极其少见的肿瘤，研究者们一般认为其来源于神经部常驻的胶质细胞（垂体细胞）。肿瘤细胞排列成片状或条状，可能具有星

形细胞瘤的特征。可能出现明显的局部浸润，肿瘤细胞胶质纤维酸性蛋白（GFAP）染色呈阳性。

6.4　其他类肿瘤

　　垂体的神经节细胞瘤和神经节瘤很少见，且来源不明。垂体的神经节瘤与其他部位的神经节瘤的特征类似，包括神经元和卫星细胞。神经元相对分化良好，呈角形，胞质丰富，细胞核含大的囊泡，核仁明显。卫星细胞较小，胞质稀疏，细胞核呈圆形而深染。银染色证明神经纤维的存在是神经节瘤诊断的又一证据。1 例 Fischer 344 大鼠垂体自发性神经节瘤的报道表明，神经节瘤包含成熟的神经节样细胞、小的未成熟的神经节细胞和过渡型细胞。也曾有过垂体腺瘤 - 神经节细胞瘤混合性肿瘤的报道。

7　其他病变

　　在切除睾丸、长期暴露于乙醇或者多种分泌细胞受到长期刺激时，垂体远侧部会出现组织学改变。切除睾丸后，远侧部外侧的 FSH/LH 分泌细胞会肥大，受累细胞的体积增大，胞质丰富且呈弱嗜酸性，细胞核呈圆形且含小泡（图 29.34 和 29.35）。这些细胞通常称为去势细胞。当施行甲状腺切除术或者给予致甲状腺肿大物质后，远侧部中央的促甲状腺素细胞聚集，这些细胞也叫甲状腺切除细胞，形态与去势细胞类似。长期刺激最终将导致弥散性增生。这些变化是由血浆中的靶器官激素水平降低引起的负反馈抑制减弱造成的。这些细胞对其产生的激素（如 TSH 或 FSH/LH）染色信号不强，因为它们仅分泌而不

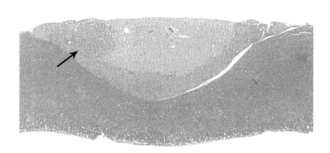

图 29.32　垂体神经部局灶性增生区域（箭头所示）。HE 染色，×5

图 29.34　一些大的细胞分散在垂体远侧部。这些细胞的胞质丰富且呈弱嗜酸性，细胞核呈圆形且含小泡。这些细胞通常称为去势细胞。HE 染色，×10

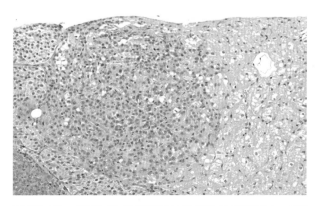

图 29.33　图 29.32 神经部局灶性增生的高倍放大。HE 染色，×20

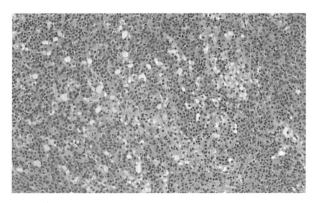

图 29.35　图 29.34 所示的去势细胞的高倍放大。HE 染色，×20

储存激素。它们的出现提示受试物对其他内分泌器官可能会有毒性反应。

8　毒理学病变

化学物质直接作用于垂体细胞而引起的垂体病变很少见，最常见的病变经常由其他内分泌器官的毒性导致。因此，化学物质诱导的"睾丸切除"可引起 FSH/LH 细胞肥大和增生，化学物质诱导的"肾上腺切除"可引起 ACTH 细胞肥大和增生，影响甲状腺 T_3 和 T_4 分泌的化学物质也会引起 TSH 细胞的类似变化。

给予大鼠足够高剂量的己烯雌酚（DES）后，PRL 细胞显著增生，这会导致垂体增大和高泌乳素血症。长期给药可引起 PRL 细胞腺瘤。相反，DES 可以抑制移植垂体瘤生长和 PRL 分泌，提示 DES 在体内的作用可能由下丘脑调节。二丙酸雌二醇可诱导 Wistar 和 Fischer 344 大鼠的 PRL 肿瘤。但是，初步证据表明多巴胺（最重要的 PIF）可能在 PRL 肿瘤的诱导过程中不发挥重要作用。

除 DES 外，其他化学物质也可升高或降低垂体肿瘤的发生率。例如，双（三 - 正丁基锡）氧化物（TBTO）可升高 Wistar 大鼠垂体腺瘤的发生率，染料木黄酮可升高 SD 大鼠垂体腺瘤和癌的发生率，苯乙烯 - 丙烯腈三聚体、羟甲烯龙、咖啡提取物和隐色孔雀绿可使 Fischer 344 大鼠垂体腺瘤的发生率降低。给予不同的饲养管理，如改变对照组的饮食，也可以改变 Fischer 344 大鼠垂体瘤的发生率。

已见报道的远侧部的其他毒理学病变包括依西美坦引起的细胞体积减小、二溴乙酸和 2- 甲基咪唑引起的细胞肥大、乙烯菌核利引起的嗜碱性细胞肥大、草蒿脑引起的嫌色细胞肥大、肿瘤坏死因子 α 引起的嗜碱性细胞空泡化、多巴胺 D_3 受体拮抗剂引起的嗜酸性细胞空泡化（磷脂质症），以及甲氧氯引起的血管内皮生长因子（VEGF）和垂体血管数量增多。

中间部的毒理学病变不常见，常见病变是其他部位病变的间接作用。一些化学物质局部给药可引起皮肤的严重炎症和溃疡，导致中间部细胞弥散性肥大。在对 4- 乙烯基 -1- 环己烯二环氧化物（一种皮肤致癌物）为期 2 年和三乙醇胺为期 13 周的皮肤涂抹试验中，受试物可引起中间部肥大，这可能与慢性应激和中间部 ACTH 细胞刺激有关。

神经部的毒性病变更鲜有报道。据报道，大鼠垂体神经叶的胶质细胞或垂体细胞增生与氯化锂治疗有关。

色素的毒理学研究可导致各种器官包括垂体在内的色素聚集，这些物质可能不会对细胞造成明显的损伤。

随着越来越多的干扰内分泌系统的化学物质的发现，垂体在很多毒性反应中的角色被持续研究，许多直接或者间接的作用机制仍待阐明。

参考文献

Attia, M.A., 1985. Neoplastic and nonneoplastic lesions in aging female rats with special reference to the functional morphology of the hyperplastic and neoplastic changes in the pituitary gland. Arch. Toxicol. 57, 77-83.

Benjamin, M., 1981. Cysts (large follicles) and colloid in pituitary glands. Gen. Comp. Endocrinol. 45, 425-445.

Bristol, D.W., 2011. NTP 3-month toxicity studies of estragole (CAS No. 140-67-0) administered by gavage to F344/N rats and B6C3F1 mice. Toxic. Rep. Ser. 82, 1-111.

Carlus, M., Elies, L., Fouque, M.C., Maliver, P., Schorsch, F., 2013. Historical control data of neoplastic lesions in the Wistar Hannover rat among eight 2-year carcinogenicity studies. Exp. Toxicol. Pathol. 65, 243-253.

Chan, P.C., 2004. NTP technical report on the toxicity studies of 2- and 4-methylimidazole (CAS No. 693-98-1 and 822-36-6) administered in feed to F344/N rats and B6C3F1 mice. Toxic. Rep. Ser. 67, 1-G12.

Chen, H.T., 1987. Postnatal development of pituitary lactotropes in the rat measured by reverse hemolytic plaque assay. Endocrinology. 120, 247-253.

Culp, S.J., Mellick, P.W., Trotter, R.W., Greenlees, K.J., Kodell, R.L., Beland, F.A., 2006. Carcinogenicity of malachite green chloride and leucomalachite green in B6C3F1 mice and F344 rats. Food. Chem. Toxicol. 44, 1204-1212.

Daikoku, S., Kawano, H., Abe, K., Yoshinaga, K., 1981. Topographical appearance of adenohypophysial cells with special reference to the development of the portal system. Arch. Histol. Jpn. 44, 103-116.

Dellmann, H.D., Sikora, K., 1981. Pituicyte fine structure in the developing neural lobe of the rat. Dev. Neurosci. 4, 89-97.

Dellmann, H.D., Castel, M., Linner, J.G., 1978. Ultrastructure of peptidergic neurosecretory axons in the developing neural lobe of the rat. Gen. Comp. Endocrinol. 36, 477-486.

Demarest, K.T., Moore, K.E., Riegle, G.D., 1985. Adenohypophyseal dopamine content and prolactin secretion in the aged male and female rat. Endocrinology. 116, 1316-1323.

Dinse, G.E., Peddada, S.D., Harris, S.F., Elmore, S.A., 2010. Comparison of NTP historical control tumor incidence rates in female Harlan Sprague-Dawley and Fischer 344/N rats. Toxicol. Pathol. 38, 765-775.

Duffy, P.H., Lewis, S.M., Mayhugh, M.A., Trotter, R.W., Hass, B.S., Latendresse, J.R., et al., 2008. Neoplastic pathology in male Sprague-Dawley rats fed AIN-93M diet ad libitum or at restricted intakes. Nutr. Res. 28, 36-42.

Dupouy, J.P., Dubois, M.P., 1975. Ontogenesis of the alpha-MSH, beta-MSH and ACTH cells in the foetal hypophysis of the rat, correlation with the growth of the adrenals and adrenocortical activity. Cell. Tissue Res. 161, 373-384.

Eguchi, Y., Hanada, S., Morikawa, Y., 1980. Electron microscopic studies on the anterior pituitary cells following castration in fetal and neonatal rats. Jpn. J. Vet. Sci. 42, 49-59.

Ettlin, R.A., Stirnimann, P., Prentice, D.E., 1994. Causes of death in rodent toxicity and carcinogenicity studies. Toxicol. Pathol. 22, 165-178.

Fujimoto, M., Yoshino, E., Hirakawa, K., Chihara, K., Ibata, Y., 1987. Studies on estrogen induced pituitary tumor in the rat with special reference to the relationship of the tuberoinfundibular dopamine neuron system. J. Neurooncol. 5, 151-159.

Girod, C., 1983. Immunocytochemistry of the vertebrate adenohypophysis. In: Graumann, W., Neumann, K. (Eds.), Handbuch der Histochemie, vol. VIII, Suppl. Part 5. Fischer, Stuttgart, pp. 126-334.

Goldman, J.M., Murr, A.S., Buckalew, A.R., Schmid, J.E., Abbott, B.D., 2004. Methoxychlor-induced alterations in the histological expression of angiogenic factors in pituitary and uterus. J. Mol. Histol. 35, 363-375.

Gon, G., 1987. The origin of ciliated cell cysts of the anterior pituitary. Virchows. Arch. A Pathol. Anat. Histopathol. 412, 1-9.

Greaves, P., 2012. Endocrine glands. In: Greaves, P. (Ed.), Histopathology of Preclinical Toxicity Studies, Interpretation and Relevance in Drug Safety Studies, fourth ed. Academic Press, London, UK, pp. 725-797.

Gries, C.L., Young, S.S., 1982. Positive correlation of body weight with pituitary tumor incidence in rats. Fundam. Appl. Toxicol. 2, 145-148.

Guerra, M., Blazquez, J.L., Peruzzo, B., Pelaez, B., Rodriguez, S., Toranzo, D., et al., 2010. Cell organization of the rat pars tuberalis. Evidence for open communication between pars tuberalis cells, cerebrospinal fluid and tanycytes. Cell. Tissue. Res. 339, 359-381.

Haseman, J.K., Young, E., Eustis, S.L., Hailey, J.R., 1997. Body weight‐tumor incidence correlations in long-term rodent carcinogenicity studies. Toxicol. Pathol. 25, 256-263.

Haseman, J.K., Ney, E., Nyska, A., Rao, G.N., 2003. Effect of diet and animal care/housing protocols on body weight, survival, tumor incidence, and nephropathy severity of F344 rats in chronic studies. Toxicol. Pathol. 31, 674-681.

Hemming, F.J., Begeot, M., Dubois, M.P., Dubois, P.M., 1983. Ultrastructural identification of corticotropes of the fetal rat, in-vivo and in-vitro immunocytochemistry. Cell. Tissue. Res. 234, 427-437.

Hemming, F.J., Dubois, M.P., Dubois, P.M., 1986. Somatotrophs and lactotrophs in the anterior pituitary of fetal and neonatal rats, electron-microscopic immunocytochemical identification. Cell. Tissue. Res. 245, 457-460.

Horvath, E., Kovacs, K., 1988. Fine structural cytology of the adenohypophysis in rat and man. J. Electron. Microsc. Tech. 8, 401-432.

Hosokawa, S., Fukuta, T., Imai, T., Sonoda, J., Aoki, T., Hayakawa, K., et al., 1993. Pituitary carcinoma of pars distalis as a common neoplasm in Fischer-344 rats. Toxicol. Pathol. 21, 283-287.

Ibrahim, S.N., Moussa, S.M., Childs, G.V., 1986. Morphometric studies of rat anterior pituitary cells after gonadectomy: correlation of changes in gonadotropes with the serum levels of gonadotropins. Endocrinology. 119, 629-637.

Ikezaki, S., Takagi, M., Tamura, K., 2011. Natural occurrence of neoplastic lesions in young Sprague-Dawley rats. J. Toxicol. Pathol. 24, 37-40.

Iwata, H., Hosoi, M., Miyajima, R., Yamamoto, S., Mikami, S., Yamakawa, S., et al., 2000. Morphogenesis of craniopharyngeal derivatives in the neurohypophysis of Fischer 344 rats: abnormally developed epithelial tissues including parotid glands derived from the stomatodeum. Toxicol. Pathol. 28, 568-574.

Kakinuma, C., Hamada, Y., Futamura, Y., Kuwayama, C., Shimoi, A., Shibutani, Y., 1999. Human natural tumor necrosis factor α induces multiple endocrine and hematologic disorders in rats. Toxicol. Pathol. 27, 402-411.

Kawashima, S., Takahashi, S., 1986. Morphological and functional changes of prolactin cells during aging in the rat. In: Yoshimura, F., Gorbman, A. (Eds.), Pars Distalis of the Pituitary Gland: Structure, Function, and Regulation: Proceedings of the First International Symposium on the Pituitary Gland, vol. 673. Elsevier, Amsterdam, pp. 51-56.

Keenan, K.P., Soper, K.A., Smith, P.F., Ballam, G.C., Clark, R.L., 1995. Diet, overfeeding, and moderate dietary restriction in control Sprague-Dawley rats: I. Effects on spontaneous neoplasms. Toxicol. Pathol. 23, 269-286.

Keenan, K.P., Hoe, C.M., Mixson, L., McCoy, C.L., Coleman, J.B., Mattson, B.A., et al., 2005. Diabesity: a polygenic model of dietary-induced obesity from ad libitum overfeeding of Sprague-Dawley rats and its modulation by moderate and marked dietary restriction. Toxicol. Pathol. 33, 650-674.

Kittel, B., Ruehl-Fehlert, C.R., Morawietz, G., Klapwijk, J., Elwell, M.R., Lenz, B., et al., 2004. Revised guides for organ sampling and trimming in rats and mice: Part 2. Exp. Toxicol. Pathol. 55, 413-431.

Lansdown, A.B., Grasso, P., 1971. Histological observations on a Rathke's cleft abnormality in a laboratory rat. J. Comp. Pathol. 81, 141-144.

Lechan, R.M., Fekete, C., 2007. Infundibular tanycytes as modulators of neuroendocrine function: hypothetical role in the regulation of the thyroid and gonadal axis. Acta. Biomed. 78 (Suppl. 1), 84-98.

Levine, S., Saltzman, A., Lein, A.W., 2000. Proliferation of glial cells in vivo induced in the neural lobe of the rat pituitary by lithium. Cell. Prolif. 33, 203-207.

Lloyd, R.V., Landefeld, T.D., Maslar, I., Frohman, L.A., 1985. Diethylstilbestrol inhibits tumor growth and prolactin production in rat pituitary tumors. Am. J. Pathol. 118, 379-386.

Lucchi, L., Govoni, S., Memo, M., Missale, C., Spano, P.F., Trabucchi, M., 1986. Chronic lead exposure alters dopaminergic mechanisms in rat pituitary. Toxicol. Lett. 32, 255-260.

MacKenzie, W.F., Boorman, G.A., 1990. Pituitary gland. In: Boorman, G.A., Eustis, S.L., Elwell, M.R., Montgomery, C.A., MacKenzie, W. F. (Eds.), Pathology of the Fischer Rat, Reference and Atlas, first ed. Academic Press, San Diego, CA, pp. 485-500.

MacLeod, R.M., Lamberts, S.W.J., 1986. The regulation of prolactin secretion: experimental and clinical correlates. In: Olefsky, J.M., Robbins, R.J. (Eds.), Prolactinomas. Churchill-Livingstone, New York, NY, pp. 1-20.

Majeed, S.K., Gopinath, C., Magnusson, G., 1980. Ultrastructure of spontaneous pituitary neoplasms in the rat. J. Comp. Pathol. 90, 239-246.

Martin, J.B., 1986. Neuroendocrinology. In: Tindall, G.T., Barrow, D.L. (Eds.), Disorders of the Pituitary. Mosby, St. Louis, MO, pp. 23-63.

Matsumoto, A.M., Karpas, A.E., Southworth, M.B., Dorsa, D.M., Bremner, W.J., 1986. Evidence for activation of the central nervous system-pituitary mechanism for gonadotropin secretion at the time of puberty in the male rat. Endocrinology. 119, 362-369.

Matsuura, I., Saitoh, T., Ashina, M., Wako, Y., Iwata, H., Toyota, N., et al., 2005. Evaluation of a two-generation reproduction toxicity study adding endpoints to detect endocrine disrupting activity using vinclozolin. J. Toxicol. Sci. 30, 163-188.

McComb, D.J., Kovacs, K., Beri, J., Zak, F., 1984. Pituitary adenomas in old Sprague-Dawley rats: a histologic, ultrastructural, and immunocytochemical study. J. Natl. Cancer Inst. 73, 1143-1166.

Mirsky, M.L., Sivaraman, L., Houle, C., Potter, D.M., Chapin, R.E., Cappon, G.D., 2011. Histologic and cytologic detection of endocrine and reproductive tract effects of exemestane in female rats treated for up to twenty-eight days. Toxicol. Pathol. 39, 589-605.

Molon-Noblot, S., Laroque, P., Coleman, J.B., Hoe, C.M., Keenan, K.P., 2003. The effects of ad libitum overfeeding and moderate and marked dietary restriction on age-related spontaneous pituitary gland pathology in Sprague-Dawley rats. Toxicol. Pathol. 31, 310-320.

Morgan, P.J., Williams, L.M., 1996. The pars tuberalis of the pituitary: a gateway for neuroendocrine output. Rev. Repro. 1, 153-161.

Murakami, T., Kikuta, A., Taguchi, T., Ohtsuka, A., Ohtani, O., 1987. Blood vascular architecture of the rat cerebral hypophysis and hypothalamus, a dissection/scanning electron microscopy of vascular casts. Arch. Histol. Jpn. 50, 133-176.

Murthy, A.S., Russfield, A.B., Snow, G.J., 1985. Effect of 4,4'-oxydianiline on the thyroid and pituitary glands of F344 rats: a morphologic study with the use of the immunoperoxidase method. J. Natl. Cancer Inst. 74, 203-208.

Nagatani, M., Miura, K., Tsuchitani, M., Narama, I., 1987. Relationship between cellular morphology and immunocytological findings of spontaneous pituitary tumours in the aged rat. J. Comp. Pathol. 97, 11-20.

Nakao, N., Ono, H., Yamamura, T., Anraku, T., Takagi, T., Higashi, K., 2008. Thyrotropin in the pars tuberalis triggers photoperiodic response. Nature. 452, 317-323.

Nassauw, L.V., Harrisson, F., Cras, P., Callebaut, M., 1987. Immunohistochemical localization of S100 protein, glial fibrillary acidic protein, and neuron-specific enolase in the pars distalis of quail, rat, and human hypophyses. Histochemistry. 86, 353-358.

National Toxicology Program, 1989. Toxicology and carcinogenesis studies of ochratoxin A.(.C.A.S. No. 303-47-9) in F344/N rats (gavage studies). Natl. Toxicol. Program. Tech. Rep. Ser. 358, 1-142.

National Toxicology Program, 1999. Toxicology and carcinogenesis studies of oxymetholone (C.A.S. No. 434-07-1) in F344/N rats and toxicology studies of oxymetholone in B6C3F1 mice (gavage studies). Natl. Toxicol. Program. Tech. Rep. Ser. 485, 1-233.

National Toxicology Program, 1999. Toxicology and carcinogenesis

studies of triethanolamine (C.A.S. No. 102-71-6) in F344 rats and B6C3F1 mice (dermal studies). Natl. Toxicol. Program. Tech. Rep. Ser. 449, 1-298.

National Toxicology Program, 2007. Toxicology and carcinogenesis studies of dibromoacetic acid (C.A.S. No. 631-64-1) in F344/N rats and B6C3F1 mice (drinking water studies). Natl. Toxicol. Program. Tech. Rep. Ser. 537, 1-320.

National Toxicology Program, 2008. Toxicology and carcinogenesis studies of genistein (C.A.S. No. 446-72-0) in Sprague-Dawley rats (feed study). Natl. Toxicol. Program. Tech. Rep. Ser. 545, 1-240.

National Toxicology Program, 2012. Toxicology and carcinogenesis studies of kava kava extract (C.A.S. No. 9000-38-8) in F344/N rats and B6C3F1 mice (gavage studies). Natl. Toxicol. Program. Tech. Rep. Ser. 571, 1-186.

National Toxicology Program, 2012. Toxicology and carcinogenesis study of styrene-acrylonitrile in F344/N rats (perinatal and postnatal feed studies). Natl. Toxicol. Program. Tech. Rep. Ser. 573, 1-155.

Negm, I.M., 1970. Development of the intermediate lobe of the rat pituitary and differentiation of its cells. Acta Anat. (Basel). 77, 422-437.

Nemeskeri, A., Halasz, B., Kurcz, M., 1983. Ontogenesis of the rat hypothalamo-adenohypophyseal system and inherent capacity of the fetal pituitary to differentiate into hormone-synthesizing and releasing cells. In: Bhatnagar, A.S. (Ed.), The Anterior Pituitary Gland. Raven Press, New York, NY, pp. 341-354.

Okazaki, Y., Katsuta, O., Yokoyama, M., Wako, Y., Yamagishi, Y., Tsuchitani, M., 1997. Gangliocytoma with immature neuronal cell elements in the pituitary of a rat. J. Vet. Med. Sci. 59, 833-836.

Olivieri-Sangiacomo, C., 1973. Ultrastructural features of pituicytes in the neural lobe of adult rats. Experientia. 15, 1119-1120.

Pace, V., Perentes, E., 2001. Mixed pituitary adenoma-gangliocytoma in a female albino rat. Acta Neuropathol. 101, 277-280.

Piroli, G.G., Torres, A., Pietranera, L., Grillo, C.A., Ferrini, M.G., Lux-Lantos, V., et al., 2000. Sexual dimorphism in diethylstilbestrol-induced prolactin pituitary tumors in F344 rats. Neuroendocrinology. 72, 80-90.

Quintanar-Stephano, A., Munoz, F.L., Quintanar, J.L., Kovacs, K., 2001. Cysts in the rat adenohypophysis: incidence and histology. Endocr. Pathol. 12, 63-71.

Romera, E.P., Mohamed, F., Fogal, T., Dominguez, S., Piezzi, R., Scardapane, L., 2010. Effect of the photoperiod and administration of melatonin on the pars tuberalis of viscacha (Lagostomus maximus maximus): an ultrastructural study. Anat. Rec. (Hoboken). 293, 871-878.

Rudmann, D.G., Mcnerney, M.E., Vandereide, S.L., Schemmer, J.K., Eversole, R.R., Vonderfecht, S.L., 2004. Epididymal and systemic phospholipidosis in rats and dogs treated with the dopamine D3 selective antagonist PNU-177864. Toxicol. Pathol. 32, 326-332.

Sandusky, G.E., Van Pelt, C.S., Todd, G.C., Wightman, K., 1988. An immunocytochemical study of pituitary adenomas and focal hyperplasia in old Sprague-Dawley and Fischer 344 rats. Toxicol. Pathol. 16, 376-380.

Satoh, H., Kajimura, T., Chen, C.J., Yamada, K., Furuhama, K., Nomura, M., 1997. Invasive pituitary tumors in female F344 rats induced by estradiol dipropionate. Toxicol. Pathol. 25, 462-469.

Satoh, H., Iwata, H., Furuhama, K., Enomoto, M, 2000. Pituicytoma: primary astrocytic tumor of the pars nervosa in aging Fischer 344 rats. Toxicol. Pathol. 28, 836-838.

Sbarbati, A., Zancanaro, C., Cinti, S., Osculati, F., 1988. Marginal and folliculo-stellate cells of the pituitary gland of the rat, a comparative morphometric study in lactating animals. Acta Anat. (Basel). 131, 47-51.

Schaetti, P., Argentino-Storino, A., Heinrichs, M., Mirea, D., Popp, A., Karbe, E., 1995. Aberrant craniopharyngeal structures within the neurohypophysis of rats. Exp. Toxicol. Pathol. 47, 129-137.

Smets, G., Velkeniers, B., Finne, E., Baldys, A., Gepts, W., Vanhaelst, L., 1987. Postnatal development of growth hormone and prolactin cells in male and female rat pituitary, an immunocytochemical light and electron microscopic study. J. Histochem. Cytochem. 35, 335-341.

Somer, L., Wrobel, K.H., Schimmel, M., 1988. Castration cells in rat adenohypophysis after long-term alcohol consumption. Acta Anat. (Basel). 131, 41-46.

Son, W., Gopinath, C., 2004. Early occurrence of spontaneous tumors in CD-1 mice and Sprague-Dawley rats. Toxicol. Pathol. 32, 371-374.

Spady, T.J., McComb, R.D., Shull, J.D., 1999. Estrogen action in the regulation of cell proliferation, cell survival, and tumorigenesis in the rat anterior pituitary gland. Endocrine. 11, 217-233.

Spady, T.J., Lemus-Wilson, A.M., Pennington, K.L., Blackwood, D.J., Paschal, T.M., Birt, D.F., et al., 1998. Dietary energy restriction abolishes development of prolactin-producing pituitary tumors in Fischer 344 rats treated with 17beta-estradiol. Mol. Carcinog. 23, 86-95.

Stoeckel, M.E., Porte, A., Hindelang-Gertner, C., Dellmann, H.D., 1973. A light and electron microscopic study of the pre- and postnatal development and secretory differentiation of the pars tuberalis of the rat hypophysis. Z. Zellforsch. Mikrosk. Anat. 142, 347-365.

Svalander, C., 1974. Ultrastructure of the fetal rat adenohypophysis. Acta Endocrinol. Suppl. (Copenh). 188, 1-113.

Szabo, K., Csanyi, K., 1982. The vascular architecture of the developing pituitary-median eminence complex in the rat. Cell. Tissue Res. 224, 563-577.

Van Nassauw, L., Harrisson, F., Cras, P., Callebaut, M., 1987. Immunohistochemical localization of S100 protein, glial fibrillary acidic protein, and neuron-specific enolase in the pars distalis of quail, rat, and human hypophyses. Histochemistry. 86, 353-358.

Van Nesselrooij, J.H.J., Hendriksen, F.G.J., Feron, V., Bosland, M.C., 1992. Pathogenesis of blood-filled cavities in estrogen-induced anterior pituitary tumors in male Sprague-Dawley rats. Toxicol. Pathol. 20, 71-80.

Wester, P.W., Krajnc, E.I., van Leeuwen, F.X., Loeber, J.G., van der Heijden, C.A., Vaessen, H.A., et al., 1990. Chronic toxicity and carcinogenicity of bis(tri-n-butyltin)oxide (TBTO) in the rat. Food Chem. Toxicol. 28, 179-196.

Wiklund, J., Rutledge, J., Gorski, J., 1981. A genetic model for the inheritance of pituitary tumor susceptibility in F344 rats. Endocrinology. 109, 1708-1714.

Yoshimura, F., Soji, T., Sato, S., Yokoyama, M., 1977. Development and differentiation of rat pituitary follicular cells under normal and some experimental conditions with special reference to an interpretation of renewal cell system. Endocrinol. Jpn. 24, 435-449.

第 30 章

肾上腺

Andrew W. Suttie[1] and Catherine Sutcliffe[2]

[1] Covance Inc., Chantilly, VA, USA, [2] Covance Inc., Harrogate, UK

本章大纲

1 引言

    肾上腺是成对的器官，由来源不同的两类组织组成，这两类组织在解剖学上相互关联，在功能上相互依赖。胚胎学上，皮质与性腺有关，受体液机制调控；而髓质来源于神经嵴，受自主神经系统调节。老龄大鼠的肾上腺功能和形态学变化是自发性变化。同时，肾上腺是对药物、化学物质和环境作用最敏感的内分泌器官之一。本章描述大鼠常见的自发性和化学诱导性病变。

2　正常肾上腺

2.1　胚胎学

肾上腺皮质起源于尿生殖嵴。妊娠第 13 天，位于中肾前极附近的原始体腔内皮细胞增殖，并穿透间充质成为肾上腺皮质的原基。妊娠第 16~20 天，皮质生长最快，此时胚胎垂体内出现促肾上腺皮质激素（adrenocorticotropic hormone, ACTH）分泌细胞。这种快速的生长与皮质细胞内线粒体、内质网和脂滴数量的增加，以及分泌功能的开启有关。髓质起源于神经嵴的外胚层细胞，其包含交感神经髓质（sympathomedullary）原基，妊娠第 16 天此原基开始向皮质原基（rudiment）内迁移。这些细胞产生成熟的交感神经节细胞和成嗜铬细胞，后者分化为嗜铬细胞。胚胎期交感神经髓质细胞分化为成嗜铬细胞或神经元是由激素和神经元营养（neuronotropic）因子的平衡决定的。神经生长因子（nerve growth factor, NGF）刺激神经元分化，而糖皮质激素能够对抗 NGF 的作用，向含儿茶酚胺的嗜铬细胞分化。NGF 还会使未成熟嗜铬细胞中去甲肾上腺素 / 肾上腺素（norepinephrine/epinephrine, NE/E）的比例向去甲肾上腺素（norepinephrine, NE）偏移，而糖皮质激素能促进肾上腺素（epinephrine, E）的产生。妊娠第 17 天前，嗜铬细胞主要包含 NE 和少量的多巴胺。从妊娠第 17 天到出生后第 3 天，细胞内同时含有 NE 和 E，但随后出现以产生 NE 或 E 为主的不同细胞群。成熟的最后阶段发生在出生后的第 1 周之后，随着内脏神经支配的开始而发生。

2.2　解剖学

肾上腺是成对的、扁平的、双叶的椭圆形器官，位于每个肾脏的前内侧、主动脉外侧的腹膜后脂肪中。成年大鼠的肾上腺的直径为 3~5 mm，重量约为 60 mg。皮质约占肾上腺重量的 90%。由于雌性大鼠的皮质组织更加丰富，雌性大鼠的肾上腺大于雄性。可能与雌激素水平有关，因为在发情期肾上腺重量会增大。左侧肾上腺供血来源于主动脉分支的颅侧肾上腺动脉，而右侧肾上腺由主动脉或右肾动脉分支的尾侧肾上腺动脉供应。大量分支穿过肾上腺门部的被膜，形成毛细血管，毛细血管通过皮质进入髓质。皮质动脉形成被膜下小动脉丛，弥漫渗透进入血窦和其余皮质，并进入髓质。邻近毛细血管的肾上腺素分泌细胞在功能上依赖于皮质产生的类固醇。小动脉也穿透到髓质，横穿皮质，没有分支形成毛细血管。因此，肾上腺髓质具有双重血液供应。血液汇集于中央静脉窦，成为离开肾上腺的髓质静脉（medullary veins），髓静脉为汇入腹部下腔静脉的唯一静脉。

2.3　组织学

肾上腺横切面直径的 1/2~2/3 是皮质，除门部外，皮质围绕着髓质。门部是血管进入肾上腺的部位。髓质细胞常伴随这些血管到达被膜（图 30.1）。根据细胞的排列，皮质由 3 个带组成。较狭窄的外带为球状带（约占皮质的 10%），该区域细胞排列成不规则的卵圆形巢状，分泌盐皮质激素，细胞呈多面体，核圆，与邻近区域相

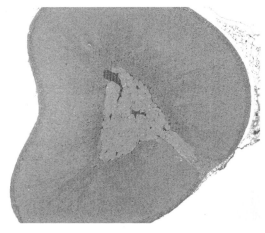

图 30.1　正常肾上腺。注意髓质细胞伴随着血管延伸至门部的被膜

比，胞质内的泡沫样空泡较少。这些细小脂质空泡的出现通常与细胞活动的增强有关。中间最宽的带为束状带（约占皮质的 70%），由多面体细胞排列成长的放射状吻合束，通常有 2 层或 2 层以上细胞，有毛细血管间隔。束状带细胞通常含有许多小的或者大的透明空泡，空泡内含有胆固醇和中性脂质，并分泌糖皮质激素。内带为网状带（约占皮质的 20%），由形态学上与束状带完全相同的细胞组成，这些细胞排列成较窄的不规则分支条索。该区细胞分泌少量的肾上腺性激素。与束状带相比，网状带的细胞体积较小且脂质较少（空泡较少）。分布广泛且高度分支的血窦网将构成皮质的细胞分隔成簇或条索。皮质和髓质的分界很清晰，但不规则。组织学切片上，聚集的皮质细胞似乎孤立出现在髓质中（图 30.2），或者髓质细胞似乎出现在皮质中。然而，连续切片显示出各区域具有连续性。肾上腺髓质主要由多面体细胞组成，这些细胞被广泛的血管网分隔形成小团块状或短分支索状。髓质细胞胞质呈细颗粒状、苍白、嗜碱性，细胞核比皮质细胞的略大，呈泡状。偶尔可见少量交感神经节细胞和有髓神经纤维，特别是成年大鼠的肾上腺髓质（图 30.3）。在成年大鼠中，大约 74% 的髓质（嗜铬）细胞产生 E，26% 的髓质细胞产生 NE；E 与 NE 的实际比值及其相对应的细胞类型在个体之间可能存在很大的差异。含 NE 的细胞倾向于靠近髓质动脉（medullary arteries），而含 E 的细胞则靠近引流肾上腺皮质的毛细血管。髓质细胞内颗粒的超微结构特征因所用的固定剂不同而不同，在戊二醛固定的标本中 E 颗粒更容易与 NE 颗粒相区分。虽然颗粒直径的范围不等，从小于 100 nm 到大于 300 nm，但 E 颗粒的平均直径约为 153 nm，NE 颗粒的平均直径为 135 nm。2 种颗粒都有被膜包裹，但是 E 颗粒通常是颗粒状的、低至中等电子密度的物质，有窄晕将其与外膜分离；而 NE 颗粒是均质的（非颗粒状）、高电子密度的物质，通常不对

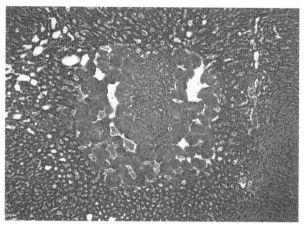

图 30.2　皮髓交界处附近的斜切切片。注意皮质细胞似乎出现在髓质中

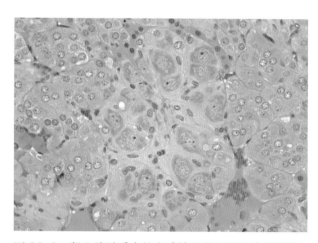

图 30.3　肾上腺髓质中的交感神经节细胞和神经纤维

称地位于界膜内。肾上腺髓质细胞常称为嗜铬细胞，因为铬酸盐溶液氧化儿茶酚胺，使分泌颗粒呈现棕红色。银染色也可用于鉴别髓质细胞中的儿茶酚胺，但这些方法是不可靠的，已经被甲醛或乙醛酸固定后显示荧光的方法所取代。在后一种方法中，醛基与生物胺反应，形成荧光分子二氢异喹啉。还有一类细胞是嗜铬细胞系的小颗粒细胞（small granule-containing cell，SGC），也存在于髓质中。这些细胞和典型的嗜铬细胞体积相同，但所含的颗粒更小且含有突触型囊泡，与神经元囊泡一样。SGC 细胞也存在于交感神经节，有时称为小强荧光（small intensely fluorescent, SIF）细胞。嗜铬细胞偶尔可见于髓

质血管内，特别是在与髓质增生性病变相关的扩张的血管内，可被误认为是恶性的迹象（将在后文讨论）。肾上腺保留着胚胎期支持造血的能力，以应对慢性感染、肿瘤或贫血。在毛细血管中，尤其是髓质的血窦内，可见巨核细胞、红细胞前体细胞和（或）中幼粒细胞（myelocytes）。髓外造血必须与炎症或白血病浸润相区分，主要通过识别有核红细胞和巨核细胞来鉴别。肾上腺通常在正中矢状切片进行组织学检查，检查皮质与髓质的比值很重要。在常规毒理学研究中，通常评价经苏木精和伊红染色的切片。

2.4　生理学

肾上腺皮质能产生大约 30 种类固醇激素，但仅部分激素具有生理学活性。球状带细胞分泌盐皮质激素，调节电解质和水平衡。主要的盐皮质激素是醛固酮，它的分泌由血清钾离子水平、肾素 - 血管紧张素系统和瞬时高水平的 ACTH 调节。糖皮质激素在大鼠中主要是皮质酮，主要由束状带和网状带细胞分泌（译者注：原文如此），对垂体分泌的 ACTH 产生应答。当肾上腺皮质类固醇水平低时，ACTH 分泌增加，激活肾上腺皮质细胞，导致肥大。由于脂质含量的增大和类固醇的产生，胞质的量增加并呈现泡沫样。随着 ACTH 水平的降低或皮质类固醇的过量，肾上腺皮质会萎缩。皮质也分泌孕激素、雄激素和少量的雌激素。大多数非卵巢来源的雌激素是由循环中的雄激素合成的。肾上腺的盐皮质激素和糖皮质激素是维持生命所必需的。糖皮质激素的代谢作用广泛且复杂，这是由于刺激了靶细胞的核中依赖 DNA 的 mRNAs 的合成。糖皮质激素对中间代谢、血管反应、神经系统、炎症和抗应激有复杂作用，而且在低浓度下也参与其他效应剂的许多活动（一种许可作用）。肾上腺髓质是一个交感神经节，是特化的神经内分泌器官。肾上腺髓质的产物对维持生命不是必需的，但在应激或应对危机时很重要。肾上腺髓质细胞的功能受神

经源性信号和激素信号的调节。髓质受胆碱能神经节前交感神经末梢支配，神经末梢在嗜铬细胞形成突触并刺激激素的合成和分泌（图 30.4）。有证据表明神经源性信号刺激嗜铬细胞的增殖和功能。完全分化的 E 嗜铬细胞或 NE 嗜铬细胞能够终身增殖。引流肾上腺皮质的毛细血管中所含的糖皮质激素会诱导苯乙醇胺 -N- 甲基转移酶引起 NE 的甲基化而产生 E。E 注入血流能提高心输出量，但会降低外周血管阻力；反之 NE 能降低心输出量，提高外周血管阻力。两者都能刺激中枢神经系统（central nervous system，CNS），影响脂肪酸的释放，并增加热量的产生。E 在促进支气管扩张和葡萄糖释放方面更有效，NE 在升高平均动脉血压方面更有效。这些化合物是神经递质，通过刺激靶器官上的 α 和 β 受体而产生作用。肾上腺释放的儿茶酚胺的效应只有 20% 的局部自主神经的释放效应。由于儿茶酚胺依赖于血液循环来传递效应物质，所以其作用较慢。肾上腺髓质的一个明显功能是向局部神经补充神经递质，因为自主神经很容易从血液中吸收 E 和 NE。肾上腺髓质也产生多巴胺和阿片样肽，但这些肾上腺化合物的生理作用尚不清楚。

3　先天性病变

3.1　副（肾上腺）皮质组织

副皮质组织也称为异位的肾上腺、肾上腺皮质结节、错构瘤或者肾上腺皮质残余。很明显，它起源于多个皮质原基或原始腺体的分离片段。副皮质组织是雄性和雌性大鼠的常见病变，可以出现在腹腔的任何部位，但是通常位于肾上腺被膜附近，或者位于肾脏周围或肾上腺周围的脂肪组织内（图 30.5）。副皮质组织具有正常的结构特征，包括被膜和 1 个或多个带，通常为球状带和（或）束状带，髓质细胞不出现。退行性或增生性变化包括发生在肾上腺皮质的肿瘤，也可累

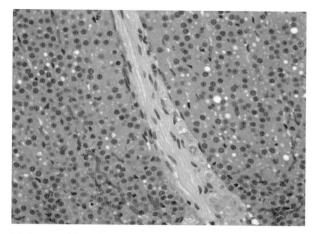

图 30.4　神经纤维从髓质神经节延伸至肾上腺皮质

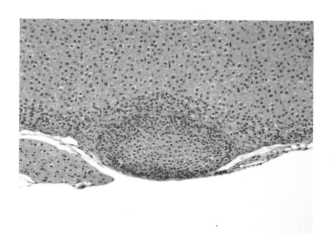

图 30.5　被膜内的副肾上腺皮质组织小灶

及副皮质组织。由于副皮质组织结节有正常的组织结构和被膜包裹，因此诊断不难。但是，必须与皮质肿瘤相区别。在某些情况下，副皮质结节的被膜可能不完整，而且皮质组织向邻近脂肪组织突出，可能形似皮质肿瘤的被膜外侵袭。突破被膜的肾上腺皮质癌的特征是缺乏正常的组织结构，且细胞具有异型性；而副皮质组织不具有这些特征。

　　人类的副肾上腺髓质组织在腹膜后腔和尾椎骨旁均有发现，但是在大鼠的这些部位尚未发现。异常的髓质组织很难与自主神经节相区分。

3.2　未发生

　　未发生或未发育是指在胚胎发生过程中，一个器官或部分器官完全没有形成。肾上腺皮质完全未发生是致死性的。偶有大鼠单侧肾上腺未发生的报道。单侧肾上腺未发生可能与剖检时因器官错位、脂肪组织过多或者剖检技术不佳而无法定位肾上腺的情况相混淆。尚未见大鼠肾上腺髓质未发育或发育不良的报道。

4　退行性病变

4.1　萎缩

　　肾上腺萎缩通常仅累及皮质，可为单侧或双侧。萎缩的特征为皮质各带厚度减小（图 30.6和 30.7），这是凋亡导致细胞损失和细胞体积减小的结果。皮质细胞内的滑面内质网较少，但可含有脂滴和蜡样质或脂褐素。被膜常增厚，且可能卷曲以适应皮质组织的减少。双侧肾上腺萎缩通常继发于垂体的变化，导致 ACTH 的不足。主要影响束状带和网状带，球状带相对不发生变化。皮质萎缩也可由血管紧张素系统的紊乱、给予外源性皮质类激素，或者对侧肾上腺皮质的功能性肿瘤（分泌皮质类固醇）导致的内源性皮质类激素过量引起。

4.2　皮质空泡形成（脂肪变性）

　　皮质细胞空泡形成可以是局灶性或弥漫性的，主要累及束状带（图 30.8）。弥漫性皮质空泡形成可能是生理性的，与长期 ACTH 诱导的活性增强有关。在老龄大鼠中，局灶性和弥漫性空泡形成在有垂体肿瘤的大鼠中更为常见。虽然皮质内有丰富的类固醇，但没有中性脂肪。皮质细胞内存在大量的融合脂滴表明这是退行性过程，就像在肝中的一样。脂质可以形成多个小的透明空泡，或者单个大的空泡。局灶性病变可能界限不清或非常明显，由于单个细胞体积增大，邻近实质可能受到轻微压迫。然而，这些病灶内的细胞数量并未增加，有丝分裂活动也不明显。原有

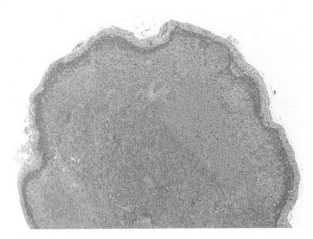

图 30.6 肾上腺皮质弥漫性萎缩。双侧萎缩，且大鼠有较大的垂体肿瘤。注意被膜增厚，且轮廓呈扇形

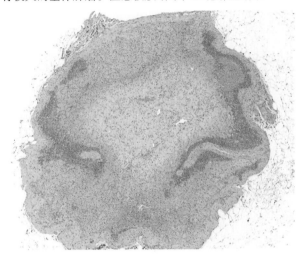

图 30.7 单侧肾上腺萎缩。虽然该大鼠也有 1 个较大的垂体肿瘤，但是仅累及一侧肾上腺的皮质和髓质，表明可能是梗死

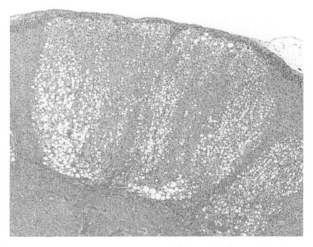

图 30.8 胞质空泡形成灶，其发生部位和形状与图 30.15 的增生相似

正常细胞的局灶性空泡形成必须与发生增生性病变（增生或肿瘤）细胞的局灶性空泡形成相区分。

4.3 囊性变性

囊性变性是肾上腺皮质严重形式的空泡形成时（脂肪变性）常用的术语，特征为细胞缺失，形成可包含血液的囊性空腔（图 30.9）。囊性变性主要发生在老龄雌性大鼠，与其他品系的大鼠（如 Fischer-F344 和 Han-Wistar）相比，在 Sprague-Dawley 大鼠中更常见。病变通常是局灶性的，界限清楚。但是，几乎累及整个皮质并发展为大面积细胞缺失，且伴有大的囊性或充满血液空腔的囊性变性比较不常见。由于单个细胞的体积增大，相邻实质可能受到压迫。这些病变可与增生性病灶相区别，因为与周围皮质相比，细胞总数减少，没有明显的有丝分裂。然而，增生性或皮质肿瘤病灶内也可能发生囊性变性。

4.4 矿化

肾上腺皮质通常在坏死和出血后发生营养不良性矿化。矿化灶通常表现为多灶性或弥漫性颗粒状嗜碱性沉积物，与炎症无关。有文献报道称，长期暴露于一氯二溴甲烷可发生肾上腺髓质的矿化。

4.5 脂褐素（蜡样质）

脂褐素通常见于网状带细胞。这种色素也称为蜡样质、消耗性色素、褐色萎缩色素和老龄化色素，代表皮质细胞内残余体（溶酶体难以消化的残留物）的蓄积。在受影响的细胞内，它由无定形至颗粒状的棕黄色色素组成。脂褐素可以显示自体荧光，并且通常呈 PAS 染色阳性、苏丹染色阳性，而且可能呈抗酸染色阳性。含脂褐素的细胞应该与含有含铁血黄素的巨噬细胞相区别（Perl 普鲁士蓝染色），后者也常见于含脂褐素的肾上腺皮质的相同区域。一定程度的脂褐素积蓄是老龄大鼠肾上腺的常见病变。年轻大鼠的脂褐素蓄积通常表明细胞器的过度更新或细胞代谢的紊乱。

4.6　坏死

　　未处理大鼠的肾上腺很少出现坏死。如果发生，通常与出血、全身性肿瘤（如单核细胞白血病）、炎症或退行性病变有关。出血性或局灶性坏死与给予某些化学物质有关。凝固性坏死灶与周围界限清晰，且通常局限于束状带和（或）网状带。有些可能是梗死的结果（图30.10）。

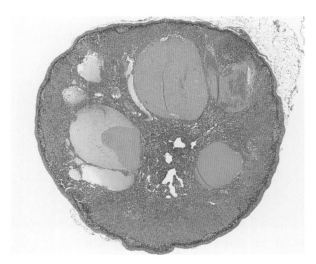

图 30.9　老龄大鼠肾上腺的重度囊性变性

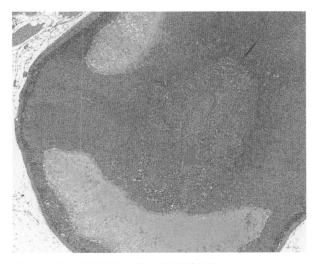

图 30.10　梗死引起的肾上腺皮质坏死

4.7　弥漫性脂质耗减

　　肾上腺皮质中偶尔可观察到弥漫性脂质耗减，束状带细胞最常受影响。与正常细胞相比，受影响的肾上腺皮质细胞几乎没有脂质空泡，拥有更致密的均质的嗜酸性胞质。可能与肾上腺重量增加和弥漫性细胞肥大有关。该变化可能代表慢性 ACTH 诱导的耗减，因此可能与自然疾病相关的应激有关。药物或功能性激素分泌垂体肿瘤也能引起这种变化。肾上腺皮质功能必须在最终诊断应激之前得到证实。应激的其他指标包括胸腺萎缩和多个淋巴结的广泛淋巴细胞萎缩，淋巴细胞萎缩也可能见于脾脏。

4.8　被膜外皮质组织

　　老龄大鼠偶尔可见皮质组织扩展穿过被膜，最常见于肾上腺门部，该处有血管进入，推测可能由于血管周围的被膜不连续。肾上腺被膜外皮质组织在组织学上未见增生性病变，被认为是一种退行性过程（图30.11）。这种病变与副肾上腺皮质组织的区别在于后者有被膜包裹。因为增生性病变和肿瘤也可能突破门部的被膜，所以与这类病变的区分很重要。

5　炎症性和血管性病变

　　屏障系统内饲养的大鼠很少发生肾上腺炎症。如果观察到，通常是局灶性病变且常常继发于全身系统性疾病或是腹膜炎的延伸。肾上腺皮质或髓质偶尔可见毛细血管扩张（血管扩张）（图30.12）。局灶性皮质血窦扩张也被称为紫癜。血管扩张通常与炎症、退行性疾病和（或）肿瘤性疾病相关，并且可能伴有血栓形成。循环血中的内源性 ACTH 水平升高和（或）外源性给予 ACTH 能够导致以充血伴有血窦和细胞间隙扩张为特征的血管变化，该病变可能进展形成血管池和出血性梗死。

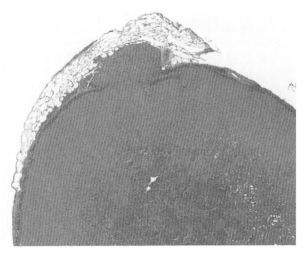

图 30.11　老龄大鼠的肾上腺门部附近的穿过被膜突出的皮质组织。注意突出的组织没有分带

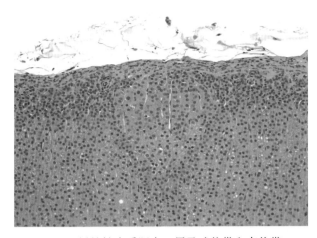

图 30.13　局灶性皮质肥大，累及球状带和束状带

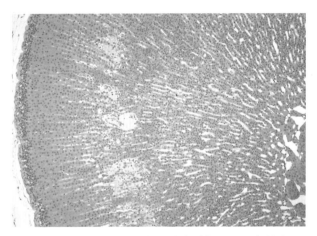

图 30.12　5 月龄大鼠的肾上腺皮质淤血和血窦扩张

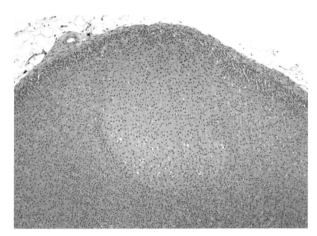

图 30.14　局灶性皮质肥大，仅累及束状带

6　增生性和肿瘤性病变

6.1　肾上腺皮质

　　与代谢活动增强相关的肾上腺皮质细胞肥大和肾上腺皮质细胞增生两者之间的区别有时并不明确，事实上可能只是程度上的区别（图 30.13~30.15）。此外，增生灶消退或恢复到正常时，细胞可能出现空泡化并充满脂质。因营养影响引起的代谢活动增强和肥大也可能增大细胞增殖的速率，并且肥大常常是增生的组成部分。因此，研究者们通常试图将明显的细胞数量增加或

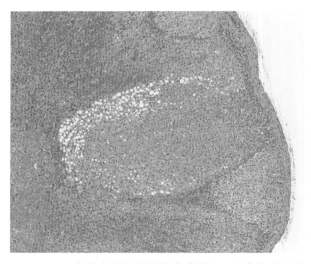

图 30.15　老龄大鼠的局灶性皮质增生。注意病变边缘的脂质蓄积

增殖速率增大（增生）的病灶与细胞增大的病灶相区分。肾上腺皮质细胞的增生可能是对垂体产生的 ACTH 分泌增多或未知原因引起的变性和坏死的再生性反应。已发现激素治疗、化学物质或辐照可诱导皮质的增生性病变。局灶性增生、腺瘤和癌在形态学上具有连续性，有时很难将明显的增生与腺瘤，或者腺瘤与癌相区别。细胞学特征并不能清楚地预测生物学潜能，因此，需要使用多种标准来对肾上腺皮质的增生性病变进行分类（表 30.1）。

6.1.1　肥大

肾上腺肥大可呈双侧、弥漫性或局灶性。双侧弥漫性肥大通常由 ACTH 分泌的增多引起。当出现肾上腺重量增大和明显的皮质厚度增大时，通常诊断为弥漫性皮质肥大。通常，束状带厚度增大，而网状带厚度增大的程度较小。局灶性肥大以皮质细胞增大为特征，常为球状带或束状带细胞（图 30.13 和 30.14）。病灶通常很明显，对周围没有压迫（压迫是帮助区分局灶性增生和局灶性肥大的标准）。受影响细胞的胞质通常呈嗜酸性、细颗粒状，伴有或不伴有透明脂质空泡。主要由脂质空泡蓄积引起的细胞增大可以诊断为空泡形成（脂肪变性），而不是肥大。

6.1.2　增生

肾上腺增生可呈双侧、弥漫性或局灶性。由 ACTH 分泌增多引起的弥漫性增生并不常见。生理性双侧弥漫性增生见于妊娠的大鼠（图 30.16 和 30.17）。双侧弥漫性增生会伴有整个肾上腺体积、重量和皮质厚度的增加。长期刺激的肾上腺呈结节状。脂质空泡可能在增生的皮质细胞内蓄积，当程度严重时，必须与不伴有增生的弥漫性空泡形成相区别。局灶性增生在老龄大鼠中较为常见。通常主要累及束状带，较少累及网状带。球状带细胞也可能增大。局灶性增生可为单个或多个病变。病变通常呈半月形，以球状带形成病变的底部。与周围界限不清至中等清楚，可

表 30.1　肾上腺皮质增生性病变的判定标准

局灶性增生
皮质细胞的局灶性病灶，与周围的正常实质组织相混合，对邻近皮质产生轻微压迫或使之变形
结构轻微改变；束状带细胞与被膜表面保持垂直（放射状）方向
受影响细胞（包括其细胞核和细胞质）的大小（或多少）、形态和染色性质轻微至轻度改变；细胞可能比正常细胞略大或略小，伴有均质、呈嗜酸性的胞质或胞质空泡；空泡化细胞常出现在病灶的内部区域
没有细胞多形性
皮质腺瘤
皮质细胞组成的界限清楚的团块
对周围实质轻至重度压迫
细胞的排列为高度的分支索状、厚的小梁状或实性簇状；束状带细胞不再与被膜表面保持垂直（放射状）方向
轻至中度的细胞异型性和（或）多形性
皮质癌
明显的细胞异型性和多形性
核分裂象增加
侵袭被膜和周围组织
转移

能对周围的实质略有压迫。细胞保持相对正常的结构形式，束状带的细胞索垂直于被膜排列。细胞外表各异，可能比周围的皮质细胞小，嗜碱性稍强（曾称为嗜碱性灶），与邻近的皮质细胞相似（曾称为正常色素灶），或者细胞增大并含有更致密的嗜酸性胞质（曾称为嗜酸性灶 / 肥大）。有时会看到有丝分裂，但并不常见。没有细胞异型性。增生灶中可能出现血管扩张、血栓形成和坏死，但是在肾上腺皮质腺瘤或癌中更为常见。胞质空泡形成或脂肪变性经常出现在病灶的内部区域。当升高的增殖 / 代谢率降低并恢复正常时，病灶内的所有细胞可能会发生空泡形成（图 30.15）。局灶性增生必须与局灶性肥大、空泡形成（脂肪变性）（图 30.8）和腺瘤相区别。

局灶性增生和皮质腺瘤的区别主要基于肿瘤中正常结构关系的缺失（表 30.1）。腺瘤通常较大，会对周围的实质产生更大的压迫。更重要的是束状带细胞的放射状排列消失。

6.1.3 皮质腺瘤

皮质腺瘤出现在束状带或网状带（图 30.18 和 30.19）。皮质腺瘤通常与周围组织的界限比较清晰，表现为对邻近实质有压迫、生长模式和细胞特征改变、没有包膜。束状带内细胞束的正常放射状排列扭曲或消失，细胞排列为不规则的分支索状，被因血液而扩张的血窦分开。虽然细胞形态各异，但是细胞分化程度通常为中等分化至高分化。细胞可能增大，含有嗜酸性胞质，大的细胞核位于中央，核仁明显；或者细胞体积可能正常或较小，有圆形深染的细胞核和嗜酸性较弱或略嗜碱性的胞质。细胞异型性通常较小，可出现胞质空泡形成、血管扩张、出血或血栓形成。有丝分裂象可见，但是数量各异。

6.1.4 皮质癌

根据有无被膜、周围的软组织、血管或淋巴管浸润，以及细胞多形性或异型性的程度，可

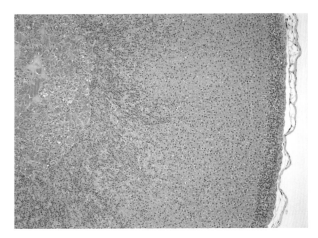

图 30.16 年轻非妊娠的雌性大鼠的肾上腺皮质

图 30.17 与图 30.16 的大鼠年龄相同的妊娠第 18 天大鼠的肾上腺皮质。注意由生理性增生引起的皮质宽度增加

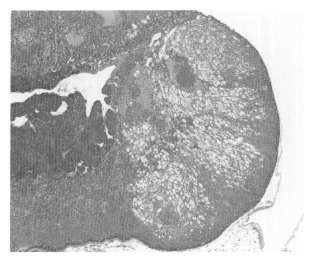

图 30.18 皮质腺瘤。病变呈膨胀性，对邻近皮质有压迫伴显著的空泡形成

以区分癌和腺瘤（图 30.20 和 30.21）。由于增生性病灶中有时可见非典型细胞，甚至在没有明显增生的情况下也会出现非典型细胞，所以异型性不总是与生物学行为有关，不应该作为恶性肿瘤的唯一判定标准。远处部位（通常是肝或肺）的转移不常见。皮质癌通常较大，呈不规则的团块状，并占据皮质的大部分区域，破坏正常的结构（细胞形态和细胞分带），扭曲或取代髓质，侵袭被膜和邻近的软组织或血管。癌内肿瘤细胞克隆的增殖率不同，可以形成结节状结构。肿瘤细胞排列成较短的、不规则的分支索状、实性簇状，或者几层细胞厚度的小梁状。癌内的细胞形态常常有所不同，由高分化至低分化的细胞组成一些区域，多形性和异型性在恶性程度更高的肿瘤中常见。有丝分裂活动多变，但是可能相当活跃。皮质癌内可能出现脂肪变性、囊状变性、坏死、血管扩张和（或）出血。如果癌是功能性的且分泌皮质类固醇，则对侧肾上腺皮质可能萎缩。

6.2　肾上腺髓质

　　不同品系大鼠的肾上腺髓质自发性增生性病变（增生和嗜铬细胞瘤）的发生率不同，它们常见于老龄的 Sprague-Dawley、Han-Wistar 和 Fischer 344 大鼠，雄性大鼠比雌性大鼠更多见。这些病变很少发生在小于 1 岁龄的大鼠，其后发生率会增加。发生率受环境因素、品系、内分泌情况、饮食和化学物质处理的影响。髓质增生性病变有时与垂体（远侧部）、甲状腺 C 细胞和胰岛的增生性病变同时发生。这些变化已被与人类混合性内分泌肿瘤综合征进行比较，但是缺乏这些肿瘤在大鼠中存在相关性的数据。据报道，垂体切除术可以消除 NEDH 品系的髓质增生性病变。关于髓质增生性病变的合适术语，病理学家间有不同的意见。由于大鼠缺乏临床综合征，且组织学切片上没有阳性嗜铬反应，一些病理学家认为大鼠髓质肿瘤与人类嗜铬细胞瘤有区别，更愿意使用另一种术语。充分的调查研究发现，髓

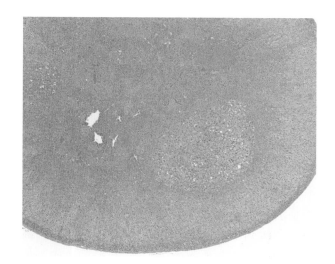

图 30.19　出现在网状带的腺瘤

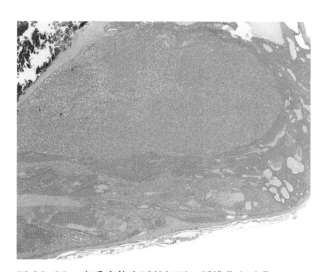

图 30.20　皮质癌伴广泛的坏死、纤维化和矿化

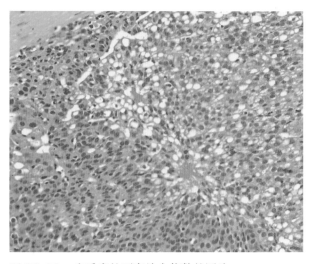

图 30.21　皮质癌的更高放大倍数的图片

质肿瘤似乎与大鼠儿茶酚胺的过度合成和释放、儿茶酚胺代谢物的分泌以及血压升高的相关性不大。而且电镜检查时，髓质增生性病变的细胞通常有稀疏分布的小电子致密颗粒，这些颗粒类似正常髓质内的 SGC。尽管如此，通过免疫组织化学和生物化学方法，可以在大鼠的髓质肿瘤中检测到肾上腺髓质激素、激素前体和其他颗粒成分。此外，相当大比例的人类嗜铬细胞瘤的临床表现不明显（如患者没有由儿茶酚胺过量引起的症状），而且分泌颗粒的大小和数量差异很大。因此，将缺乏一致的临床综合征和（或）阳性嗜铬反应作为使用另一种术语的理由似乎是不充分的。局灶性（结节状）增生和嗜铬细胞瘤的发生率随着年龄增长而增高，并且其变化过程在形态学上具有连续性。大的病变因为具有种植性（transplantability）和对周围组织的侵袭能力和转移，可以很清楚地确认为肿瘤，但是小病变的生物学行为（如潜在的退化或进展）是不确定的。尚不清楚小局灶性病变是否一开始就是肿瘤；是否是多个连续的事件中发生过 1 次或多次突变的癌前病变；或者是否代表一种生理性增生，即在某个未知点开始出现导致肿瘤的级联反应。随着

区分嗜铬细胞瘤的不同发展阶段的形态学标准的建立，已经出现了比较化学物质和药物对这些病变的发生率的潜在作用的实用方法。表 30.2 为肾上腺髓质增生性病变的判定标准。

6.2.1　嗜碱性灶

肾上腺髓质嗜碱性灶是个定义有些模糊的术语，因为它已经被应用于一系列病变，从髓质细胞胞质嗜碱性增强的小病灶到生长方式和细胞异型性发生改变的大病灶。目前，后者被归类为嗜铬细胞瘤。嗜碱性灶这个术语应该仅用于胞质颗粒嗜碱性增强的小灶的细胞聚集。细胞排列方式（生长方式）正常，无细胞异型性。这种改变通常呈多灶性且为双侧，发生率随年龄增长而增高。这类变化的实际发生率以及与髓质增生性病变的可能关系尚不清楚。

6.2.2　增生

肾上腺髓质增生可为弥漫性或者局灶性。弥漫性增生通常为双侧，而局灶性增生一般为单侧或双侧，通常为多发性。如果不使用形态计量技术，弥漫性增生很难被发现或确认，而在常规毒

表 30.2　肾上腺髓质增生性病变的判定标准
局灶性增生
髓质细胞的局灶性病灶，与周围的正常实质组织相混杂
没有或轻微压迫
结构轻微改变，细胞排列成比正常细胞稍大的团块状或实性簇状
受影响细胞（包括其细胞核和细胞质）的大小（或多少）、形态和染色性质有极轻至轻度改变
良性嗜铬细胞瘤
髓质细胞组成界限清楚的团块
对周围实质有极轻至重度压迫
细胞结构改变，细胞排列成大的实性簇状或厚的小梁状；生长方式可能不同
受影响细胞的大小、形状和染色性质有轻至重度改变；可能存在明显的细胞异型性和多形性
恶性嗜铬细胞瘤
侵袭被膜和肾上腺周围的软组织
转移

性或致癌试验中通常不使用这种技术。局灶性
（结节状）增生的发生率随年龄增长而增高，局
灶性增生可以发生在髓质的任何部位，但是通常
出现在皮质与髓质交界处。病灶的边界不规则，
受影响的细胞与邻近正常的髓质细胞相混杂，对
周围没有压迫或有轻微压迫（图 30.22）。其特
征为髓质细胞聚集，细胞排列和细胞学特征的变
化轻微。块状或簇状排列的细胞更明显，并且簇
状排列的病灶似乎更大且包含更多的细胞。病变
内的细胞可能轻微增大，细胞核为圆形泡状；或
者比正常细胞略小，细胞核呈深染。胞质的嗜碱
性增强。偶尔在血管腔内可观察到与局灶性增生
相关的髓质细胞，这种现象不应该与真正的侵袭
血管的肿瘤细胞相混淆。

图 30.22　肾上腺髓质局灶性增生

6.2.3　良性和恶性嗜铬细胞瘤

　　肾上腺髓质嗜铬细胞瘤常因为太小，以至于
在剖检大体检查时观察不到，但较大的肿瘤可能
导致受累腺体增大和（或）形成局限性棕褐色或
暗红色结节。它们可以是单发或多发的，也可以
是单侧或双侧的。嗜铬细胞瘤是界限清楚的髓质
细胞团块，可能仅限于髓质内或突入皮质（图
30.23 和 30.24）。通过结构和（或）细胞学特征
的改变可以区分，但是显微镜下的表现多变。膨
胀性肿瘤对周围实质有不同程度的压迫。肿瘤细
胞排列成大小不一的聚集体、大的实性片状和
（或）几层细胞厚度的小梁索状。血窦可能明显
扩张（血管扩张），将聚集的肿瘤细胞和索状的
肿瘤细胞分开。细胞通常是多面体，但是偶见梭
形或纺锤形细胞。可能比正常细胞略大，有大的
泡状细胞核和明显的核仁；或者比正常细胞小，
细胞核呈深染。嗜铬细胞瘤通常不呈嗜铬反应阳
性，但是有不同程度的电子致密颗粒，免疫组织
化学染色证明含有儿茶酚胺。有丝分裂的数量多
变，但是一般并不常见，除非是大的、明显的恶
性肿瘤。区别恶性嗜铬细胞瘤和良性嗜铬细胞瘤
的组织学特征有许多，包括核质比增高、细胞多

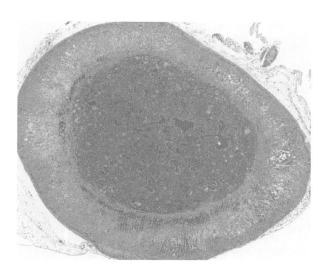

图 30.23　嗜铬细胞瘤，充满并使髓质扩张

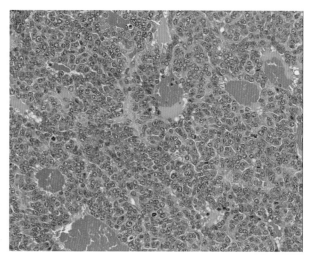

图 30.24　嗜铬细胞瘤的更高放大倍数图片。显示均一
的肿瘤细胞呈大的簇状，类似正常的嗜铬细胞

形性和异型性 / 细胞有丝分裂指数增高、出血、坏死、体积增大、侵袭和远处转移（图 30.25 和 30.26）。除明显的侵袭或转移外，嗜铬细胞瘤的恶性和良性在形态学特征上没有明显或明确的区别。肿瘤大小的增大与生长方式的异质性增强、细胞多形性和异型性增强大致相关。形态学连续性似乎与生物学连续性相关，因为只有具有明显的细胞多形性、异型性和生长方式异质性的大型肿瘤才会发生转移。由于形态学的连续性，通常仅在有证据显示对被膜和被膜外软组织有侵袭或转移时才诊断为恶性嗜铬细胞瘤。转移最常发生在肺、肝和区域淋巴结。区别真正的被膜和（或）肾上腺周围组织侵袭，以及由于剖检和（或）修块时处理不慎造成的人工假象（髓质组织被挤出）很重要。切片的平面也应该考虑，因为靠近门部的斜切可在皮质内和被膜下观察到明显的髓质细胞。

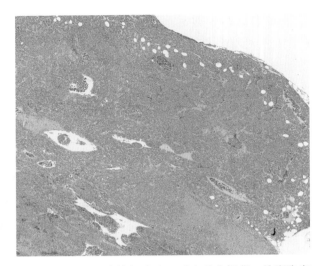

图 30.25　恶性嗜铬细胞瘤，对皮质有侵袭，并膨胀穿过被膜

6.2.4　复合型嗜铬细胞瘤

　　一些髓质肿瘤含有肿瘤嗜铬细胞、神经母细胞、神经节细胞、施万细胞和神经原纤维混合成分（图 30.27 和 30.28）。这些成分最有可能代表肿瘤细胞克隆的不同分化，而不是独立的肿瘤。肾上腺髓质来源于原始的成交感神经细胞，自主神经节及其卫星细胞和施万细胞也来源于成交感神经细胞。此外，在体外试验（细胞培养）中，在适当的 NGF 作用下，髓质细胞具有转化为神经细胞的能力，表明髓质细胞具有表型可塑性。因此，髓质肿瘤的细胞克隆显示出神经性分化（如胞质突起、神经分泌囊泡的发育）也就不足为奇了。复合型嗜铬细胞瘤这一术语已被用于神经成分占肿块总量小于 80% 的肿瘤。复合型嗜铬细胞瘤中的神经成分包括散布于神经纤维和支持细胞之间的分化程度中等至分化良好的神经节细胞。典型的神经节细胞较大且为多面体，外形上可能有角，胞质丰富，可能呈细颗粒状、嗜酸性或略嗜碱性。细胞核呈圆形或卵圆形，有数量

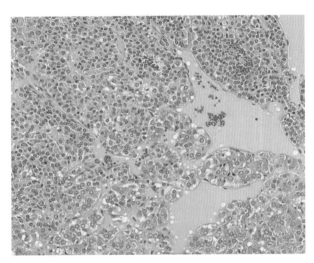

图 30.26　图 30.25 中的恶性嗜铬细胞瘤的更高放大倍数图片，注意细胞大小不同

不等的细点状染色质，可能有 1 个明显的核仁。电子显微镜显示胞质内有神经分泌颗粒和发育良好的粗面内质网（尼氏物质）。支持组织由神经纤维的嗜酸性纤维基质中的卫星细胞和施万细胞组成，这些成分的组成程度因分化程度的不同而有所不同。复合型嗜铬细胞瘤也可包含明显的神经母细胞样细胞区域。

6.2.5　神经节细胞瘤

　　在大鼠中，完全由神经纤维的神经纤维基质

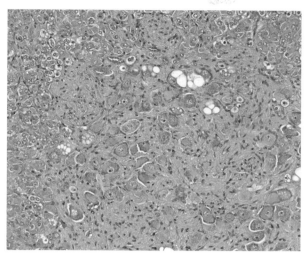

图 30.27　复合型嗜铬细胞瘤，由神经节组织和嗜铬细胞组成

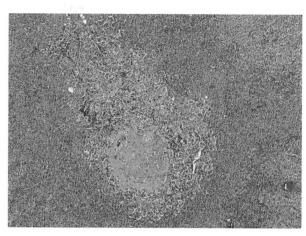

图 30.29　髓质边缘的神经节细胞瘤。图片由美国 NTP 提供

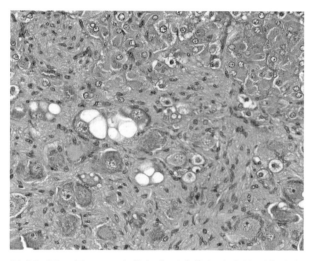

图 30.28　图 30.27 中的复合型嗜铬细胞瘤的更高放大倍数图片。可见分化良好的神经节细胞（有时空泡化）、神经纤维和嗜铬细胞

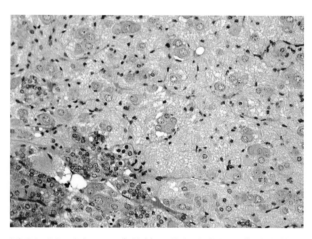

图 30.30　图 30.29 中的神经节细胞瘤的更高放大倍数图片。由成熟的神经节细胞和施万细胞的神经纤维基质以及轴突组成。图片由美国 NTP 提供

中的神经节、卫星细胞和施万细胞组成的髓质肿瘤（神经节细胞瘤）很罕见。如前所述，神经节细胞分化更常见于复合型嗜铬细胞瘤。由于髓质细胞肿瘤的表型可塑性，通常仅当肿瘤几乎完全（大于 80%）由神经节细胞和神经纤维组成时才能诊断为神经节细胞瘤（图 30.29 和 30.30）。

6.2.6　神经母细胞瘤

　　主要由神经母细胞样细胞组成的髓质肿瘤（神经母细胞瘤）在大鼠中十分罕见。良性和恶性嗜铬细胞瘤、复合型嗜铬细胞瘤和神经节细胞瘤中有时可见神经母细胞样细胞和具有神经节细胞或嗜铬细胞形态学特征的移行细胞，但是这些肿瘤通常都不被诊断为神经母细胞瘤（图 30.31）。神经母细胞瘤的诊断应该适用于主要为神经母细胞（大于 80%）的肾上腺髓质肿瘤。神经母细胞瘤由细胞核呈深染和细胞质稀疏的小细胞紧密排列而成，这些细胞排列成片状和

（或）厚的小梁状（图 30.32 和 30.33）。细胞边界不清，胞质色淡且呈纤维状，细胞核通常为圆形或卵圆形，偶尔可见三角形或胡萝卜形。肿瘤细胞可在纤细的纤维状胞质网周围形成特征性的圆形团簇（菊形团）。在电子显微镜下，这些细胞有许多细长的细胞质突起（神经突），神经突内有不同电子密度的神经分泌颗粒、透明囊泡、微管和其他细胞器。

6.2.7 转移性肿瘤

肾上腺偶尔是恶性肿瘤的转移部位。在有单核细胞白血病或其他类型白血病的大鼠中，肿瘤性白细胞常见于肾上腺的血管。这些异常的单核细胞可造成循环不良，可能伴有淤血、出血、血管扩张和（或）凝固性坏死。

7 其他病变

7.1 骨化生

肾上腺的骨化生是罕见的病变，发生率小于 0.1%。化生的骨通常见于被膜下，扭曲或取代球状带。病变可能为极轻度的局灶性变化，或者围绕皮质形成完整的环。骨可能是不成熟的编织骨或板层骨，这取决于病变的时间长短。骨化生的原因尚未确定，但是可能与影响钙 / 维生素 D 的化合物有关。

7.2 淀粉样变

大鼠肾上腺的淀粉样变也罕见，可能是单侧或双侧的，且发生时不伴有全身性淀粉样变。淀粉样物质以层状排列沉积在被膜下，髓质很少受影响。

8 毒理学病变

虽然相对于其他器官如肝和肾，肾上腺的毒

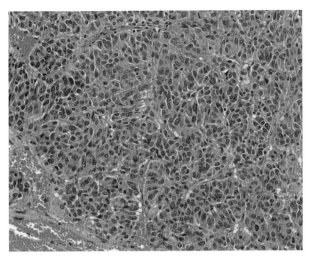

图 30.31　髓质肿瘤，显示出神经母细胞分化，但是不形成在图 30.33 的神经母细胞瘤中所见的特征性菊形团

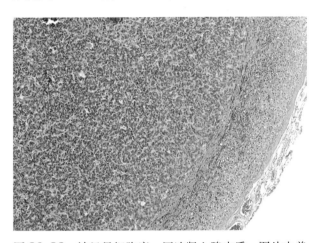

图 30.32　神经母细胞瘤，压迫肾上腺皮质。图片由美国 NTP 提供

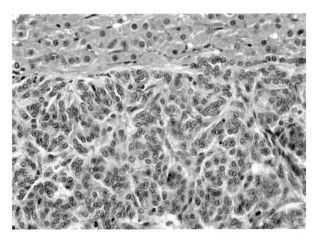

图 30.33　图 30.32 中的神经母细胞瘤的更高放大倍数图片。细胞核呈深染，形成菊形团。图片由美国 NTP 提供

性病变不常见，但是在试验性药物和化学物质的研究中，肾上腺是常受影响的内分泌器官之一。肾上腺的各个带对毒性化学物质的敏感性不同，束状带和网状带是皮质最常受影响的区域。最可能的原因是与解剖和代谢差异有关。肾上腺的易感性的另一个原因是其血管丰富。球状带接受由被膜而来的部分血供，因此可以避免因肾上腺动脉或其分支小动脉损害而引起的缺氧或缺血作用。束状带和网状带含有高脂质成分，这使它们成为类固醇生物合成过程中的脂质过氧化反应和自由基生成的易感区域。此外，作为细胞色素 P450 酶的生物活化位点，它们能够对外源性化学物质进行生物转化，由此提高或降低毒性。天然或合成的类固醇激素能使大鼠产生增生性病变，产生的病变随受影响区域的不同而不同。皮质病变通常为退行性或增生性病变，而髓质病变最常见的是肥大或增生性病变。

8.1　皮质

8.1.1　脂肪沉积

虽然肾上腺皮质的实质细胞内有大量的类固醇，但是没有中性脂肪。许多化合物能引起细胞质内大量异常的中性脂肪蓄积，主要在束状带或网状带。机制上，这种变化与类固醇生成的抑制或改变有关。这类化合物包括 o,p'-DDD（杀虫剂）、氨鲁米特（抗惊厥药）、克霉唑和酮康唑（咪唑类抗真菌药）、α-(1,4- 二氧 -3- 甲基喹喔啉 -2- 基)-N- 甲基硝酮 [α-(1,4-dioxido-3-methylquinoxalin-2-yl)-N-methylnitrone]、1,1′- 硫二亚乙基二茂铁、乙醇（溶剂）和雌激素。苯胺（染料）可引起脂质在大鼠的球状带蓄积。光学显微镜下观察到胞质内的中性脂肪呈圆形的透明空泡，可能融合形成气球样细胞。病变的范围和严重程度常常与剂量相关，内部区域是最先且受影响最广泛的区域。如果病变严重，弥漫性的空泡形成可能伴有单个细胞的坏死。长期给予上

述化合物中的某些化合物，可引起弥漫性皮质萎缩。通过光学显微镜观察可知，上述的多数化合物引起的最显著的作用之一是脂质沉积和空泡形成，然而超微结构检查显示为线粒体改变和滑面内质网扩张。这一点不足为奇，因为在类固醇合成过程中，细胞色素 P450 酶相关的 11β- 和 18-羟基化发生在线粒体膜上，而 17α- 和 21- 羟基化发生在微粒体部分（内质网）。

8.1.2　磷脂质沉积

众所周知，许多生物活性的阳离子双嗜性化合物可以引起大鼠以及其他种属（包括人类）的全身性磷脂质沉积。对于肾上腺，这些化合物可引起束状带和网状带细胞形成含有磷脂的胞质包涵物。胞质包涵物是体积增大的溶酶体，含有膜状的板层小体（髓鞘样结构）。当停止给予化合物时，这些结构消失。能使大鼠的肾上腺发生磷脂质沉积的药物包括对氯苯丁胺（食欲抑制剂）、他莫昔芬（抗雌激素药）、齐美利定（抗抑郁药）、三苯乙醇（降胆固醇药）、氟苯丙胺（食欲抑制剂）和伊普吲哚（三环类抗抑郁药）（图 30.34）。

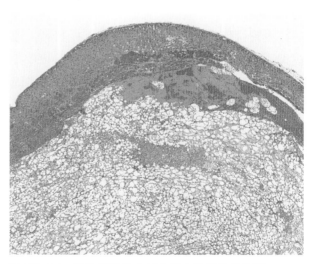

图 30.34　脂肪瘤取代大部分肾上腺并使其扩张

8.1.3 坏死

短链的（3~4 个碳链）带有亲核末端自由基的脂肪族化合物（腈类、硫醇类和胺类）可引起束状带和网状带细胞坏死。饱和烷基硫醇比饱和烷基腈和胺的作用更强。双键（不饱和）的出现使腈类、硫醇类和胺类的作用增强。分支的碳链会增强硫醇类的作用，但是不会增强腈类和胺类的作用。这些化合物包括丙烯腈、丁烯腈、2- 丙硫醇、1- 丁硫醇、1,4- 二巯基丁烷、烯丙胺、1,3- 丙二胺和半胱胺。o,p'-DDD 也能引起皮质坏死。丙烯腈试验表明在肾上腺出现坏死之前，谷胱甘肽会减少，儿茶酚胺（特别是多巴胺）的浓度会升高。而且单独给予 1 种 α 肾上腺素能拮抗剂（酚苄明）或者联合 β 受体拮抗剂（普萘洛尔），能显著减少皮质病变的发生率和严重程度。因此，儿茶酚胺可能是化学诱导肾上腺皮质坏死的常见中介物。依据给予特定的化合物和给药剂量，坏死可以是局灶性、弥漫性或者大片性和出血性。给予某些化合物的研究表明，皮质内血管的通透性增大、内皮细胞损伤，并且会出现凝血功能障碍，或许在皮质实质细胞损伤之前，这些变化是由髓质内单胺的释放或者化学物质和（或）代谢物引起的。

8.1.4 萎缩

血管紧张素转换酶抑制剂（如卡托普利）通过抑制肾素 - 血管紧张素系统，能引起球状带萎缩。心房肽也能引起球状带萎缩。给予皮质类固醇可引起球状带和束状带萎缩，1α- 甲基睾酮可引起雌性大鼠的网状带萎缩。

8.1.5 增生性病变

据报道，激素治疗、辐照和化学物质可诱导肾上腺皮质的增生性和（或）肿瘤性病变。肥大和增生可能出现在某个带或弥漫性出现于肾上腺皮质的所有带，也可能与脂质蓄积有关。引起肾上腺皮质增生的化合物包括 ACTH、血管紧张素 Ⅱ、催乳素、血管扩张药吡那地尔、HMG-CoA 还原酶抑制剂洛伐他汀和钙通道阻滞剂。给予几种雌激素可引起良性和恶性肿瘤。虽然雌激素诱导的肿瘤通常是激素依赖性的，需要雌激素才能继续生长和扩散，但是某些肿瘤在移植后可具有自主生长的能力。据报道，一些致癌试验表明给予化合物与肾上腺皮质腺瘤和（或）癌有关。报道的可诱导肾上腺皮质肿瘤形成的化合物包括杀虫剂、除草剂和工业化学物质，例如 1,2-二溴 -3- 氯丙烷、对硫磷、3,3′,4,4′,5- 五氯联苯（PCB126）。

由于皮质肿瘤诊断的困难和皮质腺瘤生物学行为相关信息的缺乏，在解释化学物质诱导这些肿瘤时应该谨慎。

8.2 肾上腺髓质

离子载体抗生素盐霉素和抗原虫药莫能菌素能诱导肾上腺髓质坏死。局灶性增生和嗜铬细胞瘤与给予生长激素、土霉素、氨苄西林、苯基丁氮酮、雌激素、辐照、维生素 A 醋酸脂、硫脲嘧啶、尼古丁、利血平和 4- 氯间苯二胺等化合物有关。高乳糖或糖醇类（多元醇类、复合碳水化合物）饮食可以促进小肠对钙的吸收，也与嗜铬细胞瘤的发生有关。

参考文献

Anderson, D.H., Kennedey, H.S., 1932. Studies on the physiology of reproduction. IV. Changes in the adrenal gland of the female rat associated with the oestrous cycle. J. Physiol. (London). 76, 247-260.

Bohn, M.C., Goldstein, M., Black, I.B., 1981. Role of glucocorticoids in expression of the adrenergic phenotype in rat embryonic adrenal gland. Dev. Biol. 82, 1-10.

Boorman, G.A., Hollander, C.F., 1973. Spontaneous lesions in the female WAG/Rij (Wistar) rat. J. Gerontol. 28, 152-159.

Bosland, M.C., Bar, A., 1984. Some functional characteristics of adrenal medullary tumors in aged maleWistar rats. Vet. Pathol. 21, 129-140.

Chandra, S., Hoenerhoff, M.J., Peterson, R., 2013. Endocrine Glands. In: Sahota, P.S., Popp, J.A., Hardisty, J.F., Gopinath, C. (Eds.), Toxicologic Pathology: Nonclinical Safety Assessment.

CRC Press, Boca Raton, FL, pp. 655-716.

Cheng, L., 1980. Pheochromocytoma in rats: incidence, etiology, morphology, and functional activity. J. Environ. Pathol. Toxicol. 4, 219-228.

Coleman, G.L., Barthold, S.W., Osbaldiston, G.W., Foster, S.J., Jonas, A.M., 1977. Pathological changes during aging in barrier-reared Fischer 344 male rats. J. Gerontol. 32, 258-278.

Coupland, R.E., 1971. Observation on the form and size distribution of chromaffin granules and on the identity of adrenaline- and noradrenaline-storing chromaffin cells in vertebrates and man. Mem. Soc. Endocrinol. 19, 611-635.

Coupland, R.E., Kobaysahi, S., Tomlinson, A., 1977. On the presence of small granule chromaffin cells (SGC) in the rodent adrenal medulla. J. Anat. 124, 488-489.

DeLellis, R.A., Merk, F.B., Warren, S., Balogh, K., 1973. Ultrastructure and in vitro growth characteristics of a transplantable rat pheochromocytoma. Cancer (Philadelphia). 32, 227-235.

Dhom, G., Hohbach, C., Mausle, E., Scherr, O., Ueberberg, H., 1981. Peliosis of the female adrenal cortex of the aging rat. Virchows Arch. B. 36, 195-206.

Doupe, A.J., Landis, S.C., Patterson, P.H., 1985a. Environmental influences in the development of neural crest derivatives: glucocorticoids, growth factors, and chromaffin cell plasticity. J. Neurosci. 5, 2119-2142.

Doupe, A.J., Patterson, P.H., Landis, S.C., 1985b. Small intensely fluorescent cells in culture: role of glucocorticoids and growth factors in their development and interconversions with other neural crest derivatives. J. Neurosci. 5, 2143-2160.

Dunning, W.F., Curtis, M.R., Segaloff, A., 1953. Strain differences in response to estrone and the induction of mammary gland, adrenal, and bladder cancer in rats. Cancer Res. 13, 147-152.

Eraenkoe, O., 1955. Nodular hyperplasia and increase of noradrenaline content in the adrenal medulla of nicotine-treated rats. Acta Pathol. Microbiol. Scand. 36, 210-218.

Fischer-Colbrie, R., Frischenschlager, I., 1985. Immunological characterization of secretory proteins of chromaffin granules: chromogranins A, chromogranins B, and enkephalin-containing peptides. J. Neurochem. 44, 1854-1861.

Gillman, J., Gilbert, C., Spence, I., 1953. Pheochromocytoma in the rat. Pathogenesis and collateral reactions and its relation to comparable tumours in man. Cancer (Philadelphia). 6, 494-511.

Goodman, D.G., Ward, J.M., Squire, R.A., Chu, K.C., Linhart, M.S., 1979. Neoplastic and nonneoplastic lesions in aging F344 rats. Toxicol. Appl. Pharmacol. 48, 237-248.

Goodman, D.G., Ward, J.M., Squire, R.A., Chu, K.C., Linhart, M.S., 1980. Neoplastic and nonneoplastic lesions in aging Osborne-Mendel rats. Toxicol. Appl. Pharmacol. 55, 433-447.

Greaves, P., 2012. Histopathology of Preclinical Toxicity Studies: Interpretation and Relevance in Drug Safety Studies. fourth ed. Elsevier, London.

Harvey, P.W., Sutcliffe, C., 2010. Adrenocortical hypertrophy: establishing cause and toxicological significance. J. Appl. Toxicol. 30, 617-626.

Hoffman, H.-D., Seidl, K., Grothe, C., Unsicker, K., 1987. Developmental signals controlling sympathoadrenal differentiation in the rat: the role of glucocorticoid hormones and neurotrophic proteins. Exp. Brain Res. Ser. 16, 213.

Kikuta, A., Murakami, T., 1986. Relationship between chromaffin cells and blood vessels in the rat adrenal medulla. Am. J. Anat. 170, 73-81.

Kovacs, K., Blascheck, J.A., Yeghiayan, E., Hatakeyama, S., Gardell, C., 1971. Adrenocortical lipid hyperplasia induced in rats by aniline. Am. J. Pathol. 62, 17-34.

Kurokawa, Y., Hayashi, Y., Maekawa, A., Takahashi, M., Kukubo, T., 1985. High incidences of pheochromocytomas after long-term administration of retinol acetate to F344/DuCrj rats. J. Natl. Cancer Inst. 74, 715-723.

MacKenzie, W.F., Gamer, F.M., 1973. Comparison of neoplasms in six sources of rats. J. Natl. Cancer Inst. (US). 50, 1243-1257.

Magalhaes, M.M., Breda, J.R., Magalhaes, M.C., 1978. Ultrastructural studies on the prenatal development of the rat adrenal cortex. J. Ultrastructure Res. 64, 115-123.

Marine, D., Baumann, E.J., 1945. Hypertrophy of adrenal medulla of white rats in chronic thiouracil poisoning. Am. J. Physiol. 144, 69-73.

Millar, T.J., Unsicker, K., 1981. Catecholamine-storing cells in the adrenal medulla of the pre- and postnatal rat. Acetylcholinesterase as a means for early discrimination of cell types. Cell Tissue Res. 217, 155-170.

Moon, H.D., Simpson, M.E., Li, C.H., Evans, H.M., 1950. Neoplasms in rats treated with pituitary growth hormone. II. Adrenal glands. Cancer Res. 10, 364-370.

National Cancer Institute, 1980. Bioassay of Reserpine for Possible Carcinogenicity. U.S. Department of Health and Human Services, National Institutes of Health, Washington, DC., CAS No. 50-55-5, NCI Carcinog. Tech. Rep. Ser.No. 193, DHHS (NIH) Pub.No. 80-16.

Reznik, G., Ward, J.M., Reznik-Schueller, H., 1980. Ganglioneuromas in the adrenal medulla of F-344 rats. Vet. Pathol. 17, 614-621.

Ribelin, W.E., 1984. The effects of drugs and chemicals upon the structure of the adrenal gland. Fundam. Appl. Toxicol. 4, 105-119.

Ribelin, W.E., Roloff, M.V., Houser, R.M., 1984. Minimally functional rat adrenal medullary pheochromocytomas. Vet. Pathol. 21, 281-285.

Roe, F.J.C., Bar, A., 1984. Enzootic and epizootic adrenal medullary proliferative disease of rats: influence of dietary factors which affect calcium absorption. Hum. Toxicol. 4, 27-52.

Rosol, T.J., DeLellis, R.A., Harvey, P.W., Sutcliffe, C., 2013. third ed. Haschek and Rousseaux's Handbook of Toxicologic Pathology, vol. III. Elsevier Inc., Chapter 58, page 2393.

Serizawa, Y., Kobayashi, S., 1980. SGC cell of the adrenal medulla. A transient form between neurons and paraneurons. Biomed. Res. 1 (Suppl.), 107-111.

Slotkin, T.A., Smith, P.H., Lau, C., Barsis, D.L., 1980. Functional aspects of development of catecholamine biosynthesis and release in the sympathetic nervous system. In: Parvez, H., Parvez, S. (Eds.), Biogenic Amines in Development. Elsevier/North-Holland, Amsterdam.

Solleveld, H.A., Haseman, J.K., McConnell, E.E., 1984. Natural history of body weight gain, survival, and neoplasia in the F344 rat. J. Natl. Cancer Inst. 72, 929-940.

Szabo, S., Lippe, I.T., 1989. Adrenal gland: chemically induced structural and functional changes in the cortex. Toxicol. Pathol. 17, 317-329.

Tannenbaum, A., Vesselinovitch, S.D., Maltoni, C., Mitchell, S., 1962. Multipotential carcinogenicity of urethan in the Sprague-Dawley rat. Cancer Res. 22, 1362-1371.

Tischler, A.S., DeLellis, R.A., 1988a. The rat adrenal medulla. I. The normal adrenal. J. Am. Coll. Toxicol. 7, 1-21.

Tischler, A.S., DeLellis, R.A., 1988b. The rat adrenal medulla. II. Proliferative lesions. J. Am. Coll. Toxicol. 7, 23-44.

Tischler, A.S., Delellis, R.A., Perlman, R.L., Allen, J.M., Costopoulos, D., Lee, Y.C., et al., 1985. Spontaneous proliferative lesions of the adrenal medulla in aging Long-Evans rats. Comparison to PC12 cells, small granule-containing cells, and human adrenal medullary hyperplasia. Lab. Invest. 53, 486-498.

Todd, G.C., Price, E.C., Clevinger, W.G., 1970. Ganglioneuroma of the adrenal medulla in rats: a report of three cases. Pathol. Vet. 1,

139-144.

Ward, J.M., Resnik-Schuller, H., 1980. Morphological and histochemical characteristics of pigments in aging F344 rats. Vet. Pathol. 17, 678-685.

Warren, S., Grozdev, L., Gates, O., Chute, R.N., 1966. Radiationinduced adrenal medullary tumors in the rat. Arch. Pathol. 82, 115-118.

Winkler, H., Apps, D.K., Fischer-Colbrie, R., 1986. The molecular function of adrenal chromaffin granules: established facts and unresolved topics. Neuroscience. 18, 261-290.

第 31 章

甲状腺

Mark G. Mense and Gary A. Boorman
Covance Laboratories, Chantilly, VA, USA

1 引言

甲状腺由 2 种内分泌细胞组成，即滤泡细胞和 C 细胞（滤泡旁细胞）。甲状腺在维持其他所有器官的最佳功能中发挥重要作用。滤泡细胞负责甲状腺激素的合成、贮存和分泌。甲状腺激素调节基础代谢率、生长和组织分化的进程。由 C 细胞产生的降钙素能帮助调节血钙和磷酸盐水平。化学物质可能通过影响甲状腺激素的药代动力学、生成和利用来影响滤泡细胞的功能。甲状腺激素的分泌由垂体反馈调控，垂体产生的促甲状腺激素（TSH）的持续刺激可导致滤泡细胞弥漫性增生和肿瘤性病变。垂体在长时间需产生 TSH 的刺激下，可能发展出肿瘤。同样地，C 细胞的生物化学、生理学或结构的变化都可能影响它的功能。鉴于甲状腺对动物整体健康的重要作用，在大多数毒理学试验或致癌性试验方案中通常要求对其进行组织形态学检查。

2 正常甲状腺

2.1 胚胎学

甲状腺是大鼠体内第一个发育的内分泌器官，起源于第一咽囊的原始咽部内胚层腹侧下的生长区域。它通过甲状舌管附于咽囊上皮，随着甲状舌管的发育分离出口腔底部，甲状腺也向后迁移至颈部。鳃后体起源于第三咽囊的后壁，失去内胚层的联系，并被甲状腺侧叶包裹。鳃后体包含 C 细胞的前体，该前体在浸入鳃后体前被认为是起源于神经嵴的原始细胞。

甲状腺约在妊娠期第 12 天可见。在器官形成期早期，滤泡细胞由间充质组织分隔开并排列成索，在大鼠妊娠第 16 或第 17 天出现滤泡。妊娠第 16 天，甲状腺球蛋白开始见于粗面内质网、高尔基体和核周隙；妊娠第 17 天，甲状腺素（thyroxine，T_4）和三碘甲状腺原氨酸（triiodothyronine，T_3）出现于原始滤泡微绒毛表面。妊娠第 17 天，碘开始被吸收至甲状腺内。妊娠第 18 天，甲状腺滤泡中可检测到甲状腺素。妊娠期第 21 天，甲状腺开始在滤泡内贮存胶质。

2.2 解剖学

甲状腺位于喉的后方，与气管的腹侧面的两侧相邻。甲状腺由 2 个侧叶组成，侧叶之间由一横穿气管腹侧面的峡部（扁平带状组织）相连。甲状腺的侧面和腹侧面被胸骨舌骨肌覆盖，背侧颈动脉、迷走神经、颈内静脉和喉返神经并行。甲状腺的大小和结构取决于很多因素，包括年龄、性别、营养、饮食中的碘含量、环境、季节和其他会影响动物生理状态的因素。这些因素的变化使可信的甲状腺大小和重量平均值的确定较为困难。这些参数必须在比较过对照组和给药组甲状腺结构和功能的试验中测定。

甲状腺由一薄层结缔组织构成的被膜包裹，该被膜紧密地贴附于甲状腺的外表面。被膜中含有血管、淋巴管和神经，在靠近两极、侧叶和峡部的交界处最为明显。供应甲状腺的甲状腺上动脉是颈外动脉的分支，静脉回流通过颈内静脉实现。来自甲状腺的淋巴液引流至颈深淋巴结。

2.3 组织学

滤泡是甲状腺的结构单位，滤泡内充满称为胶质的分泌物。滤泡的形状和大小差异很大，是一群不规则的球体，最大的滤泡常见于小叶的外周（图 31.1）。滤泡被包含丰富的毛细血管、淋巴管和神经的致密纤维血管基质分隔开。滤泡上皮由单层细胞组成，其上皮高度随腺体活动状态的变化而改变。

当腺体不活跃时，滤泡大，胶质丰富，上皮呈矮立方或扁平状（图 31.2）；当腺体高度活跃时，滤泡小，胶质少，上皮细胞呈立方形至柱状（图 31.3）。大鼠甲状腺具有两性异形，雄性大鼠的甲状腺滤泡细胞的平均体积较雌性大。2种性别大鼠的滤泡细胞数量相似，但是雄性大鼠上皮的绝对体积和基质均大于雌性。雌性大鼠的甲状腺胶质更丰富。大鼠甲状腺 24 小时周期内微观结构的变化具有双峰性，这可能反映血液中 TSH 水平的变化。为了减少昼夜节律对形态和功能的影响，评价对照组和给药组这些易变的差

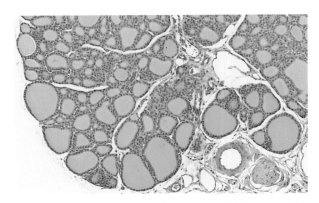

图 31.1 正常的甲状腺，靠近甲状腺外周，可见滤泡扩张。图片由美国 NTP 提供

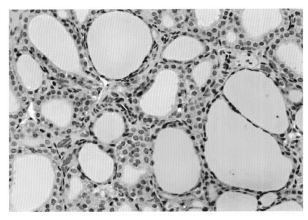

图 31.2 正常的甲状腺，滤泡胶质丰富，细胞呈矮柱状。腺体不活跃时上皮扁平。图片由美国 NTP 提供

异时要么选择同一时间、要么随机选择。

　　胶质是半液体或胶体样物质，在生存期间与滤泡上皮相连（使用冻干技术检测时）。然而，经过常规组织学处理后，胶质可能皱缩，在胶质和上皮之间出现连续而不规则的空隙。胶质中也可能形成空泡或空隙。常规苏木精和伊红染色时，不同腺体之间甚至同一个腺体内，胶质的着色可能也有差异。在活跃的腺体中胶体主要为嗜碱性，而在不活跃的腺体中则为嗜酸性。

　　甲状腺的第二种内分泌细胞成分是 C 细胞，因分泌降钙素而得名。它们通常不是弥漫分布于整个腺体而是集中分布于每个叶的中央部位。C 细胞数目随年龄增长而增加，在老龄大鼠中非常明显。它们的大小与滤泡细胞相似，或比滤泡细胞稍大，通常单个存在或成簇分布，位于滤泡上皮和滤泡基底膜之间（图 31.4）。在常规组织切片中，C 细胞为多角形，也可见狭长形。大多数染色方法均显示胞质呈浅染，胞质内含有大量较小的分泌颗粒。因为含有儿茶酚胺，镀银染色较深。可使用免疫过氧化物酶染色或其他特殊染色方法对降钙素进行染色。

2.4　生理学

2.4.1　甲状腺激素和滤泡细胞

　　甲状腺滤泡细胞合成和贮存甲状腺激素并将其释放入血。甲状腺是体内每克组织拥有较高的血液流动率的器官之一，高血液流动率尤其适应甲状腺功能。滤泡上皮细胞收集和转运碘，合成和分泌甲状腺球蛋白，调移和分泌 T_3 和 T_4。甲状腺球蛋白由滤泡上皮合成，分泌进入滤泡腔内，作为胶质成分贮存时部分被碘化。在分泌期，贮存的甲状腺球蛋白被滤泡细胞摄取并被分解成活性成分。然后，有活性的激素被释放至滤泡间结缔组织的血液和淋巴管中。这些有活性的激素是碘化的氨基酸、L-甲状腺素（T_4）和 3,5,3′-三碘 -L- 甲状腺原氨酸（T_3）。T_3 的活性较高，T_4 可能是一种激素前体。

　　甲状腺滤泡细胞的活性由垂体前叶反馈和负反馈机制调控。任何可以干扰甲状腺激素生成阶段（从碘的摄取到甲状腺激素释放）的化学物质或化合物均可导致反馈回路的不平衡，从而引起垂体和甲状腺的形态学变化，包括肿瘤的形成。

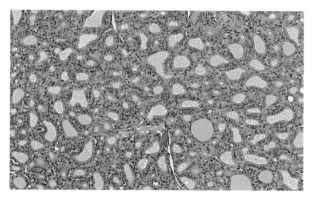

图 31.3　活跃的甲状腺。滤泡小，胶质少，滤泡上皮呈立方形至柱状。图片由美国 NTP 提供

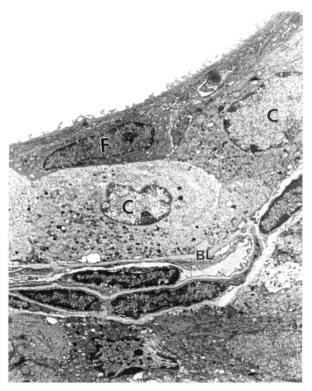

图 31.4　透射电镜显示 C 细胞（C）在滤泡细胞（F）和滤泡基底膜（BL）之间。C 细胞的胞质包含电子致密颗粒。TEM × 11 250。图片由美国 NTP 提供

甲状腺功能直接依赖于垂体释放的促甲状腺激素（TSH），以应答下丘脑分泌的促甲状腺激素释放因子（thyrotropin-releasing factor，TRF）。下丘脑分泌的 TRF 由 T_4 和 T_3 循环水平进行调控。在大鼠的垂体中，T_4 活化为 T_3（通过这种方法垂体的 T_3 可上升 50%），所以血清 T_4 水平降低、T_3 水平正常时细胞可以应答。TRF 与垂体细胞膜上的特定受体位点相结合，引起 TSH 合成和分泌增加。甲状腺素合成和分泌的所有主要步骤均可被 TSH 刺激。滤泡激素被释放进入循环是以两类形式存在的，一类是以与血浆蛋白结合的形式，这类结合体不会与细胞受体结合；另一类不与血浆蛋白结合，此类滤泡激素会与细胞受体结合，因而抑制 TSH 产生（从而可能抑制 TRF）。因此，缺乏不与血浆蛋白结合的滤泡激素会刺激 TSH 产生。TSH 的产生受应激和温度影响，温度低时 TSH 分泌增加。

从血液中摄取碘是一个主动过程，需要跨过滤泡上皮。滤泡腔内的碘浓度浓缩，比血浆碘浓度高出许多倍。滤泡腔内的碘在甲状腺球蛋白碘化时被甲状腺过氧化物酶碘化。碘分子与酪氨酸残基相结合，形成甲状腺球蛋白中的单碘酪氨酸（monoiodotyrosine，MIT）。酪氨酸和碘分子的偶联可以被硫脲衍生物抑制，如甲巯咪唑、卡比马唑和硫脲嘧啶。二碘酪氨酸（diiodotyrosine，DIT）由 2 个 MIT 分子形成。碘酪氨酸组与甲状腺球蛋白分子一起产生与肽链相关的激素（碘代酰基）组。MIT 和 DIT 结合形成 3,5,3′- 三碘 -L- 甲状腺原氨酸（T_3）或 2 个 DIT 形成 3,5,3′,5′- 四碘 -L- 甲状腺原氨酸（T_4，L- 甲状腺素），是甲状腺激素的贮存形式。

T_3 和 T_4 作为肽类与甲状腺球蛋白连接直到滤泡细胞微绒毛内吞摄取胶质以对 TSH 做出应答。内吞空泡与溶酶体相结合，其中 T_3 和 T_4 通过蛋白水解酶水解从甲状腺球蛋白中释放。一旦释放到血液基质中，超过 99% 的 T_3 和 T_4 会与甲状腺素结合蛋白（thyroxine-binding proteins，

TBG）相结合，主要是 α_1 和 α_2 球蛋白。只有那些不与 TBG 结合的激素会被主动代谢。与蛋白结合的甲状腺激素是具有生理活性的游离甲状腺激素的贮存形式。动物的甲状腺激素与血浆蛋白的结合能力差异较大。正常情况下，T_4 血浆蛋白结合位点中仅 1%~30% 可被占用。与蛋白结合可延长血清中 T_3 和 T_4 的半衰期。

2.4.2　C 细胞和降钙素

甲状腺 C 细胞产生的多肽激素称为降钙素。C 细胞负责降钙素的合成、贮存和释放，以应答血清中钙的变化。降钙素分泌通常处在一个稳定的状态，主要作用于骨，对肾脏和胃肠道也有影响。降钙素主要通过抑制破骨细胞吸收，阻止肾脏对钙、磷的重吸收和降低肾脏对维生素 D 的激活来降低血清钙和磷的浓度。甲状旁腺素（parathyroid hormone，PTH）与降钙素的作用相反，可调动骨钙，并降低肾小管对磷的重吸收。降钙素可促进小肠钠、钾、氯和水的分泌。

血清钙或镁的升高会刺激降钙素的分泌超过正常稳态。降钙素可预防摄入钙之后快速吸收而导致的高血钙，避免妊娠期母体骨骼钙和磷的过度流失。降钙素可使 C 细胞在低血钙时聚集分泌颗粒，在高血钙时进行脱颗粒。降钙素的释放取决于细胞外和血浆钙水平的升高。

TSH 和甲状腺素作用于 C 细胞和滤泡细胞，抑制 TSH 会降低血清钙水平，因此 C 细胞并非完全独立于垂体前叶。几乎没有证据显示外源性化合物会影响降钙素的贮存或释放。改变调节钙水平的部分或所有内源性因素的物质也可能影响 C 细胞的功能。

3　先天性病变

甲状腺的先天性病变通常起源于腺体早期发育阶段的胚胎停留期，最常见的病变是囊肿，被覆有时呈角质化的复层鳞状上皮或被覆纤毛柱状

上皮。在胚胎发育过程中，小叶中间部位的囊肿起源于腮后体（图 31.5）。连续切片发现这些腮后体囊肿几乎见于每个小叶，外形类似囊肿、导管状或混合型滤泡。这些囊肿和导管被覆扁平鳞状细胞，腔内含有细胞碎片。混合型滤泡含典型腮后体囊肿的扁平样细胞并伴有典型的甲状腺上皮。三维成像技术显示囊肿、导管和混合型滤泡在甲状腺实质内是连续的。

相对于腮后体囊肿，持续存在的甲状舌管较为少见。它们通常位于近喉处的腹部中线，被覆单层立方形上皮或单层柱状上皮，可能含有纤毛，并且可见黏液样物质。

异位胸腺组织可能见于甲状腺附近组织或甲状腺内。特点是淋巴组织有明显的皮质和髓质，类似正常的胸腺结构。异位胸腺组织也可能含有可辨识的胸腺上皮和染色较深的淋巴细胞，偶尔可见哈索尔小体（胸腺小体）。

异位甲状腺滤泡可在纵隔和颈部腹侧中线附近见到，尤其是胸腺和主动脉附近。这些甲状腺滤泡可能起源于被心脏携带进入胸腔的甲状腺原基碎片，可见正常的甲状腺滤泡，但没有 C 细胞。

4　退行性病变

大鼠甲状腺的退行性病变并不常见。单发的甲状腺滤泡营养不良性矿化偶尔见于成年大鼠。老龄大鼠最常见的病变是滤泡扩张，并被覆立方形上皮。通常仅有腺体周边的 1~2 个滤泡会受影响。滤泡常缺乏胶质，含有脱落的细胞和细胞碎片。滤泡细胞内或滤泡腔内可见色素沉着（图31.6）。色素铁染色呈阳性，PAS 染色呈阳性。

囊性变化有时会累及甲状腺滤泡。滤泡囊肿有时难以诊断，因为滤泡的正常大小会变化，在成年大鼠中直径可达 300 μm，这些大型滤泡的上皮多为立方形上皮，腔内含有大量胶质，常出现在腺体的边缘或两极，不应误认为是滤泡囊

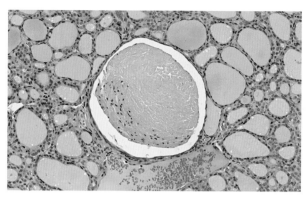

图 31.5　腮后体囊肿，被覆扁平鳞状上皮，扩张，内含大量角质和细胞碎片。图片由美国 NTP 提供

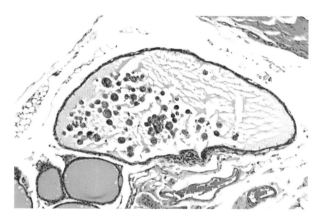

图 31.6　甲状腺滤泡扩张，伴有细胞质内含色素的巨噬细胞。图片由美国 NTP 提供

肿。囊性滤泡不常见，会比正常滤泡大（大于 300 μm）。滤泡囊肿的上皮常呈扁平状或单层立方形（图 31.7）。与囊性增生性病变相比，滤泡腔内没有乳头状内折的上皮。

5　炎症性和血管性病变

未经处理的大鼠甲状腺炎症不常见。甲状腺炎通常是周围的软组织炎症的延伸或是全身性疾病的一部分。轻微的急性炎症有时出现在囊肿或单独的变性滤泡内，偶尔慢性炎症的特征会表现为局灶性间质淋巴细胞和浆细胞浸润。大鼠的甲状腺间质中有时可见动脉周围炎，伴有其他组织的血管改变，以结节性多发动脉炎为特征。

6 增生性和肿瘤性病变

Sprague-Dawley 和 Wistar Han 大鼠的甲状腺滤泡细胞肿瘤不常见。2 年试验中腺瘤和癌的合并发生率约为 1%；相反，大鼠 C 细胞腺瘤和癌的合并发生率通常超过 10%。已有资料表明，C 细胞腺瘤和癌在 Sprague-Dawley 大鼠的发生率可能与此相似或者更高。

6.1 滤泡上皮

6.1.1 滤泡细胞增生

由非炎症性和非肿瘤性病变导致的肉眼所见的甲状腺变大通常称为甲状腺肿，但是这是个临床术语，不是组织病理学诊断术语。滤泡细胞增多一般会经历从增生到肿瘤明显形成的发展性进程，最常见的原因包括饮食中碘缺乏、碘过量，摄取致甲状腺肿因子或抗甲状腺化合物、增加甲状腺激素代谢的化合物，以及垂体负反馈控制缺陷。

抗甲状腺化合物（如硫脲嘧啶和咪唑衍生物）可抑制甲状腺激素的产生和分泌。药物也可增强甲状腺素的代谢。甲状腺激素结合球蛋白在其他种属中具有储备作用，大鼠因为缺乏此蛋白似乎对此特别敏感。通过下丘脑和垂体的经典反馈控制机制，降低血液中的甲状腺激素水平会导致 TSH 的分泌增强。甲状腺的大小、功能和形态学由 TSH 水平定量控制，持续给予抗甲状腺化合物会引起滤泡上皮弥漫性增生（图 31.8）并发展成滤泡癌。已知许多药物可引起大鼠 TSH 水平的升高从而导致甲状腺瘤发生率的升高，但均未引起人体内 TSH 水平的升高。通过去除 TSH 刺激源可以阻止或逆转其形态学向恶性肿瘤的进展。对通过代谢甲状腺素诱导甲状腺增生和肿瘤的化合物，大鼠似乎比小鼠敏感。

甲状腺次全切除术和 TSH 分泌垂体肿瘤移植也会导致甲状腺增生和肿瘤形成。垂体切除术后 TSH 分泌的消失会阻断肿瘤的发生。

滤泡细胞增生可以是局灶性、双侧多灶性、或弥漫性的。局灶性（结节性）病变可发展为弥漫性增生。局灶性增生可能边界清晰（图 31.9）或逐渐混入周围实质而分界不清。对周围组织的压迫程度不一，但通常限于增生性滤泡扩张所致的压迫。滤泡的结构一般保持不变，但是受影响的滤泡大小不一，通常很大，可能呈囊性。这一病变可能由一个很大的滤泡包含多个较小的滤泡组成，或者滤泡上皮呈乳头状突起。滤泡单位面积的细胞数目增多，单层立方形上皮或柱状上皮向滤泡腔内乳头状突起或滤泡上皮层叠。虽然滤泡上皮在部分区域是多层的，但是这不是增生的主要特征。滤泡上皮的肥大通常与 TSH 分泌增加所致的弥漫性增生相关。增生时不会出现细胞

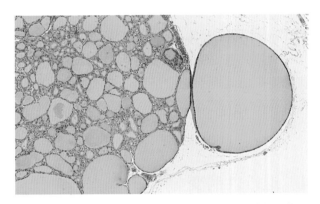

图 31.7 囊性甲状腺滤泡，含有胶质，被覆扁平的立方形上皮。图片由美国 NTP 提供

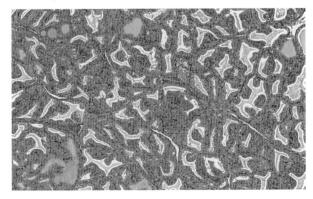

图 31.8 弥漫性滤泡细胞增生。图片由美国 NTP 提供

不典型性和对周围组织的浸润。

甲状腺增生过程中，由于胶原纤维结缔组织的增多，甲状腺被膜逐渐变厚。结缔组织的增多出现在周边，并未出现在甲状腺和甲状旁腺之间。当甲状腺增生严重时（重量可高达正常值的10倍），附近的非甲状腺组织如神经、动脉、静脉、横纹肌和淋巴结可并行进入被膜。

6.1.2 滤泡细胞腺瘤

在啮齿类实验动物中，从滤泡增生（局灶性或弥漫性）向腺瘤和癌的发展很常见。与其他内分泌腺体一样，因为形态学分级并不总是能够预测生物学行为，所以形态学分级有时很困难并且没有明显的界限。甲状腺更加复杂，移除 TSH 的刺激会引起部分病变的逆转（或者可以说恢复），但非所有病变都会出现。虽然有些研究者认为激素依赖性生长并非真正的肿瘤，但人和啮齿类动物的癌症（乳腺和前列腺）充分证明了激素依赖性的影响。从完全依赖持续激素刺激生长的肿瘤到完全不需要激素刺激（自主肿瘤）的肿瘤，都有连续的生物谱。因此，逆转似乎是激素依赖和低恶性潜能的指标，而不是非瘤变的指标。尽管有些病变在分类上存在不确定性，但仍可能存在少许病变，化学物质诱导的增生性病变及其诱导机制可用于评估化学作用对甲状腺的意义或相关性。

滤泡细胞腺瘤的结构复杂程度和细胞不典型性程度与局灶性增生不同。腺瘤以单个或多个肿块（单侧或双侧）的形式发生在正常的甲状腺中或伴有局灶性或弥漫性滤泡细胞增生的甲状腺中。它通常是一个边界清晰、扩张性的病变，对邻近的实质组织有压迫，但一般无包膜。腺瘤较大时，可能被受压迫的基质和邻近组织塌陷的滤泡组成的假包膜包裹。血管的分布更突出。肿瘤滤泡上皮的生长方式和组成与正常（或增生性）实质组织不同，由复杂的乳头状结构（图 31.10~31.12）或滤泡结构组成（图

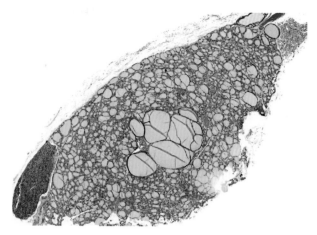

图 31.9 局灶性滤泡细胞增生，与未受影响的实质相比边界很清晰。图片由美国 NTP 提供

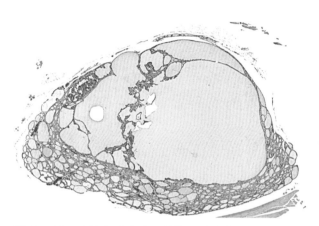

图 31.10 滤泡细胞腺瘤，早期。乳头状生长与图 31.9 中的增生相比更为复杂，比图 31.11 中的腺瘤更早期。图片由美国 NTP 提供

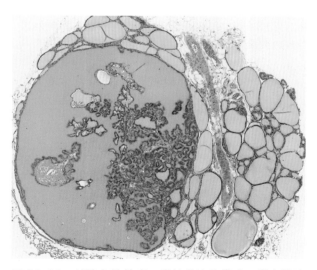

图 31.11 滤泡细胞腺瘤，囊性乳头状模式，增生性滤泡上皮形成乳头状结构。图片由美国 NTP 提供

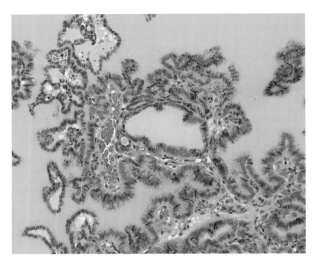

图 31.12 图 31.11 的高倍图像，复杂分支样乳头状结构构成的立方形上皮覆盖于纤维血管基质上。图片由美国 NTP 提供

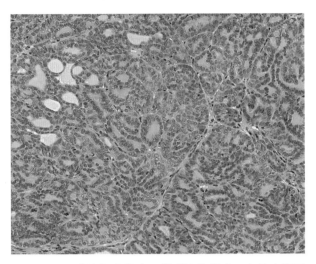

图 31.14 滤泡细胞腺瘤，微型滤泡模式，大量小的不规则滤泡，胶质少或无。图片由美国 NTP 提供

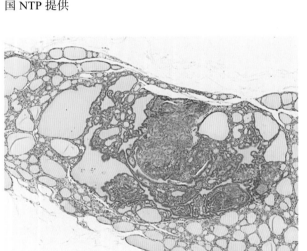

图 31.13 滤泡细胞腺瘤，混合型滤泡和乳头状模式。图片由美国 NTP 提供

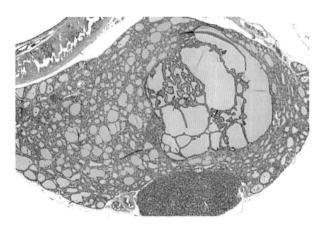

图 31.15 滤泡细胞腺瘤，伴有滤泡细胞增生。图片由美国 NTP 提供

31.13~31.15）。这 2 种模式可能同时发生在同一肿瘤中，可能出现大型滤泡、微型滤泡或囊性变化。

滤泡模式的特点是由单层上皮细胞排列成不同大小的致密滤泡。滤泡可能比正常的小（微型滤泡），只含有少量的胶质；或者由扁平的上皮细胞构成大而不规则的滤泡（大型滤泡）。这些肿瘤中的胶质的嗜碱性更强。乳头状模式的腺瘤以不同大小的滤泡为特征，有复杂的分支乳头状结构突入滤泡腔，通常单层滤泡上皮覆盖在精细的纤维血管基质上。

腺瘤的细胞形态可能相对一致或多样，但相比正常或增生性上皮，肿瘤细胞的不典型性强。腺瘤中的滤泡细胞从立方形至柱状不等，排列成单层。核质比增高伴有细胞核染色质增多和细胞质轻微嗜碱性。核拥挤是滤泡细胞腺瘤的常见特征。有丝分裂象不一，但通常较低。

滤泡细胞瘤可以通过甲状腺球蛋白（thyroglobulin，TG）来识别。免疫组织化学染色，滤泡细胞瘤甲状腺球蛋白 mRNA 和 TG 均呈阳性。实体滤泡细胞瘤 TG 染色偶尔也可能显示阴性。在滤泡细胞瘤中，大多数细胞呈 TG 阳性；而在 C 细胞肿瘤中分散的 C 细胞与被困的滤泡相邻，可能也会显示 TG 阳性。

6.1.3 滤泡细胞癌

滤泡细胞肿瘤（腺瘤或癌）在 2 岁龄雄性和雌性大鼠中的发生率分别约为 1% 和 2%。一些滤泡细胞癌在局部侵袭血管，或穿透被膜和邻近组织。2 岁龄大鼠自发性滤泡细胞癌转移不常见，发生转移时局部淋巴结或肺最易受累。甲状腺癌在移植后可生长，但有些甲状腺癌在受体者中生长需要持续的 TSH 刺激，如由丙硫氧嘧啶诱发的甲状腺癌。

滤泡细胞癌可能累及 1 或 2 个叶，引起单侧或双侧甲状腺肿大。受影响的甲状腺通常呈深红色，切面可能呈实体样或囊肿样。在显微镜下，滤泡细胞癌形态多样，类似腺瘤，包括乳头状、滤泡状或实体样模式（图 31.16~31.22）。同一肿瘤中可能存在几种组织学模式；由于组织学模式的分类有时较随意，在毒理学研究中通常没有什

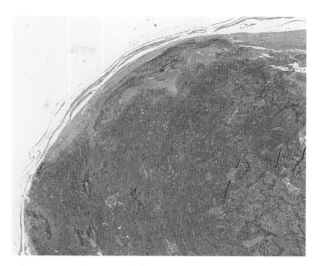

图 31.17　滤泡细胞癌伴有厚的被膜和异质性生长方式。图片由美国 NTP 提供

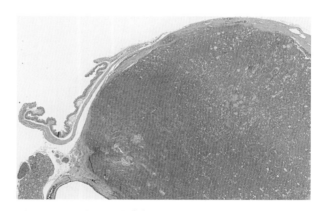

图 31.18　滤泡细胞癌伴有对被膜的浸润并延伸至周围组织。图片由美国 NTP 提供

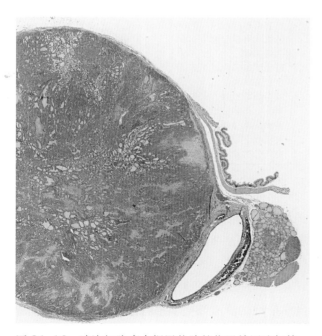

图 31.16　滤泡细胞癌占据甲状腺的位置并压迫气管。图像来源于 NTP

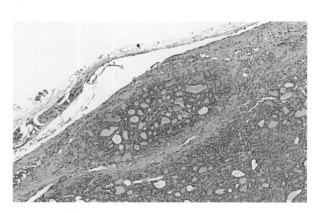

图 31.19　图 31.18 的高倍图像，显示滤泡状结构并延伸至被膜外。图片由美国 NTP 提供

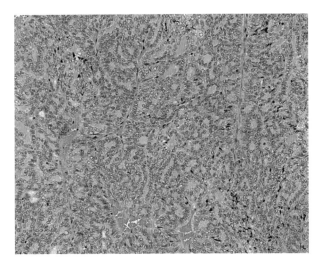

图 31.20 滤泡细胞癌，微型滤泡模式。注意小而不规则的滤泡，被覆上皮呈多形性。图片由美国 NTP 提供

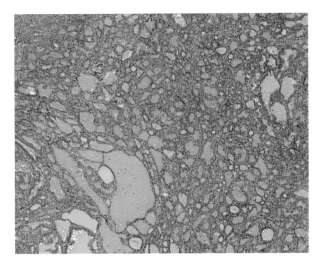

图 31.22 滤泡细胞癌，微型滤泡和大型滤泡混合模式。图片由美国 NTP 提供

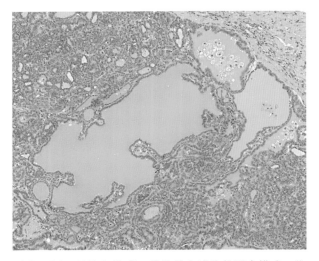

图 31.21 滤泡细胞癌，乳头状和滤泡状混合模式。注意滤泡内有乳头状结构。图片由美国 NTP 提供

表 31.1 甲状腺滤泡上皮增生性病变的鉴别标准

滤泡细胞增生
细胞数目增多（局灶性伴滤泡上皮乳头状内折或弥散性腺体增大）
细胞肥大，但是形态通常一致
被膜无浸润
滤泡细胞腺瘤
独立的、界限清晰的肿瘤，通常无被膜包裹
对周围组织造成压迫
生长方式不同（复杂的乳头状或滤泡状）
细胞分化良好，但是细胞大小和染色较异常
细胞核大小和染色质含量异常（如核小，染色质含量丰富；或核大，核仁明显）
没有对被膜或周围组织浸润或转移
通常无有丝分裂象
滤泡细胞癌
肿瘤明显，边界不清
生长方式紊乱
以实体簇或索方式生长
间变：细胞多形性和不典型性
肿瘤细胞伴硬化反应
对被膜、邻近组织浸润或转移
有丝分裂象不一，但较多

么价值。大鼠的甲状腺尚未见自发性鳞状细胞癌的报道，该病变可能是由基因毒性致癌物诱发的。

在不同的肿瘤之间和个别肿瘤之内，细胞形态有所不同，而且难与腺瘤相区分。滤泡细胞癌可能分化良好，难以与腺瘤相区分；或分化较差，伴有恶性特征。因此，对生长方式、细胞排列和细胞学特征的总体评价是诊断的关键。区分良、恶性肿瘤的标准见表 31.1。

滤泡细胞癌通常具有异质性生长方式和细胞多形性的特点。恶性程度高的肿瘤由不规则的腺体结构组成（已无法识别为滤泡），细胞未分化，层数紊乱。核大、核仁明显的滤泡细胞可能存在于与纤维化区域混合的实体性巢或索中。高度多形性的滤泡细胞偶尔可见于会引起硬化反应的小滤泡或成簇细胞中（图 31.23）。有丝分裂率不一，但可能较高。细胞多形性、生长区域实体化和硬化反应有助于区分滤泡细胞癌和滤泡细胞腺瘤。在大型肿瘤中可能存在坏死、局灶性矿化、含铁血黄素和胆固醇聚集。对甲状腺被膜、血管、淋巴管、邻近组织的浸润和向远处转移（图 31.24）也是肿瘤恶性的证据。

实体性滤泡细胞癌的诊断较难。在某些情况下，难与大型 C 细胞癌相区分。通常癌细胞的胞质更密集、细胞边界更清晰，以及其染色质比 C 细胞癌中更粗。C 细胞癌的诊断可以通过使用免疫过氧化物酶技术证明降钙素来确认。给予某种基因毒性致癌物时，偶尔可观察到甲状腺鳞状细胞癌（图 31.25）。

自溶作用也可能给诊断带来困难。自溶会引起滤泡上皮与基底膜分离并脱落至甲状腺滤泡腔中，结构和细胞特征模糊。伴有自溶并累及大鼠滤泡上皮的结节性病变具有实体特征，很难与 C 细胞肿瘤相区别。

6.2 C 细胞（滤泡旁细胞）

6.2.1 C 细胞增生

C 细胞（滤泡旁细胞或降钙素生成细胞）位于甲状腺滤泡中的滤泡基底膜和滤泡上皮之间。随着大鼠年龄增长，C 细胞数量会有弥漫性的增加，但是尚不确定这是相对的还是绝对的增加。在老龄大鼠中，C 细胞的局灶性增生性病变比较常见。区分增生和良、恶性肿瘤的标准见表 31.2。

增生的特征是 C 细胞的数量和体积呈局灶性或弥漫性增大（图 31.26~31.28）。在弥漫性 C 细胞增生中，细胞数量增大，并相对均匀地分布在甲状腺滤泡中。局灶性病变通常是多个发生或双侧发生的。弥漫性增生中 C 细胞的聚集很少会超过 2 层细胞。早期的病变中看不到增生细胞对周围滤泡的压迫或造成扭曲。然而，当它们变大时，受影响的滤泡通常会被压迫，滤泡上皮开始萎缩，管腔内充满 C 细胞。增生性 C 细胞与正常

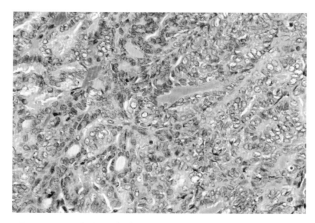

图 31.23 滤泡细胞癌，表现出间变的细胞形成不规则的腺体结构。注意多形性细胞含有空泡状细胞核。图片由美国 NTP 提供

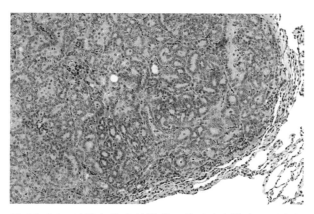

图 31.24 滤泡细胞癌肺转移，微型滤泡模式。图片由美国 NTP 提供

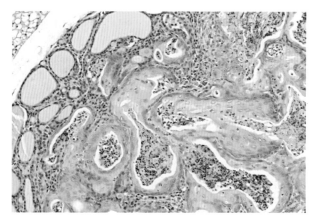

图 31.25 甲状腺鳞状细胞癌。1 岁龄大鼠，给予基因毒性致癌物。图片由美国 NTP 提供

表 31.2　甲状腺 C 细胞增生性病变的区分标准

C 细胞增生

弥漫性：C 细胞数目增加，累及切片上的大多数滤泡，细胞不会形成独立的结节或肿块

局灶性：C 细胞小结节性聚集，导致个别滤泡的滤泡上皮部分移位

直径小于 5 个正常滤泡的直径

细胞形态学正常，轻微到轻度肥大

C 细胞腺瘤

独立的 C 细胞团块

直径通常大于 5 个滤泡的直径

取代周围滤泡并产生部分压迫

C 细胞通常表现出轻微到轻度的不典型性，特征是肥大、形状改变（梭形而不是多角形）、胞质染色变化（嗜碱性增强）和（或）多孔核仁深染、变大

可能渗透到邻近滤泡或在单个滤泡膨胀生长

淀粉样物质不常见

C 细胞癌

C 细胞团块浸润被膜或邻近组织

向局部淋巴结或肺转移

细胞间变：中至重度的不典型性和（或）多形性

可见淀粉样物质

有丝分裂象多

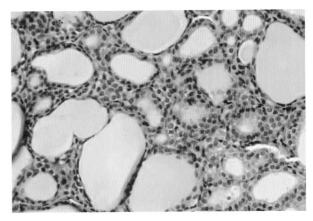

图 31.27　图 31.26 的高倍图像。C 细胞大，外观正常。图片由美国 NTP 提供

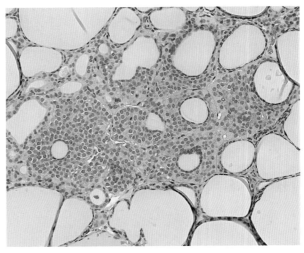

图 31.28　局灶性 C 细胞增生，几个残余的滤泡被增生的 C 细胞包裹。图片由美国 NTP 提供

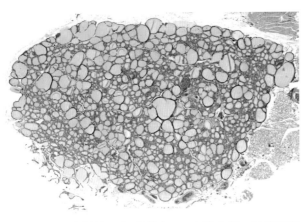

图 31.26　弥漫性 C 细胞增生。2 岁龄大鼠，甲状腺滤泡被聚集的 C 细胞分隔开。图片由美国 NTP 提供

C 细胞相似，但可能稍微增大（肥大）。在苏木精和伊红染色的切片上，增生 C 细胞呈多边形至球形，胞质呈弱嗜酸性，圆形至卵圆形的细胞核位于细胞中央。

局灶性 C 细胞增生很难与 C 细胞腺瘤相区别。由于该病变可以从弥散性和局灶性增生发展到明显的肿瘤，所以增生与腺瘤的区分标准较主观。有时它们仅在病变的相对大小上有所不同。

直径小于 5 个滤泡直径的增生性病变被定为局灶性细胞增生，大于的被认为是肿瘤。细胞不典型性有助于区分增生和腺瘤。在研究过程中，确定诊断甲状腺病变的精确标准至关重要，在评价时要始终如一地使用这些标准。由于 C 细胞增生和腺瘤的病变常见，在评价过程中使用这些诊断标准的任何偏差都可能导致结果的趋势有误。

仅通过观察甲状腺的苏木精和伊红染色切片，可能低估 C 细胞增生性病变的发生率。在使用免疫过氧化物酶染色降钙素的研究中，C 细胞增生性变化的发生率要比在使用标准染色程序的研究中大得多。使用免疫过氧化物酶染色法发

现，在某一项研究中 16~24 月龄的大鼠 100% 都表现出 C 细胞病变。

6.2.2　C 细胞腺瘤

C 细胞腺瘤是老龄 Fischer 344、Wistar Han 和 Sprague-Dawley 大鼠甲状腺的一种常见病变（图 31.29~31.31）。C 细胞腺瘤可能是单一的、多发的、双侧的。它是离散的局灶性 C 细胞团块，但可能包含广泛分布的孤立滤泡。肿瘤通常边界清晰，并对周围的实质组织造成一定的压迫，但很少有包膜包裹。C 细胞腺瘤大于 5 个相邻滤泡的直径，并且对甲状腺被膜、邻近组织或血管没有浸润。

C 细胞腺瘤的细胞学特征与 C 细胞增生相似，但有一些不典型性。腺瘤的均质色浅略呈嗜酸性和有圆形核的细胞填充在相邻连续的滤泡中或在单个滤泡中明显扩展。单个细胞呈圆形、椭圆形，体积较大；或呈纺锤形。与正常相比，胞质的嗜碱性强，细胞核染色质多，核增大和呈囊泡状。淀粉样蛋白是人 C 细胞肿瘤的一个诊断特征，偶尔可见于大鼠（图 31.32）。C 细胞肿瘤中发现的小腺泡状结构与 C 细胞为从腮后体衍生出的是一致的。此外，这些腺泡细胞呈降钙素 mRNA 阳性。由于 C 细胞位于滤泡上皮和基底膜之间，细胞的增生最终破坏基底膜，不再受其束缚。许多上皮性肿瘤中基底膜的破坏被认为是恶性肿瘤的标志，这个标准是否适用于甲状腺 C 细胞肿瘤存在争议。笔者的观点是不适用。C 细胞来自位于腮后体的前体细胞和神经嵴的祖细胞，而不是上皮细胞。因此，它们与上皮细胞基底膜没有密切的解剖学关系，很可能不会生成滤泡上皮的基底膜。

通过降钙素可以识别出 C 细胞来源的增生、腺瘤和癌。降钙素 mRNA（原位杂交方法）和降钙素肽（免疫组织化学技术）在 C 细胞肿瘤呈阳性，即使是小的转移性病变也呈降钙素阳性。肿瘤中偶尔分散的 C 细胞呈甲状腺球蛋

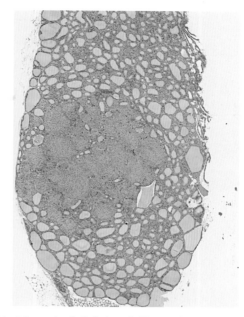

图 31.29　C 细胞腺瘤由一离散的肿瘤细胞团取代正常实质组织。图片由美国 NTP 提供

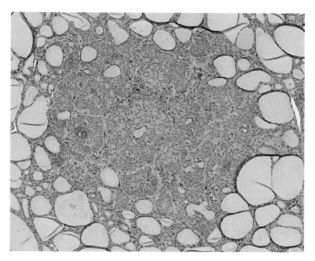

图 31.30　C 细胞腺瘤，伴有残余的小滤泡。图片由美国 NTP 提供

白（TG）阳性，通常与被困的滤泡相邻。这些细胞呈 TG 蛋白质阳性，但呈 TG mRNA 阴性，提示这些呈阳性的蛋白质是从邻近滤泡细胞中摄取的。

6.2.3　C 细胞癌

C 细胞癌可导致甲状腺单侧或双侧增大。在切面上，肿瘤质地坚硬，呈均匀的白色至棕褐

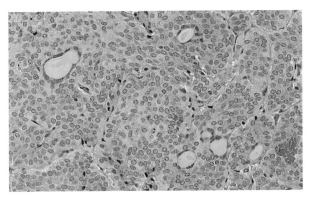

图 31.31　C 细胞腺瘤的高倍图像。肿瘤性 C 细胞的胞质染色浅，细胞核呈圆形至卵圆形。注意含有胶质残留的滤泡。图片由美国 NTP 提供

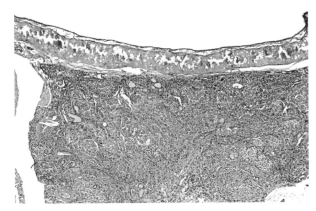

图 31.33　C 细胞癌取代甲状腺实质并延伸至气管软骨附近的结缔组织。图片由美国 NTP 提供

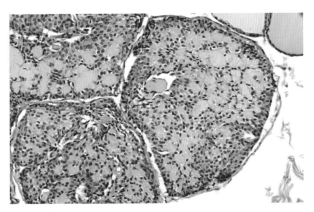

图 31.32　C 细胞腺瘤，基质伴有淀粉样物质沉积。图片由美国 NTP 提供

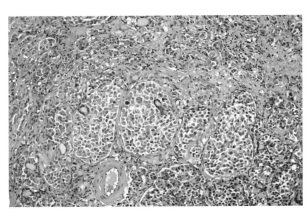

图 31.34　C 细胞癌，多形性 C 细胞由薄层纤维血管基质和偶见的残余滤泡分隔成实质样巢状和片状。图片由美国 NTP 提供

色，与正常甲状腺的深褐色或褐色形成对比，累及甲状腺整个叶和（或）延伸至甲状腺叶的边缘。较大的肿瘤中会出现对甲状腺被膜、邻近组织或血管的浸润，并且可能向远处转移。颈深淋巴结通常是第一个转移的部位。但是由于肺是常规检查的组织，所以肺是最常被观察到的转移部位。当对颈深淋巴结进行例行检查时，会显示相当高比例的 C 细胞癌转移。

　　C 细胞癌由实质状至不规则的肿瘤细胞群组成，与腺瘤相似，事实上很难将它们相区分。然而，较大的肿瘤通常表现出比腺瘤更大的细胞间变性（多形性和不典型性）（图 31.33~31.35）。虽然细胞核通常呈圆形至卵圆形，并带有点状的

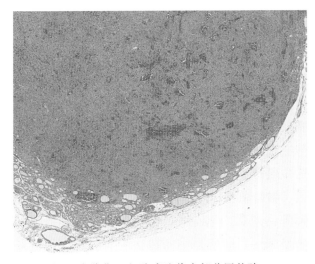

图 31.35　未分化 C 细胞癌取代大部分甲状腺

染色质，但在某些癌中核多形性可能相当明显，而且有丝分裂象可能比较常见。淀粉样蛋白不常见，但可能存在于分隔 C 细胞群的透明基质中。甲状腺大间变癌的细胞来源可能很难确定。难以诊断的案例可通过对降钙素的免疫细胞化学染色帮助确诊。

C 细胞癌可移植并将继续分泌降钙素。接受肿瘤移植的大鼠在 7~11 个月内死亡并患有垂体腺瘤，表明移植的细胞对脑垂体有一些刺激作用。

7　其他病变

甲状腺内或附近偶尔会发现异位胸腺。腮后体的残余在甲状腺中偶尔会形成囊肿。大鼠滤泡细胞和 C 细胞的其他病变尚不明确。

8　毒理学病变

在毒理学研究中，甲状腺经常会受到影响，特别是那些会影响甲状腺垂体轴或致甲状腺肿的化学物质，导致 TSH 持续刺激。大多数涉及甲状腺的毒理学问题都涉及 TSH 持续刺激对滤泡细胞肿瘤发展的影响以及该机制与人类的相关性。在大鼠饮食中加入天然物质包括卷心菜叶、油菜籽、球芽甘蓝、萝卜和芥菜等，都会致甲状腺肿。合成化合物中有 3 种主要的结构群，它们具有可氮化活性：硫代酰胺（丙硫氧嘧啶、甲巯咪唑、卡比马唑）、芳香族胺（磺胺类药物、磺胺噻唑、磺胺嘧啶）和多羟基酚（已基雷琐辛、间苯三酚）。这些化合物似乎通过抑制负责碘化的酶（过氧化物酶）来直接干预甲状腺激素的合成。

许多药物会诱发大鼠 TSH 水平升高、甲状腺重量增加，以及甲状腺增生。未见人在服用地拉韦啶、氟伐他汀、尼卡地平、辛伐他汀和螺内酯后出现 TSH 升高的报道，但是这些药物可在大鼠体内引起 TSH 升高并形成甲状腺增生或肿瘤。大鼠对代谢 TSH 的化合物似乎特别敏感。

其他可以诱导肝脏内和（或）肝脏外酶（负责代谢甲状腺激素）的化学物质可以导致 T_3 或 T_4 循环水平降低，TSH 分泌水平随后会升高。诱导细胞色素 P450 酶的化学物质也会影响甲状腺。苯巴比妥是一组酶诱导剂的典型化学物质，其中包括氯代烃类杀虫剂（DDT 和它的类似物）和环戊二烯类（氯丹和阿尔德林）。3- 甲基胆蒽（3-MC）是另一组典型的化学物质，包括环烷酮和二噁英（TCDD），具有不同的酶诱导模式。其他诱导剂如多氯联苯（PCBs）和多溴联苯（PBBs）显示具有上述 2 种诱导剂的特征。PB 类型的诱导剂对甲状腺的影响是复杂的，包括甲状腺激素的分布、结合、代谢和排泄的改变。3-MC 类型的化学物质诱导葡糖醛酸基转移酶增多和 T_4 的排泄。混合型的诱导剂如 PCBs 和 PBBs 会引起甲状腺的显著变化，包括滤泡细胞胶质小滴聚集和空泡化、滤泡腔表面的微绒毛少而短和异常的溶酶体。PBBs 在甲状腺中优先蓄积。反复接触 PCBs 会抑制 T_3 和 T_4 的释放，导致大鼠甲状腺滤泡细胞肥大和增生。这些增生性变化的原因是干扰了胶质小滴和溶酶体之间的相互作用，这种相互作用是释放甲状腺激素必需的过程。除直接影响甲状腺激素的正常合成或分泌外，PBBs 还对甲状腺激素的分布、代谢和排泄有影响。PCBs 也可能对甲状腺有直接影响，但它是葡糖醛酸基转移酶的有效诱导剂，可增强甲状腺激素的分泌。

有研究者认为，与用于化学评估的非啮齿类动物相比，大鼠对致甲状腺肿的物质更敏感。对于许多诱发甲状腺增生的化合物，停止接触后，病变可恢复。一些化学物质不需要对垂体 - 甲状腺轴进行干扰，也会导致甲状腺肿瘤。这些物质包括 N- 甲基 -N- 亚硝基脲（NMU）和 N- 双（2- 羟丙基）亚硝胺（DHPN）。这些化学物质不会影响甲状腺的重量，但是它们会在其他部位产生肿瘤而且具有基因毒性。这表明这种效应可能直接作用于滤泡细胞。

美国国家癌症研究所（National Cancer Institute, NCI）和 NTP 在 2 年或终身试验中评估了 300 多种化学物质，大多数试验使用大鼠和 B6C3F1 小鼠。其中有 18 种化学物质与大鼠的滤泡细胞肿瘤的发展有关（表 31.3），大部分是已知的会影响甲状腺、垂体状态的化学物质，包括硫代酰胺类（3 种化学物质）和芳香族胺类（7 种化学物质），剩下的多数是卤代烃类（6 种化学物质）。因此，在 18 种对甲状腺肿瘤呈阳性的化学物质中，有 16 种对甲状腺激素的状态有直接或间接影响。大多数化学物质对雌、雄性大鼠都有影响。即使肿瘤的反应仅限于一种性别，另一种性别也有相关的滤泡细胞增生。剩下的 2 种化学物质为保棉磷和杀虫威，是有机磷化合物，已知不会影响甲状腺激素的合成或代谢。

引起 C 细胞肿瘤的化学物质比引起滤泡细胞肿瘤的化学物质要少得多。在 NCI/NTP 研究中只有 5 种化学物质与大鼠体内 C 细胞肿瘤的发病率升高有关（表 31.4）。这些化学物质的作用机制尚不清楚，而且也不像导致滤泡细胞瘤的化学物质那样可以归为某一类别。

表 31.4　NCI/NTP 致癌试验项目中已知的可引起甲状腺 C 细胞肿瘤的化学物质

磷胺（F[a]）
毒莠定（F）
福美锌（M）
氯化亚锡（M）
4,4′- 亚甲基苯胺二盐酸化物[b]（F）

注：[a] 可观察到受影响的性别：M，雄性大鼠；F，雌性大鼠。
[b] 可引起滤泡细胞肿瘤的化学物质。

参考文献

Allen-Rowlands, C.F., Castracane, V.D., Hamilton, M.G., Seifter, J., 1981. Effect of polybrominated biphenyls (PBB) on the pituitarythyroid axis of the rat. Proc. Soc. Exp. Biol. Med. 160, 506.

Anderson, M.P., Capen, C.C., 1978. The endocrine system. In: Benirschke, K., Garner, F.M., Jones, T.C. (Eds.), Pathology of Laboratory Animals, Vol. I. Springer-Verlag, New York, NY, pp. 443-451.

Axelrod, A.A., LeBlond, C.P., 1955. Induction of thyroid tumors in rats by a low iodine diet. Cancer (Philadelphia). 8, 339-367.

Bastomsky, C.H., 1977. Enhanced thyroxine metabolism and high uptake goiters in rats after a single dose of 2,3,7,8-tetrachlorodibenzop-dioxin. Endocrinology (Baltimore). 101, 292-296.

Bielschowsky, F., 1953. Chronic iodine deficiency as a cause of neoplasia in thyroid and pituitary of aged rats. Br. J. Cancer. 7, 203-213.

Bielschowsky, F., Griesbach, W.E., Hall, W.H., Kennedy, T.H., Purves, H.D., 1949. Studies on experimental goitre: the transplantability of experimental thyroid tumours of the rat. Br. J. Cancer. 3, 541-546.

Boorman, G.A., 1983a. Follicular cell hyperplasia, thyroid, rat. In: Jones, T.C., Mohr, U., Hunt, R.D. (Eds.), Endocrine System: Monograph of Pathology of Laboratory Animals. Springer-Verlag, Berlin, pp. 176-177.

Boorman, G.A., 1983b. Follicular cell adenoma, thyroid, rat. In: Jones, T.C., Mohr, U., Hunt, R.D. (Eds.), Endocrine System: Monograph of Pathology of Laboratory Animals. Springer-Verlag, Berlin, pp. 177-180.

Boorman, G.A., 1983c. Follicular cell carcinoma, thyroid, rat. In: Jones, T.C., Mohr, U., Hunt, R.D. (Eds.), Endocrine System: Monograph of Pathology of Laboratory Animals. Springer-Verlag, Berlin, pp. 180-184.

Boorman, G.A., DeLellis, R.A., 1983a. C-cell hyperplasia, thyroid, rat. In: Jones, T.C., Mohr, U., Hunt, R.D. (Eds.), Endocrine

表 31.3　NCI/NTP 致癌试验项目中已知的可引起甲状腺滤泡细胞肿瘤的化学物质

硫代酰胺类
　　N,N′- 二环己基硫脲（M[a]）
　　N,N′- 二乙基硫脲（M、F）
　　三甲基硫脲（F）
芳香族胺类
　　单环类
　　　邻苯胺盐酸盐（M）
　　　2,4- 二氨基苯甲醚硫酸盐（M、F）
　　桥接双环
　　　4,4′- 亚甲基双苯胺（*N,N*- 二环丙氧基苯胺）（M、F）
　　　4,4′- 二氨基二苯基甲烷盐酸盐（M、F）
　　　4,4′- 二氨基二苯醚（M、F）
　　　4,4′- 硫代苯胺（M、F）
　　其他类
　　　C.I. 碱性红 9 一氯化物（M、F）
复杂的卤代烃类
　　阿尔德林（M、F）
　　氯丹（M、F）
　　氯化石蜡（C_{12}，60% 的氯）（F）
　　2,3,7,8- 四氯二苯并二噁英（M、F）
　　四氯二苯乙烷（*p,p′*-DDD）（M）
　　毒杀芬（M、F）
有机磷化合物
　　保棉磷（M）
　　杀虫威[b]（M）

注：[a] 受影响的性别：M，雄性大鼠；F，雌性大鼠。
[b] 主要反应是滤泡细胞增生。

System: Monograph of Pathology of Laboratory Animals. Springer-Verlag, Berlin, pp. 192-197.

Boorman, G.A., DeLellis, R.A., 1983b. C-cell adenoma, thyroid, rat. In: Jones, T.C., Mohr, U., Hunt, R.D. (Eds.), Endocrine System: Monograph of Pathology of Laboratory Animals. Springer-Verlag, Berlin, pp. 197-200.

Boorman, G.A., DeLellis, R.A., 1983c. Medullary carcinoma, thyroid, rat. In: Jones, T.C., Mohr, U., Hunt, R.D. (Eds.), Endocrine System: Monograph of Pathology of Laboratory Animals. Springer-Verlag, Berlin, pp. 200-204.

Boorman, G.A., van Noord, M.J., Hollander, C.F., 1972. Naturally occurring medullary thyroid carcinoma in the rat. Arch. Pathol. 94, 35-41.

Boorman, G.A., Heersche, J.M.N., Hollander, C.F., 1974. Transplantable calcitonin-secreting medullary carcinomas of the thyroid in the WAG/Rij rat. 1. Natl. Cancer Inst. 53, 1011-1015.

Boorman, G.A., Jokinen, M.P., Isaacs, K.R., Meuten, D.J., Tanaka, N., 1991. Proliferative lesions of the thyroid and parathyroid glands, E-3. Guides for Toxicologic Pathology. STP/ARP/AFIP, Washington, DC.

Byrne, J.J., Carbone, J.P., Hanson, E.A., 1987. Hypothyroidism and abnormalities in the kinetics of thyroid hormone metabolism in rats treated chronically with polychlorinated biphenyl and polybrominated biphenyl. Endocrinology (Baltimore). 121, 520-527.

Calvert, R., 1972. Electron microscopic observations on the contribution of the ultimobranchial bodies to thyroid histogenesis in the rat. Am. J. Anat. 133, 269-290.

Calvert, R., 1975. Structure of rat ultimobranchial bodies after birth. Anat. Rec. 181, 561-580.

Carlus, M., Elies, L., Fouque, M.C., Maliver, P., Schorsch, F., 2013. Historical control data of neoplastic lesions in the Wistar Hannover Rat among eight 2-year carcinogenicity studies. Exp. Toxicol. Pathol. 65 (3), 243253, Epub 2011 Sep 25.

Chastain, C.B., Ganjam, V.K., 1986. The normal thyroid and clinical tests of its function. Clinical Endocrinology of Companion Animals. Lea & Febiger, Philadelphia, PA, pp. 113-175.

Christov, K., 1981. Ultrastructure of thyroid tumors. I. Follicular adenomas and carcinomas in rats and hamsters. Pathol. Res. Pract. 173, 30-44.

Collins, W.T., Capen, C.C., 1980. Fine structural lesions and hormonal alterations in thyroid glands of perinatal rats exposed in utero and by the milk to polychlorinated biphenyls. Am. J. Pathol. 99, 125-142.

Collins, W.T., Capen, C.C., Kasza, L., Carter, C., Dailey, R.E., 1971. Effect of polychlorinated biphenyl (PCB) on the thyroid gland of rats. Am. J. Pathol. 89, 119-130.

Dellarco, V.L., McGregor, D., Berry, S.C., Cohem, S.M., Boobis, A.R., 2006. Thiazopyr and thyroid disruption: case study within the context of the 2006 IPCS Human Relevance Framework for analysis of a cancer mode of action. (2006). Crit. Rev. Toxicol. 36, 793-801.

Dinse, G.E., Peddada, S.D., Harris, S.F., Elmore, S.A., 2010. Comparison of NTP historical control tumor incidence rates in Female Harlan Sprague-Dawley and Fischer 344/N rats. Toxicol. Pathol. 38, 765-775.

Doniach, I., Williams, E.D., 1962. The development of thyroid and pituitary tumors in the rat two years after partial thyroidectomy. Br. J. Cancer. 16, 222-231.

Ekholm, R., Ericson, L.E., 1968. The ultrastructure of the parafollicular cells of the thyroid gland in the rat. J. Ultrastruct. Res. 23, 378-402.

Graham, S.L., Hansen, W.H., Davis, K.J., Perry, C.J., 1973. Effects of one-year administration of ethylene thiourea upon the thyroid of the rat. J. Agric. Food Chem. 21, 324-329.

Greaves, P., Faccini, J.M., 1984. Rat Histopathology. Elsevier, Amsterdam, pp. 192-198.

Hayden, D.W., Wade, G.G., Handler, A.H., 1978. Goitrogenic effect of 4,40 -oxydianiline in rats and mice. Vet. Pathol. 15, 649-662.

Heath, J.E., Littlefield, N.A., 1984. Morphological effects of subchronic oral sulfamethazine administration on Fischer 344 rats and B6C3Fl mice. Toxicol. Pathol. 12, 3-9.

Hiasa, Y., Kitahori, Y., Ohshima, M., Fujita, T., Yuasa, T., Konishi, N., et al., 1982. Promoting effects of Phenobarbital and barbital on development of thyroid tumors in rats treated with N-bis(2-hydroxypropyl)-nitrosamine. Carcinogenesis (London). 3, 1187-1190.

Hill, R.N., Erdreich, L.S., Paynter, O.E., Roberts, P.A., Rosenthal, S.L., Wilkinson, C.F., 1987. "Thyroid Follicular Cell Carcinogenesis: Mechanistic and Science Policy Considerations" (December 15, 1987 SAB review draft). Risk Assessment Forum. USEPA, Washington, DC.

Kakudo, K., Uematsu, K., Suehiro, M., Fukuchi, M., 1984. Primary C-cell hyperplasia of the thyroid gland in Fischer 344 rats. Acta Pathol. Jpn. 34, 947-955.

Kasza, L., Collins, W.T., Capen, C.C., Garthoff, L.H., Friedman, L., 1978. Comparative toxicity of polychlorinated biphenyl and polybrominated biphenyl in the rat thyroid gland: light and electron microscopic alterations after subacute dietary exposure. J. Environ. Pathol. Toxicol. 1, 587-599.

Kawaoi, A., 1987. Early synthesis of thyroglobulin (Tg), thyroxine (T4), and triiodothyronine (T3) in fetal rat thyroid. An immunoelectron microscopic study. J. Histochem. Cytochem. 35, 1137-1142.

Larsen, P.R., 1982. Thyroid-pituitary interaction. N. Engl. J. Med. 306, 23-32.

Lindsey, S., Nichols, C.W., Chaikoff, I.L., 1968. Naturally occurring thyroid carcinoma in the rat. Arch. Path. 86, 353-364.

Lumb, G.D., Rust, J.H., 1985. The pathologic response of the liver and thyroid of the rat to potassium prorenoate (SC-23992). Toxicol. Pathol. 13, 315-324.

Marsili, A., Zavacki, A.M., Harney, J.W., Larsen, P.R., 2011. Physiological role and regulation of iodothyronine deiodinases: a 2011 update. J. Endocrinol. Invest. 34 (5), 395-407.

Mitsumori, K., Onodera, H., Takahashi, M., Shimo, T., Yasuhara, K., Kitaura, K., et al., 1995. Effect of thyroid stimulating hormone on the development and progression of rat thyroid follicular cell tumors. Cancer Lett. 92, 193-202.

Malendowicz, L.K., Bednarek, J., 1986. Sex dimorphism in the thyroid gland. IV. Cytologic aspects of sex dimorphism in the rat thyroid gland. Acta Anat. 127, 115-118.

Murakami, G., Uchiyama, Y., 1986. Bimodal variations in subcellular structures of rat thyroid follicle cells during 24 hours: Fine structural and morphometric studies. Am. J. Anat. 175, 1-13.

Murthy, A.S.K., 1980. Morphology of the neoplasms of the thyroid gland in Fischer 344 rats treated with 4,40 -methylene-bis-(N,N-dimethyl)-benzenamine. Toxicol. Lett. 6, 391-397.

Murthy, A.S.K., Russfield, A.B., Snow, G.J., 1985. Effect of 4,40-oxydianiline on the thyroid and pituitary gland of F344 rats: A morphologic study with the use of the immunoperoxidase method. J. Natl. Cancer Inst. 74, 203-208.

Nadler, N.J., Mandavia, M., Goldberg, M., 1970. The effect of hypophysectomy on the experimental production of rat thyroid neoplasms. Cancer Res. 30, 1909-1911.

Napalkov, N.P., 1976. Tumors of the thyroid gland. In: Turusov, V.V. (Ed.), Pathology of Tumors in Laboratory Animals, Vol. 1, Part 2. Int. Agency Res. Cancer, Lyon, pp. 239-271.

Ohshima, M., Ward, J.M., 1984. Promotion of N-methyl-N-nitrosoureainduced thyroid tumors by iodine deficiency in F344/NCr rats. J. Natl. Cancer Inst. 73, 289-296.

OMorchoe, P.J., Han, Y., Doyle, D., OMorchoe, C.C., 1987. Lymphatic system of the thyroid gland in the rat. Lymphology. 20, 10-19.

Pilling, A.M., Jones, S.A., Endersby-Wood, H.J., McCormack, N.A.M., Turton, J.A., 2007. Expression of thyroglobulin and caclitonin in spontaneous thyroid gland tumors in the Han Wistar Rat. Toxicol. Pathol. 35, 348-355.

Squire, R.A., Goodman, D.G., Valerio, M.G., Fredrickson, T.N., Strandberg, J.D., Levitt, M.H., et al., 1978. Tumors. In: Benirschke, K., Garner, F.M., Jones, T.C. (Eds.), Pathology of Laboratory Animals. Springer-Verlag, New York, NY, pp. 1231-1232.

Stevens, J.T., 1985. Effects of chemicals on the thyroid gland. In: Thomas, J.A., Korach, K.S., McLachlan, J.A. (Eds.), Endrocrine Toxicology. Raven Press, New York, NY, pp. 135-147.

Stula, E.F., Sherman, H., Barnes, J.R., 1979. Thyroid tumors in rats from tetramethylthiourea. J. Environ. Pathol. Toxicol. 2, 889-906.

Tajima, K., Miyagawa, J.I., Nakajima, H., Shimizu, M., Katayama, S., Mashita, K., et al., 1985. Morphological and biochemical studies on minocycline-induced black thyroid in rats. Toxicol. Appl. Pharmacol. 81, 393-400.

Takayama, S., Aihara, K., Onodera, T., Akimoto, T., 1986. Antithyroid effects on propylthiouracil and sulfamonomethoxine in rats and monkeys. Toxicol. Appl. Pharmacol. 82, 191-199.

Tice, L.W., 1983. The thyroid gland. In: Weiss, L. (Ed.), Histology Cell and Tissue Biology. Am. Elsevier, New York, pp. 1090-1101.

Todd, G.C., 1986. Induction and reversibility of thyroid proliferative changes in rats given an antithyroid compound. Vet. Pathol. 23, 110-117.

Ward, J.M., Reznik-Schuller, H., 1980. Morphological and histochemical characteristics of pigments in aging F344 rats. Vet. Pathol. 17, 678-685.

Ward, J.M., Stinson, S.F., Hardisty, J.F., Cockrell, B.Y., Hayden, D.W., 1979. Neoplasms and pigmentation of thyroid glands in F344 rats exposed to 2,4-diaminoanisole sulfate, a hair dye component. J. Natl. Cancer Inst. 62, 1067-1073.

Wissig, S.L., 1960. The anatomy of secretion in the follicular cells of the thyroid gland. I. The fine structure of the gland in the normal rat. J. Biophys. Biochem. Cytol. 7, 419-453.

Wollman, S.H., Herver, J.P., 1978. Thyroid capsule changes during the development of thyroid hyperplasia in the rat. Am. J. Pathol. 93, 639-653.

Wollman, S.H., Neve, P., 1971. Postnatal development and properties of ultimobranchial follicles in the rat thyroid. Anat. Rec. 171, 247-258.

Wu, K.M., Farrelly, J.G., 2006. Preclinical development of new drugs that enhance thyroid hormone metabolism and clearance: inadequacy of using rats as an animal model for predicting human risks in an IND and NDA. Am. J. Ther. 13, 141-144.

Yamamoto, M., Takizawa, T., Arishima, K., Eguchi, Y., 1986. Differentiation and thyroid-stimulating hormone (TSH) sensitivity of the fetal rat thyroid in organ culture. Anat. Rec. 215, 361-364.

第 32 章

甲状旁腺

Mark G. Mense[1] and Thomas J. Rosol[2]

[1]*Covance Laboratories, Chantilly, VA, USA,* [2]*Department of Veterinary Biosciences, Ohio State University, Columbus, OH,USA*

1 引言

甲状旁腺通过调节甲状旁腺激素（parathyroid hormone，PTH）的合成和分泌来维持正常的血钙浓度。血清离子钙浓度是主要的"调节器"，并与钙离子敏感性细胞膜受体相互作用。慢性肾病继发的双侧甲状旁腺弥漫性增生是老龄大鼠常见的病变。甲状旁腺原发性肿瘤不常见，目前，甲状旁腺对毒性化合物的相关反应方面所知甚少。

2 正常甲状旁腺

2.1 胚胎学

大鼠甲状旁腺来源于第三咽囊内胚层，因为大鼠的第四咽囊不发育，所以仅形成 1 对甲状旁腺。其他哺乳动物可见外部副甲状旁腺，具有 2 对腺体。甲状旁腺和胸腺在胚胎发育早期关系

密切。

在妊娠第 13 天，甲状旁腺沿第三咽囊背侧面出现，而胸腺更接近腹侧。甲状旁腺在妊娠第 15 天与发育的甲状腺相接触，妊娠第 16 天其位置确定。

2.2 组织学

成对的甲状旁腺常位于甲状腺的前侧和外侧，然而它们的位置可能有所不同。在肉眼检查时，成年大鼠的甲状旁腺呈苍白色，椭圆形至细条形，长度为 1~2 mm，重量为 1~2 mg。雌性大鼠的甲状旁腺的重量为雄性大鼠的 2 倍。副甲状旁腺组织可出现在胸腺或喉头附近的食管背外侧。

薄层纤维结缔组织被膜分隔甲状旁腺与甲状腺。甲状旁腺实质由密集排列的多角形细胞形成高度折叠或分支的索状或小簇，这些多角形细胞被偶见纤维细胞的网状纤维和胶原纤维构成的精

细间质分隔。细胞索通常是单层细胞排列成小梁状和腺泡状，这种形态在银染色和三色染色后更为明显。大鼠甲状旁腺的主要细胞类型为主细胞；嗜酸性或线粒体丰富的细胞可见于人类或者其他种属中，但不见于大鼠中。在常规组织切片中，主细胞形态一致，细胞核呈圆形、椭圆形至长形，胞质的量少/中等。细胞核包括聚集疏松或者细微分散的染色质以及不明显的核仁。虽然染色强度有所不同，但胞质为弱嗜酸性。有时观察到暗色或透亮细胞，这是主细胞在不同的功能状态，而非不同的细胞类别。胞质的含量通常反映主细胞活动水平。致密的间质含有大量有孔毛细血管、淋巴管和神经。肾上腺素能神经与小动脉平滑肌密切相关。

主细胞的超微结构与细胞的生理活性相关。细胞索由基底膜供给营养，且相邻的细胞通过膜卷曲、交错以及少量的桥粒连接。膜交错在功能活跃的细胞中可见增加。细胞核具有细微分散的异染色质。胞质含有粗面内质网（rough endoplasmic reticulum，RER）、核糖体和脂滴。高尔基体是发育良好还是不好，取决于细胞的分泌活性。在活跃的细胞中，分泌颗粒可能减少或在存在于细胞膜附近；不活跃的细胞可能含有适量聚集的分泌颗粒。偶尔也可见中心粒和纤毛。

2.3 生理学

甲状旁腺的主细胞合成和分泌 PTH，PTH 为一种由 84 个氨基酸组成的直链多肽。粗面内质网（RER）的核糖体合成稍大的前体，在内质网（endoplasmic reticulum，ER）的池道内转移至高尔基体中，在此进行激素原前体的切割并被包装成膜包围的分泌或存储颗粒。从 90- 氨基酸激素原的氨基末端除去六肽，形成具有生物活性的激素。在分泌过程中，颗粒与细胞膜融合，PTH 释放到间质中，在此扩散到毛细血管中。

PTH 在降钙素和骨化三醇（维生素 D 的活性形式）的协同下参与调节血钙稳定。PTH 的主要作用是通过控制骨骼中的钙吸收速度、增强肾小管吸收钙离子以及刺激肠道钙的主动吸收（通过骨化三醇）来维持适宜的血钙浓度。主细胞储存相对少量的预先合成的激素，但通过迅速改变激素分泌和降解的速度及稍慢地改变合成速度，对血液中钙离子的轻微波动以及镁离子的微小波动做出反应。低钙血症导致 PTH 迅速释放入血，从而增加骨细胞和破骨细胞的骨重吸收活性。PTH 还对肾近端小管具有快速和直接的作用，阻断肾小管对磷酸盐的重吸收，也增强远曲小管对钙的吸收。血浆中的钙离子水平升高抑制 PTH 的分泌（负反馈抑制）。PTH 还刺激和调节 25- 羟胆钙化醇转化为肾脏中的 1,25- 二羟胆钙化醇（骨化三醇），骨化三醇是 PTH 调节骨细胞和破骨细胞活性以及肠道中的钙吸收的必需物质。血浆骨化三醇水平升高通过抑制 PTH 的进一步分泌提供额外的反馈调节。针对 PTH 功能的更详细的讨论，读者可阅读参考文献所列书目。

3 先天性病变

异位甲状旁腺组织偶见于胸腺、颈部和纵隔中，或者是作为甲状腺实质内的独立病灶，后者有时被误认为甲状腺滤泡细胞或 C 细胞的增生性病变。胸腺中的甲状旁腺组织可能为异位组织或者可能是甲状旁腺主细胞的正常静息状态。缺失 Gcm2 基因的小鼠不能形成甲状旁腺，但由于胸腺中的主细胞产生 PTH，所以仍然具有正常的血清 PTH 浓度。异位甲状旁腺组织可能具有激素活性。由于甲状旁腺和胸腺的发育密切联系，有时在甲状旁腺附近可发现胸腺组织。

4 退行性病变

甲状旁腺的退行性病变在大鼠中不常见。偶尔观察到单个或多个由扁平、立方形或柱状上皮（通常有纤毛）排列而成的囊肿（Kursteiner's），大多含有嗜酸性物质。对这些囊肿的起源所知甚少，但它们可能是胚胎发育过程中从连接甲状旁腺和胸腺原基的残余导管发展而来的。它们不太可能与甲状腺实质中的腮后体囊肿具有相同的来源，甲状腺实质中的腮后体囊肿具有角化的鳞状上皮。

偶尔在大鼠的甲状旁腺中观察到多核合胞体巨细胞，它们的数量和分布各不相同，但大部分见于腺体周围（图 32.1）。这些细胞的特征表现为胞质呈强嗜酸性，有许多呈浓染的细胞核。超微镜下，胞质的电子密度高并包含退化的细胞器。合胞体细胞由相邻的主细胞聚集而来，对它们的意义尚不清楚，也有研究者提出这可能为固定或制片过程中的人工假象。

有时观察到胞质内的脂质空泡和脂褐素颗粒，考虑是衰老的影响。

5　炎症性和血管性病变

甲状旁腺的炎症不常见。在间质中偶尔可见少量的单个核炎症细胞浸润，特别是淋巴细胞。偶尔也会观察到血管扩张，其形态与其他脏器中的相似（图 32.2）。

6　增生性和肿瘤性病变

甲状旁腺增生在老龄大鼠，尤其是雄性大鼠中常见，大多是双侧而且继发于慢性肾病。这种病变不认为是肿瘤形成的前体（即它不应当被考虑成癌前病变）。关于肾衰竭引起的继发性甲状旁腺功能亢进的分子生物学和病理生理学的详细讨论，读者可以参考 Rosol and Gröne（2015）。

甲状旁腺的肿瘤在大鼠中极为罕见，偶尔会观察到腺瘤，但是它们的生物学反应是未知的，而且它们的意义应谨慎解释。在 NTP 的历史对照数据库中，6/1 303 例未给药的雄性动物、4/1 328 例未给药的雌性动物发生甲状旁腺腺瘤。甲状旁腺癌在大鼠中也是罕见的，NTP 研究中使用的大鼠均未报道。表 32.1 中列出了甲状旁腺增生性病变的鉴别标准。

6.1　增生

仅基于肉眼观察和组织病理学检测诊断甲状旁腺双侧弥漫性增生是不准确的，其仅提供此病变过程的出现或发病率的估计。尽管显著的甲状旁腺增生可通过肉眼与正常腺体相区别，但较轻的病变如果不对腺体进行称重是无法发现的，而在常规毒理学研究中通常不会进行称重。此外，

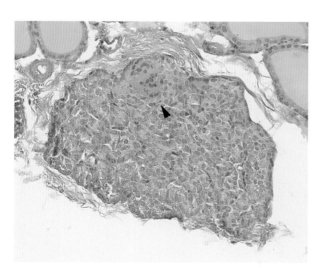

图 32.1　甲状旁腺中的多核合胞体巨细胞（箭号所示）

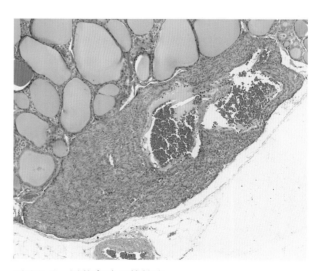

图 32.2　甲状旁腺血管扩张

表 32.1　甲状旁腺增生性病变的鉴别标准

局灶性增生
　　与周围实质融合的细胞增大的局灶性结节，边界不清晰
　　细胞排列方式与正常实质相似
　　无压迫
　　无被膜包裹

弥漫性增生
　　双侧甲状旁腺弥漫性增大
　　细胞排列方式正常或略显突出，且双侧一致
　　增大细胞的统一群体

腺瘤
　　甲状旁腺单侧变大
　　独立的、界限清晰的结节或包块
　　对正常甲状旁腺实质或甲状腺有不同程度的压迫
　　小梁形态不明显，细胞呈实质样、乳头状或腺泡状排列
　　细胞一般比较均匀但增大，细胞核增大且核仁突出
　　大的腺瘤可能有存在少量间质的菲薄假包膜

癌
　　大包块，取代甲状腺
　　生长模式改变，呈实质样、乳头状或腺体状
　　细胞多形性或不典型性
　　侵入被膜
　　浸润相邻组织或转移
　　可能有坏死

因为难以获得这些极小腺体的均匀切片，所以根据组织切片中的组织数量来评估增生的存在或程度是不可靠的。

在组织病理学检查中，严重的甲状旁腺增生的特征表现为腺体显著超过甲状腺的表面轮廓（图 32.3 和 32.4）。主细胞的小梁或腺泡排列有时稍微突出；或者它们可能形成小叶模式，含有若干层的主细胞（图 32.5 和 32.6）。由于间质少，这些特征可能不明显，银染色或三色染色后可能更明显。细胞弥漫性增大（肥大），胞质稍丰富、染色稍浅，细胞核与正常相比更大、空

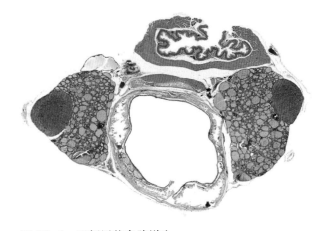

图 32.4　双侧甲状旁腺增生

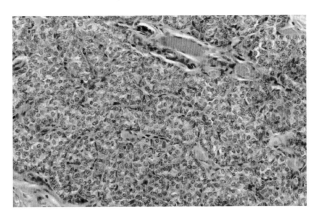

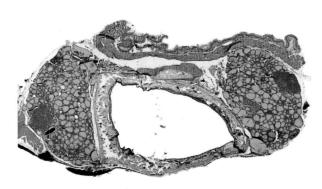

图 32.3　正常甲状旁腺

图 32.5　正常甲状旁腺主细胞的高倍放大

图 32.6 弥漫性增生的高倍放大。注意栅栏状的主细胞

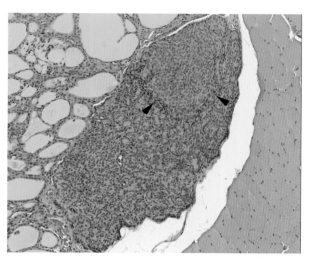

图 32.7 甲状旁腺局灶性增生（箭号所示）

泡更多。这些特征反映细胞的活性、合成以及 PTH 的分泌增加。有时可观察到核分裂象，但这个特征并非一直存在。

增生的超微结构特征包括相邻细胞间细胞膜的交错增加、线粒体增大、核糖体数量增加、高尔基体明显以及许多高尔基体囊泡。细胞核可能更大，伴有更多的常染色质并且含有显著的核仁。

局灶性增生尽管比双侧弥漫性增生的发生率更低，但有时能观察到；其通常发生在其他表现正常的腺体中，在弥漫性增生的腺体中偶尔会出现结节性病变；弥漫性增生的腺体中出现结节性病变的意义不清楚，但其可能仅代表主细胞对引起增生的生理刺激的反应变异或异质性。局灶性增生的细胞特征与弥漫性增生所见相似。局灶性增生无包膜，对周围组织产生轻微压迫或者无压迫，而且与周围的正常主细胞几乎见不到融合（图 32.7）。

6.2 腺瘤

甲状旁腺腺瘤的诊断通常用于单侧肿大的增生性病变，因为细胞特征和细胞排列通常与弥漫性增生中观察到的没有显著性差异；孤立的、单侧的增生及对生理刺激的反应不一致，可以假定

其是良性肿瘤。虽然腺瘤可能发生在伴有双侧弥漫性增生的腺体中，但结节性增生性病变在弥漫性增生的背景下需要更严格的肿瘤性病变的诊断标准。腺瘤的肉眼形态与增生的肉眼形态相似，受累的腺体大、呈白色。

与其他内分泌器官一样，小腺瘤（小于正常的甲状旁腺大小）与局灶性增生的鉴别具有挑战性。腺瘤是独立的、界限清楚的病变，对相邻的实质形成压迫（图 32.8 和 32.9）。较小的病变通常由相同的细胞组成，与弥漫性增生的表现相似。在大的腺瘤中，间质对细胞的分隔不那么明

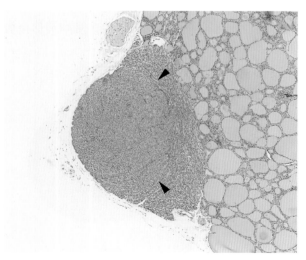

图 32.8 老龄大鼠甲状旁腺腺瘤。注意小叶状、边界清晰而且对正常主细胞有压迫（箭号所示）

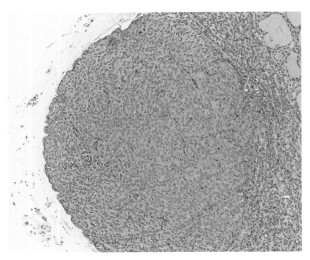

图 32.9 腺瘤边缘和正常实质的高倍放大。注意正常的主细胞比腺瘤细胞小

显，细胞排列成巨大的相互连接的实体簇。腺瘤通常无包膜，但可能被正常实质的残余物和一些纤维素包围。可存在有丝分裂，但通常不常见。

当两者在切片中紧密相连时，甲状旁腺增生性病变必须与 C 细胞肿瘤相区别（图 32.10 和 32.11）。

6.3 癌

大鼠的甲状旁腺癌较罕见。对于甲状旁腺癌，也应考虑应用于其他癌的恶性肿瘤的特征，包括间变、坏死、侵入包膜、包膜外浸润以及远端转移。细胞被描述为间变性的，呈卵圆形至梭形，多发于片状或结节状，伴有数量不等的纤维结缔组织。

7 其他病变

组织切片的质量对确定甲状旁腺病变的确切发生率至关重要。在大多数一般毒性 / 致癌性试验中，甲状旁腺是试验所需组织中最小的组织；对于每只动物而言，是最难表现一致性的组织。研究者必须能够熟练地修块和切片。组织固定后，甲状旁腺有时难以与甲状腺相区分。甲苯胺蓝染色和 5- 氨基乙酰丙酸荧光染色有助于活体定位甲状旁腺，并且可能是试验研究中的有用手段。

8 毒理学病变

尽管甲状旁腺在大鼠中已被广泛研究，但关于这些腺体对外源性化学物质的反应的信息很少。很多试验已研究甲状旁腺对钙调节的反应，但很少见化学诱导的毒性损伤的报道。在玉米油中添加双氢速固醇和醋酸钙可诱发囊肿，该囊肿主要是由主细胞液化性坏死后分泌物质和碎屑的滞留所致。母体子宫内尼古丁暴露会导致 1 月龄大鼠的主细胞功能受损。给予雄性大鼠 15 周杀菌剂多菌灵可见主细胞变性和间质淀粉样变。

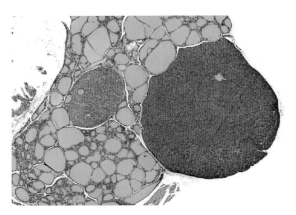

图 32.10 邻近增生性甲状旁腺的 C 细胞腺瘤（左）

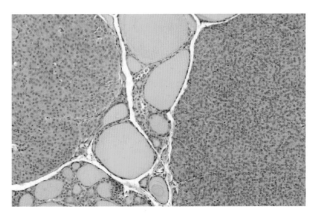

图 32.11 图 32.10 中的 C 细胞腺瘤（左）和甲状旁腺的高倍放大

增生可试验性地通过辐射、醋酸脱氧皮质酮、四氧嘧啶、降钙素、肾上腺切除术、肾切除术和诱发的肾脏疾病诱导。查阅 NTP 的 100 多项化合物的研究，未发现对甲状旁腺有致癌性的物质。大鼠甲状旁腺腺瘤可通过辐射诱导，而且肿瘤的发病率与膳食中的维生素 D 含量成反比。

参考文献

Abdelhafez, A.M., Eltony, S.A., Abdelhameed, S.Y., Elgayar, S.A., 2014. Effect of maternal nicotine/thiocyanate exposure during gestational period upon pituitary, thyroid and parathyroid function/morphology of 1-month-old rat offspring. J. Endocrino. Invest. 37, 455-465.

Altenahr, E., 1970. Zur ultrastruktur der rattenepithelkorperchen bei normo-, hyper, und hypocalcamie. Virchows. Arch. A Pathol. Anat. 351, 122-141.

Barlas, N., Selmanoglu, G., Koç,kaya, A., Songür, S., 2002. Effects of carbendazim on rat thyroid, parathyroid, pituitary and adrenal glands and their hormones. Hum. Exp. Toxicol. 21, 217-221.

Botts, S., Jokinen, M.P., Isaacs, K.R., Meuten, D.J., Tanaka, N., 1991. Proliferative lesions of the thyroid and parathyroid glands, E-3. Guides for Toxicologic Pathology. STP/ARP/AFIP, Washington, DC.

Capen, C.C., 1975. Functional and fine structural relationships of parathyroid glands. Adv. Vet. Sci. Compo. Med. 19, 249-286.

Capen, C.C., 1983. Structural and biochemical aspects of parathyroid gland function. In: Jones, T.C., Mohr, U., Hunt, R.D. (Eds.), Endocrine System: Monograph on Pathology of Laboratory Animals. Springer-Verlag, Berlin, pp. 217-247.

Capen, C.C., Rosol, T.J., 1993. Pathobiology of parathyroid hormone and parathyroid hormone-related protein: introduction and evolving concepts. In: LiVolsi, V.D., DeLellis, R.A. (Eds.), Pathology of the Thyroid and Parathyroid Gland. Williams and Wilkins, Baltimore, MD, pp. 1-33.

Casewell, M.W., Fennel, R.H., 1970. Supernumerary parathyroid structures in the neck and thymus of parathyroidectomized rats and their relationship to recovery from hypocalcaemia. Br. J. Exp. Pathol. 51, 197-202.

Chu, L.H., MacGregor, R.R., Anast, C.S., Hamilton, J.W., Cohn, D.V., 1973. Studies on the biosynthesis of rat parathyroid hormone and proparathyroid hormone: adaptation of the parathyroid gland to dietary restriction of calcium. Endocrinology (Baltimore). 93, 915-924.

Dunhay, C., Ol'ah, I., Kiss, J., 1969. Accessory parathyroid tissue in the rat thymus. Electron and light microscopic autoradiographic studies. Acta Biol. Acad. Sci. Hung. 20, 193-203.

Fjalling, M., Hansson, G., Hedman, I., Ragnhult, I., Tisell, L.-E., 1981. Radiation-induced parathyroid adenomas and thyroid tumors in rats. Acta Pathol. Microbiol. Scand. Sect. A. 89A, 425-429.

Gahlen, J., Winkler, S., Flechtenmacher, C., Prosst, R.L., Herfarth, C., 2001. Intraoperative fluorescence visualization of the parathyroid gland in rats. Endocrinology. 142, 50315034.

Gunther, T., Chen, Z.-F., Kim, J., Priemel, M., Rueger, J.M., Amling, M., et al., 2000. Genetic ablation of parathyroid glands reveals another source of parathyroid hormone. Nature. 406, 199-203.

Hatakeyama, S., Tuchweber, B., Blaschek, J.A., Garg, B.D., Kovacs, K., 1970. Parathyroid cyst formation induced by dihydrotachysterol and calcium acetate. An electron microscopic study. Endocrinol. Jpn. 17, 355-363.

Hebel, R., Stromberg, M.W., 1986. Anatomy and Embryology of the Laboratory Rat. BioMed Verlag, Wörthsee, FRG, pp. 231-257.

Itakura, C., Iida, M., Goto, M., 1977. Renal secondary hyperparathyroidism in aged Sprague-Dawley rats. Vet. Pathol. 14, 463-469.

Keaveny, T.V., Fitzgerald, P.A., McMullin, J.P., 1969. Selective parathyroid and pancreatic staining. Brit. J. Surg. 56, 595-597.

Koyama, T., Makita, T., Enomoto, M., 1984. Parathyroid morphology in rats after administration of active vitamin D3. Acta Pathol. Jpn. 34, 313-324.

Krstic, R., 1980. Three-dimensional organization of the rat parathyroid glands. Z. Mikrosk.-Anat. Forsch. 94, 445-456.

Pace, V., Scarsella, S., Peremtes, E., 2003. Brief communication and case report: parathyroid gland carcinoma in a Wistar rat. Vet. Pathol. 40, 203-206.

Pour, P.M., Wilson, J.T., Salmasi, S., 1983a. Anatomy, histology, ultrastructure, parathyroid, rat. In: Jones, T.C., Mohr, U., Hunt, R.D. (Eds.), Endocrine System: Monograph on Pathology of Laboratory Animals. Springer-Verlag, Berlin, pp. 257-262.

Pour, P.M., Wilson, J.T., Salmasi, S., 1983b. Adenoma, carcinoma, parathyroid, rat. In: Jones, T.C., Mohr, U., Hunt, R.D. (Eds.), Endocrine System: Monograph on Pathology of Laboratory Animals. Springer-Verlag, Berlin, pp. 281-287.

Pour, P.M., Wilson, J.T., Qureshi, S.R., Salmasi, S., 1983c. Cysts, parathyroid, hamster, rat, mouse. In: Jones, T.C., Mohr, U., Hunt, R.D. (Eds.), Endocrine System: Monograph on Pathology of Laboratory Animals. Springer-Verlag, Berlin, pp. 288-294.

Rogers, W.M., 1929. The development of the pharynx and the pharyngeal derivatives in the white rat (Mus norvegicus albinus). Am. J. Anat. 44, 283-315.

Rosol, T.J., Gröne, A., 2015. Endocrine system. In: Maxie, G. (Ed.), Jubb, Kennedy and Palmer's Pathology of Domestic Animals, sixth ed., Vol. 3. Elsevier, Inc. Academic Press (Chapter 3).

Rosol, T.J., DeLellis, R.A., Harvey, P.W., Sutcliffe, C., 2013. Endocrine system. In: Haschek, W.M., Rousseaux, C.G., Wallig, M.A. (Eds.), Haschek and Rousseaux's Handbook of Toxicologic Pathology. Elsevier Inc., Academic Press, pp. 2391-2492.

Roth, S.E., Capen, C.C., 1974. Ultrastructural and functional correlations of the parathyroid gland. Int. Rev. Exp. Pathol. 13, 161-221.

Sevastikoglou, J.A., Larsson, S.E., 1972. Osteoporosis and parathyroid glands. I. The effect of prolonged calcium deficiency on the parathyroids of the adult rat. Clin. Orthop. Relat. Res. 85, 163-170.

Shah, J.H., Hurks, C., Udomphonkul, N., Hargis, G., Williams, G.A., 1978. The effect of vincristine on parathyroid hormone release and on the parathyroid cell microtubular structures in the intact rat. Acta Endocrinol. (Copenhagen). 114, 269-274.

Slatopolsky, E., Martin, K., Morissey, J., Hruska, K., 1981. Parathyroid hormone: secretion, metabolism, and biologic actions. Semin. Nephrol. 1, 319-335.

van Dyke, J.H., 1959. Aberrant parathyroid tissue and the thymus: postnatal development of accessory parathyroid glands in the rat. Anat. Rec. 134, 185-205.

Wild, P., Setoguti, T., 1995. Mammalian parathyroids: morphological and functional implications. Microsc. Res. Tech. 32, 120-128.

Wynford-Thomas, V., Wynford-Thomas, D., Williams, E.D., 1982. Experimental induction of parathyroid adenomas in the rat. J. Natl. Cancer Inst. 70, 127-131.

Zawistowski, S., 1966. Ultrastructure of the parathyroid gland of the albino rat. Folia Histochem. Cytochem. 4, 273-278.

第33章

胰腺内分泌部

Mark G. Mense[1] and Thomas J. Rosol[2]

[1]Covance Laboratories, Chantilly, VA, USA, [2]Department of Biomedical Sciences, Ohio University, Athens, OH, USA

1 引言

胰腺内分泌部由散在分布于整个胰腺中的细胞聚集灶（称为胰岛）构成。在正常成年大鼠中，胰岛占整个胰腺组织的 1%~2%。胰腺内分泌部和外分泌部参与不同的代谢活动。胰腺内分泌部的主要功能是调节血糖，而胰腺外分泌部的主要功能是生成消化酶。在毒性试验中胰岛的病变并不常见，但有些化合物会选择性地损伤胰岛细胞。无论如何，大鼠模型已成为研究由化学物质诱导胰岛细胞损伤的糖尿病（diabetes mellitus，DM）发病机制的重要模型。有报道称，化学物质可诱导胰岛增生和肿瘤形成。

2 正常胰腺内分泌部

2.1 胚胎学

胰腺在位于分化出十二指肠的原肠处由内胚层的 2 个独立部分发育形成。较大的背侧原基和较小的腹侧芽融合形成胰腺的背侧和腹侧部分。胰岛由位于胰腺原基小导管上的祖细胞群形成，腺泡细胞也由其产生。已发现同时含有内分泌和外分泌颗粒的中间型胰岛细胞。通过电子显微镜和免疫细胞化学方法，可于妊娠第 11 天在原始胰腺原基检测出含有胰高血糖素的细胞（A 细胞）。妊娠第 12~14 天细胞内可检测到胰岛素，但直到妊娠第 15 天才能看到具有 B 细胞特征性超微结构的细胞。妊娠第 14 天具有免疫反应性的内分泌细胞群被识别为原始胰岛。随着胚胎胰岛的发育，部分胰岛与导管系统分离。胚胎发育晚期 A 和 B 细胞的数量快速增长，构成出生时的大部分胰岛细胞。妊娠第 16 天，在原始胰岛的外周可见少量含有生长抑素的 D 细胞。出生时，大鼠胰腺出现可分泌胰多肽（pancreatic polypeptide，PP）的细胞，出生后 8~10 天这类细胞数量可达到成年水平。围产期胰腺的胰岛素浓度迅速升高，出生后第 6 天达到最高。

2.2　解剖学和组织学

　　胰腺内分泌部的细胞呈小聚集灶（胰岛），
或单个或呈小簇状与腺泡或导管相邻。成年大
鼠的胰岛占胰腺组织的 1%~2%，直径为 100~
200 μm。胰岛由紧密排列、呈分支条索状的淡
染的多面体细胞组成，细胞外围有 1 层基板、纤
细的网状纤维网以及大量散在分布的毛细血管。
没有纤维组织被膜包裹。细胞胞质呈均质状，含
有细小的颗粒，为弱嗜酸性；细胞核呈圆形或椭
圆形，含有细点状的染色质和单个核仁。细胞核
通常位于分泌极的对侧，分泌极邻近毛细血管。
胰岛内含有多种类型的细胞，每种类型的细胞可
以分泌 1 种或多种激素。这些含有胰高血糖素
（A 细胞）、胰岛素（B 细胞）、生长抑素（D 细
胞）、胰多肽（PP 细胞或 F 细胞）、P 物质（肠
嗜铬细胞）或胃促生长素（ε 细胞）的细胞在胰
岛中并非随机分布，而是位于特定区域。A 细
胞、D 细胞和数量较少的 PP 细胞位于胰岛的外
围；而 B 细胞位于胰岛的中央，且数量最多，占
整个胰岛体积的 80%（图 33.1 和 33.2）。B 细胞
的分泌颗粒可用醛品红（aldehyde fuchsin, AF）
反应识别，因此认为其与胰岛素形成化学键；而
A 细胞可用磷钨酸苏木精（phosphotungstic acid
hematoxylin, PTAH）或 Grimelius 嗜银反应识别。
此外，D 细胞的分泌颗粒可通过 Mallory-Azan 染
色法识别，而肠嗜铬细胞可通过嗜银染色法识
别。因为含有激素的分泌颗粒具有独特的生物化
学和结构特性，所以区分胰岛中不同类型细胞的
最便捷的方法是电子显微镜观察或免疫组织化
学技术。电镜下可见 B 细胞的分泌颗粒有膜包
裹，大小和形状不一。它们通常含有一个均质的
颗粒状核心，周围围绕一个透明带。在大鼠中比
较少见到包括人类在内的大多数其他种属的特征
性矩形晶体样核心（图 33.3）。A 细胞的颗粒大
小一致，中心为高电子密度核心，周围有一圈较

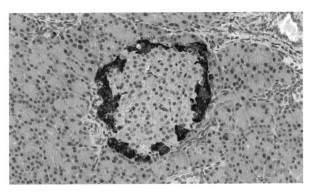

图 33.1　胰高血糖素免疫组织化学染色。胰高血糖素
呈阳性的 A 细胞含深染颗粒，位于胰岛的周围。图片由
M. Hoenerhoff 提供

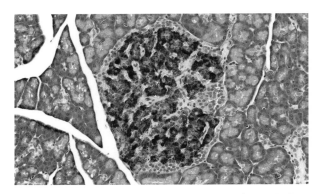

图 33.2　胰岛素免疫组织化学染色。胰岛素呈阳性的 B
细胞含深染颗粒，占胰岛的大部分。染色呈阴性的 A 细
胞和 D 细胞位于胰岛的周围。图片由 M. Hoenerhoff 提供

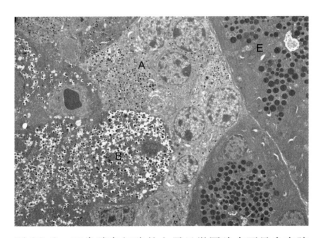

图 33.3　正常胰岛细胞的电子显微图片中可见含有胰
岛素的 B 细胞（B 所示）和含有胰高血糖素的 A 细胞（A
所示）中颗粒的形态。注意腺泡细胞（E 所示）的典型
形态。TEM × 2 660。图片由 R. Masson 提供

窄的电子密度较低的区域。D 细胞的颗粒的中心和外周区域不像 A 细胞的那样明显,其中心的电子密度较低。胰腺背侧和腹侧的胰岛来源于不同的原基,并且含有不同的细胞群。在位于胰腺尾部、体部或头部上部的胰岛(总称为胰腺背侧或脾部)中,含有胰高血糖素的 A 细胞的比例(28%)大于 PP 细胞(2%);而在胰腺头部中部和下部的胰岛中则相反(胰腺腹侧或十二指肠段的 A 细胞占 2%,而 PP 细胞占 20%)。胰岛的血液供应来源于腹腔动脉和肠系膜上动脉。腹腔动脉供应背侧胰高血糖素丰富的胰岛,肠系膜上动脉则供应腹侧 PP 细胞丰富的胰岛。胰岛接受单个或多个小动脉的血液供应,这些动脉也为周围区域的毛细血管供血,进而将血液运送至富含 B 细胞的中央区域。血管内衬有孔的内皮细胞。部分胰岛的毛细血管还供应胰岛周围区域的胰腺腺泡细胞。这种微血管的排列方式对于胰岛激素的旁分泌活性可能有重要作用(见下文)。

2.3 病理生理学

大鼠的胰岛生成多种多肽激素和胺类,其中最多的是胰岛素和胰高血糖素。大鼠胰岛分泌的其他激素有生长抑素、PP 细胞、P 物质和胃促生长素。各种胰岛激素参与多种代谢活动的调节。胰岛素约占胰腺内分泌部激素总量的 85%,主要功能是促进葡萄糖通过细胞膜进入细胞。此外,胰岛素通过控制肝、肌肉和脂肪组织中的糖异生影响葡萄糖的利用。通过这 2 种机制,胰岛素可以使血糖维持在正常的生理范围内。胰岛素与葡萄糖的利用不直接相关的代谢作用包括促进氨基酸和脂肪酸的跨细胞膜转运、刺激合成代谢途径、促进垂体释放生长激素和促肾上腺皮质激素(ACTH)。胰高血糖素通过促进肝糖原分解及氨基酸和脂肪酸的糖异生,从而促进葡萄糖动员。生长抑素因其抑制生长激素的分泌而得名,还可以抑制胃肠道蠕动、减少内脏血流量、抑制胃酸分泌、抑制胰腺外分泌部的分

泌、抑制胰岛素和胰高血糖素的分泌、抑制甘油三酯的吸收。对胰岛激素释放的调控受以下 4 个主要机制的影响:①葡萄糖、脂肪酸和氨基酸等营养物质的血液浓度;②餐后肠降血糖素激素的分泌,包括肠内分泌细胞所分泌的胰高血糖素样肽 -1(glucagon-like peptide-1, GLP-1)和抑胃肽(gastric inhibitory peptide, GIP),能刺激葡萄糖依赖性胰岛素的分泌;③自主神经系统的活性,副交感神经刺激有利于胰岛素和胰高血糖素的分泌,而交感神经兴奋则会抑制胰岛素的释放并促进胰高血糖素的分泌;④胰岛激素对邻近细胞的旁分泌活性。通过最后一个机制,胰岛素抑制胰高血糖素的分泌,胰高血糖素促进胰岛素的分泌,生长抑素则同时抑制胰岛素和胰高血糖素的分泌。随着年龄增长,B 细胞分泌的胰岛素逐渐减少。当最大限度的葡萄糖刺激后,12 月龄大鼠每单位内分泌组织分泌胰岛素的量仅为 2 月龄大鼠的 25%~33%。不管是采用标准饮食随意摄食还是限制热量的饮食喂养动物,结果都是如此。胰岛素反应性的降低部分归因于生长抑素的增多。然而,成年随意摄食大鼠的胰腺内分泌部的质量比 2 月龄大鼠大 3~4 倍,两者胰腺分泌的胰岛素总量几乎相同。胰腺内分泌部的质量增大归因于 B 细胞的数量增加和体积增大,而 A 细胞和 D 细胞群几乎保持不变。采用限制热量饮食喂养的大鼠,其内分泌部的质量低于随意摄食的大鼠。

糖尿病是一种血糖不受控制,从而发展成为高血糖和高糖尿的临床疾病。糖尿病有很多严重的后遗症,包括感染的易感性增高、白内障形成、肝脂肪沉积和肝硬化、动脉粥样硬化、微血管病(如发生于视网膜、肾小球和皮肤)、外周神经病、肾小球硬化和肾衰竭。1 型糖尿病(type 1 DM, T1DM)是一种由主要缺乏 B 细胞、胰岛素合成和分泌减少引起的慢性自身免疫病。T1DM 常见于年轻动物或儿童,主要原因是 B 细胞的遗传性缺少或炎性破坏。2 型糖尿病(type

2 DM, T2DM）是人类 DM 最常见的一种类型。T2DM 是一组异质性疾病，与肥胖、缺乏锻炼和遗传易感性有关。最初是由于胰岛素受体对胰岛素的敏感性降低，引起胰岛素功能受损。胰岛素水平最初可能升高，但随着 2 型糖尿病的发展，B 细胞功能障碍，胰岛素水平出现下降。动物的 T2DM 可发生于肥胖的小鼠、大鼠、猫、兔、马和猪。有趣的是，肥胖的犬不易患 T2DM。有些品系的肥胖大鼠更易患 T2DM。T2DM 大鼠模型包括 Zucker 糖尿病肥胖（Zucker diabetic fatty, ZDF）大鼠、沙鼠、高脂饮食 / 链脲霉素处理的大鼠或沙鼠，以及胰腺完全或部分切除的大鼠或沙鼠等。

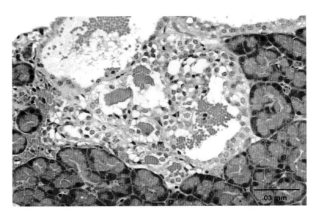

图 33.4　胰岛出血。图片由美国 NTP 提供

3　先天性病变

未见老龄大鼠出现胰腺内分泌部先天性病变的报道。偶见非啮齿类动物出现胰岛组织未发育，但是哺乳动物胰腺最常见的先天缺陷是胰腺外分泌部组织的发育不全。在对 Hannover-Wistar 大鼠的研究中，曾有含有异位胰腺组织的肺隔离症的报道，属于先天性叶内型肺隔离症。

4　退行性病变

胰岛的自发性退行性病变不常见，尤其是用于慢性毒理学试验前试验的年轻大鼠。老龄大鼠偶见核巨大的胰岛细胞。糖尿病雄性 WBN/Kob 大鼠可见胰岛纤维化，伴有胰岛数量减少和体积缩小。这些变化被认为是继发于炎症后的瘢痕形成。在对自发性糖尿病 Wistar-BB 大鼠的研究中曾有单个核细胞浸润、含胰岛素细胞脱颗粒、萎缩和坏死的报道。在对幼龄（naïve）CD Sprague-Dawley 大鼠的研究中曾描述与年龄相关的退行性变化，即自发性胰岛出血（图 33.4）。当胰岛受到化学物质的选择性损伤时，根据损伤的类型、程度和持续时间，胰岛细胞可能表现出胞质空泡形成、坏死、萎缩、纤维化或肥大和（或）增生。

5　炎症性和血管性病变

老龄大鼠胰腺发生的慢性炎症通常伴有胰腺外分泌部的萎缩和纤维化。虽然炎症可能是广泛分布的，有时甚至可能非常严重，但在炎症过程中胰岛通常不受影响。在胰岛内或周围可能出现一些散在的单核炎症细胞（淋巴细胞、浆细胞或巨噬细胞）。

炎症（胰岛炎）在 T1DM 和 T2DM 的胰岛细胞缺失的发病机制中起重要作用。T1DM 由胰岛的自身免疫性炎症引起。T2DM 的胰岛中巨噬细胞和淋巴细胞数量增加，并伴有细胞因子（如白细胞介素 -1β）和趋化因子升高。慢性炎症引起纤维化。高血糖很可能通过 IL-1β 诱导 Fas 受体（通过高浓度的葡萄糖诱导），导致 B 细胞凋亡。脂肪酸和氧化应激也参与炎症诱导胰岛损伤的发病机制。

6　增生性和肿瘤性病变

胰岛细胞增生、腺瘤和癌在形态学和生物学上是连续的。没有明确的形态学标准可以对胰岛增生性病变的生物学性质进行准确识别，除非有明显的恶性指征，如侵袭和转移。在实验大鼠中罕见胰岛细胞恶性肿瘤。虽然区分增生、腺瘤和癌的形态学标准在某种程度上比较主观，但是仍有必要建立一个标准来为研究结果提供比较和解读的依据。然而，当解读毒理学研究结果时，若增生性病变的发生率增高与化学物质呈正相关，则必须考虑形态学的局限性。老龄大鼠的自发性胰岛细胞肿瘤不常见。给予大鼠能够选择性地对胰岛细胞产生毒性作用或诱导长期高血糖的化学物质可以引起胰岛细胞肿瘤。

6.1　胰岛细胞增生

　　老龄大鼠会出现胰岛增生，虽然单个细胞分泌的胰岛素有所降低，但是胰岛增生仍可能引起高胰岛素血症。雄性动物比雌性动物更容易发生胰岛增生，并且随意摄食的大鼠比限制热量饮食的大鼠程度重。轻度的胰岛增生常常发生于自发性腺泡萎缩和纤维化的区域。通过结扎大鼠的胰管，使腺泡实质破坏和萎缩，可以试验性地诱导现存胰岛增生，同时小导管内增生的内分泌细胞可以形成新的胰岛。胰腺胰岛增生会影响数量不等的胰岛。胰腺组织切片上可能只含有 1 个（图 33.5）或多个增生的胰岛。增生的胰岛的直径可达到或超过 500 μm，但每个胰岛的增生程度通常不一致。增生的胰岛变大，保持原有的圆形或卵圆形的轮廓，或呈边缘不规则的分叶状。大小不一的胰岛可以融合形成一个不规则的分叶状胰岛。在增生的胰岛中，细胞类型保持区域性分布，但是各类细胞的比例会改变。胰岛中，由 B 细胞占据的中心区域变大，而外周区域的 A 细胞或 D 细胞的数量几乎不变。胰岛内的胰岛细胞保持正常的细胞学形态和排列方式，但细胞体积可能增大（肥大）。在 Sprague-Dawley 大鼠中，自发性年龄相关的胰岛变化可能分别发生在早至 3.5 月龄的雄性大鼠和 14 月龄的雌性大鼠。B 细胞最先出现增生，随着时间推移纤维化逐渐增多，最终取代大部分的胰岛结构。纤维化

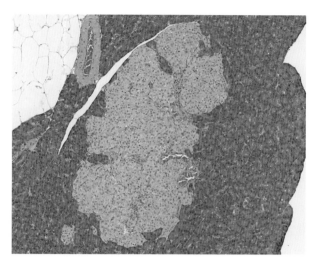

图 33.5　胰岛增生。图片由美国 NTP 提供

可能还伴随含有含铁血黄素的巨噬细胞聚集。能够引起大鼠催乳素分泌增加的化合物也可以提高胰岛细胞增生的发生率。多巴胺能够抑制催乳素的分泌，因此，多巴胺拮抗剂或多巴胺受体拮抗剂能够增加催乳素的分泌。区分增生和肿瘤的实用标准见表 33.1。

表 33.1　胰岛增生性病变的区分标准

胰岛细胞增生
1. 胰岛的直径增大至 500 μm
2. 细胞的排列正常，A 细胞和 D 细胞位于胰岛的周围
3. 细胞无异型性，但可能增大（肥大）
胰岛细胞腺瘤
1. 散在的膨胀性肿块，压迫周围的腺泡
2. 直径为 1~10 mm
3. 细胞的结构和生长方式有时不正常，细胞呈实性簇状、明显的索状或带状排列，而不是通常的小巢状排列
4. 偶见 A 细胞和 D 细胞分散分布于肿块中，而不是仅位于胰岛的周围
5. 极轻至轻度的细胞异型性，有时具有多形性
胰岛细胞癌
1. 明显的异质性生长方式
2. 具有细胞间变和多形性
3. 纤维包膜侵袭
4. 淋巴管和血管侵袭
5. 转移

胰高血糖素受体拮抗剂或抗受体抗体因能降低血糖和减少肝脏合成葡萄糖，可以作为治疗 T2DM 的潜在药物。胰高血糖素受体基因敲除小鼠和经过功能性或结构性胰高血糖素受体拮抗剂处理的试验性糖尿病模型动物会出现 A 细胞增生，伴明显的高胰高血糖素血症。此外，GLP-1 水平也会出现升高，这对糖尿病的治疗是有益的。血浆胰高血糖素的浓度是胰高血糖素受体或其功能拮抗作用的一个有效的生物标志物。当抗胰高血糖素受体治疗停止后，虽然仍会存在 A 细胞增生（A 细胞增生恢复较慢），但是血浆胰高血糖素水平会很快恢复正常。

6.2　胰岛细胞再生

胰岛 B 细胞在损伤后有很强的适应性和再生能力。新生成的 B 细胞可来源于已分化 B 细胞的增殖、胰岛或胰腺导管中未分化干细胞的分化或由其他类型的胰岛细胞（如 A 细胞）转分化而来。B 细胞再生的 3 种潜在机制在啮齿类动物和 B 细胞损伤性啮齿类动物模型中已经得到证实，但在人类的机制和相关性仍有争议。人类患病或胰岛受损后，A 细胞的增殖能力似乎比 B 细胞强。一些再生的 A 细胞对胰岛素和胰高血糖素的免疫组化可能均呈阳性反应。增殖标志物（如 Ki-67）可以显示胰岛细胞增殖。据估计，生长期大鼠的 B 细胞可以存活大约 30 天，30 天后细胞开始凋亡，并由增殖的细胞取代。随着年龄增长，胰岛细胞的增殖能力下降，但在老龄啮齿类动物仍可增殖。

通过对不同实验室使用的胰岛细胞损伤啮齿类动物模型的调查，发现不管机制是否相同，均有不同程度的 B 细胞再生。损伤模型包括胰腺部分切除、胰腺导管结扎、玻璃纸包裹、化学物质损伤（链脲霉素或四氧嘧啶）或遗传修饰小鼠。一般而言，化学物质诱导的胰岛细胞损伤模型与 B 细胞的增殖和再生无关。但是，常有胰岛细胞转分化和新生的报道。化学物质损伤胰岛的啮齿

类动物经 GLP-1、B 细胞素（betacellulin）或活化素 A 处理后，可能出现 B 细胞增殖和部分再生。在化学物质诱导糖尿病小鼠的肝脏和脂肪中可分离出促代谢因子激素。促代谢因子能够刺激 B 细胞增殖，可能是一种 B 细胞群的天然激素调节剂。

恢复 B 细胞群的治疗方法是目前的研究热点。噻唑烷二酮类（如罗格列酮、曲格列酮和吡格列酮）是过氧化物酶体增生物激活受体（peroxisome proliferator activated receptor, PPAR）-γ 激动剂，可以有效地保护 B 细胞，增加胰岛素的分泌，在 T2DM 初期保护 B 细胞免受氧化应激。T2DM 后期 B 细胞大量缺失，从而发展为胰岛素依赖型糖尿病（insulin-dependent DM, IDDM）（T1DM）。

6.3　胰岛细胞腺瘤

胰腺胰岛细胞腺瘤的发生率比癌高。腺瘤通常表现为散在、边界清楚的单个结节，直径为 1~10 mm，对周围的腺泡组织有压迫。一些无包膜的腺瘤与周围邻近的外分泌腺泡合并。腺瘤的胰岛细胞索偶尔会延伸进入腺泡实质，这种情况并不是侵袭，不能作为恶性的判断标准。仅有少数自发性腺瘤有明确的结缔组织包膜，通常完全无包膜。当有包膜时，包膜内常含有萎缩的腺泡或导管细胞，表明包膜可能来源于周围塌陷或萎缩的胰腺外分泌部。纤维包膜的产生原因或其刺激因素不清楚。链脲霉素和四氧嘧啶诱导的肿瘤通常有一个薄的纤维结缔组织包膜。胰岛细胞腺瘤的生长方式多样，由巢状、实性簇状、带状或由纤细的纤维血管间质分隔的索状胰岛细胞组成（图 33.6~33.8）。肿瘤细胞通常形态一致，与正常细胞的形态相似或细胞偏大。核分裂象不常见。绝大部分胰岛细胞腺瘤主要由含有胰岛素的 B 细胞，以及一些含有生长抑素、胰高血糖素的细胞，或少数含有 PP 的细胞构成。与增生的胰岛不同，腺瘤中含有胰高血糖素或生长抑素的细

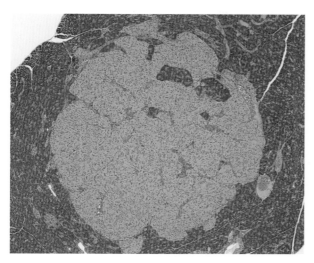

图 33.6 胰岛细胞腺瘤，周围有少量外分泌部腺泡内陷（trapped）在腺瘤内。图片由美国 NTP 提供

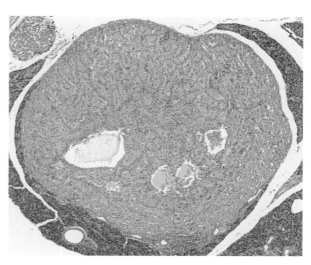

图 33.8 胰岛细胞腺瘤，细胞排列成索状或带状。图片由美国 NTP 提供

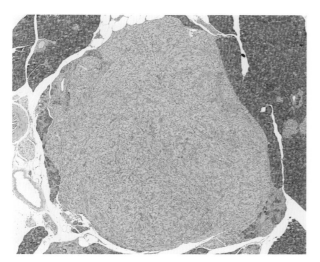

图 33.7 胰岛细胞腺瘤，细胞排列成实性簇状。图片由美国 NTP 提供

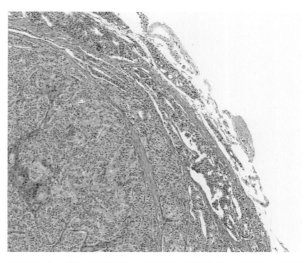

图 33.9 胰岛细胞癌，有连续包膜残留。图片由美国 NTP 提供

胞通常随机分布。偶见血管扩张和出血。

6.4 胰岛细胞癌

　　胰岛细胞癌与其良性肿瘤很相似，只是具有局部或包膜侵袭、细胞间变和多形性（图 33.9~33.12）等额外的特征。胰岛细胞癌的生长方式比腺瘤更多样。2 岁龄大鼠的自发性胰岛细胞癌罕见转移。当出现转移时，通常转移到肝或肺。

6.5 混合性腺泡－胰岛细胞腺瘤

　　胰腺混合性腺泡－胰岛细胞腺瘤比典型的胰岛细胞或腺泡细胞肿瘤少见。到目前为止，老龄大鼠上发现的所有混合性肿瘤均为良性，未见侵袭性生长或转移。这些肿瘤表现为不连续的孤立结节，由散在分布的分化良好的腺泡细胞和胰岛细胞构成，两者的数量大致相等（图 33.13）。腺泡细胞可能出现肥大。

　　由于胰岛细胞肿瘤中有时也会含有一些内陷

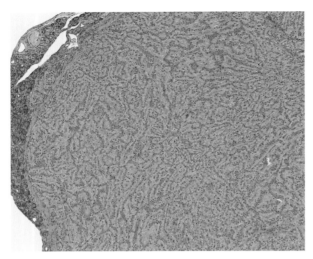

图 33.10　胰岛细胞癌，间变细胞排列成不规则的索状。图片由美国 NTP 提供

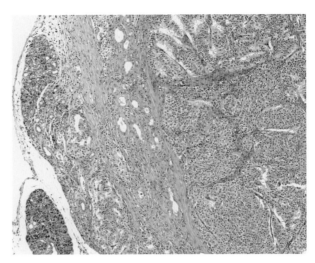

图 33.12　胰岛细胞癌，伴包膜侵袭。图片由美国 NTP 提供

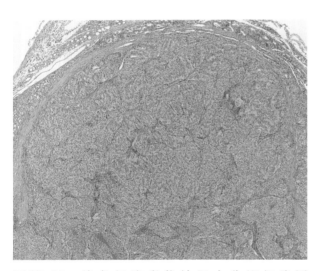

图 33.11　胰 岛 细 胞 癌 伴 神 经 内 分 泌 细 胞 团（packeting）。图片由美国 NTP 提供

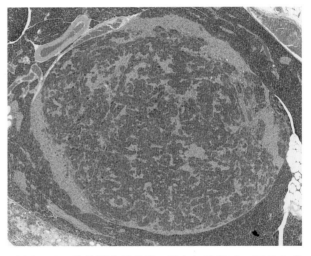

图 33.13　胰腺混合性腺泡 - 胰岛细胞腺瘤。图片由美国 NTP 提供

的腺泡细胞，混合性肿瘤的诊断应限于腺泡细胞和胰岛细胞的数量均有明确增加的病变，这一点很重要。有报道称，给予烟草特异性亚硝胺处理会引起混合性胰腺导管 - 鳞状细胞 - 胰岛细胞癌。

7　肝细胞化生

在胰岛边缘或邻近的腺泡组织中偶尔可见一些具有肝细胞形态和功能特征的细胞（图

33.14）。

在典型的胰腺切片中，这些细胞常常在一个胰岛的周围排列成一圈，共 1~4 层。尽管认为该变化是成年大鼠的偶发性变化，但很多化学物质可以诱导产生这些肝细胞，尤其在给予过氧化物酶体增殖物伴甲基含量低的饮食的大鼠中。据报道，铜消耗 / 补足技术也可以诱导胰岛出现肝细胞化生。研究显示 15 周内即可诱导出现这些细胞，但不总是与胰岛相关。含有内分泌和外分泌颗粒的复制（replicating）胰腺腺泡细胞和胰

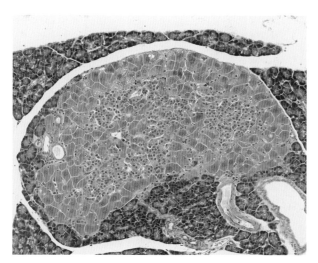

图 33.14　肝细胞化生，胰岛周围的细胞在形态上与肝细胞相同。图片由美国 NTP 提供

腺中间型细胞被认为是胰腺肝细胞的祖细胞。

8　毒理学病变

对胰腺胰岛细胞产生选择性毒性作用的化合物主要用于研究胰岛素缺乏性糖尿病模型，这些化合物包括四氧嘧啶、尿酸、羟巴比妥酸、二氢（异）抗坏血酸、某些喹啉类药物和链脲霉素。四氧嘧啶和链脲霉素对包括大鼠在内的部分种属动物的 B 细胞具有特异性毒性。虽然这些化合物产生细胞毒性的准确机制未知，但是四氧嘧啶的毒性可能通过生成含活性氧自由基所介导。靶器官对该化合物敏感的原因似乎是四氧嘧啶能在胰岛内迅速蓄积，并且胰岛细胞对过氧化物具有强敏感性。大鼠在被给予四氧嘧啶或链脲霉素后最先出现细胞核的变化，可见染色质聚集、核固缩、核仁消失，最终核溶解。胞质的变化包括内质网囊泡形成和分泌颗粒缺失，这些变化出现在细胞核发生早期变化到细胞坏死之间。有报道称，给予能够与锌结合的化合物（羟基喹啉和二硫腙）会出现 B 细胞坏死。缺锌饮食也会导致胰岛细胞变性。胰岛素在成熟的分泌颗粒中与锌结合，锌可能是胰岛素正常分泌所必需的。部分具有抗

组胺 - 抗 5- 羟色胺效应的化合物（赛克利嗪、赛庚啶）能选择性地引起 B 细胞的空泡形成，这些化合物的第 4 位均被 1 个哌啶或哌嗪环所取代。B 细胞的空泡形成主要是由于粗面内质网的重度扩张，并伴有颗粒状电子密度高的物质蓄积，该物质的免疫细胞化学胰岛素染色呈阳性。高尔基体的分泌颗粒也有减少，并且肥大。这些变化是可逆性的，不会引起坏死。有报道称，被给予二氢二苯并氮杂䓬的大鼠会发生水样变性和局灶性胰岛纤维化，被给予 2,3,7,8- 四氯二苯并 - 对 - 二噁英（2,3,7,8-tetrachlorodibenzo-p-dioxin, TCDD）的大鼠会出现胰岛细胞肥大。任何可以引起血糖升高的情况均能引起胰岛增生，如糖尿病或给予皮质类固醇、生长激素、四氧嘧啶或胰高血糖素。联合给予链脲霉素和烟酰胺，以及联合给予链脲霉素或四氧嘧啶和多腺苷二磷酸 - 核糖聚合酶 [poly (adenosine diphosphate ribose) polymerase, PARP] 抑制剂可以引起胰岛 B 细胞增生和肿瘤。静脉给予 4- 羟基氨基喹啉酮 1- 氧化物可以引起 Sprague-Dawley 大鼠发生胰岛细胞腺瘤和癌。也有报道称，给予吡咯里西啶生物碱可以引起胰岛的肿瘤。舒必利（一种多巴胺受体拮抗剂）能引起大鼠胰岛细胞肿瘤。联合给予萘普生和甲氧氯普胺（结构上与舒必利相似）能引起雄性大鼠出现胰腺胰岛癌。醋酸那法瑞林（滴鼻液）是一种人工合成的促性腺激素释放激素（gonadotropin-releasing hormone, GnRH）类似物，在 2 年试验中，该药物能提高雌性和雄性大鼠胰岛细胞腺瘤的发生率。醋酸亮丙瑞林（长效剂量配方）在 2 年试验中能提高雌性大鼠胰岛细胞腺瘤的发生率。GnRH 及其类似物引起大鼠胰岛细胞肿瘤的机制不明。有报道称，在大鼠胰腺中存在 GnRH 及其受体，并且 GnRH 激动剂能够增强胰岛素的耐药性。在 2 年大鼠经口给药试验中，按照 1 000 μg/（kg·d）和 5 000 μg/（kg·d）（人类用量的 10~50 倍）的剂量给予醋酸甲羟孕酮（medroxyprogesterone acetate, MPA），能引起雌

性大鼠剂量相关性胰岛细胞腺瘤和癌的发生率升
高，但是给予 200 μg/d 的剂量则不会引起胰岛细
胞腺瘤和癌。

参考文献

Bauer, G.E., 1983. Islets of Langerhans. In: Weiss, L. (Ed.), Histology, fifth ed. Elsevier, New York, NY, pp. 774-787.

Buchanan, T.A., 2003. Pancreatic beta-cell loss and preservation in type 2 diabetes. Clin. Ther. 25 (Suppl. B), 32-46.

Campbell, I.W., Mariz, S., 2007. β-cell preservation with thiazolidinediones. Diabetes Res. Clin. Pract. 76, 163-176.

Carvalho, C.P., Martins, J.C., da Cunha, D.A., Boschero, A.C., Collares-Buzato, C.B., 2006. Histomorphology and ultrastructure of pancreatic islet tissue during in vivo maturation of rat pancreas. Ann. Anat. 188, 221-234.

Chaudhuri, M., Sartin, J.L., Adelman, R.C., 1983. A role for somatostatin in the impaired insulin secretory response to glucose by islets from aging rats. J. Gerontol. 38, 431-435.

Degraz, R., Bonal, C., Herrera, P.L., 2011. β-cell regeneration: the pancreatic intrinsic faculty. Trends Endocrinol. Metab. 22, 34-43.

Dillberger, J.E., 1994. Age-related pancreatic islet changes in Sprague-Dawley rats. Toxicol. Pathol. 22, 48-55.

Donath, M.Y., Böni-Schnetzler, M., Ellingsgaard, H., Ehses, J.A., 2009. Islet inflammation impairs the pancreatic β cells in type 2 diabetes. Physiology. 24, 325-331.

Finegood, D.T., Scaglia, L., Bonner-Weir, S., 1995. Dynamics of betacell mass in the growing rat pancreas. Estimation with a simple mathematical model. Diabetes. 44, 249-256.

Fischer, L.J., Rickert, D.E., 1975. Pancreatic islet-cell toxicity. CRC Crit. Rev. Toxicol. 3, 231-262.

Freie, H.M., Pasma, A., Bouman, P.R., 1975. Quantitative analysis of pancreatic islet development and insulin storage in the foetal and newborn rat. Acta Endocrinol. (Copenhagen). 80, 657-666.

Gopinath, C., Prentice, D.E., Lewis, D.J., 1987. Atlas of Experimental Toxicological Pathology. MTP Press, Lancaster, England, pp. 108-112.

Hanai, N., 1984. Morphological and immunocytochemical study of rat pancreatic beta cell changes induced by cyclizine. J. Appl. Toxicol. 4, 308-314.

Hellman, B., 1966. The development of the mammalian endocrine pancreas. Biol. Neonate. 9, 263-278.

Hoover, K.L., Poirier, L., 1986. Hepatocyte-like cells within the pancreas of rats fed methyl-deficient diets. J. Nutr. 116, 1569-1575.

Imaoka, M., Hiroshi, S., Furuhama, K., 2007. Age- and sex-related differences in spontaneous hemorrhage and fibrosis of the pancreatic islets in Sprague-Dawley rats. Toxicol. Pathol. 35, 388-394.

Imaoka, M., Kato, M., Tago, S., Gotoh, M., Satoh, H., Manabe, S., 2009. Effects of estradiol treatment and/or ovariectomy on spontaneous hemorrhagic lesions in the pancreatic islets of Sprague-Dawley rats. Toxicol. Pathol. 37, 218-226.

Imazawa, T., Nishikawa, A., Shibutani, M., Ogasawara, H., Furukawa, F., Ikeda, T., et al., 2001. Induction of pancreatic islet cell tumors in rats by repeated intravenous administration of 4-hydroxyaminoquinoline 1-oxide. Toxicol. Pathol. 29, 320-327.

Jones, H.W., Bigley, A.L., Pemberton, J., Randall, K.J., 2013. Quantitative histopathological assessment of retardation of

islets of Langerhans degeneration in rosiglitazone-dosed obese ZDF rats using combined insulin and collagens (I and III) immunohistochemistry with automated image analysis and statistical modeling. Toxicol. Pathol. 41, 425-444.

Kendry, G., Roe, F.J.C., 1969. Histopathological changes in the pancreas of laboratory rats. Lab. Anim. 3, 207-220.

Koivisto, C., Flake, G.P., Kolenda-Roberts, H., Masinde, T., Kissling, G. E., Sills, R.C., et al., 2012. Immunohistochemical investigation of F344/N rat islet cell tumors from National Toxicology Program studies. Toxicol Pathol. 40 (5), 751-763.

Malaisse, W.J., 1986. The endocrine pancreas as a target organ for toxicity. In: Cohen, G.M. (Ed.), Target Organ Toxicity, vol. 2. CRC Press, Boca Raton, FL, pp. 143-158.

Masiello, P., Broca, C., Gross, R., Roye, M., Manteghetti, M., Hillaire-Buys, D., et al., 1998. Experimental NIDDM: development of a new model in adult rats administered streptozotocin and nicotinamide. Diabetes. 47, 224-229.

McEvoy, R.C., 1981. Changes in the volume of the A-, B-, and D-cell populations in the pancreatic islets during the postnatal development of the rat. Diabetes. 30, 813-817.

McEvoy, R.C., Madson, K.L., 1980a. Pancreatic insulin-, glucagon-, and somatostatin-positive islet cell populations during the perinatal development of the rat. I. Morphometric quantitation. Biol. Neonate. 38, 248-254.

McEvoy, R.C., Madson, K.L., 1980b. Pancreatic insulin-, glucagon-, and somatostatin-positive islet cell populations during the perinatal development of the rat. II. Changes in hormone content and concentration. Biol. Neonate. 38, 255-259.

McMartin, D.N., Sahota, P.S., Gunson, D.E., Hsu, H.H., Spaet, R.H., 1992. Neoplasms and related proliferative lesions in control Sprague-Dawley rats from carcinogenicity studies. Historical data and diagnostic considerations. Toxicol. Pathol. 20, 212-225.

Melmed, R.N., Benitez, C.J., Holt, S.J., 1972. Intermediate cells of the pancreas. I. Ultrastructural characterization. J. Cell Sci. 11, 449-475.

Miller, R.E., 1981. Pancreatic neuroendocrinology: peripheral neural mechanisms in the regulation of the islets of Langerhans. Endocr. Rev. 2, 471-494.

Molon-Noblot, S., Keenan, K.P., Coleman, J.B., Hoe, C.-M., Laroque, P., 2001. The effects of ad libitum overfeeding and moderate and marked dietary restriction on age-related spontaneous pancreatic islet pathology in Sprague-Dawley rats. Toxicol. Pathol. 29, 353-362.

Munger, B.L., 1981. Morphological characterization of islet cell diversity. In: Cooperstein, S.J., Watkins, D. (Eds.), Islets of Langerhans. Academic Press, New York, NY, pp. 3-34.

Orci, L., 1984. Cellular relationships in the islet of Langerhans: a regulatory perspective. In: Federlin, K., Scholtholt, J. (Eds.), The Importance of Islets of Langerhans for Modem Endocrinology. Raven Press, New York, NY, pp. 11-26.

Nakhooda, A.F., Like, A.A., Chappel, C.L., Murray, F.T., Marliss, E.B., 1977. The spontaneously diabetic Wistar rat. Metabolic and morphologic studies. Diabetes. 26, 100-112.

Parviz, M., Rivenson, A., 1989. Induction of mixed ductal-squamousislet cell carcinoma in a rat treated with a tobacco-specific carcinogen. Am. J. Pathol. 134, 627-631.

Poteracki, J., Walsch, K.M., 1998. Spontaneous neoplasms in control Wistar rats: a comparison of reviews. Toxicol. Sci. 45, 1-8.

Rao, M.S., Subbarao, V., Reddy, J.K., 1986. Induction of hepatocytes in the pancreas of copper-depleted rats following copper repletion. Cell Differ. 18, 109-117.

Reaven, E., Curry, D., Moore, J., Reaven, G., 1983. Effect of age and environmental factors on insulin release from the perfused pancreas of the rat. J. Clin. Invest. 71, 345-350.

Reaven, E.P., Reaven, G.M., 1981. Structure and function changes in the endocrine pancreas of aging rats with reference to the modulating effects of exercise and caloric restriction. J. Clin. Invest. 68, 75-84.

Reaven, E.P., Gold, G., Reaven, G.M., 1979. Effect of age on glucosestimulated insulin release by the β-cell in the rat. J. Clin. Invest. 64, 591-599.

Rerup, C.C., 1970. Drugs producing diabetes through damage of the insulin secreting cells. Pharmacol. Rev. 22, 484-518.

Riley, M.G.I., Boorman, G.A., McDonald, M.M., Longnecker, D., Solleveld, H.A., Giles, H.D., 1990. Proliferative and metaplastic lesions of the endocrine pancreas in rats.. Guides for Toxicologic Pathology. STP/ARP/AFIP, Washington, DC.

Rosol, T.J., DeLellis, R.A., Harvey, P.W., Sutcliffe, C., 2013. Endocrine system. In: Haschek, W.M., Rousseaux, C., Wallig, M.A. (Eds.), Handbook of Toxicologic Pathology, third ed. Elsevier, San Diego, CA, pp. 23912492, Chapter 58.

Sano, T., Ozaki, K., Matsuura, T., Narama, I., 2010. Giant mitochondria in pancreatic acinar cells of alloxan-induced diabetic rats. Toxicol. Pathol. 38, 658-665.

Sato, T., Herman, L., Fitzgerald, P.J., 1966. The comparative ultrastructure of the pancreatic islet of Langerhans. Gen. Comp. Endocrinol. 7, 132-157.

Schoental, R., 1975. Pancreatic islet cell and other tumors in rats given heliotrine, a monoester pyrrolizidine alkaloid, and nicotinomide. Cancer Res. 35, 2020-2024.

Schoental, R., Fowler, M.E., Coady, A., 1970. Islet cell tumors of the pancreas found in rats given pyrrolizidine alkaloids from Amsinckia intermedia Fisch and Mey and from Heliotropium supinum L. Cancer Res. 30, 2127-2131.

Seemayer, T.A., Tannenbaum, G.S., Goldman, H., Colle, E., 1982. Dynamic time course studies of the spontaneously diabetic BB Wistar rat. III. Light-microscopic and ultrastructural observations of pancreatic islets of Langerhans. Am. J. Pathol. 106, 237-249.

Shirai, N., Papnikolaou, A., Perry, R., 2012. An atypical case of islet cell hyperplasia in a Wistar rat. Toxicol. Pathol. 40, 819-822.

Skovsø, S., 2014. Modeling type 2 diabetes in rats using high fat diets and streptozotocin. J. Diabetes Invest. 5, 349-358.

Spencer, A.J., Andreu, M., Greaves, P., 1986. Neoplasia and hyperplasia of pancreatic endocrine tissue in the rat: an immunocytochemical study. Vet. Pathol. 23, 11-15.

Stromberg, P.C., Wilson, F., Capen, C.C., 1983. Immunocytochemical demonstration of insulin in spontaneous pancreatic islet cell tumors of Fischer rats. Vet. Pathol. 20, 291-297.

Sundler, F., Hakanson, R., Larsson, L.I., 1977. Ontogeny of rat pancreatic polypeptide (PP) cells. Cell Tissue Res. 178, 303-306.

Takeuchi, Y., Yoshida, T., Chiba, Y., Kuwahara, M., Maita, K., Harada, T., 2002. Pulmonary sequestration with ectopic pancreatic tissue in a Wistar Hannover GALAS rat. Toxicol. Pathol. 30, 288-291.

Taylor, C.G., 2005. Zinc, the pancreas, and diabetes: insights from rodent studies and future directions. Biometals. 18, 305-312.

Trimble, E.R., Halban, P.M.A., Wollheim, C.B., Renold, A.E., 1982. Functional differences between rat islets of ventral and dorsal pancreatic origin. J. Clin. Invest. 69, 405-413.

Tsuchitani, M., Saegusa, T., Narama, I., Nishikawa, T., Gonda, T., 1985. A new diabetic strain of rat (WBN/Kob). Lab. Anim. 19, 200-207.

Ulrich, A.B., Standop, J., Schmied, B.M., Schneider, M.B., Lawson, T.A., Pour, P.M., 2002. Species differences in the distribution of drugmetabolizing enzymes in the pancreas. Toxicol. Pathol. 30, 247-253.

Unger, R.H., Dobbs, R.E., Orci, L., 1978. Insulin, glucagon, and somatostatin secretion in the regulation of metabolism. Annu. Rev. Physiol. 40, 307-343.

Wang, L., Cao, H., Jiang, N., Zhang, N., Zhang, J., Hou, R., et al., 2009. Differential expression of gonadotropin-releasing hormone (GnRH) in pancreas during rat pregnancy. Endocrine. 36, 538-545.

Wieczorek, G., Pospischil, A., Perentes, E., 1998. A comparative immunohistochemical study of pancreatic islets in laboratory animals (rats, dogs, minipigs, nonhuman primates). Exp. Toxic. Pathol. 50, 151-172.

Yoshimari, M., Daikoku, S., 1982. Ontogenetic appearance of immunoreactive endocrine cells in rat pancreatic islets. Anat. Embryol. 165, 63-70.

Zwicker, G.M., Eyster, R.C., 1993. Chronic effects of corticosteroid oral treatment in rats on blood glucose and serum insulin levels, pancreatic islet morphology, and immunostaining characteristics. Toxicol. Pathol. 21, 502-508.

索　引